全国高级卫生专业技术资格考试指导

心血管内科学

顾　问　陈义汉　葛均波　韩雅玲　张　运

主　编　霍　勇

副主编　张　澍　王建安　于　波　杨杰孚　袁祖贻　孔祥清

人民卫生出版社
·北　京·

图书在版编目（CIP）数据

心血管内科学/霍勇主编. —北京：人民卫生出
版社，2023.7

全国高级卫生专业技术资格考试指导

ISBN 978-7-117-33297-2

Ⅰ.①心… Ⅱ.①霍… Ⅲ.①心脏血管疾病-诊疗-
资格考试-自学参考资料 Ⅳ.①R54

中国版本图书馆 CIP 数据核字（2022）第 110369 号

| 人卫智网 | www.ipmph.com | 医学教育、学术、考试、健康，购书智慧智能综合服务平台 |
| 人卫官网 | www.pmph.com | 人卫官方资讯发布平台 |

全国高级卫生专业技术资格考试指导 心血管内科学
Quanguo Gaoji Weisheng Zhuanye Jishu Zige Kaoshi Zhidao
Xinxueguan Neikexue

主　　编：霍　勇
出版发行：人民卫生出版社（中继线 010-59780011）
地　　址：北京市朝阳区潘家园南里 19 号
邮　　编：100021
E - mail：pmph @ pmph.com
购书热线：010-59787592　010-59787584　010-65264830
印　　刷：人卫印务（北京）有限公司
经　　销：新华书店
开　　本：889×1194　1/16　　印张：46　　插页：16
字　　数：1393 千字
版　　次：2023 年 7 月第 1 版
印　　次：2023 年 8 月第 1 次印刷
标准书号：ISBN 978-7-117-33297-2
定　　价：309.00 元

打击盗版举报电话：010-59787491　E - mail：WQ @ pmph.com
质量问题联系电话：010-59787234　E - mail：zhiliang @ pmph.com
数字融合服务电话：4001118166　E - mail：zengzhi @ pmph.com

编 者

(以姓氏笔画为序)

于　波　哈尔滨医科大学附属第二医院
于世勇　陆军军医大学新桥医院
马依彤　新疆医科大学第一附属医院
王　华　北京医院
王　岚　北京协和医院
王建安　浙江大学医学院附属第二医院
王荣福　北京大学第一医院
王鸿懿　北京大学人民医院
方　全　北京协和医院
方唯一　复旦大学附属华东医院
孔祥清　南京医科大学第一附属医院
史　倞　南京医科大学第一附属医院
史旭波　首都医科大学附属北京同仁医院
朱天刚　北京大学人民医院
华　伟　中国医学科学院阜外医院
刘　育　武汉大学人民医院
刘梅林　北京大学第一医院
关韶峰　复旦大学附属华东医院
孙艺红　中日友好医院
孙宁玲　北京大学人民医院
孙丽杰　北京大学第三医院
孙英贤　中国医科大学附属第一医院
苏　晞　武汉亚心总医院
李小鹰　中国人民解放军总医院第二医学中心
李新立　南京医科大学第一附属医院
杨天伦　中南大学湘雅医院
杨杰孚　北京医院

杨毅宁　新疆医科大学第一附属医院
吴　岳　西安交通大学第一附属医院
余丹青　广东省人民医院
汪道文　华中科技大学同济医学院附属同济医院
沈卫峰　上海交通大学医学院附属瑞金医院
宋　雷　中国医学科学院阜外医院
张　运　山东大学齐鲁医院
张　钲　兰州大学第一医院
张　澍　中国医学科学院阜外医院
张鹏飞　山东大学齐鲁医院
陈　红　北京大学人民医院
陈　茂　四川大学华西医院
陈　维　上海市第十人民医院
陈义汉　同济大学附属东方医院
陈江天　北京大学人民医院
陈纪言　广东省人民医院
陈明龙　南京医科大学第一附属医院
陈韵岱　中国人民解放军总医院第六医学中心
周玉杰　首都医科大学附属北京安贞医院
赵　冬　首都医科大学附属北京安贞医院
赵　威　北京大学第三医院
赵世华　中国医学科学院阜外医院
赵庆彦　武汉大学人民医院
荣　健　中山大学附属第一医院
荆志成　北京协和医院
洪　涛　北京大学第一医院
洪　葵　南昌大学第二附属医院

袁祖贻　西安交通大学第一附属医院　　　黄　鹤　武汉大学人民医院
夏云龙　大连医科大学附属第一医院　　　曹克将　江苏省人民医院
顾东风　中国医学科学院阜外医院　　　　龚艳君　北京大学第一医院
党爱民　中国医学科学院阜外医院　　　　盛琴慧　北京大学第一医院
钱菊英　复旦大学附属中山医院　　　　　葛均波　复旦大学附属中山医院
徐亚伟　上海市第十人民医院　　　　　　董吁钢　中山大学附属第一医院
高　炜　北京大学第三医院　　　　　　　韩雅玲　中国人民解放军北部战区总医院
高传玉　郑州大学华中阜外医院　　　　　程　翔　华中科技大学同济医学院附属协和医院
郭　军　中国人民解放军总医院第六医学中心　傅向华　河北医科大学第二医院
浦介麟　同济大学附属东方医院　　　　　曾和松　华中科技大学同济医学院附属同济医院
黄　岚　陆军军医大学新桥医院　　　　　詹思延　北京大学公共卫生学院
黄　莺　新疆医科大学第一附属医院　　　霍　勇　北京大学第一医院

编写秘书

龚艳君　北京大学第一医院

序 一

"国以才立,政以才治,业以才兴。"人才是最活跃的先进生产力,是支撑发展的第一资源和核心要素。党的十九大报告把人才工作作为保证党和国家事业发展的重要举措,强调"人才是实现民族振兴、赢得国际竞争主动的战略资源"。卫生健康人才是国家人才队伍的重要组成部分,是推进健康中国建设的重要保障。

我国每年有数十万卫生专业技术人员需要晋升副高级和正高级职称,这部分专业技术人员是我国卫生健康事业发展的中坚力量,肩负承上启下的重任。为进一步深化卫生专业技术职称改革工作,不断完善职称聘任制,根据国家有关文件规定,我国卫生行业工作人员的高级专业技术资格采取考试和评审结合的办法取得。高级卫生专业技术资格考试有助于促进不同地区的同专业、同职称的医务人员职称与实践能力的同质化和均衡化,有助于推动提高专业技术人员的能力和水平。

为满足卫生行业专业技术人员应试需要,同时也为加强科学、客观、公正的社会化卫生人才评价体系建设,国家卫生健康委人才交流服务中心《中国卫生人才》杂志社与人民卫生出版社共同组织国内权威专家,编写了"全国高级卫生专业技术资格考试指导用书"。本套书的内容包括了卫生行业高年资专业技术人员应掌握的知识,反映了各学科国内外现状及发展趋势,不仅能帮助巩固和提高主治医师及以上职称专业技术人员综合分析疑难案例、开展先进技术应用与临床实践的能力,还可作为职称考试的参考依据之一。

相信本套书的出版不仅能帮助广大考生做好考前复习工作,还将凭借其不断更新的权威知识成为高年资专业技术人员的案头工具书,指导并提高其临床综合服务能力,推进我国卫生健康事业蓬勃发展。

国家卫生健康委人才交流服务中心

序 二

健康是每个国民的立身之本,也是一个国家的立国之基。人民健康是民族昌盛和国家富强的重要标志。习近平总书记在2016年全国卫生与健康大会上指出,健康是促进人的全面发展的必然要求,要把人民健康放在优先发展的战略地位,努力全方位全周期保障人民健康。健康中国建设离不开一支高素质、专业化的医药卫生人才队伍。2016年10月中共中央、国务院印发《"健康中国2030"规划纲要》,要求加强健康人力资源建设,推进健康中国建设,提高人民健康水平。

高层次卫生专业技术人才专业理论基础扎实、临床经验丰富,对医学发展和人类健康发挥了重要作用。根据《关于深化卫生事业单位人事制度改革的实施意见》《关于加强卫生专业技术职务评聘工作的通知》要求,高级专业技术资格采取考试与评审相结合的办法取得。国家卫生健康委人才交流服务中心组织开展高级卫生专业技术资格考试,全国每年考生有25万~30万人。《医药卫生中长期人才发展规划(2011—2020年)》中明确提出要改进卫生人才评价方式,对专业技术人员进行科学合理评价,使其更加符合高级卫生专业技术人才的工作特性和能力要求。

为探索建立适应行业特点的高级卫生人才评价模式,进一步推动高级卫生专业技术资格考试工作,帮助广大考生做好考前复习,国家卫生健康委人才交流服务中心《中国卫生人才》杂志社与人民卫生出版社共同组织行业权威专家编写出版了全国高级卫生专业技术资格考试指导及习题集丛书。丛书编委均为国内各学科的学术带头人、知名专家,以保证内容的权威性。考试指导的编写基于教材而又高于教材,保证本专业教材体系的连贯性、统一性和发展性;基于考试大纲而又高于考试大纲,内容既紧密结合临床工作实际,又体现专业的最新进展,保证内容的科学性和实用性;基于临床而又高于临床,凝聚了专家的临床思维和临床经验,有利于提升高级专业技术资格医师的临床诊疗水平和技能。

衷心希望本套丛书能够帮助我国广大医务工作者不断提升诊疗服务水平,增强人文素养,修炼过硬本领,进而推动我国高层次医学人才队伍建设,满足新时代、新形势下我国人民群众日益增长的健康服务需求,保障人民群众生命安全和健康权益,推进我国医药卫生事业改革与发展,为健康中国建设发挥更积极、更深远的作用。

中国工程院副院长

中国医学科学院北京协和医学院院校长

国家呼吸医学中心主任

人民卫生出版社有限公司

董事长、党委书记

出 版 说 明

根据《关于深化卫生事业单位人事制度改革的实施意见》（人发〔2000〕31号）、《关于加强卫生专业技术职务评聘工作的通知》（人发〔2000〕114号），高级卫生专业技术资格采取考试和评审结合的办法取得，国家卫生健康委人才交流服务中心组织开展高级卫生专业技术资格考试。目前高级卫生专业技术资格考试开考专业共计114个，全国每年参加考试人数近30万，并有逐年增长的趋势。

为进一步指导高级卫生人才评价工作，满足对医学创新理念、高精技术总结的需求，国家卫生健康委人才交流服务中心《中国卫生人才》杂志社与人民卫生出版社共同组织全国的权威专家，编写出版了本套"全国高级卫生专业技术资格考试指导用书"。本套指导用书在介绍基本理论知识和常用诊疗技术的基础上更注重常见病防治新方法、疑难病例综合分析、国内外学科前沿进展，不仅能指导拟晋升高级职称的应试者进行考前复习，还可以帮助医务工作者提高临床综合服务能力。

全国高级卫生专业技术资格考试指导用书由各专业知名专家编写，确保了内容的权威性、先进性、实用性和系统性。内容密切结合临床，既满足考生备考的需求，又能指导广大医务工作者提高临床思维能力和处理疑难病症的能力，以高质量的医疗服务助力健康中国建设。

考生在使用本套指导用书时如有任何问题和建议，欢迎将反馈意见发送至邮箱 zcks@pmph.com。

全国高级卫生专业技术资格考试用书

编 委 会

主任委员

王　辰

副主任委员（以姓氏笔画为序）

王　俊　卞修武　宁　光　孙　燕　李兰娟　邱贵兴　张　运　张英泽　陆　林　陈义汉
林东昕　胡盛寿　贾伟平　徐兵河　葛均波　韩雅玲　赫　捷

委　　员（以姓氏笔画为序）

丁炎明　于学忠　马玉芬　王　前　王天有　王宁利　王伟林　王佐林　王拥军　王国平
王国林　王建六　王建业　厉有名　卢祖洵　申昆玲　付海鸿　兰　平　皮红英　吕传柱
朱华栋　刘士远　刘梅林　米卫东　江　涛　孙树椿　杜雪平　李建初　李真林　杨慧霞
来茂德　步　宏　吴欣娟　何成奇　余建明　余曙光　张　玉　张　罗　张　素　张学军
张建宁　张洪君　张琳琪　陈　敏　陈　瑜　陈江华　陈良安　陈旻湖　陈建军　陈德昌
岳寿伟　金征宇　周学东　周谋望　郑　磊　郑一宁　赵　平　赵　杰　赵明辉　赵晓东
赵家军　赵靖平　姜　梅　姜玉新　洪天配　贾建国　顾　新　翁习生　凌均棨　高剑波
郭传瑸　康　健　康　焰　蒋欣泉　韩　英　童荣生　童南伟　曾小峰　管向东　阚全程
薄海欣　霍　勇

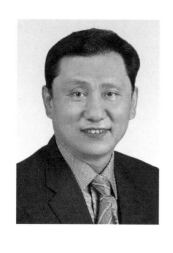

霍 勇

教授,主任医师,博士研究生导师。现任北京大学第一医院心血管内科主任,兼任世界华人心血管医师协会会长、亚洲心脏病学会主席、世界华人医师协会副会长、中国医师协会心血管内科医师分会副会长、中国医师协会专科医师规范化培训心血管病学专科专家委员会主任委员、中国医师协会胸痛专业委员会主任委员、中国胸痛中心联盟执行主席、中国心血管健康联盟副主席、苏州工业园区心血管健康研究院院长、《中国介入心脏病学杂志》主编等。享受国务院政府特殊津贴。

从事医、教、研工作 30 余年,先后主持国家"十一五""十二五""十三五"等多项国家级课题以及国内外创新药物临床研究;在 *JAMA*、*JACC* 等国际学术期刊发表 SCI 收录论文 318 篇,发表中文核心期刊论文 565 篇;主编学术专著 86 部,牵头制定国内外临床指南、共识 37 部;以第一完成人获得国家科学技术进步奖二等奖 1 项(2016年)、教育部高等学校科学研究优秀成果奖(科学技术进步奖)一等奖 1 项(2016 年)、华夏医学科技奖一等奖 2 项(2012 年、2016 年),获全国创新争先奖(2020 年)、世界杰出华人医师霍英东奖(2019 年)、中国医师奖(2012 年)、吴阶平-保罗·杨森医学药学奖(2012 年)、吴阶平医药创新奖(2012 年)等多个奖项。

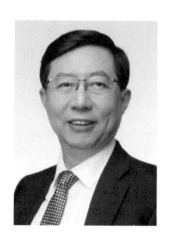

张 澍

教授，主任医师，博士研究生导师。现任中国医学科学院阜外医院心律失常中心主任，兼任世界心律失常学会主席、亚太心律学会前主席、中华医学会心电生理和起搏分会名誉主任委员、中国医师协会心律学专业委员会主任委员、国家卫生健康委员会心律失常介入质控中心主任、国家卫生健康委员会脑防委房颤卒中防治专业委员会主任委员、美国心律学会和欧洲心脏病学会资深会员（Fellow）。全国政协委员。

从事医、教、研工作 40 余年。首次提出心脏性猝死"1.5 级预防"概念，推动左束支起搏等新型诊疗技术的发展，促进我国心源性卒中防治工作。完成国家科技重大或重点专项课题 4 项，发表 SCI 收录论文 200 余篇，主编多部规划教材。获多个国家及省部级奖项。

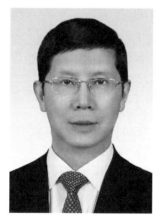

王建安

教授，主任医师，博士研究生导师，浙江省特级专家。现任浙江大学医学院附属第二医院党委书记、心脏中心主任，浙江大学医学院副院长，兼任中华医学会心血管病学分会副主任委员、美国心脏病学会杂志亚洲刊（*JACC：Aisa*）首任主编、欧洲心脏先天结构与瓣膜介入大会（CSI）共同主席、*World Journal of Emergency Medicine* 主编、《中华急诊医学杂志》《中华心血管病学杂志》顾问。

从事医、教、研工作 30 余年。围绕心力衰竭、心脏瓣膜病开展研究，以通讯作者在 *NEJM*、*JACC*、*Circulation* 等学术期刊发表 SCI 收录论文 150 余篇，主编专著 14 部，主编、参编规划教材多部。以第一完成人获国家科学技术进步奖二等奖 1 项、浙江省科学技术进步奖一等奖 3 项，获全国白求恩奖章、何梁何利基金科学与技术进步奖、吴阶平医药创新奖、谈家桢生命科学奖、浙江省科学技术重大贡献奖等。

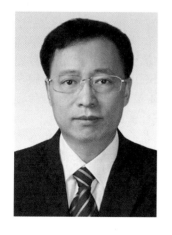

于 波

教授，主任医师，博士研究生导师。现任哈尔滨医科大学附属第二医院心血管病医院院长兼心内科主任，兼任教育部心肌缺血重点实验室主任、中华医学会心血管病分会副主任委员、中国医师协会心血管医师分会副会长、黑龙江省医学会心血管病学分会主任委员。美国心脏病学会 Fellow（FACC），美国心血管造影和介入学会 Fellow（FSCAI）。

从事医、教、研工作 30 余年，主要研究领域为冠心病介入诊疗与腔内影像学的临床应用。作为首席科学家牵头"十三五"国家重大慢病专项 1 项，主持国家自然科学基金项目 6 项，其中重大仪器研发项目和重点项目各 1 项。在 *Circulation*、*JACC*、*EHJ* 等学术期刊发表 SCI 收录论文 200 余篇。作为第一完成人获得国家科技进步奖二等奖、何梁何利基金科学与技术进步奖、中华医学科技奖一等奖和华夏医学科技奖一等奖各 1 项。

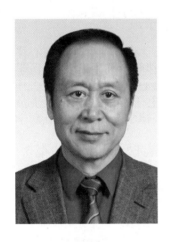

杨杰孚

教授,主任医师,博士研究生导师。现任北京医院心脏中心主任,兼任中华医学会心血管病分会副主任委员、中华医学会心电生理和起搏分会副主任委员、中国心衰中心联盟主席、《中国介入心脏病学杂志》副主编及《中华心血管病杂志》编委等。享受国务院政府特殊津贴。

主要研究方向为心脏起搏及电生理、心力衰竭。主持制定《中国心力衰竭诊断和治疗指南2018》等,牵头主持国家及省部级科研项目10余项。发表学术论文100余篇,主编专著7部,获中华医学科技奖及中国医师奖等奖项10余项。

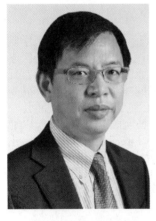

袁祖贻

教授,主任医师,博士研究生导师。现任西安交通大学第一附属医院心血管病医院院长、西安交通大学内科学系主任,兼任中华医学会心血管病分会常委兼动脉粥样硬化与冠心病学组组长、中国医师协会心血管内科医师分会副会长兼指南与共识工作组组长、中国老年医学会心血管病分会副主任委员、国际动脉粥样硬化学会(IAS)中国分会副主席等职务。享受国务院政府特殊津贴。

从事医、教、研工作20余年,先后承担国家"973"项目、国家自然科学基金重点项目与杰出青年科学基金项目、科技部重点研发项目、科技部重大慢病管理项目等,在 *Nature Medicine*、*Circulation* 等发表论文200余篇,获卫生计生突出贡献中青年专家称号。

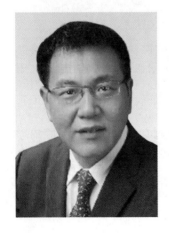

孔祥清

教授,主任医师,博士研究生导师。现任南京医科大学第一临床医学院常务副院长、第一附属医院心内科主任,兼任中华医学会心血管病分会常委兼心血管创新与转化学组组长、欧洲心脏病学会(ESC)委员、美国心脏病学会(ACC)委员、美国心血管造影和介入学会(SCAI)委员,江苏省医师协会心血管内科医师分会会长,江苏省医学会高血压分会主任委员。

从事医、教、研工作30余年,擅长先天性心脏病及心脏瓣膜病的介入治疗、难治性高血压及心力衰竭的器械治疗。主编国内首部先天性心脏病介入治疗专著《先天性心脏病介入治疗》,获国家技术发明奖二等奖(2014年)、全国五一劳动奖章,2015年入选"国家百千万人才工程",2018年领衔的教师团队入选首批"全国高校黄大年式教师团队"。

前　言

中国心血管疾病患病率、死亡率持续上升，已成为重大公共卫生问题。规范、有效地防治心血管疾病是医务工作者义不容辞的责任。社会对心血管专业人才，特别是高级专业技术人才的能力与素质都提出了更高的要求。为了顺应学科发展和学科人才队伍建设的需要，为了加强心血管内科医师的培训，受国家卫生健康委人才交流服务中心与人民卫生出版社委托，我们组织全国心血管领域的杰出专家编写了《全国高级卫生专业技术资格考试指导　心血管内科学》及配套习题集。

两本书围绕新形势下心血管内科专业高级卫生专业技术人才的培养目标，与临床实践紧密结合，参考国内外新近临床治疗指南和相关文献，既包括心血管内科专业高级技术资格人员必须掌握的理论和技术，又包括了本专业的新进展、新理念、新技术、新成果，对培养心血管内科高级技术人才具有指导作用。指导分为基础知识、主要疾病、临床操作技能和常用药物4篇，涵盖了心血管内科学的各个领域。习题集参照历年高级卫生专业技术资格考试题型，包括单选题、多选题、共用题干单选题和案例分析题，希望通过这些习题加深考生对理论和实践知识的理解与掌握。

两书参考部分已出版的教材和专著，结合国内外最新文献和指南进行编写。编写过程中，全体编委认真负责，对稿件反复进行修改确认，为本书的出版付出了辛勤的劳动。在此，向所有编委及其团队成员表示衷心的感谢，同时，也向关心和支持本书编写工作的各方面人士表示衷心的谢意！

由于心血管内科学的发展日新月异，书中内容只能反映编写时的学科现状，加之时间仓促，书中难免存在疏漏和不足。对于书中出现的问题、争议和错误，恳请广大同行不吝批评指正，以便我们修订再版时参考和改进。

2022 年 3 月

致　谢

(以姓氏笔画为序)

马志毅	北京大学人民医院	陈清杰	新疆医科大学第一附属医院
王及华	北京大学人民医院	陈源源	北京大学人民医院
王永权	中国医科大学附属第一医院	范琰	北京大学第一医院
王林林	南京市胸科医院	范静波	北京协和医院
王鲁雁	北京大学人民医院	罗瑶	北京医院
邢燕	同济大学附属东方医院	罗德谋	广东省人民医院
吕纳强	中国医学科学院阜外医院	周晓茜	同济大学附属东方医院
朱梦云	上海市第十人民医院	房昕晖	中国医科大学附属第一医院
刘靖	北京大学人民医院	胡金柱	南昌大学第二附属医院心内科
刘芳超	中国医学科学院阜外医院	袁方正圆	陆军军医大学新桥医院
阮洁云	中国医学科学院阜外医院	夏光	同济大学附属东方医院
孙凤	北京大学公共卫生学院	徐吉喆	兰州大学第一医院
孙赫	首都医科大学附属北京同仁医院	徐希奇	北京协和医院
李双	上海市中医医院	崔广林	华中科技大学同济医学院附属同济医院
李洋	中国人民解放军北部战区总医院	梁振洋	中国人民解放军北部战区总医院
李承宗	徐州医科大学附属医院	喜杨	北京大学人民医院
李莹莹	北京医院	彭庆翎	中南大学湘雅医院
李瑞琳	同济大学附属东方医院	蒋鑫	北京协和医院
肖婕斐	中山大学附属第一医院	蒋建刚	华中科技大学同济医学院附属同济医院
沈迎	上海交通大学医学院附属瑞金医院	蔡英	同济大学附属东方医院
陈艳丽	中国医科大学附属第一医院	戴宇翔	复旦大学附属中山医院

目　录

第一篇　基　础　知　识

第二篇 主 要 疾 病

第三篇　临床操作技能

第四篇　常用药物

第一章 心血管疾病流行病学

心血管疾病流行病学(cardiovascular epidemiology)是研究心血管疾病在人群中发生、发展和分布规律,以及制订防控策略和措施的学科,亦是心脏病学与流行病学的交叉学科。广义的心血管疾病包括由心脏和血管病变引起的疾病,包括冠心病、脑血管病、高血压、外周动脉血管疾病、风湿性心脏病等。第二次世界大战以后,随着医学的巨大进步,传染病和营养不良性疾病得到有效控制,人类的平均寿命不断延长,全球疾病谱开始发生变化。20 世纪 80 年代起,随着中国经济的快速发展,人民生活水平显著提高,由此带来的生活方式改变,导致中国疾病谱也发生了显著变化。目前,心血管疾病已成为全球和中国居民的主要死因,其导致的疾病负担不断增加。

一、心血管疾病流行情况

近年来,心血管疾病在全球范围内呈现广泛流行趋势,已经成为全球和中国重大的公共卫生问题。全球疾病负担研究报道,2017 年,世界范围内约 1 779 万人死于心血管疾病,较 2007 年增长 22%。心血管疾病导致的伤残调整寿命年(disability adjusted of life years,DALYs)达到 3.66 亿,较 1990 年增加了 22%。中国心血管疾病流行趋势更严峻。据《中国心血管健康与疾病报告 2021》显示,中国心血管疾病患者(包括高血压患者)数量高达 3.3 亿,其中脑卒中及冠状动脉粥样硬化性心脏病(冠心病)患者数量分别为 1 300 万和 1 139 万。据 2019 年全球疾病负担数据,中国心血管疾病死亡人数达 458 万人,其中脑卒中和缺血性心脏病死亡人数分别为 219 万人和 187 万人,每 5 例死亡病例中就有 2 例死于心血管疾病。2019 年,心血管疾病的死因构成中,脑卒中和缺血性心脏病占所有死因的 47.7% 和 40.9%;其他从高到低依次为高血压心脏病、风湿性心脏病、心肌病和心肌炎等。

1987—2019 年,中国居民心血管疾病年龄标化死亡率呈现明显下降的趋势。依据《中国卫生健康统计年鉴》数据计算得出,1987 年,中国城市居民总心血管疾病、脑血管病和心脏病的年龄标化死亡率分别为 259.1/10 万、148.6/10 万、110.5/10 万;2019 年,这一数据分别下降为 139.7/10 万、65.8/10 万、74.0/10 万;农村居民 1987—2019 年年龄标化死亡率也呈现类似的趋势。但是,由于中国人口老龄化进程加快,心血管疾病、脑血管病和心脏病的粗死亡率依然大幅增加,且呈现农村地区增幅超过城市地区、缺血性心脏病上升趋势更加明显的特点。在未来 10~20 年时间内,心血管疾病负担仍将十分严重。老龄化进程加快导致中国心血管疾病高危人群比例增加。

此外,随着中国医疗和急救水平的提高及心血管疾病救治流程规范化,心血管疾病病死率下降,由此导致带病生存患者数量持续增加,心血管疾病患者出院人次和住院费用快速增长。据《中国心血管健康与疾病报告 2021》显示,2004—2019 年,中国急性心肌梗死、脑梗死和脑出血住院费用的年均增长速度分别为 25.99%、18.82%、13.51%;2019 年,中国心脑血管疾病的住院总费用为 3 133.66 亿元。心血管疾病患者出院人次高达 2 684.41 万,主要为缺血性心脏病、脑梗死和高血压,分别占比 36.92%、34.20% 和

9.56%。1980—2018 年,中国心血管病患者出院人次数年均增速高于同期出院总人次数的年均增速(9.73% *vs* 6.34%)。

综上所述,近年来中国心血管疾病的流行特征主要表现为心血管疾病死亡和疾病负担赶超发达国家;心血管疾病死亡率农村地区逐渐超越城市地区,城乡差距逐步减小;带病生存患者增加,医疗费用上涨过快。因此,中国居民心血管疾病的流行现状十分严峻,心血管疾病防治任重道远。

二、心血管疾病的主要危险因素及其流行情况

国内外大量流行病学和临床研究表明,心血管疾病的发生、发展,受到年龄、性别、遗传、代谢改变、不良生活方式、环境等因素的长期影响。其中,年龄、性别、遗传等因素是不可改变的危险因素。其他危险因素的防控是心血管疾病防治的重点。

1. **高血压**　高血压既是心血管疾病的一种,也是增加其他心血管疾病发病和死亡风险的最主要危险因素。2017 年,中国有 254 万人死于高血压。过去 50 年,针对中国高血压流行情况、流行特点、影响因素等的调查,对于全面了解中国高血压的流行趋势,指导心血管疾病防治十分重要。高血压患病率呈现逐步上升的趋势,第 5 次全国高血压调查于 2015 年完成,标化患病率为 23.2%,远高于 1959 年的5.1%(图 1-1-1)。高血压患者的知晓率、治疗率及控制率分别为 46.9%、40.7% 和 15.3%,与既往相比有所改善(图 1-1-2,彩图见书末),但与发达国家的差距依然显著。此次调查还表明,男性、年龄增长、超重/肥胖、高血压家族史、较低的教育水平、吸烟及饮酒是高血压的相关因素。另外,中国高血压分布呈现农村和城市患病率相似、以大中型城市和经济快速发展地区为"热点"的岛状分布等流行特征。

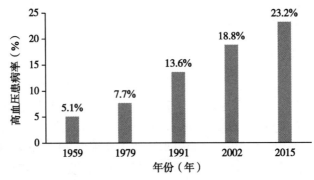

图 1-1-1　全国高血压患病率的变化趋势
注:1959—1991 年,年龄≥15 岁,粗患病率;2002—2015 年,年龄≥18 岁,标化患病率。

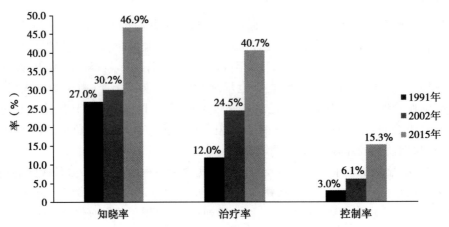

图 1-1-2　1991—2015 年全国高血压知晓率、治疗率和控制率
注:1991 年,调查人群年龄≥15 岁;2002—2015 年,调查人群年龄≥18 岁。

2. **血脂异常**　临床常用的血脂指标包括总胆固醇(total cholesterol, TC)、低密度脂蛋白胆固醇(low-density lipoprotein cholesterol, LDL-C)、高密度脂蛋白胆固醇(high-density lipoprotein cholesterol, HDL-C)和甘油三酯(triglyceride, TG)。血脂异常通常指血清中胆固醇和/或甘油三酯水平异常,包括高 TC 血症、高 LDL-C 血症、低 HDL-C 血症、高 TG 血症。2000 年,中国 35～74 岁人群高 TC 血症、高 LDL-C 血症和低 HDL-C 血症的患病率分别为 9.0%、7.8%、19.2%。2002—2014 年,中国 18 岁以上成年人血脂水平总体呈现上升趋势(表 1-1-1),血脂异常患病率增加明显(图 1-1-3);2014 年高 LDL-C 血症患病率为 8.1%。从血脂异常的主要类型来看,西方人群以高 TC 血症和高 LDL-C 血症为主,中国人群血脂异常则以低 HDL-C 血症和高 TG 血症为主。此外,中国还呈现中老年人群血脂水平和血脂异常患病率高、血脂异常患病率男性高于女性的特点。既往血脂异常患病率还呈现城市高于农村的特点,但这种差异已经逐步缩小。

表 1-1-1　2002 年和 2014 年中国人群血脂水平比较

单位:mmol·L⁻¹

血脂	2002 年		2014 年	
	男性	女性	男性	女性
TC	3.81	3.82	4.71	4.68
LDL-C	—	—	2.89	2.87
HDL-C	1.26	1.33	1.29	1.41
TG	1.13	1.05	1.22	1.08

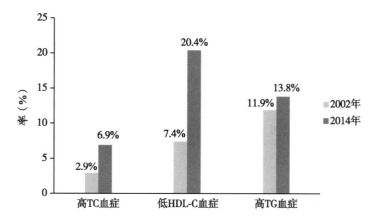

图 1-1-3　2002 年和 2014 年中国人群不同类型血脂异常患病率
注:2002 年血脂异常诊断标准为 TC≥5.72mmol/L,HDL-C≤0.91mmol/L,TG≥1.70mmol/L;2014 年血脂异常诊断标准为 TC≥6.22mmol/L,HDL-C≤1.04mmol/L,TG≥1.70mmol/L。

3. **糖尿病**　糖尿病已经成为影响中国居民健康的重大公共卫生问题。既往历次流行病学调查显示,中国糖尿病患病率呈现持续增加的趋势(图 1-1-4)。2013 年中国慢性病与危险因素监测数据显示,按照既往确诊糖尿病,和/或空腹血糖≥7.0mmol/L,和/或糖负荷后 2 小时血糖≥11.1mmol/L 的标准,中国 18 岁以上人群糖尿病患病率为 10.4%,男性略高于女性(11.1% *vs* 9.6%);如果同时参考糖化血红蛋白指标(HbA1c≥6.5%),糖尿病患病率则为 10.9%,男性为 11.7%,女性为 10.2%。糖尿病前期(空腹血糖 5.5～6.9mmol/L,和/或糖负荷后 2 小时血糖 7.8～11.0mmol/L,和/或 HbA1c 为 5.7%～6.4%)的比例为 35.7%,全国糖尿病前期人群约有 3.88 亿。同时,该研究结果显示,糖尿病患病呈现男性高于女性,城市高于农村的特点,并随年龄、经济水平和体重指数(body mass index, BMI)升高而上升。2013 年,糖尿病知晓率为 36.5%,治疗率为 32.2%,治疗控制率为 49.2%,比 2010 年有所提高,但仍远低于发达国家。此外,研究还发现,中国藏族和回族人群糖尿病的患病率显著低于汉族人群。

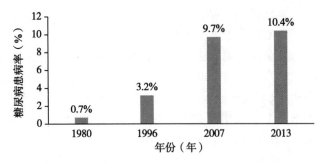

图 1-1-4　1980—2013 年中国人群糖尿病患病率

注:1980 年诊断标准为空腹血糖浓度≥7.2mmol/L,或餐后 2 小时血糖浓度≥11.1mmol/L 或口服葡萄糖耐量试验曲线有三点超过标准者;1996 年诊断标准为世界卫生组织 1985 年诊断标准;2007 年和 2013 年诊断标准为空腹血糖浓度≥7.0mmol/L,或糖负荷后 2 小时血糖浓度≥11.1mmol/L。

4. 不良生活方式　生活方式包括吸烟、饮酒、膳食营养、体力活动等多项指标,它既影响心血管疾病的发生发展,也与心血管病的危险因素密切相关。不良生活方式通常不是独立存在的,心血管疾病的防治应强调多种生活方式的综合干预。2010 年,美国心脏病学会/美国心脏协会提出了 7 项心血管健康指标,其中 4 种理想行为因素包括不吸烟或戒烟超过 12 个月、理想体重、身体活动达标、合理膳食。2010 年中国慢性病及其危险因素监测数据表明,中国 20 岁以上成人仅有 0.7% 具有 4 项理想行为,男性为 0.4%,女性为 1.0%;其中,不吸烟或戒烟超过 12 个月、理想体重、身体活动达标、合理膳食的比例分别为 69.9%、66.2%、82.4% 和 1.6%。因此,不合理膳食是导致理想行为比例过低的主要原因。中国医学科学院阜外医院参考《中国居民膳食指南 2016》,提出了更适宜中国人群的合理膳食标准和心血管健康理想行为指标(表 1-1-2)。继而利用"中国动脉粥样硬化性心血管疾病风险预测研究(prediction for atherosclerotic cardiovascular disease risk in China,China-PAR)"长期随访的队列资料研究发现,如果达到 4 项理想心血管健康行为指标,中国成年人心血管发病能够减少 17.4%。"大庆糖尿病预防研究"30 年随访的结果也表明,6 年的综合生活方式干预可明显降低心血管事件和全因死亡发生风险。因此,开展易于实施的生活方式干预,促进居民形成健康生活方式,将是未来基层心血管病预防的重点。

表 1-1-2　理想心血管健康行为指标

类别	理想心血管健康指标的定义	类别	理想心血管健康指标的定义
吸烟	不吸烟或戒烟>12 个月	健康膳食	以下 5 项中,≥2 项
体重指数	<25kg/m²		蔬菜水果≥500g/d
体力活动	≥150min/周的中等强度体力活动		鱼类≥200g/周
	或≥75min/周的强体力活动		豆制品≥125g/d
	或两者兼有≥150min/周		红肉<75g/d
			茶≥50g/月

(1) 吸烟:既往国内外大规模队列研究结果表明,吸烟增加冠心病、脑卒中、高血压的发生风险,且吸烟者的吸烟量越大、吸烟年限越长、开始吸烟年龄越小,心血管疾病的发病和死亡风险更高。二手烟暴露也与冠心病、脑卒中、高血压等心血管疾病密切相关。现有证据已经明确,戒烟可以降低冠心病和脑卒中的发病和死亡风险。然而,中国居民吸烟率居高不下,控烟形势不容乐观。中国人群烟草调查结果显示,2018 年中国 15 岁及以上人群吸烟率为 26.6%,其中男性为 50.5%,女性为 2.1%,与既往相比有小幅下降(图 1-1-5,彩图见书末);非吸烟者的二手烟暴露率为 68.1%,与既往调查结果相比有所降低。尽管如此,中国控烟工作仍然任重道远。

(2) 饮酒:2017 年,我国因长期饮酒导致的死亡人数高达 67 万。2010—2012 年中国居民营养与健

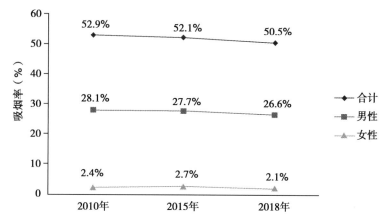

图 1-1-5 2010—2018 年中国 15 岁及以上人群吸烟率变化趋势

康状况监测报告数据表明,按照过去 1 年内每周饮酒≥1 次定义为饮酒,中国 18 岁及以上成年人饮酒率为 30.5%,其中男性饮酒率为 53.8%,女性饮酒率为 12.2%,城市和农村饮酒率接近。既往研究表明,饮酒过量会增加脑卒中、心房颤动和心力衰竭发生的风险;而适量饮酒可以减轻动脉粥样硬化,降低缺血性心脏病发生风险。但是,最新研究通过整合遗传学研究方法,发现饮酒显著升高血压水平,增加脑卒中发生风险,且呈剂量反应关系。全球疾病负担工作组研究认为,饮酒不存在安全阈值,不饮酒的总健康风险最低。

(3)膳食营养:不合理膳食是造成中国心血管疾病死亡和疾病负担的重要危险因素之一。2017 年,中国约 263 万心血管病死亡和 5 600 万的心血管疾病 DALYs 归因于不合理膳食。1982—2012 年,中国居民膳食结构发生了很大变化,脂肪摄入量增加,碳水化合物摄入量减少,蛋白质摄入量变化不大,总能量摄入明显下降。此外,钙、铁、维生素 A、维生素 D 等摄入量也呈现下降趋势,膳食纤维摄入明显不足;但含添加糖食物的消费率增加。保持平衡膳食结构,有助于预防心血管疾病发病。大样本长期随访的队列研究发现,5 个膳食因素中(蔬菜水果≥500g/d、鱼≥200g/周、豆制品≥125g/d、红肉<75g/d、茶≥50g/月)中,保持任意 2 个及以上,可使成人心血管疾病发病风险降低 5.1%。

高盐摄入是影响血压水平及心血管疾病最主要的膳食因素。我国居民食盐摄入水平一直居高不下,2002—2012 年,中国 18 岁以上居民平均烹调盐摄入量仅从 12.0g 缓慢下降至 10.5g。但是与全球其他国家相比,我国的钠摄入仍处于较高水平,且远高于世界卫生组织的推荐标准(钠盐<5g/d)。中国人群中开展的 GenSalt 研究(genetic epidemiology network of salt sensitivity)表明,高钠饮食可以使干预对象血压升高,而低钠饮食则明显降低其血压水平,老年人、女性、血压偏高、代谢综合征人群对钠盐的反应性更为敏感,通过减盐来控制血压尤其重要。全球 30 个人口最多的国家中,我国归因于钠摄入高于 2g/d 的心血管疾病死亡占总心血管疾病死亡的比例最高。因此,减少膳食钠盐摄入有助于预防高血压、进而减少心血管病的发病和死亡。

(4)超重或肥胖:近年来,全球平均 BMI 明显升高。研究估算,全球年龄标化的平均 BMI,男性从 1975 年的 21.7kg/m² 增加至 2014 年的 24.2kg/m²,女性从 1975 年的 22.1kg/m² 增加至 2014 年的 24.4kg/m²。另外,全球肥胖率持续增加;其中,70 多个国家的肥胖率增加了 1 倍;2015 年,全球肥胖成人约 6.037 亿,患病率 12.0%。随着经济的发展和生活方式、膳食模式的改变,中国成人超重和肥胖率明显上升,肥胖成人数量位居全球前列。中国居民营养与慢性病状况调查结果表明,2012 年中国 18 岁及以上居民的超重率为 30.1%(BMI 24.0~27.9kg/m²),肥胖率为 11.9%(BMI≥28.0kg/m²),中心性肥胖率为 26.0%(腰围:男性≥90cm,女性≥85cm),与 2002 年相比分别上升了 7.3%、4.8% 和 7.7%(图 1-1-6)。

(5)身体活动:《2018 年美国身体活动指南》强调,即使少量增加身体活动也具有健康获益,减少久坐、增加运动适用于所有人。然而,随着中国经济的快速发展和居民生活方式的改变,身体活动不足已经成为导致中国居民死亡的主要危险因素之一。2014 年,全民健身活动状况调查数据显示,中国 20~69 岁

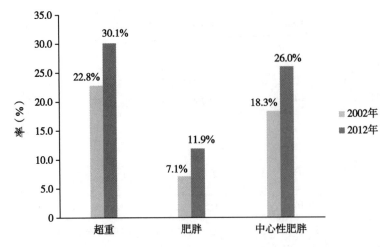

图 1-1-6　2002 年和 2012 年中国年龄≥18 岁居民超重、肥胖及中心性肥胖率变化趋势

城乡居民经常锻炼率仅为 14.7%。

中国一项队列研究显示,随着体力活动总量增加,心血管疾病和高血压发病风险逐渐降低,且存在线性趋势。英国最新一项队列研究表明,逐渐增加至每周≥150 分钟的中高强度身体活动水平,心血管疾病死亡风险明显降低;即使无法达到推荐水平,也具有一定的健康获益。"大庆糖尿病预防研究"采用整群随机分组设计,明确了运动干预能够显著降低糖尿病的发病风险、全因死亡和心血管疾病死亡风险。因此,对日常身体活动不足的人群,应尽可能增加身体活动。

5. **大气污染**　近年来,大气污染对心血管健康的影响受到广泛关注。2017 年中国疾病负担数据显示,大气污染是导致死亡的重要危险因素,位列中国居民死亡的第 4 位,且大气污染存在明显的地域差异。大量流行病学研究证实了大气细颗粒物($PM_{2.5}$)及其他气态污染物(SO_2、NO_2、O_3、CO 等)对心血管疾病的急性健康危害。例如,$PM_{2.5}$ 日均浓度每增加 $10\mu g/m^3$,非意外死亡、冠心病死亡及脑卒中死亡风险率分别增加了 0.22%、0.30% 和 0.29%;因心血管疾病、缺血性心脏病、心力衰竭、心律不齐和缺血性脑卒中入院风险分别增加了 0.26%、0.31%、0.27%、0.29% 和 0.29%。此外,$PM_{2.5}$ 暴露水平与血压升高、心率变异性降低、胰岛素抵抗增加呈正相关。

与大气污染的急性健康效应相比,其慢性健康效应对心血管疾病的影响更大。中国首个评价大气污染长期健康效应的前瞻性队列研究发现,总悬浮颗粒物、SO_2 和 NO_x 每增加 $10\mu g/m^3$,心血管病死亡风险分别增加 0.9%、3.2% 和 2.3%。中国动脉粥样硬化性心血管疾病风险预测(China-PAR)研究表明,$PM_{2.5}$ 年平均浓度每升高 $10\mu g/m^3$,心血管疾病发病和死亡风险分别增加 25% 和 16%,脑卒中发病风险增加 13%。此外,大气 $PM_{2.5}$ 长期暴露与中国成人高血压和糖尿病发病风险增加有关,$PM_{2.5}$ 浓度每升高 $10\mu g/m^3$,高血压和糖尿病发病风险分别增加 11% 和 16%。研究表明,大气污染的控制会带来明显的健康获益。如果 $PM_{2.5}$ 年均浓度能够降到国家空气质量二级标准($35\mu g/m^3$),2017—2030 年中国城市地区将减少 266.5 万例心血管疾病死亡;$PM_{2.5}$ 浓度进一步降低,将具有更大的心血管健康获益。

三、小结

中国心血管流行病学证据的不断积累,为心血管疾病的防治实践提供了重要支撑。对心血管疾病危险因素进行综合风险评估,识别高危人群,是开展个性化干预和管理的基础。国际上最早的心血管风险评估模型是弗莱明翰研究于 1976 年开发完成的,之后又不断对模型进行更新和优化;中国学者也陆续建立了缺血性心脏病预测模型及改良的弗莱明翰模型。2019 年,中国学者结合最新建立的中国心血管病、脑卒中的 10 年风险和终身风险预测模型及其风险分层标准,发布了《中国心血管病风险评估和管理指南》,建立了风险评估网站(www.cvdrisk.com.cn)和手机 APP(名称为"心脑血管风险评估"),免费对公众开放使用;随后又发布了《中国健康生活方式预防心血管代谢性疾病指南》指导医务工作者和民众开展生活方式管理。随着中国心血管流行病学、互联网技术、风险预测和个性化管理的不断发展,未来将有望改变心血管疾病及其危险因素的流行趋势。

（顾东风）

参 考 文 献

［1］ GBD 2016 Alcohol Collaborators. Global, regional, and national age-sex-specific mortality for 282 causes of death in 195 countries and territories, 1980-2017: a systematic analysis for the Global Burden of Disease Study 2017. Lancet, 2018, 392(10159): 1736-1788.

［2］ 国家心血管病中心. 中国心血管健康与疾病报告 2021. 北京: 科学出版社, 2018.

［3］ Zhou M, Wang H, Zeng X, et al. Mortality, morbidity, and risk factors in China and its provinces, 1990—2017: a systematic analysis for the Global Burden of Disease Study 2017. Lancet, 2019, 394(10204): 1145-1158.

［4］ Zhou M, Wang H, Zhu J, et al. Cause-specific mortality for 240 causes in China during 1990—2013: a systematic subnational analysis for the Global Burden of Disease Study 2013. Lancet, 2016, 387(10015): 251-272.

［5］ GBD 2013 Risk Factors Collaborators, Forouzanfar MH, Alexander L, et al. Global, regional, and national comparative risk assessment of 79 behavioural, environmental and occupational, and metabolic risks or clusters of risks in 188 countries, 1990-2013: a systematic analysis for the Global Burden of Disease Study 2013. Lancet, 2015, 386(10010): 2287-2323.

［6］ Bi Y, Jiang Y, He J, et al. Status of cardiovascular health in Chinese adults. J Am Coll Cardiol, 2015, 65(10): 1013-1025.

［7］ Han C, Liu F, Yang X, et al. Ideal cardiovascular health and incidence of atherosclerotic cardiovascular disease among Chinese adults: the China-PAR project. Sci China Life Sci, 2018, 61(5): 504-514.

［8］ Gong Q, Zhang P, Wang J, et al. Morbidity and mortality after lifestyle intervention for people with impaired glucose tolerance: 30-year results of the Da Qing Diabetes Prevention Outcome Study. Lancet Diabetes Endocrinol, 2019, 7(6): 452-461.

［9］ Gu D, Kelly TN, Wu X, et al. Mortality attributable to smoking in China. N Engl J Med, 2009, 360(2): 150-159.

［10］ Yang Y, Liu F, Wang L, et al. Association of Husband Smoking With Wife's Hypertension Status in Over 5 Million Chinese Females Aged 20 to 49 Years. J Am Heart Assoc, 2017, 6(3): e004924.

［11］ Mons U, Muezzinler A, Gellert C, et al. Impact of smoking and smoking cessation on cardiovascular events and mortality among older adults: meta-analysis of individual participant data from prospective cohort studies of the CHANCES consortium. Bmj, 2015, 350: h1551.

［12］ 李亚茹, 王婧, 赵丽云, 等. 中国成年人饮酒习惯及影响因素. 中华流行病学杂志, 2018, 39(7): 898-903.

［13］ Wood AM, Kaptoge S, Butterworth AS, et al. Risk thresholds for alcohol consumption: combined analysis of individual-participant data for 599 912 current drinkers in 83 prospective studies. Lancet, 2018, 391(10129): 1513-1523.

［14］ Bazzano LA, Gu D, Reynolds K, et al. Alcohol consumption and risk of coronary heart disease among Chinese men. Int J Cardiol, 2009, 135(1): 78-85.

［15］ Millwood IY, Walters RG, Mei XW, et al. Conventional and genetic evidence on alcohol and vascular disease aetiology: a prospective study of 500 000 men and women in China. Lancet, 2019, 393(10183): 1831-1842.

［16］ 国家卫生计生委疾病预防控制局. 中国居民营养与慢性病状况报告（2015 年）. 北京: 人民卫生出版社, 2015.

［17］ 翟凤英, 杨晓光主编. 2002 年中国居民营养与健康状况调查报告之二: 膳食与营养素摄入情况. 北京: 人民卫生出版社, 2006.

［18］ NCD Risk Factor Collaboration. Trends in adult body-mass index in 200 countries from 1975 to 2014: a pooled analysis of 1698 population-based measurement studies with 19.2 million participants. Lancet, 2016, 387(10026): 1377-1396.

［19］ GBD 2015 Obesity Collaborators, Afshin A, Forouzanfar MH, et al. Health Effects of Overweight and Obesity in 195 Countries over 25 Years. N Engl J Med, 2017, 377(1): 13-27.

［20］ Piercy KL, Troiano RP, Ballard RM, et al. The Physical Activity Guidelines for Americans. JAMA, 2018, 320(19): 2020-2028.

［21］ 国家体育总局. 2014 年全民健身活动状况调查公报. 2015. http://www.sport.gov.cn/n16/n1077/n297454/7299833.html(accessed Nov. 8 2019).

［22］ 巩欣媛, 陈纪春, 李建新, 等. 中国农村地区成年人体力活动与高血压发病的关系. 中华预防医学杂志, 2018, 52(6): 615-621.

［23］ Liu Q, Liu FC, Huang KY, et al. Beneficial effects of moderate to vigorous physical activity on cardiovascular disease among Chinese adults. J Geriatr Cardiol, 2020, 17(2): 85-95.

［24］ Mok A,Khaw KT,Luben R,Wareham N,Brage S. Physical activity trajectories and mortality:population based cohort study. Bmj,2019,365:12323.

［25］ Chen R,Yin P,Meng X,et al. Fine Particulate Air Pollution and Daily Mortality. A Nationwide Analysis in 272 Chinese Cities. Am J Respir Crit Care Med,2017,196(1):73-81.

［26］ Tian Y,Liu H,Wu Y,et al. Association between ambient fine particulate pollution and hospital admissions for cause specific cardiovascular disease:time series study in 184 major Chinese cities. BMJ,2019,367:16572.

［27］ Cao J,Yang C,Li J,et al. Association between long-term exposure to outdoor air pollution and mortality in China:a cohort study. J Hazard Mater,2011,186(2-3):1594-1600.

［28］ Liang F,Liu F,Huang K,et al. Long-Term Exposure to Fine Particulate Matter and Cardiovascular Disease in China. J Am Coll Cardiol,2020,75(7):707-717.

［29］ Huang K,Liang F,Yang X,et al. Long term exposure to ambient fine particulate matter and incidence of stroke:prospective cohort study from the China-PAR project. BMJ,2019,367:16720.

［30］ Huang K,Yang X,Liang F,et al. Long-Term Exposure to Fine Particulate Matter and Hypertension Incidence in China. Hypertension,2019,73(6):1195-1201.

［31］ Liang F,Yang X,Liu F,et al. Long-term exposure to ambient fine particulate matter and incidence of diabetes in China:A cohort study. Environ Int,2019,126:568-575.

［32］ Huang C,Moran AE,Coxson PG,et al. Potential Cardiovascular and Total Mortality Benefits of Air Pollution Control in Urban China. Circulation,2017,136(17):1575-1584.

［33］ Goff DC,Jr.,Lloyd-Jones DM,Bennett G,et al. 2013 ACC/AHA guideline on the assessment of cardiovascular risk:a report of the American College of Cardiology/American Heart Association Task Force on Practice Guidelines. Circulation,2014,129(25 Suppl 2):S49-S73.

［34］ Liu F,Li J,Chen J,et al. Predicting lifetime risk for developing atherosclerotic cardiovascular disease in Chinese population:the China-PAR project. Sci Bull,2018,63(12):779-787.

［35］ Yang X,Li J,Hu D,et al. Predicting the 10-Year Risks of Atherosclerotic Cardiovascular Disease in Chinese Population:The China-PAR Project (Prediction for ASCVD Risk in China). Circulation,2016,134(19):1430-1440.

［36］ Xing X,Yang X,Liu F,et al. Predicting 10-Year and Lifetime Stroke Risk in Chinese Population. Stroke,2019,50(9):2371-2378.

［37］ 中国心血管病风险评估和管理指南编写联合委员会. 中国心血管病风险评估和管理指南. 中华预防医学杂志,2019,53(1):13-35.

［38］ 中国健康生活方式预防心血管代谢疾病指南编撰委员会. 中国健康生活方式预防心血管代谢疾病指南. 中华预防医学杂志,2020,54(3):256-277.

第二章 心脏应用解剖学

一、心脏的位置和外形

心脏位于胸腔的中纵隔内,外面包裹心包,整体向左下方倾斜,通常位于胸骨体和第 2~6 肋软骨后方、胸椎第 5~8 椎体前方的胸腔中纵隔内,约 2/3 位于身体正中线的左侧,1/3 位于正中线的右侧。

心脏的上方连有出入心的大血管;下端游离于心包内,并隔心包与膈相贴;两侧借纵隔胸膜与肺相邻;后方有左主支气管、食管、胸主动脉等结构;前方大部分被肺和胸膜所覆盖,只有一小部分与胸骨下段和左侧 3~6 肋软骨相邻。

心脏在胸前壁的体表投影可用下列四点、四弧来确定。

左上点:在左侧第 2 肋软骨下缘,距胸骨左缘约 1.2cm 处。

右上点:在右侧第 3 肋软骨上缘,距胸骨右缘约 1cm 处。

右下点:在右侧第 6 胸肋关节处。

左下点:在左侧第 5 肋间隙,左锁骨中线内侧 1~2cm 处(距前正中线 7~9cm 处)。

将四点以弧形连线相连即为心脏的体表投影。左、右上点连线为心脏上界;左、右下点连线为心脏下界;右上、下点连线为心脏右界,略向右凸;左上、下点连线为心脏左界,略向左凸。了解心脏在胸前壁的投影,对叩诊时判断心界是否扩大具有临床意义。

心脏的外形似倒置的圆锥,略大于本人拳头,可分一尖、一底、两面、三缘和三沟。

心尖:朝向左前下方,由左心室构成,与左胸前壁贴近,在左侧第 5 肋间隙、锁骨中线内侧 1~2cm 处,可触及心尖的搏动。

心脏的前面(胸肋面)朝向前上方,大部分由右心房和右心室构成,一小部分由左心耳和左心室构成。该面大部分隔着心包被胸膜和肺遮盖;小部分隔着心包与胸骨体下部和左侧第 4~6 肋软骨邻近,故在左侧第 4 肋间隙旁胸骨左缘处进行心内注射,一般不会伤及胸膜和肺。胸肋面上部可见起于右心室的肺动脉干走行向左上方,起于左心室的升主动脉在肺动脉干后方向右上方走行。心脏右缘垂直,主要由右心房构成。左缘圆钝向左下倾斜,主要由左心耳和左心室构成。下缘近水平位,由右心室和心尖构成(图 1-2-1,彩图见书末)。

心脏的下面(膈面)几乎呈水平位,朝向下方并略朝向后,隔着心包与横膈毗邻,大部由左心室,一小部由右心室构成。心底部朝向右后上方,大部分由左心房、小部分由右心房构成,与出入心的大血管相连(图 1-2-2、图 1-2-3,彩图见书末)。

心脏的三沟:冠状沟是靠近心底处的一条近似完整的环行沟,呈冠状位,是心房与心室在心表面的分界标志。前室间沟为胸肋面自冠状沟向心尖延伸的浅沟。后室间沟为膈面自冠状沟向心尖延伸的浅沟。前、后室间沟是左、右心室在心表面的分界标志。前、后室间沟在心尖右侧的汇合处稍凹陷,称心尖切迹。后室间沟与冠状沟的交会处称房室交点。所有沟内均有血管走行并被脂肪组织所覆盖。

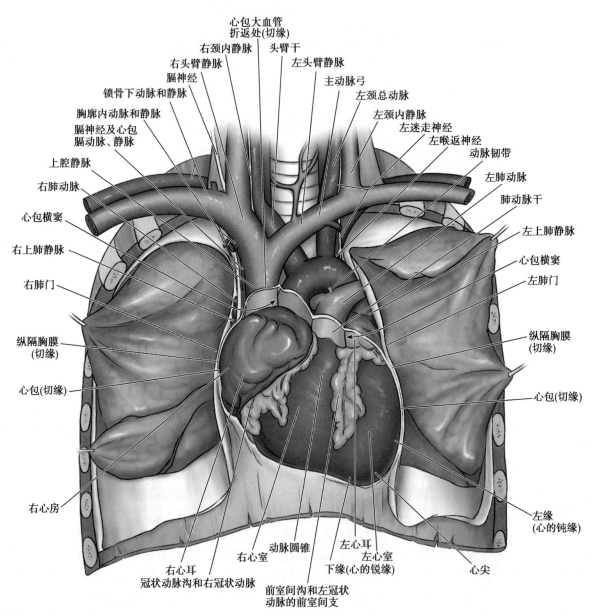

心包大血管
折返处(切缘)
右颈内静脉
头臂干
右头臂静脉
左头臂静脉
膈神经
主动脉弓
锁骨下动脉和静脉
左颈总动脉
胸廓内动脉和静脉
左颈内静脉
膈神经及心包
左迷走神经
膈动脉、静脉
左喉返神经
上腔静脉
动脉韧带
右肺动脉
左肺动脉
心包横窦
肺动脉干
右上肺静脉
左上肺静脉
右肺门
心包横窦
纵隔胸膜
左肺门
(切缘)
纵隔胸膜
(切缘)
心包(切缘)
心包(切缘)
右心房
左缘
(心的钝缘)
右心耳
动脉圆锥
左心耳
冠状动脉沟和右冠状动脉
右心室
左心室
心尖
下缘(心的锐缘)
前室间沟和左冠状
动脉的前室间支

图 1-2-1　心脏的前面观

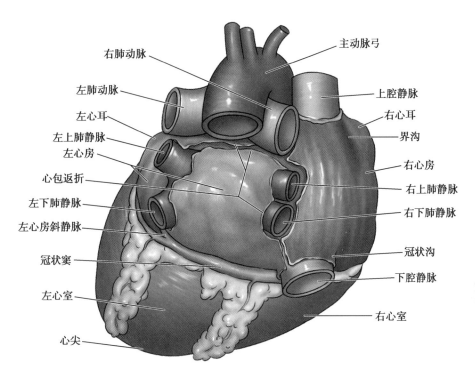

右肺动脉
左肺动脉
左心耳
左上肺静脉
左心房
心包返折
左下肺静脉
左心房斜静脉
冠状窦
左心室
心尖

主动脉弓
上腔静脉
右心耳
界沟
右心房
右上肺静脉
右下肺静脉
冠状沟
下腔静脉
右心室

图 1-2-2　心脏的底部(后面观)

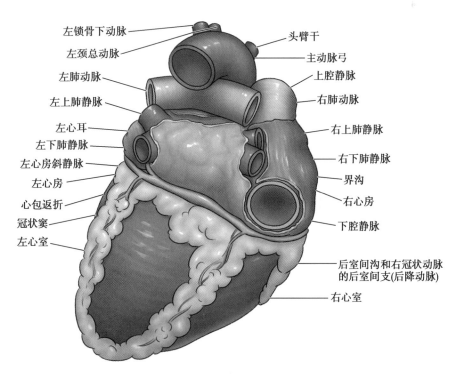

左锁骨下动脉
左颈总动脉
左肺动脉
左上肺静脉
左心耳
左下肺静脉
左心房斜静脉
左心房
心包返折
冠状窦
左心室

头臂干
主动脉弓
上腔静脉
右肺动脉
右上肺静脉
右下肺静脉
界沟
右心房
下腔静脉
后室间沟和右冠状动脉
的后室间支(后降动脉)
右心室

图 1-2-3　心脏的底部和膈面(后下面观)

二、心壁和心脏间隔

心壁自内向外依次由心内膜、心肌层和心外膜构成。

心内膜衬覆于心腔的最内面，由内皮、内皮下层和心内膜下层这三层结构组成。内皮表面光滑利于血液的流动，并与出入心脏的大血管内皮相延续。内皮下层位于内皮基膜的下面，由致密结缔组织构成。心内膜下层由疏松结缔组织构成，内含血管、神经、淋巴管及心传导系统的分支。心内膜在左、右房室口和主动脉与肺动脉口处，分别向腔内折叠形成双层皱襞，构成心脏的瓣膜，即左、右房室瓣和主动脉瓣与肺动脉瓣，以保证血液在心腔内的定向流动，防止血液反流。瓣膜内夹有结缔组织，其根部含有平滑肌、血管与神经。

心肌层主要由心肌组织构成，也有少量的结缔组织。心房肌较薄(1~2mm)，心室肌较厚，其中左心室肌最厚，可达10mm。在房室口和动脉口周围，致密结缔组织构成的纤维环和左、右纤维三角构成了心壁的支架，称为心骨骼。心肌纤维均附着于心骨骼上，呈螺旋状排列，可分为三层，其走行方向为浅层斜行、中层环行、深层纵行。心房肌和心室肌不相连续，因此心房肌的兴奋不能直接传给心室肌。

心外膜则为心壁外面的一层浆膜，并构成浆膜性心包的脏层。它的表层是间皮，间皮下面是薄层结缔组织，与心肌层相连。心外膜中含血管和神经，并常有脂肪组织。

房间隔介于左、右心房之间。由于左心房位于右心房的左后方，故房间隔呈斜位，约与正中矢状面成45°角。房间隔的两侧面为心内膜，中间夹有结缔组织，并含部分肌束。房间隔大致呈椭圆形，在卵圆窝处最薄，主要由结缔组织构成，房间隔缺损多发生于此。房间隔四邻关系如下：前缘正对主动脉无冠窦中点，后缘正对房室沟，上缘与上腔静脉内侧壁相延续，下缘在三尖瓣环上方；前端正对中心纤维体，后端与下腔静脉相延续。卵圆窝则位于房间隔中部偏下后方，下腔静脉口左上方(图1-2-4，彩图见书末)。

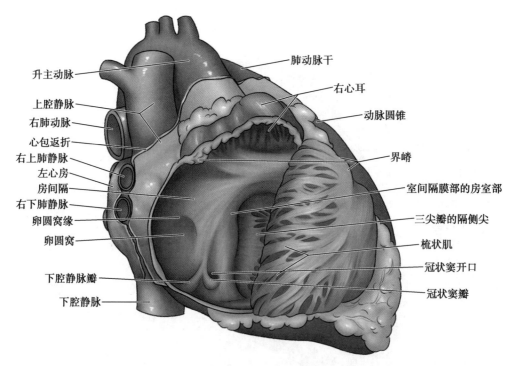

图1-2-4　房间隔及其毗邻结构(右心房观)

室间隔位于左、右心室之间，也成45°斜位。室间隔可分为肌部和膜部。肌部构成室间隔的绝大部分，膜部为位于室间隔后上部1.5~2.0cm直径的卵圆区，由两层心内膜及其间的结缔组织构成，缺乏肌纤维，厚约1mm。膜部的右侧面被三尖瓣隔侧瓣附着缘分为上、下两部。上部分隔右心房和左心室，因此该部又称房室隔。下部分隔左、右心室。室间隔膜部的成因是胚胎时期左、右心室相通，在发育过程中室间隔自下向上生长,上缘留有室间孔,出生前室间孔封闭,形成室间隔膜部,将左、右心室完全分隔。若发育受阻,则形成室间隔缺损(图1-2-5,彩图见书末)。

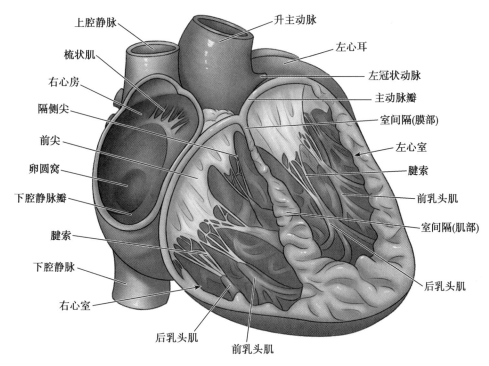

图 1-2-5　室间隔及其分部(肺动脉干移除后)

三、心脏的腔室和瓣膜

心脏由心肌分隔成左、右心房和心室 4 个腔。构成心房的心肌较薄,有深浅两层肌纤维。浅层沿心房的横径共同包绕左、右心房,并深入房间隔;深层分别包绕左、右心房。构成心室的心肌较厚,其中左心室更厚,由深浅不同的纤维交错排列以适应心脏的排血。当全部肌纤维同时收缩时,心内径缩小,压力增加,将血液射入血管。心脏收缩时乳头肌缩短,腱索绷紧,关闭的房室瓣不致因心室腔内压力增大而被冲开,保证血液沿一个方向向前流动。构成心房和心室的心肌及主动脉和肺动脉均附着于心脏的中心纤维支架上,这个支架由四个厚结缔组织环(位于左、右房室口和主动脉、肺动脉口的周围)、两个纤维三角(位于左房室口与主动脉口之间的左、右侧)和漏斗腱连结组成。

右心房位于心的右上部,腔大壁薄,壁厚约 2mm。右心房分为前、后两部,前部为固有心房,后部为腔静脉窦。此两部以右缘表面的浅沟——界沟为界。后部内壁光滑,上下分别有上腔静脉口和下腔静脉口,它们分别导入上半身、下半身静脉血,两口之间在界沟相应处有纵行肌肉隆起,称为界嵴。下腔静脉口前缘有下腔静脉瓣,其内侧端延至卵圆窝前缘,胎儿期有引导下腔静脉血液经卵圆孔流向左心房作用。冠状窦口位于下腔静脉口与右心房室口之间,导入心壁本身的静脉血,冠状窦口的下缘有冠状窦瓣。其向右前方突出的部分称右心耳,内面有许多并行排列的隆起肌束,称梳状肌。当心功能发生障碍时,心耳处可因血流缓慢而形成血凝块,一旦脱落形成栓子,可堵塞血管。右心房后内侧壁的房间隔下部有一卵圆形浅窝称卵圆窝,此处较薄,为胎儿时期卵圆孔的遗迹。卵圆孔多在出生后 1 年左右闭锁,若未闭合,则形成房间隔缺损或卵圆孔未闭。

右心室位于右心房的前下方,构成心胸肋面的大部分,有一个入口和一个出口。在室腔内从右房室口至肺动脉口之间有一条肌性隆起,称为室上嵴。此嵴将右心室分为流入道和流出道两部分。流入道是右心室的主要部分,室壁内面有许多相互交错的肌性隆起称为肉柱。其中有几个粗大而呈锥状的肉柱,称乳头肌,一般为前、后、内侧 3 个。流入道的入口即右房室口,在口的前、后、内侧缘有 3 个近似三角形的瓣膜,称为三尖瓣。每个瓣膜的底附着于右房室口周缘的纤维环上(心骨骼),其尖或称游离缘,借腱索连于相邻的两个乳头肌上。当心室收缩时,血液推压瓣膜而封闭房室口,由于乳头肌的收缩和腱索的牵拉,使瓣膜不致翻入右心房,防止血液向心房逆流,保证血液的定向流动。若瓣膜、腱索、乳头肌和纤维环等其中任何一个功能失常,都将对血流动力产生严重影响。流出道是右心室向左上方的突出部分,称为动脉圆锥或称漏斗部,其壁内面光滑无肉柱。流出道的出口即肺动脉口。口的周缘有3个半月形的瓣膜,称为肺动脉瓣。瓣的游离缘与血流方向一致,朝向肺动脉。当心室舒张时,由于已被压入肺动脉的血液逆流推压瓣膜,使3个瓣膜游离缘合拢而封闭肺动脉口,以防止血液逆流回右心室。

左心房位于右心房的左后方,构成心底的大部分,左心房有四个入口和一个出口。入口位于左心房后部两侧,分别是左、右肺静脉口,将肺静脉的血液导入左心房。出口是左房室口,通向左心室。

左心房向右前方突出的部分称左心耳,内有与右心耳内面相似的梳状肌。梳状肌发达,凸向腔面,致使腔面不平,当心房血流淤滞时,较易引起血栓形成。在多数情况下,左心耳位于左心房前壁与后壁之间。其尖部朝向前上,并覆盖右心室流出道或肺动脉干的左侧边界,以及冠脉左主干或冠脉左回旋支。但尖部向后外侧的左心耳亦不罕见。一小部分人群的左心耳尖部走行于动脉根部后侧,并进入心包横窦处。外观上来看,左心耳是一个轻度扁平的管状结构,通常有一个或多个弯曲及尖端结构;在空间上,左心耳覆盖于左心室上,位于纤维心包膜下;在内部结构方面,左心耳内部窦道多呈椭圆形,亦可见圆形、三角形及水滴状,其左边侧嵴从左心耳窦道分割出左肺静脉,但是左心耳窦道水平与静脉孔的距离变异性较大——左心房前部的平滑肌把左心耳窦道与二尖瓣分隔开来。

左心室构成心尖及心的左缘,有一个入口和一个出口。入口即左房室口,口周围的纤维环上附有两片瓣膜,称二尖瓣。二尖瓣分前瓣(前尖)和后瓣(后尖),以前瓣为界可将左心室分为后方的流入道和前方流出道两部分。左心室出口则为主动脉口,通向主动脉。主动脉口周围的纤维环上也附有三个袋口向上的半月形瓣膜,称主动脉瓣,每个瓣膜与主动脉壁之间形成的窦腔称主动脉窦,在左、右主动脉窦的动脉壁上分别有左、右冠状动脉的开口。

二尖瓣与三尖瓣相似,具有共同的结构特点,均由三部分组成:瓣叶、腱索、乳头肌。瓣叶由腱索支持,而腱索本身则插入在乳头肌中,或直接附着于心室肌内。三者中任何一环节出现问题都会导致瓣膜的功能障碍,即狭窄或关闭不全,或二者同时存在。二尖瓣附着部分则被称为二尖瓣环。纤维环、二尖瓣、腱索和乳头肌在功能上是一个整体,称二尖瓣复合体。二尖瓣前叶和后叶从严格意义上讲,它们实际上是处于前上和后下两个位置,二尖瓣的前瓣叶在瓣环上的附着仅占瓣环周长的1/3,呈半圆形。后瓣叶附着于其余的2/3瓣环上,整体呈长四边形(图1-2-6,彩图见书末)。Carpentier对瓣叶上的扇区及其相对部分的二尖瓣叶用字母和数字命名,目前这种表示方法已在外科手术中得到广泛应用(图1-2-7,彩图见书末)。支持瓣叶的腱索通常发自乳头肌并且附着于瓣叶的游离缘或粗糙区,也有部分直接发自心室壁,

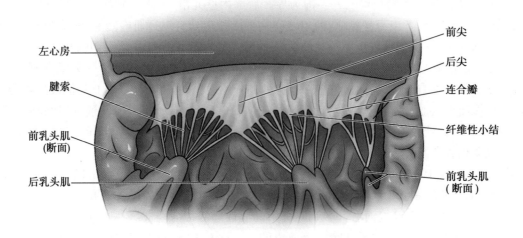

图 1-2-6　二尖瓣示意图

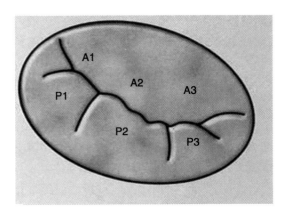

图 1-2-7　二尖瓣叶 Carpentier 分区示意图

位于相邻区域末端的腱索将两侧的瓣叶附着于相邻的乳头肌尖端。二尖瓣的乳头肌通常都粗大成对，并且位于左心室游离壁的前下和后上方。

四、心包

心包即心包膜，是一个近似锥形的纤维浆膜囊，包裹在心脏和出入心脏的大血管根部外面，可分为纤维性心包和浆膜性心包。纤维性心包是一个坚韧的致密结缔组织囊，其上部在出入心脏的大血管根部与血管外膜相移行，底部附着于膈肌的中心腱上。浆膜性心包由间皮和纤维结缔组织构成，分为脏、壁两层。壁层心包紧贴于纤维性心包的里面，共同构成心包膜的壁层；脏层心包紧贴于心肌表面，并在大血管根部反折而移行于壁层，包在心的外面，故两层之间便形成一个密闭的腔隙，称为心包腔。腔内含有少量液体（浆液），称为心包液，是血清的滤出液，含有少量的蛋白质，这些液体可起到润滑及减轻心脏收缩时产生的摩擦力的作用。

心包腔在某些部位扩大，称为心包窦。心包具有保持心的位置，防止心腔过度扩大的作用。心包液起润滑作用，可减少心脏运动时的摩擦。由于纤维性心包的伸缩性很小，若心包腔内大量积液时，则不易向外扩张，以致压迫心脏而限制其舒张，影响静脉血的回流。

五、心脏的传导系统

心脏的传导系统是由特殊分化的心肌纤维构成，主要功能是产生和传导兴奋，控制心脏的正常节律性活动。心脏的传导系统包括窦房结、房室结、房室束及其分支。除窦房结位于右心房心外膜深部，其余的部分均分布在心内膜下层。组成心脏传导系统的特殊心肌纤维有以下三种类型：起搏细胞（参与组成窦房结和房室结）、移行细胞（起传导冲动的作用）和浦肯野纤维（能快速传递冲动）。房室束分支末端的浦肯野纤维与心室肌相连。心脏传导系统的功能是产生并传导冲动，维持心脏的节律性搏动。

1. 窦房结位于上腔静脉与右心耳交界处的心外膜深面，呈长椭圆形，约为 15mm×5mm×1.5mm。窦房结的中央有窦房结动脉穿过。窦房结是心脏的正常起搏点，一般认为，窦房结产生的冲动可直接传递给左、右心房，并通过结间束传递给房室结。结间束有以下 3 条。

（1）前结间束：又称 Bachmann 束。起自窦房结前缘，向左分为上结间束和降支。上结间束至左心房，降支经卵圆窝的前方下行至房室结上缘。

（2）中结间束：又称 Wenchebach 束。起自窦房结的后缘，向右、向后绕上腔静脉，进入房间隔，经卵圆窝稍前方下降至房室结上缘。

（3）后结间束：又称 Thorel 束。起自窦房结的后缘，经界嵴和下腔静脉瓣下行，在冠状窦口稍上方至房室结后缘。

2. 房室结为扁椭圆形结构，约为 6mm×3mm×1mm，呈矢状位。位于 Koch 三角的心内膜深面，右侧有薄层心房肌覆盖。房室结表面的心房肌内可含有 James 旁路束，大部分心肌止于三尖瓣隔侧尖的基底部。房室结距冠状窦口约 5mm，距三尖瓣隔侧尖附着缘 4mm，向上距 Todaro 腱附着点约 1mm，向前距室间隔后缘约 4mm，距右心房侧心内膜约 0.5mm。房室结的左侧面与下缘紧贴右纤维三角，房室结形状与右纤维三角的形态有密切关系。房室结将来自窦房结的兴奋通过房室束及其分支传至心室肌，从而在心房收缩后引起心室收缩。在 Koch 三角深面，房室结、结间束末端和房室束起始部构成房室交界区。房室交界区是窦房结的冲动从心房传向心室的必经之路，并且房室结是次级起搏点，故许多复杂心律失常发生在此区。心脏瓣膜置换术时，须注意避免损伤此区。房室束及其分支有以下几种。

（1）房室束：又称 His 束。起自房室结前端，先穿经右纤维三角，再经室间隔膜部后下缘前行，至肌部上缘分为左、右束支。在横切面上，房室束穿经右纤维三角的部分呈圆形，近侧端和远侧端呈三角形。

房室束位于主动脉右、后瓣和室间隔膜部稍下方,右侧有三尖瓣隔侧尖附着缘前上部并与其交叉,故三尖瓣和主动脉瓣置换术及室间隔膜部修补术时应注意这些重要毗邻关系,以免损伤房室束而导致房室传导阻滞。

(2)左束支:呈扁带状,沿室间隔左侧心内膜深面走行,约在室间隔上、中 1/3 交界处分为两支,分别至前、后乳头肌根部分散交织于浦肯野纤维。分布于左心室壁及室间隔。

(3)右束支:呈现单一圆索状,先穿室间隔右侧部心肌,然后沿右侧心内膜深面行向前下方,穿经隔缘肉柱至前乳头肌根部,分支分布于右心室壁。右束支可出现两条,其中一条终止位置不定。右束支也可在行程中途分叉,再汇合成一条下降。右束支较长,易受局部病灶累及而发生传导阻滞。

(4)浦肯野纤维网:左、右束支的分支在心内膜深面交织成浦肯野纤维网,最后与一般心肌纤维相连结。房室束、左、右束支和浦肯野纤维网的功能是将心房传来的兴奋迅速传播到整个心室(图 1-2-8,彩图见书末)。

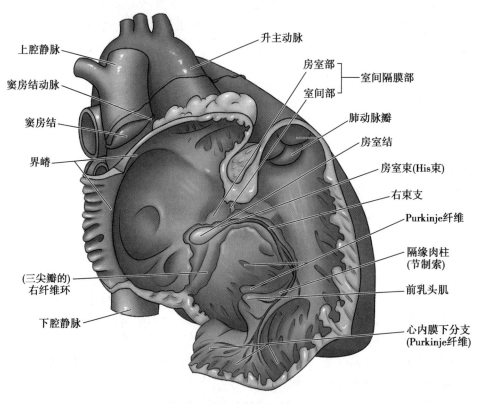

图 1-2-8　心脏传导系统示意图

3. 正常情况下,窦房结产生的冲动首先传递至心房肌,引起心房肌的收缩。同时经房室结、房室束及左、右束支传递,最后由浦肯野纤维传至心室肌。由于在传递过程中存在短暂延搁的影响,当引起心室肌收缩时心房肌已经舒张。心脏的传导系统任何部位出现病变均会引起心律失常。

异常传导束或纤维可将来自心房的冲动过早地传至心室,使局部提前收缩,引起预激综合征。常见的心传导系统变异如下。

(1)Kent 束:连接心房肌和心室肌。Kent 束位于近二尖瓣环和三尖瓣环处或心间隔内,以二尖瓣环后外侧、三尖瓣环外侧和后间隔处多见。

(2)James 旁路束:前、中结间束的小部分纤维和后结间束的大部分纤维可绕过房室结右侧面,止于房室结下部或房室束起始部,构成 James 旁路束。

(3)Mahaim 纤维

1)结室副束:房室结发出的纤维连于室间隔的心肌。

2)束室副束:房室束或左、右束支主干发出的纤维连于室间隔的心肌。

六、心脏的血管

心脏的动脉供应来自左、右冠状动脉,而心脏回流的静脉,大部分经冠状窦口汇入右心房,只有极少部分直接流入左、右心房或左、右心室。

(一)心脏的动脉

左、右冠状动脉是从主动脉发出的,也是极端重要的第一个分支,完全靠其向心脏提供血液。它们的开口深处主动脉根部,分别在左、右主动脉窦内。若以主动脉瓣附着缘连线为界,可将主动脉窦分为窦内和窦外,开口的绝大多数(80%~91%)均处于窦内,其余的开口在窦外或窦线上。

1. 右冠状动脉　起于主动脉右窦,在肺动脉起始部与右心耳之间心外膜下脂肪深层沿右房室沟右行,绕过心右缘到心脏膈面。在心后面房室交界处进入后纵沟转向下,走向心尖区,在后纵沟内的部分称为后降支(后室间支)。右冠状动脉沿途发出分支到右心室、右心房、室间隔后部和左心室后壁等处,右冠状动脉有如下分支:

(1)右房支:按分布的部位,又可分为三支。

1)右房前支(1~3支):发自右冠状动脉的初始部1cm处,上行分布至右心耳和右心房,并在右心耳与主动脉之间形成血管网络,有的还发出较大的分支到上腔静脉末端并环绕上腔静脉口,以代替来自左冠状动脉的窦房结动脉。

2)右房中支:此支较恒定,起自心右缘处的右冠状动脉,分布到右房外侧壁,并与右心房壁的动脉网络相通,或直接成为窦房结动脉。

3)右房后支:起自右冠状动脉膈面的分支(1~2支),较细短,分布至右心房后面。但有时也较粗长,起自后降支起始部,可分布至右心房和肺静脉终末附近,甚至达左心房后壁。

(2)右室支

1)右心室前支:在右房室沟处有数支较细短向下分支到右心室前壁,其第一支分布至肺动脉圆锥(又称右圆锥支),与来自前降支的细短的左圆锥支在肺圆锥壁上吻合形成网环,是常见的左、右冠状动脉之间的侧支血管,并有血管与肺动脉壁或主动脉根部血管网络相连。

2)右缘支(锐缘支):由心右缘的右冠状动脉发出,常是其最大的分支血管,向下分布至右心室前侧壁。临床上某些心脏手术需要在右心室前壁做切口时,要注意来自前降支和右室支中较大分支的走行。

3)右室后支:较细短,由右冠状动脉在心膈面处分出,分布至右心室膈面,但有时也较粗长,向下斜行甚至到后纵沟近心尖区。

4)左室后支:是右冠状动脉越过房室交点处的分支,分布至左心室膈面的血管,它们常与后纵沟大致平行,分支数目可多可少。

5)后降支:主要是右冠状动脉的终末段,位于后纵沟内,并向左、右心室的后壁发出一些小分支,支配邻近后纵沟的左、右心室壁。它还向深部发出室中隔后动脉(7~12支),分布至室中隔肌后1/3区域,与前降支的室中隔前动脉形成网络和吻合。后降支的终点可以在后纵沟的上或中段,也可以在其下段。甚至有的达心尖并绕过心尖终止于前纵沟的下1/3处。后降支也可能是旋支的终支;偶尔后降支出现两条,称为双后降支,它们或是平行地向下走行,或一支较短,只分布到后纵沟的上段,而下段由另一支(多是右室支)支配。极个别后降支缺如,则会有右室前支绕过心右缘,或深或浅地走向纵沟的中段,而后纵沟的下段则由前降支绕过心尖来支配。

2. 左冠状动脉　起始部为左主干,长0.1~2.8cm,埋藏在肺动脉起始部与左心耳之间心外膜深层脂肪组织中,但也有极个别个体无主干,此时的前降支和旋支并列分别开口于左主动脉窦内。左主干在左房室沟内分为前降支(前室间支)和旋支(回旋支),42%的人在两支之间发出一中间支,个别也有发出两个中间支。

前降支和回旋支是左冠状动脉的主血管,前降支沿前纵沟在心外膜下走向心尖,到前纵沟末端向后绕过心缘终于心脏膈面的下1/3附近,或与后降支发生吻合。提起左心耳,可见心外膜下脂肪深部的旋支沿左房室沟左行绕过心左缘,至心脏的后面。有的旋支甚短,只达心左缘,有的较长甚至分布到左心室正后或部分右心室。前降支和回旋支之间形成一定角度(40°~150°),但多呈直角。其在途中又分出心房分支和心室分支。

(1)左房分支:均来自旋支。

1)左房前支:于左心耳根部发自旋支的初始部,向上行走在主动脉根部和左心房之间,分布至左心房前内侧壁。有时还发出一较大的窦房结动脉,向上后至上腔静脉终部并环绕上腔静脉口,且沿途发出许多小支至左、右心房之间,组成心房动脉网络。

2)左房中间动脉较恒定地起自心左缘处的旋支,分布至左心房侧后面。

3)左房后支:较小,发自旋支的膈面,分布至左心房后壁。

(2)左室分支:大致可分为左室前和左室后两组。

1)对角支:多起自前降支与旋支分叉处,有长有短,分布至左心室前壁,长者可达心尖区。

2)左室支:沿前降支而下向左心室前壁发出3~5支(最多可达9支),较大的左室支,可分布至心左缘和心尖区,以及从旋支向下分出的左室前支,供应左心室前壁和侧壁血运。

3)左钝缘支:是由回旋支在房室沟左缘处分出,一般较大,分布至左心缘侧壁;或其本身就是旋支的终末分布。

4)间隔支(室中隔前支):是由前降支的深面发出较大的分支(12~17支),垂直进隔,分布至其前2/3的区域,并在室间隔内与来自后降支的室中隔分支形成网络和吻合。

5)左室后支:其大小来源变异较大,如旋支不发达,它可来自右冠状动脉。反之,如果旋支较粗长并进入后纵沟,则左室后支常由旋支发出,分布至左、右心室的后面。

6)前降支:还发出较多的小分支,分布至前纵沟附近的右心室前壁(图1-2-9,彩图见书末)。

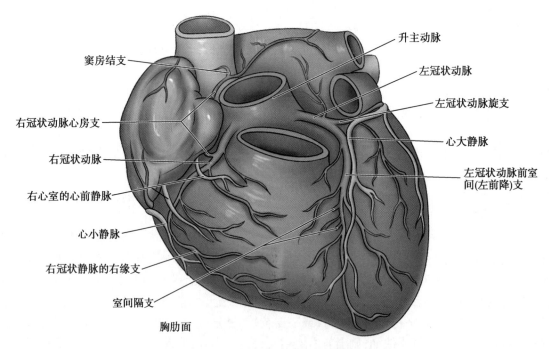

图 1-2-9　心脏的血管分布示意图

在整个心脏,由于左心室心肌所占比例大,左冠状动脉对心脏提供的血液总是大于右冠状动脉所提供的,大体上是心脏所需血量的2/3以上。但在临床上,为了易于了解冠状动脉大致的分布,常以后纵沟内后降支的来源将冠状动脉分为3型。①右优势型:由右冠状动脉在心脏膈面发出后降支,供应左、右心室壁膈面。右优势型成人冠脉主要血管主要供应心肌部位(表1-2-1)。②左优势型:后降支由旋支而来,因而左心室膈面和右心室膈面的一部分由左冠状动脉供血。③均衡型:左、右心室膈面的血供由各自的冠状动脉提供,血管互不越过左、右室交界,或后降支同时来自两侧冠状动脉。

表 1-2-1 冠状动脉主要血管供应心肌部位(右优势型)

冠状动脉主要血管	供应心肌
前降支	心脏前壁、左心室前侧壁、室间隔的前 2/3
回旋支	左心室侧壁、后侧壁、高侧壁
右冠状动脉	右心室、左心室下壁、左心室后壁、室间隔后 1/3

我国人群右优势型占 65.7%,左优势型占 5.6%,均衡型占 28.7%。

(二)心脏的静脉

心脏静脉的分布和组成可分为表浅和深层两方面。心脏深层静脉血液可能通过心室壁内的管道或心肌窦隙等直接进入心房或心室腔内,但其回流的血量是很少的。大部分的心肌回血是经过汇集成较大的心脏表浅静脉系统回到右心房。心脏表浅静脉丰富,它们来自心肌深浅各部位的微静脉,逐级汇合进入心外膜下的粗大静脉中,透过心外膜可以清晰地看见它们的走行。它们或伴随着相应的动脉,或单独走行;静脉之间有广泛的吻合或交通支,变异也较大,这些都是心表浅静脉的特点。心脏表浅静脉的命名不统一,大致有下述几种。

1. **心大静脉** 起自心尖,沿前纵沟而上,沿途接受左心室前壁小静脉的血,在前纵沟上 1/3 处离开伴行的前降支动脉,斜向左上,进入左房室沟与旋支伴行,接受来自左心房、左心钝缘区的静脉血转向心膈面并扩大成为冠状静脉窦。

2. **左心室后静脉** 在心脏膈面,来自左心室后壁侧壁及部分心尖区的回血,支数、走行、开口均有变异,向上进入冠状静脉窦下缘。

3. **左房斜静脉** 引流左心房后壁血至冠状窦,较恒定,其开口常用来标记冠状窦的开始。

4. **心中静脉** 引流左、右心室后壁、室间隔和部分心尖等处静脉血,循后纵沟而上,沿途接受小分支,在房室交界附近汇入冠状静脉窦,或直接进入右心房。

5. **心小静脉** 多起自右室侧后壁,上行至右房室沟后端处汇入冠状窦或心中静脉。

6. **右室前静脉** 引流右室前壁及肺动脉圆锥部的回血,支数不定,直接在右房室沟下开口于右心房。

7. **冠状窦** 位于心膈面左房室沟内,实系心大静脉的延续扩大部分,但具有更厚的管壁。它越过房间隔,汇入右心房,开口在下腔静脉与房间隔之间的皱褶处,形似一个瓣膜。

心脏静脉之间的广泛吻合和交通支,以心尖处的心大静脉与心中静脉之间;在心脏胸肋面的心大静脉、心中静脉、心小静脉和心前静脉之间;在心脏后面的心中静脉与心室后静脉之间尤为多见。据报道,即使完全阻断心大静脉也不会引起静脉回血的障碍。

七、心脏的神经

心脏受交感神经和副交感神经支配,并有内脏感觉神经分布。交感神经来自颈交感干的颈上、中、下神经节发出的颈上、中、下心神经和上胸交感神经节发出的胸心支,副交感神经来自迷走神经发出的颈心支、迷走神经或右喉返神经发出的颈胸心支,以及迷走神经胸部和左喉返神经发出的胸心支。交感神经和副交感神经的心支构成心丛,心丛位于主动脉弓下方和气管杈前面,可分为心浅丛、心深丛。

心浅丛:位于主动脉弓下方和右肺动脉前方。由颈上神经节发出的颈上心神经和迷走神经发出的颈上心支(下支)构成。

心深丛:位于主动脉弓和气管杈之间。由颈中神经节和颈下神经节分别发出的颈中心神经和颈下心神经、第 2~5 胸交感神经节发出的胸心支和迷走神经发出的颈上心支(上支)、颈下心支构成。心丛发出分支,沿左、右冠状动脉及其分支分布,支配心肌、心传导系统和血管(图 1-2-10,彩图见书末)。

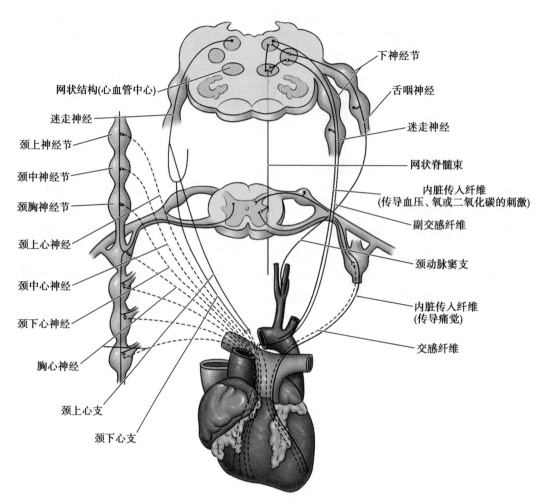

图 1-2-10　心脏的神经分布示意图

（方唯一　关韶峰）

参 考 文 献

[1] Carpentier A,Deloche A,Dauptain J,et al. A new reconstructive operation for correction of mitral and tricuspid insufficiency. J Thorac Cardiovasc Surg,1971,61(1):1-13.

第三章　血管应用解剖学、生理学及功能调节

一、血管的解剖学

人体血管（blood vessel）包括动脉、静脉和毛细血管。动脉自心室发出后，逐渐分支为器官外和器官内动脉。常形成多种形式的血管吻合，如较大的动脉干常有侧副管伴行，并可形成侧副吻合；动脉干间可形成交通支；动脉干末端可形成动脉弓；数个动脉的分支可互相吻合成动脉网。这些吻合可适应功能和调节血流，病理情况下吻合管可逐步变粗形成侧支循环。动脉常有静脉和神经伴行形成血管神经束，并可由结缔组织鞘予以保护。动脉常以最短的距离到达所分布的器官，对于容积易发生变化的器官，通常由动脉弓发出分支进入器官；而实质性器官的供应动脉则通常由凹侧的门进入。动脉的口径与器官大小并不成正比，而与其功能相适应。

体循环静脉可分为深、浅静脉。浅静脉又称皮下静脉，常吻合成静脉网；深静脉可形成静脉丛，并与浅静脉间存在交通支。静脉系统血液从毛细血管汇集到小静脉再聚集形成静脉，除外肺部气体交换部分的静脉外，其余各系统、器官和组织的静脉集合成上腔和下腔静脉，并返回右心房。小静脉结构与毛细血管类似，常为多孔，白细胞可以从血液中通过孔隙进入感染或有炎症的组织。较大的静脉都有丰富的交感神经支配和平滑肌束缚，并调节静脉管径。交感神经兴奋性增加可导致静脉容量减少和回心血量增加，并通过 Frank-Starling 机制增加心排血量。静脉是低压腔，因此许多静脉，尤其肢体静脉和心静脉系统存在静脉瓣结构，以有效保持朝向心脏的单向血流。此外，骨骼肌的收缩在减少静脉储存血量和增加回心血量上也发挥重要作用。

微循环包括小动脉、毛细血管和小静脉。小动脉与毛细血管间还存在后微动脉，每 1 根后微动脉可供应 1 组（10~100 根）毛细血管。小动脉与后微动脉的近心段都有平滑肌纤维包绕，平滑肌的舒缩可调节毛细血管床的血流量。通常，这些平滑肌纤维存在自律性的舒缩活动，并受局部代谢性和交感神经的控制，因而，毛细血管床的血流也可呈间歇形式。

二、血管的组织与生理学

1. 血管壁　通常分为内膜、中膜和外膜结构，主要由内皮细胞、平滑肌细胞和结缔组织组成。不同血管段中，为适应其功能，平滑肌细胞、细胞间质成分和结缔组织的含量与架构方式存在很大差别。如大动脉为确保良好的伸展性以提供心脏和远端血管间的缓冲地带，其中膜含有较多的弹力膜；中、小动脉需不断向毛细血管和微循环提供有效而恒定的血流量，因此平滑肌含量最多以确保强大的舒缩功能；而毛细血管是物质交换和新陈代谢场所，则缺少平滑肌。

2. 平滑肌细胞　通常位于血管中膜部分，是决定血管活性和血管构型的重要因素。成人机体血管平

滑肌大多是以收缩功能为主的收缩表型,细胞质中含有成束的微丝,收缩反应是其功能标志。兴奋-收缩偶联是平滑肌收缩的机制,收缩装置包含肌球蛋白、肌动蛋白、原肌球蛋白和密斑与密体。细胞受刺激引起细胞膜去极化产生动作电位,细胞内钙离子浓度增加,发生肌丝滑行,产生张力,并通过中间连接等细胞间连接传导。细胞内钙离子浓度增加主要由细胞膜上的电或化学门控钙离子通道开放导致的钙离子内流产生,内质网带来的细胞内钙离子释放也参与其中。导致钙离子浓度增加的另一机制是磷脂酰肌醇途径,磷脂酶 C 激活后,将二磷酸磷脂酰肌醇水解为三磷酸肌醇和脱氧鸟苷,三磷酸肌醇与肌质网膜受体结合导致肌质网释放钙离子。肌质网是细胞内钙离子摄取、储存和释放的管道系统,是平滑肌收缩的钙离子重要来源途径。平滑肌收缩的调节有多种途径,较为明确的有肌球蛋白轻链激酶、肌球蛋白重链磷酸化和钙结合蛋白、钙调节蛋白等,这些分子大多通过调节肌球蛋白头部磷酸化改变其构型、调节肌球蛋白头部的摆动与肌丝滑行。

在某些病理状态下,血管平滑肌由收缩表型转变为具有合成与分泌细胞外基质的合成表型,该表型的收缩能力减弱或丧失,分泌、增殖能力显著增强。在动脉粥样硬化病变中,合成表型的平滑肌细胞可向内膜迁移,摄取大量脂质成分,合成和分泌胶原、蛋白聚糖等细胞基质,加速粥样硬化病变的进展。而肺动脉高压时,平滑肌细胞合成纤维、胶原等结缔组织增多,造成中膜增厚。内皮细胞、细胞外基质、缺氧、炎症、血流剪切与牵张力对平滑肌细胞表型的变化都有重要作用。内皮细胞-平滑肌的偶联对于维持平滑肌的收缩表型具有重要作用;PDGF、纤连蛋白、PGE_1、γ-IF 等都可促使平滑肌细胞向合成型转化。目前认为,表型转化的内在机制多为 *c-fos*、*c-myc* 通路,并由细胞周期蛋白、cdc2 激酶等参与其中。

3. 内皮细胞　为单层纵向排列的扁平鳞状细胞,细胞间为紧密连接。内皮细胞合成多种蛋白聚糖使腔表面带负电荷,并合成、释放包括纤溶酶原激活物抑制物、前列环素、抗凝血酶Ⅲ在内的多种因子,调节凝血-抗凝平衡。内皮细胞的非管腔面为支撑结构,部分支撑结构可跨过内弹力板形成内皮-平滑肌连接。内皮细胞释放的 PDGF、TGF、FGF、AngⅡ、ET、降钙素基因相关肽(CGRP)、TXA_2 等物质可通过 *c-fos*、*c-myc* 等信号通路调控血管平滑肌生长和增殖。此外,内皮细胞在调节血管舒缩功能方面也发挥极其重要的作用。

(1) 内皮细胞合成和释放的舒张血管的物质

1) 前列环素(PGI_2):由花生四烯酸和内皮细胞膜磷脂产生,主要在局部释放和发挥舒张平滑肌作用,并抑制血小板聚集。多种因素可刺激 PGI_2 合成,如机械牵张刺激、低氧、ATP、乙酰胆碱等。生成 PGI_2 的前提物质 PGH_2 可经血小板合成为 TXA_2,具有强烈的致血管收缩和血小板聚集性,因此 PGI_2/TXA_2 平衡在动脉粥样硬化、高血压等多种心血管疾病过程中发挥重要作用。

2) 一氧化氮(NO):内皮细胞中的一氧化氮合酶可催化左旋精氨酸生产 NO,NO 扩散到血管腔和内皮下的血管平滑肌,激活 cGMP 依赖性蛋白激酶及后续的信号通路,减少细胞内钙离子浓度并改变包括收缩装置在内的多种蛋白质的磷酸化状态,发挥内皮依赖性平滑肌舒张作用。另一方面,弥散至血管腔的 NO 可以血小板的黏附和聚集。

(2) 内皮细胞产生和释放的缩血管物质

1) 内皮素(ET):由内皮素前肽原在组织蛋白 D 样蛋白酶、中心蛋白酶和金属蛋白酶等转化酶作用下生成。人体中主要为 ET-1,在局部合成释放,是目前已知的最强血管收缩物质,对静脉作用强于动脉。ET 受体有 A、B 两型,前者位于平滑肌细胞,而后者主要分布于内皮细胞。ET 可激活 PLC 和 PKC,刺激质膜的钠钙交换,显著增加细胞内钙离子浓度。此外,ET 还有类生长因子作用,促进平滑肌细胞增殖。

2) 血管紧张素Ⅱ(AngⅡ):内皮细胞和平滑肌细胞均可合成血管紧张素转换酶,由于平滑肌细胞也可合成肾素样活性物质和血管紧张素原,因此,在血管壁中存在较为完整的肾素-血管紧张素系统(RAS),但该系统主要以自分泌和旁分泌形式产生 AngⅡ,调节血管紧张度并促进平滑肌细胞的增殖。近年来,在这一领域有了深入的研究,包含 Ang_{1-7} 在内的多种 Ang 分子及其生物学效应得以阐明,在血管重构中发挥了重要作用,参与了动脉(粥样)硬化、动脉瘤等多种病理过程。此外,AngⅡ还可作用于交感神经末梢、诱导 ET 合成以增加血管收缩,作用于内皮细胞促使其合成 PGI_2 合成,调节血管舒缩的平衡。

4. 血管壁的结缔组织　主要包含糖蛋白和蛋白多糖。分布于内皮下和中膜的基底膜是血管壁结缔组织中研究较多的组织结构,也是细胞外基质的重要组成,包含Ⅳ型胶原、层连蛋白(laminin)、巢蛋白(entactin)、基底膜聚糖(perlecan)等成分。此外,血管壁结缔组织还包括纤连蛋白(fibronectin)、弹力纤维、血小板反应蛋白(thrombospondin)等物质。这些结缔组织不仅发挥支撑作用,还至少在以下方面发挥作用:①富含透明质酸与纤维生长因子,促进内皮修复;②含有肝素、Ⅳ型胶原和层连蛋白复合体可维持平滑肌收缩表型,并调控其增殖与迁移;③通过整合素连接内皮细胞,并通过α辅肌动蛋白(actinin)、裸蛋白(talin)与细胞骨架连接,有效传导机械力,确保血管壁的舒缩性能;④提供了液体交换的屏障,维持血管壁通透性。

5. **毛细血管和微循环结构**　毛细血管直径在$5\sim10\mu m$,缺乏完整的血管壁结构,常为一层细胞厚度,仅有内皮细胞和基底膜结构。毛细血管的通透性在不同人体区域存在差异,并据此可分为两大类:连续型和窗孔型。氧、二氧化碳、葡萄糖、氨基酸和水可较为自由的透过这种薄管壁结构,确保了组织中物质交换。对于无法直接透过毛细血管内皮细胞的分子和蛋白,则通过转运的形式跨过细胞膜,具体转运形式则取决于分子的脂溶性和颗粒大小。胞吞转运(transcytosis)是其中一种跨膜转运的形式,内皮细胞首先以胞饮(endocytosis)方式将待转运的蛋白吞入内皮细胞胞质,再以小囊形式输送到细胞的另一侧,然后以胞吐(exocytosis)方式将蛋白释放入间质液。毛细血管内皮细胞中负责转运的小囊数量庞大,有时可融合形成贯通细胞两侧的小囊通道。人体长达4万千米的毛细血管,容纳了约5%的人体总循环血容量,提供了巨大的表面积,为近乎每个细胞提供了有效的营养供给并清除代谢终产物。

毛细血管内皮细胞表面及其连接部位含有阴离子蛋白质形成离子屏障,可阻止血浆中白蛋白透过,这种屏障作用在心肌毛细血管尤为明显。但病理情况下这种通透性可增加,如体外循环后诱发的毛细血管渗漏综合征(capillary leak syndrome),带阳离子的鱼精蛋白在中和带负电荷的肝素过程中可破坏离子屏障,加之伴随的管壁内皮细胞炎性反应和激活的血小板也可使内皮细胞表面的硫酸乙酰肝素分解,破坏了心肌毛细血管物质转运"看门人"的功能,导致心肌水肿,常可持续数小时至数天。

三、血管功能的调节

血管的舒缩活动主要通过神经-体液途径实现,心血管自身调节也参与其中。

1. **血管功能的神经调节**　调节中枢包括脊髓胸腰段的交感神经元、脊髓骶部的副交感神经元、延髓腹外侧、下丘脑和大脑边缘系统。几乎所有的平滑肌都接受自主神经系统的支配,称为血管运动神经纤维,又可根据效应结果分为舒血管神经纤维和缩血管神经纤维。

(1)缩血管神经纤维:属于交感神经。其神经元位于胸、腰段脊髓中间外侧柱,节后神经元释放去甲肾上腺素,可同时激活血管平滑肌上的α、β两类受体,产生收缩与舒张两种相反的效应。由于去甲肾上腺素与α受体结合力更强,故最终引起缩血管运动。当该神经兴奋性下降时,血管即表现出舒张。缩血管神经纤维在冠状动脉和颅脑动脉中分布较少,主要集中于皮肤血管。由于该类神经纤维主要集中在血管壁的外层平滑肌,不能快速调节大动脉阻力,但对于微动脉阻力调控则更加快速。

(2)舒血管神经纤维:包括副交感舒血管神经和脊髓背根舒血管纤维,其节前神经元位于脑干和脊髓中间外侧柱。副交感舒血管神经只发挥调节器官局部血流作用,对总外周阻力影响较小。脊髓背根舒血管纤维参与轴突反射,其传入信号常由无髓鞘纤维传入脊髓,其神经递质可为组胺、P物质和降钙素基因相关肽。

血管活动神经调节主要表现为多种反射,如压力感受性反射、化学感受性反射,其感受器分布于颈动脉窦、主动脉弓、心房、心室和肺循环大血管壁。压力感受器的敏感信号为机械牵张,位于颈动脉窦和主动脉弓的压力感受器可感知血压对血管壁的牵张和血压的搏动性信号,而位于心房的压力感受器主要感知血容量的牵张,故也称为容量感受器。压力感受性反射为负反馈调节,其兴奋常引起迷走神经兴奋性增加、交感神经兴奋性降低,导致心率减慢、血压降低、骨骼肌血管舒张和血流量增多。由于静息状态的血压已经高于压力感受器的阈值,因此这种负反馈调节对于维持血压相对稳定具有重要意义。化学感受器感知血液中氧和二氧化碳分压、氢离子浓度等化学成分变化,常在低氧、酸中毒、休克等危重情况下才对心血管系统产生明显的调节作用。除此之外,空腔脏器(如胃肠道、膀胱)过度扩张亦可激活内脏感受器产生迷走神经兴奋的心血管表现。

2. 血管功能的体液调节　由内分泌或旁分泌的激素和化学递质实现,包括儿茶酚胺类、血管紧张素、血管升压素、激肽、前列腺素、脑钠肽、组胺、一氧化氮、内皮素等。

（1）肾上腺素:主要激活血管平滑肌细胞膜上的 α 和 β_2 受体,由于此两种受体的效应相反且在不同器官血管分布的密度不同,因此小剂量注射肾上腺素常使内脏器官血管收缩而肝脏、骨骼肌和冠状动脉血管则舒张,产生全身血液再分配;仅在大剂量注射肾上腺素时才产生全身血管收缩。去甲肾上腺素主要激活血管平滑肌的 α 受体,对全身血管均有明显的收缩作用。

（2）血管紧张素 II:同时收缩阻力血管和容量血管,具有较强的升压效应,且可促使交感神经末梢递质的释放和促进肾上腺皮质释放醛固酮。目前已经证实 RAS 在心血管病理过程中的广泛效应。血管紧张素 I 可刺激肾上腺髓质分泌儿茶酚胺类物质,血管紧张素 III 刺激醛固酮释放作用较强。

（3）血管升压素:由下丘脑分泌,运输至神经垂体后释放入血,也称为抗利尿激素,其浓度与体液量成反比,生理情况下以抗利尿作用为主,仅在血容量下降等病理情况下才引起较为明显的血管平滑肌收缩。

（4）前列腺素家族:对血管的调节效应差异较大,如前列腺素 $F_{2\alpha}$ 具有强烈的缩血管作用,而前列腺素 I_2 即前列环素和前列腺素 E_2 则具有很强的血管舒张作用。

3. 血管功能的局部调节　调节机制包括血管平滑肌的肌源性紧张活动和局部组织中代谢产物的调节。局部血流量和灌注压的增加,使血管平滑肌受到牵拉,组织中的代谢产物过多地被血流清除,均可激活上述两种机制,导致局部血管收缩,这对于维持器官血流量相对恒定具有重要意义。

（张　运　张鹏飞）

参 考 文 献

［1］中华医学会心血管病学分会基础研究学组,中华医学会心血管病学分会介入心脏病学组,中华医学会心血管病学分会女性心脏健康学组,中华医学会心血管病学分会动脉粥样硬化和冠心病学组. 冠状动脉微血管疾病诊断和治疗的中国专家共识. 中国循环杂志,2017,32:417-426.

［2］Zipes DP,Libby P,Bonow RO,et al. Braunwald's Heart Disease:A Textbook of Cardiovascular Medicine,11th Edition. New York:Elsevier,2018,2040p.

［3］Pappano AJ,Wier WG. Cardiovascular Physiology. New York:Elsevier Science Direct,2013,304p.

第四章 血脂与动脉粥样硬化

动脉粥样硬化(atherosclerosis, AS)是大中动脉血管壁的慢性进行性病理变化,以形成动脉粥样硬化斑块为特征。动脉粥样硬化性心血管疾病(atherosclerotic cardiovascular disease, ASCVD)是全球最主要的致残和致死原因。近年来,尽管高收入国家的心血管病病死率明显下降,如英国心血管病死亡占比由1950年的22%降至2010年的6%;但是,中低收入国家的现状仍令人担忧,中国ASCVD的负担明显且迅速地增加,相关死亡占比由1990年的11%升至2016年的25%。因此,ASCVD的防治是中国慢性病防治的重中之重。动脉粥样硬化的发病机制至今不清,涉及诸多环节和因素,但血脂,特别是低密度脂蛋白胆固醇(low density lipoprotein cholesterol, LDL-C),是目前公认的最主要的危险因素,也被称为病因性危险因素。

血脂是血浆脂类的总称,包括胆固醇、甘油三酯(triglyceride, TG)、磷脂和游离脂肪酸等,与临床密切相关的主要是前两者。胆固醇和甘油三酯不溶于水,必须与特殊的蛋白质即载脂蛋白(apolipoprotein, Apo)结合形成脂蛋白才能转运至组织,用于产生能量,以及合成类固醇激素和胆汁酸,过量的脂质可以沉积于组织,形成动脉粥样硬化斑块。根据颗粒密度,脂蛋白分为乳糜微粒(chylomicrons, CM)、极低密度脂蛋白(very low density lipoprotein, VLDL)、中间密度脂蛋白(intermediate density lipoprotein, IDL)、低密度脂蛋白(low density lipoprotein, LDL)和高密度脂蛋白(high density lipoprotein, HDL)(表1-4-1)。1963年Berg首次描述了脂蛋白(a)[lipoprotein(a), Lp(a)],其密度和大小与LDL类似。另外,脂蛋白也可以根据其携带的脂质含量差异分为富含甘油三酯的脂蛋白(CM和VLDL)和富含胆固醇的脂蛋白(LDL和HDL)等。

表1-4-1 脂蛋白的构成和特性

| 分类 | 密度/
(g·ml⁻¹) | 直径/nm | 主要脂质含量/% | | | | 载脂蛋白 |
			甘油三酯	胆固醇酯	磷脂	胆固醇	
CM	<0.950	80~100	90~95	2~4	2~6	1	$ApoB_{48}$、$ApoA_1$-A_2
VLDL	0.950~1.006	30~80	50~65	8~14	12~16	4~7	$ApoB_{100}$、$ApoA_1$、ApoC II~III、ApoE
IDL	1.006~1.019	25~30	25~40	20~35	16~24	7~11	$ApoB_{100}$、ApoC II~III、ApoE
LDL	1.019~1.063	20~25	4~6	34~35	22~26	6~15	$ApoB_{100}$
Lp(a)	1.006~1.125	25~30	4~8	35~46	17~24	6~9	Apo(a)、$ApoB_{100}$
HDL	1.063~1.210	8~13	7	10~20	55	5	$ApoA_1$、$ApoA_2$、ApoC III、ApoE

注:Apo.载脂蛋白;CM.乳糜微粒;HDL.高密度脂蛋白;IDL.中间密度脂蛋白;LDL.低密度脂蛋白;Lp(a).脂蛋白(a);VLDL.极低密度脂蛋白。

脂蛋白代谢是一个极其复杂的过程。膳食中的脂质(甘油三酯、磷脂和胆固醇酯)经胆汁乳化和脂肪酶水解形成游离脂肪酸、单酰基甘油和游离胆固醇等。这些产物被肠黏膜上皮细胞吸收后重新合成甘油三酯、磷脂和胆固醇酯,然后在微粒体甘油三酯转移蛋白(microsomal triglyceride transfer protein,MTP)的介导下组装成乳糜微粒。新生乳糜微粒进入血液循环后经脂蛋白间的脂质交换和甘油三酯水解形成残粒,被肝脏摄取代谢。乳糜微粒的生理作用是运输外源性甘油三酯。内源性甘油三酯由 VLDL 转运,肝脏利用乳糜颗粒残粒等与 ApoB$_{100}$ 生成 VLDL。VLDL 入血后经与乳糜微粒类似的过程形成残粒和 IDL 进入肝脏代谢,部分 IDL 则转变成 LDL。循环中富含甘油三酯脂蛋白的脂质交换则在胆固醇酯转运蛋白(cholesteryl ester transfer protein,CETP)介导下,将其中的甘油三酯与富含胆固醇脂蛋白(LDL、HDL)上的胆固醇进行交换。乳糜微粒、VLDL 上的 ApoC Ⅱ激活脂蛋白酯酶(lipoprotein lipase,LPL)后水解甘油三酯为脂肪酸和甘油,为人体提供所需热量。

循环中的 LDL 主要经低密度脂蛋白受体(low density lipoprotein receptor,LDLR)途径把胆固醇运输到全身细胞发挥作用。反之,HDL 将外周细胞中的胆固醇运回肝脏。来源于肝脏和肠道的 ApoA Ⅰ在循环中被磷脂化后形成新生的 HDL,外周组织细胞中的胆固醇在 ATP 结合盒转运体 A1(ATP-binding cassette transporter A1,ABCA1)的介导下进入新生 HDL,形成富含游离胆固醇的盘状 HDL。在卵磷脂胆固醇酰基转移酶(lecithin cholesterol acyl transferase,LCAT)的作用下,游离胆固醇被酯化后掺入 HDL 的核心成为成熟的球形 HDL。HDL 经 CETP 介导的脂蛋白间的脂质交换等过程,最终将胆固醇运回肝脏利用。上述 HDL 将胆固醇从外周组织运输到肝脏的过程称为胆固醇逆向转运(reverse cholesterol transport,RCT),其在维持不能分解代谢胆固醇的外周组织的脂质稳态中起着关键作用。

关于动脉粥样硬化的发病有许多假说,其中影响最大的是脂质浸润假说。该学说认为异常剪切力等损伤血管内皮细胞,上调其黏附分子表达,使单核细胞向血管内皮聚集和黏附,最终进入内皮下,并分化为巨噬细胞;同时,由于血管内皮的通透性增加,LDL 颗粒进入内皮下被化学修饰(包括氧化修饰),巨噬细胞吞噬氧化修饰的 LDL(OX-LDL)形成泡沫细胞。泡沫细胞死亡裂解释放脂质,形成动脉粥样硬化斑块的脂质核心。动脉粥样硬化斑块可以逐渐增大最终堵塞血管,也可以突然破裂激活凝血系统形成血栓阻断或减少组织灌注。后者是大部分急性冠脉综合征(acute coronary syndrome,ACS)的发病机制。美国心脏协会(AHA)对动脉粥样硬化的组织学分类见表 1-4-2。尽管有关动脉粥样硬化发病机制的研究主要是在动物模型中完成的,但是,人类流行病学研究和遗传学研究均提示循环 LDL-C 浓度与 ASCVD 风险呈正相关,其绝对暴露量和总暴露时间是影响动脉粥样硬化发病最重要的因素之一。一系列大型药物干预研究也支持上述结论,强烈提示降低循环 LDL-C 浓度是目前 ASCVD 防治最有效的措施。

表 1-4-2　美国心脏协会(AHA)对动脉粥样硬化的组织学分类

动脉粥样硬化病灶的组织学分类		基于肉眼外观的病灶术语	
Ⅰ型病灶	初始病灶		
Ⅱ型病灶		脂质斑点或条纹	早期病灶
Ⅱa	易进展型Ⅱ型病灶		
Ⅱb	不易进展型Ⅱ型病灶		
Ⅲ型病灶	中间型病灶		
Ⅳ型病灶	粥样瘤	粥样斑块、纤维脂质	
Ⅴa	纤维性瘤(Ⅴ型病灶)	斑块、纤维斑块	晚期病灶或
Ⅴb	钙化病灶(Ⅶ型病灶)	钙化斑块	进展期病灶
Ⅴc	纤维化病灶(Ⅷ型病灶)	纤维斑块	
Ⅵ型病灶	病灶表面破裂、血肿(或出血)和血栓形成	复杂病灶、复杂斑块	

一系列观察性流行病学研究发现,高密度脂蛋白胆固醇(high density lipoprotein cholesterol,HDL-C)浓度与 ASCVD 风险呈负相关。但是,人类遗传学研究和随机对照研究均未发现 HDL-C 的心血管保护作用。ILLUMINATE、dal-OUTCOMES 和 ACCELERATE 研究发现 CETP 抑制剂托塞曲匹(torcetrapib)、达塞曲匹

（dalcetrapib）和依塞曲匹（evacetrapib）分别可使循环 HDL-C 浓度升高 72%、30% 和 133%，但均未改善心血管预后。最近的 CODAM 研究观察了 HDL 对普通人群和糖尿病人群发生动脉粥样硬化的影响。该研究发现，无论是 HDL 的逆转运能力、颗粒大小和数量，还是 HDL-C 和 ApoA I 的循环浓度，均与临床和亚临床的动脉粥样硬化无关。作为循环中的重要物质，近年来 HDL 的非心血管作用备受关注。

与 HDL-C 不同，大量遗传学证据支持甘油三酯在动脉粥样硬化发病中的作用。最近完成的 REDUCE-IT 研究是提示甘油三酯可能在动脉粥样硬化的发病中发挥作用的首个大型随机对照研究。该研究发现，对于使用他汀后甘油三酯仍增高的高危和极高危患者，每日服用 4g 的二十碳五烯酸乙酯（eicosapentaenoic acid，EPA）可以使心血管风险降低 25%。基于该研究，美国国家脂质协会（NLA）推荐 ≥45 岁的临床 ASCVD 患者，或至少具备 1 个危险因素且 ≥50 岁的糖尿病患者，在使用高强度或最大耐受剂量的他汀后甘油三酯仍在 1.5~5.6mmol/L 时，可以使用 EPA（4g/d）以降低 ASCVD 风险。由于 REDUGE-IT 研究使用矿物油作对照，以及其后的 STRENGTH 研究的结果未发现 Ω-3 不饱和脂肪酸有心血管保护作用，所以 Ω-3 不饱和脂肪酸和甘油三酯对心血管事件的作用有待进一步的研究。

成人高胆固醇血症诊断、评估及治疗的第三次报告（ATP Ⅲ）在认为甘油三酯升高是冠心病独立的危险因素前提下，将非 HDL-C 设定为降脂治疗的次要目标。但是，由于甘油三酯浓度和 ASCVD 的关系欠明确、非 HDL-C 具有较强的异质性，以及缺乏以降低非 HDL-C 为主要目标的随机对照研究，Handrean 等认为阐明非 HDL-C 的临床意义还需要更多的高质量研究。

流行病学研究和遗传学研究强烈支持高 Lp(a) 水平与心血管疾病（特别是心肌梗死和钙化性主动脉疾病）的发病相关。然而，目前尚缺乏干预研究的证实，也缺乏对理想 Lp(a) 水平的共识。Apo(a) 的反义寡核苷酸 INOIS-APO(a)-Lrx 已完成 Ⅱ 期临床研究，可特异性地降低 Lp(a) 水平达 90% 左右。Lp(a) HORIZON 试验（NCT04023552）旨在观察 Lp(a) 浓度对心血管事件的影响，该研究共入选 7 680 例 LDL-C 达标的 ASCVD 患者，预计在 2024 年完成。另一项包含 45 000 名参与者的多中心横断面研究（NCT03887520）也在进行中，旨在了解心血管疾病患者的 Lp(a) 水平。

除脂质浸润学说外，动脉粥样硬化发病的炎症假说近年也再次引起关注。尽管早在 1994 年 Ross 就提出了该假说，但其后包括 STABILITY 研究（Lp-PLA$_2$ 抑制剂）、SOLSTICE 研究（P38-MAPK 抑制剂）和 SELECT-CABG 研究（P-选择素拮抗剂）等，均未发现抗感染治疗可以降低心血管风险。直至最近完成的 CANTOS 研究和 COLCOT 研究才使人们重新审视炎症在动脉粥样硬化发病中的作用。CANTOS 研究共入选 10 061 例有心肌梗死病史，且已接受规范治疗的稳定性冠心病患者，使用 IL-1 抑制剂卡那奴单抗（canakinumab）皮下注射，在平均 3.7 年的随访期内，其心血管事件（心肌梗死、卒中、心源性死亡）风险进一步降低 15%；最近的 COLCOT 研究也证实秋水仙碱明显降低了近期心肌梗死患者的心血管风险，且安全性良好。

动脉粥样硬化涉及全身大中动脉，除影响冠状动脉和脑动脉外，也可侵犯主动脉、肾动脉、颈动脉、肠系膜动脉和四肢动脉等，出现相应的临床表现。动脉粥样硬化常开始于出现临床症状前的数十年，因此动脉粥样硬化不但要"治"，更要"严防"，应该关注无症状的年轻人，强调 ASCVD 终身风险管理。ASCVD 的防治涉及血脂、血压、炎症、血糖、血栓等多靶点，本文侧重对血脂异常，特别是高 LDL-C 血症的管理。

2016 年的《中国成人血脂异常防治指南》（以下简称《中国指南》）仅将 ASCVD 患者定义为极高危患者，要求将 LDL-C 水平控制在 1.8mmol/L（70mg/dl）以内。随着 FOURIER 和 ODYSSEY OUTCOMES 研究结果的发表，极高危患者的定义和 LDL-C 的靶目标值均发生了变化，2019 年发表的《ESC/EAS 血脂异常处置指南：以降低心血管风险为目的》（以下简称《欧洲指南》）要求将 ASCVD 极高危患者的 LDL-C 水平降低 ≥50%，且 <1.4mmol/L（<55mg/dl）（表 1-4-3）。对于已接受最大耐受剂量的他汀治疗，但近 2 年内仍经历了第二次血管事件（不一定与第一次事件的类型相同）的 ASCVD 患者，《欧洲指南》认为可以考虑将 LDL-C 水平控制在 <1.0mmol/L（<40mg/dl）。极高危患者的定义也扩展至有下列情况之一者：①ASCVD（临床/影像）；②SCORE 评分 ≥10%；③合并 ASCVD 或其他主要危险因素的家族性高胆固醇血症患者；④严重慢性肾脏病［eGFR<30ml/(min·1.73m^2)］；⑤合并靶器官损害或至少 3 个危险因素的糖尿病；或病程 >20 年的 1 型糖尿病患者。

表 1-4-3　LDL-C 治疗靶目标

危险分层	LDL-C 目标值/mmol·L⁻¹(mg·dl⁻¹)	
	《中国指南》	《欧洲指南》
低危	<3.4(130)	<3.0(116)
中危	<3.4(130)	<2.6(100)
高危	<2.6(100)	<1.8(70)
极高危	<1.8(70)	下降≥50%且<1.4(55)

　　在临床实践中,首先应确定高 LDL-C 血症的病因,除外继发因素;其次要评估个体的 ASCVD 风险,并据此确定干预策略和 LDL-C 目标值。降低 LDL-C 的措施包括生活方式控制、药物治疗和其他,其中生活方式干预是 ASCVD 防治的基础,在强调控制传统危险因素(表 1-4-4)的同时,不要忽视社会心理压力的影响。药物治疗是降低 LDL-C 最重要的手段,肝移植和 LDL 血浆置换主要用于纯合子型家族性高胆固醇血症。

表 1-4-4　预防心血管疾病的生活方式和危险因素控制目标

吸烟	戒烟
饮食	低饱和脂肪酸饮食,建议食用全麦产品、蔬菜、水果和鱼类
体力活动	每周 3.5~7 小时,或大多数天 30~60 分钟,进行中等强度的体育锻炼
体重	BMI 18.5~24.0kg/m²,腰围<90cm(男性)和腰围<80cm(女性)
血压	<140/90mmHg

　　他汀类药物是一种 3-羟基-3-甲基戊二酰辅酶 A(HMG-CoA)还原酶抑制剂,是目前循证医学依据最充分、使用最广泛的降 LDL-C 药物。他汀类药物降低 LDL-C 的作用因其种类和剂量而有所不同(表 1-4-5),平均可以降低 LDL-C 30%~50%,对甘油三酯(降低 10%~20%)和 HDL-C(升高 1%~10%)也有一定的作用,但几乎不影响 Lp(a)的水平。一项纳入 17 万患者、26 个随机对照研究的前瞻性荟萃分析发现,他汀类药物每降低 1mmol/L 的 LDL-C,心血管疾病风险下降 22%。他汀类药物的不良反应,包括氨基转移酶升高、肌肉损害和新发糖尿病等,但总体安全性良好。

表 1-4-5　他汀类药物的降 LDL-C 强度

降 LDL-C 强度	药物及其剂量
高强度(每日剂量可降低 LDL-C≥50%)	阿托伐他汀 40~80mg* 瑞舒伐他汀 20mg
中等强度(每日剂量可降低 LDL-C 25%~50%)	阿托伐他汀 10~20mg 瑞舒伐他汀 5~10mg 氟伐他汀 80mg 洛伐他汀 40mg 匹伐他汀 2~4mg 普伐他汀 40mg 辛伐他汀 20~40mg 血脂康 1.2g

　　注:*指阿托伐他汀 80mg 国人经验不足,请谨慎使用。

　　对于基线胆固醇很高或他汀类药物不耐受的患者常需要使用非他汀类药物(表 1-4-6)。胆汁酸螯合剂因胃肠道反应及干扰其他药物吸收等不良反应限制了其在临床的应用。依折麦布是 FDA 在 2002 年批准上市的胆固醇吸收抑制剂,可降低 LDL-C 18%~20%。IMPROVE-IT 研究发现,依折麦布与他汀类药物联合使用可以降低主要心血管事件 6.5%。前蛋白转化酶枯草溶菌素 9(PCSK9)抑制剂是 2018 年上市的降胆固醇药物,目前用于临床的是全人源化的 PCSK9 单克隆抗体,包括依洛尤单抗(evolocumab)和阿利西尤单抗(alirocumab)。PCSK9 单克隆抗体通过中和循环中的 PCSK9,上调细胞表面 LDLR 发挥降低 LDL-C 的作用。无论是单独使用,还是与其他降脂药物联合应用,均可使 LDL-C 降低 60% 左右,同时也可以逆转动脉粥样硬化(GLAGOV 研究)和改善临床预后(FOURIER 研究和 ODYSSEY 研究),并且耐受性和安全性良好。

表 1-4-6　非他汀类药物的主要机制和降脂疗效

药物	作用靶点	对脂质的主要影响	备注
胆汁酸螯合剂	抑制肠道的胆汁酸肠肝循环	降低 LDL-C 18%~25%	影响肠道药物吸收
依折麦布	抑制肠黏膜细胞上 NPC1L1	降低 LDL-C 15%~22%	推荐与他汀类药物联合使用
依洛尤单抗 阿利西尤单抗	阻止循环中 PCSK9 与 LDLR 结合	降低 LDL-C 60%	皮下注射 1 次/2~4 周
洛美他派	抑制 MTP	降低 LDL-C 50% 左右	适应证为 HoFH
米泊美生	$ApoB_{100}$ mRNA		适应证为 HoFH
贝特类	激动 PPAR-α	降低 TG 水平 50%,LDL-C 水平≤20%	心血管获益不清
ω-3 脂肪酸	不清	主要降 TG,对 LDL-C 影响较小或无作用	心血管获益有待进一步证实
烟酸	抑制二酰基甘油酰基转移酶-2	降低 LDL-C 20%,TG 35%	已退出欧洲市场
CETP 抑制剂	抑制 CETP	升高 HDL-C 30%~133%	目前已退出临床

注:CETP. 胆固醇酯转移蛋白;HoFH. 纯合子家族性高胆固醇血症;LDLR. 低密度脂蛋白受体;MTP. 微粒体 TG 转移蛋白;NPC1L1. Niemann-Pick C1 样蛋白 1;PCSK9. 前蛋白转化酶枯草溶菌素 9;PPAR-α. 过氧化物酶体增殖物激活受体-α。

　　临床常用降胆固醇的药物疗效如表 1-4-7。推荐首选他汀类药物,必要时可以使用非他汀类药物,如依折麦布和 PCSK9 抑制剂等(表 1-4-6)。对计划妊娠、已妊娠或母乳喂养期间不建议使用他汀类降脂药物,必要时可以考虑使用胆汁酸螯合剂和/或 LDL 血浆置换。建议用药前及用药后 4~6 周分别检测 LDL-C、甘油三酯、谷丙转氨酶(ALT)和肌酸激酶(CK)等以了解用药依从性和安全性。LDL-C 的安全阈值是一个备受关注的领域,尽管 FOURIER 研究提示 LDL-C 平均降至 0.78mmol/L,最低 0.2mmol/L 都可以安全获益,EBBINGHAUS 试验也未发现上述较低 LDL-C 水平的患者有更高的认知功能异常风险,但循环 LDL-C 水平和大脑功能的关系仍知之甚少。

表 1-4-7　各类降脂药物的强度

治疗方案	平均 LDL-C 降幅
中等强度他汀类药物	≈30%
高强度他汀类药物	≈50%
高强度他汀类药物+依折麦布	≈65%
PCSK9 抑制剂	≈60%
PCSK9 抑制剂+高强度他汀类药物	≈75%
PCSK9 抑制剂+高强度他汀类药物+依折麦布	≈85%

　　降低 LDL-C 是目前最有效的 ASCVD 防治手段,但高 LDL-C 血症的知晓率、治疗率和达标率仍不理想。在加强患者教育、重视患者参与管理决策的同时,一系列更有效的降胆固醇新药也正在走向临床。Incilisiran 是一种新型的 PCSK9 抑制剂,通过靶向 PCSK9 mRNA 的小分子干扰 RNA 抑制 PCSK9 合成,每 6 个月皮下注射 1 次能降低 LDL-C≥50%。旨在观察 Incilisiran 疗效和安全性的 HPS4/TIMI65/ORION4

（NCT03705234）试验正在进行中，该研究是一个随访 5 年的Ⅲ期临床研究，纳入 15 000 例 ASCVD 患者。苯哌多酸（bempedoic acid）通过抑制 HMG-CoA 还原酶上游的 ATP 柠檬酸裂合酶而干扰胆固醇合成，研究提示对高胆固醇血症、糖尿病和他汀类药物不耐受的患者可以降低 LDL-C 30% 左右。该药的Ⅲ期临床研究 CLEAR Outcomes（NCT02993406）预计在 2022 年完成。分别靶向血管生成素样蛋白 3（ANGPTL3）mRNA 和 ApoC Ⅲ mRNA 的 IONIS-ANGPTL3-LRx 和 volanesorsen 主要作用是减少富含 TG 脂蛋白和残粒，至少可以使 TG 浓度降低 70%，对 LDL-C 有一定作用，均已进入临床研究。其中，volanesorsen 已被欧洲药品管理局（EMA）批准用于有胰腺炎高风险的家族性乳糜微粒血症综合征（familial chylomicronemia syndrome，FCS）患者。

动脉粥样硬化的防治任重道远。20 世纪末，随着他汀类药物与一系列有效的心血管防治措施的问世，人们曾期待冠心病等 ASCVD 很快能"销声匿迹"。但是，随着疾病模式和生活方式的变化，ASCVD 的患病率仍居高不下，已成为主要的公共卫生问题。降低 LDL-C 是目前最有效的防治手段，需要在临床实践中做好做实。同时要拓展思路，充分运用现代科学技术和创新理念，研发更多的防治手段以造福患者。

（陈　红　陈江天）

参 考 文 献

［1］ GBD 2017 causes of death collaborators. Global, regional and national age-sex-specific mortality for 282 causes of death in 195 countries and territories, 1980—2017: A systematic analysis for the global burden of disease study 2017. Lancet, 2018, 392 (10159): 1736-1788.

［2］ Herrington W, Lacey B, Sherliker P, et al. Epidemiology of atherosclerosis and the potential to reduce the global burden of atherothrombotic disease. Circ Res, 2016, 118(4): 535-546.

［3］ Dong Zhao, Jing Liu, Miao Wang, et al. Epidemiology of cardiovascular disease in China: current features and implications. Nat Rev Cardiol, 2019, 16(4): 203-212.

［4］ Virmani R, Burke AP, Farb A, et al. Pathology of the vulnerable plaque. J Am Coll Cardiol, 2006, 47(8 Suppl): C13-C18.

［5］ Virmani R, Kolodgie FD, Burke AP, et al. Lessons from sudden coronary death: A comprehensive morphological classification scheme for atherosclerotic lesions. Arterioscler Thromb Vasc Biol, 2000, 20(5): 1262-1275.

［6］ Jonathan E Feig. Regression of Atherosclerosis: Insights from animal and clinical studies. Ann Glob Health, 2014, 80(1): 13-23.

［7］ Stary HC, Chandler AB, Dinsmore RE, et al. A definition of advanced types of atherosclerotic lesions and a histological classification of atherosclerosis: a report from the committee on vascular lesions of the council on arteriosclerosis, American Heart Association. Circulation, 1995, 92(5): 1355-1374.

［8］ Libby P, Lichtman, AH, Hansson GK. Immune effector mechanisms implicated in atherosclerosis: from mice to humans. Immunity, 2013, 38(6): 1092-1104.

［9］ Ference BA, Ginsberg HN, Graham I, et al. Low-density lipoproteins cause atherosclerotic cardiovascular disease. Evidence from genetic, epidemiologic, and clinical studies. A consensus statement from the European Atherosclerosis Society Consensus Panel. Eur Heart J, 2017, 38(32): 2459-2472.

［10］ Nissen SE, Nicholls SJ, Sipahi L, et al. Effect of very high-intensity statin therapy on regression of coronary atherosclerosis: the ASTEROID trial. JAMA, 2006, 295(13): 1556-1565.

［11］ Musunuru K, Kathiresan S. Surprises from genetic analyses of lipid risk factors for atherosclerosis. Circ Res, 2016, 118(4): 579-585.

［12］ Josefs T, Wouters K, Tietge UJF, et al. High-density lipoprotein cholesterol efflux capacity is not associated with atherosclerosis and prevalence of cardiovascular outcome: The CODAM study. J Clin Lipidol, 2019, S1933-2874(19)30319-8.

［13］ Nordestgaard BG. Triglyceride-rich lipoproteins and atherosclerotic cardiovascular disease: new insights from epidemiology, genetics, and biology. Circ Res, 2016, 118(4): 547-563.

［14］ Bhatt DL, Steg PG, Miller M, et al. Cardiovascular risk reduction with icosapent ethyl for hypertriglyceridemia. N Engl J Med, 2019, 380(1): 11-22.

［15］ Orringer CE, Jacobson TA, Maki KC. National Lipid Association Scientific Statement on the use of icosapent ethyl in statin-treated patients with elevated triglycerides and high or very-high ASCVD risk. J Clin Lipidol, 2019, 13(6): 860-872.

［16］ Soran H,Ho JH,Adam S,et al. Non-HDL cholesterol should not generally replace LDL cholesterol in the management of hy-perlipidaemia. Curr Opin Lipidol,2019,30(4):263-272.

［17］ Burgess S,Ference BA,Staley JR,et al. Association of LPA variants with risk of coronary disease and the implications for lip-oprotein(a)-lowering therapies:a Mendelian randomization analysis. JAMA Cardiol,2018,3(7):619-627.

［18］ 中国成人血脂异常防治指南修订联合委员会. 中国成人血脂异常防治指南(2016 年修订版). 中国循环杂志,2016,31(10):937-953.

［19］ Authors/Task Force Members,ESC Committee for Practice Guidelines (CPG),ESC National Cardiac Societies. 2019 ESC/EAS guidelines for the management of dyslipidaemias:Lipid modification to reduce cardiovascular risk. Atherosclerosis,2019,290:140-205.

［20］ D Krzysztof,G Mariusz,P Peter,et al. Inclisiran-New hope in the management of lipid disorders? J Clin Lipidol,2020,14(1):16-27.

［21］ Nicholls SJ,Lincoff AM,Garcia M,et al. Effect of high-dose omega-3 fatty acid *vs* corn oil on major adverse cardiovascular events in patients at high cardiovascular risk:the STRENGTH randomised clinical trial. JAMA,2020,324(22):2268-2280.

第五章 出凝血机制

生理情况下,血液呈流体状态循环流动于密闭的心血管腔内,血管内皮细胞将血液和血管腔分开,维持血液的流动性。完整的血管内皮细胞紧密相连,不激活凝血因子和血小板,其外部受到平滑肌和弹性纤维的保护以维持血管的完整性。结构和功能正常的血管内皮细胞与凝血系统及血小板相互作用,使促凝与抗凝、纤溶与抗纤溶处于动态平衡状态,保持机体既不出血又无血栓形成。

一、凝血系统

血液凝固简称凝血,是血液由流动的液体状态转变为凝胶状态的过程,是哺乳动物止血功能的重要组成部分。经典的凝血过程分为内源性凝血途径、外源性凝血途径及共同凝血途径。近年来研究证实,内源性凝血途径与外源性凝血途径并不是独立发挥作用,而是互相密切联系共同完成凝血过程。

1. 内源性凝血途径 参与的凝血因子全部来自血液,是指从因子Ⅻ激活到因子Ⅹ激活的过程。当血管壁发生损伤,内皮下组织暴露,因子Ⅻ与带负电荷的胶原纤维等结合,在高分子量激肽原(HMWK)和激肽释放酶原(PK)的参与下生成大量Ⅻa。随后Ⅻa在不依赖钙离子的情况下激活因子Ⅺ,Ⅺa在钙离子存在下激活因子Ⅸ。Ⅸa可以激活因子Ⅹ,但单独的Ⅸa激活因子Ⅹ的效率很低,它需要在钙离子及磷脂参与下与因子Ⅷa结合形成1:1复合物,该复合物可高效活化因子Ⅹ而生成大量因子Ⅹa。

2. 外源性凝血途径 正常情况下组织因子不暴露于血液,在血管管壁损伤或单核细胞受到细菌内毒素等刺激时,组织因子暴露于血液,在钙离子的参与下与因子Ⅶa形成复合物,该复合物可高效活化因子Ⅹ,因子Ⅶa与组织因子复合物也可激活因子Ⅸ参与内源性凝血途径。

3. 凝血共同途径 从因子Ⅹ被激活至纤维蛋白形成,是内源凝血与外源凝血的共同途径。内源性途径及外源性途径所生成的因子Ⅹa在钙离子及磷脂的存在下,与因子Ⅴa结合形成凝血酶原复合物,将凝血酶原(因子Ⅱ)转变为凝血酶(因子Ⅱa),凝血酶将可溶性纤维蛋白原转化为相互交联的纤维蛋白多聚体,凝血酶还可以激活因子ⅩⅢ,在钙离子的参与下因子ⅩⅢa可使纤维蛋白多聚体形成稳固的不溶性纤维蛋白凝块。

目前认为,血管内皮结构或功能受损致组织因子暴露是机体血栓形成的主要启动环节,因子Ⅶa与组织因子复合物活化了因子Ⅹ,因子Ⅹa使凝血酶原转变为凝血酶,初期外源性凝血途径所生成的少量凝血酶可直接激活因子Ⅺ,因子Ⅺa的生成可使内源性凝血系统活化,通过级联放大反应产生大量凝血酶而促使血栓形成。经典的外源性凝血途径启动了凝血过程,而内源性凝血途径则维持和放大了凝血过程。

二、抗凝系统

凝血系统和抗凝系统之间的动态平衡是正常机体维持体内血液呈流动状态和防止血液丢失的关键。参与抗凝系统的蛋白等成分称为抗凝因子,主要包括抗凝血酶(AT)、肝素辅因子Ⅱ(HC-Ⅱ)、蛋白C、蛋白S、血栓调节蛋白(TM)、组织因子途径抑制物(TFPI)、C1抑制物、α_1-抗胰蛋白酶等。其中发挥主要作用的是抗凝血酶系统、蛋白C系统和组织因子途径抑制物(TFPI)。

1. **抗凝血酶系统**　是体内最重要的抗凝体系。抗凝血酶主要由肝脏合成,血管内皮细胞及巨核细胞等也能够少量合成。抗凝血酶发挥抗凝作用主要通过抑制因子Ⅱa和因子Ⅹa来实现,同时抗凝血酶对因子Ⅺa、因子Ⅸa、因子Ⅻa等也有抑制作用。在没有肝素存在的情况下,抗凝血酶的抗凝活性很低。肝素是由肥大细胞合成的一种酸性蛋白聚糖,能够与抗凝血酶的赖氨酸残基结合,使抗凝血酶灭活凝血因子的活性提高2 000倍。

2. **蛋白C系统**　由蛋白C、蛋白S、血栓调制蛋白(TM)和蛋白C抑制物组成。凝血系统活化生成的凝血酶与TM结合,形成凝血酶-TM复合物,该复合物激活蛋白C,活化的蛋白C从凝血酶-TM复合物中释放后,可灭活因子Ⅷa和因子Ⅴa,从而抑制因子Ⅹ和因子Ⅱ的激活。蛋白S可显著增加活化蛋白C对因子Ⅷa和因子Ⅴa的灭活作用。

3. **组织因子途径抑制物(TFPI)**　主要由血管内皮细胞合成,是外源性凝血系统的主要调节物。TFPI首先与因子Ⅹa结合形成Ⅹa-TFPI复合物,随后在Ca^{2+}的参与下,Ⅹa-TFPI与Ⅶa-TF复合物结合形成稳固的四元复合物,抑制Ⅶa-TF的活性而发挥抗凝作用。

三、纤维蛋白溶解系统

纤维蛋白溶解系统,简称纤溶系统。主要成分包括纤溶酶原和纤溶酶、组织型纤溶酶原激活物(tPA)、尿激酶型纤溶酶原激活物(uPA)、纤溶酶原活化剂抑制物(PAI)-1和PAI-2及α_2纤溶酶抑制物(α_2-PI)等。

纤溶系统的活化是多重因素共同作用的结果,可以分为两个阶段:纤溶酶原在激活物(tPA或uPA)的作用下转变为纤溶酶;纤溶酶形成后水解纤维蛋白(原)及其他蛋白质如因子Ⅴ、因子Ⅷ等。纤溶系统激活的同时,抗纤溶系统也随之活化。纤溶抑制物可分为纤溶酶原活化剂抑制物(PAI-1、PAI-2)和纤溶酶抑制物(α_2-PI)两种。

机体的凝血/抗凝血系统及纤溶/抗纤溶系统在血管内皮细胞、血小板和相关因子的共同参与下,处于一种适当的平衡状态。这种平衡既能保证止血反应迅速而有效,又能避免止血反应过度形成过大的闭塞性血栓。该平衡系统任何一个环节发生异常,都可能导致平衡失调,出现临床上的血栓性疾病或出血性疾病。

四、血小板

血小板是一种多功能的无核细胞,其主要生理功能是参与止血与血栓形成。在正常血液循环中,血小板处于静息状态,在某些生理或病理状态下,血小板可以被激活,发生黏附、释放和聚集反应。

1. **血小板的黏附反应**　整个血管表面都覆盖着一层完整的单层内皮细胞,在正常情况下内皮细胞不与血小板发生反应。当血管受到损伤时内皮细胞的完整性被破坏,暴露出内皮下成分,血小板在数秒钟内就开始黏附于破损血管壁,数分钟即可形成较牢固血小板团块。

血小板与非血小板表面的黏着称为血小板的黏附作用。参与黏附反应的因素包括血小板、内皮下组织和血浆成分。血管内皮下组织包括胶原、微纤维、弹性蛋白、纤维黏连蛋白(FN)和蛋白聚糖等。其中Ⅰ、Ⅲ及Ⅳ型胶原纤维是与血小板发生黏附的主要内皮下组织。血浆中的血管性血友病因子(vWF)参与血小板与胶原纤维的黏附。

2. **血小板的释放反应**　血小板受到刺激时,储存在α颗粒、致密颗粒或溶酶体内的许多物质可释放至细胞外。致密颗粒内容物在受弱刺激物如二磷酸腺苷(ADP)或低浓度胶原作用下即可引起释放,而溶酶体内容物要在强刺激物作用下才可引起释放。α颗粒释放产物包括血小板4因子(PF4)、vWF、FN、凝血酶敏感蛋白(TSP)、因子Ⅴ、因子Ⅺ和纤维蛋白原等。致密颗粒释放物包括ADP、三磷酸腺苷(ATP)、5-羟色胺(5-HT)、钙离子等。溶酶体释放物包括酸性蛋白水解酶和组织水解酶等。血小板释放的产物如vWF、FN、TSP和纤维蛋白原参与血小板的黏附和聚集反应。致密颗粒释放的ADP可进一步引起更多血小板活化和聚集。

3. 血小板的聚集反应　血小板之间的相互黏着称为聚集。血小板聚集通常发生在内皮受损处,在生理性止血和病理性血栓形成中发挥着重要作用。

血小板的聚集可由两类不同的机制诱发:一类为各种化学诱导剂,如 ADP、TXA_2、肾上腺素、胶原、凝血酶、5-HT 等;一类由流动状态下的剪切变应力作用所致。血小板糖蛋白(GP)Ⅱb/Ⅲa 受体是血小板聚集反应的最终效应受体,它能够与纤维蛋白原、vWF、FN 和外连接素(VN)等联结,导致血小板的聚集。

五、血栓形成机制

血栓形成是多种细胞或血液成分共同参与的一个复杂的、连续的过程。多数情况下,血栓形成是血管壁发生损伤后机体一种防护性反应,按照部位可以分为动脉血栓和静脉血栓。

1. 动脉血栓　通常由动脉粥样硬化斑块的自发或机械性破裂所启动,是斑块富含脂质核心致栓物质暴露于血液的过程。斑块破裂部位所形成的血栓扩大进入斑块和血管腔,随着更广泛的腔内血栓的形成管腔缩小,血流速加快而剪切力增大。更大的剪切力进一步促进血小板和纤维蛋白的沉积,可导致闭塞性血栓的形成,阻塞心、脑等器官或四肢血管的血流而发生缺血事件。

动脉内皮损伤后,血小板借助血浆 vWF 迅速黏附于内皮下胶原纤维。在胶原纤维的作用下黏附的血小板变形、活化并发生释放反应,释放 ADP、5-HT 等的同时合成并释放花生四烯酸代谢的重要产物血栓素 A_2(TXA_2)。ADP、TXA_2 和凝血系统活化后形成的凝血酶可进一步激活循环中的血小板,使血小板膜 GPⅡb/Ⅲa 受体活化。在 vWF 参与下,血小板通过 GPⅡb/Ⅲa 受体与纤维蛋白原等结合而相互聚集,在内皮破损部位形成血小板团块。

动脉粥样硬化斑块或血管壁的损伤在激活血小板的同时,凝血系统也发生活化。凝血系统的启动由组织因子及活化因子Ⅶ(因子Ⅶa)复合物触发。因子Ⅶa 一旦与组织因子结合,即激活因子Ⅸ和因子Ⅹ,分别生成活化的因子Ⅸ(因子Ⅸa)和活化的因子Ⅹ(因子Ⅹa)。因子Ⅹ的活化比因子Ⅸ的活化更具有效率。因子Ⅹa 将少量的凝血酶原转变为凝血酶。这一低浓度的凝血酶足以激活血小板及凝血中关键的辅因子,即因子Ⅴ和因子Ⅷ。

在钙离子的参与下,因子Ⅸa 与因子Ⅷa 在激活的血小板磷脂表面结合形成复合物,可高效活化因子Ⅹ。因子Ⅹa 在激活的血小板磷脂表面与因子Ⅴa 结合,这也是一个钙依赖的过程,形成的复合物可以高效激活凝血酶原,生成的凝血酶则将纤维蛋白原转变为纤维蛋白单体。纤维蛋白单体聚合成纤维蛋白网。交联的纤维蛋白多聚体,将红细胞和白细胞包绕其中,使血栓体积迅速扩大。血栓的形成过程中,血小板的聚集和凝血系统的激活互相促进,血小板活化后所暴露出的磷脂表面为凝血因子活化提供了反应平台,而凝血系统活化所生成的凝血酶可直接诱导血小板的活化。

2. 静脉血栓　主要由纤维蛋白和红细胞所组成。动脉血栓及静脉血栓形成的基本过程是相似的,但也有所区别,动脉血栓形成过程中血小板发挥着关键的作用,而静脉血栓形成对血小板的依赖较弱。动脉粥样斑块破损是导致动脉血栓形成的主要原因,静脉血栓形成的原因则较多样化,主要有三大促发因素。

(1) 静脉管壁损伤:结构和功能正常的血管内皮有着很强的抑制血栓形成的作用。当某些原因导致血管壁发生损伤,血管内皮的抗栓屏障作用受损,易促发血栓形成,如外伤或某些手术操作。

(2) 静脉血流的异常:静脉血栓常发生于血流缓慢的部位,通常起源于腓肠肌的静脉瓣处。静脉瓣的瓣窝内血流缓慢,可产生涡流,当血液淤滞,瓣膜内侧及根部易产生低氧及损伤,可诱导组织因子的表达,进而促发局部静脉血栓形成。

(3) 血液成分的改变:血液黏稠度增加、凝血活性增加或抗凝血活性减低,纤溶系统异常都可以增加静脉血栓形成的风险。抗凝血酶、蛋白 C 或蛋白 S 先天性缺乏的患者,先天存在抗凝途径受损,易于血栓形成。因子 V Leiden 突变也使患者具有血栓形成倾向。凝血酶原基因突变(导致凝血酶原水平增加的一种缺陷)的患者,或者其他凝血因子,如因子Ⅷ、Ⅸ或Ⅹ水平增高的患者,也可增加血栓形成倾向。

血栓是由纤维蛋白和血细胞组成的,可发生于循环系统的各个部位,包括静脉、动脉、心腔和微循环等。血小板活化与凝血系统激活在血栓形成过程中均具有重要作用,两者在体内紧密联系,凝血系统激活后产生的凝血酶,是一个强有力的血小板活化因子,血小板活化后又将促进凝血过程。抗栓治疗应针对凝血系统和血小板两个环节,分别称为抗凝治疗和抗血小板治疗。合理应用抗凝药物和抗血小板药物可有效防治血栓事件。

(史旭波)

参 考 文 献

［1］韩雅玲,史旭波,郭静萱. 抗栓与溶栓治疗——基础与实践. 北京:人民军医出版社,2014.

［2］王学峰,吴竟生,胡豫,等. 临床出血与血栓性疾病. 北京:人民卫生出版社,2018.

［3］Valgimigli M,Bueno H,Byrne RA,et al. 2017 ESC focused update on dual antiplatelet therapy in coronary artery disease developed in collaboration with EACTS:The Task Force for dual antiplatelet therapy in coronary artery disease of the European Society of Cardiology(ESC) and of the European Association for Cardio-Thoracic Surgery (EACTS). Eur Heart J,2018,39(3):213-260.

［4］January CT,Wann LS,Calkins H,et al. 2019 AHA/ACC/HRS Focused Update of the 2014 AHA/ACC/HRS Guideline for the Management of Patients With Atrial Fibrillation:A Report of the American College of Cardiology/American Heart Association Task Force on Clinical Practice Guidelines and the Heart Rhythm Society. J Am Coll Cardiol,2019,74(1):104-132.

第六章　心血管系统体格检查

当前,心血管疾病诊断技术日益发展,心电图、超声心动图、核医学、CT、磁共振和心血管造影已在大多数医院广泛开展,因此,临床医生在诊断疾病时通常更加依赖这些技术,而对心血管系统的体格检查比较轻视,甚至忽视。显然,心血管新技术的发展,促进了疾病的诊治。但是,它不能替代基本功的掌握和临床经验的积累。实际上,体格检查仍然是心脏病临床诊断的主要组成部分。体格检查简单、经济;在某些医疗资源比较匮乏的地区、基层医疗机构或家中检查患者时,常缺乏器械和设备,医生不得不根据病史和体格检查做出疾病的诊断。此外,某些心脏体征,如心音改变、奔马律、血压变化等,未必都能在心电图、超声心动图和心血管影像学上显现。因此,每一位优秀的心血管医生(包括从事介入治疗的医务工作者)都必须重视和掌握体格检查。当然,完整的心血管体格检查较耗时,门诊就诊患者多时较难实现,急诊时病情紧急要求医生迅速做出评估。叩诊仅提供对心脏边缘的粗略了解,价值较小。但是,结合患者的状况和可能的疾病进行关键的视、触、听等体格检查,可发现重要的相关体征。对急诊患者来讲,也可节约更有价值的时间。

一、视诊和触诊评估

如条件许可,尽可能在安静、舒适和明亮的环境中对患者进行体格检查。在体格检查过程中,嘱咐患者放松,要严格尊重患者的隐私。详细的心前区视诊和触诊,常能为心血管疾病诊断提供重要的信息。

(一)一般情况

观察患者的一般情况,在进入诊室时是否存在气急或不适症状。评估患者的身高、体重,是否存在肥胖、明显骨骼畸形(如脊柱侧弯、驼背)。若发现特殊体征(如杵状指),则应在体格检查时进一步询问病史,以获得更多与心血管系统相关的体征(如中央或周围性发绀、毛细血管搏动、震颤、浮肿、出血点等)。胸部正中切口瘢痕与许多类型心脏手术有关,但也可能提示患者以往有其他纵隔问题,如胸腺(重症肌无力)或甲状腺病变。左胸切口瘢痕可能提示主动脉手术;右胸切口提示以往二尖瓣手术。胸部瘢痕也可以是由于肺手术,这些患者可能存在纵隔(心脏)移位,给体格检查造成一定困难,更需注意。同样,也应常规检查上、下肢是否有瘢痕(血管被取),常提示患者以往接受冠状动脉旁路移植术。

(二)心尖冲动

心尖冲动常于左侧锁骨中线第5肋间最明显。若排除心外因素,心尖冲动移至左锁骨中线外,应认为心脏增大。心尖冲动移向左上侧(第4或5肋间隙左锁骨中线外),提示右心室增大。心尖冲动移至左下侧(第6、7肋间隙锁骨中线外),提示左心室增大。心力衰竭时,心尖冲动多较明显(增强或弥散)。心尖冲动异常最多见于下列情形:①正常部位或偏左的有力和冲撞感心尖冲动通常由于左心室向心性肥厚引起,多见于高血压、主动脉瓣狭窄时。②心尖冲动向左侧移位且弥散,多由于左心室容量负荷过重引起(如二尖瓣或主动脉瓣反流),也见于左心功能不全和心室扩大。有时心尖部可扪及奔马律。③二尖瓣狭窄产生特征性心尖冲动,由于"有力的"二尖瓣关闭使第一心音(S_1)增强(亢进),传至胸壁成为"拍打"感(tap)。④缩窄性心包炎能产生收缩期肋间隙内收感。

胸骨下部及胸骨左缘第3~5肋间隙处局部隆起,常提示先天性右心室肥厚。胸骨右缘第2肋间隙或附近有隆起或收缩期搏动,多为主动脉弓动脉瘤或升主动脉扩张的征象。肺动脉扩张的患者,可有胸骨左缘第2或第3肋间隙明显收缩期搏动,但无隆起。右侧或左侧胸锁骨关节有时因主动脉弓动脉瘤而发生收缩期搏动,偶然该征象可发生于主动脉夹层动脉瘤。

（三）触诊

触诊可以发现与心脏收缩相关的异常活动和震颤。检查时,通常嘱咐患者处于坐位、胸部略前倾(有时需左侧倾),在呼气时进行触诊(直接用手掌鱼际置于相关区域)。震颤为可扪及的杂音(常位于杂音最响处),通常杂音很响。主动脉缩窄患者背部触诊可发现弥散性搏动(继发于粗大的侧支动脉形成),提示缩窄严重。肺动脉高压时,肺动脉扩张引起胸骨左缘第2肋间抬举感、S_2清脆、增强。腹部触诊可发现腹主动脉瘤形成。

应注意,胸廓畸形、肺部疾病、肥胖等可使心尖冲动减低,甚至不能扪及。此时,嘱咐患者稍稍转向左侧,使心尖更贴近胸壁,更易扪及。肺部疾病和右心室异常患者,由于肺过度气肿,使左胸骨旁(右心室)隆起体征表现不明显。漏斗胸(胸骨下凹)因心脏左移,可造成心脏肥大的错觉。漏斗胸或鸡胸(胸骨凸出)可见于马方综合征。

二、动、静脉搏动检查

（一）动脉脉搏

临床医生通过触摸桡动脉(radial artery)搏动,可以间接评估心率、心律和血管壁特征等。例如,严重主动脉瓣反流时,让患者举起上肢高于头部,可感觉桡动脉搏动呈快速充盈和塌陷的表现(水冲脉)。这些表现同样也可在颈动脉上检测到。尽管脉搏的表现可能提示心律的信息,但为了肯定诊断,常需记录心电图。

1. 脉搏波特征的评估 具有较大的临床价值,如严重主动脉狭窄时,常见脉搏波缓慢上升(到达主动脉收缩压峰值前时间明显延长),且脉搏细弱。但是,左心室具有产生高达300mmHg压力的能力,因此,即使经主动脉瓣压差达到100mmHg,外周动脉压仍可维持200mmHg。同样,老年伴动脉硬化患者,即使严重主动脉瓣狭窄,也可能无脉搏波上升延迟。此时,脉压增大,掩盖了脉搏波上升延迟。主动脉瓣反流时,收缩期左心室将大量的血液射入主动脉,然后舒张期相当一部分血流倒流进入左心室,典型的脉搏波表现为主动脉压迅速上升,然后明显下降(脉压增大)。这一特征性脉搏也见于任何舒张期主动脉内血流大量"漏出"(leak)的疾病(如动静脉瘘、动脉导管未闭)。某些心排血量增高的情形[如妊娠、发热、贫血、佩吉特(Paget)病]也将产生类似的脉搏变化,但由于不存在舒张期血液从主动脉"漏出",因此主动脉压力波上升和下降没有主动脉瓣反流那么急骤。

重搏脉(bisferious pulse):表现为两个波峰,即撞击波(percussion wave)和回波(tidal wave),中间有一下凹(dip),常见于主动脉瓣反流伴狭窄。

奇脉(pulsus paradoxus):表现为吸气时收缩压下降>10mmHg。临床上,仅用触摸脉搏难以检测到奇脉(除非收缩压下降>20mmHg),应用袖带式(cuff)测血压方法(缓慢放气、仔细观察随呼吸变化的脉搏和血压变化)可以获得诊断。奇脉的产生机制较复杂,多见于心脏压塞(cardiac tamponade)时。心包积液压迫心脏(尤其是右心),使吸气时静脉血不能回流至右心室,引起肺循环至左心充盈减少,心排血量降低。同时,吸气也使心脏下移,形态更趋圆柱形,心脏容量进一步减低。缩窄性心包炎时,心包对心脏容量具有同样的限制作用。这些均导致血压降低,奇脉产生。严重气急患者(如哮喘)胸腔内压力变化大时,也可产生奇脉。

交替脉(pulsus alternans):表现为基础脉搏规则,但强弱交替出现。交替脉是左心室功能严重障碍的一种表现,低血容量加重发生。交替脉须与室性(偶然房性)期前收缩二联律引起脉搏变化区别,心电图记录有助于鉴别。

2. 不同部位脉搏检测　检查下肢脉搏(包括足背动脉或胫后动脉搏动)有助于外周血管病变的评估。对准备行主动脉和外周动脉(包括肾动脉)或心脏瓣膜介入治疗的患者,术前股动脉评估相当重要。高血压患者须检查股动脉,以排除主动脉缩窄。正常时,脉搏波到达股动脉和桡动脉的时间基本相同(血液自心脏到达的距离相同),但在主动脉缩窄时,血液须经侧支循环流至股动脉,因而脉搏波延迟。心脏搏动时的血流量和时间的差异提示不同部位血管病变。

（二）血压测定

测定血压应成为心血管系统体格检查的常规,但在许多医疗机构中,血压测量通常最初由护士完成,然后医生简单地写入病史中,常不做任何核对。显然,该做法存在很大的弊端。此外,近年来门诊和住院电子病历广泛应用,临床医生有时仅粘贴病史,根本不做血压测定,需要在进一步的规范化培训中强调血压测定的重要性。

对肥胖患者,血压测定时需应用宽大的袖带,以免高估血压水平。

（三）颈静脉搏动

临床上,对颈静脉搏动(压力)的评估较为困难,其内容包括颈内静脉充盈压和搏动特征。由于颈内静脉内无瓣膜,因此其内部压力直接反映右心房压力。必须指出,如果体格检查发现颈内静脉显示不清晰(尤其在肥胖患者),应记录"颈静脉不显示"而不应写"颈静脉正常"。此外,浅表静脉怒张可由胸腔入口处静脉扭曲所致,而不代表颈内静脉压增高。

检查颈静脉搏动时,应嘱咐患者处于半卧位(45°),且头稍转向一侧。正常时,颈内静脉仅在胸骨上窝、胸锁乳突肌(胸骨头)后方可见。通常需检查两侧的颈内静脉情况。若颈内静脉显示不清楚,则可嘱咐患者平卧或压迫肝脏,以加强颈内静脉的充盈。肝-颈静脉回流征(hepatojugular reflux sign)检查有助于心力衰竭的诊断。同样,如颈静脉搏动位于下颌角上方,则仅在患者坐位时才清晰显示。颈静脉搏动需与颈动脉搏动相鉴别。首先,搏动波不同,颈动脉搏动常为单个波。其次,颈静脉搏动在手指轻轻压迫后很快消失,也无搏动感。而颈动脉搏动则常有明显的搏动感,且轻轻压迫也不消失。仅在严重三尖瓣反流产生巨大 V 波时,才可扪及颈静脉搏动。

颈静脉搏动波由下列成分组成:①a 波:心房收缩、压力增高引起。正常颈静脉搏动 a 波最明显;右心室肥厚、肺动脉高压、三尖瓣狭窄时,由于右心室收缩增强,因而 a 波增高。心房颤动时,a 波消失。②x 下降支(x descent):紧随 a 波后,由心房松弛和右心室收缩(三尖瓣向心尖下移)引起。③V 波:由右心房充盈产生,此时右心室收缩,三尖瓣关闭。当存在三尖瓣关闭不全时,血液反流至右心房甚至颈内静脉,V 波增大。④y 下降支(y descent):三尖瓣开、压力下降,心房持续被动充盈,直至静脉压再次增高,于下次心房收缩(a 波)前终止。缩窄性心包炎时,心脏充盈主要发生于舒张早期,因此 y 下降支明显。库斯莫尔(Kussmaul)征为吸气时颈静脉压增高(与正常情况下相反),见于某些临床情况时,如右心室梗死。

若右心房和右心室同时收缩(如完全性房室传导阻滞引起间歇性房室分离时),由于三尖瓣仍然处于关闭状态,因而右心房不能泵血至右心室,产生巨大的颈内静脉 a 波,即"大炮波"(cannon wave)。后者有时也发生于室性期前收缩时,此时三尖瓣关闭但心电还未传至心房。当心电传导并激动心房收缩时,血液进入颈内静脉,产生巨大的 a 波。室性心动过速伴逆向传导或房室结折返性心动过速时,可发生有规律的"大炮波"。

颈内静脉压增高的常见原因有右心衰竭、右心室梗死、肺动脉高压、血容量增高、上腔静脉压迫、三尖瓣狭窄或反流、右心室顺应性减低、心包缩窄、心脏压塞。

三、心脏听诊

心脏听诊是心血管系统体格检查最重要的组成部分,根据听到的心音、杂音和心律变化,有助于心血管疾病的临床诊断和鉴别诊断,且操作简便,无须消耗任何材料。心音和杂音难以确定时,可在听诊同时扪触颈动脉,对判断非常有用。

（一）正常心音和心音分裂

正常心脏,听诊时仅闻及第一心音(S_1)和第二心音(S_2),某些年轻人或运动员可闻及第三心音(S_3)。

S_1 由二尖瓣和三尖瓣关闭产生。临床上,仅在右束支传导阻滞时闻及 S_1 分裂(此时右心室开始激动和三尖瓣关闭的时间延迟),无临床意义。S_2 由主动脉瓣和肺动脉瓣关闭产生(A_2 和 P_2),正常时两者轻微分开(A_2 在先)。肺动脉高压使 P_2 亢进,体动脉高血压使 A_2 增强。S_2 分裂需要主动脉瓣和肺动脉瓣有一定的活动度,以提供各自的心音成分。通常,吸气时右心室容量和充盈增加(胸腔负压作用)、射血时间延长,使 S_2 分裂加大。临床上引起 S_2 异常的最常见情形包括右束支传导阻滞(右心室收缩延迟引起 S_2 明显分裂)、左束支传导阻滞(左心室射血延迟,使 S_2 逆分裂)、主动脉瓣/肺动脉瓣病变(S_2 单一成分)、中重度房间隔缺损(吸气时不能增加右心室充盈、右束支传导阻滞,导致 P_2 固定分裂)。

听诊时,若吸气使杂音或心音(如喷射音)增强,则常发生于右心(因吸气时右心血流量增加)。若呼气时杂音增强,则难以确定部位(因呼气时肺部与心脏的间距减低,左侧或右侧的杂音和心音均可增强)。

（二）异常心音（额外音）

除 S_1 和 S_2 外,还可有其他心音。S_3 和喷射音可见于正常人,但其他附加音大多不正常。

1. S_3 在健康年轻人和运动员,通常心率缓慢、心室顺应性良好时,快速左心室充盈足以产生很轻的 S_3。但是,在疾病状态,左心室异常(左心室扩大和顺应性减低)时可发生 S_3。例如,重度二尖瓣反流时,左心室舒张早期快速充盈,可引起 S_3。

2. 喷射音（ejection sound） 常发生于主动脉瓣或肺动脉瓣开放时,靠近 S_1(可能被误认为 S_1 分裂)。喷射音有时在正常人可闻及,但在无症状患者中多数原因为二叶主动脉瓣。

3. S_4 当心房收缩增强时,产生 S_4,常继发于左心室功能不全或肥厚。

4. 奔马律（gallop rhythm） 为三音节律,下列情形时更明显:窦性心动过速;心动过速时,很轻的 S_3 和 S_4 可同时发生,可闻及重叠性奔马律（summation gallop）。

5. 开瓣音（opening snap） 常发生于二尖瓣狭窄时,表明左心房压力增高。通常,严重二尖瓣狭窄时,开瓣音越响,且更靠近 S_2。此外,开瓣音的存在表明瓣叶弹性较好,结合心尖部 S_1 亢进,提示有经皮球囊导管二尖瓣成形术的指征。

6. 收缩中期喀喇音（mid-systolic click） 二尖瓣脱垂常在收缩中期/晚期程度加重,引起单一或多个喷射音。

7. 金属瓣膜音 机械瓣膜常产生清脆的金属瓣膜音(二尖瓣 S_1,主动脉瓣 S_2)。正常生物瓣不产生附加音。机械瓣和生物瓣均产生涡流和喷射性收缩期杂音。

8. 心包叩击音（pericardial knock） 缩窄性心包炎时,舒张早期心室急速充盈,但缩窄的心包(无论心包有无钙化)骤然限制心室的中晚期舒张,因而心包叩击音产生于舒张早期。心包叩击音出现的时间略晚于开瓣音,但略早于 S_3 或舒张早期斑马律。心包叩击音最易在心尖部听到。

9. 肿瘤扑落音 见于心房黏液瘤患者,由黏液瘤在舒张中期碰撞心房壁或越过房室瓣向心室腔内移动,蒂柄突然紧张所产生。肿瘤扑落音与二尖瓣开瓣音不同之处,在于本音与 S_2 主动脉瓣成分开始之间的距离并不缩短。

（三）杂音

检出和解释心脏杂音比较困难,需结合生理学和心脏病学的知识和临床经验。当前,在实际工作中,医生在听到心脏杂音时,常做超声心动图检查以进一步明确杂音的原因。杂音产生于涡流引起的可闻及的振动,在描述杂音时,需注意几个方面,包括杂音的响度、持续时间、类型(渐增、渐减、不变)、与心动周期的关系(收缩中期、全收缩期、收缩晚期、舒张早期,等)、音频(高或低)、特点(吹风样、粗糙、隆隆样)、部位(杂音最响)、放射(心前区、颈动脉)及随呼吸的变化等。杂音分为 6 级:Ⅰ 级,杂音非常轻;Ⅱ 级,杂音轻但容易判断;Ⅲ 级,杂音响,但无震颤;Ⅳ 级,杂音响,且伴有震颤。Ⅴ 级,杂音很响,听诊器稍稍接触到胸壁即可听到;Ⅵ 级,杂音极响,听诊器未接触胸壁即能听到,甚至不用听诊器也能听到。

1. 良性杂音 并非所有的杂音均为病理性,良性杂音也较普遍,常表现为收缩期、柔软或中等响度的杂音,具有良性而非粗糙或吹风样的特征。良性杂音大多发生于高血液动力情形时,例如正常儿童、妊娠妇女、发热、贫血、甲状腺功能亢进。

2. 收缩期杂音 血流在通过某一病理性结构(例如病变瓣膜、间隔缺损、缩窄等)时产生杂音,其流量取决于两侧的压差。压差较大、血流速度增快,则涡流较大、杂音较响。主动脉瓣狭窄时,杂音始于左心室射血,当经主动脉瓣流量最大时,杂音最响,于S_2前终止。为此,杂音呈增强/减弱的特征。此类杂音被描述为喷射性杂音。但是,杂音的血流依赖性意味着,当经瓣膜的血流减少(狭窄极其严重或合并心力衰竭时),杂音变得柔软,甚至消失。经房室瓣的收缩期反流性杂音(如二尖瓣反流)可始于等容收缩期(左心室压力升高)即刻(射血前),持续至S_2或略后。这是由于在此期间存在持续的左心室-左心房压差。此类杂音常占据整个收缩期(掩盖S_2),被称为全收缩期杂音。全收缩期杂音也发生于室间隔缺损。二尖瓣脱垂时,杂音常始于收缩中期或晚期,然后持续至S_2。晚期收缩期杂音可表现为逐渐增强(而非喷射性收缩期杂音),终止于S_2。这些杂音的特征在心脏听诊时,可以清楚地了解到(尤其当心率不快时)。但是,有时收缩中期或晚期喀喇音被误认为S_2或舒张期杂音。

3. **舒张期杂音**　来自房室瓣的舒张期杂音最难听到,其音调常很低,呈滚筒样(隆隆样),经验不足者还以为是噪声。典型的心尖部舒张期隆隆样杂音产生于二尖瓣狭窄(极少为三尖瓣狭窄)。嘱咐患者向左侧卧位或做简短活动,增加杂音的响度,则更容易听到(优先用钟型听诊器)。窦性心律的二尖瓣狭窄患者,舒张期杂音常于舒张中期至晚期逐渐增强(由于左心房收缩使经二尖瓣血流增加,杂音变响)。心房颤动患者常仅表现为舒张早期和中期短促的杂音。

早期舒张期杂音发生于主动脉瓣或肺动脉瓣反流时,紧随S_2后,通常呈递减性。这是由于主(肺)动脉与左(右)心室流出道之间的压力阶差在舒张早期最大。轻度主动脉瓣反流产生短促、柔软的舒张早期杂音,通常在患者胸部前倾、呼气时(心脏更贴近胸壁),更易听到。杂音响度增大则提示病变更严重,但有时存在矛盾的情形(即患者仅表现为舒张早期杂音)。例如,当主动脉瓣反流极其严重时,舒张期开始后即刻很快发生主动脉血液倒流至左心室,此时虽然杂音很响,但持续时间不长。这种情形在感染性心内膜炎、主动脉夹层、创伤引起急性主动脉瓣反流时尤为明显。显然,这些患者的左心室大小正常,大量的血液倒流使左心室瞬时被充盈,同时二尖瓣关闭,导致心排血量显著减低,杂音时间缩短。临床主要表现为循环衰竭、窦性心动过速、奔马律。有经验的临床医生马上意识到可能是急性主动脉瓣反流,并立即进行合适的检查包括超声心动图。通常,外科瓣膜置换术可拯救这些患者的生命。但是如果没有认识到急性主动脉瓣反流,则可致命。

肺动脉高压产生舒张早期杂音,其响度较主动脉瓣杂音低。常在胸骨左上缘闻及,紧随亢进的S_2后。

4. **连续性杂音**　成人中,连续性杂音很少见。杂音贯穿于整个心动周期,一般收缩期成分较舒张期成分更响,但不间断,即所谓机器样杂音(machinery murmur)。心前区连续性杂音可发生于动脉导管未闭、冠状动静脉瘘、主动脉窦瘤破裂、室间隔缺损伴主动脉瓣关闭不全以及感染性心内膜炎引起的动静脉或左、右心交通。

5. **杂音传导**　心脏杂音的传导很复杂,原则上,任何心脏结构异常产生的杂音均可传至胸部的任何部位,包括心尖部、心底部、颈部、后背或腋下。例如,二尖瓣脱垂和腱索断裂引起的很响的心尖部收缩期杂音可传至任何部位,包括主动脉瓣区(与主动脉瓣狭窄非常相似)和颈部。老年性主动脉瓣狭窄产生的杂音响度在心尖部强于主动脉瓣区,这是由于老年患者心脏上部与胸壁之间(即主动脉周围)较心尖部(大多与胸壁接触)存在更多的肺组织。仅在心尖部可以听到的主动脉瓣杂音常常传导至颈部,也能在颈动脉处闻及。

6. **其他听诊情形**　心包摩擦音是由心动时发炎的心包脏层与壁层摩擦产生,呈收缩或舒张期猫抓声,常于患者卧位时闻及,有时患者坐起并前倾时摩擦音消失,疼痛减轻。在整体评估心脏病患者时,还需包括:胸部检查明确存在肺水肿或/和胸腔积液;腹部检查以排除腹水、肝脾大(搏动性或非搏动性)、腹主动脉瘤、腹部收缩期杂音(提示弥漫性血管病变或肾动脉狭窄)。

四、特殊临床情形时体格检查

(一) 急性胸痛

所有急诊胸痛患者应首先记录心电图,如明确ST段抬高型心肌梗死诊断,则快速行再灌注治疗(溶栓或经皮冠脉介入治疗)。病史询问和体格检查应聚焦再灌注治疗的必要性和安全性以及是否存在心肌梗死并发症(如室间隔穿孔、乳头肌断裂)。对 ST 段抬高患者,需与其他临床疾病鉴别(如心包炎),超声心动图检查常发现心包炎时存在心包积液,而心肌梗死时常存在局限性(梗死区)左心室收缩减低。突发、撕裂性胸痛伴双上肢脉搏和/或血压不同,提示可能发生主动脉夹层(累及冠脉)。溶栓治疗后,如患者脸色苍白、低血压,应考虑严重的隐性出血。非 ST 段抬高心肌梗死的诊断主要依赖病史和体格检查,肌钙蛋白和心肌损伤标志物测定。有些表现提示冠脉病变,如心尖冲动异常、S_4。颈静脉压增高、气急和心动过速,则提示肺梗死可能。心包摩擦音提示可能是单纯心包炎,但也需记住,可能继发于心肌梗死。

（二）急性循环衰竭

这些患者提供的临床病史很少,体格检查对正确诊断和启动可能的拯救生命措施尤为重要。千万不要忘记询问患者家属和救护车人员。临床医生必须对患者做快速和正确的检查,并综合病史、体检、最初的实验室检查信息,指导所有参加者快速启动治疗。

最初的检查与急性 ST 段抬高型心肌梗死患者相似。心动过速(室速或窦速)可能是对急性疾病本身的反映。心动过缓可能提示存在心脏阻滞或窦性停搏,需要立即体外起搏。大多数急性循环衰竭患者表现为低血压。高血压可能提示主动脉夹层(原位或累及肾动脉)、肺水肿或其他非心脏(脑)病因。蛛网膜下腔出血患者可能有明显的心电图变化、高血压和神志改变。血管扩张提示感染,而血管收缩提示泵衰竭,需要启动不同的循环支持。

肺水肿患者多取坐位,而心脏破裂、心脏压塞或急性肺栓塞患者常因低血压而不能坐位。氧饱和度测定不仅是最初体格检查的一个极有价值指标,同时可用于了解对治疗的反应。心血管医生应该在检查患者过程中,不断思考可能的诊断。

（三）侵入性心脏检查或冠脉介入治疗后低血压

侵入性心脏检查或冠脉介入治疗后发生低血压时,必须立即想到操作引起的并发症,特别是外周血管或冠脉穿孔引起的失血或心脏压塞。通常,即刻超声心动图检查可排除之。患者可能存在心脏压塞的体征,但在急性低血压、烦躁患者,一般很难检查到。有些患者还发生心动过缓,应用阿托品、快速补液、抬高床脚,常使患者的情况很快好转。其他的可能性包括急性心肌梗死、脑血管意外、后腹膜出血和导管引起动脉夹层撕裂。早期心电图记录十分关键。

交通事故引起多重损伤患者,除了处理严重致命性脑、胸等直接损伤外,还需考虑心血管方面问题,例如心脏压塞、主动脉夹层或破裂。仔细的体格检查可及时发现心脏压塞和主动脉损伤(脉搏缺失)。对高度可疑患者可适当行影像学检查(超声心动图、X 线或 CT)。所有胸部损伤患者均需心电图检查,以检出心肌挫伤或左冠脉前降支撕裂伴 ST 段抬高型心肌梗死。

五、小结

病史和体格检查是临床心脏病医生的日常必需工具,正确应用有助于快速诊断和指导进一步实验室检查和治疗决策。以下几方面是关键:①认真听取患者和见证者(如患者的家属、朋友或当事人)的诉说;②精确记录病史和体格检查的阳性和阴性表现;③如某一征象(如颈静脉压)无明显表现,应记录为"未见到"而不应写"正常";④急诊时常需同时进行询问病史、体格检查、一线复苏措施;⑤寻找和明确最严重疾病的诊断;⑥必要时反复收集病史和体格检查,特别是心肌梗死、心内膜炎等急性疾病患者,并精确记录每次随诊的情况;⑦掌握可靠的心血管体格检查信息,包括面色苍白和出汗、低血压、心动过速或过缓、静息时气急或呼吸次数增加、脉搏细、奇脉、脉搏不规则、双侧血压差异、氧饱和度减低(发绀)、颈静脉压、颈动脉搏动特征、心脏杂音和附加音、出血。特别是年轻患者,虽然自我感觉尚好,但持续窦性心动过速、血氧饱和度减低,可能提示患者处于循环衰竭的边缘。

总之,心血管新技术的发展,促进了疾病的诊治,但是,它替代不了丰富的临床经验。两者的有机结合,"回归人文、回归临床、回归基本功"才能保持和提高临床医生(特别是年轻医生)的心血管疾病诊治水平。

（沈卫峰）

参 考 文 献

[1] 董承琅,陈灏珠,姜楞. 心脏的物理检查∥董承琅,陶寿淇,陈灏珠. 实用心脏病学. 3 版. 上海:上海科学技术出版社,1992,14-49.

[2] Douglas G,Nicol F,Robertson C. Macleod's Clinical Examination. 11th ed. Edinburgh:Elsevier Churchill Livingstone,2005.

[3] Epstein O,Perkin DG,Cookson J,et al. Clinical Examination. 4th ed. London:Mosby Elsevier,2008.

[4] Fang JC,O'Gara PT. The history and physical examination:An evidence-based approach∥Libby P,Bonow RO,Mann D,Zipes D. Braunwald'd Heart Disease:A textbook of Cardiovascular Medicine. 8th ed. Philadelphia:Saunders Elsevier,2008,125-148.

[5] Hall R,Simpson I. The cardiovascular history and physical examination. Camm AJ,Luscher TF,Serruys PW. The ESC Textbook of Cardiovascular Medicine. 2nd. London:Oxford University Press,2009,1-28.

[6] Mangione S,Nieman LZ. Cardiac auscultatory skills of internal medicine and family practice trainees. A comparison of diagnostic proficiency. JAMA,1997,278(9):717-722.

[7] Vukanovic-Criley,JM,Criley S,Warde CM,et al. Competency in cardiac examination skills in medical students,trainees,physicians,and faculty. A multicenter study. Arch Intern Med,2006,166(6):610-616.

[8] DeMaria AN. Where the cardiac physical examination? J Am Coll Cardiol,2006,48(10):2156-2157.

[9] Barrett MJ,Lacey CS,Sekara AE,et al. Mastering cardiac murmurs. The power of reputation. Chest,2004,126(2):470-475.

[10] March SK,Bedynek JL,Chizner MA. Teaching cardiac auscultation:Effectiveness of a patient-centered teaching conference on improving cardiac auscultatory skills. Mayo Clin Proc,2005,80(11):144-148.

[11] Tavel ME. Cardiac auscultation:A glorious past-and it does have a future. Circulation,2006,113(9):1255-1259.

[12] Lederie FA,Simel DL. The rational clinical examination. Does this patient have abdominal aortic aneurysm? JAMA,1999,281(1):77-82.

[13] Vinayak AG,Levitt J,Gehbach B,et al. Usefulness of the external jugular vein examination in detecting abnormal central venous pressure in critically ill patients. Arch Intern Med,2006,166(19):2132-2137.

[14] Wiese J. The abdominojugular reflux sign. Am J Med,2000,109(1):59-61.

[15] La Batide-Alanore A,Chatellier G,Bobrie G,et al. Comparison of nurse-and physician-detrmined clinical blood pressure levels in patients referred to a hypertension clinic:Implications for subsequent management. J Hypertens,2000,18(4):391-398.

[16] Kuperstein R,Feinberg MS,Eldar M,et al. Physical determinants of systolic murmur intensity in aortic stenosis. Am J Cardiol,2005,95(6):774-776.

[17] Klompas M. Does this patient have an acute thoracic aortic dissection? JAMA,2002,287(17):2262-2272.

[18] Babu AN,Kymes SM,Carpenter Fryer SM. Eponyms and the diagnosis of aortic regurgitation:What says the evidence? Ann Intern Medal,2003,138(9):736-742.

第七章 心血管疾病常用无创诊断技术

第一节 心 电 图

心电图检查技术是临床最常用的无创检查手段,在疾病的诊治过程中不可或缺,是每一位临床医生,尤其是心血管医生,都应该熟练掌握并能灵活运用的辅助检查技术。

心脏通过有节律地搏动完成做功。正常情况下,窦房结规律发出冲动,经过特殊传导系统激动整个心脏。心脏的整个激动过程可以通过放置在体表的电极记录到,即为心电图。心电图的形成是心电活动每一瞬间电流的综合向量投射在以时间为横坐标的导联轴上形成图形的过程。

一、心电向量环与临床心电图形成

心脏是一个立体脏器,在心脏进行兴奋扩布与恢复时,每一个瞬时综合心电向量的方向、大小都在变化。正常心脏搏动由窦房结发出电冲动,按窦房结、结间束、心房肌和房室交界区、房室束、左(右)束支、浦肯野纤维、心室肌的顺序扩展,故瞬时综合心电向量的形成同样按照相对应的顺序,瞬间向量顶端连线构成的立体环状轨迹,称为心电向量环。

心电向量环主要由四部分构成,包括反映心房除极的 P 环、反映心房复极的 Ta 环、反映心室除极的 QRS 环及反映心室复极的 T 环。其中 Ta 环在心电图上通常不能表现出来。临床采用额面,侧面(矢状面)和水平面(横面)对空间心电向量环进行描述。心电图则可以看作空间心电向量环按时间顺序投影到特定导联轴上的轨迹。按先后顺序分别为 P 波、QRS 波群、T 波、U 波(图 1-7-1,彩图见书末)。过度肥胖、肺气肿、皮下气肿、全身明显水肿、胸腔积液、心包积液及探查电极与皮肤的接触不良等都会使心电图波形减低。

二、心电图导联与心电轴

临床心电图的信号主要从体表采集。将一对探查电极安置在有一定距离的任意两点,就可测得心电活动随时间的变化,这两点即构成一个导联,两点的连线代表导联轴,具有方向性。不同电极对采集的信号形成了不同的导联。

（一）导联种类

心电图导联可以分为双极导联和单极导联。

1. **双极导联** 由一对电极(正极和负极)直接安置于体表相隔一定距离的特定部位而构成,其测量的是两个电极所在部位之间的电位差。

2. **单极导联** 将双极导联中的负极(又称无关电极)与"0"电位相连接,测定的是正极(又称探查电极)所在部位与"0"电位之间的电位差。"0"电位是通过将 3 个肢体电极相连接(右上肢、左上肢、左下

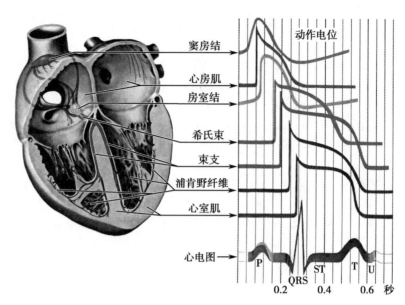

图 1-7-1   心脏各部位动作电位与心电图各波段的关系
引自:诊断学.9 版.北京:人民卫生出版社,480 页,图 5-1-6

肢)而构成。

（二）常规心电图导联

目前采用的国际通用导联体系,称为标准导联。一共 12 个导联,包括肢体导联和胸导联。

1. **肢体导联**   包括标准导联和加压肢体导联。标准导联为双极肢体导联,包括 Ⅰ、Ⅱ、Ⅲ 导联。加压单极肢体导联包括 AVR、AVL、AVF 导联。肢体导联连接方式,见表 1-7-1 和图 1-7-2。

表 1-7-1   肢体导联的连接方式

导联	正极	负极	反映心电向量的方向
Ⅰ 导联	左上肢	右上肢	从右向左
Ⅱ 导联	左下肢	右上肢	从右向下
Ⅲ 导联	左下肢	左上肢	从左向下
AVR 导联	右上肢	左上肢和下肢	从中心向右上
AVL 导联	左上肢	右上肢和下肢	从中心向左上
AVF 导联	下肢	右上肢和左上肢	从上向下

2. **胸导联**   属于单极导联,将心电图机的负极与中心电端连接,正极置于胸壁的特定部位,即构成胸导联。根据心脏在胸腔中的位置,常规胸前导联包括 $V_1 \sim V_6$ 六个导联。为了对后壁和右心的疾病进行诊断,尤其是怀疑急性心肌梗死的患者必须对胸导联进行扩展,增加了 V_7、V_8、V_9 和右胸导联 V_3R、V_4R 和 V_5R。正极电极所置部位见图 1-7-3。

（三）额面六轴系统与肢体导联

将三个标准导联和三个加压单极肢体导联的轴线保持方向和角度不变,统一绘制在同一个中心点上,便可得到一个向四周均匀辐射的图形,此即为 Bailey 六轴系统(图 1-7-2)。其坐标系统采用 ±180° 的角度标志,Ⅰ 导联正侧为 0°,顺钟向的角度为正,逆钟向为负。六轴之间依次各相距 30°。六轴系统对于测定心电图的额面心电轴和判定各肢体导联间波形的关系有帮助。

（四）心电轴

心电图学上所说的心电轴,通常指额面上 QRS 心电轴,常用 QRS 最大向量在额面上是用与 Ⅰ 导联所成的角度表示的,代表心室除极的大小和方向。正常心电轴指向左下方,在 0°～90°。

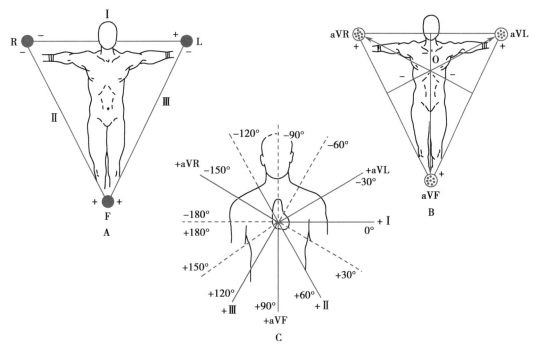

图 1-7-2　肢体导联的导联轴与六轴系统
引自:诊断学.9 版.北京:人民卫生出版社,481 页,图 5-1-8

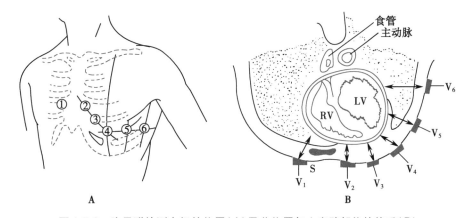

图 1-7-3　胸导联检测电极的位置(A)及此位置与心室壁部位的关系(B)
引自:诊断学.9 版.北京:人民卫生出版社,482 页,图 5-1-12

1. **心电图的测量**　可分为目测法和坐标法。

(1) 目测法:根据 I 导联和Ⅲ导联的 QRS 波群主波方向估测心电轴的大致方位。

1) 心电轴正常:I、Ⅲ导联的 QRS 波群主波均向上。

2) 心电轴右偏:I 导联的 QRS 波群主波向下,Ⅲ导联主波向上。

3) 心电轴左偏:I 导联中的 QRS 波群主波向上,Ⅲ导联主波向下。

(2) 坐标法:临床上测量心电轴最常用的方法是测量 I 和Ⅲ导联 QRS 波的振幅,然后计算额面 QRS 波群电轴。

1) 画出六轴系统中导联的方向,I 导联正侧为 0°,负侧为±180°;Ⅲ导联正侧为+120°,负侧为-60°。

2) 分别计算出 I、Ⅲ导联 QRS 波群振幅的代数和。

3) 在 I、Ⅲ导联上相应代数和的两个数值处分别做垂线,两垂线相交点与原点之间的连接线所指的方向即为心电轴方向。

4) 用量角器测量角度。

(3) 查表法:根据 I、Ⅲ导联 QRS 波群振幅代数和相应的两个数值,从专用的心电轴表中直接查得相应的额面心电轴。

2. **心电轴的临床意义** 正常额面 QRS 心电轴在 0°~90°。心电轴 0°~30° 为轻度左偏,但仍然属于正常。心电轴 -30°~90° 为电轴左偏,见于:①横位心或横膈高位;②心脏左移;③左心室肥大;④左束支传导阻滞;⑤左前分支传导阻滞;⑥右心室梗死等。心电轴 +90°~+180° 为电轴右偏,见于:①垂位心及 6 个月以下的婴儿;②心脏右移;③右心室肥大;④右束支传导阻滞;⑤左后分支传导阻滞;⑥左心室肌萎缩或梗死等。心电轴 -90°~+180° 为电轴不确定,见于严重的右心室肥大、$S_1S_2S_3$ 综合征、右心室肥大并束支传导阻滞等。另外,心脏的钟向转位常有电轴偏移;预激综合征亦可引起电轴偏移。

（五）钟向转位

从心尖部向心底部观察,可设想心脏循其长轴做顺钟向转位和逆钟向转位。正常心电图的左、右心室过渡区波形(QRS 波群正负波形振幅相当)出现在 V_3、V_4 导联。若过渡区波形出现在 V_5、V_6 导联,为顺钟向转位,可见于右心室肥厚。若过渡区波形出现在 V_1、V_2 导联,为逆钟向转位,可见于左心室肥厚。需注意,心电图上的这种转位只提示心电位的转位变化,并非心脏在解剖上一定有转位。

三、正常心电图

（一）正常心电图的波形特点与正常值

正常心电图波形,包括 P 波、QRS 波、T 波或 U 波。

1. **P 波** 由左、右心房除极产生。其时限为 0.08~0.11 秒。窦性 P 波在 Ⅰ、Ⅱ 导联为直立,在 AVR 导联为倒置。其形态在大部分导联多钝圆形,有时可有轻度切迹。肢体导联 P 波振幅不超过 0.25mV,胸前导联振幅 <0.20mV。由于心房除极从右心房外上部开始,V_1 导联初始部分呈低幅正向。P 波终末部分代表左心房除极,为负向,振幅应小于 -0.1mV。其振幅和时间的乘积称为 P 波终末电势(ptf)绝对值 <0.03mm/s,左心房增大者此值增大。P 波中间 2/3 为右心房和左心房除极的重叠部分。

2. **PR 间期** 代表自心房开始除极至心室开始除极的时间。心率正常范围时,成人的 PR 间期在 0.12~0.20 秒。幼儿 PR 间期可相应缩短。

3. **QRS 波群** 是左、右心室除极形成的一组波群。

（1）时限:正常成人多为 0.06~0.10 秒,最宽不超过 0.11 秒,儿童上限为 0.09 秒。

（2）形态与振幅

1）肢体导联:①成年人 Ⅰ 导联以 R 波为主,儿童和青少年电轴可以轻度右偏,其 R/S≤1;②Ⅱ 导联以 R 波为主;③Ⅲ 导联形态多变,可负可正,正常个体 R 波可以出现粗钝和切迹,最易受呼吸的影响;④AVR 导联以负向波为主;⑤AVL 导联一般以 R 波为主,如 QRS 电轴 >+90°,则以负向波为主;⑥AVF 导联以 R 波为主。$R_Ⅱ$<2.5mV;R_{AVR}<0.5mV;R_{AVL}<1.2mV;R_{AVF}<2.0mV;各肢体导联 R+S≤0.5mV 为肢导低电压。

2）胸导联:①V_1、V_2 导联以负向波为主;②V_5、V_6 导联以 R 波为主,胸导联 QRS 波群的移行规律是从 V_1 至 V_5 导联,R 波逐渐增高,S 波逐渐变浅,因此 V_1 导联上的 R/S<1.0,V_5、V_6 导联上的 R/S>1.0,过渡区 V_3、V_4 导联 R/S=1.0。正常 Q<1/4R,时限 <0.04 秒。V_1 导联中不应有 q 波,但可呈 QS 型。V_2 导联 QS 属异常。RV_1<1.0~1.1mV;RV_5<2.5mV;RV_1+SV_5<1.2mV;男性 RV_5+SV_1<4.0mV,女性 RV_5+SV_1<3.5mV。

4. **J 点** QRS 波群终末与 ST 段起始部的交点,称为 J 点,大多在等电位线上,通常随 ST 段的偏移而移位。早期复极时 J 点上移,心动过速时,因 T_a 波重叠于 QRS 波群后段而使 J 点下移。

5. **ST 段** 自 QRS 波群终点至 T 波起点的线段称为 ST 段,为心室除极结束后缓慢复极的一段短暂时间。正常的 ST 段为一等电位线,有时亦可有轻微的偏移;但任一导联下移不应超过 0.05mV,V_1~V_3 导联抬高不超过 0.3mV,V_4~V_6 及肢体导联抬高不超过 0.1mV。对 ST 段抬高和压低的判断除了其程度,尚需要观察其类型。抬高属于弓背向上还是向下。压低属于上抬还是下垂,或是水平。需要观察这些变化是否存在于两个相邻导联。

6. **T 波** 是心室快速复极所形成的 ST 段之后的一个圆钝而较大且时程较长的波。其升支较缓,降支较陡,顶端圆钝。方向与 QRS 波群主波方向一致。但 V_1 的 T 波向上,则 $V_2 \sim V_6$ 导联就不应再向下。正常情况下,除Ⅲ、AVL、AVF、$V_1 \sim V_3$ 导联外,T 波的振幅不应低于同导联 R 波的 1/10,高度在胸导联有时可高达 1.2~1.5mV 也属正常。

7. **QT 间期**　从 QRS 波群的起点至 T 波终点,代表心室肌除极和复极全过程所需的时间。QT 间期的长短与心率的快慢密切相关,心率越快,QT 越短,反之越长。心率在 60~100 次/min 时,QT 的正常范围为 0.32~0.44 秒。因为心率对 QT 间期的影响很大,临床上需要对 QT 间期进行矫正,即 $QT_C = QT / \sqrt{RR}$。QT_C 相当于 RR 间期为 1 秒(心率为 60 次/min)时的 QT 间期,正常 QT_C 的上限为 0.44 秒,超过此值属延长。

8. **U 波**　是在 T 波后 0.02~0.04 秒出现的圆钝状低平波,方向与 T 波相同。胸导联较易见,尤以 V_3 导联较为明显。形成机制尚不清楚,可能是蒲肯野纤维复极和乳头肌复极所致。

（二）小儿心电图的特点

小儿的生理发育迅速,心电图变化也较大。从出生时心电向量右心室占优势逐渐变为左心室占优势,具体特点如下。

（1）小儿心率较成人快,至 10 岁以后可接近成人心率水平(60~100 次/min),小儿的 PR 间期较成人短,7 岁以后趋于恒定(0.10~0.17 秒)。小儿的 $QT_C = (0.40 \pm 0.023) / \sqrt{RR}$,较成人略长。

（2）小儿 P 波时限较成人稍短(儿童小于 0.09 秒),P 波电压于新生儿较高,以后则较成人为低。

（3）婴幼儿常呈右心室占优势的 QRS 图形特征。Ⅰ 和 V_5、V_6 导联有深 S 波,V_1(V_{3R})导联多呈高 R 波。R 波电压随年龄而增加,以后则高于成人。Q 波较成人为深(常见于Ⅱ、Ⅲ、AVF 导联),3 个月以内婴儿的 QRS 初始向量向左,因而无 q 波。新生儿期的心电图主要呈悬垂型,心电轴>+90°,以后与成人大致相同。

（4）小儿 T 波的变异较大,新生儿期其肢体导联及左胸导联常出现 T 波低平、倒置。

四、心室肥大与心房肥大心电图

（一）心房肥大

由于右心房除极占据了 P 波的前 2/3,而左心房除极占据后 2/3,因此右心房肥大主要影响 P 波振幅,而左心房肥大影响 P 波时程。

1. **右心房肥大**　心电图表现为Ⅱ、Ⅲ、AVF 导联出现高而尖的 P 波,振幅大于 0.25mV,称为肺型 p 波,常见于慢性肺源性心脏病及某些先天性心脏病。在合并慢性肺气肿时,P-QRS 波群的电压降低,即使Ⅱ、Ⅲ、AVF 导联的 P 波电压达不到 0.20~0.25mV 的诊断标准,只要 P 波呈尖峰状,其电压达到同导联 R 波的 1/2 时即应考虑右心房肥大。一般各个导联的 P 波时程均不超过 0.10 秒。

2. **左心房肥大**　心电图表现为Ⅰ、Ⅱ、AVL、AVF、$V_4 \sim V_6$ 导联 P 波增宽,≥0.11 秒,常呈双峰型,峰间距≥0.04 秒。典型者多见于二尖瓣狭窄,称为二尖瓣型 P 波。$V_1 \sim V_3$ 导联出现以负向波为主的负正双向型 P 波,Ptf_{V_1} 绝对值≥0.04mV/s。

3. **双房肥大**　右心房与左心房都肥大时,心电图表现为 P 波振幅增高和增宽,且呈双峰型。临床见于风湿性心脏病和先天性心脏病。Ⅱ、Ⅲ、AVF 导联 P 波振幅≥0.25mV,P 波时间≥0.11 秒。V_1 导联 P 波呈双向,起始部分高而尖,≥0.15mV,终末部分宽而深,Ptf_{V_1} 绝对值≥0.04mV/s。

（二）心室肥大

1. **左心室肥大**　左心室的电活动占优势,QRS 向量向左(后)方向增大,QRS 时限可延长,电压增高并伴 ST-T 段改变。

（1）左心室高电压的传统诊断:①$RV_5 > 2.5$mV 或 $RV_5 + SV_1 > 3.5$mV(女),$RV_5 + SV_1 > 4.0$mV(男);②$R_I > 1.5$mV 或 $R_I + S_{III} > 2.5$mV;③$R_{AVL} > 1.2$mV 或 $R_{AVF} > 2.0$mV。

（2）心电轴左偏,但一般不超过-30°。

（3）QRS 波群时限>0.10 秒(一般不超过 0.11 秒)。

（4）在以 R 波为主的导联中 T 波低平、双向或倒置,可伴 ST 段压低。

在左心室高电压的基础上,结合其他阳性指标,可以考虑左心室肥大的诊断。符合条件越多及超过正常范围越多者诊断越可靠,具体需结合临床其他资料,进行综合分析。

2. **右心室肥大**   右心室肥大达一定程度时综合向量逆转,从正常左心室优势变为右心室优势,右前向量突出增大,心电图表现:①$R_{V1}>1.0mV$,S_{V1}较正常减少或消失,V_1(或V_{3R})导联$R/S>1$;②R_{V5}的R/S≤1;③$R_{V1}+S_{V5}>1.2mV$;④AVR导联R/S或$R/q≥1$($R>0.5mV$);⑤电轴右偏。由于正常左心室质量明显大于右心室,因此当心电图表现为右心室增大时其程度往往已经较为严重,诊断价值高。

3. **双室肥大**   当左、右心室都肥大时,有可能因双侧心室的综合向量互相抵消而呈现大致正常的心电图,或仅表现为左心室肥大。双心室肥大时胸导联出现左心室肥大图形,同时可以出现以下心电图改变:①额面QRS电轴右偏超过+90°;②显著顺钟向转位;③V_1导联$R/S>1$;④V_5、V_6导联$S/R>1$;⑤右心房肥大;⑥AVR导联$R/q≥1$,$R>0.5mV$。

五、心肌缺血心电图

当心室肌某一部分发生缺血时将影响复极的正常进行,常见的心电图表现为ST段偏移,T波改变和U波倒置等,有时也可引起QRS波群变化。

1. **T波的改变**   心内膜下心肌缺血时,局部心肌的复极较正常推迟,由于最后心内膜下心肌复极时没有与之抗衡的心电向量存在,导致心电图上出现与QRS主波方向一致的对称性直立高耸的T波。心外膜下或透壁心肌缺血时,心内膜复极在先而心外膜复极在后,因而出现与正常方向相反的T向量,心电图表现为对称性深倒置的T波。

2. **ST段改变**   心肌缺血时除可出现T波的改变外,还可出现ST段的改变或同时伴有ST段改变。

心内膜下心肌缺血时可表现为ST段下移(图1-7-4)。ST段下移可以分为上斜型、水平型和下垂型三种。下垂型、水平型ST段下移≥0.1mV有诊断价值。ST段下移在J点之后0.08秒处下移≥2mm有诊断价值。心绞痛发作时、运动试验时ST段下移比较显著,有时心肌缺血仅表现为ST段轻度下移和水平延长。ST段下移的程度与冠状动脉供血不足的程度有一定相关性。

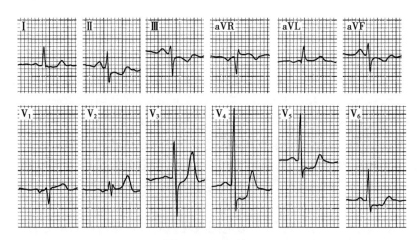

图1-7-4   心肌缺血

注:患者心绞痛发作,Ⅱ、Ⅲ、AVF导联及V_4~V_6导联的ST段水平或下斜型压低>0.1mV。

引自:诊断学.9版.北京:人民卫生出版社,500页,图5-1-41

心外膜下或透壁性心肌缺血可表现为ST段抬高,主要见于变异型心绞痛。ST段抬高的诊断标准:2个或2个以上相邻肢体导联ST段抬高≥1mm,或2个或2个以上相邻胸导联ST段抬高≥2mm。缺血性ST段抬高呈弓背向上,伴有对应导联ST段下移。若ST段持续抬高,提示可能发生心肌梗死。

六、心肌梗死心电图

心肌梗死根据病程分为急性和陈旧性心肌梗死。按病变范围分为透壁性和非透壁性心肌梗死。按心电图有无病理性Q波分为Q波型和非Q波型心肌梗死。按梗死部位分为前壁、侧壁、广泛前壁、下壁、后壁、右心室心肌梗死和心房心肌梗死等类型。

（一）急性心肌梗死

1. 急性心肌梗死的典型心电图演变　从急性心肌梗死发生的最早期开始连续观察心电图变化可分为三个阶段。

（1）超急性期：见于急性心肌梗死的极早期（数分钟或数小时）。由于急性损伤性阻滞可造成心室激动时间延长，QRS 波幅增加，面向损伤面的导联 ST 段斜形升高，T 波对称直立高耸。

（2）急性期：梗死后的数小时或数日，持续至数周，心电图表现：2 个或 2 个以上的导联新出现病理性 Q 波（≥0.03 秒和/或≥1mm）；ST 段起始部呈弓背向上抬高（图 1-7-5）；直立型 T 波可演变为后肢开始倒置，并逐渐加深；新出现的完全性左束支阻滞。

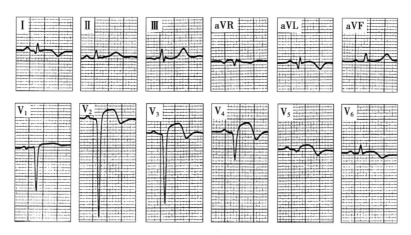

图 1-7-5　急性广泛前壁心肌梗死
引自：诊断学.9 版.北京：人民卫生出版社，504 页，图 5-1-49

（3）亚急性期（稳定演变期）：梗死后数周到数月。心电图表现为病理性 Q 波增深增宽或其后 R 波振幅下降，或保持不变；ST 段逐渐下降至基线，T 波倒置逐渐加深再缓慢恢复，或长期保持倒置。

2. 急性非 Q 波型心肌梗死　是指确有急性心肌梗死但心电图没有病理性 Q 波表现。主要表现为 ST-T 改变，可分为三个类型：①ST 段抬高型：占 40%~50%；②ST 段下移型：占 30%~40%；③T 波倒置型：约占 20%。上述 ST-T 改变持续 24 小时以上且有动态变化，应考虑急性非 Q 波型心肌梗死的诊断。

3. 急性心肌梗死的定位与受累血管　通过心电图可以大致判断心肌梗死部位并初步推定受累血管（表 1-7-2）。

表 1-7-2　心电图导联与心室部位及冠状动脉供血区域的关系

导联	心室梗死部位	供血的冠状动脉
Ⅱ，Ⅲ，aVF	下壁	右冠状动脉或左回旋支
Ⅰ，aVL，V_5，V_6	侧壁	左前降支或左回旋支
$V_1 \sim V_3$	前间壁	左前降支
$V_3 \sim V_5$	前壁	左前降支
$V_1 \sim V_5$	广泛前壁	左前降支
$V_7 \sim V_9$	正后壁	左回旋支或右冠状动脉
$V_{3R} \sim V_{4R}$	右心室	右冠状动脉

（二）陈旧性心肌梗死

多数仅残留病理性 Q 波，但相当一部分病例 T 波不再恢复直立，说明梗死周围心肌长期处于缺血状态,但不一定有临床心绞痛症状。

七、心肌炎与心肌病的心电图

（一）急性心肌炎

心肌细胞发生弥漫性炎性浸润,心肌细胞变性、溶解和坏死,并累及起搏及传导系统。不同程度患者变化不定,可引起 QRS 低电压、病理性 Q 波、ST-T 改变、心脏传导障碍和各种心律失常。

（二）原发性心肌病

1. 扩张型心肌病　没有典型的心电图表现,常可见窦性心动过速,房性和室性心律失常或传导异常。除 ST 段和 T 波改变外,可出现心前区 R 波递增不良和病理性 Q 波。

2. 肥厚型心肌病

（1）非对称性室间隔肥厚：Ⅰ、Ⅱ、Ⅲ、AVL、AVF、V_5、V_6 导联产生病理性 Q 波（深而窄,不超过 0.04 秒）,T 波常直立,个别有 ST 段抬高者但无动态改变。

（2）心尖肥厚型心肌病：V_3、V_4 导联巨大倒置的 T 波（>10mm）、伴 ST 段下移及左心室电压升高。

（三）急性心包炎

心包炎早期 PR 段下移（AVR 除外）,伴有心包积液时可出现 QRS 波低电压和/或电交替。特征性心电图改变为 ST 段呈斜直形或弓背向下的抬高（除 AVR 以外的广泛导联）,一般不超过 4~5mm。

八、电解质紊乱及药物对心电图的影响

1. 低血钾　T 波平坦或倒置;U 波显著;ST 段轻度压低;P 波振幅和宽度增加;PR 间期延长;QT_C 间期延长;可有期前收缩及各种心动过速。T 波和 U 波的振幅变化是其典型的特征性变化。

2. 高血钾　T 波高尖;PR 间期延长;QRS 波群增宽;P 波平坦甚至完全消失,形成所谓的窦室传导。

3. 低血钙　ST 段延长,QT_C 间期延长。

4. 高血钙　ST 段缩短,QT_C 间期缩短。

5. 洋地黄效应　洋地黄直接作用于心室肌,使动作电位时相缩短以至消失,并减少时相幅度,心电图表现：①ST 段下垂型压低;②T 波低平、双向或倒置,双向 T 波初始部分倒置,终末部分直立变窄,ST-T 呈鱼钩形;③QTc 间期缩短。

6. 洋地黄中毒　可以出现各种心律失常：频发性及多源性室性期前收缩、室性心动过速（特别是双向性室性心动过速）,甚至心室颤动。交界性心动过速伴房室脱节,房性心动过速伴不同比例的房室阻滞,也可发生窦房传导阻滞伴交界性逸搏和窦性停搏、心房扑动、心房颤动等。

九、心律失常心电图

正常心律为窦性心律。P 波在 Ⅰ、Ⅱ、AVF 导联直立,AVR 导联倒置,V_1 导联正负双向。每个窦性 P 波之后均继以 QRS 波群,PR 间期 0.12~0.20 秒。正常窦性心律的频率范围是 60~100 次/min,随年龄有增减。婴儿期心率为 110~150 次/min,年龄增长,心率逐渐减慢,10 岁左右起接近成人。

（一）窦性心律失常

1. 窦性心律不齐　窦性 P 波,一帧心电图记录中 PP 间期相差>0.12 秒（或 0.16 秒）。变化与呼吸相关。多数不属于异常。

2. 窦房结内游走心律　P 波为窦性,但同一导联上窦性 P 波可有轻度变化;PR 间期在 0.12~0.20 秒内,但其间期可随心率略有差异,多有窦性心律不齐。

3. 窦性心动过缓　窦性 P 波,成人 P 波的频率<60 次/min,PR 间期≥0.12 秒。临床不属于异常。

4. 窦性心动过速　窦性 P 波,成人 P 波的频率>100 次/min,很少超过 160 次/min,PR 间期≥0.12 秒。多数是生理性。也可以是甲状腺功能亢进等疾病的表现。

5. 窦性停搏　心电图突然出现长的 PP 间期,此间歇与基本窦性间期不成倍数。

（二）期前收缩

期前收缩又称过早搏动，简称早搏。是最常见的心律失常。在窦性或异位心律的基础上，心脏某一起搏点提前发出激动，过早地引起部分或全部心肌除极。期前收缩的基本心电图特征：提前出现的 P 波或 QRS 波群，其后有一个较正常延长的代偿间期。

1. **房性期前收缩**　提前出现的房性 P 波，形态与窦性 P 波有一定差别，PR 间期≥0.12 秒；房性 P 波后可以继一个正常或变异（差异传导）的 QRS 波群，也可以无 QRS 波群（房早未下传）。由于房性期前收缩常可以重整窦房结，因此代偿间歇多不完全。

2. **交界性期前收缩**　提前出现的与窦性心律基本相同的 QRS-T 波（伴室内差异性传导时可变形）；可见逆行 P′波，出现在 QRS 波群之前，P′R<0.12 秒，或出现在 QRS 波群后，多 RP′>0.16 秒；期前收缩后代偿间期可完全或不完全。

3. **室性期前收缩**　提前出现宽大、畸形的 QRS 波群，时限≥0.12 秒，其前无相关 P 波；ST-T 呈继发性改变，与 QRS 波群的主波方向相反；代偿间期绝大多数完全。

4. **室性并行心律**　异位室性搏动与窦性搏动的联律间期不恒定；长的两个异位室性搏动间的间距，是最短的两个异位搏动间距的整倍数；可以产生室性融合波，其形态介于以上两种 QRS 波群之间。

（三）异位性心动过速

1. 室上性心动过速

（1）房室折返性心动过速（AVRT）：为房室旁路参与的心动过速，心动过速可被期前收缩诱发或终止，心电图表现：①突发突止（动态心电图可能记录到），节律规整，频率多在 150~250 次/min；②QRS 波群呈室上性（即形态，时限均正常如窦性），也可呈束支阻滞型；③有时可在 QRS 波之后发现逆行 P′波；④RP′<P′R，RP′>0.07 秒；⑤不发作时心电图可有预激波或正常。

（2）房室结折返性心动过速（AVNRT）：为房室结双经路引起的心动过速，可被期前收缩诱发或终止，心电图表现：①突发突止（动态心电图可能记录到），节律规整，频率在 150~210 次/min；②QRS 波群呈室上性，也可呈束支阻滞型；③逆行 P′波可与 QRS 波群重叠，或在前或在后；多数 RP′<P′R，RP′<0.07 秒。

2. **房性心动过速**　心电图表现：P′波形态与窦性不同，频率>100 次/min，最高可达 250 次/min；P′R 间期正常或延长，P′P′过快时可出现 2∶1 或 3∶1 传导。QRS 呈室上性。

3. **室性心动过速**　心电图中连续出现 3 个或 3 个以上宽大畸形的 QRS 波群，频率高于窦性频率，RR 间期可不匀齐，但相差很少超过 0.03 秒。窦性 P 波与宽大畸形的 QRS 波群常无关，形成房室脱节。PP 与 RR 无固定关系，P 波的频率较 QRS 波群频率低。偶尔室上性激动可下传心室产生心室夺获（QRS 波群提前出现，形态与窦性心律时相同）或室性融合波（图 1-7-6）。

发作时间持续<30 秒，不伴有明显血流动力学改变的室性心动过速为非持续性室性心动过速。发作时间持续 30 秒以上，或持续时间虽不足 30 秒，但可引起明显血流动力学障碍的室性心动过速为持续性室性心动过速。

根据室性心动过速时多 QRS 波形态不同，可以分成单型室性心动过速，多型室性心动过速和尖端扭转型室性心动过速（宽大畸形的 QRS 波群围绕基线不断翻转其主波的正负方向）。

室性心动过速的心电图诊断应注重以下特征：有房室脱节可以认定为室性心动过速。以心电图存在以下特点支持室性心动过速诊断：特别宽大的 QRS 波（>140ms）；心动过速 QRS 形态与室性期前收缩形态一致；有缺血性心脏病；胸导联 QRS 波形无 rS、RS 或 Rs 图形；胸导联 QRS 主波呈同向性（全部向上或向下）。

4. **非阵发性心动过速**　实际是加速了的房性、交界性或室性自主心律，其频率比各部位的自主频率快，但比阵发性心动过速慢。交界性的频率为 70~130 次/min，室性的频率为 60~100 次/min。

（四）扑动与颤动

1. **心房扑动**　心电图上 P 波消失，代之以波形相同、波幅相等、间期匀齐、波间无等电位线的锯齿状波（F 波在Ⅱ、Ⅲ、AVF 及 V₁ 中易于辨认），F 波频率为 240~430 次/min；房室传导可呈不同比例（2∶1 和

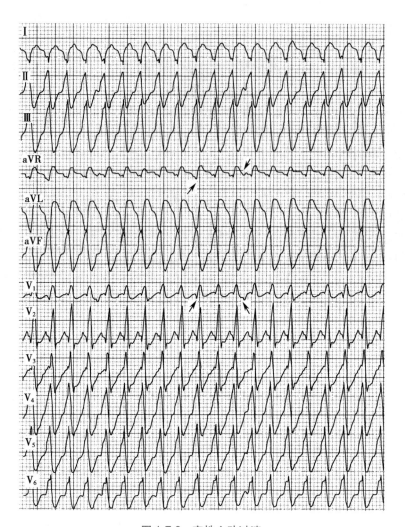

图 1-7-6   室性心动过速

注：12 导联心电图同步记录：箭头示 P 波，PR 间期无固定关系，心室率快于心房率。

引自：诊断学. 9 版. 北京：人民卫生出版社，513 页，图 5-1-66

4∶1下传最常见）；QRS 波群形态、时限正常，也可呈束支阻滞型。

2. **心房颤动**　心电图表现为 P 波消失，代之以形态不同、振幅大小不等、波间无等电位线的 f 波，频率为 350~600 次/min，RR 间期绝对不齐，若伴有完全性房室传导阻滞，则心室律可能匀齐。

3. **心室扑动**　心电图表现为规则的、振幅相等的连续波形，不能区分出 QRS 波与 ST 段和 T 波，每个扑动波由圆钝的上升段和下降段组成，形态似正弦波，频率为 180~250 次/min。

4. **心室颤动**　心电图表现为 QRS 波与 T 波完全消失，代之以形态不同、大小各异、极不匀齐的颤动波（F 波），频率为 250~500 次/min。

（五）逸搏与逸搏心律

当上位节律点出现停搏或节律明显减慢，或者因传导障碍而不能下传时，或者期前收缩后代偿间歇等，低位起搏点发出一个或一串冲动，1~2 个者为逸搏，连续 3 个以上者为逸搏心律。

1. **房性逸搏心律**　心电图表现：P 波的形态不同于窦性，心房率为 50~60 次/min，PR 间期>0.12 秒。

2. **交界性逸搏心律**　最常见的逸搏心律，见于窦性停搏及三度房室传导阻滞等。心电图表现：QRS 波群形态与窦性下传的 QRS 波群一致；P 波位于 QRS 波群前时，PR 间期小于 0.10 秒；或在 QRS 波群附近（前、中、后）出现逆行 P′波，其在 Ⅰ、Ⅱ、AVF 导联倒置，AVR 导联直立，P′R 间期<0.12 秒，RP′间期<0.20 秒；QRS 频率为 40~60 次/min，慢而规则。

3. **室性逸搏心律**　多见于双结病变或发生在束支水平的三度房室传导阻滞。其 QRS 波群呈室性波形,频率一般为 20~40 次/min,可以不规则。

（六）反复搏动

反复搏动又称反复心律。是指心脏某一心腔激动后,经传导激动对侧心腔,传导过程中发生单次折返,使原激动起源的心腔再次激动,可以分为房性、交界性和室性反复心律。

1. 交界性反复搏动　　交界性逸搏或交界性心律时,QRS 波群后出现逆行 P′波,RP′间期>0.20 秒时,P′到下一个 QRS 波群(R′)间期常延长,RR′间期一般≤0.50 秒。

2. 室性反复搏动　　室性宽 QRS 波群后为逆行 P′波,P′波后跟随着室上性窄 QRS 波群(R′),RR′间期比正常窦性心律时的 RR 间期短。

（七）传导阻滞

1. 窦房传导阻滞

（1）二度 I 型窦房传导阻滞:窦性 PP 间期逐渐缩短,之后出现一个长的 PP 间期,此后重复该现象。长的 PP 间期小于基本窦性间期的 2 倍。

（2）二度 II 型窦房传导阻滞:预期产生的 PP 间期间歇性脱落,长的 PP 间期是基本窦性 PP 间期的倍数。

（3）房内阻滞:P 波增宽≥0.12 秒,出现双峰,切迹间距≥0.04s。结合临床资料与左心房肥大鉴别。

2. 房室传导阻滞

（1）一度房室传导阻滞:PR 间期延长,成年人 PR 间期>0.20 秒(老年人 PR 间期>0.22 秒,小于 14 岁的儿童 PR 间期>0.18s),或对两次检测结果进行比较,心率没有明显改变而 PR 间期延长超过 0.04 秒。

（2）二度房室传导阻滞:部分 P 波后 QRS 波群脱漏,可分为两型。①二度 I 型房室传导阻滞(莫氏 I 型):P 波规律出现,PR 间期逐渐延长,R-R 间期逐渐缩短,直至出现一次 QRS 波群脱漏。漏搏后 PR 间期缩短,随后又逐渐延长至 QRS 波群脱漏。可周期性反复出现,也称为文氏现象。②二度 II 型房室传导阻滞(莫氏 II 型):PR 间期恒定(正常或延长),部分 P 波后无 QRS 波群。连续出现两次或两次以上的 QRS 波群脱漏,称为高度房室传导阻滞。

（3）三度房室传导阻滞:又称完全性房室传导阻滞。P 波与 QRS 波群无关(PR 间期不固定),心房率快于心室率。出现交界性逸搏心律时,QRS 波群形态正常,频率为 40~60 次/min;出现室性逸搏心律时,QRS 波群宽大畸形,频率 20~40 次/min;偶有 P 波下传心室者,称为几乎完全性房室传导阻滞。心房颤动时,心室率慢而绝对规则,为心房颤动合并三度房室传导阻滞。

3. 束支及分支传导阻滞

（1）右束支传导阻滞

1）完全性右束支传导阻滞:①QRS 波群时限≥0.12 秒;②V_1、V_2 导联 QRS 波呈 rsR′型或 M 型;I、V_5、V_6 导联 S 波增宽而有切迹,S 时限≥0.04 秒;AVR 导联呈 QR 型,其 R 波宽而有切迹;③V_1、V_2 导联 ST 段轻度压低,T 波倒置;I、V_5、V_6 导联 T 波方向一般与终末 S 波方向相反,仍为直立。

2）不完全性右束支传导阻滞:形态类似,只是 QRS 波群时限<0.12 秒。

（2）左束支传导阻滞

1）完全性左束支传导阻滞:①QRS 波群时限≥0.12 秒;②I、V_5、V_6 导联呈宽大 R 波,R 波粗钝有切迹,无小 q 波及 S 波,V_1、V_2 导联呈宽大而深的 QS 和 rS 波(其 r 波极为低小);③ST-T 方向与 QRS 波主波方向相反。

2）不完全性左束支传导阻滞:形态类似,而 QRS 波群时限<0.12 秒。

左束支传导阻滞合并心肌梗死时,常掩盖梗死的图形特征而难以诊断。若左胸导联均呈 QS 波,I、V_6 导联出现 Q 波,V_1、V_2 导联出现 R 波等,均应高度怀疑合并心肌梗死。

（3）左前分支传导阻滞:①心电轴明显左偏达-90°~-30°;②II、III、AVF 导联呈 rS 型,S_{III}>S_{II},I、

AVL 导联呈 qR 型,$R_{AVL}>R_I$;③QRS 波群时限<0.12 秒。

（4）左后分支传导阻滞:①电轴右偏+90°~+180°;②Ⅰ、AVL 导联呈 rS 型,Ⅱ、Ⅲ、AVF 导联呈 qR 型（q 波时限<0.025s）,$R_{Ⅲ}>R_{Ⅱ}$;③QRS 时限<0.12 秒。

4. 干扰与脱节　心脏同时存在两个节律点,各自起搏控制其周围的心肌并向外传导,激动产生的不应期使其后传导来的激动不能兴奋局部心肌,而影响激动的推进,称为干扰。当两个节律点的频率相近时,会连续产生干扰现象,引起干扰性分离,被称为干扰性脱节。干扰现象的心电图表现多样,如传导延缓、中断、房室脱节等。与传导阻滞类似,需与病理性传导阻滞相鉴别。房性期前收缩的代偿间歇不完全、插入性期前收缩后的窦性 PR 间期延长等,均是干扰现象。干扰性脱节可见于窦性心律减慢,或交界性（室性）心率增快,心电图表现为心房率慢于心室率,而两者分离。

5. 预激综合征　是指在正常的房室传导途径之外,心房和心室之间还存在附加的房室传导束（旁路）,其类型有下述几种。

（1）WPW 综合征:即经典型预激综合征,属显性房室旁路。心电图表现:①PR 间期<0.12 秒;②QRS 波群增宽,时限≥0.12 秒;③QRS 波起始部有预激波（δ 波）;④PJ 间期一般正常（≤0.27 秒）;⑤继发性 ST-T 改变。大致分为两型:A 型（左侧旁路）,V_1~V_6 导联预激波和 QRS 波群均直立,Ⅰ 导联和 AVL 导联预激波为负向;B 型（右侧旁路）,V_1~V_3 导联 QRS 波群以负向为主,V_4~V_6 导联预激波和 QRS 波均直立。

（2）短 P-R 综合征:①PR 间期<0.12 秒;②QRS 波时限正常（伴右束支传导阻滞或室内传导阻滞例外）;③QRS 起始部无预激波。

十、心脏起搏心电图

（一）单腔起搏心电图

1. 心室按需起搏（VVI）　是指心室单腔起搏、单腔感知、感知自身信号后的反应是抑制心室起搏脉冲的发放。心电图表现为在钉样起搏信号后紧跟着一个起搏脉冲引发宽大畸形的 QRS 波群（>0.12 秒）,T 波方向与 QRS 波群主波方向相反。右心室心尖部起搏产生类左束支传导阻滞 QRS 波群,Ⅱ、Ⅲ、AVF 导联的主波向下,心电轴左偏;右心室流出道起搏产生类左束支传导阻滞 QRS 波群,Ⅱ、Ⅲ、AVF 导联的主波向上,心电轴正常或右偏。若一部分心室肌被自身窦性下传节律控制,另一部分被起搏节律所激动,则形成真性室性融合波。QRS 波群形态介于完全心室起搏和窦性激动下传的 QRS 波形态之间。

2. 心房按需起搏（AAI）　是指心房单腔起搏、单腔感知、感知自身信号后的反应是抑制心房起搏脉冲的发放。右心房起搏最常见的部位是右心耳。心电图表现为钉样起搏信号后紧跟心房除极波（P 波）,起搏的 P′波形态不同于窦性 P 波。自身心律与起搏节律发生干扰时,可产生房性融合波。QRS 波形态呈室上性。

3. 单腔起搏器工作异常的心电图改变

（1）感知异常:分为感知不良和感知过度,起搏器的感知器对自主的 P 波或 QRS 波不能感知,仍按自身的基础起搏周期发放的起搏脉冲,称为感知不良或感知低下（图 1-7-7）。起搏器对肌电干扰或远场电位发生感知,称为感知过度,心电图表现为起搏暂停或起搏间期延长（图 1-7-8）。但需要除外电极故障引起的干扰。

（2）起搏功能障碍:心电图上表现为起搏间期长于基础起搏间期或逸搏间期,起搏信号后无相应的 P′波（AAI）或 QRS 波群（VVI）。

（二）双腔起搏心电图

1. DDD 起搏　具有心房、心室的起搏功能和心房、心室的感知功能,还具有房室之间类房室结样的传导功能。DDD 起搏心电图可表现为四种图形。

（1）心房心室顺序起搏:在一个心动周期内前后有两个钉样信号,第一个钉样信号后是起搏心房的 P′波,第二个钉样信号后为起搏心室的宽大畸形 QRS 波,两个钉样信号之间是 AV 间期（相当于 PR 间期）。AV 间期可根据临床需要进行调整。

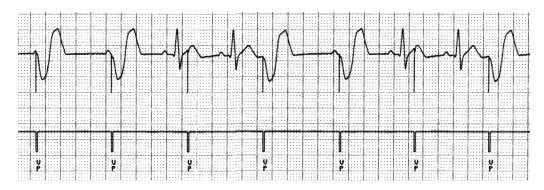

图 1-7-7　VVI 起搏,心室感知不良

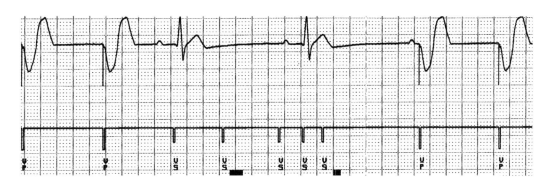

图 1-7-8　心室过度感知

（2）心房感知、心室起搏（类似于 VAT 起搏）：在自身 P 波（窦性或房性）后的一段时间（AV 间期）后,跟随一个钉样起搏信号和一个起搏脉冲引发的宽大畸形的 QRS 波（>0.12 秒）,T 波方向与 QRS 波主波方向相反。

（3）心房起搏、心室感知：心电图表现类似 AAI。

（4）心房心室均为感知：心电图中无起搏脉冲的钉样信号,P 波及 QRS 波群均为自身激动图形。

2. **DDI 起搏**　为房室顺序起搏,心房感知仅抑制心房起搏脉冲的发放而不触发心室起搏,直至心室间期达到下限频率间期时,才发放心室起搏脉冲。

3. **双腔起搏器工作异常的心电图表现**

（1）感知异常：①心房感知低下,自身心房波后出现心房起搏脉冲,QRS 波群可以是自身下传或起搏的。②心房感知过度：呈 VAT 模式工作,心室起搏脉冲前无心房波,有时可见肌电干扰。③心室感知低下,自身的 QRS 波后出现心室起搏的脉冲信号。④心室感知过度,心房、心室起搏脉冲均被抑制,导致起搏频率变慢甚至出现长间歇。

（2）起搏异常：分为心房起搏不良和心室起搏不良,表现为起搏脉冲信号无相应的起搏夺获的 P′波和 QRS 波。

（3）起搏器介导性心动过速：①有明确的诱发原因（房性期前收缩、肌电位干扰等）；②VAT 起搏模式；③心动过速频率匀齐,心动过速频率等于上限频率,心动过速时经起搏器房室 1∶1 传导；④心动过速有突发突止的特点。

（方　全）

参 考 文 献

［1］陈文彬,潘祥林. 诊断学. 8 版. 北京：人民卫生出版社,2013.

［2］黄宛. 临床心电图学. 5 版. 北京：人民卫生出版社,1998.

［3］郭继鸿. 心电图学. 北京：人民卫生出版社,2002.

第二节 运 动 试 验

运动试验又称运动负荷试验,是指通过运动逐渐增加心脏负荷,使心肌耗氧量增加,可发现心肌缺血或心律失常,是用于冠心病及其他疾病的诊断、鉴别诊断和预后评价的一种检查方法。心电图运动负荷试验(ECG exercise stress testing),简称运动心电图试验,是运动试验的一种检测手段,通过运动过程中监测心电图及其受试者的症状、体征变化的方法来进行。因其最符合生理负荷的情况,且心电图记录具有简单、安全、方便的特点,在临床上应用最为广泛,也是目前对已知或可疑心血管疾病,尤其是冠心病进行临床诊断和预后评估的最重要的无创性诊断试验之一。

一、运动试验的适应证

运动试验能提示三种主要的异常:①心肌缺血;②左心室功能不全;③心律失常。试验的目的应事先明确以诊断价值最大化和确保安全为前提。目前运动试验的临床适应证见表 1-7-3。

表 1-7-3 运动试验的适应证

评价目的	了解冠心病的预后、检出高危患者
	了解冠心病的治疗效果
	了解心肌梗死患者的预后
	了解冠心病缺血阈值、冠脉储备及心功能情况
	帮助检出和了解无痛性缺血发作
	帮助诊断不明原因的胸痛
诊断目的	早期检出高危患者中的隐匿性冠心病
	了解各种和运动有关症状(如晕厥、心悸、胸闷等)的病因
	了解运动引起的心律失常
	早期检出运动相关高血压
研究目的	评估抗心律失常药物
	了解各种心血管疾病对运动的反应
康复治疗目的	指导冠心病心肌梗死后患者的康复治疗
	指导心力衰竭患者的康复治疗
	指导其他心血管疾病患者的康复治疗

运动试验主要用于冠心病预后的判断及检出高危患者,还可用于抗心绞痛药物疗效判断、心律失常的诊断及预后判断、抗心律失常药物疗效的判断、左心室功能的评估、指导冠心病及心血管疾病患者的康复治疗及正常人体育锻炼方案等。

二、运动试验的禁忌证

运动试验是一种安全的无创性检查方法。但极少数情况下,某些不稳定或高风险患者有可能因运动诱发冠状动脉闭塞、心肌梗死或猝死,是难以预测和预防的,发生率是 1/2 500。大多数危险情况均能通过严格选择患者来减少甚至避免。因此,需要正确的临床评估以确定哪些患者不适宜进行运动试验。目前,运动试验的临床禁忌证见表 1-7-4。

表 1-7-4　运动试验的禁忌证

绝对禁忌证	急性心肌梗死（2 天内）
	高危不稳定型心绞痛
	未控制的伴有临床症状或血流动力学紊乱的心律失常
	有症状的严重主动脉瓣狭窄
	未控制的症状性心力衰竭
	急性肺栓塞或肺梗死
	急性心肌炎或心包炎
	急性主动脉夹层
相对禁忌证	冠状动脉左主干狭窄
	中度狭窄的瓣膜性心脏病
	电解质紊乱
	严重的高血压（收缩压>200mmHg 和/或舒张压>110mmHg）
	快速性心律失常或缓慢性心律失常
	梗阻性肥厚型心肌病或其他流出道梗阻性心脏病
	精神或体力障碍而不能进行运动试验
	高度房室传导阻滞

三、运动试验前准备

运动试验前，为保证患者的安全，并达到准确诊断及评估的目的，必须做好以下准备：

（1）详细询问病史，了解患者症状发作情况，同时明确有无高血压、晕厥、心力衰竭、脑血管病史，有无急性疾病及炎症感染情况和其他伴随疾病。询问患者用药情况，以及有无肢体运动障碍。

（2）进行体格检查，注意检测重要的临床体征，如血压、心脏杂音和附加音、肺部哮鸣音及啰音等。

（3）12 导联 ECG 检查，必要时行超声心动图检查。

（4）根据试验目的，部分患者需要停用药物。对病情稳定且未确诊冠心病的患者，为了诊断目的而进行运动测试时，需停用抗心绞痛药物（如 β 受体拮抗药、硝酸酯类药物）至少 3~4 个半衰期；对已知冠心病患者，为评估治疗反应或运动能力及判断预后，则不宜停用抗心绞痛药物。应记录这些心血管药物的名称和剂量，包括试验当天最后一次给药的时间。

（5）检查必要的急救设备及急救用药。

（6）向患者及家属详细说明测试方法和目的，包括运动过程中可能出现的症状和体征，以及可能的并发症。

（7）嘱受试者在试验前 3 小时内不得进食，禁饮含咖啡因的饮料，禁吸烟和饮酒。常规药物可与少量水一起服用。受试者应穿宽松、舒适的衣服，穿舒适的步行鞋或运动鞋。

四、运动心电图试验的操作方法

运动心电图试验的操作流程如下：

1. 用酒精进行皮肤处理。

2. 运用 Mason-Likar 导联体系连接心电导联。

3. 进行仪器设备校准。

4. 试验前需记录坐位或站立位 12 导联心电图以了解体位对心电图图形及 ST 段的影响。

5. 确定并执行运动测试方案。

（1）运动试验的方式及方案：目前，运动心电图试验的方式已发展为多种类型，临床应用最广泛的是活动平板和自行车测力计运动试验（又称踏车运动试验）。运动试验方案也有多种可供选择，其主要区别在做功量递增方式(变速变斜率、恒速变斜率、恒定斜率变速等)、递增量、每一级持续时间(温醒过程)和做功总量等方面。目前应用最广泛的平板运动试验方案是 Bruce 方案、Naughton 方案和 ACIP 方案。测试方案应包括热身阶段(2~3 分钟)、分级运动阶段(每 2~3 分钟)或持续增加工作量(最佳总持续时间 8~12 分钟)和恢复期(5 分钟或直至心电图改变和/或临床症状消失)。Bruce 方案为变速变斜率运动,是目前最常应用的方案。其一级能耗为 5Mets,即相当于 17.5ml/(kg·min)氧耗,二级能耗为 7~8Mets,三级能耗为 10Mets,四级能耗为 14Mets。Bruce 方案氧耗量及做功递增量较大,较易达到预定心率。但对心功能差或病重患者则运动递增速度过快,患者不易耐受,亦不易精确测定缺血阈值,需要制订个体化的运动方案。

(2) 运动试验时的监测:运动试验时需对患者一般情况、症状、体征进行监测,同时对患者的心电图,血流动力学情况进行监测。

1) 心电监测:运动试验的监护导联选择对准确诊断有极其重要的意义。单导 V_5 或 CM_5 导联记录,显著降低了检出率,甚至在部分区域造成了大量漏诊。因此,目前更强调多导记录的重要性。为了全面了解患者在运动试验中出现的心肌缺血和心律失常情况,现普遍采用的仍是 12 导联心电图记录。肢体导联部位可采用美国心脏病学会所推荐应用的 Mason Likar 改进肢导联系统。但该改良导联系统可引起电轴右偏,下壁导联电压增高和 Q 波丢失,aVL 导联出现新的 Q 波,与标准 12 导联静息心电图有一定区别。运动试验中在监护仪上可常规持续监测 V_2、V_5 及 Ⅱ 导联,并每分钟或每 3 分钟记录 12 导联心电图 1 次。运动试验结束后,可每 2 分钟记录 1 次 12 导联心电图,至 6~10 分钟。如患者持续有症状或心电图改变。

2) 血流动力学监测:运动试验前,应测定患者卧位及坐位(或站立位)右上肢血压各 3 次,取其平均值。运动试验期间和运动后,每 2~3 分钟测定 1 次血压,直至运动后 6~10 分钟。如运动中出现血压下降,则应每分钟测定血压。若配有自动血压监护仪,则在运动中持续血压监护的同时,仍需按上述方法进行人工测量血压;若患者有心功能不全表现,在运动中宜及时进行体检,注意心脏有无新发的杂音及额外心音,有无肺部啰音,了解有无心力衰竭的其他表现。

3) 患者临床情况的监护

①胸部不适:在运动试验中出现的胸闷不适等症状需与真正的心绞痛相鉴别。典型的心绞痛症状应包括胸骨后疼痛或不适、由运动或情绪紧张诱发、通过休息和/或硝酸甘油可缓解。非典型或可疑心绞痛可以表现为缺少上述三个典型心绞痛特征之一的胸痛或不适。只有确定是心绞痛发作,才需要停止运动试验。

②呼吸困难和疲劳:高负荷量运动在达到峰值心率及做功量时,伴有呼吸困难及疲劳是常见的正常反应。若在低负荷量运动或低心率时出现明显的疲劳和呼吸困难,需仔细区别是心功能不全所致,还是因患者平时缺少锻炼发生的正常运动反应。前者常伴有其他心功能不良表现,如发绀、皮肤湿冷、血压下降或心电图 ST 段偏移等,则宜终止运动。若为后者,则应鼓励患者继续进行试验。

③苍白、皮肤湿冷:运动中出现皮肤湿冷、苍白常是循环功能不良的早期表现,如伴有血压下降及 ST 改变,则更需密切注意。如出现神态淡漠、意识混乱、步态蹒跚,则是脑供血不足的表现,应终止运动,并平卧观察。这种情况在严密监护血压的情况下很少出现,也需注意除外低血糖反应,试验前的血糖检查及病史可提供诊断依据。

④跛行、下肢关节疼痛:这也是运动试验中重要的情况,需要鉴别是否为心血管性的。存在外周循环病变,如常见的动脉粥样硬化或糖尿病病变时,在运动量达到峰值时常出现跛行或下肢关节疼痛等症状,伴下肢末端皮肤苍白、变冷等,是终止运动试验的指征,亦对诊断外周动脉病变提供重要依据。

6. 适时终止运动试验。终止运动试验的绝对指标是患者在运动中出现不宜继续进行运动的情况,如继续运动将对患者有害,此时应立即终止运动试验。目前普遍采用的终止运动试验的标准一般有两类,即达到预期心率或预期做功量为指标的心率或负荷限制性,以及出现特定症状为指标的症状限制性,适用于包括极量、次极量和低水平运动试验等。

(1) 症状限制性运动试验:患者在运动中出现表中所列的表现之一,即为终止运动试验的指征(表 1-7-5)。

表 1-7-5　终止运动试验的指征

绝对指征	运动试验中收缩压下降>10mmHg,并伴有其他心肌缺血证据(临床或心电图)
	中重度典型心绞痛
	逐渐加重的神经系统症状(如共济失调、眩晕或晕厥前期)
	灌注不良体征(发绀或苍白)
	监测收缩压或心电图遇到技术困难
	受试者要求终止运动
	持续性室性心动过速,房室传导阻滞(二度或三度)、心脏再同步起搏丧失
	在运动前无病理性 Q 波的导联(除 aVR 和 V_1 之外)ST 段抬高≥1.0mm
相对指征	运动试验中收缩压下降>10mmHg,不伴有其他心肌缺血证据
	快速进展的 ST 段压低(水平或下降)(>2mm)或心电轴的突然变化
	除持续性室性心动过速之外的其他心律失常,包括多源性室性期前收缩、短阵室性心动过速、成对室性期前收缩、室性期前收缩二联律、室上性心动过速或缓慢性心律失常
	严重疲乏、呼吸困难、喘息、下肢痉挛、跛行
	发生束支传导阻滞或心室内传导阻滞而难以与室性心动过速相鉴别
	胸痛程度加重
	高血压反应(或无明显的症状,但收缩压>250mmHg 和/或舒张压>115mmHg)

（2）极量运动试验和次极量运动试验:预期最大心率反映患者能达到的最大氧耗,不同年龄组的预期最大心率随年龄增加而逐渐降低。近年研究发现,预期最大心率在同一年龄组个体之间有较大差异,与性别、平素的运动状态等多种因素有关。国内目前普遍采用的是简化的修正标准,即最大心率≈220-年龄;次极量(85%)最大心率≈195-年龄。次极量运动试验是一种人为的指标,一般取平均预期最大心率的85%或90%为其预期心率。一部分患者不易达到最大预期心率,则可按此心率为终点。

7. 出具运动试验报告。试验报告应包括患者的基本情况、是否达到年龄预期心率、结束试验的指征、静息心电图诊断、运动试验结果、心肌缺血证据,以及根据临床和心电图评估得出的最终结论和关于进一步检查的可能建议。

五、运动试验结果判读

1. 阳性诊断标准
（1）运动中出现典型的心绞痛。
（2）运动中心电图出现 ST 段下斜型或水平下移≥0.1mV,持续时间≥2 分钟。
（3）若运动前心电图已有 ST 段下移,则运动后 ST 段在原水平再下移≥0.1mV。
（4）运动中或运动后在 R 波占优势的导联上 ST 段缺血性弓背向上型抬高≥0.1mV。

2. 可疑阳性诊断标准
（1）在运动中或运动后以 R 波占优势的导联 ST 段水平型或下斜型下移≥0.05mV 而<0.1mV,持续时间≥2 分钟。
（2）ST 段上斜型下移≥0.15mV,持续时间≥2 分钟。
（3）U 波倒置。
（4）出现严重的心律失常,如多源性期前收缩、室性心动过速、房室传导阻滞、窦房传导阻滞、心房颤动、心房扑动。

（5）运动中收缩压比安静时或一级运动时下降≥10mmHg。

尽管运动试验对冠心病有一定的诊断价值（运动平板试验检出冠心病的平均敏感度为68%，特异度为77%），但我国目前尚无流行病学统计资料，从现有研究结果分析，我国运动试验对高危患者的阳性预测可靠性可能低于85%，对低危人群的阳性可靠性则更低，必要时应行其他检查以进一步明确。同时需要注意的是，运动试验无法根据ST段的压低改变对病变冠脉进行精准定位诊断。运动试验对冠心病患者的预后判断有良好的预测性，并可用于指导患者治疗方案的选择。

六、并发症及处理

运动试验相对安全，即便是心肌梗死后进行运动试验，其致死性心脏事件的发生率（包括致死性心肌梗死和心脏破裂）仅为0.03%，非致死性心肌梗死及成功抢救的心搏骤停发生率为0.09%，复杂心律失常包括室性心动过速发生率为1.4%。大多数危险情况均能通过严格掌握运动试验的适应证和禁忌证，规范化操作与处理，严密监测心电及血压，严密观察患者的主观症状和表现（包括观察患者的步姿、步态），听诊运动期间心音，观察颈静脉、皮肤和一般情况，以及掌握上述终止运动的指征等，来减少并预防心肌梗死等严重并发症的发生。

发生并发症时通常通过终止运动、休息和/或吸氧等处理后在短时间内恢复，对于出现极少数的严重并发症，如难以预测和预防的冠脉血管闭塞、心肌梗死，甚至呼吸心搏骤停等，应给予及时的监护、用药及相应急救措施，并收入院进一步评估和治疗。

（孙丽杰　高　炜）

参 考 文 献

[1] 郭继鸿. 心电图学. 北京：人民卫生出版社，2002.

[2] Fletcher GF，Ades PA，Kligfield P，et al. Exercise standards fortesting and training：a scientific statement from the American Heart Association. Circulation，2013，128：873-934.

[3] Papouchado M，Walker PR，James MA，et al. Fundamental differences between the standard 12-lead electrocardiograph and the modified（Mason-Likar）exercise lead system. Eur Heart J，1987，8（7）：725-733.

[4] Marcadet DM，Pavy B，Bosser G，et al. French Society of Cardiology guidelines on exercise tests（part 1）：Methods and interpretation. Arch Cardiovasc Dis，2018，111（12）：782-790.

[5] Marcadet DM，Pavy B，Bosser G，et al. French Society of Cardiology guidelines on exercise tests（part 2）：Indications for exercise testsin cardiac diseases. Arch Cardiovasc Dis，2019，112（1）：56-66.

第三节　动态心电图

动态心电图（Holter）由美国著名物理学家 Norman J Holter 研发，并于20世纪60年代初期应用于临床，故又称为Holter，是20世纪生命科学中最重要的发明之一。动态心电图可通过动态心电图仪记录受检者连续24小时或更长时间的心电信号，借助计算机进行分析处理，不仅能够准确反映日常生活状态下患者的昼夜心电变化，而且可以捕捉静息心电图不易发现的一过性的心律失常、心肌缺血等心电图异常改变，是静息心电图的有益补充和完善，已成为临床分析病情、确立诊断、判断疗效的重要客观依据。

一、动态心电图设备基本组成

动态心电图由记录系统和回放分析系统所组成。记录系统包括导联线和记录仪。

伴随着半个多世纪电子科技的高速发展，动态心电图记录仪的数据存储方式已由最初的磁带式记录器发展为固态记录器及闪存卡记录器。而无线网络及微电子电路技术的日新月异，特别是针对医疗应用优化的安全智能蓝牙的出现，动态心电图记录仪的体积及数据传输技术正朝向小型化、无线化方向迅速发展。目前，在临床上使用的动态心电图仪除了有导联线连接的传统的动态心电图记录仪（Holter）之外，还有可穿戴式贴片式心电记录仪、体外事件记录仪、体外循环记录仪(external loop recorder,ELR)及植入式循环记录仪(implantable loop recorder,ILR)、移动式心脏遥测装置(mobile cardiac telemetry,MCT)等多种类型的设备。

目前,贴片式心电记录仪、ELR 事件记录仪及 MCT 的导联架构大多为紧密相邻的内嵌式或连接导联线的双电极单导联体系,这种导联体系的动态心电设备体积小,导联线少或没有,方便受检者随身携带,受检者易于接受,从而便于长期对受检者进行心电监测以捕捉心律失常事件的发生。但是单导联体系的动态心电图仪记录到的心电信息不够全面,缺乏心电各波的空间定位信息,有时也会因低电压或信号噪声等因素导致心电图各波尤其是 P 波显示不清,从而影响心律失常的准确诊断。

传统的 Holter 的导联体系早已由 20 世纪的 2 通道、3 通道发展到了当代的 12 导联、18 导联,多导联的 Holter 更利于确定心肌缺血的部位、异位搏动的起源及旁路的定位。

大多数 12 导同步动态心电图所采取的导联体系是改良的标准 Mason-Likar 12 导联体系(图 1-7-9A,彩图见书末),电极片安放部位:上肢电极分别放置在左、右锁骨外侧,而左下肢电极位于左前腋窝线的肋缘和髂嵴之间的中间,右下肢电极放在胸骨上,胸壁 $V_1 \sim V_6$ 导联电极安放位置与常规 12 导心电图胸导联电极放置部位相同。这种方法记录到的波形与常规 12 导联心电图十分相似,但是电极与导联线较多,易产生信号噪声,对患者的日常生活也有所影响。

还有一种简化为 5 个电极的 EASI 导联体系(图 1-7-9B,彩图见书末),实际是对 Frank 导联体系的简化改良,保留了 Frank 导联体系原有的 E、A 和 I 三个电极,并在胸骨上端(胸骨柄处)添加一个"S"电极及一个可以放置在躯干部的任何位置的身体参考电极"R"电极来采集正交的心电信号。操作者无须确定肋间隙并避免了乳房的干扰。EASI 导联体系直接记录 E-S、A-S 和 A-I 三个双极导联的心电图,通过运算处理后可以衍生出 12 导联的心电图,但波幅较常规 12 导联心电图有所差异。由于 EASI 导联体系没有放置在肢体上的电极,从而避免了标准 Mason-Likar 12 导联体系中肢体电极在受检者活动中产生的信号噪声,所以更适合长时程记录动态心电图。

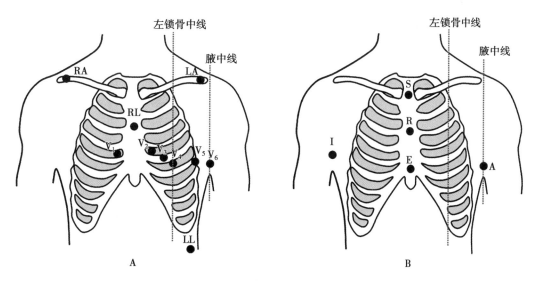

图 1-7-9 导联动态心电图的导联架构

注:A. Mason-Likar 12 导联体系;B. EASI 导联体系。

动态心电图记录仪采集数据后将记录的心电数据传输到动态心电图的回放分析系统中,分析软件首先对 QRS 波群进行检索和分析,确定每个心搏的性质,并提供出心率、R-R 间期、异位心搏的数量等相关数据及图表(直方图、趋势图、散点图等),然后由专业人员使用分析软件提供的各种分析工具进行人工校正和编辑,给出最终的动态心电图分析报告。动态心电图分析的内容主要包括各种心律失常的检出、定性及定量分析、ST 段偏移的检测和分析、起搏心电图的分析等。

二、动态心电图的主要临床适应证

（一）对与心律失常相关症状的评价

1. 晕厥的诊断　心律失常是引起晕厥的常见原因。对于发生无法解释的晕厥、先兆晕厥或原因不明的头晕患者,动态心电图检查可捕捉此类症状发生时的心电图变化,记录与症状相关的缓慢性心律失常(如窦性停搏、房室传导阻滞)或快速性心律失常(如持续性室性心动过速)的发生,为心律失常所致晕厥提供诊断依据并指导治疗;如果在反复发作的症状同时未记录到心律失常,也可以有效地证明心律失常与晕厥无关。

2. 心悸的诊断　对于不明原因的反复心悸的患者,尤其是病史、体格检查和常规心电图等临床资料已提示存在心律失常的可能性或已知患有心律失常可能影响预后的疾病(如结构性心脏病、离子通道病或有心源性猝死的家族史等)的患者,动态心电图可帮助明确心悸与心律失常是否相关,并且有助于为确诊心律失常的患者制订具体治疗方案。

（二）对胸痛和心肌缺血的诊断和评价

心肌缺血主要的心电图改变表现为缺血性 ST 段改变,动态心电图可以通过捕捉这种一过性的 ST 段改变(损伤性抬高或压低)来帮助诊断和鉴别胸痛发作的病因,识别不典型的心绞痛,发现无痛性心肌缺血及评估心肌缺血负荷,对评价日常活动中心肌缺血的严重程度有重要意义。

（三）疾病的预后和危险分层

对于缺血性心脏病和心肌梗死后的患者、非缺血性扩张型心肌病、肥厚型心肌病、致心律失常性右心室发育不良/心肌病、预激综合征(WPW 综合征)、遗传性原发性心律失常(如长 QT 或短 QT 综合征、Brugada 综合征、儿茶酚胺介导的多形性室速、早复极综合征及特发性室颤等)、透析与慢性肾病、癫痫与强直性肌营养不良等神经与肌肉疾病、睡眠呼吸暂停及运动员赛前筛选等方面,动态心电图可及时发现并比较全面地评估室性心动过速(持续性和非持续性)、频发室性期前收缩、心房颤动、缓慢性心律失常(窦房结功能障碍和传导阻滞)、无痛性心肌缺血等心源性猝死的危险因素,有助于及时采取有力的治疗措施,但对于没有结构性心脏病和/或心电生理异常的患者的预后判断价值通常不大。

（四）对心律失常治疗的评价

1. 室性心律失常的治疗　在初始治疗前,动态心电图有助于对室性期前收缩进行检测、定量和形态学的评估,可以分析室性心律失常与之前心率、复极变化(如一过性 QT 间期延长)或心肌缺血之间的关系。

在药物治疗前或随访期间行动态心电图检测是否出现窦房结自律性和房室结传导性下降、一过性 QT 间期过度延长、心室异位搏动的 R-on-T 现象或无症状的尖端扭转型室性心动过速发作等药物不良反应,以评价药物的安全性。

在药物治疗或导管消融术后应使用动态心电图监测室性心律失常是否减少、消失或复发,以评估疗效。

2. 心房颤动的治疗　在初始治疗前,动态心电图有助于对阵发性心房颤动的捕捉(尤其是对于隐源性卒中患者至关重要),评价心房颤动的负荷、心房颤动发作时的心室率、心房颤动持续的最长和最短时间,以及记录心房颤动起始和终止的方式。

对于门诊起始抗心律失常药物治疗的患者,可通过动态心电图监测心率及节律控制情况进行药物治疗的疗效评价。在起始治疗前及调整剂量期间应用动态心电图监测药物的不良反应(如加重窦房结或房室结功能障碍所导致的显著的心动过缓、将心房颤动转化为 1∶1 房室传导的心房扑动而引起快速心室率、室内传导时间延长加重),以及通过检测 QT 间期延长,U 波增大,T 波电交替及室性心律失常频次增加等来预测并发尖端扭转型室性心动过速的风险,以评价药物治疗的安全性。

射频消融治疗术后进行动态心电图监测评估手术成效以确定后续的治疗,并有利于检出心房颤动以外的房性心动过速或未发现的缓慢型心律失常,从而调整药物治疗方案或安装永久起搏器。

（五）对心脏植入设备患者的评价

动态心电图评价是确定心脏起搏器植入术指征的重要依据,对起搏器植入术后的评估也有价值。动态心电图可对术后出现的心律失常进行分析,有助于起搏器故障的准确检测以及起搏器的正确程控,从而合理诊治患者,避免不适当的医疗干预。

三、动态心电图设备的选择推荐

医生要根据不同类型设备的工作特点和对不同疾病诊断评估的准确性,同时还要考虑检查的成本效益、受检者的接受程度、设备自动化程度,以及受检者整体临床状况、症状发生的频率和致命性心律失常发生的概率等因素来选择适合的动态心电图设备。以下是国际动态心电图与无创心电学会和美国心律协会(SHNE/HRS)2017年联合发布的《动态心电图和体外心脏监测/远程监测专家共识》中对动态心电图设备的选择推荐如下。

（1）对于在记录时间窗内可能频繁出现症状的患者推荐行24~48小时Holter监测。

（2）对于症状发作频率低于每天一次或不确定的患者推荐行长时动态心电图监测(如15~30天)。

（3）12导联Holter监测推荐用于分析QRS形态异常(如室性期前收缩的起源)、ST段改变(Brugada综合征、心肌缺血)和QT间期改变。

（4）连续监测(1~14天)有利于观察心律失常发生的趋势和心律失常的类型。

四、动态心电图的结果分析评判

一般来说,动态心电图对于心律失常、ST段改变的诊断我们主要根据常规心电图的诊断方法及标准进行。但是,由于动态心电图记录的是受检者在日常生活及活动状态下的心电活动,患者会在记录时间内有运动、饮食、睡眠等不同的生理活动,受检者的体位、自主神经的张力也会不断发生变化,因而动态心电图记录的心电活动会随着受检者的活动而发生各种各样的变化,动态心电图的结果就会有较大的变异。所以,不能完全套用常规心电图的诊断标准对一份动态心电图的数据进行判读,应结合患者临床实际综合分析评价。

1. 窦性心律的评价

（1）正常心率的范围:健康成人24小时的窦性心搏总数一般在100 000次左右,平均心率59~80次/min,最高心率多发生在白天活动、情绪激动、精神刺激时,儿童、青年最高可达180次/min,极少数超过190次/min,老年人一般不超过130次/min。最低心率多发生在夜间入睡时,尤其多见于凌晨3~5时之间。健康人最低心率很少低于40次/min,其中健康青年人夜间最低心率很少低于35次/min。

（2）持续性窦性心动过缓:24小时总心搏数<80 000次,最快心率<80次/min,24小时平均心率<55次/min。

（3）持续性窦性心动过速:24小时总心搏数>144 000次,最低心率>90次/min,24小时平均心率≥100次/min。

（4）窦性心律不齐:在动态心电图里相当常见,尤其在儿童和青少年中多见,多为正常现象,一般不需要诊断。

（5）窦性停搏:可见于各年龄组人群,常为偶发停搏,时间可达1.5~2.0秒,多发生于睡眠时。窦性停搏如无其他因素存在,一般持续4秒以上才会引起意识障碍。因而偶然出现的停搏周期小于2.0秒的窦性停搏可能不一定是异常,大于2.0秒者则大多为异常,需给予明确诊断。

（6）病态窦房结综合征:动态心电图能检测出缓慢性窦性心律失常及慢快综合征的存在,并能证实心律失常与症状的相关性,是诊断病态窦房结综合征较可靠的检查方法,其诊断指标如下(引自:《临床技术操作规范——心电生理和起搏分册》)。

1）持续缓慢的窦性心律,24小时总心搏数<80 000次,24小时平均心率<55次/min,最快心率<90次/min,最慢心率<35次/min。

2）窦性停搏甚至短暂的全心停搏。

3）二度Ⅱ型窦房传导阻滞伴有交界性或室性逸搏及逸搏心律。

4）窦性心动过缓伴有短阵或阵发的心房扑动、心房颤动或阵发性室上性心动过速,终止时的窦房结恢复时间>2秒。

5）常伴有过缓的交界性逸搏心律(提示双结病变)。

2. 期前收缩的评价 期前收缩是动态心电图中最常见的心律失常,以房性期前收缩和室性期前收缩多见。孤立的无症状的期前收缩多见于健康人,但期前收缩数量24小时通常少于100次,超过此数值是否属于病理性应结合受检者的临床资料判断。按24小时发生的期前收缩次数,将次数≥30次/h(720次/24h)的期前收缩习惯上称为频发。如果出现成对室性期前收缩、多形性室性期前收缩、短阵性室性心动过速、多形性室性心动过速、持续性室性心动过速等多有病理意义。室性期前收缩的危险不取决于其数量,而是取决于其发生的病因,患者基础心脏病的严重程度、心功能状况,以及室性期前收缩对血流动力学的影响;对血流动力学的影响又取决于室性期前收缩的频率、提前度和发生的部位。对于器质性心脏病患者,室性期前收缩即使数量不多也要予以重视。

3. 心肌缺血的评价 动态心电图中心肌缺血发作最常见的改变是动态性的ST段压低,发生透壁性心肌缺血时,也会表现为一过性的ST段抬高(如变异型心绞痛)。

无痛性心肌缺血的诊断须建立在临床确诊为冠心病的前提下,动态心电图记录到动态性的ST段缺血性改变而受检者无胸痛症状时才能成立。无痛性心肌缺血的评价标准通常选用美国国立卫生研究院国家心肺血液研究所提出的"三个一"标准:①ST段水平或下斜性压低超过1mm(0.1mV),逐渐出现并消失;②持续时间最少1分钟;③每次短暂缺血发作的间隔时间至少为1分钟。1999年美国心脏病学会/美国心脏协会(ACC/AHA)动态心电图应用工作指南中建议,将"三个一"标准中间隔时间改为不少于5分钟。

为了定量评估心肌缺血,有学者提出了心肌缺血总负荷的概念,即包括所有的有症状和无症状性的心肌缺血发作在内的,冠心病患者24小时内发生的ST段下降幅度和总时间的乘积。有研究证明,心肌缺血总负荷值≥60mm/min的冠心病患者预后比<60mm/min者差。

动态心电图对心肌缺血的诊断和评价有一定的局限性,除心肌缺血外,体位和呼吸、心动过速及干扰和伪差等很多因素都可以引起动态心电图ST段偏移,因此在进行心肌缺血诊断和评价时,应密切结合受检者的自觉症状和临床资料,要注意鉴别这些因素所致的ST段假阳性改变。

4. 其他心律失常的评价 心律失常的发作有时无规律可循,可表现为一过性、间歇性,也可无症状,常规心电图难以捕捉。动态心电图记录时间长,可以提高对各型心律失常,特别是夜间入睡后发生的心律失常的检出率,不仅可以定量评估心律失常的发生时间、频次及负荷,还可以通过捕捉各类型心律失常的发作前后的全貌(尤其是快速型心律失常的起止特征)及发作过程中的伴随现象(如宽QRS心动过速发作中出现的室房分离、室性融合波及心室夺获等对室性心动过速的诊断,房室折返性心动过速中出现的功能性束支阻滞伴有Coumel现象时对旁路的定位诊断),对心律失常的定性分析、鉴别诊断提供可靠的依据,并帮助判断心律失常的诱发因素(如密切结合受检者活动状态的改变判断阵发性房室阻滞与自主神经功能变化的关系)及评价心律失常与心肌缺血的关系。

(孙英贤)

参 考 文 献

[1] Steinberg JS,Varma N,Cygankiewicz I,et al. 2017 ISHNE-HRS expert consensus statement on ambulatory ECG and external cardiac monitoring/telemetry. Heart Rhythm,2017,14(7):e55-e96.

[2] Crawford MH,Bernstein SJ,Deedwania PC,et al. ACC/AHA guidelines for ambulatory electrocardiography. J Am Coll Cardiol,1999,34(3):912-948.

[3] 王方正.临床技术操作规范心电生理和起搏分册.北京:人民军医出版社,2009:59-68.

[4] 郭继鸿,张萍.动态心电图学.北京:人民卫生出版社,2003.

第四节　动 态 血 压

血压测量是高血压诊断、治疗和科学研究的重要方法,包括手动血压测量、自动诊室血压测量、家庭血压测量(home blood pressure measurements,HBPM)及动态血压监测(ambulatory blood pressure monitoring,ABPM)四种测量方式。24 小时动态血压可以监测 24 小时日常生活状态下(包括日常工作和睡眠状态下)的血压,能更准确全面地反映血压整体情况,已成为高血压诊治管理中不可或缺的检测手段。

关于接受 ABPM 人群,根据国内外高血压指南对 ABPM 的应用具体如下所述。

1. 适应证

(1) 绝对适应证:①识别白大衣高血压现象,包括未经治疗的白大衣高血压、经过治疗或未经治疗的白大衣效应、经过治疗而归因于白大衣效应的假性难治性高血压;②识别隐匿性高血压现象,包括未经治疗的隐匿性高血压和经治疗血压未控制好的隐匿性高血压;③识别异常的 24 小时血压模式,包括日间高血压、午睡/餐后低血压、夜间高血压及识别"杓形"和"非杓形"等高血压昼夜曲线;④评估降压疗效,包括评估 24 小时血压控制情况和识别真正的难治性高血压。

(2) 附加适应证:①评估晨间高血压和晨间血压升高;②筛查和随访阻塞性睡眠呼吸暂停引起的高血压;③评估血压变异性的升高;④评估特殊人群如儿童和青少年、孕妇、老年人及高风险人群的高血压;⑤识别动态低血压;⑥评估内分泌性高血压等。

2. 禁忌证　一般无绝对禁忌证。但下列情况应暂缓进行:①需要保持安静休息的患者;②有血液系统疾病、严重皮肤病、血管疾病、传染性疾病急性期患者;③与运动障碍相关的临床疾病(如帕金森病);④因心律失常导致脉搏不规则时(如心房颤动)。想要获得真实的动态血压监测结果,前提是血压计的正确选择及监测方案的正确制订,然后根据相关指南标准对监测结果做出适当的解读。

3. 检查前准备

(1) 动态血压仪器选择:所选择仪器是需通过权威计量机构认证的动态血压仪,以确保仪器使用的准确性。设备还应具有足够的安全措施,仪器要定期进行校准。所选择的仪器设备尽量以体积小、重量轻、噪声小为宜。

(2) 袖带的选择:袖带的大小应该根据患者上臂的臂围来选择,基本要求是袖带应该环绕上臂周径的 80% 以上,气囊宽度应该是上臂围的 40% 左右,大部分成年人通常选择标准袖带,儿童、肥胖患者配有特殊尺寸的袖带。选择的袖带应不易脱落,方便患者长期佩戴。

(3) 报告软件:选择与仪器匹配的软件系统,能够自动计算出平均收缩压/舒张压、夜间下降率、变异系数等相关数据,绘制趋势图等。

4. 监测方案制订　检查前需对设备进行相应的设置,通常将 24 小时分成两段:06:00~22:00,这 16 小时每 20~30 分钟测量 1 次;而 22:00~次日 06:00,这 8 小时则每 30~60 分钟测量 1 次,如常规测量时未测量到,3 分钟后自动再测量 1 次,建议患者检查期间按照上述时间作息,也可以根据实际需要对设备进行个体化设置。

5. 操作步骤　在动态血压监测前应先测量双侧上臂诊室血压,如果差值≥10mmHg,应选择血压高的一侧进行监测;如果差值<10mmHg,则选择非优势臂进行监测。袖带建议与上臂贴紧,袖带下缘应位于肘弯上 2.5cm 左右,以能插入 1~2 横指为松紧适宜,袖带上的指示箭头应对准前臂肱动脉搏动处,袖带压力管应该在上臂外延向上伸出,以防前臂活动受限制,再将袖带压力管与动态血压计接口连接上并拧紧,然后将动态血压计放入配对的包中,斜挎在肩或挂在腰间。完成上述安装流程后,手动测量血压 1~2 次,以确保血压计能有效工作,监测结束卸下血压计前,建议再手动测量 2 次,以确认血压计正常工作。

6. 注意事项　告知患者保持正常的工作及生活状态,放松心情,不要为了监测选择专门休息或剧烈活动,也不要为了监测而刻意停药;告知患者测量的时间规律,一旦自动测压,佩戴袖带的手臂要自然下垂,保持静止放松状态,直至该次测量完成;要随时关注袖带的位置是否有移动和松脱,若有需要及时纠正,防止袖带压力管扭曲、受压或连接管脱落,睡觉时可以将动态血压计置于身体一侧,避免因躯干压迫袖带压力管致测量失败;夜间测量血压在一定程度上会影响睡眠,告知患者尽量不要起床活动;提醒患者注意保护动态血压计,避免碰撞、沾水或接近强磁场及放射性环境等。

动态血压监测时测量血压的次数较多,特别是在睡眠期间也会进行测量,会给患者带来不适感降低睡眠质量,导致患者的接受性可能会存在一定问题,这就需要检查前对患者强调动态血压监测的意义与重要性,告知监测过程中的睡眠期间充放气会引起肢体不适感干扰睡眠,只要不起床活动,血压测量的准确性影响不大。

7. 数据质控　要求监测时间至少20小时以上,有效读数至少要在总监测次数的70%以上,其中日间至少有20个有效读数,夜间至少有7个有效读数,如果监测中停止测量,停止时间不得连续大于3小时。

8. 监测结果

(1) 24小时、日间及夜间记录的所有收缩压与舒张压读数的平均值为平均压,并根据平均压水平诊断高血压。具体来说,如果患者符合24小时平均血压≥130/80mmHg或日间平均血压≥135/85mmHg或夜间平均血压≥120/70mmHg三者中的其一,则可以诊断高血压。

(2) 晨峰血压:计算起床后2小时内的收缩压平均值减去夜间收缩压的最低值。

(3) 夜间血压下降率:日间平均血压减去夜间平均血压再除以日间平均血压所得的百分比表示,通过计算夜间血压下降率分析将血压昼夜节律分为4型,如果收缩压与舒张压节律不一致时,以收缩压为准。当夜间血压下降率在10%~20%时,血压昼夜节律存在,为构形血压;而夜间血压下降率<10%为非构形,夜间血压下降率>20%为超构形,夜间血压下降率<0为反构形。

(4) 血压负荷:动态血压监测数据读数大于正常值的次数占全部测量次数的百分比。

(5) 血压变异系数(blood pressure variability,BPV):个体在单位时间内的血压波动情况,采用标准差/均值计算24小时、日间及夜间血压变异系数,可以表示不同时间段血压波动的程度(参考值尚未有统一标准,需要大型临床研究确定)。

(6) 清晨血压:动态血压记录的觉醒后2小时或早上6点到10点血压。若平均血压≥135/85mmHg,可诊断清晨高血压。

9. 昼夜血压节律变化影响因素　受神经体液、环境因素和患者行为等影响,血压会有一定波动。通常日间或清醒状态下血压较高,而夜间睡眠时血压较低,但在一些高危因素存在时会引起血压节律的改变。一般夜间血压升高与睡眠呼吸暂停综合征(OSAHS)、惊醒、快动眼睡眠等有关;清晨血压上升与失眠、OSAHS、吸烟、饮酒(进食时)、工作压力、寒冷等有关。

10. 临床应用价值　动态血压监测在诊断高血压及判断高血压真伪中有其独特优势,在临床应用中发挥着重要的价值,尤其是对于发现可疑的白大衣高血压(WCH)和隐匿性高血压(MH)而言。

白大衣性高血压是指未接受高血压治疗的患者在诊室血压升高而在诊室外血压正常,具体来说是未经治疗的诊室血压≥140/90mmHg,但24小时动态血压监测结果未达到高血压诊断标准。有研究表明,72%的白大衣高血压患者可发展为持续性高血压,可以通过ABPM随访这部分患者,了解WCH的进展情况。通过ABPM诊断白大衣高血压,排除了持续性高血压,在一定程度上可避免药物的过度治疗。《2014 ESH动态血压监测指南》推荐对WCH的患者,建议3~6个月内行ABPM进一步明确诊断,每年随访复查ABPM,及早发现是否进展为持续性高血压。

隐匿性高血压是指诊室血压正常而诊室外血压升高。通常日间隐匿性高血压与压力或长期吸烟等相关,而夜间隐匿性高血压与阻塞性睡眠呼吸暂停、糖尿病及慢性肾功能不全等相关。鉴于ABPM可监测日间、夜间血压的优势,成为检测隐匿性高血压的首选方法。鉴于仅有30%诊室血压正常人群中出现隐匿性高血压,建议诊室血压正常人群中具有高隐匿性高血压风险者可考虑进一步ABPM,避免漏诊隐匿性高血压。与血压正常者相比,隐匿性高血压患者靶器官损害的严重程度更高,表现为颈总动脉内膜中层厚度、左心室质量指数和尿白蛋白与肌酐比值升高。在一项对1 492例慢性肾功能不全患者进行的多中心观察研究中,采用24小时动态血压监测发现27.8%的患者有隐匿性高血压,这些患者中,隐匿性高血压与肾脏和心血管靶器官严重损害独立相关,包括较低的肾小球滤过率、高蛋白尿、左心室增大和动脉僵硬恶化。考虑隐匿性高血压可增加心血管疾病和靶器官损害的风险,正确诊断尤为重要。

动态血压测量比诊室血压测量更能预测慢性肾病、心血管不良事件和病死率。动态血压监测可以记录从夜间到清晨血压的正常昼夜变化,包括血压晨峰。在动态血压监测中观察到的血压晨峰可能与慢性肾病、心血管疾病和卒中的风险增加独立相关。既往研究中发现,清晨血压与动脉粥样硬化、左心室肥厚和肾损害等密切相关。

研究发现,非杓形血压的患者卒中风险明显升高。非杓形血压多见于重度高血压患者或伴有靶器官严重受损者、睡眠呼吸暂停综合征和严重失眠者。非杓形血压是慢性肾脏病的独立预测因子。超杓形血压主要与脑血管不良事件有关。与夜间血压生理性下降相比,超杓形血压患者脑出血的风险显著增加。

大多数认为 24 小时动态血压波动曲线呈现一定的昼夜规律,06:00~10:00 上升,14:00~15:00 下降,16:00~18:00 上升,以后缓慢下降直至凌晨 02:00~03:00 最低谷值。这种血压昼夜节律的变化可以使机体适应正常活动和保护心、脑、肾正常结构和功能。现有证据表明,血压变异性是高血压患者心血管风险的重要预测指标。在血管疾病高危患者中血压变异性过大,可能会导致波动过大,增加心脑血管不良事件的风险。有研究显示,有脑卒中或短暂性脑缺血发作史的患者血压变异性明显高于无脑卒中或短暂性脑缺血发作史的患者,并且随访有卒中史或短暂性脑缺血发作的抗高血压治疗患者,发现血压变异性是卒中复发的预测因子。在控制平均血压水平因素情况下,24 小时及日间血压变异性增加可导致心脏及血管损伤加重,增加心血管疾病发病率及死亡率。

动态血压监测在高血压的管理方面也起着关键的作用。通过动态血压监测,能够准确判定降压药物的疗效,从而指导高血压治疗方案的调整,以达到控制夜间血压、清晨血压、难治性高血压及降低血压波动等目标。35 万例老年患者中,使用 ABPM 检测后,随着隐匿性高血压患者的检出,需要接受治疗的患者比例增加了 6%,在符合治疗条件的患者中,只有 37% 的患者血压控制在正常范围内,而使用 ABPM 后这个比例增加至 54%,表明社区采用 ABPM 后血压控制程度明显优于常规血压测量方法。WCH 诊断后治疗的建议是无危险因素仅需生活方式干预,密切随访,但如果合并高危因素(代谢紊乱或无症状性靶器官损害),应在生活方式干预基础上给予药物治疗。对于隐匿性高血压患者,改变生活方式与降压药物治疗都需要考虑。

接受治疗的高血压患者中难治性高血压高达 28%,难治性高血压患者常有白大衣效应,在 2013 年的一项队列研究中,423 例患者在诊室诊断为难治性高血压且血压升高,然而这些患者通过动态血压监测只有 60% 的患者血压升高。考虑难治性高血压患者白大衣效应的较高发生率,动态血压监测比诊室血压诊治真正难治性高血压方面有更大的优势,可有效降低这部分患者低血压和其他不良药物反应的风险。Tanja 等对诊断为难治性高血压的患者进行前瞻性研究,用 ABPM 检测所有研究对象,发现难治性高血压患者的昼夜平均收缩压和舒张压水平均显著高于对照组。同样,与对照组相比,难治性患者的平均日间和夜间心率显著升高,心率最大差异出现在日间(82.1 ± 11.5 次/min vs 71.1 ± 12.3 次/min,难治组 vs 对照组,$P = 0.012$)。难治性高血压患者的心率变异性明显低于对照组高血压患者(4.48 vs 6.11,$P = 0.036$),但通过减慢心率来控制难治性高血压仍需要大量临床研究加以证实。

近期的一项多中心研究中,收集 1 920 例年龄≥60 岁的社区门诊患者动态血压数据,比较单一治疗组和双重联合治疗组的动态血压值、动态血压控制情况(24 小时平均血压<130/80mmHg,日间平均血压<135/85mmHg,夜间平均血压<120/70mmHg)、夜间血压下降模式等,发现使用 β 受体拮抗药降压治疗有利于控制日间血压,而使用利尿药治疗利于控制夜间血压。选择使用长效降压药可有效控制清晨血压,建议服用每日 1 次能够控制 24 小时的血压药物。近期有动态血压专家共识中提到 α/β 受体拮抗药和 α 受体拮抗药也可降低高血压患者的清晨血压,夜间服用 α 受体拮抗药可有效降低夜间血压并在清晨达到最佳效果。有相关研究证实钙通道阻滞药在降低血压变异性方面可能优于其他药物类别,无论作为单一疗法还是联合疗法似乎对 BPV 控制最有效。

临床中通过 ABPM 获取 24 小时血压、血压变异性、昼夜节律等重要参数,针对性地进行生活方式干预、降压药物的调整及其他合并影响血压的疾病(如 OSAHS)来控制血压水平,定期复查 ABPM,来明确降压是否已达标。

综上所述,动态血压是评估血压水平、诊断高血压、观察降压疗效的重要手段,有助于临床进行更全面的风险评估及预后判断,对于发现隐匿性高血压、清晨高血压及排除白大衣性高血压等方面有着独特的优势,值得大力推广及应用。

(杨天伦)

参 考 文 献

[1] Parati G,Stergiou G,O'Brien E,et al. European society of hypertension practice guidelines for ambulatory blood pressure monitoring. Hypertens,2014,32:1359-1366.

[2] 刘力生. 中国高血压防治指南(2018 修订版). 中国心血管杂志,2019,24(1):24-56.

[3] Kazuomi K,Jinho S,Chen-Huan C,et al. Expert panel consensus recommendations for ambulatory blood pressure monitoring in Asia:The HOPE Asia Network. Clin Hypertens,2019,21:1250-1283.

[4] Peacock J,Diaz KM,Viera AJ,Schwartz JE,Shimbo D. Unmasking masked hypertension:prevalence,clinical implications,diagnosis,correlates and future directions. Hum Hypertens,2014,28(9):521-528.

[5] Drawz PE,Alper AB,Anderson AH,et al. Masked hypertension and elevated nighttime blood pressure in CKD:Prevalence and association with target organ damage. Clin J Am Soc Nephrol,2016,11(4):642-652.

[6] Jordana B. Cohen,Debbie L. Cohen. Integrating out-of-office blood pressure in the diagnosis and management of hypertension. Curr Cardiol Rep,2016,18(11):112.

[7] Bum Joon Kim,Sun U. Kwon,Dalia Wajsbrot,et al. Relationship of Inter-Individual Blood Pressure Variability and the Risk for Recurrent Stroke. J Am Heart Assoc,2018,18,7(24):e009480.

[8] O'Brien E,White WB,Parati G,Dolan E. Ambulatory blood pressure monitoring in the 21st century. J Clin Hypertens,2018,20:1108-1111.

[9] 夏珂,赵震宇,杨天伦. 白大衣性高血压. 中华高血压杂志,2014,22(5):489-492.

[10] Lazaridis AA,Sarafidis PA,Ruilope LM. Ambulatory blood pressure monitoring in the diagnosis,prognosis,and management of resistant hypertension:Still a matter of our resistance? Curr Hypertens Rep,2015,17(10):78.

[11] Brambilla G,Bombelli M,Seravalle G,et al. Prevalence and clinical characteristics of patients with true resistant hypertension in central and Eastern Europe:data from the BP-CARE study. J Hypertens,2013,31(10):2018-2024.

[12] Tanja Dudenbostel,Maria C. Acelajado,Roberto Pisoni,et al. Refractory hypertension:evidence of heightened sympathetic activity as a cause of antihypertensive treatment failure. Hypertension,2015,66(1):126-133.

[13] Pei-Pei LU,Xu MENG,Ying ZHANG,et al. Twenty-four-hour ambulatory blood pressure changes in older patients with essential hypertension receiving monotherapy or dual combination antihypertensive drug therapy. J Geriatr Cardiol,2019,16:354-361.

[14] Gianfranco Parati,Paolo Castiglioni,Stefano Omboni,et al. Effects on 24-hour blood pressure variability of ace-inhibition and calcium channel blockade as monotherapy or in combination. Sci Rep,2018,8:13779.

第五节　食管心脏电生理

1906 年,Cremer 率先在透视下在食管放置电极,并成功记录电位,开创了食管心电图的记录技术。1957 年食管心房调搏技术成功应用于临床,此后得到迅猛发展。

经食管心脏电生理检查充分利用了食管与左心房后壁紧密贴靠这一解剖关系,将电极导管经鼻腔送入食管内,应用心脏刺激仪发放直流电脉冲,间接对心房和心室进行调搏。经食管心脏电生理可检测和评价某些心律失常,如病态窦房结综合征、心房颤动、预激综合征、房室结双通道,以及由此引起的室上性心动过速等,亦可作为非药源性治疗室上性心动过速的有效手段,方法简便,诊断和疗效确切,在慢速性心律失常和快速性心律失常的诊疗中都发挥着重要作用。中国心律学会与中国心电学会于 2011 年发布了《食管心脏电生理中国专家共识》,为规范食管心脏电生理工作奠定了基础。

一、适应证

1. 严重的窦性心动过缓,原因不明的晕厥患者,经食管心脏电生理进行窦房结、房室结功能的评估。
2. 阵发性心悸,脉率快而整齐,未能记录到发作时心电图的患者。
3. 心电图记录到阵发性室上性心动过速,经食管心脏电生理以明确心动过速的类型与机制。
4. 对显性预激综合征患者,经食管心脏电生理了解旁路的电生理特性和心动过速诱发情况。
5. 终止室上速、典型心房扑动及部分室性心动过速,经食管心脏电生理评估心律失常风险。
6. 经食管心脏电生理研究某些心电现象或复杂心律失常的机制。
7. 经食管心脏电生理用于射频消融术前筛选及术后判断疗效等。

二、禁忌证

1. 食管疾病如食管癌、严重食管静脉曲张、食管狭窄、食管灼伤等。
2. 严重的鼻腔疾病(反复鼻腔出血、鼻腔及咽喉部肿瘤)。
3. 明确的心房颤动,无法经食管心脏调搏终止,且有发生栓塞的风险。
4. 有严重心脏扩大、重度心功能不全。
5. 心电图有心肌缺血改变、未控制的不稳定型心绞痛或急性心肌梗死。
6. 急性心肌炎、心内膜炎、心包炎及梗阻性肥厚型心肌病等。
7. 严重电解质紊乱、心电图 QT 间期明显延长,高度房室传导阻滞,频发多源性室性期前收缩,尖端扭转型室性心动过速,或其他有严重血流动力学障碍的快速性或者缓慢性心律失常患者。
8. 严重高血压(血压>200/110mmHg),且无法控制者。
9. 恶病质或者患者状态极差不能耐受检查等。

但上述 4~9 因紧急治疗需要终止心动过速或需鉴别心动过速类型时不在此限,应根据条件权衡。

三、检查前准备

(一)设备准备

设备要求具备心脏刺激仪、电极导管、心电记录仪、抢救设备和抢救药品等(图 1-7-10,彩图见书末)。

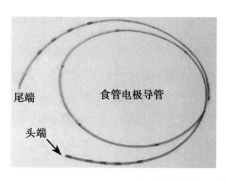
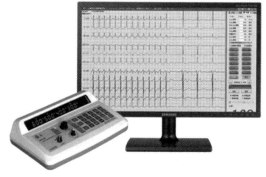

图 1-7-10　食管电极、刺激仪和记录仪

　　1. **电极导管**　有双极、4 极、5 极、6 极食管电极导管等,广泛应用的四极导管,远端为起搏电极,近端记录食管心电图。提倡一次性使用食管电极导管,如必须重复使用,推荐过氧乙酸、环氧乙烷消毒或 2% 戊二醛消毒液浸泡 30 分钟以上消毒。

　　2. **刺激仪**　经食管电生理检查专用,能够发放各种程控和非程控直流电脉冲的心脏刺激仪,输出电压在 0~50V,脉宽最大可调至 10ms,发放脉冲的方式与心内刺激仪相似。普通心电生理刺激仪应避免在充电情况下使用,数字化心脏心电生理刺激仪可以在充电时使用。刺激仪通过鳄鱼夹连线与心电图机相连,或者直接通过心电图电缆记录心电图,通过计算机操作刺激程序。

3. **记录仪**   单通道、多通道有示波的心电图机或多导生理记录仪,有冻结、存储功能。使用体表心电图监护和记录,以能同步记录 I、aVF、V₁ 导联为宜。V₁ 导联 P 波清楚,有利于分析心律失常。推荐使用刺激仪与记录仪合为一体的新型食管心脏电生理检查仪,能在发放电刺激时同步记录 12 导联与食管导联心电图。

4. 检查前预留静脉通路,准备好除颤器和急救药品,以及相关检查用药(阿托品、普萘洛尔等)。

(二)临床准备

1. 仔细询问病史,明确检查目的,熟悉检查过程。

2. 操作人员要求优选具有执业医师资格的心电图医师、心血管医师,心电生理医师。

3. 检查前进行常规心电图、心脏影像学检查,相关实验室检查。

4. 签署知情同意书。

5. 餐后至少 2 小时以上操作。不必禁食,相关抗心律失常药物一般应停用 5 个半衰期以上。

四、检查技术

(一)放置食管电极方法

1. 检查前记录体表 12 导联心电图以对照。

2. 患者平卧,也可以采取坐位插管。

3. 在食管电极头部涂抹液状石蜡,将弯曲成一弧形的食管电极经鼻孔缓慢插入,到达咽部后随吞咽动作徐徐下行(咽部反应明显者可以使用 1% 盐酸丁卡因胶浆滴入鼻咽部)。

4. 注意手法轻柔,当电极前端进入鼻腔后,如有阻力时,向上抬电极以跨过上颚生理弯曲;通过咽部时,若有困难,嘱患者配合吞咽动作,随阻力消失顺利将电极送入食管;经鼻刺激较重或者有鼻腔疾病者,可以经口插管;一旦导管误入气管患者会出现剧烈咳嗽或者气急,此时应将电极导管退出重新插入。

5. 食管电极送入深度(从前鼻孔算起),成人男性 36~40cm,成人女性 34~38cm。或按计算公式:(受检者身高+200)÷10 = 插管深度(cm)。不同的插管深度,食管心电图的 P 波形态也不相同(图 1-7-11)。为了获得稳定的心房起搏,以食管电极记录到心房电图幅值最大的部位(正负双向或直立最大 P 波)进行刺激为宜。

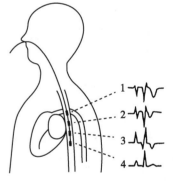

图 1-7-11   电极深度与心电图对照关系

(二)食管导联心电图的连接与记录

单极食管导联心电图:选用 V₁~V₆ 导联中的任意一个导联。使用一根鳄鱼夹桥接线,一端连接心电图导联,另一端连接食管电极的尾端第一极,记录所选胸导心电图。双极食管导联心电图:选用 I、II、III 导联中的任意一个导联;两根鳄鱼夹连线,一根的一端连接所选导联的正极,另一端连接食管电极尾端的第一极;另一根一端连接所选导联的负极,另一端连接食管电极尾端的第二极;记录所选导联心电图即为双极食管心电图。

(三)起搏阈值与感知

以快于自身心率 10~20 次/min 的频率开始刺激,逐步将起搏电压从低调高,直至稳定起搏后的最低电压即为起搏阈值,心房起搏阈值一般在 15~25V,进行电生理检查时的起搏电压一般高于该阈值 2~5V,以保证有效起搏。起搏电压>30V 时患者会感到灼痛感,甚至难以完成检查。可采取调整食管电极位置,交换近、远端电极极性,采用多电极导管,以及使用一次性食管电极等方法降低起搏阈值。

将感知连接线的两端分别接在右下肢导联和右上肢或胸前导联后即可调节感知,以连接右下肢和胸前导联时感知灵敏度最强。由低到高缓慢旋转感知灵敏度的旋钮,刺激仪提示感知的最低电波幅度即为感知灵敏度,在此基础上将灵敏度适当调高(数值下降),以保证全部正确、有效感知自身 P、R 波。

(四)常用刺激方法

按照是否能程控控制分为程控刺激和非程控刺激两种;按刺激频率分为起搏、超速、亚速等刺激;按照发放方式分为定时、定数和任意发放;按刺激部位分为心房和心室刺激等。

1. **非程控刺激法**　亦称 S_1S_1 刺激法。以恒定频率或变频发放脉冲,适用于测定窦房结功能和房室交界区起搏及传导功能、阐明房室结双径路、预激综合征的电生理特性,诱发和终止室上性心动过速等。常用的有以下几种方法:

(1) 分级递增刺激法:是最常用的非程控刺激法。采用比自身心率快 10~20 次/min 的频率开始刺激,刺激频率每级递增 10 次/min。

(2) 连续递增递减刺激法:略高于自身心率(递增)或者较快心率(递减)开始刺激,刺激频率连续递增或递减,直至观察到所需电生理特性为止。

(3) 超速刺激法:为最常用的终止室上速电刺激方法。以高于心动过速 30~50 次/min 的频率连续发放数秒或数个快速刺激(图 1-7-12)。

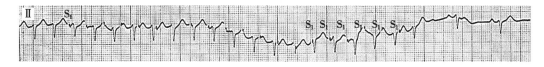

图 1-7-12　以 S_1S_1 380ms 刺激心房终止阵发性室上性心动过速

(4) 其他:除此以外,还有短阵猝发刺激法及亚速刺激法等。

2. **程序性期前刺激法**　在基础刺激或自身心律的基础上发放 1 次或多次期前刺激,通常在稳定起搏 6~8 次后发放期前刺激。该方法适用于测定心脏不应期、阐明房室结双径路、房室旁道电生理特性,诱发和终止阵发性室上性心动过速、揭示常见的电生理现象等。最常用的有 S_1S_2 刺激法,此外还有 $S_1S_2S_3$ 刺激法、PS_2 或 RS_2 刺激法等(图 1-7-13)。

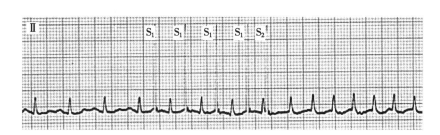

图 1-7-13　以 S_1S_2 380/240ms 程序期前刺激心房诱发心动过速

五、食管心房调搏的临床应用

(一)测定窦房结功能

1. **窦房结恢复时间(sinus nodal recover time,SNRT)的测定**　S_1S_1 分级递增刺激,以略高于基础心率 10 次/min 开始,逐步提高 10~20 次/min,每阵刺激持续 30 秒~1 分钟,测量末次刺激脉冲至刺激后第一个窦性 P 波出现的时间,取最大值即为 SNRT(图 1-7-14)。最适起搏频率在 90~150 次/min。如刺激停止后先出现房室交界性逸搏,则末次刺激脉冲至逸搏的间距称为窦结恢复时间(SJRT)(图 1-7-15),临

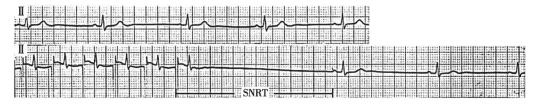

图 1-7-14　窦房结恢复时间测定
注:应用 S_1S_1 =520ms 的频率经食管起搏心房测定的 SNRT 时间为 2 720ms。

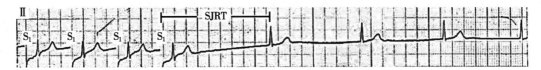

图 1-7-15　窦房结恢复时间

注:应用 S_1S_1 = 800ms 的频率经食管起搏心房测定的 SJRT 时间为 1 880ms。

床意义与 SNRT 相同。正常值≤1 500ms,SNRT≥2 000ms 时,具有诊断意义。

2. 总恢复时间（total recover time，TRT）　为停止刺激后恢复至刺激前的窦性周期的时间,TRT>5 000ms 为异常。

3. 校正的窦房结恢复时间（CSNRT）　去除心率对窦房结恢复时间影响后的检测值。CSNRT = SNRT−刺激前窦性周期长度。CSNRT>550ms 为异常。

测定 SNRT 是病窦综合征诊断的一项敏感而特异性强的指标,但是有 20%～30% 的患者会出现假阴性结果,应结合其他检查(如动态心电图)对患者综合判断。对于窦房结停搏时间长或者有晕厥症状的患者,应随时准备紧急起搏。

（二）测定窦房传导时间（sinus atrial conduction time，SACT）

常用连续刺激法和房性期前收缩刺激法间接测定 SACT(图 1-7-16)。窦房结对不同的偶联间期的房性期前收缩有 4 种不同的反应,分别是窦房结周围干扰区(Ⅰ区),窦房结内干扰区(Ⅱ区),窦房结不应区(Ⅲ区)和窦房折返区(Ⅳ区),分别采用不同方法计算 SACT。SACT>150ms 为阳性。

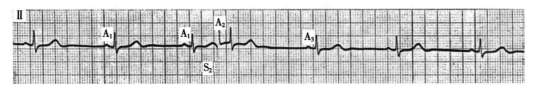

图 1-7-16　房性期前收缩刺激法测量 SACT

注:窦性心律 A_1A_1 = 1 260ms,给予联律间期 420ms 的 RS_2 刺激,A_2A_3 间期 1 360ms,则 SACT 为 $(A_2A_3 - A_1A_1)/2$ = 50ms。

（三）心脏固有心率测定（intrinsic heart rate，IHR）

（1）记录静息心电图及心率。

（2）普萘洛尔或者美托洛尔 0.2mg/kg,以 1mg/min 速度静脉推注,之后记录心电图及心率。

（3）10 分钟后,阿托品 0.04mg/kg,2 分钟静脉推注完毕,记录 5～10 分钟内最高心率,为实测固有心率(IHRo)。

（4）预测固有心率(IHRp):IHRp = 118.1−0.57×年龄。

正常值:IHRo>IHRp>80 次/min。IHRo<IHRp 或 IHRo<80 次/min 提示窦房结自律性低下。评价自主神经对窦房结自律性的影响。

（四）检测房室传导功能

1. 心脏不应期的分类

（1）相对不应期(relative refractory period,RRP):心肌组织在一次激动后,需要更高强度的刺激才能引发激动反应,且兴奋反应缓慢的一段时间。电生理检查常以发生传导缓慢时的最长期前刺激偶联间期表示。

（2）有效不应期(effective refractory period,ERP):心肌组织在应激后不能被再次激动的一段时间。临床意义较大,以该组织发生传导阻滞时的最长期前刺激偶联间期表示。

（3）功能不应期(functional refractory period,FRP):激动能连续两次有效通过心脏某组织的最短时间间期,以能引起该组织连续两次应激时的最短期前刺激偶联间期表示。

2. 检测方法　检测部位的心肌不应期须长于上位心肌的不应期,否则无法测试。常采用 S_1S_2 或 RS_2

刺激法进行负扫描以测定心房、房室交界区、房室结快/慢径及房室旁道前传有效不应期等（图1-7-17）。诊断不应期时需注明基础刺激周长。S_1S_1分级递增刺激出现文氏型房室阻滞时的最低刺激频率即为文氏阻滞点，正常值≥130次/min。出现2:1房室阻滞时的最低刺激频率即为2:1阻滞点，正常值≥170次/min。

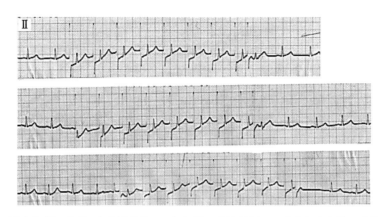

图1-7-17　S_1S_2由600/300ms负扫描至600/280ms时进入房室结不应期

（五）诊断房室结双径路

1. **检查方法**　RS_2、S_1S_2、$S_1S_2S_3$程控期前刺激或心房S_1S_1刺激。

2. **诊断标准**

（1）心房S_1S_2刺激（图1-7-18）：S_1S_2偶联间期缩短10ms，刺激脉冲落入快径路有效不应期时，S_2R_2间期突然延长>60ms（跳跃现象），可立即或在S_2R_2间期继续延长到一定程度后诱发房室结折返性心动过速。部分患者无跳跃现象，需根据心动过速时P′R和RP′间期等电生理特性进行鉴别诊断。房室结折返性心动过速的类型：慢快型（SR间期明显延长后诱发心动过速；食管导联RP′<70ms）；快慢型（RP′>P′R）；慢慢型（P′R及RP′均延长，P′波在RR中间）。

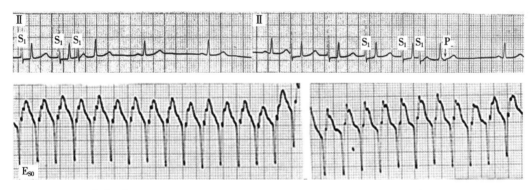

图1-7-18　S_1S_2由640/330ms缩短至640/320ms后SR跳跃伴一个回波；心动过速发作时RP′<70ms

（2）心房S_1S_1刺激：①刺激周长短于快径路顺传有效不应期时，激动从快径路传导变为经慢径路传导，表现为SR间期突然显著或成倍延长。②心房激动分别经快、慢径路顺传时，可交替出现短、长两种SR间期或3:2的房室传导。能诱发折返性心房回波或房室结折返性心动过速时，可与单纯的房室结文氏传导相鉴别。

（六）检测房室旁道

1. **检查目的**　诊断可疑心室预激，隐匿性房室旁道及房室多旁道。

2. **检查方法**　心房RS_2、S_1S_2、$S_1S_2S_3$程控期前刺激或者S_1S_1刺激（图1-7-19，图1-7-20）。

3. **诊断标准**　根据预激波情况判断显性旁道部位：①起搏点距房室旁道越近，心室预激程度越大。食管心房起搏更有利于显示左侧显性旁道。②缩短期前刺激的偶联间期或起搏周长，使房室结处于相

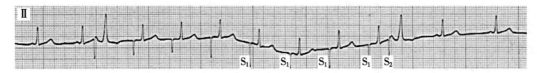

图 1-7-19　S_1S_2 刺激进入房室结不应期,显现预激波

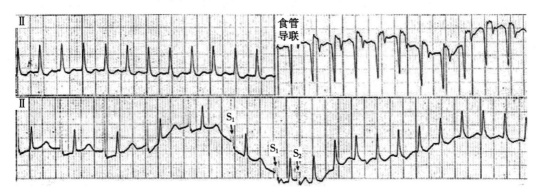

图 1-7-20　心动过速体表和食管心电图
注:S_1S_2 诱发心动过速。

对或有效不应期有利于显示潜在的房室旁道及定位。③无前传功能的旁道,可通过诱发心动过速后,V_1 与食管导联的 RP′ 间期对比(食管导联 P′ 波早于 V_1 提示左侧旁道),初步判断隐匿性旁道的心房端位置。

（七）诱发与终止心动过速

能诱发心动过速的最长至最短期前刺激偶联间期为诱发窗口,窗口较宽时极易诱发心动过速。对病史典型但难以诱发者,调整刺激方法以提高诱发率。采用出现房室文氏阻滞点频率的 S_1S_1 刺激定数 3～4 次诱发率最高。

心房超速刺激可终止折返机制引起的心动过速。终止心房扑动超速刺激频率从心房扑动波频率加 50 次/min 开始,每次递增 50 次/min,刺激时间不宜过长,成功率 70%～80%,非典型心房扑动的成功率极低,有诱发心房颤动的风险。束支或分支折返性室性心动过速,房室交界区顺传不应期短,应谨慎采用食管超速刺激终止。

六、不良反应及处理

（1）插入电极过程中部分患者明显恶心难以耐受。建议详细向患者解释配合方法,咽部反应明显者可以使用 1% 盐酸丁卡因胶浆滴入鼻咽部,注意动作轻柔。如不能耐受经鼻腔插管者,可以换经口插管。

（2）经食管电极起搏时,电压较高,极少数患者难以忍受,甚至拒绝检查。出现这种情况时,可以暂停起搏后安抚患者,并适当调低电压再次尝试。

（3）由于心脏起搏增快心率,可能诱发心绞痛或者心肌缺血。检查前要严格筛选,心电图有心肌缺血改变、未控制的不稳定型心绞痛或急性心肌梗死的患者不能进行该项检查。但如果检查前未发现而检查中出现心绞痛或心肌缺血要立刻停止起搏,观察患者心电图和症状的变化,必要时给予硝酸甘油含服等处理。

（4）预激综合征患者,快速心房刺激可能诱发心房颤动或者心房扑动,有导致快速室性心律失常的可能,必要时电复律。检查时旁边要备好除颤器,一旦发生严重的心律失常,要进行电转复。

（5）有诱发室性心律失常或伴血流动力学障碍的缓慢性心律失常的可能,应做好电复律或紧急起搏的准备。

（孙英贤）

参 考 文 献

［1］李忠杰,许原,惠杰,等.食管心脏电生理中国专家共识.临床心电学杂志,2011,20:321-332.

［2］许原,郭继鸿.食管心房调搏.北京:北京大学医学出版社,2010,43-44.

［3］浙江省医学会心电生理与起搏分会无创心电学组.浙江省食管法心脏电生理技术操作与诊断规范(试用版).心电与循环,2015,(4):241-246.

［4］中国心电学会无创心脏电生理专业委员会.食管心脏电生理检查标准化操作建议.心电图杂志(电子版),2014,3(1):56.

第八章 心血管影像学

伴随着新技术的应用,心血管影像学诊断在经历了大体形态学、功能成像等阶段后,正逐步向组织、分子生物学,以及数字化、智能化方向发展。在二维图像基础上发展起来的三维和四维图像更加直观和全面。

在临床应用价值上,医学影像学已经不仅仅限于诊断,而且还能够在疾病预后判断和危险分层中发挥重要作用。面对百花齐发,争奇斗艳的局面,充分认识每一种影像学特点及检查适应证,了解其优点和不足,把握由简单到复杂,由无创、微创到有创的检查原则,并在实践中考虑到各种影像学技术的效价比、侵袭性和优势互补等至关重要。

第一节 胸部 X 线片

传统的胸部 X 线片仍然是心血管疾病最基本的检查方法,胸部 X 线片的数字化如 CR 和 DR 则实现了医学影像学的无胶片存储、传播、查询和无纸化阅片。就诊断价值而言,胸部 X 线片最大优势是"心肺兼顾",不仅可以显示心脏轮廓和大小,而且能够全面反映肺循环的状态,这是任何其他影像学方法都无法替代的。但是 X 线片无法显示心内结构,并且因为心脏和大血管在 X 线片上的投影彼此重叠,需结合不同的投照体位才能大致将各个房室和大血管的边缘显示出来,进而判断其大小变化。通过肺水肿、肺血少、肺血多、肺淤血等常见征象结合临床通常能够对心力衰竭及简单的先天性心脏病和风湿性心脏病等进行诊断。常见的先天性心脏病包括肺动脉瓣狭窄、房间隔缺损、室间隔缺损和动脉导管未闭,甚至法洛四联症。

一、心脏大小

心胸比=心脏横径/胸廓横径,正常值为 0.5。心胸比 0.50~0.55 为轻度增大,心胸比>0.60 为高度增大,两者之间为中度增大。但心胸比只能大致地反映心脏大小的变化,而且受年龄、体型、体位及呼吸运动影响,因此只是一个粗略的参照参数。

不同房室的增大,在 X 线片上具有不同的征象。左心房居心脏的后上方偏左,故有后心房之称。左心房增大时,正位片心影内可见双房影,有时候心脏右缘可见双边影,严重时可见气管分叉角度增大、左侧支气管受压抬高等征象(图 1-8-1A)。左侧位食管服钡片可见因左心房增大食管受压向后移位,这是最常见的征象(图 1-8-1B)。左心室增大时,正位片可见左心缘圆隆,心尖向左下延伸(图 1-8-2);左侧位或左前斜位可见心后/下缘增大,心后间隙缩小或消失。

右心房居心缘右下段,右心房增大时,后前位示心脏右缘下段延长并向右侧突出(图 1-8-3)。右心室系前心室,右心室增大时,正位片示心脏膈面增宽,心脏横径增大,心尖圆隆上翘(图 1-8-3)。左侧位示心

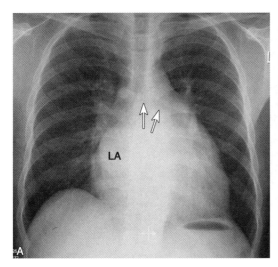
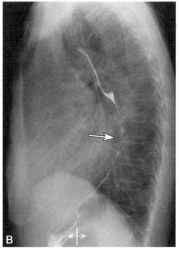

图 1-8-1　左心房扩大：风湿性心脏病二尖瓣狭窄患者

注：A. 正位片示两肺淤血，右心缘可见双房影，气管分叉角度增大（箭头），提示左心房扩
大；B. 左侧服钡片可见食管受压明显后移（箭头）。

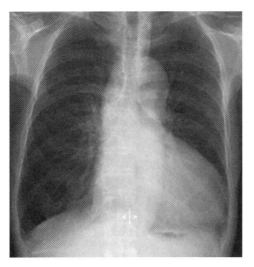

图 1-8-2　左心室扩大：主动脉瓣关闭不全患者
注：正位片示左心缘向左下延长。

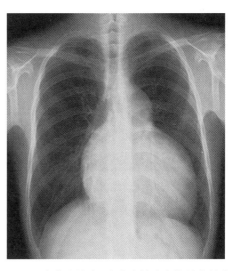

图 1-8-3　右房室扩大：肺动脉瓣狭窄伴继发性右房
室扩张
注：正位片示肺纹理纤细，肺动脉段直立性凸出；右心
缘段增长、右心室膈面增宽，提示右房室明显增大。

前间隙缩小甚至消失。

二、肺循环异常

体静脉血液经右房室进入肺循环再经肺静脉回流至左房室，因此心脏疾病通常会引起肺循环异常，胸部 X 线片是评估肺循环异常的最佳检查方法。肺循环异常可分为肺血多、肺血少、肺淤血和肺水肿等。当肺血多和肺淤血达到一定程度时可引起肺循环高压。

肺血多，又称肺充血。主要是由左向右分流先天性心脏病所致。表现为肺血管纹理增粗增多，边缘锐利，肺门影增大（图 1-8-4A）。肺血少，为肺动脉狭窄所致。表现为肺纹理稀疏，肺野透过度增加（图 1-8-4B）。肺淤血，为肺静脉回流障碍所致。多见于二尖瓣瓣口狭窄或阻塞性病变，如风湿性心脏病二尖瓣狭窄或肿瘤阻塞二尖瓣瓣口等，胸部 X 线片表现为上肺静脉扩张，肺纹理模糊，肺野透过度下降（图 1-8-4C）。肺水肿，常是由左心衰竭所致。急性肺水肿表现为以双侧肺门为中心的大片模糊影，典型者呈蝶翼状（图 1-8-5）。

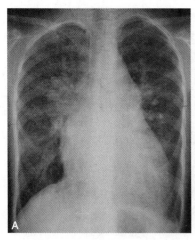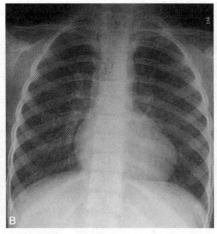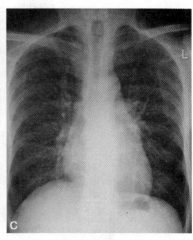

图 1-8-4　肺血变化

注:A.动脉导管未闭,X线片示肺血管纹理增粗增多,肺野清晰,肺动脉段凸出,提示肺血多;左心缘向左下延长,提示左心室大。B.法洛四联症:X线片示肺血管纹理纤细、稀疏,肺野透过度高,肺动脉段凹陷,提示肺血少;心尖圆隆上翘,提示右心室大。C.风湿性心脏病二尖瓣狭窄,胸片示肺血管纹理增多、模糊,肺野透过度低,上肺静脉扩张,下肺静脉变细,提示肺淤血;左心耳部凸出,提示左心房大。

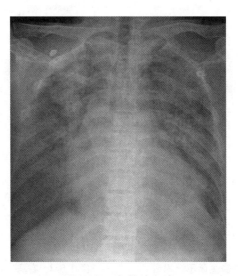

图 1-8-5　急性肺水肿

注:双肺广泛片絮状影,肺野透过度低,多因心力衰竭所致。

（赵世华）

参 考 文 献

[1]　刘玉清.心血管病影像诊断学.合肥:安徽科学技术出版社,2000.

第二节　心血管 CT

常规胸部 CT 扫描能够显示心脏大血管轮廓、纵隔内器官及组织的毗邻关系,对显示心包积液、增厚、钙化有一定帮助,但是组织对比度差,因此要全面准确地评估心脏和冠状动脉,则需借助碘对比剂,实施 CT 血管造影(CTA)。CTA 可多视角观察冠状动脉的起源和走行途径,既能显示管腔,又能识别管壁结构,因此无论在冠状动脉还是在心脏、大血管和肺血管等疾病评估中都能发挥重要作用。

一、CT 检测冠状动脉钙化、预测冠心病风险

钙化是冠状动脉粥样硬化进展过程中一个重要的病理学特征,与狭窄密切相关,是冠心病的危险因子。CT 具有较高的密度分辨率,能够准确地检出冠状动脉管壁高密度钙化成分,因此可对冠状动脉钙化负荷进行定量评估。目前常用的钙化积分(coronary artery calcium,CAC)计算方法是 Agatston 评分。该评分与心脏不良事件的发生率密切相关,是评估冠心病预后的独立预测因子,可以提供超出 Framingham 危险评分的预后信息,两者结合可以优化临床风险预测。基于大样本队列研究结果表明,CAC 100~400,401~1 000,>1 000 所对应的相对风险比值分别为 4、7、11,而 CAC 积分越低,风险率越低。

需要提出的是,尽管 CAC 积分与冠心病负荷密切相关,然而钙化斑块仅代表动脉粥样硬化斑块总负荷的一部分,钙化引起的重构既可能为负性,也可能是正性,因此钙化并不等于狭窄,两者并不平行。冠状动脉 CTA 有可能为动脉粥样硬化斑块的位置、严重程度及特征提供更广泛的信息。

通常动脉粥样硬化斑块可分成钙化、非钙化及混合斑块三种形式(图 1-8-6)。混合斑块是指同时包含钙化及非钙化成分,非钙化斑块俗称软斑块。虽然 CT 无法将受累冠状动脉粥样硬化中脂质和纤维帽等严格地区分开来,但餐巾环征则高度提示易损性斑块(图 1-8-7)。

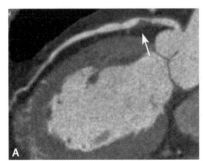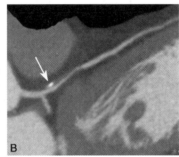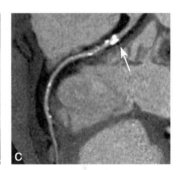

图 1-8-6　CTA 曲面重建图像
注:A. 非钙化斑块(箭头);B. 混合性斑块(箭头);C. 钙化斑块(箭头)。

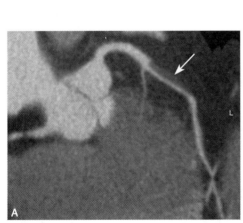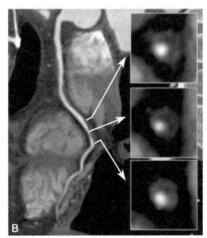

图 1-8-7　CTA 曲面重建图像
注:A. 左冠状动脉前降支近心段非钙化斑块;B. 冠状动脉非钙化斑块。在横截面三个平面上分别显示斑块边缘环状高密度区,血管腔内更高密度的对比剂如毛巾挂在餐巾环上,故称餐巾环征。

二、CTA 评估冠状动脉异常

CTA 具有极佳的阴性预测值,即如果 CTA 正常,则可以除外冠状动脉病变(图 1-8-8、图 1-8-9,彩图见书末),对于诸如冠状动脉开口异常、心肌桥等相关异常准确性接近 100%(图 1-8-10、图 1-8-11,彩图见书末)。

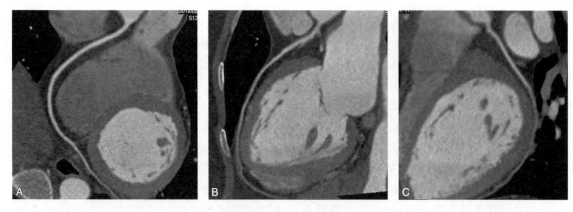

图 1-8-8　CTA 全面重建图像示右冠状动脉、左冠状动脉前降支和回旋支管壁光滑、管腔无狭窄,可以除外冠心病

注:A. 右冠状动脉;B. 前降支;C. 回旋支。

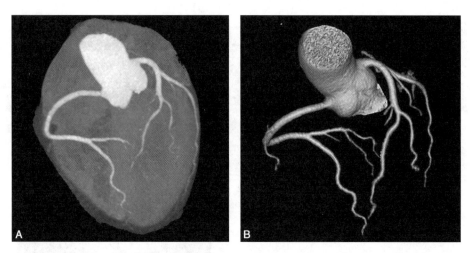

图 1-8-9　CTA 最大密度投影重建(A)和容积再现重建(B)完整显示冠状动脉树

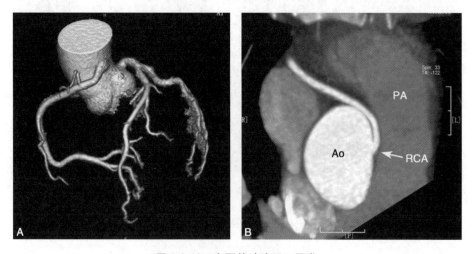

图 1-8-10　右冠状动脉开口异常

注:A. 容积再现三维重建可见右冠状动脉开口于主动脉根部、左冠状窦上方;B. 最大密度投影图像可见右冠状动脉开口于左冠状窦上方,走行在主动脉与主肺动脉之间。

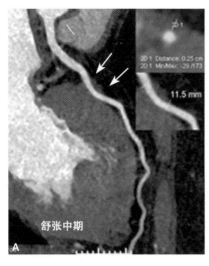
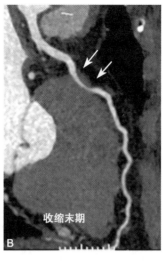

图 1-8-11　左前降支中段心肌桥

注：A. 左前降支曲面重建图像显示血管中段局部走行于心肌内，其表面可见心肌组织完全覆盖，舒张期管腔未见明显狭窄；B. 收缩末期心肌桥段管腔显著受压狭窄。

但是，CTA 的阳性预测值较低，这意味着 CTA 所示的冠脉狭窄并不完全可靠，它可能受到图像质量、钙化程度和部分容积效应等影响。因此，CTA 是有创性冠状动脉造影筛选手段的"看门人"，现阶段还不能替代常规冠状动脉造影。冠状动脉 CTA 主要检查适应证是冠心病验前概率为中度低危的患者；对于冠心病验前概率为中度高危的患者，应首选负荷心肌灌注显像。事实上冠状动脉 CTA 与冠状动脉功能性检查（心脏负荷试验、负荷心肌灌注显像）并不互斥，它们的检查适应证有所不同，有不一样的适宜人群。对于冠心病验前概率为高危的患者，仍然首选冠状动脉造影；对于无症状患者，鉴于 X 线的辐射损害，现阶段也不推荐进行筛查。

CTA 还可以用于评估冠状动脉支架术后血管通畅性。CT 能够发现支架的位置、形态、评估支架两端血管状态，根据支架远段血管充盈情况能够间接评估支架的通畅性（图 1-8-12A）。但是，由于金属支架使 CT 图像产生高密度伪影，对于直径<3mm 的支架，支架内管腔的显示及评估受到限制。

与自然冠状动脉相比，冠状动脉旁路移植术后桥血管受心脏搏动影响相对较小，因此 CTA 可用于评价桥血管的通畅性，以及远段固有冠状动脉充盈情况（图 1-8-12B）。通常对桥血管正常及完全梗阻病变判断准确性高，但判断桥血管狭窄程度仍然有限。

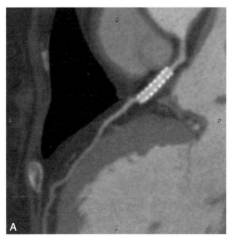
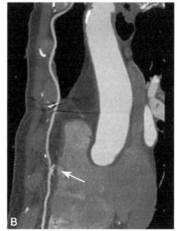

图 1-8-12　CTA 曲面重建图像

注：A. 前降支近心段支架植入后管腔通畅；B. 冠状动脉搭桥术后桥血管通畅，吻合口无狭窄（箭头）。

三、CTA 诊断胸痛三联征

胸痛三联征指三种导致急性心血管源性胸痛的原因,包括急性冠脉综合征、急性主动脉综合征和肺栓塞。急性主动脉综合征通常是指主动脉夹层、主动脉壁内血肿和主动脉穿透性溃疡。CTA 已经取代常规血管造影,作为一线首选检查方法用于急性主动脉综合征和肺栓塞诊断和治疗后随访(图 1-8-13)。

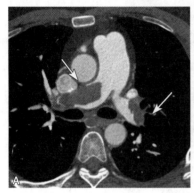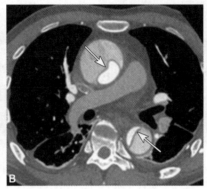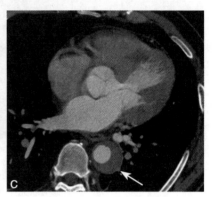

图 1-8-13　CTA 诊断胸痛三联征

注:A. 肺动脉血栓栓塞横断面图像:左、右肺动脉干内大块状充盈缺损(箭头);B. 主动脉夹层横断面图像:真腔小,密度高,假腔大密度较低,以及撕脱的内膜片(箭头);C. 主动脉壁内血肿横断面图像:降主动脉管壁新月形增厚(箭头),密度明显低于含对比剂的血管腔。

理论上,CTA 可以实现胸痛三联征的一站式检查,即一次检查能够完成对冠状动脉、肺动脉及主动脉的评估,回顾性门控扫描时间约 30 秒,而前瞻性门控大螺距扫描可将扫描时间缩短至 6~8 秒。但是基于冠状动脉、肺动脉及主动脉疾病的扫描方法、层厚和范围等均不同,对比剂剂量、扫描时间和辐射剂量也不尽相同。若全面兼顾,接受一次胸痛三联征检查患者所承受的射线剂量和对比剂的用量可能是冠状动脉 CTA 检查的几倍,因此不宜推荐。在临床实践中,临床医师更应当重视胸痛三联征常伴随的典型症状和临床背景,从而有针对性地选择所对应的扫描模式。

此外,CTA 还可用于先天性心脏病的解剖连接及瓣膜病等检查,在复杂先天性心脏病外科手术以及主动脉瓣植入术中发挥重要指导作用。

四、冠状动脉 CT 新技术

CT 有较高的密度分辨率和空间分辨率,动态增强 CTA 利用碘对比剂浓度可以对组织的血流灌注进行评估。CT 评价心肌血流灌注仍是一个探索中的技术,未来的发展方向是将辐射剂量和造影剂用量尽可能降低。近几年快速发展的 CT 血流分数储备(CT-FFR)检测技术,可以获得类似有创 FFR 的冠脉狭窄病变的功能评价参数,但仍需进一步验证和提高。

(赵世华)

参 考 文 献

[1] 戴汝平. 心血管病 CT 诊断学. 北京:人民卫生出版社,2013.

[2] Joe X. Xie,Ricardo C. Cury,Jonathon Leipsic,et al. The coronary artery disease-reporting and data system(CAD-RADS):Prognostic and clinical implications associated with standardized coronary computed tomography angiography reporting. JACC Cardiovascular imaging,2018,11:78-89.

第三节　心血管磁共振成像

心血管磁共振(cardiovascular magnetic resonance,CMR)多参数成像能够对心脏形态、功能、心肌灌注、血管造影、组织特性和分子显像等完成"一站式"检查。加之其无电离辐射、大视野、任意平面成像等优点，以及良好的空间、时间和软组织分辨率等，其应用越来越广泛，并深受临床医生青睐。

一方面，磁共振能够如超声一样动态显示心脏结构与功能，但较之超声，磁共振的空间分辨率更高，视野大、无死角，可重复性强，被誉为评估心脏结构与功能的"金标准"。另一方面，磁共振通过多序列成像，特别是结合钆对比剂的应用，能够显示心血管疾病的组织学特征，具有其他任何影像学方法不可比拟的独特优势。心血管的组织学改变，包括炎症（充血和水肿）、坏死和纤维化等，过去只能通过心肌穿刺活检或尸检才能获得，而磁共振多模态组织学成像可将其精准识别和鉴别。换言之，磁共振成像实现了在体组织病理影像化。因此，磁共振成像不仅实现了精准诊断，而且还能够对患者进行预后判断和危险分层的评估。

一、成像原理

为什么接受磁共振检查不会有辐射损害呢？磁共振成像是利用体内质子（主要是 H）在静磁场中受到一定强度和频率的脉冲激发后产生共振现象，并由此产生回波信号经特殊的线圈接收后由计算机重建而获得图像的一种医学成像方法，因此有别于 CT 和核素扫描，没有任何辐射损害，只不过在磁场环境下工作，为减少内外环境干扰需要屏蔽检查室，并且对铁磁性物质有严格限制。

二、扫描要求及其安全性

磁共振检查前无须禁食、禁水，但 CMR 检查时间相对较长，一般需要 30~40 分钟。扫描时患者应尽可能地保持静止状态，有时需要患者反复屏气，否则难以获得高质量的图像。

磁共振检查常规扫描无须使用对比剂，心肌灌注和血管造影时所使用的对比剂并不是通常人们所熟悉的含碘 X 线对比剂。MRI 对比剂主要是顺磁性金属离子和配体构成的螯合物，目前临床上最常使用的是以钆螯合物 Gd-DTPA 为代表的对比剂，无毒且过敏反应低，经肾排泄。

磁共振检查室无论开机与否，均存在高强度磁场，故任何非磁共振兼容的金属材料，包括普通检查床、金属担架、听诊器、手术器械、除颤器、微量泵、球囊反搏器等，严禁带入检查室，否则可致严重意外事件。其他铁磁性物品如硬币、磁卡、手表、钥匙等也不能带入检查室。

传统的心脏起搏器是磁共振检查的绝对禁忌证。但目前市场开发的冠状动脉支架、人工心脏瓣膜、下腔静脉滤器、避孕环、先天性心脏病封堵伞等基本上都是磁共振成像的兼容产品，可以安全地接受磁共振检查。即使是弱磁性材料，牢固植入血管壁或邻近组织后亦不会移位，因为磁场施加于人工瓣膜的力显著低于心脏搏动和射血产生的冲击力，而且缝合瓣环组织的力量比磁诱导力大得多。此外植入的支架可能会在 6~8 周后因组织的生长而固定，因此弱磁性的物质植入后 6~8 周实施磁共振检查也是安全的。一般来说，近十年来所开发生产的医疗植入体，业已考虑到磁共振的兼容性，所以基本上都是安全的。但是对于不熟悉的心血管金属物植入物，则须仔细查询产品说明书确认是否为磁共振兼容。

三、CMR 临床应用价值

（一）CMR 是评估心脏结构和功能的金标准

CMR 是评估心脏结构和功能的金标准，因此能够对冠心病、心肌病等各种心脏病心腔大小变化和室壁运动异常进行准确地判断，克服了超声心动图对心脏几何假设的局限性，以及 CT 时间分辨率不足的缺陷，并且视野大，没有死角（图 1-8-14）。

（二）对比剂延迟强化识别坏死和瘢痕组织，并且是不良心血管事件的预测因子

"亮的就是死的（bright is dead）"，对比剂延迟强化（LGE）所对应的坏死和/或心肌纤维化，已被病理学所证实，借此可以将心内膜下心肌梗死和透壁性心肌梗死区别开来。除此之外，肥厚型心肌病、扩张型心肌病、致心律失常性右心室心肌病、心肌淀粉样变、心包炎和心脏肿瘤等都具有不同的强化形式。LGE 的存在是各种心脏疾病不良心血管事件的预后因子，并且在危险分层中发挥作用。

冠心病陈旧性心肌梗死主要为两种表现形式，即心内膜下强化和透壁性强化，其所在部位与肇事血管所支配的区域相对应（图 1-8-15）。研究显示，延迟强化面积百分比与病死率呈正相关。急性心肌梗死

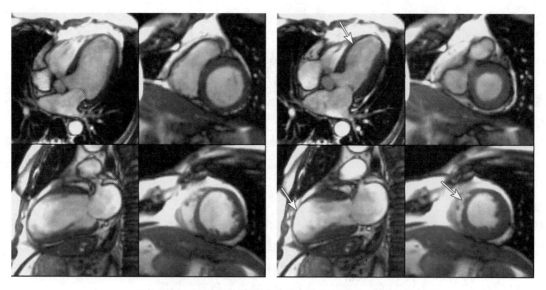

图 1-8-14　冠心病心肌梗死合并心尖和前壁室壁瘤形成

注：CMR 示心尖区、左心室中远段前壁、室间隔壁薄和矛盾运动（箭头）。左为心室舒张期，右为同一层面相对应的心室收缩期。

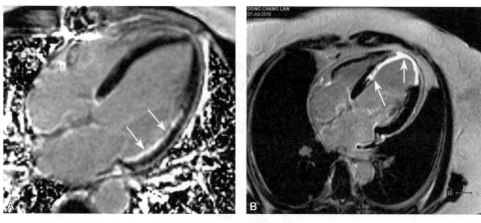

图 1-8-15　陈旧性心肌梗死

注：A. 左心室侧壁心内膜下梗死（箭头）；B. 心尖部和前间隔透壁性梗死（箭头）。

患者的 LGE 有时还呈现与陈旧性心肌梗死不同的特征：①急性心肌梗死内微血管阻塞（microvascular obstruction，MVO），荟萃分析显示 MVO 是心血管疾病死亡的强有力预测因子，且独立于左心室射血分数（图 1-8-16）；②心肌内出血，常与 MVO 相伴发生，两者有时重叠，但是采用磁共振新序列也能够将两者区别开来。

与冠心病不同，心肌病则有其独特形式的强化方式。通常急性心肌炎表现为心外膜下强化（图 1-8-17A）；慢性心肌炎则表现为弥漫性斑点状不规则强化（图 1-8-17B）。肥厚型心肌病强化主要发生在心肌肥厚最厚部位或室间隔与游离壁交界处（图 1-8-18A）；扩张型心肌病表现为室间隔肌壁间强化（图 1-8-18B）；心肌淀粉样变则表现为粉尘样强化（图 1-8-18C）。应激性心肌病虽然表现为心尖部球形扩张但并无强化。重要的是，无论纤维化的形式如何，LGE 的存在均与不良心血管事件发生密切相关，与预后呈负相关。一系列研究还显示纤维化存在与否及严重程度均与患者的预后息息相关，纤维化越重心血管事件发生率越高（图 1-8-19，彩图见书末）。这些信息将为心脏移植、植入型心脏复律除颤器的安装及针对性的药物治疗提供可靠的循证医学依据。

（三）无创性 MR 血管造影

对比剂增强的 MR 血管造影（CE-MRA）几乎可与 DSA 相媲美，目前已作为一线检查用于主动脉夹层、主动脉瘤及动脉狭窄和阻塞等的诊断和随访（图 1-8-20）。但是对肾动脉以下的小血管狭窄存在过度

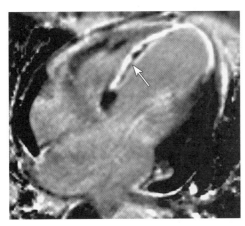
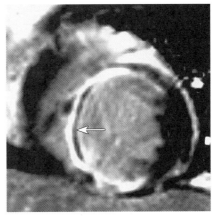

图 1-8-16　急性透壁性心肌梗死伴心内膜下微血管阻塞

注:图中箭头所指的白色带状延迟强化区域内黑色部分为微循环阻塞。

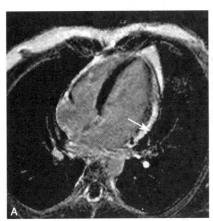
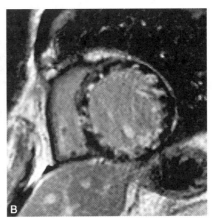

图 1-8-17　急慢性心肌炎

注:A.急性心肌炎:心外膜下强化(箭头);B.慢性心肌炎:弥漫性点片状强化。

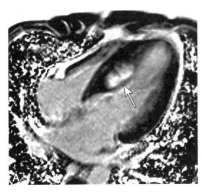
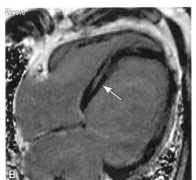
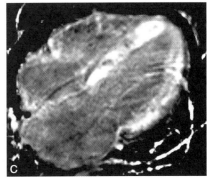

图 1-8-18　心肌病

注:A.肥厚型心肌病强化发生在室间隔肥厚最厚处(箭头);B.扩张型心肌病室间隔肌壁间强化(箭头);C.心肌淀粉样变左心室壁弥漫性粉尘样强化。

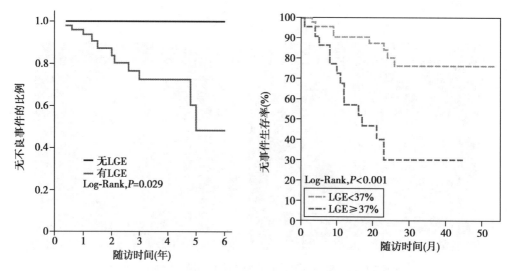

图 1-8-19 心肌纤维化与心血管不良事件
注:左、右图分别显示对比剂延迟强化存在与否及容积大小与生存率呈负相关。

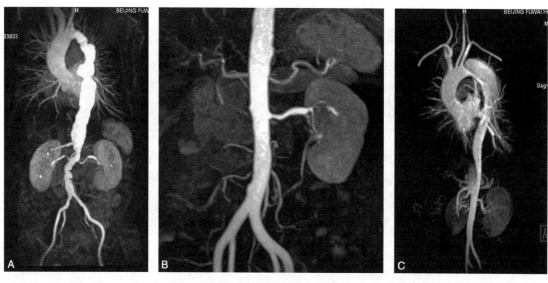

图 1-8-20 动脉粥样硬化
注:A.3D CE-MRA 示弥漫性主动脉粥样硬化伴溃疡和动脉瘤形成;B.大动脉炎致右肾动脉和肠系膜上动脉闭塞;C.Ⅲ型主动脉夹层,真假腔和内膜片清晰可见。

估计,而且对体静脉的评估仍有待进一步完善。

(赵世华)

参 考 文 献

[1] 赵世华.心血管病磁共振诊断学.北京:人民军医出版社,2011.

[2] ACC/AATS/AHA/ASE/ASNC/HRS/SCAI/SCCT/SCMR/STS 2019. Appropriate use criteria for multimodality imaging in the assessment of cardiac structure and function in nonvalvular heart disease. JACC,2019,73:488-516.

第四节 心脏核医学

核医学(nuclear medicine)是利用核科学技术在临床疾病诊治及生物医学研究,涉及多学科领域的综合性、交叉性医学学科,是现代医学的重要组成部分。它既是从事生物医学研究的一门新技术,又拥有自身理论和方法,并能反映组织或器官血流、受体密度及活性、细胞代谢和功能变化,在医学领域中具有其他学科不可取代的作用。放射性核素示踪技术运用到心脏疾病诊治及其应用研究就是心脏核医学(cardiac nuclear medicine)或核心脏病学(nuclear cardiology)。

核医学可分为分子核医学(molecular nuclear medicine)和临床核医学(clinical nuclear medicine)两部分。分子核医学是利用放射性核素示踪技术与分子生物学技术(molecular biological technique)紧密有机结合,衍生了分子核医学。临床核医学是利用核素及其标记物诊断和治疗疾病的临床医学学科,包括诊断核医学(diagnostic nuclear medicine)和治疗核医学(therapeutic nuclear medicine)。诊断核医学由以放射性核素显像及脏器功能测定为主的体内(in vivo)诊断法和以放射(或非放射)免疫分析为主的体外(in vitro)诊断法组成。治疗核医学是通过高度选择性聚集的放射性核素或其标记物所发射出射程很短的核射线,对病变进行内照射治疗。随着学科的不断发展和完善,临床核医学又逐步形成了各系统核医学,如心血管核医学,即核心脏病学、神经核医学(nuclear neurology)和肿瘤核医学(nuclear oncology)等。

核医学的主要特点是安全、无创,灵敏度高和特异性强,分子水平功能显像有助于疾病早期诊断、定量分析和同时提供精细形态解剖和分子功能代谢信息。

一、核素示踪技术原理与方法

利用核医学核素示踪技术进行生物医学基础理论及临床应用的研究,从分子和细胞水平认识疾病,阐明病变组织受体密度与功能的变化、基因的异常表达、生化代谢变化及细胞信息传导异常等探索生命现象本质和物质变化规律,为认识正常生理、生化过程和病理过程提供新理论和新技术,为临床诊断、治疗和疾病的研究提供分子水平信息。

1. **核医学示踪技术原理**　核医学诊断与治疗原理都源于核素示踪技术,其基本原理是引入体内的放射性核素或其标记化合物[放射性药物(radiopharmaceuticals)或显像剂(imaging agent)]能与活体被测物质具有相同的化学性质(chemical property)和生物学行为(biological behaviour),即同一性(identity),能够选择性聚集在靶器官或靶组织内,在生物体系或外部环境的代谢转化过程中,放射性核素自发衰变放出射线可被探测和记录,即可测性(measurability)。不同的显像剂聚集的机制不同,在体内具有特殊的代谢分布规律,形成器官内、外或正常组织与病变组织之间聚集显像剂的差别。放射性核素示踪剂在体内的生物学行为主要取决于被标记物,而其标记在化学分子上的放射性核素在整体示踪研究体系中主要起着示踪作用。因此,核医学核素示踪体外分析、功能测定、显像及靶向治疗是无创而安全的,且可提供精确的定性、定量和定位信息。

2. **显像药物与设备**　实现核医学放射性核素检查的基本条件:具有能被脏器或组织选择性吸收、摄取和排泄的放射性药物(radiopharmaceuticals)或显像剂;可以在体外灵敏地、定量地探测到显像剂在体内的动力学过程信息,经计算机技术处理获得各种参数和脏器影像的显像仪器(imaging instrument)。

常用于心肌血流灌注显像剂有^{99m}锝[^{99m}Tc]标记甲氧基异丁基异腈(^{99m}Tc-methoxyisobutylisonitrile,^{99m}Tc-MIBI);用于心肌代谢显像剂有^{123}碘[^{123}I]标记的短链脂肪酸(^{123}I-methylp-iodophenylpentadecanoic acid,^{123}I-BMIPP)和^{11}碳[^{11}C]标记的棕榈酸(^{11}C-palmitic,^{11}C-PA),^{18}氟[^{18}F]标记的氟代-脱氧葡萄糖(^{18}F-fluodeoxyglucose,^{18}F-FDG);用于心脏神经受体显像剂有^{123}I标记的去甲肾上腺素类似物如间碘苄胍(^{123}I-metaiodobenzylguanidine,^{123}I-MIBG)或^{11}C和^{18}F标记的拟交感神经药如羟基麻黄素(^{11}C/^{18}F-hydroxyephedrine,^{11}C/^{18}F-HED)。

单光子发射计算机断层显像/计算机断层成像(single photon emission computed tomography/computed tomography,SPECT/CT)装置主要由SPECT探头、机架、计算机、光学照相和检查床系统及CT组装同一机架组成。SPECT或SPECT/CT是常规使用的心肌显像设备,能获得左心室心肌短轴、水平长轴和垂直长轴心肌断层图像;门控心肌断层显像还可观察室壁运动,获得左心室收缩和舒张功能参数,其舒张末期心肌图像显示非门控心肌断层显像难以分辨的微细异常。

正电子发射计算机断层显像/计算机断层成像(positron emission computed tomography/computed tomography/nuclear magnetic resonance,PET/CT、PET/MR)仪主要由PET探测系统,包括电子准直、符合线路和飞行时间技术、计算机数据处理系统、图像显示和断层床及CT或MR组成。PET或PET/CT由于具有高空间分辨率和灵敏度,可绝对定量心肌血流量、葡萄糖代谢率等,评价心肌血流储备,判断心肌存活性;由于正电子放射性核素及其合成系统装置一体化更容易获得标记化合物,比 SPECT 有更多的高度特异性显像剂用于临床。

3. 心肌显像原理与方法

(1) 心肌血流灌注显像:正常心肌细胞具有摄取^{201}铊[^{201}Tl]、^{99m}Tc-MIBI 等放射性正一价阳离子的功能,静脉注射 740MBq(20mCi)^{99m}Tc-MIBI 后 1 小时用 γ 相机或 SPECT 进行平面或断层显像,故可获得心肌显像剂引入体内后能被心肌细胞摄取而使心肌影像,局部心肌聚集放射性的量和随后被清除的速度都与冠状动脉血流量呈正相关。心脏具有很强的代偿功能,即使冠状动脉存在明显狭窄(如 70% ~ 80%),依靠其自身的调节作用(如侧支循环),仍能使静息状态下心肌血流灌注量维持正常,心肌灌注显像无明显异常。因此,为了使正常与缺血、梗死心肌显像剂分布出现明显差异,提高对病变的检出率。临床疑似有冠心病或心肌缺血的患者,应常规进行负荷和静息心肌灌注显像。

(2) 心肌代谢显像:在正常情况下,心脏的主要能量代谢底物为脂肪酸,用^{123}I-BMIPP 和^{11}C-PA 作为游离脂肪酸的示踪物,静脉注射后可被心肌细胞吸收,很快经过 β 氧化,再被清除出去随血流离开心肌。但当各种原因导致血浆脂肪酸浓度降低时,葡萄糖的氧化利用则成为心脏的主要能量来源。用^{18}F-FDG 是葡萄糖的类似物,能被己糖激酶催化变成 6-磷酸^{18}F-FDG,由于 6-磷酸^{18}F-FDG 不是糖酵解的底物而不参与进一步代谢,其陷落在心肌细胞内而成像。静脉注射 185 ~ 370MBq(5 ~ 10mCi)^{18}F-FDG 后 1 小时用 PET 并经衰减校正可获得心肌^{18}F-FDG 分布断层影像,进而根据葡萄糖代谢生理数学模型计算出心肌各个局部的葡萄糖代谢率,以参数影像方式显示。

(3) 心脏受体显像:用^{123}I-MIBG 或^{11}C/^{18}F-HED 可通过交感神经末梢突触前膜的摄取进入心脏的交感神经;经放射性核素标记的 β$_1$ 受体的配基,可通过特异性的受体-配体结合反应与这些受体结合。根据不同类型的显像剂及其作用特点可分别在其注射后不同的时间用 SPECT 或 PET 进行平面或断层、静态或动态显像即可得到心脏神经、受体的分布影像,并可通过定量分析获得受体密度(B_{max})和亲和常数(K_d)等参数,从而为观察各种原因引起的心脏交感或副交感神经的完整性、受体数目及分布的变化提供手段。

二、临床应用

核医学放射性核素心肌血流灌注和代谢显像在冠心病的诊断、危险度分层、存活心肌检测、治疗决策、疗效评价、预后评估及其他心脏疾病的诊治中具有重要的临床应用价值。大量临床应用研究结果表明,核素心肌血流灌注显像是诊断冠心病患者心肌缺血准确且循证医学证据最充分的无创性方法,同时临床公认核素心肌葡萄糖代谢显像是目前评价存活心肌的"金标准"。核素心肌显像的适应证及其临床应用价值已获得美国心脏病学会(American College of Cardiology,ACC)、美国心脏协会(American Heart Association,AHA)和美国核心脏病学会(American Society of Nuclear Cardiology,ASNC)指南及中华医学会核医学分会和中华医学会心血管病学分会发布的《核素心肌显像临床应用指南(2018)》推荐。

1. 冠心病的诊断　心肌灌注显像主要显示心肌有无缺血,心肌细胞功能是否正常,其作为一种非侵入性检测心肌缺血的影像学方法,具有较高的准确性和性价比。通过心肌灌注显像结合负荷试验可以评价心肌缺血的部位、范围、程度和冠状动脉的储备功能,检出无症状心肌缺血(负荷心肌灌注显像表现放射性分布减低或缺损,静息心肌灌注显像表现放射性填充)、心肌梗死(静息心肌灌注显像表现放射性减低缺损)并提示影响心肌供血的冠状动脉病变部位,对早期诊断冠心病具有重要价值,其敏感度和特异度可达 90% 左右。应用门控心肌灌注显像能同时测定心功能参数、观察局部室壁运动,进一步提高对冠心病心肌缺血的诊断。

2. 危险度分层　对于确诊的稳定型冠心病(stable coronary artery disease,SCAD)患者,应根据临床情况、心功能、运动负荷心电图及心血管影像学检查等进行危险分层,并根据危险分层结果制订合理的治疗策略。心肌灌注显像可以通过评价心肌缺血的范围和程度来评估冠心病心肌缺血患者的危险程度,尤其是通过负荷心肌灌注显像可预测冠心病患者心脏事件的危险性,做出危险度分级。

大宗临床应用研究证实,心肌灌注显像正常的患者死亡率<1%,此类患者一般不必进行侵入性检查;

轻度可逆性灌注缺损患者,一般仅需内科药物治疗;高危的可逆性缺血患者,无论目前症状如何,均应考虑侵入性检查和再血管化治疗。

3. 存活心肌检测　代谢显像主要用于检测冠心病心肌坏死区有无存活心肌、治疗前准确预测心肌血流灌注减低区及室壁活动消失区心肌细胞是否存活,是关系到治疗后局部心室功能能否恢复的重要依据。因此,心肌代谢显像成为心血管介入治疗适应证及其疗效和预后判断的重要客观依据。^{123}I-BMIPP 心肌脂肪酸显像是使用 SPECT 判断心肌细胞存活的可靠方法。扩张型心肌病患者的心肌对^{11}C-PA 摄取不均一。目前心肌^{18}F-FDG 显像是判断心肌存活的金标准。存活心肌为严重缺血的心肌,且心肌收缩功能减低,其血流灌注虽降低,但仍保存完整的细胞膜而具有代谢功能,因此能摄取^{18}F-FDG。临床上将^{99m}Tc-MIBI(或^{201}Tl)心肌血流灌注与^{18}F-FDG 心肌代谢两次影像进行比较分析判断,凡血流灌注缺损区有^{18}F-FDG 摄取为血流代谢不匹配,表明为存活心肌;血流灌注缺损区无^{18}F-FDG 摄取为血流代谢匹配,表明为坏死或瘢痕组织。应用心肌灌注-代谢显像血流-代谢不匹配的证据,预测介入治疗后左心室功能的改善平均阳性、阴性预测率为83%和84%。

4. 治疗决策　心肌血流灌注和代谢显像对冠心病患者的治疗决策具有重要临床意义,尤其是为冠心病严重心肌缺血或心肌梗死的患者是否血运重建治疗提供科学依据。对于 SCAD 患者,利用核素心肌灌注显像明确冠状动脉狭窄是否引起心肌缺血,明确缺血的部位、程度和范围,对于指导血运重建治疗具有重要的意义。

心肌灌注显像结合冠状动脉 CTA 融合影像对确定冠脉多支病变、动力性狭窄及微血管功能障碍如高血压、糖尿病、X 综合征等是否存在心肌缺血及合理选择治疗方案有重要的指导作用。

5. 疗效评价　心肌灌注显像是评价冠心病疗效的首选方法。尤其在血运重建治疗前后具有重要作用:①协助病例的选择。术前可逆性缺损的节段,术后90%恢复正常,而不可逆性缺损节段中仅有部分改善或无改善。负荷试验检查出现两个以上的心肌节段有可诱导的缺血,提示适合于血管再通治疗。②监测 CABG 患者有无围手术期心肌梗死。③确定治疗后冠状动脉狭窄及心肌缺血改善程度,是否需要再次手术治疗。④病变冠状动脉术后有无再狭窄。血管再通术后,30%~50%患者在6个月后可能出现再狭窄,心肌灌注显像具有很高的预测再狭窄的准确性,当出现可逆性灌注缺损,则高度提示再狭窄,而显像正常则提示治疗后血管通畅。

6. 预后评估　心肌灌注显像可为心肌梗死后患者的预后评估提供重要的信息。心肌灌注显像正常或表现为单支血管病变的小而固定的局限性缺损病变提示为低危患者,心脏事件的年发生率约为1%,一般不需做进一步评价;心肌灌注显像可见梗死周围有明显的残留缺血灶(危险心肌)、急性梗死的远处出现缺血(多支血管病变)和肺可见异常放射性摄取增高等均提示为高危患者,需要做进一步评估,并考虑采用适当的血运重建治疗措施。如果心肌灌注显像左心室壁呈现倒八字影像,则应怀疑为心肌梗死后室壁瘤形成。心肌梗死后病情稳定的患者,心肌灌注缺损的大小也是反映预后的指标,静息时或溶栓后心肌灌注缺损范围较大者比灌注缺损较小者的预后明显差。

7. 其他心脏疾病的诊治　扩张型心肌病以心力衰竭为主要表现,临床上易与冠状动脉粥样硬化引起的缺血性心肌病相混淆。两者心肌灌注显像均可见心腔扩大,心肌壁变薄,但扩张型心肌病显像剂分布异常为普遍性稀疏、缺损,而缺血性心肌病心肌灌注显像的异常与冠脉血管分布的节段相一致。

肥厚型心肌病以心肌的非对称性肥厚(室间隔和心尖部多见),心室腔变小为特征。室间隔与后壁的厚度比值可大于1.3。

病毒性心肌炎表现为心肌壁不规则稀疏,多呈灶性分布,可累及多个室壁。由于心肌的坏死、损伤及纤维化与正常心肌相间存在,因此在心肌平面或断层显像时可见放射性分布呈"花斑"样改变。急性心肌炎、药物毒性导致心脏损害、充血性心力衰竭和心脏移植后排斥反应均可见病变部分受体密度、亲和力减低表现心脏受体显像放射性减低缺损。

微血管性心绞痛是由冠状小动脉病变所致的心绞痛,如 X 综合征及原发性高血压伴左心室肥厚患者。该类患者特点是有典型的心绞痛症状,心肌灌注显像时,约半数的患者表现为不规则的放射分布异常或反向再分布,提示心肌有缺血改变,但冠状动脉造影未见异常。

心脏肿瘤在心肌灌注显像病变部位一般表现为血流灌注减低或缺损,代谢显像可见明显异常放射性摄取增高,其与肿瘤的病理类型和恶性程度有关。

（王荣福）

参 考 文 献

[1] 中华医学会核医学分会,中华医学会心血管病学分会.核素心肌显像临床应用指南(2018).中华心血管病杂志,2019,47(7):519-527.
[2] 王荣福,李少林.核医学临床和教学参考书.2版.北京:人民卫生出版社,2015.
[3] 王荣福,安锐.核医学.9版.北京:人民卫生出版社,2018.
[4] 王荣福.核医学.4版.北京:北京大学医学出版社,2018.
[5] 韩星敏,王荣福,杨爱明主编.Nuclear Medicine(英文版).郑州:郑州大学出版社,2019.
[6] 杜毓菁,王荣福.全景 PET/CT 的研究进展及轴向视场的新突破.CT 理论与应用研究,2018,27(5):675-682.
[7] 王荣福,邱艳丽,王立琴,等.99mTc-MIBI 心肌灌注显像诊断效能与安全性评价的回顾性研究.中华核医学与分子影像杂志,2012,32(2):413-417.
[8] 王荣福,朱玫,张春丽,等.99mTc-MIBI 心肌灌注显像诊断小儿病毒性心肌炎的临床价值.中国医学影像学杂志,2000,8(2):124-126.
[9] 卢霞,孟晶晶,柏江,等.PET/CT 在心脏肿瘤诊断的临床应用价值.肿瘤学杂志,2017,23(6):474-478.

第五节 超声心动图学

一、经胸超声心动图

（一）M 型超声心动图

以曲线形式显示声波传播途径上各组织结构随时间变化的移动轨迹,称 M 型超声心动图。常规检查时,多在二维超声心动图引导下进行,可对心脏结构的径线、厚度、运动幅度及时间间期进行精确测量。

（二）二维超声心动图

二维超声心动图又称切面超声心动图,是以光点辉度方式显示超声回波信号,实时显示心脏的结构与活动。可对心脏结构的径线、厚度、运动幅度及瓣膜功能等进行更为准确的评价。

常用的切面包括胸骨旁长轴切面、心底短轴切面、二尖瓣水平短轴切面、乳头肌水平短轴切面、心尖水平短轴切面、心尖四腔心切面、心尖两腔心切面、心尖长轴切面等,特殊情况下(如肺气肿等引起胸骨旁切面显示欠佳,或探查先天性心脏病等),可使用剑突下位切面、胸骨上窝位切面(表 1-8-1)。

表 1-8-1 常规二维超声心动图主要测量指标及参考值*(中国人群)

切面	指标	测量时相	正常值(成人)/mm
胸骨旁左心室长轴切面(2D)	左心房前后径	收缩末期	23.5~38.7(男)
			22.0~36.8(女)
	左心室前后径	舒张末期	38.4~54.0(男)
			36.7~49.7(女)
乳头肌水平短轴切面	主动脉根部内径	舒张末期	25~33
	室间隔厚度	舒张末期	7~11
心底短轴切面	肺动脉主干内径	舒张末期	15.2~26.2(男)
			14.3~26.1(女)
心尖四腔图	右心房左右径	收缩末期	26.4~44.4(男)
			23.9~40.7(女)
	心室左右径	舒张末期	22.2~42.2(男)
			19.6~39.2(女)

注:* 上述内径均由二维图像上直接测量获得。

（三）多普勒超声心动图

1. **脉冲多普勒** 利用多普勒原理,检测运动目标回声的多普勒频移信号,获取人体血流运动信息,并以频谱曲线和音频信号方式表示。根据检测方式不同,可分为脉冲波多普勒(PW)和连续波多普勒(CW)。

（1）脉冲波多普勒:一个换能器间断发射超声,具有距离选通能力,但对高速血流测量受限。

（2）连续波多普勒:两个换能器(一个连续发射超声,另一个连续接收),能测量高速血流,但不具有距离选通功能,多用于心腔或血管内高速湍流检测。

（3）多普勒分析:由于多普勒效应存在角度依赖性,心血管系统检查时,夹角一般应当≤20°。基线上方频谱表示血流方向朝向探头,基线下方频谱表示血流方向背离探头。

2. **彩色多普勒血流成像（CDFI）** 以脉冲多普勒超声为基础,获取以彩阶方式显示的人体血流运动相对速度及方向分布彩色图像,并将彩色血流图像叠加于二维灰阶声像图上。

（1）彩色种类:血流朝向探头,回声脉冲频率增加,频移为正值,以红色表示。血流背离探头,回声脉冲频率降低,频移为负值,以蓝色表示。若形成涡流,血流方向错杂,则该区形成红蓝交错、彩色镶嵌的血流信号。

（2）灰度强弱:色彩暗淡示血流速度低,色彩鲜亮示血流速度高。当血流速度过高,频移值超过发射脉冲重复频率阈限时,可出现混叠现象,此时应与彩色镶嵌血流信号相鉴别。

（四）经胸超声心动图的心功能评价

超声心动图是目前临床上应用最广泛的评价心脏功能的无创性检查技术。心脏功能的测定包括左心室收缩和舒张功能,以及右心室收缩功能。

1. **左心室收缩功能** 临床上应用最广的左心室收缩功能指标为左心室射血分数(LVEF),通过测量左心室舒张末期容积(EDV)和左心室收缩末期容积(ESV),根据公式:$LVEF = (EDV - ESV)/EDV$ 计算得到。

左心室容积为一规则的几何形态,为便于计算,需假设一接近于左心室腔形态的规则的几何模型。目前常用的计算左心室容积的方法有两种:

（1）M型超声心动图:取胸骨旁二尖瓣腱索水平(2a区)测量左心室舒张末期内径(LVIDd)和左心室收缩末期内径(LVIDs),其计算左心室容积的方法为 Teichholtz 校正公式:

$$V = [7.0/(2.4+D)] \times D3$$

V 为左心室容积,D 为左心室内径,D3 为舒张末期左室长径和收缩末期长径,代入公式,根据 LVIDd、LVIDs 分别计算出左心室舒张末期容积(LVEDV)和收缩末期容积(LVESV)。

M 型超声估测左心室容积及功能的优势在于时间分辨率高、可重复性好等,但对于左心室形态异常或伴有节段性室壁运动异常的患者,这种方法具有局限性。

（2）二维超声心动图:目前临床常用的左心室容积计算方法为改良辛普森(Simpson)法。即取心尖相互垂直的两切面(四腔和二腔),沿左心室长轴(二尖瓣环水平至心尖)将左心室分成若干等分椭圆形圆柱体(图1-8-21),各圆柱体容积之和即为左心室容积。

（3）左心室大小和功能的二维超声心动图参考值(表1-8-2,表1-8-3)。

2. **左心室舒张功能** 左心室舒张功能障碍通常是左心室松弛受损,伴有或不伴有弹性恢复力(舒张早期抽吸力)和左心室僵硬度增加导致心室充盈压升高的结果。目前,评价左心室舒张功能尚无公认的"金标准",2016 年 ASE 超声心动图评估左心室舒张功能的指南推荐以下诊断流程(图1-8-22A,图1-8-22B)。

3. **右心室收缩功能** 目前临床常用评价右心室收缩功能的指标为三尖瓣环收缩期位移(TAPSE)和右心室面积变化率(FAC),其他指标有 TDI 三尖瓣环收缩期峰值速度(s′)、右心室心肌做功指数等(图1-8-23,图1-8-24)。

在心尖四腔心切面将取样容积置于三尖瓣环处,通过 M 型超声测量,其正常下限为 16mm。

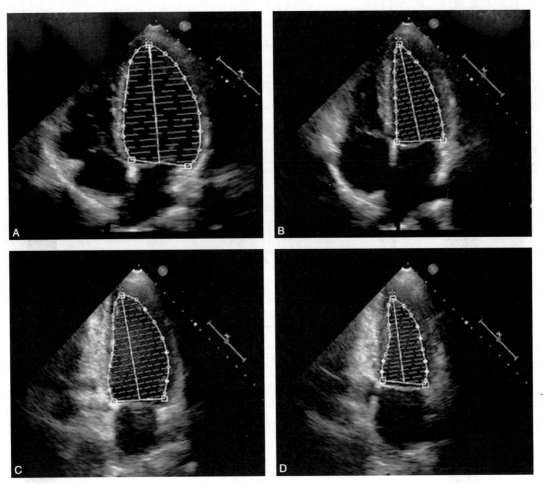

图 1-8-21　双平面简化 Simpson 法估测 LVEF

注：A. 在心尖四腔心切面上估测左心室舒张末期容积；B. 在心尖四腔心切面上估测左心室收缩末期容积；
C. 在心尖二腔心切面上估测左心室舒张末期容积；D. 在心尖二腔心切面上估测左心室收缩末期容积。

表 1-8-2　不同性别左心室大小和功能的二维超声心动图参考值

	ASE（2015）		中国人群（Yao 等）	
	男性	女性	男性	女性
左心室舒张末期内径/mm	42.0~58.4	37.8~52.2	38.4~54.0	36.7~49.7
左心室舒张末容积/ml	62~150	46~106	45.1~128.3	37~107.4
左心室舒张末期容积/体表面积/（ml·m^{-2}）	37~74	29~61	暂无	暂无
左心室射血分数/%	52~72	54~74	52.4~76.4	52.6~77.4

表 1-8-3　二维超声心动图测得 LVEF 和左心房容积的正常范围及严重程度（ASE）

	正常范围	轻度异常	中度异常	重度异常
左心室射血分数/%	52~72（男） 54~74（女）	41~51（男） 41~53（女）	30~40	<30
左心房最大容积/体表面积/（ml·m^{-2}）	16~34	35~41	42~48	>48

注：ASE 采用二维引导下的 M 型方法测量，Yao 等在二维图像上直接测量获得；LVEDV、LVEF 及 LA 最大容积均由双平面辛普森法获得。

（表 1-8-2 和表 1-8-3 中 ASE 数据均引自 2015 年 ASE 成人超声心动图腔室测量指南；中国人群数据引自 Yao 等，同表 1-8-1）

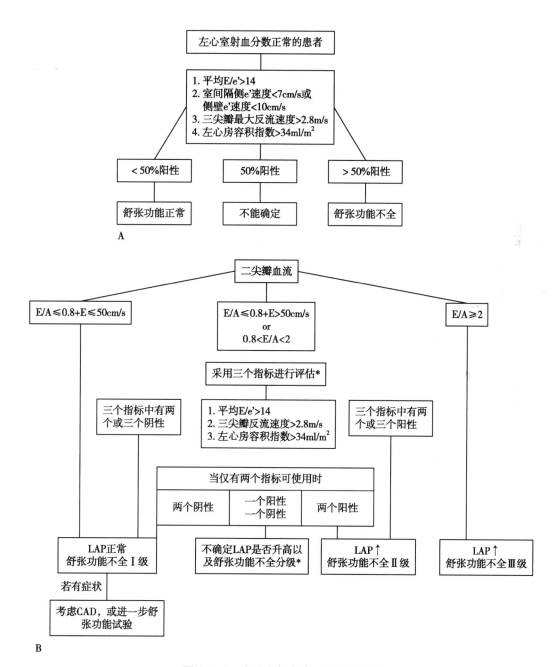

图 1-8-22　左心室舒张功能评估流程图

注:A. 适用于左心室射血分数正常的患者;B. 适用于左心室射血分数减低和左心室射血分数正常伴有心肌疾病(如左心室肥厚,心肌缺血等)的患者。*. 当三个指标中仅有一个指标可获取时,LAP 是否升高不能确定。在 LVEF 减低的患者中,肺静脉 S/D<1 提示 LAP 升高。

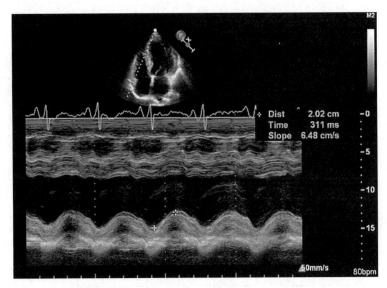

图 1-8-23　心尖四腔心切面显示 TAPSE 正常

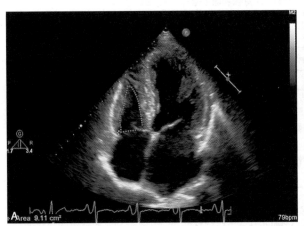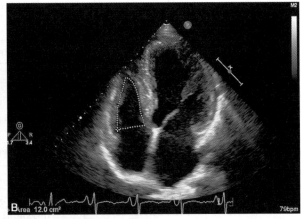

图 1-8-24　心尖四腔心切面显示右心室 FAC 减低

注：A. 为收缩末期右心室面积；B. 为舒张末期右心室面积；FAC =（右心室舒张期面积-右心室收缩期面积）/右心室舒张期面积 =（12.0-9.1）/12 = 24.1%，其正常下限为 35%。

二、经食管超声心动图（TEE）

在彩色多普勒超声仪器上连接特制的经食管超声探头，探头置于食管及胃底部，从心脏后方或下方扫描，显示心脏内结构与血流。

（一）适应证

1. 经胸超声心动图（TTE）检查显像困难者，如肥胖、肺气肿、胸廓畸形、近期胸部手术后等。

2. TTE 不易显示的部位（如肺静脉、上腔静脉、冠状动脉主干等）或不易显示的小病变，如左心耳新鲜血栓、感染性心内膜炎小赘生物或脓肿、肺动脉瓣赘生物及房间隔小缺损等。

3. 在心血管疾病介入性治疗中的应用，如房间隔缺损和室间隔缺损封堵治疗、经皮主动脉瓣成形术（TAVI）、经皮二尖瓣成形术、经皮三尖瓣成形术、经皮肺动脉瓣成形术、左心耳封堵术等。

4. 在心脏外科手术中的应用，如术前进一步明确诊断、术中及时评价手术效果及麻醉过程中心功能的监测等。

（二）禁忌证

1. 严重心血管系统疾病。严重心力衰竭、严重心律失常、急性心肌梗死、重度高血压、低血压或休克状态等。

2. 咽部或食管疾病。急性扁桃体炎、急性咽部炎症、食管炎症、食管狭窄、食管静脉曲张等。

3. 局麻药物过敏。

4. 严重感染、传染病、凝血功能异常、全身状况不良、精神障碍等不能配合检查或拒绝检查者。

三、心脏超声造影

（一）右心声学造影

目前常用的方法为生理盐水振荡法，即生理盐水振荡后经外周静脉注射，可以产生心腔显影。右心声学造影常用于卵圆孔未闭、肺动静脉瘘和艾森门格综合征早期右向左分流等的诊断。

（二）左心室造影

外周静脉注入超声造影剂（如 Sonovue，声诺维），其可通过肺循环，并经肾代谢。它可以增强心腔与心内膜的边界，有助于室壁运动的判断及心尖肥厚型心肌病、心室致密化不全、心尖部血栓、心脏肿瘤等的诊断和鉴别诊断。

（三）心肌造影超声心动图

超声造影剂注入外周静脉，经过肺毛细血管到达左心室后进入全身动脉，进入冠状动脉的造影剂使相应供血区心肌显影，用以评价心肌灌注。心肌造影超声心动图（myocardial contrast echocardiography，MCE）与负荷超声结合可用于冠心病心肌缺血的诊断，同时增加其诊断的敏感度和特异度。

四、负荷超声心动图

用不同的负荷方法，使心肌耗氧量增大至冠脉血流储备不足以满足其需要，诱发心肌缺血发作，心肌收缩力因而出现异常。通过超声心动图比较基础状态和负荷状态时的节段性室壁运动，便可检出有无心肌缺血及其部位。目前应用最广泛的负荷超声心动图为多巴酚丁胺和平板运动试验。考虑到负荷状态下患者的呼吸加深加快，声窗可能受影响，临床上常将负荷超声心动图与左心室造影结合起来评估左心室收缩功能。

五、常见心血管疾病的超声诊断

（一）冠心病

1. 超声检查方法

（1）二维超声切面与节段划分：目前常用的方法有 17 节段模型及 16 节段模型（图 1-8-25～图 1-8-27，彩图见书末）。前者主要用于评估心肌灌注及不同显像方法的比较（如 PET-CT，心脏 MRI），后者主要用于评价室壁运动异常，这是由于心尖帽处心肌的增厚及移动情况在超声下不易显示。

（2）分析测量方法：主要通过动态观察收缩期与舒张期各部位室壁运动状态进行目测，也可结合 M 型取样测量室壁运动幅度。

（3）节段室壁运动评价指标

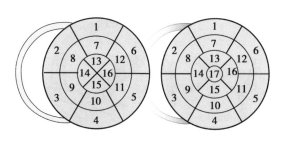

图 1-8-25 不同的左心室节段模型

注：1. 前壁基底段；2. 前间隔基底段；3. 下间隔（后间隔）基底段；4. 下壁基底段；5. 下侧壁（后壁）基底段；6. 前侧壁基底段；7. 前壁中段；8. 前间隔中段；9. 下间隔（后间隔）中段；10. 下壁中段；11. 下侧壁（后壁）中段；12. 前侧壁中段；13. 前壁心尖段；14. 室间隔心尖段；15. 下壁心尖段；16. 侧壁心尖段；17. 心尖帽。

1）室壁运动幅度定性指标

①正常左心室壁运动幅度：室间隔 5～10mm，基底部幅度略小，游离壁 8～12mm。

②运动减低：心内膜面幅度降低 1/2 至 2/3 以上或收缩期运动 2～4mm。

③运动消失：收缩期心内膜面运动 0～2mm，常伴室壁扭动，这是由于梗死区不运动，受相邻心肌牵拉所致。

④矛盾运动：收缩期局部室壁向外膨出，舒张期向内，伴明显扭动。

⑤运动增强：非梗死区运动幅度代偿性增强。

2）半定量指标：将上述方法所测室壁运动记分，运动增强为 0 分，运动正常为 1 分，运动减弱为 2 分，运动消失为 3 分，矛盾运动为 4 分，室壁瘤为 5 分。将所有节

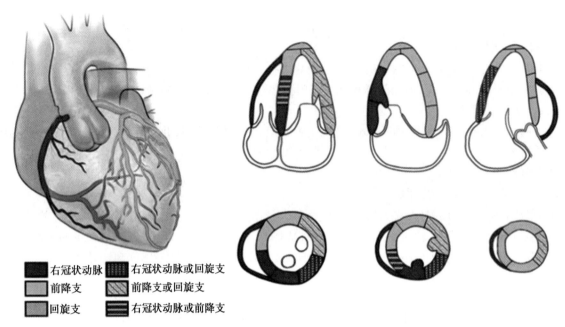

右冠状动脉   **右冠状动脉或回旋支**
前降支   **前降支或回旋支**
回旋支   **右冠状动脉或前降支**

图 1-8-26   冠状动脉分布与超声心动图（左心室）对应关系

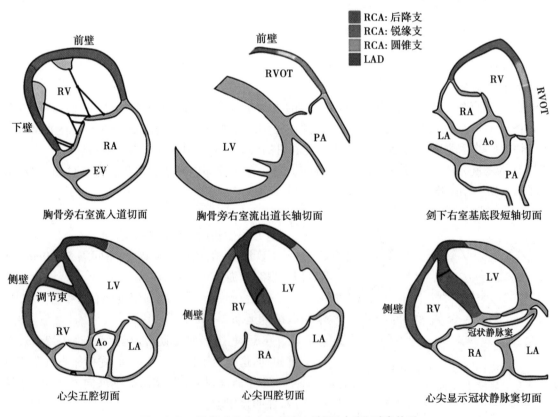

图 1-8-27   冠状动脉分布与超声心动图（右室）对应关系

段室壁运动记分相加的总和除以所观察的节段总数,即得室壁运动积分指数(WMSI)。凡室壁运动积分指数为1者属正常,室壁运动积分指数大于1者为异常,室壁运动积分指数≥2者为显著异常。室壁运动积分指数越大,说明心肌病变的程度越重或心肌受累的范围越大。

值得注意的是,冠状动脉严重狭窄者可能伴有良好的侧支循环,局部室壁运动可能无异常。有心肌梗死的超声表现者,冠状动脉也可能并无严重狭窄。

2. 急性心肌缺血 急性ST段抬高心肌梗死(STEMI)以室壁变薄和显著的心室腔扩大为特征,心肌梗死节段扩大称为梗死膨展。梗死膨展的程度与梗死部位的室壁厚度有关,肥厚者可能不会出现梗死区变薄,经胸超声心动图可以观察到心肌的厚度和心腔内径的变化。

(1) 胸骨旁左心室长轴切面:对前室间隔显示清晰,此为心肌梗死的好发部位。

(2) 心尖四腔切面:是观察后室间隔的常用切面,同时可以清晰地显示左心室前侧壁,是诊断心肌梗死的最佳切面之一。

(3) 心尖两腔切面:该切面便于观察左心室前壁和下壁,急性心肌梗死受累心肌运动减低,局部向外膨出,血流缓慢,容易形成附壁血栓,多见于心尖部。

(4) 心尖长轴切面:此切面观察的节段与胸骨旁左心室长轴切面相同。

(5) 胸骨旁左心室短轴系列切面:可以全面地显示左心室各个室壁的心肌供血情况,对确定急性心肌梗死的部位帮助极大。

3. 急性心肌梗死并发症的诊断

(1) 心室附壁血栓:可发生在急性心肌梗死后数小时,位于心肌梗死部位,多见于前壁及心尖部。二维超声心动图显示心腔内实质性回声与心内膜相连,回声强弱不一。早期血栓呈低回声与心肌相似,慢性血栓回声强,边界清楚;形态不一,多为半圆形突向心腔。CDFI可显示局部心腔彩色血流充盈缺损。小的新鲜血栓二维超声可能漏诊,必要时可应用左心室声学造影协助诊断,造影剂缺损可确定该诊断。

(2) 室壁瘤:急性心肌梗死后室壁瘤的发病率为2.2%~40%,多发生在心尖部及前壁近心尖处。

1) 二维超声心动图表现:局部室壁变薄,慢性病变者回声可增强,运动消失或出现矛盾运动,并于收缩期向外膨出,左心室功能多明显下降。

2) 实时三维超声心动图可准确显示室壁瘤部位、大小、占左心室面积,局部心功能及整体心功能。

(3) 室间隔穿孔:多发生在急性心肌梗死后2周内,好发部位为室间隔前下方近心尖部,常合并前壁心肌梗死。临床表现常突然发病,心前区痛、气短、迅速发生心力衰竭及心源性休克,胸骨左缘Ⅲ~Ⅳ级全收缩期吹风样杂音。一般由CDFI先发现彩色血流束自左心室进入右心室,继而由二维超声显示室间隔穿孔部位及大小。

(4) 心室壁破裂、心脏压塞及假性室壁瘤:左心室前壁心尖部及左心室后外侧壁为好发部位。室壁破裂大小不一,若穿孔较大,血液进入心包腔,可致急性心脏压塞,常有血流状态不稳定的表现,多早期死亡;若穿孔小,可形成假性室壁瘤。

二维超声可发现穿孔局部室壁明显变薄,不运动或矛盾运动,并显示穿孔大小、心包腔内液性暗区或假性室壁瘤的部位及大小;心脏压塞患者可见心包腔内积液性暗区呈云雾状,室壁运动明显受限。CDFI显示穿越室壁的血流进入心包腔或假性瘤内(图1-8-28,彩图见书末)。

(5) 乳头肌功能不全或乳头肌断裂:病变累及乳头肌,常出现二尖瓣反流,严重者可致急性左心衰竭。二维超声显示心动周期中乳头肌无收缩功能或断裂,收缩期二尖瓣脱入左心房或呈连枷样改变,左心房室腔可伴有扩大,左心室功能减退。

(6) 急性右心室梗死:二维超声心动图显示节段性室壁运动异常、右心室扩大;彩色多普勒可显示三尖瓣反流。

4. 陈旧性心肌梗死二维超声心动图主要表现

(1) 局部室壁变薄,回声增强,附近的正常心肌可出现代偿性增厚。

(2) 局部室壁运动减弱或不运动,伴有室壁运动不协调及僵硬。

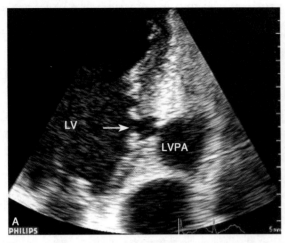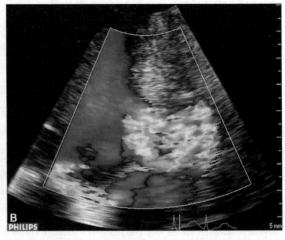

图 1-8-28　心肌梗死后室壁穿孔形成假性室壁瘤

注:A.心尖切面二维超声,可见左心室室壁回声中断,形成假性室壁瘤(LVPA),瘤口通过颈部与瘤体相通(箭头);
B.彩色多普勒血流显像,可见血流信号从左心室腔通过心肌破裂口流入假瘤腔内。

（3）心腔形态失常,严重者可形成室壁瘤。

（4）多数病例收缩功能多基本正常、舒张功能轻度减低;广泛心肌梗死者收缩及舒张功能均减低。

5. 慢性缺血性冠心病　由于冠心病反复发作小范围心肌梗死或长期重度心肌缺血,引起心肌弥漫性纤维化。临床及超声表现均类似扩张型心肌病。

（1）全心扩大,以左心室扩大为主。

（2）节段性室壁运动明显减低,伴局部心室壁回声增强和/或室壁变薄。

（3）左心功能明显减退,EF 常小于 40%,二尖瓣开放幅度小,常伴有二尖瓣反流。

（二）高血压合并心脏损害

高血压合并心脏损害的早期是室壁增厚,继之出现左心室肥厚。可以通过超声心动图的随访,观察室壁增厚到左心室肥厚的演变过程。根据全球超声心动图正常值多中心研究结果,高血压合并左心室肥厚可以根据超声心动图计算的左心室质量指数(LVMI)及相对室壁厚度(RWT),将高血压合并心脏损害分为左心室重构、左心室向心性肥厚和左心室离心性肥厚三种类型(表 1-8-4)。

表 1-8-4　高血压合并左心室肥厚的诊断标准和分型

	左心室质量指数(LVMI[*])/(g·m⁻²)		相对室壁厚度(RWT[*])
	男性	女性	
正常	≤115	≤85	≤0.42
左心室重构	≤115	≤85	≥0.42
左心室向心性肥厚	≥115	≥85	≥0.42
左心室离心性肥厚	≥115	≥85	≤0.42

注:[*]. $LVM=1.04[(LVEDd+IVS+LVPW)^3-(LVEDd)^3]-13.6$;$LVMI=LVM/BSA$;$RWT=(2\times LVPWT)/LVEDd$。
LVM. 左心室质量;LVEDd. 左心室舒张末期内径;IVS. 室间隔舒张期厚度;LVPW. 左心室后壁舒张期厚度;LVMI. 左心室质量指数;RWT. 相对室壁厚度。

左心室肥厚可引起左心室松弛受损伴或不伴心室僵硬度增加,超声上表现为左心房不同程度扩大,二尖瓣瓣环运动幅度 e' 减低,E/e' 增高,即左心室舒张功能减退,而收缩功能多正常。当左心室功能失代偿后,室壁运动幅度降低,可出现左心室扩大及收缩功能明显减退。

（三）心肌疾病

1. 肥厚型心肌病（HCM）　以左心室和/或右心室肥厚为特征。常为不对称肥厚并累及室间隔,左心室血液充盈受阻、舒张期顺应性下降为基本病变的心肌病。根据左心室流出道有无梗阻又可分为梗阻性肥厚型、隐匿性梗阻肥厚型和非梗阻性肥厚型心肌病。

（1）肥厚型心肌病诊断要点：在排除继发性左心室肥厚如主动脉瓣狭窄、主动脉缩窄和血管炎等，左心室任何部位的室壁厚度≥15mm，都可以考虑诊断肥厚型心肌病；合并高血压的患者，室壁厚度≥20mm，考虑诊断肥厚型心肌病（图1-8-29）。室间隔非对称性增厚，厚度大于15mm，室间隔的肥厚与左心室后壁不成比例，两者之比大于1.3∶1。有时可见以左心室心尖部增厚为主的肥厚型心肌病，后者又称为心尖肥厚型心肌病。

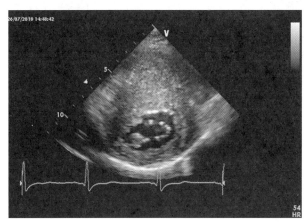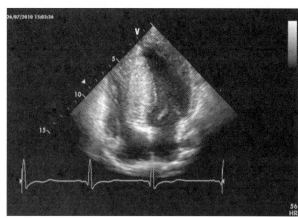

图1-8-29　典型的非对称性肥厚型心肌病（以室间隔增厚为主）

（2）左心室流出道（LVOT）狭窄和梗阻的诊断要点

1）M型和二维超声心动图：肥厚的室间隔向左心室流出道膨出，左心室流出道于收缩期形成负压，致使二尖瓣前叶于收缩晚期贴向室间隔，即二尖瓣收缩期前向运动（SAM征）。SAM征在M型超声上更易观察（图1-8-30）。

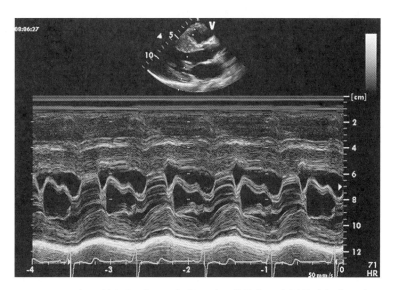

图1-8-30　梗阻性肥厚型心肌病SAM征（收缩期二尖瓣前叶向前运动）

2）多普勒超声心动图：CDFI可见LVOT收缩期出现彩色镶嵌血流及不同程度的二尖瓣反流（图1-8-31A）；CW将取样线置于LVOT，可见收缩期血流速度增快，以晚期为著，呈现匕首征（图1-8-31B，彩图见书末）。峰值压差≥30mmHg，即可诊断。

对临床上怀疑左心室流出道梗阻而静息状态下无上述表现的HCM患者，应嘱其进行Valsalva动作，或含服硝酸甘油以排除隐匿性的左心室流出道梗阻。

2. 扩张型心肌病（DCM）　以心腔扩张为主。肉眼可见心室扩张，室壁多变薄，纤维瘢痕形成，常伴有附壁血栓。瓣膜、冠状动脉多无原发性病变。

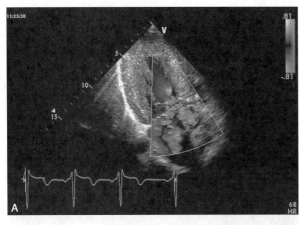
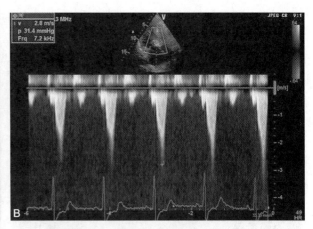

图 1-8-31   梗阻性 HCM 患者 LVOT 高速血流、二尖瓣偏心反流(A)及匕首征(B)

(1) 超声心动图诊断要点:心脏普遍扩大,多以左心为主,可呈球形改变(图 1-8-32A)。

室壁运动幅度弥漫性减低,少数病例有局限性运动幅度减弱;室壁收缩期增厚率明显下降,室壁相对变薄;心肌回声不均匀增强、增粗。

二尖瓣开放幅度降低,呈菱形小开口,又称钻石征(图 1-8-32B);心包腔内可有少量心包积液。

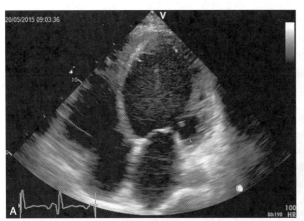
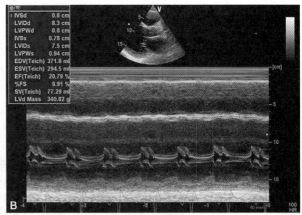

图 1-8-32   DCM 全心扩大呈球形样改变(A)及钻石征(B)

房室瓣环扩大,房室瓣相对性关闭不全,CDFI 可见收缩期二尖瓣、三尖瓣反流。

(2) 鉴别诊断:冠心病有时以慢性心力衰竭为主,呈缺血性心肌病表现;扩张型心肌病也可合并局限性室壁运动异常(表 1-8-5)。

表 1-8-5   扩张型心肌病与缺血性心肌病鉴别诊断

	缺血性心肌病	扩张型心肌病
年龄	多发生于 50~70 岁	多发生于 20~40 岁
病史	多有心绞痛、高血压病史	无明显病史或曾患心肌炎
心腔大小	左心扩大为主,可有室壁瘤	全心增大
室壁运动	节段性室壁运动障碍	弥漫性减弱
心肌回声	常增强	多正常
室壁厚度	局部室壁或变薄	多正常
收缩功能	减低	减低
二尖瓣动度	减低	减低
瓣膜反流	常有 MR、TR	常有 MR、TR
冠状动脉造影	异常	正常
CMR 心肌延迟成像	心肌纤维化多见	心肌纤维化少见

3. **限制性心肌病（RCM）** 原因不明。以心内膜和心内膜下心肌纤维性增生、心室壁硬化、心室腔缩小引起心脏舒张充盈受限为主要表现的心肌病。心肌淀粉样变为其特殊类型（图 1-8-33）。

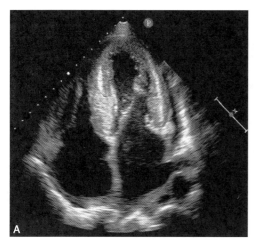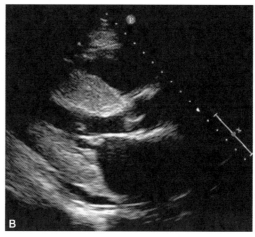

图 1-8-33 心肌淀粉样变

注：A. 显示左、右心室内径减小，左、右心房增大；B. 显示前室间隔和左心室后壁显著增厚，内见散在斑点状回声或磨玻璃样回声。左心室后侧壁及右房顶部可见少量心包积液。

（1）心脏结构和血流变化：心室壁运动幅度弥漫性减低，以左心室为著；室壁可均匀性增厚；心室腔通常不大或减小，双房明显增大；有时可伴有少量心包积液。CDFI 显示收缩期房室瓣反流。

（2）心功能变化

1）左心室舒张功能显著减退，常表现为限制性充盈，即二尖瓣血流 E 峰减低，A 峰极小，后者为心房收缩力降低所致。

2）左心室整体收缩功能降低，EF 减低。

3）右心功能不全表现，包括右心房室增大、右房压显著增高及右心室收缩功能减退。

（3）心肌浸润性病变（心肌淀粉样变性）超声心动图表现：心肌浸润性病变是限制性心肌病的一种，除上述一般限制性心肌病改变外，特殊的图像特征为肥厚的心肌呈反光增强的斑点状或毛玻璃样回声。

（4）鉴别诊断：由于限制性心肌病的病理生理与缩窄性心包炎相似，都是心室舒张受限，心房压增加，心房扩大，有时需要与缩窄性心包炎进行鉴别（表 1-8-6）。

表 1-8-6 缩窄性心包炎与限制型心肌病鉴别诊断

项目	缩窄性心包炎	限制型心肌病
心包/心内膜	心包膜明显增厚、钙化	心内膜心肌、室壁增厚
心房	稍大	明显扩大
血栓	一般无	附壁血栓
二尖瓣血流呼吸性变异	有	无
肺动脉高压	无	常见
肺淤血	无	常见
组织多普勒侧壁二尖瓣环	s'>8cm/s	s'<8cm/s
心脏 CT	心包膜明显增厚、钙化	无

4. **心尖球囊综合征（应激性心肌病、Tako-tsubo 综合征）** 是一种少见的可逆性的心肌病。主要特点为出现一过性的左心室收缩功能障碍、酷似急性心肌梗死的心电图改变及心肌坏死标志物的增高，但冠状动脉造影没有冠状动脉闭塞性病变，多有情绪变化等应激事件，通常表现为心尖部室壁运动减低

或消失,心尖部向外扩张,左心室形态在1~3个月恢复正常。

(1) 超声心动图主要表现

1) 急性期:左心室中间段及心尖段节段性运动减弱或消失,而基底段收缩功能正常或增强,导致心尖球形样变;左心室整体收缩功能明显减低。

2) 病情缓解期:室间隔与左心室游离壁各节段运动正常和协调,心尖气球样改变消失;左心室收缩功能恢复正常。

(2) 诊断与鉴别诊断需结合临床,排除急性心肌梗死、心肌炎等疾病(表1-8-7)。

表1-8-7　应激性心肌病与急性冠脉综合征的临床比较

鉴别方法	应激性心肌病	急性冠脉综合征
病程	多见于女性。有应激性事件,病程短,一过性、可逆性	多见于男性。有不良生活习惯,病程较长,恢复慢
心肌标志物	升高,但水平低,且下降快	持续且显著升高
心电图	Q波检出率低(32%),随访期所有异常可完全恢复正常	Q波检出率高(92%)且常持续存在
超声心动图	左心室EF值3天~3周恢复正常 室壁运动减弱或消失的范围超过单支冠脉供血 心尖部膨隆,可检出附壁血栓	EF较长时间难以恢复,多为单支冠脉供血范围 多无心尖膨隆,血栓检出率低
左心室造影	左心室心尖部呈球形改变,基底段收缩增强,呈缩窄状	心尖无球形改变,基底段收缩正常或减弱
冠脉造影	正常或无明显狭窄	常有严重的冠脉狭窄
治疗	个体化,常用利尿药、血管扩张药及β受体拮抗药	扩冠、抗凝、抗血小板及冠脉再灌注治疗
预后	良好	较差

(四) 心脏瓣膜病

1. 二尖瓣狭窄(MS)　是最常见的心脏瓣膜病之一。主要见于风湿性心脏病、先天性二尖瓣畸形等,老年性退行性病变也可致二尖瓣狭窄,且有增加趋势。

(1) 二维和M型超声图像

1) 二尖瓣前后叶增厚,粘连,瓣尖部活动度减小,瓣口开放面积减小。瓣体病变较轻时,二尖瓣前叶舒张期呈气球样向左心室突出,即所谓穹顶状运动。瓣体病变严重者,瓣体增厚、纤维化、钙化,活动减小或消失,腱索增粗、粘连。风湿性二尖瓣狭窄多以瓣尖病变为主,逐渐累及瓣体;老年性退行性变引起的钙化多始于瓣环或瓣叶基底部,常同时累及主动脉瓣和二尖瓣,以二尖瓣后叶瓣环受累最多。

2) M型超声显示二尖瓣前叶舒张期呈城墙样改变(图1-8-34)。

3) 中、重度二尖瓣狭窄者,左心房内血流淤积,左心房和左心耳增大,其内血流速度缓慢可表现为云雾影,常在左心耳内或左心房顶部形成附壁血栓。

4) 左心房不同程度增大,右心室增大,肺动脉增宽,可伴右心房增大。

(2) 多普勒超声:CDFI显示二尖瓣口血流速度加快,显示为色泽明亮的红色射流束,在瓣口狭窄处有会聚现象。血流束离开二尖瓣后,直径迅速增大,在左心室内可形成彩色镶嵌的烛火状形态。利用PW或CW记录二尖瓣口的舒张期频谱,轻、中度狭窄时,E峰上升速度增加,峰速度增加,E峰下降速度减慢(图1-8-35,彩图见书末)。中、重度狭窄时,E、A峰融合。

2. 主动脉瓣狭窄(AS)　常见病因包括风湿性主动脉瓣狭窄,老年性主动脉瓣狭窄和先天性主动脉瓣狭窄。在国内,风湿性主动脉瓣狭窄仍是主动脉瓣狭窄的主要原因。

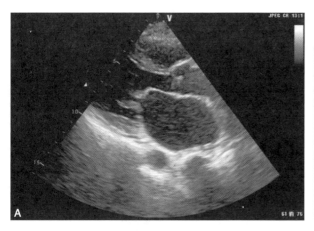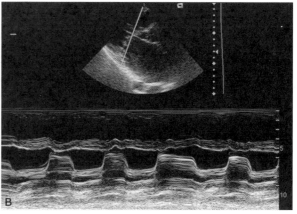

图 1-8-34　二尖瓣狭窄的超声心动图特征

注:A. 左心室长轴切面二尖瓣前叶呈穹窿样改变;B. 右图 M 型超声显示二尖瓣前后叶呈同向运动和城墙样改变。

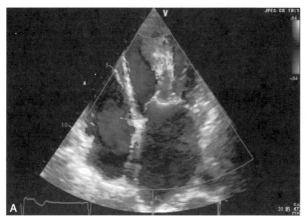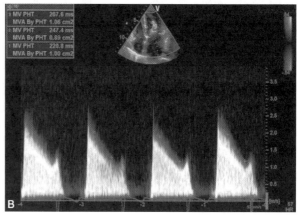

图 1-8-35　二尖瓣狭窄的多普勒超声特征

注:A. 二尖瓣狭窄时 CDFI 显示二尖瓣口血流速度加快,显示为色泽明亮的红色血流束;B. 中、重度狭窄时,E、A 峰流速增快且融合。

（1）二维超声图像

1）主动脉瓣叶可增厚,回声增强,主动脉瓣叶形态发生改变,瓣叶活动度小,瓣口变小。心底大血管短轴切面可见三个主动脉瓣叶不同程度增厚、纤维化或钙化,回声增强,后方可伴声影,瓣叶交界处粘连,瓣口开放受限。

2）左心室室壁可呈向心性肥厚,运动增强,晚期左心室腔可扩大。

3）升主动脉可出现狭窄后扩张。

（2）多普勒超声:CDFI 于收缩期可见起自主动脉瓣口的彩色镶嵌射流束,射入主动脉内,射流束可呈偏心性。CW 可记录到主动脉瓣口的高速血流,收缩期形态为单峰射流频谱(图 1-8-36,彩图见书末)。

（3）主动脉瓣狭窄程度评估(表 1-8-8)。

3. 二尖瓣关闭不全（MR）　有多种病因。以往多由风湿性心脏瓣膜病引起,且多数合并二尖瓣狭窄。近年来,风湿性心脏病减少,二尖瓣脱垂、腱索断裂、乳头肌功能不全、二尖瓣瓣环和瓣下钙化、左心室增大、心肌病变等也为常见病因,也见于感染性心内膜炎或先天性畸形等。

（1）二维超声图像

1）风湿性二尖瓣关闭不全时,二尖瓣环和瓣叶可出现不同程度的增厚、回声增强。二尖瓣关闭时对合欠佳;重度者,瓣口留有缝隙。二尖瓣脱垂时,可显示二尖瓣前叶和/或后叶收缩期向左心房脱垂。腱索断裂时,可见断裂的腱索断端随心动周期呈连枷样运动。老年退行性病变时,见二尖瓣叶根部及瓣环呈强回声团,瓣叶关闭时对合不严。

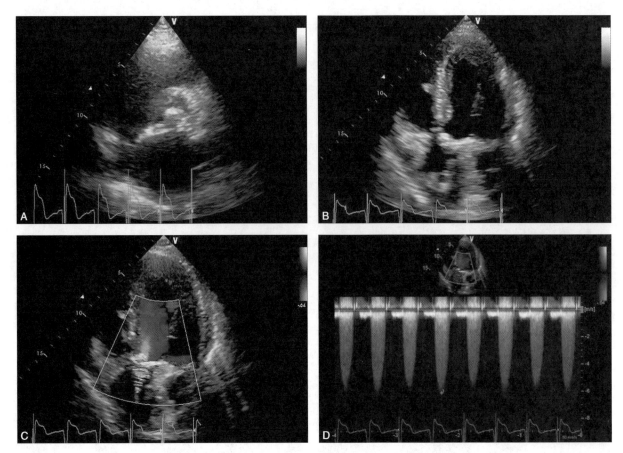

图 1-8-36　主动脉瓣狭窄

注:A.大动脉短轴切面示主动脉瓣呈团块样增厚、钙化,开放受限;B.显示左心室壁弥漫性增厚,钙化的主动脉瓣后伴有声影;C.显示收缩期跨主动脉瓣血流减少,呈彩色镶嵌射流;D.为 CW 测得主动脉瓣跨瓣峰值流速高达 6.1m/s。

表 1-8-8　主动脉瓣狭窄程度评估

程度	峰值血流速/(m·s⁻¹)	平均压差/mmHg	瓣口面积/cm²
轻度	2.6~2.9	<20	>1.5
中度	3.0~4.0	20~40	1.0~1.5
重度	>4.0	40	<1.0

2)左心房、左心室不同程度增大,代偿期左心室容量负荷过度。

(2)多普勒超声:CDFI 于收缩期见二尖瓣口向左心房内的异常反流束信号,是诊断二尖瓣关闭不全的最直接、可靠的依据。反流束一般为彩色镶嵌信号。前叶脱垂时,反流束沿后叶方向走行;后叶脱垂时,反流束沿前叶方向走行。根据反流束的面积和左心房面积的比值可半定量评价二尖瓣关闭不全的程度。比值<20%时为轻度反流,20%~40%时为中度反流,>40%时为重度反流。

4. 主动脉瓣关闭不全(AR)　可因先天性与后天性病变引起。可由主动脉瓣和主动脉根部疾病或主动脉瓣环扩张所致。常见疾病有老年性主动脉瓣疾病、风湿性心脏病、先天性畸形、感染性心内膜炎、马方综合征、严重高血压或升主动脉粥样硬化和主动脉夹层等。

(1)二维超声表现:主动脉瓣关闭不全时可见主动脉瓣不同程度地增厚,回声增强,瓣叶呈不规则的团状或粗线状回声,瓣叶对合不良。心底大血管短轴切面,可清楚观察瓣叶的解剖结构发生改变,关闭线变形,显示瓣膜关闭不全的部位,其间可见有裂隙。主动脉瓣脱垂时,舒张期瓣膜超过主动脉瓣关闭点之连线,突向左心室流出道。

(2)多普勒超声:CDFI 可直接显示舒张期起源于主动脉瓣的彩色镶嵌反流束,并延伸入左心室流出道。

5. 三尖瓣反流(TR)　除用来评估瓣膜本身的功能状态外,通常用三尖瓣反流速度来估测肺动脉收缩压。

（五）急性主动脉夹层形成

超声心动图可以为临床决策提供重要信息。首先,超声心动图可以明确主动脉夹层的诊断,提供主动脉夹层类型的证据;其次,超声心动图可判断主动脉夹层的真腔和假腔,显示夹层破裂的入口和出口,以及夹层累及的范围和程度;再次,超声心动图能够对合并主动脉瓣关闭不全严重程度及左心室收缩功能进行评估。

1. 二维及 M 型超声心动图（图 1-8-37,图 1-8-38）

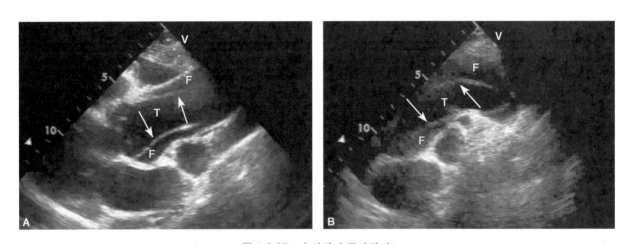

图 1-8-37 主动脉夹层动脉瘤

注:A. 左心室长轴切面显示升主动脉内见撕裂的内膜回声(箭头);B. 升主动脉向上延续扫查可见剥脱的内膜(箭头)。

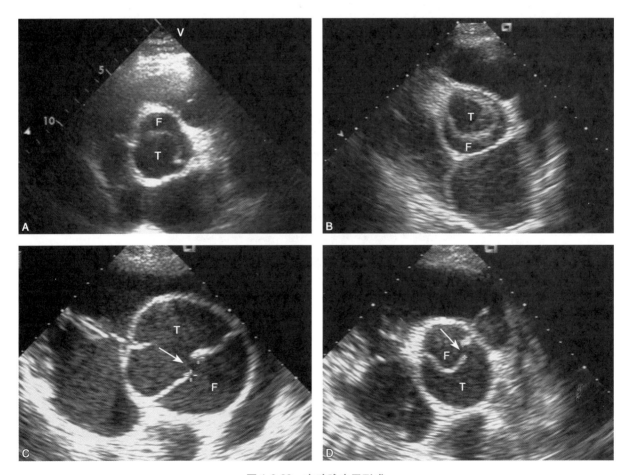

图 1-8-38 主动脉夹层形成

注:A、B.升主动脉短轴切面主动脉窦部扩张压迫左心房,以及撕裂的内膜将主动脉腔分为真腔和假腔;C、D. 撕裂的内膜连续性中断,形成破口(箭头)。

（1）升主动脉瘤样扩张：升主动脉内径增宽，尤以窦部为主，内径在 40mm 以上，短轴切面可见显著扩张的主动脉窦部压迫后方的左心房。

（2）升主动脉夹层动脉形成：主动脉管腔内可见内膜撕脱，将主动脉腔分为真腔和假腔。撕裂的内膜随心动周期波动。夹层可环行侵及管壁或部分管壁，于主动脉短轴切面可显示前者主动脉根部呈同心圆状，内层低回声环为内膜，外层强回声环为中层及外层，其间为无回声区。沿主动脉纵轴方向追踪纵切或横切扫查，可能发现夹层的起止部位及剥离形态。

2. **多普勒超声心动图**（图 1-8-39）　CDFI 显示真腔内血流色彩鲜明，假腔内血流暗淡。假腔内有附壁血栓形成时，管腔内仅可见血栓反射回声，而无血流信号显示。真腔与假腔相互交通，第一裂口处收缩期由真腔流入假腔，舒张期血液很少流动或由假腔流向真腔。第二裂口处血流方向相反。

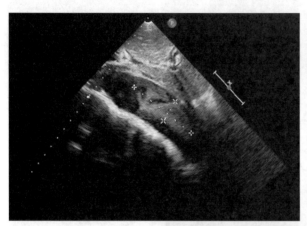
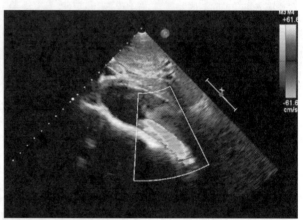
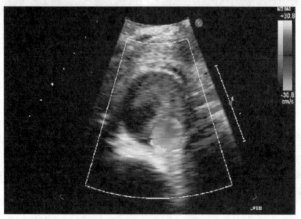

图 1-8-39　主动脉夹层显示假腔内血栓形成

3. **鉴别真假腔的诊断特征**　见图 1-8-39，彩图见书末。

（1）由于撕裂的内膜在心动周期中可以摆动，造成收缩期真腔扩大，假腔缩小，舒张期则反之。

（2）假腔内血流流速缓慢，通常有自发的烟云状回声，而真腔内血流流速较快。

（3）假腔内见到不同时期已形成的血栓。

（4）在慢性患者中，假腔内径一般大于真腔。

（六）急性肺动脉栓塞

超声心动图在急性肺动脉栓塞（PE）诊断中的重要价值是对其进行危险分层，低危肺动脉栓塞由于没有引起肺动脉高压和心脏结构和功能的改变，超声心动图结果可以表现为正常、高危或极高危急性肺动脉栓塞，超声心动图有一些特征性的表现，有很高的特异度和敏感度。肺栓塞的超声心动图改变主要有直接征象和间接征象两种改变。直接征象的诊断准确性较高，但阳性率较低。

1. **直接征象**　检出肺动脉主干及左（右）肺动脉、右心房、右心室的血栓。

2. 间接征象

（1）右心室和/或右心房扩大,右心室流出道内径增宽,慢性病变者可出现右心室肥厚。

（2）室间隔位置及运动异常:多见于中重度肺动脉高压患者,室间隔位置左移,呈平坦型(D型左心室),甚至出现反向运动。

（3）右心室壁节段性运动异常:右心室侧壁心尖部运动减低被认为是诊断急性PE的特异性征象。

（4）右房压增高:主要表现下腔静脉增宽,吸气/呼气比值<50%。

（5）右心室收缩功能减低。

（6）估测肺动脉收缩压或舒张压升高。

（七）急性心脏压塞

急性心脏压塞见于急性心肌梗死室壁破裂、心血管介入手术并发症、其他外伤等,属于心内科危急重症,临床上多有血流动力学不稳定,通常来不及做各项检查而死亡。若进行超声心动图紧急床旁检查,可见心室壁收缩无力,心包腔内可见液性暗区,呈云雾状或块状,这是由于血液淤滞、凝固所致。超声心动图可以快速进行定性诊断和半定量评估,帮助临床进行治疗决策(表1-8-9)。

表1-8-9　心包积液的半定量评估

	正常	少量	中量	大量
后壁心包腔液深	<5mm	5~10mm	>10mm,<20mm	≥20mm
相对液体量	30~50ml	>50ml,但<100ml	>100ml,但<500ml	>500ml

（八）心腔内肿物

1. 心脏肿瘤

（1）黏液瘤:心脏黏液瘤是最常见的原发性心脏良性肿瘤。可发生于心腔的任何部位,最常见于左心房(约占75%)。瘤体为较强回声团块,反射均匀一致,大小一般在5~6cm,个别小于1cm或大于10cm。若中央有坏死则可出现无回声区。随心动周期血流的流动,瘤体形态可变。左心房黏液瘤可对二尖瓣口形成阻塞,其程度与瘤蒂的长短、附着部位距瓣口的远近及瘤体大小有关,瘤体大、蒂长、附着部位低,则对二尖瓣的阻塞程度就重(图1-8-40)。

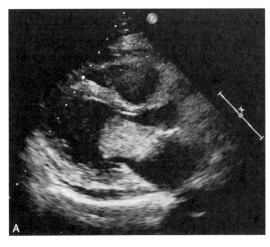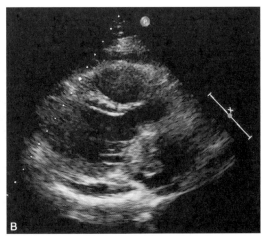

图1-8-40　左心房黏液瘤

注:A. 舒张期阻塞二尖瓣瓣口;B. 收缩期回至左心房。

（2）转移性心脏肿瘤:恶性肿瘤转移至心脏或心包约占10%,少数患者在心外原发灶未显露之前,即可以心脏转移为首发症状。恶性肿瘤死亡患者中1/3可以发生心包转移,预后不良。

超声心动图主要异常表现:①心腔、心壁及心包部位可见回声稍增强的团块状占位,边界不清;②可出现大量心包积液,甚至心脏压塞的超声征象;③肿瘤侵入心腔或压迫心腔,致腔室内血流受阻,CDFI 可探及五彩镶嵌的湍流信号;④若为爬行生长转移性肿瘤,可见肿瘤呈蛇形回声沿腔静脉伸展至右心系统,随血流在心腔中漂动(图 1-8-41)。

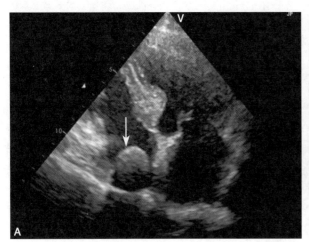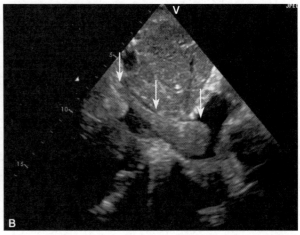

图 1-8-41　静脉内血管平滑肌瘤

注:A. 右心房内可见等回声占位(箭头);B. 右心房内占位发自下腔静脉内(箭头),与房壁分界清楚,活动度大。

2. 心腔血栓

(1) 血栓的超声特征

1) 新鲜血栓呈低回声,与噪声不易区别。边缘不固定,可呈现半流动状态,但有固定附着部位。随血栓形成时间的延长,回声有所增强,与心腔内血液无回声区形成较明显的对比,此时回声强而均匀。

2) 陈旧性或机化的血栓,由于血栓成分中纤维组织的增加及部分钙化,回声明显增强且不均匀,表面锐利,不规则、不平滑。

(2) 血栓与周围组织的关系:血栓一般附着于房室壁,附着面大,游离面小。部分新鲜血栓受血流冲击,部分脱离附着部位,附着部位变细,血栓活动类似带蒂肿瘤,在心腔内自由漂动,体积较大者可能阻塞瓣口引起猝死;小血栓脱落,随血流到末梢器官可导致栓塞。

3. 感染性心内膜炎赘生物（图 1-8-42,彩图见书末）　一旦临床疑诊感染性心内膜炎,应该仔细观察下列情况。

(1) 确定心内各瓣膜是否存在赘生物:其典型特征为瓣膜或心腔内有团块附着,呈低回声或中低回声,表面毛糙松散,随心动周期摆动。

(2) 观察瓣膜的厚度,完整性,以及赘生物的大小和活动度。

(3) 评估赘生物所致并发症,如瓣周脓肿,瓣膜穿孔或瓣膜关闭不全等。

(4) 评估心脏功能。

(5) 其他注意事项

1) 赘生物与心腔内新鲜血栓的鉴别:新鲜血栓大多附着在心室壁或心房壁,极少附着在瓣膜之上,声像图上新鲜血栓表面相对光整,回声偏低。必要时结合临床治疗进行随访,经过抗凝和抗血小板治疗,如果团块样回声消失,即为心内血栓形成。

2) 右心系统赘生物:右心系统赘生物多数由室间隔缺损和动脉导管未闭所致。容易漏诊,应在低压区仔细寻找,室间隔缺损的右心室流出道和动脉导管未闭的肺动脉侧是否有赘生物形成。

3) 心内植入装置:当临床怀疑有感染性心内膜炎时,应多切面仔细显示起搏电极的全程,特别注意上腔静脉入口处是否有异常团块回声或上腔静脉狭窄,观察赘生物附着的部位,以及三尖瓣受累的情况。

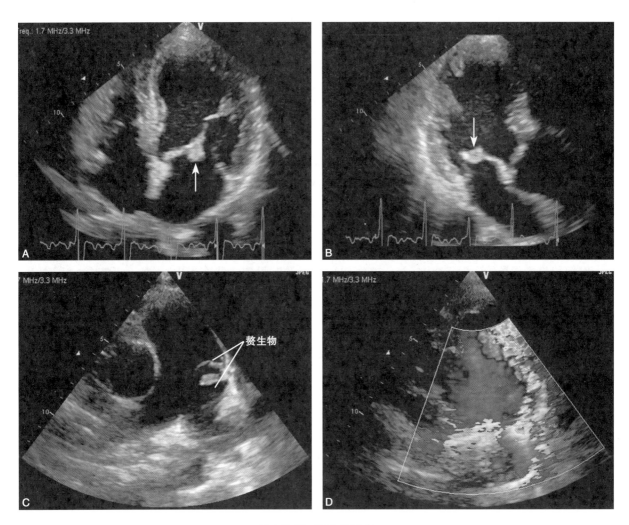

图 1-8-42　赘生物形成

注：A、B. 二尖瓣赘生物形成（箭头）；C. 肺动脉主干侧壁可见赘生物形成；D. 此为未闭动脉导管的高速射流冲击所致。

4）人工瓣膜：人工瓣膜尤其是人工机械瓣合并感染性心内膜炎，由于机械瓣的强回声干扰，经胸超声心动图诊断通常比较困难，此时需要借助经食管超声心动图进行诊断。

5）临床高度怀疑感染性心内膜炎，TTE 显示欠佳或难以明确诊断，建议进行 TEE 检查。

（朱天刚）

参 考 文 献

［1］Yao GH，Deng Y，Liu Y，et al. Echocardiographic measurements in normal chinese adults focusing on cardiac chambers and great arteries：A prospective，nationwide，and multicenter study. J Am Soc Echocardio，28（5）：570-579.

［2］Rudski LG，Lai MM，Afilalo J，et al. Guidelines for the echocardiographic assessment of the right heart in adults：A report from the American Society of Echocardiography Endorsed by the European Association of Echocardiography，a registered branch of the European Society of Cardiology and the Canadian Society of Echocardiography. J Am Soc Echocardiogr，2010，23：685-713.

［3］Asch FM，Miyoshi T，Addetia K，et al. Similarities and differences in left ventricular size and function among races and nationalities：Results of the world alliance societies of echocardiography normal values study. J Am Soc Echocardiogr，2019，32：1396-1406.

［4］Nagueh SF，Smiseth OA，Appleton CP，et al. Recommendations for the evaluation of left ventricular diastolic function by echocardiography：An update from the American society of echocardiography and the European association of cardiovascular imaging J Am Soc Echocardiogr，2016，29：277-314.

［5］Lang RM，Badano LP，Mor-Avi V，et al. Recommendations for cardiac chamber quantification by echocardiography in adults：an update from the American Society of Echocardiography and the European Association of Cardiovascular Imaging. J Am Soc Echocardiogr,2015,28:1-39.

[6] Baumgartner H,Hung J,Bermejo,et al. Recommendations on the Echocardiographic Assessment of Aortic Valve Stenosis:A Focused Update from the European Association of Cardiovascular Imaging and the American Society of Echocardiography. J Am Soc Echocardiogr. 2017,30(4):372-392.

第六节　血管内超声

血管内超声(intravascular ultrasound,IVUS)通过导管技术将微型超声探头送入血管腔内,显示血管横截面图像,从而提供在体血管腔内影像。IVUS不仅可以了解管腔的形态,还能直接显示管壁的结构,了解管壁病变的性质,进行定量测量和定性分析,被认为是血管检查的新"金标准"。

一、IVUS 原理

医用超声成像导管发射超声波,部分超声从组织折射返回传感器产生电脉冲,最后转换成图像。目前可用的IVUS探头频率为25~60MHz,既往IVUS导管的分辨率为100~200μm,新型的IVUS导管分辨率有进一步的提高。虚拟组织学IVUS成像(virtual histology-IVUS,VH-IVUS)、整合背向散射IVUS(integrated backscatter-IVUS,IB-IVUS)及iMAP-IVUS系统均采用新型后处理技术,通过运算处理不同组织的不同回声频率,对斑块的组织成分进行模拟成像和定量分析。目前IVUS换能器分为机械旋转型及电子相控阵型两种类型,采集图像时常规采取自动回撤方式,以获得病变长度和斑块体积等更多的信息。

二、操作方法

在进行血管内超声检查前,动脉鞘管内注射肝素(100U/kg),冠状动脉内注入硝酸甘油100~200μg,避免导管诱发的冠状动脉痉挛,并真实反映冠状动脉直径。机械旋转型导管需在体外用生理盐水预先冲洗,排除保护鞘内气泡。相控阵型超声导管无须排除空气,但在送入冠状动脉前需要去除导管周围的环晕伪像,同时避免导管打折。然后沿着导引钢丝将超声导管送入要检查的冠状动脉病变的远端,采用自动回撤装置,缓慢从远端以0.5~1.0mm/s的速度自动回撤超声导管至导引导管内,实时记录IVUS图像。部分特殊病变可手动回撤,可以更便捷地观察病变。

三、IVUS 图像判读

(一) 正常冠状动脉

正常的冠状动脉管壁分为内膜、中膜和外膜三层结构,其中内膜、中膜以内弹力板为界,中膜、外膜以外弹力板为界。构成正常冠状动脉血管壁的层状结构具有不同回声特性,在IVUS上可呈现三层结构:内层代表内膜和内弹力膜,表现为纤薄的白色回声带;中层为中间无回声层(黑色或暗灰色),代表中膜;外层有特征性的洋葱皮样表现,代表外膜和外膜周围的组织。血管的外膜边界通常无法识别,主要是由于外膜和周围组织无明显的回声差异。值得注意的是,IVUS上的三层结构并不真正代表血管的三层组织结构,仅有两个清楚的界面与组织学对应,为管腔-内膜交界面和中膜-外膜交界面。

(二) 冠状动脉粥样硬化斑块

冠状动脉粥样硬化主要以内膜病变为主要特征,以斑块形成为主要的形态学表现。根据IVUS影像学特点,冠状动脉斑块分为:①正常血管壁:为单层结构或仅见内膜轻度增厚的三层结构。早期动脉粥样硬化病变(如初始病变,脂质条纹和中间病变)在IVUS亦显示为正常,因为IVUS分辨率尚不足以将其与完全正常的管壁相区分。②脂质斑块:回声强度低于血管外膜回声。③钙化斑块:病变回声强,超过外膜组织的回声,并伴有声影。④纤维斑块:回声强度与外膜相似或高于血管外膜回声但无声影(图1-8-43)。

新近的IVUS与病理对照研究提出了回声衰减(echo-attenuation)斑块及回声透亮(echolucent)斑块的概念(图1-8-44)。回声衰减斑块表现为斑块后无超声信号,斑块本身相比外膜为低回声或等回声,而非钙化的强回声。衰减斑块提示脂质池或坏死核心的存在,与冠脉介入治疗时无复流的发生相关。

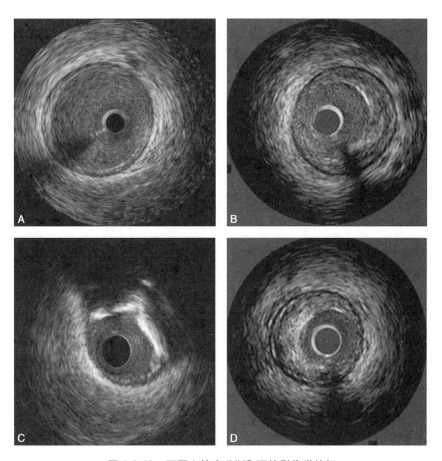

图 1-8-43　不同斑块在 IVUS 下的影像学特征
注:A. 正常血管壁;B. 脂质斑块;C. 钙化斑块;D. 纤维斑块。

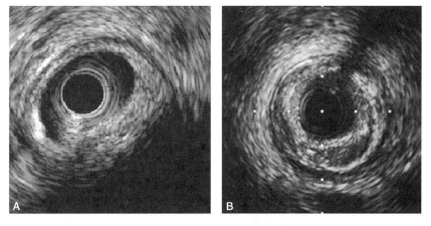

图 1-8-44　回声衰减斑块与回声透亮斑块
注:A. 回声衰减斑块;B. 回声透亮斑块。

回声透亮表现为斑块内低回声或回声缺失区域,被较强的回声信号环绕。与衰减斑块相比,回声透亮斑块的脂质池或坏死核心明显偏小。回声缺失也可能为斑块内新生血管区域,是斑块不稳定的特征之一。

IVUS 对钙化斑块的识别和评价具有独特的优势。钙化在 IVUS 上表现为明亮回声,其后有声影,常伴有多重反射。IVUS 可以明确钙化的位置,如浅表钙化或深层钙化;并定量评估钙化程度,如钙化在横断面上的弧度及纵切面上的长度(图 1-8-45)。钙化位置和钙化弧度与病变部位能否充分扩张相关。浅表钙化对病变扩张有影响,而深层钙化与病变可扩张性无关。IVUS 显示>270°的内膜钙化,球囊扩张困难,通常需要旋磨。IVUS 评价钙化的不足之处是只能显示钙化的管腔面,不能显示钙化的厚度。

易损斑块(vulnerable plaque)为一类易引发临床心血管事件的不稳定斑块,其典型代表为薄纤维帽斑

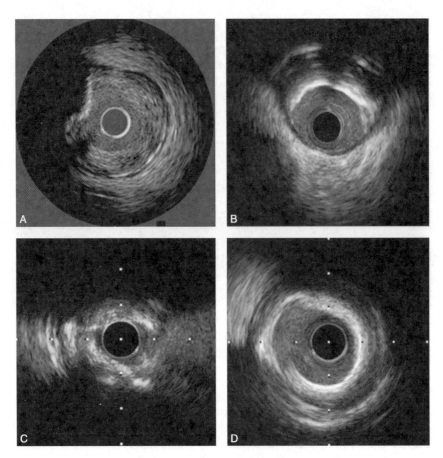

图 1-8-45　不同弧度的钙化病变
注：A. <90°微钙化；B. 180°钙化；C. 270°钙化；D. 360°钙化。

块（thin cap fibroatheroma，TCFA）。特征包括纤维帽薄（<65μm），脂质池或坏死核心大，炎性细胞浸润，常伴有斑块内新生血管、微钙化等，同时病变部位通常发生正性重构。鉴于 IVUS 的分辨率，无法识别<100μm 的结构，只有脂质池或坏死核心及正性重构能在 IVUS 显示。因此，灰阶 IVUS 识别薄纤维帽斑块是非常困难的事情。

　　虚拟组织成像（VH-IVUS）使用超声频谱分析的方法将冠状动脉粥样硬化斑块成分分为四类：纤维（FI）、纤维脂质（FF）、高密度钙化（DC）和坏死核心（NC），并以绿、黄、白、红标识，可以在活体上定量分析动脉粥样硬化斑块的结构和成分。VH-IVUS 定义的薄纤维帽斑块标准：连续 3 帧 NC>10% 并融合成片，同时 NC 与管腔直接相邻>36°，即看不到纤维帽就为薄纤维帽（图 1-8-46，彩图见书末）。

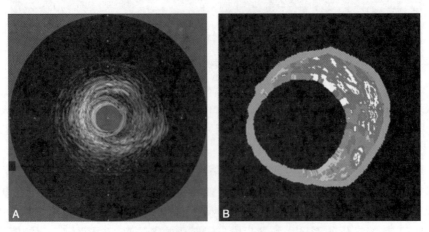

图 1-8-46　薄纤维帽斑块的 IVUS 及 VH-IVUS 图像
注：A. 灰阶 IVUS；B. VH-IVUS。

（三）斑块破裂

斑块破裂是导致冠脉血栓及继发心血管事件的主要机制（图1-8-47）。斑块破裂在造影上通常表现为管壁溃疡（81%）、夹层样改变（40%）、瘤样扩张（7%），其中夹层样改变常误判为夹层。相比造影，IVUS可以精准诊断斑块破裂。斑块破裂在IVUS的表现为纤维帽不连续，可见破口；斑块内容留空，形成空腔与管腔相通；中膜连续完整。

（四）冠状动脉夹层

冠状动脉夹层即各种原因导致斑块撕裂，可局限于内膜层，也可深达中膜层。IVUS显示与血管平行的撕裂片和假腔，假腔可通过注射造影剂或生理盐水得到证实。夹层并不必然导致血管事件，如IVUS显示夹层满足以下特点：最小管

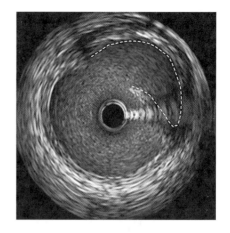

图1-8-47　斑块破裂

腔面积>4.5mm^{2}或>70%参考管腔面积；管腔未受压，血流未受限；夹层弧度<90°；漂动的夹层片突入管腔，但未指向管腔中心，可以认为是低事件风险的小夹层（图1-8-48）。

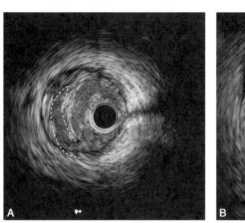
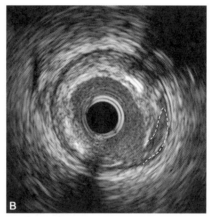

图1-8-48　夹层
注：A. 夹层>90°；B. 小夹层<90°。

（五）壁间血肿

壁间血肿是夹层的一种变异，血液在中膜层积聚，IVUS显示外弹力板向外膨出，内弹力板或内膜向内推移、拉直，导致管腔受挤压变形，IVUS可发现入口但一般无出口；当壁间血肿既无入口也无出口时称为自发夹层，这种自发夹层无法通过造影发现，只能通过腔内影像确定诊断（图1-8-49）。

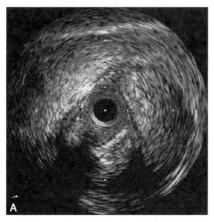
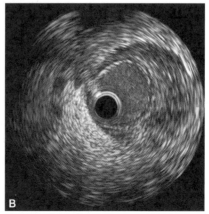

图1-8-49　介入后夹层和自发夹层
注：A. 支架后延迟出现的壁间血肿；B. 自发夹层。

斑块破裂与夹层(无入口的自发夹层除外)在 IVUS 均表现为内膜的中断及假腔的形成,有时鉴别有一定困难。斑块破裂一般为有较明确的新生管腔,有残存的斑块底部,新生管腔与原管腔相通的破口较宽,破口方向与中膜垂直,残存纤维帽相对固定;而夹层则表现为部分管壁撕裂形成裂隙,裂隙较窄,方向与中膜并行,假腔无明确的底部,夹层片可随血流漂动(图 1-8-50)。

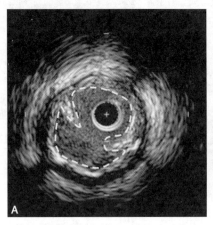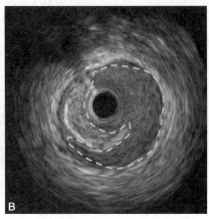

图 1-8-50 斑块破裂与夹层
注:A.斑块破裂;B.夹层。

（六）血栓

血栓在 IVUS 上表现为凸出管腔内的团块状回声,可呈层状、叶状或其他不规则状(图 1-8-51)。回声较弱,不均匀,有斑点状或闪烁状回声,血栓与原有的斑块组织可呈分层现象,两者的回声强度可有明显的差异。有时淤滞的血液也可表现为管腔内不均匀的低回声区,需与血栓鉴别,前者在注射生理盐水或对比剂后回声消失。IVUS 判断血栓是经验性的,并且不能区分红色血栓和白色血栓。

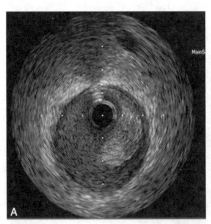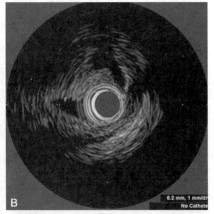

图 1-8-51 血栓
注:A.叶状血栓;B.不规则血栓。

（七）动脉瘤

动脉瘤分为真性动脉瘤和假性动脉瘤。真性动脉瘤表现为病变处血管壁向外膨出,并且与邻近参考段血管相比,管腔面积及外弹力膜面积增加>50%,但管壁三层结构完整。假性动脉瘤可见管壁三层结构断裂,常见于介入诊疗术后。

（八）心肌桥

在 IVUS 图像中,心肌桥段的冠状动脉管腔收缩期缩小,舒张期增加。心肌桥特征性表现为围绕壁冠状动脉一侧的半月形低回声或无回声区。该无回声区具有高度特异度和敏感度,存在于几乎所有的心肌桥部位,称为半月现象(half-moon phenomena)。心肌桥段冠状动脉三层结构完整,但较薄弱,通常很少有动脉粥样硬化病变。识别心肌桥的临床意义在于植入支架时尽可能不要进入肌桥段,以避免血管破裂及远期支架再狭窄。

（九）血管真假腔的识别

在处理慢性完全闭塞(chronic total occlusion,CTO)病变或术中发生夹层并发症时,判断导丝的位置,尤其是在植入支架前,识别导丝远端处于血管真腔还是假腔极其重要,将支架植入假腔将会导致灾难性后果。识别真假腔的要点:真腔由血管三层结构(包括内膜、中膜及外膜)包绕;真腔与边支相通;假腔与真腔平行,一定长度内不与真腔相通。由于真腔受压变小或甚至闭塞,假腔通常比真腔大。

（十）支架

金属支架小梁对超声波有很强的反射作用,IVUS 图像为沿血管走行的强回声点或回声弧。生物可降解支架(bioresorbable vascular scaffold,BVS)的主体为生物可吸收多聚乳酸,与金属支架不同,在 IVUS 下表现为双层小梁结构,置入后即刻呈规则的方形结构,声学强度与钙化组织相似,但小梁后方无声影。支架贴壁是指支架小梁与血管壁之间的距离。小梁紧贴血管壁,两者之间没有血流通过称为贴壁良好。可以通过冠脉内注射生理盐水或造影剂确定支架是否良好贴壁,同时也可以测量没有贴壁的支架小梁所占的角度及长度。1 个或多个支架小梁与血管壁分离称为支架贴壁不良(incomplete stent apposition,ISA),支架后方通常可见闪烁的血流信号,血管分支开口处支架与血管壁分离不算贴壁不良。ISA 可分为急性 ISA 和晚期 ISA。急性 ISA 发生在支架置入后即刻,而晚期 ISA 是在支架置入术后随访过程中观察到的 ISA。急性 ISA 可逐渐消失,也可持续存在;支架与血管之间的间隙可以缩小、消失,也可以增加、扩大,或者保持相对稳定。晚期 ISA 可分为获得性 ISA 和持续性 ISA。晚期获得性 ISA 为支架置入后即刻 IVUS 显示支架完全贴壁,而在随访过程中发生 ISA;持续性 ISA 则是支架置入后即刻已经存在并在随访过程中持续存在的 ISA。大多数研究显示,急性支架贴壁不良与支架血栓、支架狭窄等不良事件关系不大。急性支架贴壁不良多发生于支架近端,尤其是支架近远端血管直径相差较大时,再次送入导丝容易进入支架与血管壁的间隙,导致后续介入操作困难。或者再次送入球囊、支架"顶"在突出管腔未能贴壁的小梁上造成输送困难。晚期贴壁不良与不良事件相关,但因果关系不明确。

支架内再狭窄的 IVUS 定义为支架内新生内膜最小管腔面积<4mm^2(左主干<6mm^2)和/或直径狭窄<参考管腔直径的 70%。较早期支架内再狭窄的内膜增生通常表现为很低回声的组织,有时甚至低于血流斑点的回声;晚期支架内再狭窄观察到的内膜增生通常回声较强。新生内膜可以发生动脉粥样硬化形成斑块并继发破裂或钙化。使用 IVUS 可以明确部分支架再狭窄的原因和机制,如支架扩张不全、支架断裂或新生内膜动脉粥样硬化进展。支架部分断裂定义为横截面上>180°内支架小梁消失;支架完全断裂定义为至少连续 3 帧图像支架小梁在 360°内消失。

（十一）IVUS 伪像

IVUS 图像上可因导管本身或冠状动脉特殊的解剖或病变特征等因素而引起一些伪像。常见伪像有以下几种。

1. **导丝伪像**　导丝会产生特征性伪影,并遮挡部位血管结构。

2. **气泡伪像**　如 IVUS 未能彻底排气,存在的微气泡会产生各种伪像,是超声图像减弱甚至消失的主要原因。重新冲洗 IVUS 导管可以解决气泡伪像,但建议在体外进行冲洗操作。

3. **不均匀转动伪像(non-uniform rotational distortion,NURD)及运动伪像**　NURD 产生的机制是由于机械旋转型 IVUS 导管不均匀转动造成的图像变形。运动伪像可能由于导管位置不稳定出现图像变形,重度狭窄、血管扭曲成角及重度钙化导致导管嵌顿易造成上述伪像。

4. **环晕伪像**　表现为导管周围一圈厚薄不一、明亮的环状影像,这一伪像使得邻近导管的区域图像显示不清。电子相控阵 IVUS 可以使用环状减影功能抑制环晕伪像的出现。

5. **血液及近场伪像**　当换能器声波频率增加或血流速度减慢时,红细胞回声强度会增加,影响血管腔与组织(特别是软斑块、新生内膜和血栓)边界的辨认。当导管通过严重狭窄或夹层时,可加重血流淤滞,可通过指引导管,利用对比剂或是用生理盐水冲刷管腔,帮助识别管腔和各种组织边界。

6. **多重反射**　单一的钙化病变或支架横梁会产生多重回声,在 IVUS 图像上显示为多层、等距的强回声信号。最近的研究发现,较薄的钙化(<0.50mm)更容易产生多重反射。

四、IVUS 的基本测量

根据冠状动脉管壁在 IVUS 上呈现的三层结构,IVUS 定量测定时最常用两个声学界面:一个是内膜与管腔之间;另一个为中膜与外膜之间。此分界线总是非常清晰,经常以此来测定中膜-外膜交界面的面积,也称为外弹力膜(external elastic membrane,EEM)横截面积(cross sectional area,CSA)。确定管腔边界后可开始下一步测量,而在测量中,以下各项径线是以经过管腔中心而不是导管中心为准。①最小管腔面积(minimal lumen area,MLA):病变最狭窄处的管腔面积;②最小管腔直径:经过管腔中心的最短直径;③最大管腔直径:经过管腔中心的最长直径;④管腔偏心率:(最大管腔直径-最小管腔直径)/最大管腔直径;⑤管腔面积狭窄:(参考段管腔 CSA-最小管腔 CSA)/参考段管腔 CSA。应用的参考段可以是远端、近端或是平均参考段。

与冠脉造影主要使用直径狭窄百分比评价病变严重程度不同,在 IVUS 测量中血管的最小管腔面积(MLA)是病变程度最重要的评价指标,而非狭窄百分比,即使 IVUS 可以准确测量并计算面积狭窄百分比。研究证实,最小管腔面积与 FFR 呈正相关。非左主干病变 $MLA>4.0mm^2$,左主干病变 $MLA>6.0mm^2$ 作为不介入干预的界值进行保守药物治疗是安全的,随访远期临床心血管不良事件发生率很低。

（一）IVUS 对动脉粥样硬化病变的测量

1. 病变的定义及测定　动脉粥样硬化病变定义为与参考节段相比有明显动脉粥样硬化斑块处,病变相隔 5mm 以上算两个独立病变,否则应视为同一病变。狭窄定义为管腔 CSA 减小至少 50% 的病变处,一段血管中通常存在多个狭窄部位。最重狭窄处指最小管腔面积部位,但最重狭窄处不一定是斑块最多的地方,并且与造影显示的最重狭窄处也常不一致。介入术前、术后病变及参考节段的选择和测量应该尽量保持一致。在一些系列研究中,需要对同一处血管进行测量及描述。如需定位相同病变位置,首先确定血管中特征性定位标志,记录病变至标志的距离,可通过血管或血管外结构(如开口、分支、静脉结构、特征性斑块或支架)辅助定位。

在 IVUS 图像上很难确定内弹力膜的位置,因此无法测定组织学意义上的斑块面积(即以内膜和内弹力膜为边界的面积),常利用 EEM-CSA 减去管腔 CSA 计算得到的斑块与中膜的面积来代替斑块面积,由于中膜面积在其中占的比例很小,因此很少影响对斑块面积的测定。常用的公式如下:①斑块 CSA = EEM-CSA-管腔 CSA;②最大斑块厚度指经过管腔中心的直线上,内膜前缘至 EEM 的最大距离;③最小斑块厚度指经过管腔中心的直线上,内膜前缘至 EEM 的最小距离;④斑块偏心率=(最大斑块和中膜厚度-最小斑块和中膜厚度)/最大斑块和中膜厚度;⑤斑块负荷 = 斑块 CSA/EEM-CSA,其代表的是斑块占 EEM-CSA 的比例。斑块负荷<40% 可认为是相对正常的血管段,斑块负荷>70% 提示心血管事件风险增加。斑块负荷是单一横截面参数,而狭窄程度是需要病变处管腔面积或直径及近远端参考节段处管腔面积或直径进行计算的纵轴参数,两者不能混淆。

临床研究中应用 IVUS 评价斑块进展或消退等情况时,需要测量包括最小管腔面积部位、最大斑块负荷部位及整个斑块节段的数据,通常需要借助专用斑块分析软件(图 1-8-52)。

2. 参考节段的定义及测定　参考节段的定义,①近端参考节段:指同一段血管的病变近端最大管腔部位(通常是距离病变 10mm 且无主要分支处),并不一定是斑块最少部位;②远端参考节段:指同一段血管的病变远端最大管腔部位(通常是距离病变 10mm 且无主要分支处),并不一定是斑块最少部位;③平均参考节段:指近端与远端参考节段的平均值。介入术前或术后尽量选择相同的参考节段,除非手术使得参考节段发生改变(如置入支架或经过斑块旋切术)。参考节段的定性、定量测量与狭窄段血管的测量方式类似,应包括 EEM、管腔和斑块等参数的分析。

（二）支架的测量

支架常见的测量参数:①最小支架横截面积(minimal stent area,MSA):整个支架节段最小的支架边界围成的面积;②最小支架直径:指经过支架中心的最短直径;③最大支架直径:指经过支架中心的最长直径;④支架对称性:其计算公式为(最大支架直径最小支架直径)/最大支架直径;⑤偏心指数:指在每一帧

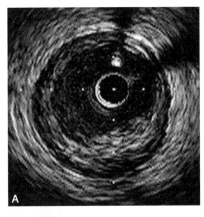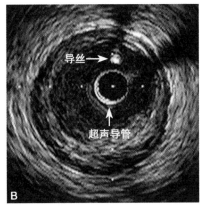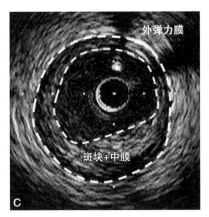

图 1-8-52 非支架血管的测量
注:A. 测量选帧;B. 超声导管和导丝;C. 软件测量。

图像测得最小支架直径/最大支架直径后计算的平均值;⑥支架扩张系数:指最小支架 CSA/参考段管腔 CSA,可以是近端、远端、最大或平均参考段。以上参数中,最小支架横截面积最为重要,其与急性支架血栓、远期支架再狭窄密切相关。内膜增生(%)=内膜增生面积/支架面积×100%。支架内再狭窄(ISR)定义为支架内最小管腔面积<4mm^2,且内膜显著增生(内膜增生面积>50%)(图 1-8-53)。

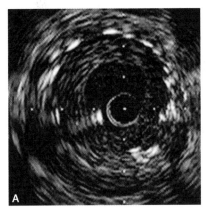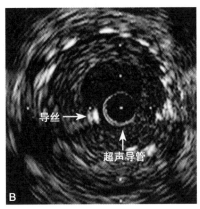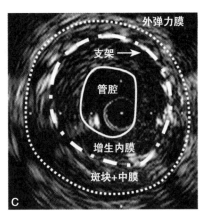

图 1-8-53 支架血管的测量
注:A. 测量选帧;B. 超声导管和导丝;C. 软件测量。

（三）血管重构

血管重构是指动脉粥样硬化进展过程中外弹力膜面积(EEM-CSA)的变化。研究表明,动脉粥样硬化早期随着斑块的增加,外弹力膜的横截面积也随之增加,从而使管腔面积保持不变,直至斑块负荷达 40%,提示冠状动脉可随着斑块面积增大而增大,即血管发生了正性重构。目前应用重构指数来描述重构的程度及趋势。重构指数=病变处 EEM-CSA/参考段平均 EEM-CSA。重构指数>1.05 为正性重构,重构指数<0.95 为负性重构。正性重构是斑块不稳定的特征之一,冠状动脉狭窄段的正性重构会导致造影对冠状动脉粥样硬化病变严重程度的低估。负性重构在造影上通常容易误判为病变狭窄,IVUS 可证实该负性重构处并没有动脉粥样硬化斑块,负性重构多发生于开口部位。

（四）长度测量

IVUS 只有在自动回撤模式下记录图像后才能进行长度测量。长度测量在长轴纵向显示血管时进行,可以测量病变节段或是任何其他血管纵轴方向参数。测量远端与近端参考节段的距离可以用来选择支架长度,但要注意指引导管摆动引起 IVUS 导管随心动周期发生前后移动对病变长度测量准确性的影响。当 IVUS 导管在回撤越过特殊结构如血管拐弯处时会发生跳跃,导致测量值"假性"变短;而在某些情况下,IVUS 导管自动回撤受阻会导致测量值"假性"变长。

五、血管内超声与冠脉造影的比较

冠状动脉硬化是管壁的硬化,其本质是管壁病变,管腔狭窄是管壁病变的结果。冠脉造影通过管腔填充不透 X 线的造影剂来显示管腔的轮廓,通过管腔的狭窄来间接显示冠脉硬化的程度。即血管内超声可以通过直接显示管壁结构、病变形态,真实揭示冠脉硬化病变的本质,而造影显示的管腔轮廓只是冠脉硬化的间接征象。两种影像学检查方法各有特点,因此在冠脉病变的判断上会有一定的差别(表 1-8-10)。

表 1-8-10 常规冠脉造影与 IVUS 的对比

常规冠脉造影	IVUS
只显示管腔轮廓,不能显示管壁病变	显示管腔,同时显示管壁病变
受血管弯曲、重叠、透照角度的影响	不受血管弯曲、重叠的影响
管腔内病变不能清楚显示	可显示管腔内结构

六、IVUS 在经皮冠状动脉介入治疗中的应用

IVUS 通过对病变程度、性质和累及范围的精确判断,可帮助选择治疗策略和方法,指导介入治疗过程,实现经皮冠状动脉介入治疗术后即刻支架最优化,并可监测相关并发症。目前 IVUS 在临床应用的适应证,①模糊病变的评价:如临界病变及血管造影不能明确诊断的病变,包括临床表现高度提示冠心病,但冠状动脉造影却未发现明显异常。②明确病变性质:血管内超声可以评估斑块的性质及构成,如识别易损斑块及慢血流高风险的回声衰减斑块,评价钙化斑块等。③辅助决策是否介入干预:IVUS 可以测量和计算最小管腔面积、斑块负荷、狭窄程度,可以评价病变严重程度,同时可以判断病变的稳定性,有助于决策病变是否需要介入干预。④指导优化复杂病变介入:IVUS 在左主干病变、钙化病变、慢性闭塞病变及支架再狭窄等特殊病变中均会提供冠脉造影之外的有用信息,有助于治疗策略的制订并优化治疗效果。⑤评价治疗效果:评价支架置入后的即刻效果,包括支架的膨胀、病变的完全覆盖及并发症的识别。⑥介入治疗失败原因探讨:借助 IVUS 寻找分析支架血栓、支架再狭窄等发生的原因及机制,并制订针对性的治疗策略。⑦临床研究应用:血管内超声可用于评价动脉粥样硬化斑块的进展与消退,以及随访支架置入后的远期效果。

下面分别列举 IVUS 在临床中的应用。

(一)冠脉造影无法明确诊断的病变

研究显示,仅以冠脉造影来判断冠脉病变的严重程度并不可靠,通常会低估病变的严重程度。对可疑冠脉疾病的患者行冠脉造影检查,其中 10%～15% 的患者造影图像是未见异常的,然而应用血管内超声进一步评估这些造影正常的患者发现大约 50% 的患者冠脉内有动脉粥样硬化斑块形成。在冠脉造影有严重狭窄的患者,冠脉造影显示的"正常"参考段,血管内超声通常显示其存在严重的动脉粥样硬化。在一项纳入 884 例冠脉狭窄患者的 IVUS 研究显示,造影显示"正常"的参考段中,IVUS 只有 6.8% 确实没有发现动脉粥样硬化,大多数看似正常的参考段存在斑块负荷,斑块负荷均值是 51%±13%。由此可知,血管内超声能够发现冠脉造影不能显示或显示不清的动脉粥样硬化病变。

某些病变如不规则钙化在造影上显示为不透光的模糊影像,与血栓病变难以区别,IVUS 则可以明确诊断。自发夹层病变好发于育龄期女性,主要机制为中膜滋养血管自发出血在中膜形成壁间血肿,血管管腔不同程度受压,甚至闭塞。典型表现者内膜全程完整,壁间血肿无入口、无出口,造影难以诊断,腔内影像技术如 IVUS 是诊断此类壁间血肿的唯一方法。

(二)辅助决策是否介入干预

理论上,是否介入干预主要取决于病变是否导致心肌缺血,判断是否缺血需要生理功能检查,如冠脉血流储备分数(FFR)测定。严格来讲,IVUS 作为影像学检查只提供血管解剖信息,不能提供生理功能数据,无法替代 FFR。但研究显示,最小管腔面积与 FFR 呈正相关。左主干病变 MLA>6.0mm^2,非左主干病

变 MLA>4.0mm^2,作为不介入干预的界值是安全的。介入干预的界值,需要综合考虑不同的血管(左主干、前降支、右冠、回旋支)、病变在血管中的位置(近段、远段)、血管的粗细等因素。文献显示,以 FFR<0.8 为标准,左主干病变的界值是 MLA<4.5mm^2(也有观点认为是 MLA<4.8mm^2)。对于非左主干病变,参考血管直径>3.5mm 的病变,界限值为 MLA<3.6mm^2;参考血管直径 3~3.5mm 的病变,界限值为 MLA<2.8mm^2;参考血管直径 2.5~3mm 的病变,界限值为 MLA<2.4mm^2。

（三）指导特殊复杂病变的介入干预

1. IVUS 在左主干病变中的应用 相较于单纯冠脉造影,IVUS 指导左主干病变介入干预可以改善预后。因此,欧美国家的《ESC/EACTS 心肌血运重建指南(2018)》中,将使用 IVUS 评估无保护左主干病变严重程度及优化治疗作为Ⅱa 类推荐。《中国经皮冠状动脉介入治疗指南(2016)》中,左主干病变使用 IVUS 指导治疗也是同样的推荐。

左主干病变的解剖结构特殊,长度较短、直径变异较大、走行角度多变、开口负性重构或呈椭圆形、病变常累及左前降支及左回旋支等,使得冠状动脉造影很难准确评估左主干病变。尤其是左主干开口,由于角度和形状变异及造影剂回喷、导管影响,会造成对狭窄程度的误判。最常见的情况是左主干开口在造影上显示鸟嘴状狭窄,但 IVUS 显示左主干开口只是负性重构或呈扁圆形,而并没有明显的动脉粥样硬化病变。当左主干较短时,可导致缺乏正常的参考段血管做参照。左主干末端的病变由于前降支、回旋支分叉的遮挡而显示不清。相比较冠脉造影,IVUS 可以精确评价左主干病变,在左主干介入诊疗中具有非常重要的价值。

IVUS 测得的 MLA 最常用的左主干病变狭窄严重程度的替代指标,也是左主干病变远期心血管不良事件的重要预测指标。目前认为,左主干病变 MLA>6.0mm^2 可作为延迟进行介入治疗的界限值。亚洲的临床研究显示,左主干 MLA<4.5mm^2(或 4.8mm^2)时需要血运重建。需要注意的是,使用影像结果判断病变是否有缺血意义要慎重,必须综合考虑心肌缺血的客观证据、左主干直径、斑块负荷和病变形态等因素。对于 MLA 为 4.5~6.0mm^2 的患者,建议行血流储备分数(fractional flow reserve,FFR)检查判断是否缺血。

IVUS 研究显示,相比开口及体部,左主干远段病变更为常见,且病变多累及左前降支(90%)及左回旋支(62%)开口,使得介入治疗策略和技术应用更为复杂。分别从左前降支及左回旋支进行 IVUS 图像采集,对精确判断开口部位的病变程度及分布情况尤为重要。当左回旋支开口 MLA>4.0mm^2、斑块负荷<50%、病变距开口>5mm 或左回旋支发育细小的情况下,可选择单支架术式,反之则需考虑双支架置入。支架的良好扩张是决定支架术后近、远期预后的最重要预测因素。研究显示,以左干体部支架 MSA<8mm^2、分叉部 MSA<7mm^2、前降支开口 MSA<6mm^2、回旋支开口 MSA<5mm^2 为界值定义支架扩张不良,存在支架扩张不良的患者其再狭窄率增加(24.1% *vs* 5.4%,P<0.05)。

2. IVUS 在分叉病变中的应用 冠脉造影只显示管腔轮廓,不能显示管壁病变;同时受血管弯曲、重叠、透照角度的影响,会造成对分叉病变的误判,有时会过高估计病变的严重程度,而有时又会低估病变的严重程度,甚至"漏掉"重叠病变。血管内超声可以同时显示管腔和管壁病变,且不受血管弯曲、重叠的影响,因此能更真实客观地显示分叉病变严重程度。IVUS 可以精准评估分叉部位病变性质、斑块分布、嵴的形态及血管直径,预测主支支架后边支是否会受挤压及指导介入策略。术中指导支架直径及长度的选择,术后评估支架扩张及支架边缘状况。

对于分叉病变,术前主支及分支均应行 IVUS 检查。前降支和左主干病变常连续在一起,对前降支近段病变行介入干预时,要注意评价左主干末端的病变情况。左主干末端病变的严重程度会影响术式的选择,当左主干末端斑块负荷≥40%(直径狭窄≥30%),支架横跨回旋支优于前降支开口精确定位。目前,对于大多数分叉病变首选单支架横跨边支术式。但单支架横跨边支存在边支过度受挤压甚至闭塞的风险。预测边支闭塞风险的造影指标有主支、分支的狭窄程度,以及夹角角度、病变长度等;而血管内超声指标则包括主支、分支开口的 MLA、斑块负荷、血管重构指数及钙化程度等,其中边支开口 MLA>2.4mm^2,斑块负荷<50%是单支架术后 FFR>0.8 的预测指标。传统的观点认为边支挤压是因为主支或主分支成角处"嵴"部位的斑块移位导致的。但临床血管内超声研究发现,"嵴"的移位是主支支架后边支受挤压的主要机制,边支挤压约70%是由于"嵴"的移位。"嵴"的移位与主分支开口的过度扩张相关,而斑块的移位则主要来自主支末端近分叉处。"嵴"的移位与"嵴"的形态密切相关,有研究表明,又长又尖的"嵴"是边支受挤压的唯一预测因素。

如果分支血管开口为负性重构或只有少量斑块,一般不考虑双支架术式。在分叉近远端血管直径不匹配的情况下,支架近端通常会贴壁不良,重新进入导丝时,导丝容易进入血管壁和支架横梁之间,造成后续介入操作的困难。IVUS可以很好地指导支架近段优化扩张(POT)技术时球囊直径的选择,确认导丝是否走行于血管壁与支架梁之间。IVUS还可以指导支架后导丝重新进入边支的位置及与"嵴"部的关系。支架植入后,IVUS在评估支架贴壁、支架扩张及支架边缘夹层、残余病变等情况时,还可以观察分叉部位支架覆盖、支架梁重叠及支架变形等情况,有助于指导对吻扩张技术。

3. IVUS在CTO病变中的应用　①正向开通CTO时寻找闭塞病变起始部位。当CTO近端为齐头闭塞,造影难以发现闭塞起始部位时,如果闭塞起始附近有较大分支血管,可将超声导管送入分支血管回撤成像以寻找闭塞起始处,实时指导导丝穿刺位置和方向,并确认其进入CTO近端纤维帽还是进入内膜下结构。②逆向开通CTO时反向CART技术中的应用。采用反向CART技术时,正向送入IVUS导管,可以明确正逆向导丝的空间关系,选择正向撕裂内膜的位置以及所需球囊的直径,使用合适的球囊在最佳扩张部位行反向CART技术,同时IVUS指导逆向导丝进入近段血管真腔,可以提高手术效率和安全性。③判断及探寻真腔。IVUS可判断导丝是否位于真腔,并指导导丝重入真腔。无论是正向还是逆向开通CTO,在植入支架前,识别导丝处于血管真腔还是假腔极其重要,将支架植入假腔将会导致灾难性后果。④使用IVUS替代正向造影测量病变及确定支架着陆区。导丝通过CTO病变后进行球囊扩张常造成明显的内膜撕裂;以及导丝难以保证全程在真腔,球囊扩张会造成假腔扩大。此时,正向注射造影剂可加重内膜撕裂范围及假腔向远端延伸,严重时导致血管闭塞,而使用IVUS测量血管直径、病变长度以指导支架的选择,同时确定无病变或病变较轻的着陆区定位支架,可以避免此类并发症。使用IVUS替代造影还可以减少造影剂剂量和X线曝光时间。

4. IVUS在钙化病变中的应用　钙化在冠脉造影上是沿血管走行的密度不均的高密度(不透光)影像,造影诊断钙化的敏感度很低(48%),并且不能判断钙化与管腔的关系,从而无法预测病变是否能够充分扩张。相对于冠状动脉造影,IVUS对检测钙化病变有更高的敏感度和特异度。血管内超声诊断钙化病变的敏感度为90%,特异度为100%,并且可定位钙化,将钙化分为内膜钙化(浅表)、外膜或斑块基底部钙化(深部)。因为超声波特性的影响,与OCT相比,IVUS不能提供钙化的厚度信息,但可以通过测量横截面弧度和纵轴长度半定量评价钙化。

冠状动脉外膜钙化对介入治疗的影响不大,一般无须特殊预处理,可按常规操作。严重内膜面钙化会造成介入治疗困难或治疗失败。首先,严重内膜面钙化弧度>270°,单纯使用球囊通常病变不能充分扩张,强行植入支架会导致支架膨胀不良。其次,小于270°的钙化病变,有可能会造成球囊及支架通过困难、支架释放后扩张不全或扩张不对称,并会影响近、远期疗效。尤其是突入管腔的钙化小结不仅能够造成器械通过困难,球囊扩张时还容易导致球囊破裂。此外,需要注意的是,使用球囊强力扩张偏心钙化病变时,由于非钙化侧过度扩张,会造成血管穿孔和破裂。当分支开口对侧血管壁有较大弧度(>60°)的钙化斑块时,选择"横跨"术式植入支架,边支开口受挤压的风险增大,应注意边支保护。此外,管壁的不规则钙化通常导致管腔形状怪异,植入支架后IVUS会发现支架难以良好贴壁。

IVUS能够精确评估钙化病变,指导制订治疗方案。《冠状动脉钙化病变诊治中国专家共识》建议,如果IVUS显示内膜钙化弧度超过270°可以直接旋磨预处理。对于内膜钙化弧度小于270°钙化,如IVUS显示钙化严重,预判会对介入操作带来极大困难或风险,如钙化小结,也应尽早启动直接旋磨处理。通过测量血管参考直径,可以选择合适大小的旋磨头(磨头直径/血管直径<0.6),同时评估旋磨及球囊预扩张的效果,有助于支架的选择,以及评价支架扩张、贴壁情况,从而优化冠脉介入的效果。

（四）IVUS在支架术后即刻效果评估

IVUS在支架后即刻效果的评估意义重大,可以减少严重介入并发症的发生,优化支架治疗效果。理想的支架置入结果的IVUS标准:①支架完全贴壁。②支架膨胀良好,支架内最小CSA≥平均参考血管

CSA 的 90%；非左主干病变支架 MSA>5mm²；偏心指数≥0.7。③支架完全覆盖病变，支架边缘斑块负荷≥50%。④支架边缘无严重夹层、血肿等并发症。在药物支架时代，支架膨胀不良，如支架 MSA≤5mm²；支架边缘大的夹层、血肿及重度残余狭窄是急性支架血栓的危险因素。此外，支架膨胀不良亦是支架再狭窄的危险因素。因此，使用 IVUS 指导支架置入的位置，评估支架扩张是否充分，最大限度地减少血管的物理丢失，及时发现边缘夹层等并发症可以优化支架的临床效果。近年来的大型荟萃分析均显示，IVUS 指导支架置入能够降低主要不良心血管事件，改善预后，尤其是在复杂病变介入治疗中 IVUS 用于指导支架置入的优势更为明显。

七、血管内超声的并发症

血管内超声没有绝对的禁忌证，但当血管扭曲，尤其合并钙化时，IVUS 导管通过困难，且不能提供冠脉造影之外的更多有用信息。IVUS 临床应用中常见并发症，①血管痉挛：冠状动脉内超声检查中最常见的合并症即为冠脉痉挛；②急性冠状动脉闭塞：冠状动脉的急性闭塞是血管内超声检查出现的严重合并症；③冠状动脉夹层及血栓形成：冠状动脉内超声检查的过程中可发生夹层及血栓形成；④空气栓塞：禁止 IVUS 导管在冠脉内时进行冲洗导管的操作；⑤其他合并症：可在原有的严重狭窄基础上因血管内超声导管的插入而出现血管腔阻塞，引起缺血的其他症状，如心绞痛、窦性心动过缓、窦性停搏、频发室性期前收缩，甚至室性心动过速等。因此，严重狭窄病变要警惕超声导管回撤受阻，长时间阻塞血管导致的缺血并发症。

（郭　军　陈韵岱）

参 考 文 献

[1] 血管内超声在冠状动脉疾病中应用的中国专家共识(2018). 中华心血管病杂志,2018,5:344-351.

[2] 葛均波. 血管内超声. 北京:人民卫生出版社,2018.

[3] Stary HC,Chandler AB. A definition of advanced types of atherosclerotic lesions and a histological classification of atherosclerosis:a report from the committee on vascular lesions of the council on arteriosclerosis,American Heart Association. Arterioscler Thromb Vasc Biol,1995,15:1512-1531.

[4] Mintz GS. Intracoronary Ultrasound. Talor & Fancis,2005.

[5] Mintz GS,Nissen SE,Anderson WD,et al. American College of Cardiology Clinical Expert Consensus Document on Standards for acquisition,measurement and reporting of intravascular ultrasound studies(IVUS). A report of the American College of Cardiology Task Force on Clinical Expert Consensus Documents. J Am Coll Cardiol,2001,37:1478-1492.

第七节　光学相干断层成像

光学相干断层成像(optical coherence tomography,OCT)技术的基本原理与 B 型超声和雷达相似，不同之处是后两者使用声波和无线电波，而前者则利用近红外光干涉成像。OCT 集成了激光技术、光学技术和计算机图像处理技术等，可以对生物体进行无损、非接触性活体形态学检测，实现高分辨率组织内部横断面图像的获取，故被称为"光学活检"。

一、OCT 成像的基本原理

对 OCT 成像原理、器械特点和相关技术参数的深入了解和学习有助于高质量图像的获取和图像信息的精准解读。OCT 利用弱相干光干涉原理对组织不同深度反射回的信号进行分析，可实现被检查生物学组织横断面微观结构的清晰成像。血管内 OCT 成像技术通过带有光纤维的导管将光束输送至待检测的血管节段，利用光源的不断旋转扫描进而获取靶血管的横断面及纵轴图像。

（一）光学干涉的基本原理

OCT 成像机制基于 Michelson 的干涉度量学，以超发光二极管发光体作为光源。两个光路中反射或反向散射的光线在光纤耦联器被重新整合为一束并为探测器所探测，对不同深度组织所产生的反向散射强度和延搁时间进行测量。随着技术的进步,OCT 逐渐发展到了生物组织显像阶段。OCT 系统由低相干光源和干涉仪组成,是以相干干涉测量方法为基本原理,对生物组织内部不同深度入射相干光形成背向反射或散射信号,再通过扫描获得二维或三维的组织影像。由相干光源发出的连续、相干的近红外光能够被光纤维偶联器分成两束:一束发射到被测物体(如血管),在被测组织的不同界面发生散射,这段光束可提供各种组织内部厚度与距离等信息,故被称为信号臂;另一束发射到参照反光镜,由已知空间距离的参照镜反射回的光束被称为参考臂。两条光束经过反射或散射后被光纤耦联器重新整合为一束,当信号臂与参考臂的长度一致时,就会发生光的干涉现象(形成干涉的条件是频率相同,相位差恒定)。所以,可以通过改变参考臂的长度也就是参照镜的位置来调整光线到被测组织内部各种结构的距离,进而得到不同深度的组织信号,这些信号可经计算机的分析处理通过图像的形式展现出来,得到组织的断层图像。

（二）影响 OCT 成像结果的因素

OCT 影像的质量依赖于所检查靶血管的特征、规范的操作技术,以及造影剂冲洗质量。需要操作者具备一定的指引导管操作技术。以下是常见的影响 OCT 成像质量的因素,操作者在图像采集过程中应综合考虑,最终获取高质量的图像。

1. 分支血管过多、过大　由于 OCT 成像受到血液的影响很大,当分支血管过多时,很难将扫描段的红细胞冲洗干净,特别是分支较大时影响成像部位的血液阻断。此时,由于红细胞的影响使得成像效果欠佳。

2. 血管管腔过大　冠状动脉从开口发出后,由近至远逐渐变细。一般情况下,冠状动脉近端最大管腔直径约为 4~5mm。新一代的 C7 XR OCT 成像系统因不需要阻断血流,因此影响较小,但是因管腔过大,血流冲洗不彻底,同样影响成像质量。所以对于冠脉直径过大(直径>5.0mm)或者开口病变,获取的OCT 成像质量欠佳。

3. 血管过度弯曲　OCT 成像导丝主要是由光导纤维构成,相对较硬易碎,柔韧性和可操作性无法和经皮冠状动脉介入治疗(percutaneous coronary intervention,PCI)导丝相比。有的冠状动脉血管曲度过大,这样 OCT 成像导丝无法就位,导致检查失败。

4. 管腔严重狭窄　当管腔严重狭窄时,因 OCT 导丝直径较大,不容易通过病变,且容易造成病变处血液冲洗不干净,影响成像质量。另外,对于狭窄严重的靶病变,OCT 成像导管通过后可能会阻断血流,故需要考虑对术中患者病情的影响。

5. 心脏周期运动对图像的影响　心脏节律性收缩和舒张时,会影响冠状动脉的三维形态。特别是心率较快时,成像导丝会随着心跳出现抖动,导致图像出现运动伪影;同时心脏收缩和舒张不同时相测量目标血管的测值也会有偏差。

6. 术中操作相关因素

（1）指引导管与靶血管的同轴性:指引导管的同轴性是影响成像质量最常见的原因。一般来说,一次成像如果同轴性好,左冠状动脉通常需注射 6~8ml 造影剂,右冠状动脉需注射 4~5ml 造影剂。当反复冲洗管腔内仍有血液残留致图像不清晰的时候,应首先考虑导管是否同轴,调整指引导管方向确保同轴性良好,但此时动作要轻柔,避免损坏成像导丝;所以在快速注射造影剂之前,应注射少量造影剂"冒烟"以确认导管的同轴性,应尽量保证单次冲刷完成成像,减少造影剂的用量。如果经反复调整同轴性仍不佳则可考虑更换与靶血管相匹配的指引导管。

（2）造影剂的使用:注射的造影剂中应避免掺杂血液,冲洗前应弃掉注射器中带血的造影剂,反复冲洗干净后抽取纯的造影剂,使注射器及导管系统内充满造影剂,避免混入血液影响图像质量;在成像过程中造影剂注射缓慢或注射量不足,会导致靶血管内血液冲洗不完全进而获取的图像质量不佳,此时可以采用高压注射器进行注射,但大部分情况下经过调整可通过手动注射获取高质量图像;造影剂浓度一般选择注射未经稀释的造影剂,当患者有肾功能不全时,可选择 1:1 稀释的造影剂或右旋糖酐进行冲洗。

（3）图像采集同步性:术者注射造影剂与图像采集不同步,此时术者和 OCT 系统操作者应做好密切配合,相互提醒,当管腔内血液完全冲洗干净后,操作者快速执行回撤导丝的功能进行图像采集,确保单次采集最长段的清晰有效图像。

（4）Dragonfly™成像导管内或注射的造影剂中掺有红细胞或气泡：成像导管到达位置后，应用少量纯造影剂冲洗成像导管，注射造影剂的注射器中应避免掺有血液；进行 OCT 成像之前，注意将 OCT 导管中的血液冲干净，否则红细胞将影响成像质量，造成图像偏暗。

二、OCT 在冠心病领域中的应用

（一）OCT 对斑块的分型及临床意义

随着 OCT 成像速度、成像质量的不断提高。目前，OCT 既作为一种血管内影像学诊断技术，也作为一种研究手段，用以研究动脉粥样硬化斑块的详细特征，以及动脉粥样硬化与不同临床特征之间的关系。

在 OCT 图像中，动脉粥样硬化斑块的定义是血管壁出现团块性病变或血管壁三层结构消失。OCT 可评价冠脉管壁超微结构的变化、各种动脉粥样硬化不同阶段管壁结构的改变，包括正常的血管三层结构、早期内膜增厚、脂质沉积、脂质核心的形成、纤维帽的准确测量，以及各种粥样斑块的形态特征。但在某些情况下，动脉外膜可能由于光线在穿过斑块组织时发生衰减而无法有效地成像。OCT 图像中的斑块类型可分为以下三类：纤维斑块、钙化斑块和脂质斑块。这三种斑块是动脉粥样硬化性疾病的特征性表现。这些不同类型的斑块，在散射差异性（反射信号的强度）和衰减特性（随着光信号传播到更深的组织层中，光信号的强度通过散射和吸收而逐渐减小）方面是不同的。

1. 基本斑块类型

（1）纤维斑块（fibrous plaque）：在 OCT 图像中，纤维斑块表现为同质，且具有高信号弱衰减的区域。在纤维斑块中也可观察到钙化成分，但这些内容不能超过图像的一个象限。有时可以在纤维斑块中观察到外膜，假如在病变中无法识别外膜时，在诊断纤维斑块时应慎重。OCT 检测纤维斑块的敏感度和特异度分别为 79% 和 97%。

由于 OCT 穿透深度有限，在 OCT 图像中，可能无法准确识别位于纤维组织深层，代表坏死核心或钙化的低信号区域。OCT 中的纤维斑块可能由胶原和平滑肌细胞组成。虽然有研究者认为蛋白聚糖和Ⅲ型胶原蛋白的 OCT 信号强度较低，但尚未确定 OCT 信号和Ⅲ型胶原蛋白及蛋白聚糖之间的关系。

（2）钙化斑块（calcified plaque）：多见于老年患者，钙盐沉积于坏死灶及纤维帽内，动脉壁因而变硬、变脆。钙化经常见于进展的动脉粥样硬化性疾病中，因此被认为是一种冠心病的标志物。钙化斑块具有低背反射和低衰减特性，纤维钙化斑块表现为低信号强度或异质信号，但具有清晰边界。在 OCT 图像中，钙化斑块表现为边缘锐利的低信号或不均匀的区域。该定义适用于较大的钙化，目前尚未确定上述 OCT 定义是否适用于微小钙化（micro-calcification）。OCT 检测钙化斑块的敏感度为 95%~96%、特异度为 97%。

（3）脂质斑块（lipid plaque）：在 OCT 图像中，脂质表现为边缘模糊、高背反射、强衰减的区域，在低信号区域的表面有高信号带的纤维帽。脂质核心中也可出现胆固醇结晶或钙化。脂质斑块应注意与钙化斑块相鉴别，前者边缘模糊或难以辨认，而后者边缘锐利。在诊断组织深处的脂质斑块时应谨慎，因为 OCT 信号在纤维组织中的正常衰减也可能导致信号微弱区域的出现。因此，OCT 在识别靠近管腔表面的脂质成分及脂质池时会更准确。OCT 检测脂质斑块的敏感度为 90%~94%、特异度为 90%~92%。

某些斑块的特定成分如巨噬细胞，也会造成 OCT 信号的强衰减，使得近红外光被阻挡在斑块表面，并在后方呈现出低信号图像；一些伪影，如浅层（切线）的信号衰减、血液或红色血栓也可以形成类似脂质斑块的伪影。由于光线无法很好地穿透脂质斑块及脂质池，目前普遍认为当无法识别外弹力膜（external elastic membrane，EEM）时，OCT 不能准确地测量脂质池的厚度、面积或体积。

2. 易损斑块

（1）易损斑块的 OCT 特征：易损斑块是指不稳定、易于形成血栓和突然破裂而导致急性心血管事件的斑块。冠心病患者急性、猝死性事件的主要类型是急性冠脉综合征（acute coronary syndrome，ACS），其病理基础多为易损斑块破裂或侵蚀，继发冠脉血栓的形成从而导致心肌梗死和不稳定型心绞痛（unstable angina pectoris，UAP）。因此，易损斑块的破裂和血栓形成是 ACS 的重要发病机制。

尸检研究证实,易损斑块的主要病理学特征是大的脂质坏死核心、薄纤维帽并伴有巨噬细胞浸润。OCT上可以识别的斑块易损性特征包括:①薄纤维帽(厚度<65μm);②纤维帽附近的活化巨噬细胞;③大的脂质池;④新生血管形成;⑤浅表钙化。决定斑块易损性的大部分因素为斑块结构异常,而OCT因其极高的分辨率,可以准确识别斑块成分及斑块微结构,从而成为目前识别易损斑块最理想的影像学技术。

(2) 纤维帽厚度与斑块易损性:在OCT图像中,纤维帽(fibrous cap)是指覆盖在低信号区域(脂质或钙化)上的组织层,它的反射信号通常较高。但是纤维帽信号强度值的高低,以及其对应组织成分的解读仍然是一个亟待解决的问题。

纤维帽的厚度是决定脂质斑块易损性的重要因素之一,其准确测定对于斑块稳定性的分析至关重要。纤维帽的厚度可在被认为最薄的单个横截面测量,或在多个横截面(至少3个)测量取平均值。值得注意的是,尽管有研究表明,OCT测量的纤维帽厚度与组织病理学有很高的吻合性,但是,因为纤维帽与脂质核心的边界通常并不清晰,所以多数观点认为OCT测量纤维帽厚度的准确性仍需要进一步证实。

薄纤维帽粥样硬化斑块(thin-cap fibroatheroma, TCFA)是一类典型的易损斑块。在OCT图像中,TCFA是指具有薄纤维帽(纤维帽的最小厚度<65μm)的富含脂质斑块。其依据来源于病理学研究将65μm作为TCFA纤维帽最小厚度界值。(65μm是公认界定薄与厚纤维帽斑块的界定值,虽然一些研究中提出更高的界定值,但是,此界定值仍然在OCT评估脂质斑块和易损斑块方面被广泛接受,有待提供更多的证据从而达成共识)。然而,由于在组织学处理过程中,组织会出现10%~20%的收缩,因此在应用OCT诊断TCFA时,可以考虑对这些界值进行调整,但目前以临床经验和支持性临床研究为基础,所达成的共识是OCT识别的TCFA与组织病理学定义的TCFA有着较高的一致性。有些研究使用其他参数来确定TCFA,如包括脂质斑块的脂质池所占区域象限超过90°的弧度(即超过1个象限)。如前文中提到的,在一些情况下可能将伪影误识别为脂质斑块,所以在应用OCT诊断TCFA时需仔细辨别。此外,不得不承认,在测量数据的过程中,测量者的主观因素可导致测量结果的可变性,尤其是在选取纤维帽厚度最薄处的帧数上。

(3) 斑块内微结构与斑块易损性:OCT因其极高的分辨率,不仅可以准确识别斑块成分,还可识别斑块内微结构,目前,在OCT图像上可识别的斑块内微结构包括巨噬细胞浸润和微通道(斑块内新生血管)等。

1) 巨噬细胞浸润:巨噬细胞在OCT图像中的特征为高反射、强衰减的点状或条带状结构,且在高信号的点状区域后常形成放射状光影。一般来说,巨噬细胞通常在纤维帽和脂质池边界聚集,故目前OCT图像主要在纤维斑块和脂质斑块中对巨噬细胞进行评估。迄今为止,还没有研究针对正常血管壁和增生内膜中浸润的巨噬细胞进行验证。巨噬细胞中富含的脂质成分会造成OCT信号的显著衰减,甚至阻挡,因此位于斑块浅层的巨噬细胞会影响对其所覆盖的斑块成分的评价,并形成类似脂质坏死核心的图像。在巨噬细胞与微小钙化、胆固醇结晶或内外膜同时出现时,图像识别也可能会产生混淆。

2) 微通道:随着斑块体积的逐渐增大,斑块内逐渐产生出新的血管,称为微通道(microchannel,也称微血管或新生血管)。病理组织学显示,在血管壁或斑块中的微血管由外膜生出到内膜,由于这些微血管与外膜周围血管相通,并最终延伸到冠脉管腔,其中大量的血液一方面可为心肌提供营养物质和氧分,另一方面,微通道也可以促进脂质的流入和炎性细胞在斑块中的浸润,促进冠脉粥样硬化的进展。微血管形态上表现为与血管相似的圆形或椭圆形的形状,这取决于成像时切割成横向或纵向的方式。微血管直径相对较小,通常可以在连续多帧图像中观察到。分支血管管径较大且与管腔相通,而微血管没有典型的内膜结构,可用于分支血管及微血管的鉴别。

在OCT图像中,微通道定义为直径50~300μm,信号微低、边缘锐利的空洞样结构,并通常可以在多个(至少3个)连续截面中观察到。关于微通道的起源,目前还未确定这些血管样结构来源于管腔侧还是滋养血管的延伸。但普遍认为,在动脉粥样硬化早期,大部分新生血管起源于外膜滋养血管,随着粥样硬化斑块的进展,逐渐延伸入内膜。

虽然这些斑块特征也可部分通过血管内超声(intravascular ultrasound, IVUS)观察到,但是OCT可提供更加详细的微观结构,更为重要的是,OCT可以对覆盖于脂质斑块表面的纤维帽厚度进行测量。此外,

OCT 对斑块的识别与病理学的吻合性更高,因此,OCT 也被认为是目前在体水平研究 ACS 病理发生机制的最佳影像学手段。但是,目前 OCT 存在的缺点是左、右冠状动脉开口处的斑块在 OCT 中不能清楚地成像,从而导致 OCT 不能准确识别位于左、右冠状动脉开口处的斑块;另一方面,对于厚度大于 1.3~1.5mm 的斑块,因 OCT 穿透深度有限,目前尚不能对其进行准确评估。

（二）OCT 对血栓相关急性冠脉综合征发病机制的判定及临床意义

造成 ACS 最常见的 3 种病理学机制为:斑块破裂、斑块侵蚀和钙化结节。最近一项 OCT 研究对 ACS 的罪犯斑块进行了系统的分类和定义,并首次对斑块侵蚀和钙化结节进行了 OCT 定义,这对其他研究者对 ACS 发病机制的研究具有重要的指导作用。

1. **斑块破裂（plaque rupture）**　为脂质斑块的纤维帽连续性中断,继而使斑块内致血栓核心暴露到血流中。斑块破裂通常好发于 TCFA 中,可表现为纤维帽的断裂或内膜的撕裂。当进行 OCT 成像注入造影剂时,这些破裂区域在 OCT 图像上表现为低信号的空洞或空腔样结构。

OCT 图像上斑块破裂的特征为脂质斑块的纤维帽连续性中断,伴空腔形成。与病理学结果相比,OCT 对活体患者斑块破裂的诊断标准没有要求斑块表面有血栓覆盖,因为患者在行 OCT 成像之前可能已行抗栓或溶栓治疗,故成像时血栓可能减少或完全消失。

2. **斑块侵蚀（plaque erosion）**　OCT 对斑块侵蚀的定义和分类主要基于纤维帽的完整性和血栓的存在与否,结合斑块侵蚀的病理学特征和 OCT 的成像优势,将斑块侵蚀分为明确的斑块侵蚀和可能的斑块侵蚀。

病理学上将斑块侵蚀定义为斑块纤维帽完整,但因表面内皮细胞功能缺失和/或功能不全进而导致血栓形成的一种病理分型。斑块侵蚀除了蛋白聚糖、平滑肌细胞可能暴露于循环中,通常没有斑块结构的破坏或撕裂。内皮细胞丢失和功能障碍是斑块侵蚀病理学诊断的必要标准,然而,尽管目前 OCT 具有很高的分辨率,但仍不能识别单个内皮细胞,因此 OCT 定义的斑块侵蚀诊断标准是通过排除纤维帽破裂确立的。而且,当罪犯病变处存在大量血栓时,会降低 OCT 对病变判定的可靠性。此外,临床上大多数 ACS 患者在 OCT 成像前已完善抗凝、抗血小板治疗,位于罪犯病变处的血栓有可能已经减少或完全消失。因此,OCT 对斑块侵蚀的定义应区别于病理学定义。

鉴于罪犯病变处血栓的覆盖可能会影响 OCT 对罪犯斑块特征判定的可靠性,因此,在对斑块侵蚀做出诊断时,应根据斑块表面是否有血栓及其所覆盖斑块的能见度将斑块侵蚀分为明确的 OCT-斑块侵蚀和可能的 OCT-斑块侵蚀:①明确的 OCT-斑块侵蚀定义为纤维帽完整未见斑块破裂,伴血栓形成,血栓下斑块结构可识别。②可能的 OCT-斑块侵蚀定义为纤维帽完整,罪犯病变无血栓形成,管腔表面不规则;病变处伴血栓形成,血栓处斑块结构不可识别,血栓近端或远端无浅表脂质、钙化。

3. **钙化结节（calcified nodules）**　是指单个或多个钙化的区域,突出到管腔内部伴纤维帽的破裂,经常形成尖锐突出的角,伴有血栓形成。作为继斑块破裂和斑块侵蚀,引起冠状动脉血栓的第三大常见原因,钙化结节的概念于 2000 年由 Virmani 等首次介绍。这是一种突出向管腔内的破裂的结节性钙化并覆有血栓的病变。它是由分散的钙化碎片组成,这些碎片与纤维混合组成小的钙化结节,并伴有少量的血栓。基于上述病理学形态,OCT 图像上钙化结节的定义为发生纤维帽破裂的钙化斑块,这些钙化斑块主要特征为结节样钙化突出到管腔内、浅表钙化、病变近端或远端可见严重钙化。需要注意的是,钙化结节的诊断是需要钙化突向管腔并伴有血栓覆盖,而有薄纤维帽但是并无血栓的结节性钙化并不能诊断为钙化结节。

ACS 的主要病理机制为斑块破裂,紧随其后的是斑块侵蚀,较少的是钙化结节。血管内 OCT 对研究 ACS 的发病机制提供了前所未有的帮助,实现了针对不同发病机制进行个性化诊疗方案的制订。虽然更加深入的临床证据有待提供,但 OCT 对研究 ACS 的发病机制、制订精准诊疗方案及改善远期预后具有重要意义。

（三）OCT 对血栓的评估及临床意义

ACS 通常是因罪犯病变部位发生斑块破裂、斑块侵蚀、钙化结节或其他原因,继而血栓形成导致冠脉完全或不完全闭塞而引发的一组临床综合征。传统评价血栓的影像学手段主要有冠状动脉造影和血管内超声(IVUS),二者由于分辨率较低,对血栓的评估存在很多难以克服的缺陷。而 OCT 的出现,使人们对血栓的认识更加深入。

在 OCT 图像中,血栓表现为附着在管腔表面或在管腔内漂浮的不规则团块。OCT 可以识别不同类型的血栓,包括红色(富含红细胞)血栓,白色(富含血小板)血栓和混合血栓。事实上,单纯的白色血栓和红色血栓很少见,而混合血栓更常见。一些新鲜的或较大血栓可能会影响 OCT 对病变特征的判定,如斑块破裂或斑块侵蚀伴大量血栓形成时。因此当病变处存在血栓时,需要我们逐帧地观察和分析图像。

小的血栓可能与小夹层或内膜断裂相混淆。血栓可遮蔽或使光源信号衰减,使所覆盖的结构变得模糊不清而无法识别。红色血栓也可能被误解读为脂质斑块坏死核心而被识别成为粥样硬化斑块。但 OCT 目前还不能单独识别纤维蛋白组织成分。

（四）OCT 对冠脉介入治疗的指导和优化

OCT 的高分辨率使其在指导和优化冠脉介入治疗领域日益受到关注。2018 年,欧洲心脏病学会/欧洲心胸外科协会(ESC/EACTS)《ESC/EACTS 心肌血运重建指南(2018)》中,将 OCT 对优化 PCI 的推荐等级提升到与 IVUS 等同的 Ⅱa 类。ILUMIEN Ⅱ研究结果表明,OCT 在指导支架膨胀方面不劣于 IVUS。随着 OCT 技术的不断更新和更多前瞻性研究数据的公布,OCT 在冠心病介入诊疗领域中的地位必将进一步提升。

1. OCT 的临床应用指征

（1）术前冠状动脉病变的评价

1）造影上显示模糊或可疑的病变(如夹层、血栓、钙化结节)。

2）左主干病变、分叉病变等复杂病变。

3）明确 ACS 患者的罪犯病变。

（2）指导和优化 PCI

1）长病变、需要双支架处理的分叉病变、可吸收支架的置入等复杂 PCI。

2）ACS 患者。

3）支架失败:支架内再狭窄,支架内血栓形成。

2. OCT 指导支架尺寸的选择

（1）支架直径的测量与选择:OPINION 研究建议将平均管腔直径加 0~0.25mm 作为支架直径。在应用基于 EEM 的方法时,推荐将平均 EEM 直径(来自两个正交测量;或在可清晰识别的 EEM 小于 180°时只选用一个测量)减 0.25mm 作为支架直径。可行性方面,在 ILUMIEN Ⅲ研究中,77% 的患者远端 EEM 可清晰识别的范围>180°。这一策略需要考虑的特殊情况是直径变化较大的长病变(如前降支中段至左主干的病变)。

（2）支架长度的测量与选择:支架未完全覆盖病变被认为是支架失败(支架内血栓或再狭窄)和主要不良心血管事件(major adverse cardiovascular events,MACEs)的预测因子之一,这印证了选择合适的支架长度的重要性。避免在有残余斑块负荷(如>50%)和富脂质斑块区域置入支架是十分重要的,因为这与新一代 DES 置入后的支架边缘再狭窄有关。此外,支架未完全覆盖脂质池与术后心肌梗死风险增加有关。

冠状动脉内影像和血管造影配准有助于支架长度的选择以及精确置入。这项技术可以用于临床实践,并且能够简化影像学指导的支架置入过程。

3. 应用 OCT 评价支架置入优化标准　PCI 术后行 OCT 检测可对支架膨胀、支架贴壁、支架内组织脱垂、支架边缘夹层等情况进行准确评估,为术者提供更多有用的解剖学信息,帮助术者优化 PCI 策略,改善患者的临床预后。

（1）支架膨胀:研究发现,支架膨胀不良是支架失败的主要预测因子。支架膨胀分为绝对膨胀和相对膨胀,支架绝对膨胀为最小支架面积的绝对数值,支架相对膨胀为最小支架面积与参考管腔面积(近端、远端、最大或者平均参考面积)的比值。

原则上,支架绝对膨胀越大,支架的长期通畅性和临床预后越好,支架失败的风险越低。在 DOC-

TORS 研究中,预测术后血流储备分数(fractional flow reserve,FFR)>0.90 的最佳临界值为 OCT 测量的支架横截面积>5.44mm^2;CLI-OPCI 研究显示预测患者术后 MACEs 的最小管腔面积(minimal lumen area, MLA)临界值为 4.5mm^2。值得一提的是,对于特殊的病变类型,如左主干病变、小血管病变以及不同的支架类型等,其临界值仍有待进一步研究。

相对支架膨胀在临床实践中对 PCI 优化的推荐指标主要分为两种:①最小支架面积(minimal stent area,MSA)大于远端参考管腔面积;②MSA 大于平均参考管腔面积的 80% 或 90%。在实际临床应用中,MSA 达到平均参考管腔的 90% 几乎是无法实现的,因此共识专家组建议将 MSA>80% 平均参考管腔面积作为一个可应用于临床实践的合理方案。在 DOCTORS 研究中,预测 FFR>0.90 的最佳临界值为相对支架膨胀>79.4%。

(2) 支架贴壁不良:OCT 支架贴壁不良的定义为支架小梁表面至管腔表面的纵向距离大于支架小梁厚度(如果支架小梁上有聚合物,也应包含在内)。支架贴壁不良和支架膨胀不良可同时存在,也可各自独立发生。支架贴壁不良分为即刻贴壁不良和晚期贴壁不良;后者定义为随访中发现的贴壁不良,其很可能与血管壁的炎症反应和正性重构有关。

尽管支架贴壁不良是早期支架内血栓形成和再狭窄的一项主要预测因子,但是由于即刻支架贴壁不良可能会逐渐消失,研究人员并未发现即刻支架贴壁不良(不伴有支架膨胀不良)和支架失败之间存在明确的联系。OCT 可以更加精准地检测支架贴壁不良,其检测到的支架贴壁不良比例达到 50%,显著高于 IVUS(约 15%)。研究显示,常规影像学检查中的支架贴壁不良与 MACEs 没有明显相关,即刻支架贴壁不良并不是支架内血栓的独立预测因子。但不可否认的是,术后最佳支架贴壁效果在高危人群中能起到保护性的作用。支架贴壁不良与支架内血栓形成密切相关。三项最新的临床注册研究显示,支架内血栓形成患者中支架贴壁不良检出率较高,并且与无血栓的支架节段相比,出现血栓的支架节段贴壁不良发生率更高、程度更严重。另外,研究还发现,支架贴壁不良是极晚期支架内血栓形成(PCI 术后>1 年)的三大主要机制之一。

虽然目前不同类型的支架贴壁不良的临床意义尚不明确,但大型临床研究结果与体外研究结果都表明应避免支架置入后的严重支架贴壁不良,并且在解剖学可行的情况下应对其进行纠正。部分研究认为,评价支架贴壁不良不应仅停留于存在与否,而是可以用二维甚至三维的方式对其进行量化,进而指导临床指南的制订。尽管缺乏有力证据,但仍有一些研究证据可以指导 PCI 术后优化。其中一个重要的因素是支架贴壁不良的轴向距离与新生内膜之间的关系。一系列的 OCT 研究发现,贴壁不良的轴向距离<0.35mm 的支架杆在随访过程中会与新生内膜完全融合。研究人员对发生极晚期支架内血栓的患者进行分析后发现,支架内血栓形成节段的最小支架贴壁不良轴向距离为 0.3～0.6mm,纵向长度为 1.0～2.1mm。此外,严重的支架即刻贴壁不良在分叉病变中的发生率较高,主要与重置导丝的位置不理想有关,3D-OCT 可以减少分叉部位支架贴壁不良的发生。

(3) 组织脱垂:OCT 组织脱垂的定义为支架置入后支架小梁间的组织突入管腔,按成分不同,可分为斑块脱垂和血栓脱垂。与 IVUS 相比,OCT 能够更清晰地检测组织脱垂。支架置入后的组织脱垂被认为是早期支架内血栓的 OCT 预测因子之一,并且与 PCI 术后的短期不良预后相关。脱垂组织的体积与斑块的形态学特征以及 PCI 术后的心肌损伤有关。一项多中心 OCT 注册研究发现,不规则脱垂在急性心肌梗死患者中更为常见,是 PCI 术后 1 年不良预后的独立预测因子。CLI-OPCI 和 HORIZONS-AMI 研究的亚组分析结果显示,与临床表现较稳定的非 ACS 患者相比,ACS 患者的组织脱垂更易导致临床事件。

(4) 夹层:支架置入术后易导致血管壁的损伤,以夹层最为常见,易发生在支架边缘。由于 OCT 的分辨率较高,它能够识别 IVUS 无法识别的较小的支架边缘夹层。ILUMIEN Ⅲ研究发现 OCT 检出的支架边缘夹层发生率至少是 IVUS 的 3 倍。CLI-OPCI Ⅱ研究结果显示,OCT 测得的远端支架边缘夹层片厚度>200μm 是 MACEs 的独立预测因子(HR 2.5)。与之相反,在另一项观察性研究中,研究人员对 780 名行 OCT 检查的患者分析发现支架边缘夹层或支架内夹层与术后 1 年的不良临床预后没有显著相关性。既往研究显示支架边缘夹层是早期支架内血栓的 OCT 预测因子之一,但是某些微小边缘夹层可能缺乏临床意义,无须处理。此外,OCT 检测到的壁内和壁外血肿可能与夹层有关,易被误认为支架与血管不匹配或血管痉挛,若支架未完全覆盖血肿导致其出现延展,可导致早期支架内血栓的形成。

(5)　生物可吸收支架置入的优化:有关金属支架的影像学研究已较为深入,而在新兴的生物可吸收支架领域尚未常规引入血管内成像技术。由于生物可吸收支架固有的机械局限性以及造影可视性欠佳,精确的病变准备、支架尺寸的选择以及手术过程的优化就显得更为重要。冠状动脉腔内影像学检查对识别结构性异常及优化 PCI 过程十分重要,其可以检测出造影上显影不清的可吸收支架以及随访中支架的急性断裂等。另外有研究指出,支架置入后即刻贴壁不良可能会对组织覆盖和可吸收支架融入血管壁产生不利影响,进而导致支架降解过程中形成血栓。随着多项大型临床试验的开展以及生物可降解支架的广泛临床应用,腔内影像学技术的重要作用将得到进一步证实。

(6)　支架置入最佳效果的评估标准

1)　在常规临床实践中,术者应使相对支架膨胀率(MSA/平均参考管腔面积)达到 80% 以上。

2)　在非左主干病变中,应达到 OCT 测量的 $MSA > 4.5 mm^2$。

3)　支架置入后即刻贴壁不良的临床意义尚不明确。但对于支架置入后的严重贴壁不良,术者应尽可能地避免并进行处理。支架完全贴壁可能促进早期支架小梁内膜覆盖。

4)　距离 <0.4mm 且长度 <1mm 的即刻贴壁不良不会影响支架杆的内膜覆盖,无须纠正。但这一临界值需要前瞻性研究进一步证实。

5)　晚期获得性支架贴壁不良会导致晚期和极晚期支架内血栓。

6)　与稳定型 CAD 患者相比,ACS 患者发生的组织脱垂更可能导致不良的临床预后,这可能是由于二者的脱垂组织成分不同导致的。

7)　OCT 检测出的大型夹层是 MACEs 的独立预测因子。夹层内存在残余的斑块负荷、横向扩展 >60°、纵向扩展 >2mm、剥离更深(中膜或外膜)和夹层位于支架远端都可增加不良心血管事件的发生率。

8)　在血管造影表现为残余的支架边缘狭窄的病例中,OCT 能检测出支架边缘血肿。

4. OCT 对支架失败原因的评估　支架内再狭窄(in-stent restenosis,ISR)和支架内血栓(stent thrombosis,ST)是支架失败的两个重要原因。腔内影像学检查有助于判断导致再狭窄和支架内血栓的原因,可预警潜在的支架失败相关问题,进而指导治疗,并将后续的支架失败风险降到最低,《2014 ESC/EACTS 心肌血运重建指南》将支架失败时进行 OCT 或 IVUS 检查作为 Ⅱa 类 C 级推荐。

(1)　金属药物洗脱支架的再狭窄和支架内血栓形成:虽然与金属裸支架相比,药物洗脱支架具有许多优势,但药物洗脱支架置入术后支架内再狭窄及支架内血栓形成仍是冠脉介入领域的难题之一。

目前已知的支架内再狭窄成因包括内膜增生、支架慢性膨胀不良、支架断裂以及新生动脉粥样硬化。与单纯的二维成像相比,三维腔内影像技术更易识别支架内再狭窄的原因。IVUS 和 OCT 可识别支架慢性膨胀不良和支架断裂,而新生动脉粥样硬化则仅能通过 OCT 发现。约 60% 的支架内再狭窄与内膜过度增生相关,但内膜增生的组织学特点导致其难以评估。

支架内血栓是导致支架失败的另一重要原因。结合造影结果和临床症状将支架内血栓分为明确、很可能和可能血栓三类。根据发生的时间不同分为急性期(PCI 术中至术后 24 小时内)、亚急性期(术后 24 小时至术后 1 个月内)、晚期(术后 1 个月至术后 1 年内)和极晚期(术后 1 年以上)血栓。支架内血栓形成的原因有很多,且大部分都可以被腔内影像学技术检测识别。与 IVUS 不同,OCT 能区分血栓和其他组织成分,因此被认为是识别支架内血栓的最佳影像学技术。然而,在某些病例中,由于光学信号的衰减以及大量血栓的存在会给 OCT 对支架梁杆和血管壁轮廓的评估带来一定的困难,在这种情况下使用 IVUS 是一个更好的选择。3 项队列研究分析了在支架置入后不同时间点形成支架内血栓的发生机制。研究表明,在超过 90% 的患者中,可以发现一个或多个导致血栓形成的原因。早期支架内血栓形成主要与支架贴壁不良、支架膨胀不良以及支架边缘夹层相关;而在发生极晚期支架内血栓的患者中,经常能观察到支架贴壁不良、新生动脉粥样硬化、支架梁杆未覆盖以及支架膨胀不良。虽然缺乏前瞻性研究的数据支持,但根据特定的 OCT 结果制订个体化的治疗方案在临床上仍有其合理性,例如可在新生动脉粥样硬化的病例中置入支架,在支架膨胀不良和支架贴壁不良的病例中进行后扩张处理等。

(2)　可吸收支架的支架内血栓形成:Absorb BVS 是目前唯一在随机对照研究中通过充分的科学评估

的生物可吸收支架。许多研究和荟萃分析表明,术后随访中可吸收支架内血栓的发病率增加,特别是在术后超过1年的病例中支架内血栓更常见。尽管许多专家认为腔内影像指导下的可吸收支架置入有可能降低支架失败率,但迄今为止没有随机对照研究可证实腔内影像学指导下的支架置入与支架失败的相关性,且尚无针对Absorb BVS的临床试验能够阐明支架失败的机制。

应用OCT检测可吸收支架置入后1年内发生的支架内血栓,主要识别出支架膨胀不良和支架贴壁不良,后者主要由支架尺寸过小或支架膨胀不充分导致。OCT指导下分析极晚期可吸收支架内血栓的INVEST研究发现了一个新的与生物可吸收支架特性相关的现象——支架梁中断。支架梁中断可发生于术后即刻支架贴壁不良或急性支架断裂中,尽管支架梁完全贴壁,甚至OCT下可见部分组织覆盖,支架梁仍可发生脱位并突入管腔。最新发现的Absorb BVS失败机制并不见于金属DES,这也解释了极晚期可吸收支架内血栓风险增加的原因。针对可吸收支架材料特性所造成支架失败的解释有可能改善治疗策略,也为新一代可吸收支架的设计提供依据。

(3)应用OCT对支架失败的评价:仅利用造影很难找出支架置入失败的病理基础,而OCT则是研究支架内再狭窄和支架内血栓形成的最佳手段。利用OCT随访晚期支架置入失败后的患者,有利于改进支架设计及优化手术操作,预防各种机制导致的支架失败。

1)在OCT图像中,支架内再狭窄是指支架新生内膜面积超过支架面积的50%。OCT的使用有利于明确再狭窄的类型,判断引起再狭窄可能的机制,更重要的是,OCT有利于制订优化再次介入处理再狭窄病变的策略,指导支架内再狭窄的治疗及评价治疗后的效果。既往研究对支架内再狭窄病变分别进行冠状动脉球囊扩张术、紫杉醇药物涂层球囊或药物洗脱支架置入的处理,研究结果提示OCT来源的支架内膜组织学特征与再次支架再狭窄出现相关,且不同处理方式在不同组织特征的再狭窄病变中预后显著不同。

2)支架内血栓在OCT图像中表现为突出于管腔内富于信号的团块影,其表面不规则,有高或低后向散射的投影。OCT对支架内血栓的检测敏感性高于冠脉造影及IVUS,不仅能够识别血栓并且可根据血栓的成像特点区分红色及白色血栓,这对于判断急性支架内血栓的构成有重要的参考价值。OCT的高分辨率可识别术后即刻可能导致支架内血栓形成的并发症,在体动态观察支架表面内皮生长和血管修复过程,有助于对晚期和极晚期支架内血栓形成机制的探索。此外,OCT能够检测出依附在未完全贴壁的支架小梁间的微小血栓;并对临床应用抗血栓药物的剂量及疗程有一定指导作用。

三、未来新技术及展望

OCT是目前评价冠脉血管壁成分和动脉粥样硬化斑块内微细结构最准确的影像手段。随着OCT技术的革新和成熟,使得其应用的领域逐渐拓宽。如频域OCT的出现使得其在左主干病变应用不再受到限制、3D重建技术使得对于分支开口的观察更全面。未来如果临床中能够结合血管影像学OCT与功能学两种方法将最大程度优化和指导PCI过程。目前,新一代ILUMIEN OPTIS OCT系统已经可以实现OCT与FFR两种技术的结合。此外,通过OCT、IVUS、近红外光成像技术(near-infrared spectroscopy,NIRS)等多种成像技术的融合实现多模态成像也将成为未来系统研发和临床应用的趋势,如IVUS-NIRS、OCT-NIRS、OCT-IVUS等多种成像技术的融合,达到优势互补,取长补短的效果,实现了对冠脉病变的从结构到功能的全面评估,精准指导冠心病的诊断和治疗。

(于　波)

参 考 文 献

[1] Mintz GS,Guagliumi G. Intravascular imaging in coronary artery disease [J]. Lancet,2017,390(10096):793-809.

[2] Zhang J,Gao X,et al. Intravascular Ultrasound Versus Angiography-Guided Drug-Eluting Stent Implantation:The ULTIMATE Trial [J]. J Am Coll Cardiol,2018,72(24):3126-3137.

[3] Jones DA,Rathod KS,et al. Angiography Alone Versus Angiography Plus Optical Coherence Tomography to Guide Percutaneous Coronary Intervention:Outcomes From the Pan-London PCI Cohort [J]. JACC Cardiovasc Interv,2018,11(14):

1313-1321.

［4］ Räber L,Mintz GS,Koskinas KC,et al. Clinical use of intracoronary imaging. Part 1:guidance and optimization of coronary interventions. An expert consensus document of the European Association of Percutaneous Cardiovascular Interventions[J]. European Heart Journal,2018,39(35):3281-3300.

［5］ Johnson TW,Räber L,di Mario C,et al. Clinical use of intracoronary imaging. Part 2:acute coronary syndromes,ambiguous coronary angiography findings,and guiding interventional decision-making:an expert consensus document of the European Association of Percutaneous Cardiovascular Interventions[J]. European Heart Journal,2019,40(31):2566-2584.

［6］ 于波. OCT 临床应用进展[M].北京:科学技术文献出版社,2016.

［7］ 中华医学会心血管病学分会介入心脏病学组,心血管病影像学组. 光学相干断层成像技术在冠心病介入诊疗领域的应用中国专家建议[J]. 中华心血管病杂志,2017,45(1):5-12.

［8］ Windecker S,Kolh P,Alfonso F,et al. 2014 ESC/EACTS Guidelines on myocardial revascularization:The Task Force on Myocardial Revascularization of the European Society of Cardiology(ESC) and the European Association for Cardio-Thoracic Surgery (EACTS)Developed with the special contribution of the European Association of Percutaneous Cardiovascular Interventions (EAPCI) [J]. Eur Heart J,2014,35(37):2541-2619.

［9］ Adriaenssens T,Joner M,Godschalk TC,et al. Optical Coherence Tomography Findings in Patients With Coronary Stent Thrombosis:A Report of the PRESTIGE Consortium (Prevention of Late Stent Thrombosis by an Interdisciplinary Global European Effort) [J]. Circulation,2017,136(11):1007-1021.

［10］ Souteyrand G,Amabile N,Mangin L,et al. Mechanisms of stent thrombosis analysed by optical coherence tomography:insights from the national PESTO French registry [J]. Eur Heart J,2016,37(15):1208-1216.

［11］ Wykrzykowska JJ,Kraak RP,Hofma SH,et al. Bioresorbable Scaffolds versus Metallic Stents in Routine PCI [J]. N Engl J Med,2017,376(24):2319-2328.

［12］ Ali ZA,Serruys PW,Kimura T,et al. 2-year outcomes with the Absorb bioresorbable scaffold for treatment of coronary artery disease:a systematic review and meta-analysis of seven randomised trials with an individual patient data substudy [J]. Lancet,2017,390(10096):760-772.

［13］ Jia H,Abtahian F,Aguirre AD,et al. In vivo diagnosis of plaque erosion and calcified nodule in patients with acute coronary syndrome by intravascular optical coherence tomography[J]. J Am Coll Cardiol,2013,5,62(19):1748-1758.

［14］ Jia H,Dai J,Hou J,et al. Effective anti-thrombotic therapy without stenting:intravascular optical coherence tomography-based management in plaque erosion(the EROSION study) [J]. Eur Heart J,2017,14,38(11):792-800.

［15］ Wallentin L,Lindhagen L,Ärnström E et al. Early invasive versus non-invasive treatment in patients with non-ST-elevation acute coronary syndrome (FRISC-Ⅱ):15 year follow-up of a prospective,randomised,multicentr study [J]. Lancet,2016,388(10054):1903-1911.

［16］ Fox KA,Poole-Wilson PA,Henderson RA,et al. Interventional versus conservative treatment for patients with unstable angina or non-ST-elevation myocardial infarction:the British Heart Foundation RITA 3 randomised trial. Randomized Intervention Trial of unstable Angina[J]. Lancet,2002,360:74.

第九章　循证医学进展

　　循证医学（evidence-based medicine，EBM）是 20 世纪末医学实践领域发生的一场深刻而持久的变革。强烈呼吁医学实践应基于证据，本质上讲就是要求医学决策尊重事实、实事求是。虽然实事求是是一个无可辩驳、不可替代的做事准则，但反对意见却一直没有间断。2014 年曾有学者表示担忧，认为循证医学正处于危机。有学者认为，循证医学否定了直觉、经验和假设，把随机对照试验（randomized control trial，RCT）和荟萃分析（meta-analysis，MA）或临床研究等同于循证医学，把统计学意义等同于临床意义，过于信任统计学 P 值，用证据迫使医生做难以拒绝的决策，这些认识和批评多是源于对循证医学的误解。也有学者认为，循证医学中人文关怀不足，RCT 和指南被商业利益利用，进而引起过度诊断和过度医疗，如有些靶向抗癌药物效果很小、费用很高，却很畅销，这些问题多是循证医学被误用的结果。对循证医学的误解和误用不是循证医学本身的问题，而是使用者的问题。近几年，更多的讨论和反思主要集中在证据的产生（即事实）、证据的力度、证据的整合形式、证据和决策关系及循证医学分支学科发展的话题上。本章节主要围绕这几方面介绍循证医学近几年的进展。

一、证据生产

　　循证医学认为最可靠的证据来自科学研究而不是经验。弄清楚什么是证据及证据是否等于决策，一直是循证医学发展的关键。RCT 和系统综述（systematic review，SR）被认为是 EBM 临床最佳证据的主要来源。

　　在理想的条件下开展严格受控的试验，获得的效果可以反映干预措施所能达到的最大效果，即理论疗效或效力（efficacy）；而在实际或接近实际的医疗环境下显示的临床效果（effectiveness），通常可直接用于指导临床和公共卫生决策，服务于患者和公众健康的改善。因此 RCT 也是利益相关者（患者或者其他可能受益的人群、医疗保健和研究资助者、政策制定者、临床护理医生和研究人员）最为关心的研究。

　　然而，很大部分临床 RCT 可能并未达到研究者的预期效力或效果，限制了其在特定场景的适用性。有学者指出，RCT 中的患者不能代表所有患者，研究显示的平均结果不能精准到每例患者，RCT 和荟萃分析有自身的问题，研究中还可能存在偏倚、误导的结果，这些问题反映的是整个现代医学和医学研究的局限性，但目前尚没有比循证医学指出的更好的解决方案。

　　由于对样本量的过于关注、对因果关系的漠视，以及对人群研究科学原理的认识不足，有学者提出基于大数据的现实世界观察性研究来评估疗效，并认为以此就可以取代 RCT 成为对疗效的最终确认。然而，这样的现实世界研究（无论是否基于大数据）与 RCT 的根本区别不是样本量，也不在于对 PICOS（population、intervention、comparator、outcome、setting，即人群、干预、对照干预、结局、干预环境）等因素的限制程度。如果真的需要，RCT 也完全可以拥有很大的样本量，也可以在切合实际的 PICOS 组合下进行。二者的本质区别在于对偏倚和混杂的控制，这是观察和实验的区别，也是科学性高低的区别。换言之，RCT 结论的可信性远高于现实世界研究。因此,从疗效的重要性和研究结果的可信性上看,现实世界的观察性研究终究不能取代实验性的 RCT 在确认疗效中的根本作用。

二、证据分级与质量

在流行病学研究的范式里,针对同一研究问题,有多种研究设计可以选用,不同研究设计提供的证据可信度高低有别,只有一种是最优的切实可行的研究类型。例如,欲研究吸烟与脑卒中的关系,可选择的研究设计包括:病例系列研究、横断面研究、生态学研究、病例对照研究、队列研究。队列研究是研究病因切实可行的可信度最高的研究。而在研究药物严重、罕见的慢性不良反应时,最可信、切实可行的研究通常是病例对照研究。

大型 RCT 只是评估中、小疗效的金标准,不是评估所有干预措施的金标准。大型 RCT 也可能用来比较两个疗效差别不大的治疗,证明疗效不存在,或是证明药物间中、小交互作用的存在。但无论是哪种情况,需要大型 RCT 证明的作用或差别都是比较小的,因此它们的实践意义也是值得拷问的。

除了研究设计严谨性和临床意义之外,也要注意大型前瞻性队列研究与大型 RCT 之间的重要区别。区别一,RCT 一般只能用来回答一个简单的研究问题,即在干预和结局方面都必须做严格的限定,如某药与安慰剂比较是否可以在某特定病例中改变某重要临床结局,队列研究则不然。因此,通常一个 RCT 一般只产生一个核心研究报告,而大型队列研究可以产生多个重要性相当的研究报告。区别二,队列研究可产生新的发现,大型 RCT 是终结性研究,即完成以后不再需要新的验证,一般也不会引发出新的科学问题;队列研究则主要用于发现病因,因此队列研究是控制一个疾病的开端,而不是结束。例如,发现细菌是传染病的病因,这个发现导致了后来抗生素和疫苗的发明。

此外,还要辨析证据质量、方法学质量、报告质量和偏倚风险的关系。在系统综述中,证据质量是指效应估计值能够正确反映真实情况的把握程度。根据证据推荐分级的评估、制订与评价(grading of recommendations assessment,development and evaluation,GRADE)分级系统。证据质量可分为高、中、低、极低4个等级。评价的是某个特定结局的整个证据体,而不是针对单个研究(也可能在证据体中仅有一个研究,那是特例)。证据质量涉及 5 个降级因素和 3 个升级因素,偏倚风险只是影响证据质量分级的重要因素之一。方法学质量是经常跟偏倚风险互换使用的表述,方法学质量高通常意味着偏倚风险低。但两者实质仍然存在一定差别,前者是指研究的某重要环节是否达到所预期的最高标准。报告质量是与偏倚风险非常相关但明显不同的概念。由于偏倚风险的评估很大程度上是基于研究发表的信息来判断的,因此报告质量可影响偏倚风险评价的结果,但与偏倚风险实质的高低并无直接关系。报告质量的评估基本都有专门的工具,如 RCT、诊断试验、观察性研究、系统综述其各自的报告规范为 CONSORT、STARD、STROBE 和 PRISMA。

临床研究是医学实践的基石,对医学进步作出了巨大贡献,这一点毋庸置疑。在临床证据数量剧增的同时,把关证据质量的工作也要同步进行,其中最有效的策略是对临床研究的全程质控,尤其强调临床试验预注册,同时申请原始数据共享计划等行动。截至 2020 年 2 月 17 日,ClinicalTrials 共接受了 209 个国家 330 113 个临床试验注册申请,中国临床试验注册中心完成了 29 368 个临床试验注册。

近几年,越来越强调循证临床实践指南的作用。针对当前医学领域普遍存在的过度诊断和过度治疗的现实情况,国内外专家在循证临床实践过程当中不断地产生对高质量、可信的证据的需求,摒弃那些已经被证明无效甚至有害的证据,促进有效医疗干预措施的推广应用,在此过程中促进了针对临床问题的高质量证据的产生。而通过检索国际指南联盟(guideline international network,GIN),截至 2020 年 2 月 18 日,心血管方面的指南有 66 部,但其中循证指南仅为 10 部,指南的质量有待进一步提升。

三、证据整合

除了开展原始研究以外,循证医学更强调对证据的综合,该领域的证据范围不断扩大,从医疗干预措施(包括预防、治疗、康复措施)的效果评价,扩大到疾病筛查与诊断、疾病病因与危险因素、疾病预后、疾病遗传相关性、疾病分布及患病率和发病率的评价。因此,其研究综合的方法也逐渐发展丰富,除了经典意义上的系统综述及 Meta 分析、卫生技术评估、临床实践指南、计算机医疗决策支持系统之外,还包括单个病例资料的 Meta 分析(Meta-analysis based on individual patient data)、网状 Meta 分析(network Meta-analysis),以及定量与定性相结合的系统综述。出于对医疗决策的需求增加,疗效评价从既往效力(efficacy)评估逐步向效果(effectiveness)评价转变,更加强调实效性研究。

随着临床研究数目增长,对证据综合的需求也不断扩大。为了获得高级别的循证医学证据,规范临床研究、提高质量已至前所未有的高度,包括临床研究的选题和设计、方案注册、规范报告、临床实践指南制订,以及卫生决策领域的决策依据。因此,在循证医学研究的方法学领域出现了新的拓展,如基础医学领域的证据合并、引入社会学研究方法的生态学研究、患者报告结局研究、比较效果研究(comparative effectiveness research,CER)、注册登记研究、数据库挖掘、人工智能辅助决策等方法。

系统综述和 Meta 分析始终是循证医学倡导的总结研究证据最常见的、客观的、系统的方法。但是,人们对系统综述也颇有意见,批评不断。诚然,系统综述有其方法学本身的局限性,但是我们目前没有更好的方法;系统综述也有人为的问题,但是换一种方法同样存在人为的问题。系统综述会漏掉个别研究,但是漏掉重要研究的概率很小,因为它们很显眼、很容易被发现。如果综合了所有研究的系统综述是不可靠的,那么我们更没有理由相信拿出其中一个或几个研究说事就可以公正、无偏。

至今,SR/MA 已被广泛应用于临床医学、公共卫生和卫生决策之中,发表文献的数量逐年增加,累计已超过 10 万篇。SR/MA 的范围逐渐扩展,涉及病因、诊断、筛查、治疗、预后和经济学等,方法也在日臻完善。以 SR 和 MA 作为主题词检索 EMBASE 数据库,截至 2020 年 2 月 18 日,总量可达 435 509 篇,其中心血管领域有 45 576 篇;检索考科蓝图书馆,总量为 29 754 篇,其中心血管领域 SR/MA 有 1 117 篇;四大医学期刊 BMJ、JAMA、Lancet 和 NEJM 中,已发表的 SR/MA 的总量分别为 892、547、427 和 42 篇,其中心血管领域分别为 238、172、147 和 18 篇。随着对 SR/MA 理念的认同和恰当地应用,正确解读 SR/MA 结果,必将为决策提供可靠的证据。

四、证据报告

目前医学文献数量急剧增长,PubMed 每个月增加 6 万余条记录,但文献质量仍存在很多问题:研究结果发表不充分与重复发表并存;研究结果与研究方案不一致;选择性报道研究结果;可能扭曲甚至更改和捏造数据;研究中的患者与真实环境中的患者不同;研究方法本身的科学局限性;对研究结果的解读夸张和误用;报告中遗漏重要的关键信息,如研究方法和干预措施;统计学方法学描述不完整或错误;未报告伦理审查;可能受厂商资助存在利益冲突;负性事件报告不充分等。此外,论文发表过程亦尚需进一步科学化,如同行评审方法不明确、不规范、无有效机制预防剽窃、重复发表等学术不端现象发生,研究数据报道不完整,研究方法描述不明确,不同单位的研究结果报告无统一标准,导致证据合成无法进行,严重浪费研究资源。这些问题的确困扰着临床研究,并会进一步导致指南的不可靠、监管的失败和有害药物退市的延迟,最终造成医疗费用的增加、过度医疗和不必要的医疗伤害。

近年来,医学期刊文献质量虽然已有很大提高,但研究方案和研究结果的报告在完整性、科学性和透明性等方面仍可进一步提高。毋庸置疑,制作任何报告规范都是为了提高研究的透明度和文献报告的质量。医学报告规范将推动医学研究的报告由混乱逐渐走向规范。截至 2020 年 2 月 18 日,提高卫生研究质量和透明度(enhancing the quality and transparency of health research,EQUATOR)协作网已收录报告规范442 篇,其中收录 RCT 153 篇(心血管领域 3 篇),观察性研究收录 125 篇(心血管领域 3 篇),系统综述和Meta 分析 37 篇,研究方案 11 篇,诊断试验 19 篇(心血管领域 1 篇),个案报道 27 篇(心血管领域 1 篇),临床实践指南 8 篇,定性研究 23 篇,动物实验 15 篇(心血管领域 1 篇),质量改进研究 7 篇,经济学评价17 篇。这些报告规范的作用将不仅局限于提高医学研究报告的质量,有效地促进学术思想的传播和交流,也将有助于改善未来研究的实施,节约研究者的时间,帮助决策者制订和优化具体政策的过程。

为帮助医护人员随时掌握权威的临床决策知识,及时找到诊疗答案。循证医学专题综述知识系统,已经成为国外提供医学知识服务的重要形式之一,出现了诸如 UpToDate、DynaMed、BMJ Clinical Evidence、MDConsult 等一批高质量的医学知识系统。而且,*BMJ Clinical Evidence* 已发展成为《BMJ 最佳临床实践》(*BMJ Best Practice*,BP),包括完整的护理摘要、计算器、患者教育材料、过程视频、药物参考和一个移动应用程序(需要个人账户)。在证据基础之上增加了诊疗需要的其他信息和知识,能更有效地支持临床实践。从提供证据到辅助决策,这是证据贴近医生和患者的一次飞跃,正在对医学实践产生巨大的影响。BP 中文版是 BMJ 与中华医学会联合打造的循证医学临床决策支持工具。旨在为医务工作者在临床诊疗和学习过程中提供精准、可靠且及时更新的循证医学证据支持,辅助医生结合专家意见做出精确诊断,优化治疗方案,改善患者预后。

五、循证决策

循证医学仍是当今很好的医学实践模式。需要注意的是,证据本身不等于决策。事实上,医生对循证医学很多担心和误解源于临床指南的问题。与临床参考书一样,临床指南只是实施循证医学的途径之一,但是很多指南把证据翻译成了直接的临床行动,让所有的医生和患者都不折不扣地遵守,这恰恰违背了循证医学的初衷。循证医学一开始就明确指出,证据本身不是决策,决策还须考虑患者的具体情况、资源的多寡和价值取向,做出明智的、符合患者需要的诊治决定。

循证实践最重要的环节是如何使用证据。将研究产生的证据、当前可获得全球最佳证据、用户价值观和当地实际条件相结合,作为指南与卫生决策的依据。

循证实践决策依据的证据主要来自临床实践指南的证据,证据分级与确定推荐强度是循证临床指南制订过程中的关键环节。但是在文献质量评价基础上形成的证据并不是都能成为指南中的推荐意见,还须运用证据分级的标准从真实性、可靠性、临床价值及适用性几方面进行证据的质量评价,并确定推荐强度。GRADE 是目前使用最为广泛的证据评价体系,常用于卫生保健领域。

政府医疗决策,包括国家基本药物目录、医保目录、临床实践指南、临床路径、药物经济学评价、上市后再评价、药物安全性监测等,越来越重视引入循证决策的机制和方法。循证决策的方法包括政策调研、横断面调查、证据检索、专家咨询及利益各方介入等。

临床实践指南是循证临床实践的重要组成部分,帮助临床工作者将高质量临床证据转化为临床实践的指导意见。随着 EBM 的发展,指南也由最初基于专家意见汇总过渡至循证指南或证据驱动的指南。2011 年美国医学科学院将临床实践指南的定义更新为"基于系统综述的证据和平衡了不同干预措施的利弊,在此基础上形成的能够为患者提供最佳医疗服务的推荐意见"。目前,全球每年发表的实践指南正在快速增长。1996—2016 年,MEDLINE 共收录指南 20 023 篇,中国医学期刊共发表指南 664 篇。截至 2018 年 11 月底,全球最有影响力的两个指南数据库 GIN(guideline international network)和美国国立指南库(national guideline clearing,NGC)分别收录指南 6 300 余部和 1 700 余。但中国指南的质量与发达国家相比仍存差异,尤其在对循证证据的引用转化上。有研究指出,中国 172 部指南共引用 71 篇 Cochrane 系统综述(每部指南均 0.41 篇),而英国国家卫生与临床优化研究所(the National Institute for Health and Care Excellence,NICE)的 106 部指南共引用 731 篇 Cochrane 系统综述(均 6.9 篇)。在心血管领域,国内近 5 年有 20 余部指南共识发布,其中《冠心病稳定型心绞痛中医诊疗指南》(2019 年 11 月 09 日),《稳定性冠心病诊断与治疗指南》(2018 年 10 月 15 日),《冠心病合理用药指南(第 2 版)》(2018 年 6 月 30 日),《肺血栓栓塞症诊治与预防指南》(2018 年 4 月 9 日),《急性冠脉综合征临床实践指南》(2015 年 12 月 1 日),《妊娠期高血压疾病诊治指南(2015)》(2015 年 10 月 26 日)以及《2015 台湾高血压管理指南(英文版)》(2014 年 12 月 26 日)采用了循证医学证据,质量较高。

但根据指南进行实践与根据医生的临床决策进行实践,二者是矛盾的:诊疗标准只能为处于平均状态的"一般患者"提供最佳指导,而临床决策是个体化的,它旨在为特定时间的特定患者提供最有利的决策;诊疗标准旨在改善结局指标,临床决策旨在改善患者的健康状况。二者目标明显不同。

六、循证医学在其他学科领域的广泛应用

1. 护理学的应用　循证医学对护理学科的影响较早,1996 年总部设在澳大利亚的阿德莱德大学的"Joanna Briggs 循证护理中心"成立,并于 2003 年扩展为"Joanna Briggs 循证卫生保健中心"。2017 年,该

中心已发展成拥有 78 个协作中心和附属中心及 11 个方法学组的全球循证保健(evidence-based health-care,EBHC)协作网。1999 年,加拿大安大略省成立的注册护士协会(registered nurses association of ontario,RNAO)是全球生产循证护理指南的研究机构,其网站上已推出了近 50 篇基于证据的临床护理实践指南,且每 3~5 年更新,在全球护理领域得到了广泛传播和应用。

2. **中医药学的应用** 2002 年,WHO 制订传统医学发展策略,提倡以证据为基础评价传统医学即循证的传统医学,为提高中医药研究的安全性、有效性及质量控制提供了新的思路与方法。截至 2017 年年底中医药干预性研究系统综述已发表 500 余篇,年发表量也从 2002 年不足 20 篇,增长到 2017 年 160 篇。为改善中医临床实践混乱现象,除专家共识外,还制订了一批基于证据的循证中医药临床实践指南。

3. **药学的应用** 2006 年,WHO 和国际药学联合会(international pharmaceutical federation,IPF)共同编写了《开展药学实践:以患者为中心》药师手册,明确提出应在药学实践中运用循证医学的理念和方法。基于循证方法学对药学专业学生科研和实践的重要性,美国普杜大学、克瑞顿大学药学院、英国阿斯顿大学及澳大利亚格里菲斯大学药学院等专门开设了循证药学在校教育课程或要求药学专业学生掌握循证药学实践技能。

4. **临床营养学的应用** 循证医学引入临床营养学较晚。1989 年国内发表了第一篇临床营养的RCT;2004 年在武汉建立全国首个循证临床营养学组,并在北京召开"首届全国循证临床营养学术研讨会";2009 年国际营养科学联合会将循证营养学设立为 8 个特别工作组之一。目前循证医学的方法已用于营养学理论研究和实践的多个领域,如制订营养素摄入标准、编写居民膳食指南、制订饮食指导、实施临床营养治疗等。

5. **循证社会工作的应用** 1999 年 Gambrill 提出在社会工作中引入循证概念。2004 年中国学者何雪松和陈树强教授提出:"循证实践是推动社会工作在中国发展并获得社会认同的一个可能策略"。2015 年开始在全国各地举办了循证社会工作研究方法高级研修班。2017 年开始发表系列文章介绍中国社会工作引入循证理念和方法的必要性和研究现状,并开展了系列的社会工作相关研究。目前国内已有 8 个课题组开始循证社会工作相关研究以推动中国循证社会工作研究与国际接轨。

综上所述,目前循证医学已常规性地纳入本科及长学制医学生的教学、住院医师规范化培训、继续医学教育、研究生教育;循证医学的知识已扩展到公共卫生、药学、护理等医疗卫生相关领域。然而,循证医学在文献阅读方法和批判性思维的培养尚显不足,导致证据及时纳入临床、提高疗效的进程受到一定程度的滞后。因此,循证医学的倡导者还需要一种制衡指南的力量,以保证医学的全面、健康、有活力地发展。这个力量就是每一名医生拥有检索和解读证据并利用证据进行决策的能力,而且有渠道帮助医生能够快速获取现有最好的证据,这个能力也是医生团体能够制订和利用好指南的前提。

(詹思延)

参 考 文 献

[1] Greenhalgh T,Howick J,Maskrey N. Evidence based medicine:a movement in crisis? Bmj,2014,348:g3725.

[2] 唐金陵,李立明. 关于循证医学、精准医学和大数据研究的几点看法. 中华流行病学杂志,2018,39(1):1-7.

[3] Kim C,Prasad V. Cancer drugs approved on the basis of a surrogate end point and subsequent overall survival:an analysis of 5 years of US Food and Drug Administration approvals. JAMA internal medicine,2015,175(12):1992-1994.

[4] Rupp T,Zuckerman D. Quality of life,overall survival,and costs of cancer drugs approved based on surrogate endpoints. JAMA internal medicine,2017,177(2):276-277.

[5] 唐金陵,Glasziou P. 循证医学基础. 2 版. 北京:北京大学医学出版社,2016.

[6] Zwarenstein M,Treweek S,Loudon K. PRECIS-2 helps researchers design more applicable RCTs while consort extension for pragmatic trials helps knowledge users decide whether to apply them. Journal of clinical epidemiology,2017,84:27-29.

[7] Ioannidis JP. Evidence-based medicine has been hijacked:a report to David Sackett. J Clin Epidemiol,2016,73:82-86.

[8] Ware JH,Hamel MB. Pragmatic trials—guides to better patient care? N Engl J Med. 2011,364(18):1685-1687.

[9] Ford I,Norrie J. Pragmatic trials. New England journal of medicine,2016,375(5):454-463.

[10] 杨智荣,孙凤,詹思延,等. 偏倚风险评估系列:(一)概述. 中华流行病学杂志,2017,38(7):983-987.

［11］喻佳洁,李琰,陈雯雯,等. 从循证医学到循证科学的必然趋势. 中国循证医学杂志,2019,19(1):199.

［12］Available at:https://www. clinicaltrials. gov/.

［13］中国临床试验注册中心. Available at:http://www. chictr. org. cn/searchproj. aspx.

［14］Kelly MP,Heath I,Howick J,et al. The importance of values in evidence-based medicine. BMC Med Ethics,2015,16(1):69.

［15］Reporting guidelines. Enhancing the quality and transparency of health research. http://www. equator-network. org/.

［16］陈耀龙,胡嘉元,李承羽,等. 中国临床实践指南的发展与变革. 中国循证医学杂志,2018,18(8):5.

［17］Guidelines IoMCoSfDTCP,Graham R,Mancher M. Clinical practice guidelines we can trust:National Academies Press Washington,DC,2011.

［18］Available at:http://www. g- i-n. net/library/internationalguidelineslibrary.

［19］Available at:http://www. guideline. gov/.

［20］Chen Y,Wang C,Shang H,et al. Clinical practice guidelines in China. Bmj,2018,360:j5158.

［21］Theofanidis D,Gibbon B. Nursing interventions in stroke care delivery:An evidence-based clinical review. J Vasc Nurs,2016,34(4):144-151.

［22］Available at:http://joannabriggs. org/.

［23］Kitson AL,Rycroft-Malone J,Harvey G,et al. Evaluating the successful implementation of evidence into practice using the PARiHS framework:theoretical and practical challenges. Implementation science,2008,3(1):1.

［24］党海霞,张俊华,刘保延,等. 中医药传承创新健康服务体系的战略研究. 中国工程科学,2017,19(2):84-87.

［25］李幼平. 实用循证医学. 北京:人民卫生出版社,2018.

［26］拜争刚,齐铱,杨克虎,等. 循证社会科学的起源、现状及展望. 中国循证医学杂志,2018,10:1118-1121.

第十章 预防心血管病学

　　根据全球疾病负担研究的近期报告,2019年全球死于心血管病的人数估计近1 860万人,占总死亡人数的33%,死因顺位排在第一。在种类众多的心血管病中,冠心病和脑卒中导致的死亡占绝大多数,约占全球心血管病死亡人数的85%。根据中国的近期报告,心血管病死亡人数占我国居民总死亡人数的41%,其中冠心病和脑卒中导致的死亡在心血管病导致的死亡中占比近90%。所以国内外心血管疾病的预防控制策略主要针对冠心病和脑卒中。心血管病从20世纪中期开始逐渐取代传染病成为人类死亡的主要原因,但人类通过上百年积累形成的应对传染病的理论、经验和防治措施均不能有效地应对主要心血管疾病的流行和危害,进而促进了心血管疾病流行病学、病因/危险因素和预防策略的大量研究。近几十年来,人类不仅对心血管病主要病因/危险因素及作用规律有了深入的科学认识,提出和验证了一系列安全有效的心血管病预防措施,还通过这些预防措施的普及实施使许多国家,特别是发达国家居民年龄调整的心血管病发病率和病死率出现不同程度的下降。同时,随着心血管病预防相关的科学知识不断增加和积累,逐渐形成了具有相对独立的知识和理论体系的学科,称为预防心血管病学。预防心血管病学以人类对心血管病的病因/危险因素和发病机制不断深入的认识为基础,以一系列安全有效的预防措施的科学证据为核心,形成了覆盖全人群的心血管疾病分级预防理论体系、实践策略和服务体系。

一、心血管病主要病因/危险因素的作用规律

　　预防心血管病学的基础是人类对心血管病发生发展的主要病因/危险因素及这些病因/危险因素主要作用规律的认识。

(一)心血管病主要源于一些可改变的危险因素的长期作用

　　心血管病的发生发展与人类长期的生活方式和生活环境密切相关。特别是长期的不良饮食习惯、缺少合理体力活动、吸烟、过度饮酒与人体复杂的内在因素共同作用,可导致体重、血压、血清胆固醇和血糖偏离理想水平,进而发展为肥胖、高血压、血脂异常和糖尿病。这些升高的危险因素可长期持续地损害人体的动脉壁的正常结构和功能,促进动脉粥样硬化为主要病理基础的病变形成和发展,所导致的动脉损伤和修复的过程甚至可以从儿童时代开始,长达几十年。严重时导致动脉内径明显狭窄甚至诱发血栓形成,可严重影响心脏和大脑等重要器官的功能,乃至发生致死致残率极高的急性冠心病和急性脑卒中事件。大量观察性的人群流行病学研究证实,高血压、高胆固醇、糖尿病、肥胖和吸烟可明显增加急性冠心病和急性脑卒中事件首发、复发及死亡的风险。大量随机对照临床试验(randomized control clinical trial,RCT)验证,降压、降低血清低密度脂蛋白胆固醇(LDL-C)浓度和降糖可以有效降低基线时无心血管病人群和已患有心血管病的人群的急性心血管病事件的发病、复发和死亡危险。因此,主要心血管病主要是由可改变的因素导致,心血管病是可预防的疾病。

　　但是,上述的传统危险因素仅能解释约2/3的心血管病的发病,目前尚不能解释的部分称为心血管

病的残余危险,即非传统危险因素所导致或解释的群体或个体的心血管病发病风险。心血管病残余风险的存在激发和促进了大量新危险因素的探索研究,促进了基础研究和流行病学研究的学科融合。目前的研究视角和方法也有明显的进步和拓展。例如,生物学实验室检测技术的快速进步带来了基因组学、转录组学、蛋白组学和代谢组学研究的深入发展,促进了与冠心病、脑卒中等主要动脉粥样硬化性心血管疾病发生发展相关的新的生物标志物及重要遗传因素的筛选和进一步的深入研究。这些研究正在成为转化医学研究和精准医学研究的重要方向,并且与动脉粥样硬化疾病的发病机制研究互相促进。不仅如此,影像技术的进展可以更为直观地评价动脉粥样硬化的进展,使研究更接近危险因素的作用靶点。而病因网络的理论形成和进展使心血管病危险因素的认识不再局限于生物学因素的狭隘范围,将生物学因素归因于社会经济、文化、政治和环境的宏观背景之中,从关注危险因素本身到关注危险因素的形成和流行的环境,从改变健康环境来降低相关危险因素的水平,这些进步对心血管病预防理论的更新有重要价值,极大地带动和促进了预防心血管病学科的发展与进步。

迄今为止,国内外研究者提出过上百个心血管病的危险因素。但已经列入预防策略的危险因素依然相对较少,许多观察性流行病学研究一致确定的危险因素在干预后并未降低心血管病发病死亡风险,因而未能列入心血管病预防的干预策略,如高密度脂蛋白胆固醇、磷脂酶 A_2、雌激素等因素,虽然有充分的观察性研究证据,但 RCT 研究均未证实改变这些危险因素的水平可以降低心血管病风险。因此,作为心血管病预防靶点的危险因素需要基础研究、临床和流行病学观察性研究和临床随机对照试验研究获得可靠的一致性结论,并具有合理的费用效益比,才可能作为预防措施列入预防策略。

（二）心血管病的总体风险取决于多重危险因素的协同作用

早期的心血管病的危险因素的研究主要强调各个危险因素独立的作用,如高血压、LDL-C、吸烟、肥胖和糖尿病等各自独立的作用。进一步的研究揭示这些危险因素常同时聚集存在于同一个体,且具有明显的协同效应,即多重危险因素导致心血管病发病或死亡风险的增加幅度明显高于单个危险因素独立作用的叠加效应。

对心血管病多重危险因素共同作用的认识不仅促进了心血管病的综合预防策略的形成和发展,也促进了对危险因素之间相互关系的认识。如代谢综合征概念的提出促进了多重代谢危险因素具有共同代谢紊乱病理基础的认识,提出高血压、血脂异常和糖代谢异常的发生可能都与胰岛素抵抗有关,而上述代谢异常因素均与心血管病发病危险有关。对危险因素发生机制的认识推动了预防重点前移到危险因素本身的预防。

（三）个体心血管病的总体风险可预测、可量化和危险分层

个体未来发生心血管病的总体风险可以根据上述危险因素综合水平进行预测。当所有危险因素均处于理想水平时,个体终身发生心血管病的概率保持在极低水平。20 世纪 70 年代基于美国弗莱明翰心脏研究数据首先建立了冠心病长期发病危险的预测模型和主要危险因素不同组合下冠心病 10 年危险的预测图,量化地标识了多重危险因素的共同作用,成为个体冠心病总体危险评估的基本工具,使临床实践中对心血管病单个危险因素的干预模式转型为根据个体的总体心血管病风险低危、中危或高危制订治疗决策。各主要危险因素的防治指南均引入了危险分层的概念并以此指导预防和治疗决策。如国内外高血压防治指南和血脂异常防治指南均要求对高血压患者或血脂异常患者进行总体危险评估,并以此作为确定治疗策略和治疗目标的基础。例如,一例新发高血压患者,血压水平为 142/90mmHg,如果没有合并任何其他危险因素,属于低危高血压患者,可首先采用生活方式干预,但如果这例患者同时合并有 3 个其他危险因素则属于高危患者,需要立即开始降压药物治疗。心血管病总体危险的概念已经极大地改变了心血管疾病的防治实践。

目前包括中国在内的许多国家都以本国居民长期随访的队列研究的数据为基础建立了心血管病十年风险预测模型和简易的危险分层工具。包括中国在内的一些国家还建立了中青年人群终身风险预测的模型和危险分层标准。图 1-10-1(彩图见书末)为依据我国长期队列研究建立的心血管病危险分层流程图。这些预测模型和工具可以有效地将不同个体未来心血管病风险分为低危、中危、高危和极高危。并帮助临床医生依据危险程度确定预防目标和实施不同的干预措施。

符合下列任意条件者,可直接列为高危或极高危人群

极高危: ASCVD患者

高危: ①LDL-C≥4.9mmol/L或TC≥7.2mmol/L
　　　②糖尿病患者[1.8mmol/L≤LDL-C<4.9mmol/L(或)3.1mmol/L≤TC]<7.2mmol/L
　　　且年龄≥40岁

不符合者,评估10年ASCVD发病危险

危险因素* 个数	血清胆固醇水平分层(mmol/L)		
	TC 3.1~4.0 或LDL-C 1.8~2.5	TC 4.1~5.1 或LDL-C 2.6~3.3	TC 5.2~7.2 或LDL-C 3.4~4.9
无高血压　0~1个	低危(<5%)	低危(<5%)	低危(<5%)
无高血压　2个	低危(<5%)	低危(<5%)	中危(5%~9.9%)
无高血压　3个	低危(<5%)	中危(5%~9.9%)	中危(5%~9.9%)
有高血压　0个	低危(<5%)	低危(<5%)	低危(<5%)
有高血压　1个	低危(<5%)	中危(5%~9.9%)	中危(5%~9.9%)
有高血压　2个	中危(5%~9.9%)	高危(≥10%)	高危(≥10%)
有高血压　3个	高危(≥10%)	高危(≥10%)	高危(≥10%)

ASCVD10年发病危险为中危且年龄小于55岁者,评估余生危险

具有以下任意2个危险因素者,定义为高危:

- 收缩压≥160mmHg或舒张压≥100mmHg
- 非HDL-C≥5.2mmol/L(200mg/dl)
- HDL-C<1.0mmol/L(40mg/dl)
- BMI≥28kg/m²
- 吸烟

图 1-10-1　心血管病危险分层流程

上述对心血管病病因/危险因素对心血管病作用规律的认识和应用工具的研发,奠定了预防心血管病学以危险分层为基础多重危险因素综合干预的策略,建立了针对不同特征人群心血管病分级预防的理论体系,促进全人群策略和高危人群策略的制订和实施。

二、心血管病的分级预防

心血管病可始于儿童、青少年和中青年时期危险因素的形成、聚集和动脉粥样硬化早期病变。致死致残率最高的急性冠心病和急性脑卒中多发生于具有心血管多重危险因素的高危人群和已经有冠心病或脑卒中病史的极高危人群,根据目标人群的特征和预防的重点目标,可将心血管病预防分类为零级预防、一级预防和二级预防。预防分类的关键是目标人群和预防目标,干预措施,特别是生活方式的干预措施常有一定的相同之处。

（一）零级预防

零级预防(primordial prevention)是位于心血管病预防策略最上游的早期预防策略。近年来得到越来越多的关注和倡导,成为心血管预防战略前移的重要体现。

1. 目标人群　零级预防的目标人群是尚未具有任何心血管病主要危险因素高血压、血脂异常、糖尿病和肥胖的健康人群。主体人群是儿童、青少年和中青年。

2. 预防目标　零级预防的目标是通过预防或延迟心血管病危险因素的发生,保持长久的心血管健康

状态。美国心脏协会提出的理想心血管健康七项指标可以作为零级预防的理想目标。这七项目标包括 3 个行为指标：不吸烟、健康饮食习惯、规律体力活动；4 个生理指标：理想体重（成人体重指数<24kg/m²，儿童青少年可按不同年龄段的标准）、未服药血压<120/80mmHg、未服药血清总胆固醇浓度<5.2mmol/L 及未服药空腹血糖<5.55mmol/L。一项全国性的调查发现，中国 20 岁以上成人中理想健康指标均达标的比例仅为 0.2%。一项中国儿童青少年心血管健康调查发现，6～18 岁儿童青少年中理想健康指标均达标的比例仅为 0.5%。这些数据提示大力促进零级预防的必要性和预防策略前移的巨大需求。

3. 预防措施　零级预防的主要预防措施包括合理膳食、规律运动、不吸烟和保持心理健康。

（1）合理膳食：因不同国家或地区膳食文化和习惯有较大的不同，各国推荐的合理膳食标准也有一些差异。《中国居民膳食指南（2022）》提出的平衡膳食中按食物大类提出的具体量化标准如下：①谷薯类食物 200～300g/d（其中全谷物、杂豆 50～150g/d，薯类 50～100g/d）；②蔬菜不少于 300g/d（深色蔬菜应占 50%），新鲜水果 200～350g/d；③鱼、禽、蛋类和瘦肉 120～200g/d（蛋类 40～50g/d）；④相当于 300ml 或以上的液态奶的各类奶制品；⑤盐<5g/d，油 25～30g/d；⑥水 1 500～1 700ml/d。提倡饮用白开水和茶水，不喝或少喝含糖饮料。儿童少年、孕妇、哺乳者和慢性病患者不应饮酒。成人如饮酒，酒精量应<15g/d。《中国居民膳食指南（2022）》还推荐保持食物的多样性，每日平均摄入 12 种以上食物种类，每周平均 25 种以上。

（2）规律体力活动：因零级预防的目标人群既包括儿童，也包括成人，对不同年龄体力活动的推荐应有所不同。根据 2017 年发布的我国《中国儿童青少年身体活动指南》，健康的 6～17 岁的儿童每日应进行至少累计 60 分钟的中、高强度身体活动，其中每周至少 3 天有高强度身体活动和增强肌肉力量、骨骼健康的抗阻活动。儿童和青少年还需要尽量减少久坐行为。成人每周至少进行 150 分钟中等强度或 75 分钟高强度有氧运动，并避免久坐行为。

（3）不吸烟：不受烟草危害是零级预防最重要的措施。不吸烟不仅包括杜绝吸烟行为，也包括在公共场所、学习工作场所和家庭内避免二手烟暴露的危害。

（4）保持心理健康：健康的心理有利于心血管健康。正性的心理因素包括积极的情绪、乐观、有社会支持和有目标。而不利的心理因素包括负性思维模式、不良情绪及慢性压力。

4. 零级预防实施策略　以减少心血管病的危险因素发生为目标的零级预防概念由 Strasser 1978 年首次提出。在人群中实施零级预防主要依靠全人群预防策略。全人群策略的核心是政府制订和发布相关的公共卫生政策或法律法规，并监督这些政策法规的有效执行，在全社会的参与下形成有利于个体健康行为的健康环境。健康环境包括健康生态环境，需要强力治理空气污染、水污染和土壤污染；不断增加安全食品和健康食品的可及性；有利于绿色出行的交通系统和合理布局的各种健身场所；健康生活方式教育融入教育课程和持续的大众教育等。2016 年国务院发布的《"健康中国 2030"规划纲要》和 2017 年发布《中国防治慢性病中长期规划（2017—2025 年）》，提出坚持预防为主，减少疾病发生，表明国家对包括心血管病在内的慢病防控战略的布局和发展方向，即重视零级预防及一级预防，倡导合理膳食，开展控烟限酒，促进心理健康，减少不安全性行为和毒品危害，并完善全民健身公共服务体系，广泛开展全民健身运动，加强体医融合和非医疗健康干预，促进重点人群体育活动。这一系列健康政策、策略和行动对改善或形成我国居民的健康环境将产生重要影响。

（二）一级预防

心血管病一级预防（primary prevention）是通过有效降低和控制心血管病主要危险因素水平，减少个体和人群心血管病的发病和死亡风险。目前我国成人大多具有一项或多项危险因素，所以一级预防是目前人群心血管病预防的主要策略。

1. 目标人群　一级预防的目标人群是已经具有一项或多项心血管病危险因素（主要包括高血压、血脂异常、吸烟、糖尿病和肥胖），但尚无冠心病或脑卒中病史的人群。近 30 年来，国内开展的多次调查表明，高血压、血脂异常、糖尿病和肥胖的患病率和患病人数不断增加。根据 2018 年发表的全国高血压调查的数据，我国成人年龄标化高血压患病率已达 23.2%，较 2002 年调查报告的高血压年龄标化患病率 12.3%增加了 88.6%。2018 年发表的中国慢性病及其危险因素监测（CCDRFS）研究显示，8.1%的中国成人 LDL-C 水平≥4.1mmol/L,26.3% 的成人 LDL-C≥3.4mmol/L。而人群中 LDL-C 水平处于理想水平的比例仅为 39%。人群中血脂异常(具有高总胆固醇/LDL-C,或高甘油三酯,或低高密度脂蛋白胆固醇)的患病率已达 40.4%,与 2002 年《中国居民营养与健康状况》调查报告的血脂异常患病率 18.6% 相比大幅增加。2013 年中国慢性病及其危险因素监测(CCDRFS)研究显示,中国 18 岁及以上人群糖尿病加权患病率为 10.9%。具有一种或多种危险因素的一级预防人群已经成为占成人人群比例最高的人群。而且,随着人群老龄化程度不断增加和当前不良生活方式的流行状况,预计一级预防人群的数量和比例还会继续增加。

2. 预防目标　一级预防的总目标是通过积极有效的控制已存在的心血管病危险因素(主要包括高血压、血脂异常、糖尿病、肥胖和吸烟行为),降低个体和人群心血管病发病和死亡风险,减少疾病负担,改善健康。

3. 主要预防措施

(1) 心血管病风险评估:每位成人都应常规接受心血管病未来风险的评估。目前用于临床的危险分层工具包括 2017 年发布的《中国成人血脂异常防治指南》和 2021 年发布的《中国心血管病一级预防指南》所推荐的中国成人心血管病 10 年危险和终身风险的评估流程;2019 年发布的《中国心血管病风险评估和管理指南》推荐的心血管病 10 年风险评估的 China-PAR 模型及相应的心血管风险评估工具及《中国高血压防治指南》推荐的危险分层彩图。危险分层的标准一般为未来 10 年心血管病平均发病风险<5% 或彩图颜色区为绿色为低危,未来 10 年心血管病平均发病风险≥5% 和<10% 或彩图颜色区为黄色为中危,未来 10 年心血管病平均发病风险≥10% 或彩图颜色区为红色为低危。欧美国家近年在基于传统危险因素进行的危险分层基础上增加了风险增加因素的列表,如早发心血管病家族史、家族性高胆固醇血症、代谢综合征、慢性肾病、慢性炎症状态等,如果有影像学评估获得的冠脉钙化积分,也有助于更准确地进行危险分层。一级预防人群的危险分层的目的是评估个体未来的危险程度,有效地确定高危个体,确定是否需要药物治疗和危险因素降低的目标(如血压和血 LDL-C 降低的目标)。危险评估应该是动态的,个体危险因素的升高可提高其危险层级,从不需要药物干预的低、中危个体转变成需要药物治疗的高危个体。高危个体在接受药物治疗后危险因素水平降低可降低其危险层级,由高危转为低危或中危。但药物治疗基础上危险层级的降低不能作为停止药物治疗的标志。

(2) 生活方式干预:零级预防中陈述的生活方式措施也同样是一级预防的核心预防措施,包括合理膳食、规律运动、不吸烟和保持心理健康。具体内容参见零级预防部分。对于许多一级预防人群,不良生活方式的纠正是控制危险因素的治疗方案的重要组成部分,常需要医务人员对高危患者进行个体化的指导和干预。

(3) 保持健康体重:根据《中国成人超重和肥胖症预防控制指南》和近年发布的《中国超重/肥胖医学营养治疗专家共识》推荐的标准,成人体重指数(BMI)≥18.5kg/m² 和<24kg/m² 定义为体重正常,BMI≥24kg/m² 和<28kg/m² 定义为超重,BMI≥28kg/m² 为肥胖。男性腰围超过 90cm,女性腰围超过 85cm 为腹部肥胖的标准。

(4) 治疗和控制高血压:根据《中国高血压防治指南(2018 年修订版)》,18 岁以上成人收缩压≥140mmHg 和/或舒张压≥90mmHg 为高血压。收缩压≥120mmHg 和≤139mmHg 和/或舒张压≥80mmHg ≤89mmHg 为正常高值血压。一般患者血压目标为<140/90mmHg,在可耐受条件下,血压目标可为<130/80mmHg。对于新诊断的高血压患者,治疗策略主要依据高血压患者未来心血管病风险。低、中危患者可以先采取生活方式干预,如血压不达标再启动药物治疗;而高危和极高危患者则应立即开始降压药物治疗。近年来,随着更加积极和早期的高血压预防控制策略的提出和证据的积累,国内外专业组织发布的相关指南均开始关注高血压前期的治疗。美国 ACC/AHA 为首的 11 个专业协会已经将 130mmHg≤收缩压≤139mmHg 和/或 80mmHg≤舒张压≤89mmHg 定义为高血压一期,推荐对高血压一期的高危患者实施生活方式+降压药物治疗策略。我国和欧洲及亚洲一些国家近期发布的指南虽然没有改变高血压的诊断标准,但也推荐 130mmHg≤收缩压≤139mmHg 和/或 85mmHg≤舒张压≤89mmHg(或 80mmHg≤舒张压≤89mmHg)的高血压前期人群中的高危患者早期开始降压药物治疗。通过更早地控制血压水平,更早期

地控制升高的血压对心血管系统的损害。

（5）治疗和控制血脂异常：根据《中国成人血脂异常防治指南（2016年修订版）》，常规血脂测定包括总胆固醇（total cholesterol）、LDL-C、HDL-C、非HDL-C和甘油三酯（TG）。大量科学证据证实，升高的LDL-C是动脉粥样硬化性心血管病（ASCVD）的主要危险因素，是心血管病风险评估和治疗策略选择的主要依据。降低LDL-C水平可以有效地降低ASCVD的发病风险。《中国成人血脂异常防治指南》2016年修订版推荐一级预防人群LDL-C的理想水平为小于2.6mmol/L。对升高的LDL-C水平是否需要采用以他汀为主的降胆固醇药物治疗应主要依据个体未来心血管病风险。低、中危人群主要采用生活方式干预，高危患者需要生活方式+降胆固醇药物治疗（首选他汀类药物）。

（6）治疗和控制糖尿病：根据《中国2型糖尿病防治指南（2020年）》，糖尿病的诊断主要根据空腹血糖、随机血糖或糖负荷后2小时血糖。如空腹血糖≥7.0mmol/L，或糖负荷后2小时血糖≥11.1mmol/L，或出现糖尿病典型症状（烦渴多饮、多尿、不明原因体重下降）且存在随机血糖≥11.1mmol/L都可以诊断糖尿病。糖尿病前期是指空腹血糖受损（空腹血糖≥6.1mmol/L且<7.0mmol/L）和糖耐量异常（空腹血糖<7.0mmol/L，但糖负荷后2小时血糖≥7.8mmol/L且<11.1mmol/L）。糖化血红蛋白（HbA1c）≥6.5%也可以作为糖尿病的诊断标准。2型糖尿病的综合治疗目标为空腹血糖4.4~7.0mmol/L，非空腹血糖<10.0mmol/L，糖化血红蛋白<7%。《中国2型糖尿病防治指南（2017年版）》还推荐糖尿病患者应血压<130/80mmHg，一级预防人群LDL-C<2.6mmol/L。糖尿病的综合治疗包括生活方式干预，降糖药物治疗，血压、血脂及体重的综合达标。药物选择请参见相关指南。

（7）治疗和控制心房颤动：心房颤动导致的血栓形成和脱落是导致缺血性脑卒中的重要原因。所有心房颤动患者均应依据CHA_2DS_2-VASc评分对未来脑卒中风险进行分层。抗凝药物治疗是心房颤动治疗的重要策略之一。目前我国心房颤动患者的检出率和高危患者接受抗凝治疗的比例非常低。而增加检出率和接受包括抗凝治疗在内的治疗干预措施可以有效地降低心房颤动患者缺血性脑卒中的发生风险。

4. 一级预防实施策略　一级预防的预防实施策略是指在人群中促进一级预防主要措施实施落实的策略。需要零级预防部分陈述的全人群策略和高危人群策略的结合。全人群策略的核心是政府制订和发布相关的公共卫生政策或法律法规，并监督这些政策法规的有效执行，在全社会的参与下形成有利于一级预防人群采用健康生活方式的健康环境。例如，各种遏制吸烟行为的法律法规、对包装食品钠含量的控制和标识、新鲜蔬菜水果合理的价格、运动场所的普及和广泛持续的健康教育。高危人群策略着重于心血管病高危人群的检出、治疗和危险因素控制。具体策略包括：①促进高危人群检出的人群筛查或机会性筛查，如我国开展的40岁以上人群的心血管病高危人群筛查项目、在社区医院推广的35岁以上人群首诊测血压和职业人群的定期体检。②扩大医保的覆盖范围、降低药品价格和报销比例的相关政策更是重要的高危人群策略，有利于增加降压药物、降脂药物和降糖药物的可及性。③提高医疗服务机构的数量，增加可及性。④提高各级医务人员对高血压、血脂异常和糖尿病的诊断治疗能力和提高患者的依从性。高危人群策略的评价指标主要为一级预防人群各种危险因素的知晓率、治疗率和控制率。

（三）二级预防

1. 目标人群　心血管病二级预防的目标人群是已经患有心血管病的患者人群，包括临床诊断的冠心病、脑卒中或周围血管疾病的患者，主要风险是再次发生急性冠心病或急性脑卒中事件导致的再次住院或死亡。这些患者通常具有严重的动脉粥样硬化病变和已经存在的心脏、大脑的结构和功能损伤，是心血管病危险分层中的极高危人群。

2. 预防目标　二级预防主要目标是控制疾病的进展，降低复发和死亡的风险，在一定程度上恢复患者的生活、工作能力和生活质量。

3. 主要预防措施　2018年发布的《中国心脏康复与二级预防指南》、《中国心血管病预防指南2017》和《中国缺血性脑卒中和短暂性脑缺血发作二级预防指南2014》是目前国内发布的针对冠心病和脑卒中患者二级预防的主要指导文件。

（1）纠正不良生活方式：应为患者提供营养处方、运动处方、戒烟处方、心理处方。使生活方式干预措施更加个体化和容易执行。有条件的医院应该为患者提供规范的冠心病或卒中的康复治疗。

（2）危险因素控制：通过生活方式干预和降压、调脂（他汀为主）和降糖药物治疗相结合，使患者血压、血脂、血糖和体重均达标。降压目标一般为<140/90mmHg；LDL-C 目标为<1.8mmol/L；血糖控制目标 HbA1c<7%。BMI 应保持在 BMI≥18.5kg/m² 且 BMI<24kg/m²。鼓励对缺血性卒中和 TIA 患者进行睡眠呼吸监测。伴有睡眠呼吸暂停的患者采用持续正压通气治疗。

（3）长期口服抗血小板药物：推荐的药物包括阿司匹林、氯吡格雷、替格瑞洛和普拉格雷。

（4）ACEI 和 ARB：有适应证且无禁忌证的冠心病患者应长期服用 ACEI/ARB 类药物。

（5）受体拮抗药：有适应证且无禁忌证的冠心病患者应长期服用 β 受体拮抗药。

因二级预防需要多重药物治疗，具体治疗措施的细节可参见本书其他章节和相关指南。

4. 二级预防实施策略　二级预防实施策略最重要的是建立融合多学科且包括各级医疗机构的心血管病康复专业防治体系，包括医院和社区心血管病康复设备和康复能力的建设。并将心血管病康复费用纳入医保报销的范围。同时利用计算机和互联网技术及可穿戴电子设备，将患者纳入系统化、数字化的二级预防防治网络。有效地帮助患者提高对生活方式和药物治疗的依从性，实现二级预防的目标。

（赵　冬）

参 考 文 献

［1］ Gregory A Roth，George A Mensah，Catherine O Johnson，et al. Global Burden of Cardiovascular Diseases and Risk Factors，1990—2019. JACC，2020，76：2982-3021.

［2］ Maigeng Zhou，Haidong Wang，Xinying Zeng，et al. Mortality，morbidity，and risk factors in China and its provinces，1990—2017：a systematic analysis for the Global Burden of Disease Study 2017. Lancet，2019，394：1145-1158.

［3］ Zhao D，Liu J，Wang M，et al. Epidemiology of cardiovascular disease in China：current features and implications. Nat Rev Cardiol，2019，16（4）：203-212.

［4］ Andersson C，Johnson AD and Benjamin EJ et al. 70-year legacy of the Framingham heart study. Nat. Rev Cardiol，2019，16：687-698.

［5］ Yusuf HR，Giles WH，Croft JB，et al. Impact of multiple risk factor profiles on determining cardiovascular disease risk. PrevMed，1998，27（1）：1-9.

［6］ Lewington S，Clarke R，Qizilbash N，et al. Age-specific relevance of usual blood pressure to vascular mortality：a meta-analysis of individual data for one million adults in 61 prospective studies. Lancet，2002，360（9349）：1903-1913.

［7］ Ettehad D，Emdin CA，Kiran A，et al. Blood pressure lowering for prevention of cardiovascular disease and death：a systematic review and meta-analysis. Lancet，2016，387（10022）：957-967.

［8］ Blood Pressure Lowering Treatment Trialists′Collaboration. Blood pressure-lowering treatment based on cardiovascular risk：a meta-analysis of individual patient data. Lancet，2014，384（9943）：591-598.

［9］ Brain A. Ference，Henry N. Ginsberg，Ian Graham et al. Low-density lipoproteins cause atherosclerotic cardiovascular disease. Evidence from genetic，epidemiologic，and clinical studies. European Heart Journal，2017，38：2459-2472.

［10］ Zhao D，Liu J，Xie W，Qi Y. Cardiovascular risk assessment：a global perspective. Nature reviews Cardiology，2015，12（5）：301-311.

［11］ 中国心血管病风险评估和管理指南编写联合委员会. 中国心血管病风险评估和管理指南. 中华预防医学杂志，2019，53（1）：13-35.

［12］ 王淼，刘静，赵冬. 中国动脉粥样硬化性心血管病发病危险评估的新方案. 中华心血管病杂志，2018，46（2）：87-91.

［13］ 中华医学会心血管病学分会，中国康复医学会心脏预防与康复专业委员会，中国老年学和老年医学会心脏专业委员会，等. 中国心血管病一级预防指南. 中华心血管病杂志，2020；48（12）：1000-1038.

［14］ Blumenthal S，Foody M，Wong D. Preventive cardiology：a companion to Braunwald′s heart disease. Philadelphia：Elsevier Inc，2011.

［15］ Bi Y，Jiang Y，He J，et al Status of cardiovascular health in Chinese adults. JACC，2015，65：1013025.

［16］ Yan Y，Liu J，Zhao X，et al. Cardiovascular health in urban Chinese children and adolescents. Ann Med，2019，51（1）：88-96.

［17］ 中国营养协会. 中国居民膳食指南（2022）. 北京：人民卫生出版社，2022.

［18］ 国家儿童医学中心. 中国儿童青少年身体活动指南. 中国循证儿科杂志，2017，11：401-409.

［19］ Wang, Z. et al. Status of hypertension in China: results from the China hypertension survey, 2012—2015. Circulation, 2018, 137: 2344-2356.

［20］ Zhang M, Deng Q, Wang L, et al. Prevalence of dyslipidemia and achievement of low-density lipoprotein cholesterol targets in Chinese adults: A nationally representative survey of 163, 641 adults. International Journal of Cardiology, 2018, 260(1): 196.

［21］ Wang L, Gao P, Zhang M, et al. Prevalence and Ethnic Pattern of Diabetes and Prediabetes in China in 2013. JAMA, 2017, 317(24): 2515-2523.

［22］ 中国成人血脂异常防治指南修订联合委员会. 中国成人血脂异常防治指南(2016年修订版). 中华心血管病杂志, 2016, 44(10): 833-853.

［23］ Writing Committee Members, Arnett DK, Blumenthal RS, et al. 2019 ACC/AHA guideline on the primary prevention of cardio-vascular disease: Executive Summary. JACC, 2019, 74: 1376-1414.

［24］ 中华人民共和国卫生部疾病控制司. 中国成人超重和肥胖症预防控制指南. 北京: 人民卫生出版社, 2006.

［25］ Joint Committee for Guideline R. 2018 Chinese guidelines for prevention and treatment of hypertension-A report of the revision committee of Chinese guidelines for prevention and treatment of hypertension. J Geriatr. Cardiol, 2019, 16(3): 182-241.

［26］ Whelton PK, Carey RM, Aronow WS, et al. 2017 ACC/AHA/AAPA/ABC/ACPM/AGS/APhA/ASH/ASPC/NMA/PCNA guideline for the prevention, detection, evaluation, and management of high blood pressure in adults: Executive summary: A report of the american college of cardiology/American heart association task force on clinical practice guidelines. Hypertension, 2018, 71(6): 1269-1324.

［27］ 中华医学会糖尿病学分会. 中国2型糖尿病防治指南(2020年版). 中华糖尿病杂志, 2021, 13: 329-411.

［28］ 胡大一. 中国心血管疾病康复/二级预防指南. 北京: 北京科学技术出版社, 2015.

［29］ 中国康复医学会心血管病专业委员会. 中国心脏康复与二级预防指南2018精要. 中华内科杂志, 2018, 57(11): 802.

［30］ 中华医学会神经病学分会. 中国缺血性脑卒中和短暂性脑缺血发作二级预防指南2014. 中华神经科杂志, 2015, 48: 258-273.

［31］ Michael D. Shapiro, David J. Maron, Pamela B. Morris et al. Preventive cardiology as a subspecialty of cardiovascular medi-cine. JACC, 2019, 74: 1926-1942.

第十一章　心血管病遗传学及精准医学

一、遗传学与医学遗传学

遗传学（genetics）是研究生物的遗传与变异规律的学科，即研究遗传性状与该性状相关基因的基因型之间的关系，以及基因的结构、信息传递、表达和调控。孟德尔于 1866 年发表的豌豆杂交实验被视作现代遗传学的开端，其实验结果认为遗传性状是由成对的遗传因子决定的。1909 年，Johannsen 将遗传因子改称为基因（gene）。基因是具有功能的 DNA 序列片段，而染色体（chromosome）则是基因的载体。Johannsen 还区别了基因型（genotype）和表现型（phenotype）：基因型指个体的遗传结构；表现型是指环境条件与基因型相互作用而使该个体呈现的性状。20 世纪中叶，Avery、Macleod 等科学家证明了脱氧核糖核酸（DNA）是遗传物质，Watson 和 Crick 推测出了 DNA 分子的双螺旋结构，奠定了医学遗传学的基础。

医学遗传学（medical genetics）与临床紧密相关，是用遗传学的理论和方法来研究疾病从亲代传至子代的特点和规律、起源和发生、病理机制、病变过程及其诊断、治疗和预防，是临床医学与遗传学互相渗透的一门综合性学科。

人类所有 DNA 构成了人类基因组（genome），包括核基因组和线粒体基因组（图 1-11-1）。核基因组是指每个体细胞的细胞核中的父源或母源的整套 DNA，也就是说每个体细胞有两套核基因组。每个核基因组的 DNA 约有 3.2×10^9 个碱基对，这些碱基组成了不同结构、不同功能的 DNA 序列，包括基因及基因有关序列和基因外的不同 DNA 序列。线粒体基因组则是指每个线粒体中的闭环双链 DNA，即线粒体

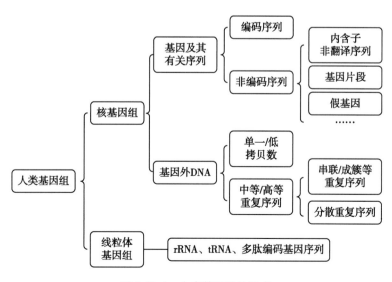

图 1-11-1　人类基因组的组成

DNA。20 世纪 70 年代初,随着限制性内切酶的发现及 DNA 分子杂交技术的建立,遗传学进入基因工程阶段,为解决临床问题提供了新的手段。1990 年人类基因组计划通过遗传图、物理图和基因组测序,揭示了人类基因组 DNA 30 亿碱基对的全序列,给 21 世纪的生物学、医学,乃至整个人类社会带来了重大变革。

二、心血管病遗传模式

几乎所有疾病都与基因有关,心血管病也是如此。因遗传因素参与而罹患的疾病称为遗传性疾病,简称遗传病(genetic disorder)。遗传因素可以是生殖细胞或受精卵内遗传物质的结构和功能的改变,也可以是体细胞内遗传物质结构和功能的改变。遗传病多表现为家族性发病,也可散发,各种遗传病的发病率在不同人群中存在着差别。根据基因与疾病发生的关系,可以分为单基因疾病、多基因疾病、染色体病。

(一)单基因疾病

单基因疾病(monogenic disorders)是指由单个基因发生突变导致的疾病,其代际传递符合孟德尔遗传定律。一种单基因疾病可能有一个致病基因,也可以有多个致病基因。后者的每一个致病基因,都可以单独导致此种疾病。根据突变发挥作用的模式,单基因疾病分为显性遗传和隐性遗传;根据基因所在染色体不同,又可分为常染色体遗传和性染色体遗传。此外,人体细胞存在独立的线粒体基因组,其基因突变导致的遗传疾病称为线粒体病。绝大多数单基因疾病患者,基因突变遗传自父和/或母方,但也有少数例外,是产生生殖细胞的减数分裂过程中的新发突变(de novo mutation),虽不遗传自父母,但却会按孟德尔遗传定律遗传给后代。

1. **常染色体遗传**　人体共有 46 条染色体,包括 22 对常染色体和 1 对性染色体(X 和 Y 染色体)。基因在染色体上呈线性排列,一对同源染色体相同位置上、控制同一性状不同形态的一对基因称为等位基因(allele)。常染色体上的一个等位基因发生缺陷即导致的疾病是常染色体显性遗传病,两个等位基因均发生缺陷才会发病则为常染色体隐性遗传病。

常染色体显性遗传病多为杂合突变导致,遗传给子女的概率为 50%,无性别差异。常染色体隐性遗传病则常以杂合形式隐藏在正常人群中,只有当正常的父母双方都携带杂合突变时,其子女才有 1/4 概率患病,另有 1/2 子女携带杂合突变且表型正常,1/4 子女不携带致病突变,因此一般患病率低但症状严重,缺少明确家族史。近亲结婚会显著增加原本隐匿的杂合突变在一对等位基因同时出现的概率,从而显著增加常染色体隐性遗传疾病的患病率。

2. **性染色体遗传**　性染色体遗传包括伴 X 染色体遗传和伴 Y 染色体遗传。

在伴 X 染色体遗传中,女性有两条 X 染色体,其与常染色体遗传相似;而男性只有一条 X 染色体,其上的基因在 Y 染色体上无相应等位基因,其突变基因型称为半合子。因此,伴 X 染色体显性遗传病男性患者的女儿均患病、儿子全部正常;杂合女性患者的子女则均有 1/2 可能患病;因此该类疾病发病率女性约为男性的 2 倍,而男性病情通常重于女性。伴 X 染色体隐性遗传病女性患者的儿子、父亲因仅有 X 染色体上一个等位基因,故一定患病,母亲、女儿一定携带突变;男性患者的母亲、女儿一定携带突变;因此该类疾病男性患者占绝大多数,家系中通常只有男性患者。

伴 Y 染色体遗传规律则比较简单,因 Y 染色体仅存在于男性,基因和性状将随之进行传递,父传子、子传孙,呈现全男性遗传特征。

3. **母系遗传**　人类线粒体基因组呈环状,是独立于细胞核的遗传体系,包含 13 个蛋白编码基因、22 个 tRNA 基因和 2 个 rRNA 基因。由于每个细胞包含成千上万线粒体,因此线粒体突变需要达到一定比例才可致病。人类线粒体主要遗传自母方,因此线粒体基因组突变导致的线粒体遗传病呈现母系遗传模式:如果患者为女性,则其子女全部患病;如果患者为男性,则其子女均不患病。

4. **基因多效性与遗传异质性**　基因多效性(pleiotropy)是指一个基因影响或导致多种疾病。同一基因发生突变导致不同疾病的原因可能与突变不同或基因修饰作用有关。某些基因会同时参与多条生物学途径,因此同一个基因的不同突变种类会影响不同功能域,产生不同效应,导致不同疾病;基因修饰作用是指基因发生突变后不会单独导致疾病,但是会修饰性影响疾病的最终表现,体现在个体间遗传背景的差异。

而与基因多效性相反,遗传异质性(genetic heterogeneity)则是指一种疾病可能具有不同的遗传基础的现象,包括同一基因位点的不同突变和不同基因的突变,而由于遗传基础不同,同一疾病会呈现出遗传方式、发病年龄、病程进展、预后及复发风险的差异。

（二）多基因疾病

多基因疾病(polygenic disorders),过去亦称复杂疾病(complex disease),是指疾病的发生同时受多个基因影响,不同基因的影响能够叠加,并且大多数情况下会与环境因素交互作用。多基因疾病的相关基因缺少主效应基因,每个基因都以数量性状基因位点(quantitative trait locus,QTL)的方式参与,称为微效基因。微效基因间不存在显性和隐性效应,而是以共显性的方式发挥累积效应,但每个微效基因作用方式同样符合经典遗传学规律。

（三）染色体疾病

染色体疾病是指由于染色体的数目或/和结构异常导致的疾病。染色体数目异常主要是在产生生殖细胞的减数分裂过程中,染色体分离异常导致染色体数目的增多或减少,而染色体结构异常时由于染色体发生重排,导致某些区段发生缺失、易位、倒位、插入等。

染色体疾病涉及整条染色体数目改变或是染色体大片段异常,同时影响多个基因的增加或缺失,因此症状较其他遗传疾病更为严重,多数情况会在胚胎发育阶段就发生异常导致妊娠终止,或在出生时或婴幼儿期就表现明显症状,并累及多种组织器官。染色体数目异常患者一般因存活时间短或性发育异常而无法生产后代,但一些较为轻微的染色体结构异常导致的疾病能够代际传递,其遗传符合典型的孟德尔遗传定律。

三、遗传学常用研究方法

目前已发现了 6 000 多种单基因疾病和多种严重危害人群健康的多基因疾病的致病基因和相关基因。这些基因的定位、克隆和鉴定在各疾病研究中居于核心地位。致病基因和表型相关基因的不断发现,直接促进了基因诊断、风险评估、遗传阻断、个体化用药等临床应用的发展。下文对发现致病基因和表型相关基因研究中常见的方法进行简介。

（一）连锁分析

个体在减数分裂产生生殖细胞,将遗传物质传递给下一代的过程中,两条同源染色体上的等位基因可能发生相互交换。如果两个位点在同一条染色体上,这两个位点上的等位基因传递给下一代的过程中势必呈现出有所关联、并非独立的表现,此即为连锁(linkage)现象。那么,如果遗传中相互连锁的两个位点发生交换,就导致这两个连锁基因位点的重组(recombination)。基因在染色体上呈线性排列,同一条染色体上两位点间的距离与重组发生的概率成正比:距离越远出现基因重组可能性越大,反之亦然。基于以上原理,我们即可引用待定位基因与同一染色体上另一基因或遗传标记相连锁的特点,通过分析两个位点在家系中的共分离性来进行目标基因的定位,即为连锁分析(linkage analysis)。

连锁分析特别适用于完全或主要由单个基因控制、表型存在明显差异的遗传病。多基因遗传病因其不完全外显率和病因异质性等复杂因素,传统连锁分析不甚适用,但连锁分析结果可为进一步的关联分析提供重要线索。

（二）全基因组关联分析

关联研究是基于常见疾病(common disease)和常见变异(common variant)的假设,从群体水平研究某种疾病或性状与某一等位基因频率的相关性。我们所熟知的病例对照研究(case-control study)即为最常见的实验设计方法。早期常见的通过候选基因或候选通路进行的关联研究(即常见的遗传易感性研究)是基于已知的、在疾病发生发展过程中发挥作用的基因或通路,对相关的单核苷酸多态性(SNP)即 DNA序列中某个单核苷酸发生变异的位点进行基因分型,统计分析其与疾病或性状的关联。显然,因为局限于"已知"的基因和通路,此类研究虽取得了一定成果,但局限性明显,如果能够将检测范围扩大到全基因组内的所有遗传变异,即可找到与疾病最密切相关的 SNP 位点,全基因组关联分析(genome-wide association study,GWAS)就是基于这一理念,以 SNP 为标记,通过病例对照或是队列的关联分析,发现与疾病发生或表型相关的遗传因素。

GWAS 研究不需要通过"已知"基因和通路进行假设,基于大量的样本和严格的统计学检验标准,对于研究多基因遗传疾病的遗传因素具有很高的应用价值。

（三）测序技术

进入基因组学时代,常用的测序技术包括 Sanger 测序技术和高通量测序技术。Sanger 测序技术的核心原理可以概括为边合成边测序。DNA 合成的正常底物是脱氧核糖核苷酸(dNTP),而 Sanger 测序技术则利用 2',3'-双脱氧核苷酸(ddNTP)缺少一个 3'羟基、介入 DNA 合成后能中断反应的特性,引入带有放射性同位素标记的 ddNTP(分为 ddATP、ddCTP、ddGTP、ddTTP4 种)作为底物,当相应种类的 ddNTP 代替正常的 dNTP 加入到合成中的 DNA 链后,DNA 链的延长会被终止,而后通过凝胶电泳和放射自显影即可根据电泳带的位置确定待测分子的 DNA 序列。

在现阶段的临床和科研实践中,Sanger 测序技术适用于致病基因位点明确、数量有限的致病基因检测,是基因检测的金标准,也是高通量测序技术基因检测后进行突变位点验证的主要手段。但 Sanger 测序技术通量低、成本高,随着研究需求的扩展,该技术已无法满足大规模测序的要求。

高通量测序技术又称为下一代测序技术(NGS)。与 Sanger 测序技术相比,NGS 在原理上仍是"边合成边测序",但因为采取了大规模平行测序的方式,在测序通量上得到了显著的提高。NGS 可以分为部分基因组合测序(panel)、全外显子测序(whole exome sequencing,WES)和全基因组测序(whole genome sequencing,WGS):panel 测序只需要检测部分感兴趣基因;WES 是针对所有编码基因的外显子区域;WGS 则是不经过富集,直接建库检测基因组所有区域,包括非编码区。相比 Sanger 测序技术一次只能读取一条序列,NGS 能一次对数百万条 DNA 分子进行测序,因此该技术在保持了准确性的同时具有通量高、成本低、速度快的优势。目前,NGS 是疾病遗传基础研究的重要工具,同时也已广泛应用于疾病的基因诊断、产前筛查、遗传阻断等临床实践中。

四、精准医学

医学遗传学的发展,通过与临床医学的结合不断完善着各种遗传相关疾病的诊断、治疗、筛查、预防、咨询、随访等临床服务。21 世纪前 20 年的发展,我们已明确医学向循证化、个体化不断迈进的显著趋势。对重要疾病的控制和预防需要新的模式,在接下来的章节我们将重点介绍这一趋势催生的重要学科——精准医学(precision medicine)。

什么是精准医学? 美国国立卫生研究院(NIH)对于精准医学的定义是一个建立在了解个体基因、环境和生活方式基础上的新型疾病治疗和预防方法,是以个体化医疗为基础,随着基因组测序、生物信息与大数据、云计算等前沿科学技术的交叉应用而发展起来的新型医疗概念与医疗模式。精准医学并不意味着专门为某一个患者开发一种药物或设备,而是通过上述手段得到患者对某种疾病的易感性、对某种治疗手段的反应性等,据此把不同的患者个体进行分类,选择相应的诊疗方法。

（一）精准医学的特征

1. **数据特征**　精准医学对数据的要求包括收集参与研究对象的临床医疗数据(动态表型)、不同水平的组学数据、动机与行为因素、社会决定因素等,利用计算机存储和描述使其标准化,产生算法,同时保护个人信息数据的隐私。其中医学遗传学不断破解的生物学密码,是这些数据最重要的组成部分。

2. **个体化特征**　每一例患者都是独立而不同的个体,疾病表现和对治疗的反应各有特点,精准医学关注个体化。但个体化医疗不是简单的一个人一种诊疗方法,而是根据病情相同的一类患者的情况,选择适合这一类患者的诊疗方法,使其针对性更强,疗效更高,不良反应更小。

3. **整合特征**　精准医学虽然强调个体化,但精准医学体系不局限于某几个方法学,而是系统整合的体系,需要对各种组学和临床数据整合,也需要对个人和同类患者群体信息的整合、医疗和社会信息的整合、个体和环境因素的整合等。通过整合、分析,才能得出完善的结论,反过来指导临床实践。

在上述特征的影响下,精准医学推动着从局限性地关注疾病临床治疗,向对疾病发生发展的全过程进行管理的转变。它不是颠覆现有的医疗体系,而是系统整合并发展深化。

（二）精准医学在心血管疾病中的应用

心血管疾病中,单基因遗传性心血管疾病是现阶段精准医学率先突破的领域,主要的应用方向包括基因诊断、分子分型、分子水平风险评估、遗传阻断和个体化治疗等,而对于多基因疾病,现阶段精准医学的应用主要是风险、预后评估的生物标志物和个体化治疗。

1. 单基因遗传性心血管疾病

（1）基因诊断和分子分型:单基因遗传性心血管疾病是指以心血管损害为唯一表型或伴有心血管损害的单基因遗传病,目前的300多种单基因心血管病中,有200种致病基因已经被明确。既往我们只能依靠血生化标志物检测、心电监测、影像学或病理学检查等传统临床检查方法诊断疾病,只有在患者出现相应的临床表型后才能检出,不可避免误诊和漏诊。通过测序技术和生物信息技术,结合基因型和临床表型分析,对这些疾病可以做到早期诊断,"症状前"诊断,将疾病"诊疗前移"落到实处(表 1-11-1)。

表 1-11-1　临床常见单基因遗传性心血管疾病及其致病基因

单基因遗传性心血管疾病	已明确证据的致病基因	突变占比
心肌病		
肥厚型心肌病	*MYH7*, *MYBPC3*, *TNNT2*, *TNNI3*, *TPM1*, *MYL2*, *MYL3*, *ACTC1*, *PLN*, *FLNC*, *GLA*, *LAMP2*, *PRKAG2*, *TTR*, *GAA*	60%~70%
致心律失常性右心室心肌病	*PKP2*, *DSP*, *DSG2*, *DSC2*, *JUP*, *TMEM43*	60%
扩张型心肌病	*MYH7*, *MYBPC3*, *TNNT2*, *DSP*, *TTN*, *LMNA*, *MYH6*, *MYPN*, *RBM20*, *SCN5A*, *ANKRD1*, *RAF1*, *DES*, *DMD*	40%
代谢性心肌病		—
糖原贮积病	*GYS1*, *GAA*, *LAMP2*, *AGL*, *GBE1*, *PHKA1*, *PHKA2*, *PHKB*, *PHKG2*, *PRKAG2*	—
脂肪酸氧化代谢疾病	*SLC22A5*, *CPT1A*, *SLC25A20*, *CPT2*, *VLCAD*, *HADHA*, *ACADM*, *ETFA*, *ETFB*, *ETFDH*	—
黏多糖贮积症	*IDUA*, *IDS*, *SGSH*, *NAGLU*, *HGSNAT*, *GNS*, *GALNS*, *ARSB*, *GUSB*	—
溶酶体贮积病	*GBA*, *GLA*, *GLB1*, *HEXB*, *GNPTAB*, *GNPTAB*, *GNPTG*	—
线粒体疾病	*SURF1*, *mtDNAb*, *mtDNAb*, *mtDNAb*, *mtDNAb*, *TAZ*, *AGK*	—
有机酸及过氧化物代谢疾病	*FAH*, *AGXT*, *GRHPR*, *HOGA1*, *PCCA*, *PCCB*, *MLYCD*, *PHYH*	—
心脏离子通道病		
长 QT 综合征	*KCNQ1*, *KCNH2*, *SCN5A*, *KCNE1*, *KCNJ2*, *CACNA1C*, *CAV3*, *CALM1*, *CALM2*	>75%
短 QT 综合征	*KCNH2*	20%
Brugada 综合征	*SCN5A*	10%~15%
儿茶酚胺敏感性室性心动过速	*RYR2*, *CASQ2*	60%~70%
遗传性病态窦房结综合征	*SCN5A*, *HCN4*, *MYH6*, *GNB2*	100%
进行性心脏传导疾病	*SCN5A*, *SCN1B*, *TRPM4*, *LMNA*, *NKX2-5*, *DES*	50%
单基因遗传性高血压		
Liddle 综合征	*SCNN1B*, *SCNN1G*	≈100%
Gordon 综合征	*WNK4*, *WNK1*, *KLHL3*, *CUL3*	89%
拟盐皮质激素增多症	*HSD11B2*	—
全身性糖皮质激素抵抗	*NR3C1*	—
先天性肾上腺皮质增生症	*CYP11B1*, *CYP17A1*	—

续表

单基因遗传性心血管疾病	已明确证据的致病基因	突变占比
家族性醛固酮增多症	*CYP11B2/CYP11B1*，*CLCN2*，*KCNJ5*，*CACNA1H*	—
嗜铬细胞瘤与副神经节瘤	*VHL*，*RET*，*NF1*，*SDHB*，*SDHC*，*SDHD*，*MAX*，*TMEM127*，*EPAS1*，*SDHA*，*FH*，*SDHAF2*	40%~55%
遗传性主动脉疾病		
马方综合征	*FBN1*，*TGFBR1*，*TGFBR2*，*SMAD3*，*TGFB2*，*TGFB3*，*SKI*	70%~93%
胸主动脉瘤/夹层	*ACTA2*，*FBN1*，*MYH11*，*MYLK*，*SMAD3*，*TGFBR1*，*TGFBR2*，*PRKG1*，*LOX*，*COL3A1*，*TGFB2*，*TGFB3*	20%~25%
Ehlers-Danlos 综合征	*COL3A1*	90%
肺动脉高压	*BMPR2*，*BMPR1B*，*CAV1*，*KCNK3*，*SMAD9*，*ACVRL1*，*ENG*，*EIF2AK4*	>90%
遗传性易栓症	*PROS1*，*SERPINC1*，*FVL* mutation in *F5* gene，*PT20210A* mutation in *F2* gene	70%~80%
家族性高胆固醇血症	*LDLR*，*APOB*，*PCSK9*，*LDLRAP1*	92%~95%

注：一. 未知。

2019 年《中华心血管病杂志》正式发布的《单基因遗传性心血管疾病基因诊断指南》首次从精准医学意义上对常见单基因遗传性心血管疾病的基因诊断做了系统论述：基因诊断适用于临床证据确诊的（Ⅰ，A）、疑似的（Ⅱa，B）单基因遗传性心血管疾病患者，并推荐对发现致病基因突变的先证者直系亲属通过 Sanger 测序进行同一基因突变检测（Ⅰ，A）；如果致病基因突变在家系中与疾病不连锁，推荐使用二代测序技术对不连锁患者重新进行基因筛查，检测是否存在其他致病基因突变（Ⅱa，C）；如先证者发现携带意义未明的基因变异时，应通过家系筛查明确变异致病性（Ⅱa，B）；而如果先证者未发现致病基因突变，则不推荐对家系成员（无论是否患病）进行基因检测（Ⅲ，A）。

同时值得注意的是，基因诊断需与临床诊断密切结合，发现致病基因突变可以帮助确诊和鉴别诊断，而未检出致病基因突变不能完全排除遗传致病。

在进行基因诊断同时，我们还可以对单基因遗传性心血管疾病进行精准的分子分型。例如遗传性长 QT 综合征（cLQTS）在传统的临床实践中主要依靠心电图上 QT 间期延长来诊断。在精准医学理念下我们应用基因型可以把 LQTS 分为不同亚型，目前已确定至少 9 个 LQTS 致病基因和亚型（表 1-11-2），其中分别对应 LQTS1、LQTS2、LQTS3 亚型的 *KCNQ1*、*KCNH2* 和 *SCN5A* 三个致病基因可解释大多数患者病因。基因分型与年龄、性别、静息 QTc 值、晕厥史并列成为独立危险因素，更易于精确区分判定危险程度，进而选择相关治疗手段。

表 1-11-2　遗传性长 QT 综合征基因分型

基因名称	基因 ID	亚型名称	遗传模式	占比
KCNQ1	3784	LQTS1	AD，极少 AR	30%~35%
KCNH2	3757	LQTS2	AD	25%~30%
SCN5A	6331	LQTS3	AD	5%~10%
KCNE1	3753	LQTS5	AD，极少 AR	少见
KCNJ2	3759	LQTS7	AD	少见
CACNA1C	775	LQTS8	AD	少见
CAV3	859	LQTS9	AD	少见
CALM1	801	LQTS14	AD	少见
CALM2	805	LQTS15	AD	少见

注：AD. 常染色体显性遗传，AR. 常染色体隐性遗传。

（2）风险评估：越来越多确定的证据表明，基因水平变异情况与恶性心血管事件风险和预后密切相关。以心脏性猝死为例，中国每年有 54.4 万人发生心脏性猝死，一半到达医院前已死亡，即便在院抢救成功率也极低，因此，对于预测出心脏性猝死高风险的患者采取预防措施，是心脏性猝死的最好治疗方法。至少有 13 类单基因遗传性心血管疾病可导致高猝死风险，包括肥厚型心肌病、扩张型心肌病、离子通道病、马方综合征、原发性肺动脉高压等，这些疾病的临床恶性结局与基因变异存在密切关系，单纯依靠传统诊断手段很难准确预测，而通过基因检测可以明确猝死相关突变，实现早期评估，并进行预防性治疗（如安装体内除颤-起搏器、外科手术等），预防心脏性猝死发生。

（3）遗传阻断：单基因遗传病因为其遗传学特点，不仅给患者个体，也给患者整个家族带来了生理、心理和经济上的负担。因此，如何预防基因突变导致的遗传性心血管疾病在家族中传递，避免患儿出生，是患者及其家族和医务工作者共同关注的焦点，更是这类疾病诊疗管理的重要环节。目前，现代医学虽然还不能改变已出生者的基因，但已可以通过妊娠期羊水穿刺产前诊断和胚胎植入前遗传学诊断（preimplantation genetic diagnosis，PGD）技术，在患儿出生前甚至是受精卵植入母体前，将疾病发现的时间窗提前，避免此类患儿出生，使患者家庭达到优生，使其后代彻底摆脱患病可能，达到遗传阻断的目的。

《单基因遗传性心血管疾病基因诊断指南》建议：由于许多单基因遗传性心血管疾病具有严重的后果，携带明确致病基因突变的患者，若有意愿并在符合伦理的前提下，可以通过选择性生育获得不携带该致病基因突变的后代（Ⅰ，B）。

（4）个体化治疗：遗传学和基因组学研究帮助我们理解疾病发生发展的分子通路和调控机制，从而发现疾病治疗的干预靶点。根据作用的特异分子，对疾病进行更加精准的打击，提高疗效，减少不良反应，从而挽救患者的生命或使患者生活质量获得提高。心血管疾病的靶向治疗将是未来临床诊疗的热点。

2. 多基因心血管疾病（复杂心血管疾病）

（1）风险、预后评估生物标志物：对于高血压、冠心病等多发心血管疾病，因其发病病因更加复杂、同时受多个基因影响，从遗传学角度被统称为多基因心血管病。在这个领域，精准医学研究关注的重点之一是与疾病发展不良预后和风险相关的分子水平标志物。通过对基因组、蛋白组等各种组学水平的标志物与疾病预后和风险相关性分析，结合其他传统心血管病危险因素，建立各种风险评估模型，可以有效预测个体发生不良心血管事件的风险，并判断疾病转归，为临床决策提供重要信息。

（2）个体化治疗：药物基因组学基础上的个体化治疗也是精准医学在多基因心血管疾病中日渐受到关注的领域。一些药物治疗窗口与安全窗口均比较窄（有效剂量与中毒剂量非常接近），也有些药物对不同类个体疗效不一致，使患者对这些药物的初始剂量反应差异大，医生难以把握。造成剂量反应差异的重要原因之一是遗传因素，药物基因组学利用遗传信息及其他相关的临床或人口统计学数据，识别对特定种类药物反应更好的遗传变异，实现"正确的患者给予正确剂量的正确药物"。利用药物基因组学方法找出基因变异，可以提高疗效，避免或减少不良反应，指导临床用药或进行针对性靶向药物开发。

华法林耐药分子检测、氯吡格雷耐药分子检测、同型半胱氨酸代谢酶基因分型、降压药物受体基因检测、血管紧张素转换酶基因分型、他汀类药物不良反应检测在我国已起步，但广泛应用，还有待更多基于国人的循证医学证据和指导。

五、精准医学的现实挑战和未来展望

精准医学时代让我们拥有了较此前远为丰富的疾病和个体信息，如今我们不仅能真正做到在临床表型、生物标志物出现之前预测疾病的发生，对多基因疾病的风险及预后提供强有力的预测指标，同时还可以从药物基因组学层面迅速确定对患者最有效的药物、减少药物不良反应的发生，从卫生经济学层面则可以帮助患者和国家以最低的医疗成本、最小的医源性损害获得最大的医疗效益。

我们需要肯定精准医学时代的到来及随之而来的丰硕成果和光明前景，但在精准心血管病学实践推广的过程中仍然存在的诸多挑战，也是我们需要深刻认识并积极探索的重要课题。

1. 数据缺乏 大数据是精准医学的基础，而目前能够满足精准医学需求的数据库尚未建立，整合数据进行分析的手段有限,为临床决策提供参考的前瞻性研究证据匮乏,患者的深度测序数据有限,从医疗记录或随身可佩戴监测设备中获取完善的临床表型数据刚刚起步,这都是精准医学在数据方面亟待解决的问题。最终,获得的精准诊疗数据信息是否可信、是否具有可操作性、最终能否改变临床实践,令医生信服,这些将是精准医疗实践的关键。

2. **人才缺乏**　构筑精准医疗大厦的基石是遗传学。因此,精准医疗必须由熟悉遗传学的医生主导。医生需要了解哪些疾病存在精准医疗的可能,如何选择精准医疗对象以及采取何种精准诊疗手段。同时,医生需要帮助患者解决三个问题:①遗传检查结果有哪些获益;②遗传检查存在哪些不足;③根据遗传检查结果可采取哪些行动。而目前我们的临床医生,需要学习与储备相关知识与技能,从而适应未来变革,迎接精准医学的挑战。

3. **精准定义与精准解读**　精准医学不等于基因测序,对患者及其家族临床表型的准确定义及对遗传检测信息的精准解读,比检测本身更加重要。对临床资料的定义疏忽会导致检测数据的浪费,而误读遗传信息造成的危害会导致治疗方法尤其是有创治疗方法对患者造成永久性的伤害。

4. **经济负担**　尽管近年基因测序技术的进步大大降低了成本,但对许多患者来说,推广精准医学理念的诊疗实践,必须要考虑经济问题,要符合最佳利用目前有限资源的原则。

5. **宣教**　目前精准医学的发展处于起步阶段,需要患者、医生、研究人员、企业和政府的共同努力,各方对于精准医学的了解和认知都至关重要。通过宣教帮助大家明确精准医学会有何获益,了解精准医学的相关问题(不仅是医疗问题,还包括个人遗传信息的隐私,疾病遗传信息对社会生活的影响),知晓实践精准医学面临的挑战和机遇,才能真正从"产、学、研、用"各个角度全面推动精准医学的发展。反之,在推广精准医疗的同时不应给予太多的承诺,把未来要研究落实的假设当成现实,使医生和患者产生不切实际的期望,造成公众错觉,这对精准医学的发展有百害而无一益。

现阶段,精准医学的发展困难与希望同在,机遇与挑战并存;而未来,患者就医和医疗单位发展的需求和选择,对个体化医疗服务提出了与技术创新同样迫切的要求。而精准医学,是实现这一目标的必由之路。我们要做好准备,迎接从分子水平认识疾病、防治疾病这一新医疗模式的到来。

（宋　雷）

参 考 文 献

[1] National Research Council. Toward precision medicine:Building a knowledge network for biomedical research and a new taxonomy of disease. Washington,DC:The National Academies Press,2011,142.

[2] Zou Y,Hui R and Song L. The era of clinical application of gene diagnosis in cardiovascular diseases is coming. Chronic Diseases and Translational Medicine,2019,5(4):214-220.

[3] 中华医学会心血管病学分会精准心血管病学学组. 中国医疗保健国际交流促进会精准心血管病分会. 单基因遗传性心血管疾病基因诊断指南. 中华心血管病杂志,2019,47(3):175-196.

[4] 邹玉宝,刘婕,宋雷,等. 2019 年中国《单基因遗传性心血管疾病基因诊断指南》解读. 中国分子心脏病学杂志,2019.

[5] American Society for Reproductive Medicine. Use of preimplantation genetic testing for monogenic defects (PGT-M) for adult-onset conditions:an ethics committee opinion. Fertil Steril,2018,109(6):989-992.

[6] Wei Hua,Lin-Feng Zhang,Yang-Feng Wu,et al. Incidence of sudden cardiac death in China:analysis of 4 regional populations. JACC,2009,54(12):1110-1118.

[7] Zou Y,Song L,Wang Z,Ma A,et al. Prevalence of idiopathic hypertrophic cardiomyopathy in China:a population-based echocardiographic analysis of 8080 adults. Am J Med,2004,116(1):14-18.

[8] Wang J,Wang Y,Zou Y,et al. Malignant effects of multiple rare variants in sarcomere genes on the prognosis of patients with hypertrophic cardiomyopathy. Eur J Heart Fail,2014,16(9):950-957.

第十二章　心　脏　康　复

1995年,美国公共健康服务中心对于心脏康复的定义为心脏康复是一个综合的长期计划,包括医疗评价(medical evaluation)、运动处方(prescriptive exercise)、纠正心脏危险因素(cardiac risk factor modification)、教育(education)、咨询(counseling)和行为干预(behavioral interventions)等多个内容。具体来说,心脏康复就是在规范的专业治疗基础上,通过运动、饮食、心理等综合指导,使患者获得最佳的体力、精神及社会状况,促使患者回归社会,并能自主愉快地生活。这是一种综合性心血管病管理的医疗模式,以运动治疗为重点,同时更包括心理-生物-社会综合医疗保健,涵盖发病前的预防和发病后的康复,是心血管疾病全程管理中的重要组成部分。

近年来,我国心血管病专家联合康复、营养、心理等专业专家、学者,在美国运动医学会(American college of sports medicine,ACSM)《运动测试与运动处方指南》等指南基础上,结合我国国情与医疗现状,相继发表了《冠心病康复与二级预防中国专家共识》《心血管病患者戒烟处方中国专家共识》《在心血管科就诊患者的心理处方中国专家共识》《心血管疾病营养处方专家共识》《心血管疾病康复处方——增强型体外反搏应用国际专家共识》《冠心病患者运动治疗中国专家共识》《稳定性冠心病心脏康复药物处方管理专家共识》等一系列专家共识,以期促进我国心脏康复工作的健康开展,提高心血管病防控水平,改善我国心血管病患者的生活质量和远期预后。

一、心血管疾病规范化心脏康复的意义

临床研究显示,康复治疗不仅可以改善心血管病患者的心功能、延缓动脉硬化的进展,而且对血压、血糖和胆固醇等指标的控制也有明显好处。综合心脏康复体系的建立可提高患者的生存率,降低心脏不良事件的发生,如心脏性死亡、心肌梗死、心力衰竭和再住院等,改善生活质量,减少医疗费用,并促使患者更快更好地回归家庭、工作与社会。另外,规律运动可以增加体力活动能力,增加心脏和肺的工作效率;可以增强心肌收缩力,增加冠状动脉血流;可以调节血压和心率,使其趋于平稳;可以调节血脂,降低低密度脂蛋白,并升高高密度脂蛋白的浓度;可以增加胰岛素的敏感性,调节血糖;可以减少血小板聚集,增加纤溶性,减少心肌梗死和脑卒中的概率;通过规律运动,消耗多余的脂肪,有助于减轻体重或保持理想体重;运动可消除情绪紧张,有助于改善睡眠;另外,运动还可以增加患者的生活信心和兴趣,改善其社会适应能力。心脏康复的最终目标是让患者"正常"地生活。

二、心脏康复的分期及具体内容

心脏康复分为三期,即Ⅰ期(院内康复期)、Ⅱ期(院外早期康复或门诊康复期)及Ⅲ期(院外长期康复期)。

（一）Ⅰ期（院内康复期）

此期康复治疗应从心脏病发作或因心脏病入院开始至整个住院期间,患者将在医务人员的监护和协

助下循序渐进地开展康复计划。本期康复目标:缩短住院时间,促进日常生活及运动能力的恢复,增加患者自信心,减少心理痛苦,减少再住院;避免卧床带来的不利影响(如运动耐量减退、低血容量、血栓栓塞性并发症),提醒戒烟并为Ⅱ期康复提供全面完整的病情信息和准备等。

1. **健康教育**　院内康复期的患者最容易接受健康教育,因此是最佳的患者教育时期。为患者分析发病诱因,从而避免再次发病;让患者了解心血管疾病相关知识,避免不必要的紧张和焦虑;控制危险因素,提高患者依从性;同时对患者家属的教育也同样重要。一旦患者身体状况稳定,有足够的精力和思维敏捷度,并且知晓自己的心脏问题,即可开始患者教育。本期宣教重点是生存教育、戒烟和饮食。

(1) 生存教育:目的是帮助患者在家处理心脏突发问题。步骤:①请患者回顾心脏病发作时的症状和征兆。②关注胸痛或不适特征,告诉患者如何识别胸痛等不适症状是否与心脏病相关。③告诉患者如果采取有效治疗与康复,可使心脏事件再发的可能性减小。但一旦发生应积极处理,停止正在从事的任何事情;马上坐下或躺下;如果症状1~2分钟后没有缓解,立即舌下含服硝酸甘油1片(0.5mg);若3~5分钟后症状不缓解或加重,再舌下含服1片;必要时5分钟后再含服1片;如果经上述处理症状仍不缓解或不备有硝酸甘油应马上呼叫急救电话,就近就医。

(2) 戒烟:心脏事件发生后的患者戒烟干预成功率高。引导患者明确吸烟的不良后果,让患者知晓戒烟的益处,明确戒烟可能遇到的障碍,如体重增加、抑郁、戒断症状等。①对于有戒烟意愿者,世界卫生组织推荐进行5A法戒烟咨询(图1-12-1),即询问(ask)、忠告(advice)、评估(assess)、帮助(assist)和安排随访(arrange follow-up)。同时,还应通过尼古丁依赖量表(fagerstrom test for nicotine dependence,FTND)等对患者烟草依赖情况进行评估(表1-12-1),当FTND≥4分时,提示戒烟过程中容易出现戒断症状,并且

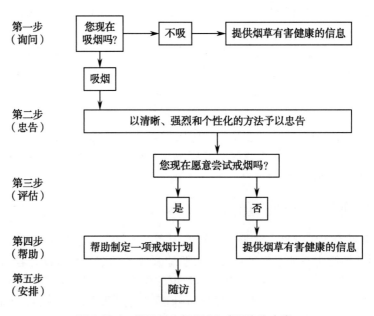

图1-12-1　世界卫生组织5A戒烟咨询方案

表1-12-1　尼古丁依赖程度评估表

评估内容	0分	1分	2分	3分
晨起后多久吸第一支烟	>60min	31~60min	6~30min	≤5min
在禁烟场所是否很难控制吸烟需求	否	是		
哪一支烟最不愿放弃	其他时间	晨起第一支		
每天吸多少支烟	≤10支	11~20支	21~30支	>30支
晨起第一个小时是否比其他时间吸烟更多	否	是		
卧病在床时仍然吸烟吗	否	是		

注:积分0~3分为轻度依赖;4~6分为中度依赖;≥7分提示高度依赖。

容易复吸,强烈提示需要戒烟药物辅助治疗及持续心理支持治疗。一线戒烟药物包括伐尼克兰、尼古丁替代治疗相关制剂和安非他酮等。②对于没有戒烟意愿的患者,世界卫生组织推荐采用5R法干预,包括强调健康相关性(relevance)、危害(risk)、回报(rewards)、障碍(roadblocks)和重复(repetition)。

（3）饮食:膳食营养是影响心血管疾病的主要环境因素之一。现有循证医学证据显示,从膳食中摄入的能量、饱和脂肪和胆固醇过多以及蔬菜水果摄入不足等增加心血管病发生的风险,而合理科学膳食可降低心血管疾病风险。

膳食评价包括营养问题和诊断,即通过膳食回顾法或食物频率问卷,了解、评估每日摄入的总能量、总脂肪、饱和脂肪、钠盐和其他营养素摄入水平;饮食习惯和行为方式;身体活动水平和运动功能状态;以及体格测量和适当的生化指标。患者膳食评价简表见表1-12-2。

表 1-12-2　膳食评价简表

项目	评分
（1）您近1周吃肉是否>75g/d	0=否,1=是
（2）您吃肉种类	0=瘦肉,1=肥瘦肉,2=肥肉,3=内脏
（3）您近1周吃蛋数量	1=0~3个/周,2=4~7个/周,3=7个以上/周
（4）您近1周吃煎炸食品数量(油饼、油条、炸糕等)	0=未吃,1=1~4次/周,2=5~7次/周,3=7次以上/周
（5）您近1周吃奶油糕点的次数	0=未吃,1=1~4次/周,2=5~7次/周
总分	

注:总分<3分为合格;3~5分为轻度膳食不良;>6分为严重膳食不良。

指导患者改变膳食习惯和生活方式需要遵循4A原则,即评价(asscessment)、询问(ask)、劝告(advise)和随访(arrangement)。例如,冠心病患者膳食营养方案详见表1-12-3。

表 1-12-3　冠心病患者膳食营养方案

食物种类	摄入量/$(g \cdot d^{-1})$	选择品种	减少或避免品种
谷类	250~400	米、面、杂粮	精粮(米、面)、糕点甜食、油炸油煎食品
肉类	75	瘦猪牛羊肉、去皮禽肉、鱼	肥肉、禽肉皮、加工肉制品(肉肠类)、鱼子、鱿鱼、虾蟹黄、动物内脏:肝、脑、肾、肺、胃、肠
蛋类	3~4个/周	鸡蛋、鸭蛋、蛋清	蛋黄
奶类	250	脱脂/低脂鲜牛奶、酸奶	全脂牛奶、奶粉、乳酪等奶制品
大豆	30~50	黄豆、豆制品(豆腐150g,豆腐干等45g)	油豆腐、豆腐泡、素什锦
新鲜蔬菜	400~500	深绿叶菜、红黄色蔬菜、紫色蔬菜	
新鲜水果	200	各种新鲜水果	加工果汁、加糖果味饮料
食用油	20(2平勺)	橄榄油、茶油、低芥酸菜籽油、豆油、花生油、葵花籽油、芝麻油、亚麻籽油	棕榈油、椰子油、奶油、黄油、猪油、牛羊油、其他动物油
添加糖类	<10g(1平勺)	白糖、红糖	
盐	<6g(半勺)	高钾低钠盐	酱类、腐乳、咸菜等腌制品

2. 康复评估

（1）心理评估:心血管病患者的情绪管理应贯穿疾病全程管理的始终。心肌梗死等突发心血管病对患者及家属都是一种严重打击,突发事件给患者的生活带来巨大变化,迫使患者调整生活状态。常出现的躯体不适使患者出现焦虑、抑郁症状。临床医生应评估患者的心理状态,积极识别患者的精神心理问题。

可在心血管疾病诊疗的同时对精神心理问题进行筛查,一般采用简短的三问法,初步筛查出可能有问题的患者。3 个问题是:①是否有睡眠不好,已经明显影响白天的精神状态或需要用药? ②是否有心烦不安,对以前感兴趣的事情失去兴趣? ③是否有明显身体不适,但多次检查都没有发现能够解释的原因。3 个问题中如果有 2 个回答"是",符合精神障碍的可能性为 80% 左右。也可在患者等待就诊时,采用评价情绪状态的量表筛查。推荐《躯体化症状自评量表》、《患者健康问卷-9 项(PHQ-9)》(表 1-12-4) 和《广泛焦虑问卷 7 项(GAD-7)》(表 1-12-5)等。

表 1-12-4 患者健康问卷-9 项(PHQ-9)

根据过去两周的状况,请您回答是否存在下列描述的状况及频率,请看清楚问题后在符合您的选项前的数字上面画√。

	完全不会	好几天	超过 1 周	几乎每天
1. 做事时提不起劲或没有兴趣	0	1	2	3
2. 感到心情低落、沮丧或绝望	0	1	2	3
3. 入睡困难、睡不安稳或睡眠过多	0	1	2	3
4. 感觉疲倦或没有活力	0	1	2	3
5. 食欲缺乏或吃得过多	0	1	2	3
6. 觉得自己很糟——或觉得自己很失败,或让自己和家人失望	0	1	2	3
7. 对事物专注有困难,如阅读报纸或看电视时	0	1	2	3
8. 动作或说话速度缓慢到别人已经察觉? 或正好相反——烦躁或坐立不安、动来动去的情况更胜于平常	0	1	2	3
9. 有不如死掉或用某种方式伤害自己的念头	0	1	2	3

注:轻度抑郁:5~9 分;中度抑郁:10~19 分;重度抑郁:≥20 分。

表 1-12-5 广泛焦虑问卷 7 项(GAD-7)

根据过去两周的状况,请您回答是否存在下列描述的状况及频率,请看清楚问题后在符合您的选项前的数字上面画√。

	完全不会	好几天	超过 1 周	几乎每天
1. 感觉紧张,焦虑或急切	0	1	2	3
2. 不能停止或控制担忧	0	1	2	3
3. 对各种各样的事情担忧过多	0	1	2	3
4. 很难放松下来	0	1	2	3
5. 由于不安而无法静坐	0	1	2	3
6. 容易烦恼或急躁	0	1	2	3
7. 因感到似乎将有可怕的事情发生而害怕	0	1	2	3

注:轻度焦虑:5~9 分;中度焦虑:10~19 分;重度焦虑:≥20 分。

(2) 运动测试:运动负荷试验是患者进行运动康复前的重要检测指标,用于诊断、预后判断、日常生活指导和运动处方的制订及疗效评定。常用的运动负荷试验方法有心电图运动负荷试验和心肺运动负荷试验。后者方法更准确,但需要专用设备,且对操作的要求较高。两种测试方法均有一定风险,须严格掌握适应证和禁忌证,以及终止试验的指征,保证测试安全性。如果无设备条件进行运动负荷试验,可酌情使用 6 分钟步行试验、代谢当量活动问卷等替代方法。

3. 运动康复与日常生活指导 目的是帮助患者恢复体力及日常生活能力,出院时达到生活基本自理。早期运动康复计划因人而异,病情重、预后差的患者运动康复的进展宜缓慢,反之,可适度加快进程。一般来说,患者一旦脱离急性危险期,病情处于稳定状态,运动康复即可开始。通常康复干预于入院 24

小时内开始,如果病情不稳定,应延迟至 3~7 天以后酌情进行。运动量宜控制在较静息心率增加 20 次/min 左右,同时患者感觉不大费力(Borg 评分<12 分)(表 1-12-6)。

表 1-12-6 自感劳累程度 Borg 评分表

记分(分)	自觉用力程度	记分(分)	自觉用力程度
6	非常非常轻松	15	用力
7		16	
8		17	很用力
9	很轻松	18	
10		19	非常非常用力
11	轻松	20	
12			
13	稍稍用力		
14			

4. **体外反搏** 增强型体外反搏(enhanced external counterpulsation,EECP)是在患者的小腿、大腿及臀部分段包裹特制的气囊套。于心室舒张期通过对人体下半身气囊的序贯加压,使舒张期压力升高,从而增加心肌血供、改善心肌缺血,是顽固性心绞痛、慢性心力衰竭等心血管病患者的重要治疗和康复手段(图 1-12-2,彩图见书末)。目前 EECP 的推荐疗程为每天 1 次,每次 1 小时,共 35 小时。

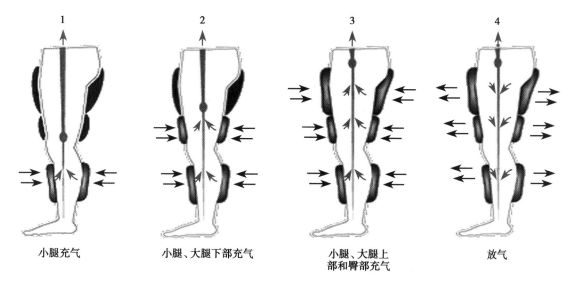

1	2	3	4
小腿充气	小腿、大腿下部充气	小腿、大腿上部和臀部充气	放气

图 1-12-2 体外反搏原理示意图

EECP 的适应证:①慢性稳定型/不稳定型心绞痛;②急性心肌梗死(梗死后);③心源性休克;④充血性心力衰竭等。

EECP 的禁忌证:①伴有可能干扰 EECP 设备心电门控功能的心律失常;②各种出血性疾病或出血倾向;③活动性血栓性静脉炎;④失代偿性心力衰竭(中心静脉压>12mmHg,合并肺水肿);⑤严重肺动脉高压(平均肺动脉压>50mmHg);⑥严重主动脉瓣关闭不全;⑦下肢深静脉血栓形成;⑧需要外科手术的主动脉瘤;⑨孕妇。

EECP 治疗与运动锻炼相结合的方案,可参考表 1-12-7。

5. **出院计划** 给予出院后的日常生活及运动康复的指导,告诉患者出院后应该和不应该做什么;评估出院前功能状态,如病情允许,建议出院前行运动负荷试验或 6 分钟步行试验,客观评估患者运动能力,为指导日常生活或进一步运动康复计划提供客观依据;并告知患者复诊时间,重点推荐患者参加院外早期心脏康复计划(Ⅱ期康复)。

表 1-12-7　EECP 与运动锻炼相结合的治疗方案

周期	项目	风险		
		低	中	高
第一阶段				
1~14 天	EECP 疗法	可以进行	可以进行	可以进行
	运动锻炼	可以进行	可以进行	暂不进行
15~21 天	EECP 疗法	继续进行	继续进行	继续进行
	运动锻炼	继续进行	可以进行	暂不进行
22~35 天	EECP 疗法	继续进行	继续进行	继续进行
	运动锻炼	继续进行	继续进行	可以进行
第二阶段	EECP 疗法	继续进行	继续进行	继续进行
	运动锻炼	继续进行	继续进行	继续进行
备注	EECP 疗法	针对所有患者均可以立即进行治疗		
	运动锻炼	立即进行	2 周后进行	3 周后进行

（二）Ⅱ期（院外早期康复或门诊康复期）

一般在出院后 1~6 个月进行。与第Ⅰ期康复不同,除了患者评估、患者教育、日常活动指导、心理支持外,这期康复计划增加了每周 3~5 次心电和血压监护下的中等强度运动,包括有氧运动、抗阻运动及柔韧性训练等。每次持续 30~90 分钟,共 3 个月左右。推荐运动康复次数为 36 次,不低于 25 次。因目前我国心血管疾病患者住院日逐渐缩短,Ⅰ期康复时间有限,Ⅱ期康复为心血管疾病康复的核心阶段,既是Ⅰ期康复的延续,也是Ⅲ期康复的基础。

1. 康复对象选择　对稳定的心血管疾病患者建议尽早进行康复计划。同时应除外暂缓康复治疗的患者,即不稳定型心绞痛,心功能Ⅳ级,未控制的严重心律失常,未控制的高血压（静息收缩压>160mmHg或静息舒张压>100mmHg）、活动性心包炎或心肌炎等。

2. 患者评估　综合患者既往史、本次发病情况、心血管疾病危险因素、日常生活方式和运动习惯及常规辅助检查,如心肌损伤标志物、超声心动图（判断有无心脏扩大、左心室射血分数）、运动负荷试验及心理评估等对患者进行评定及危险分层。例如,冠心病患者的危险分层见表 1-12-8。

表 1-12-8　冠心病患者的危险分层

低危	中危	高危
运动或恢复期无心绞痛症状或心电图缺血改变	中度运动（5~6.9METs）或恢复期出现心绞痛的症状或心电图缺血改变	低水平运动（<5METs）或恢复期出现心绞痛的症状或心电图缺血改变
无休息或运动引起的复杂心律失常	休息或运动时未出现复杂室性心律失常	有休息或运动时出现复杂室性心律失常
AMI 溶栓血管再通;PCI 或 CABG 术后血管再通且无并发症	AMI、PCI 或 CABG 术后无合并心源性休克或心力衰竭	AMI、PCI 或 CABG 术后合并心源性休克或心力衰竭
无心理障碍（抑郁、焦虑等）	无严重心理障碍（抑郁、焦虑等）	严重心理障碍
LVEF>50%	LVEF 40%~49%	LVEF<40%
功能储备≥7METs	5~7METs	功能储备≤5METs
血肌钙蛋白浓度:正常	血肌钙蛋白浓度:正常	血肌钙蛋白浓度:升高
每一项都存在时为低危	不符合典型高危或低危者为中危	存在任何一项为高危

3. 纠正不良的生活方式 继续改变不良的生活方式并对患者和家属进行健康教育,包括饮食和营养指导,改变不良生活习惯(戒烟、限酒),控制体重和睡眠管理等。

4. 运动康复程序 根据患者的评估及危险分层,给予有指导的运动。其中运动处方的制订是关键。需特别指出,每例患者的运动康复方案需根据患者实际情况制订,即个体化原则,但应遵循普遍性的指导原则。经典的运动康复程序包括三个步骤。

第一步:准备活动,即热身运动,多采用低水平有氧运动,持续 5~10 分钟。目的是放松和伸展肌肉、提高关节活动度和心血管的适应性,预防运动诱发的心脏不良事件及预防运动性损伤。

第二步:训练阶段,包含有氧运动、抗阻运动、柔韧性运动等,总时间 30~90 分钟。

(1)有氧运动:常用有氧运动方式有行走、慢跑、骑自行车、游泳、爬楼梯,以及在器械上完成的行走、踏车、划船等,每次运动 20~40 分钟。建议初始从 20 分钟开始,根据患者运动能力逐步增加运动时间。运动频率 3~5 次/周,运动强度为最大运动强度的 50%~80%。体能差的患者运动强度水平设定为 50%,随着体能改善,逐步增加运动强度,对于体能好的患者,运动强度可设为 80%。通常采用心率评估运动强度,常用的确定运动强度的方法有心率储备法、无氧阈法、目标心率法、自我感知劳累程度分级法。其中前三种方法需心电图负荷试验或心肺运动负荷试验获得相关参数,依据症状限制性心肺运动试验获得的数据来制订运动强度,更为安全有效。推荐联合应用上述方法,尤其是应结合自我感知劳累程度分级法。①心率储备法:此法不受药物(如 β 受体拮抗药等)的影响,临床上最常用。方法如下:目标心率=(最大心率-静息心率)×运动强度(%)+静息心率。例如,患者最大心率 160 次/min,静息心率 70 次/min,选择的运动强度为 60%,目标心率=(160-70)×60%+70=124 次/min。②无氧阈法:无氧阈水平相当于最大摄氧量的 60% 左右,此水平的运动是心血管疾病患者最佳运动强度,此参数需通过心肺运动试验或血乳酸阈值获得,需一定设备和熟练的技术人员。③目标心率法:在静息心率的基础上增加 20~30 次/min,体能差的增加 20 次/min,体能好的增加 30 次/min。此方法简单方便,但欠精确。④自我感知劳累程度分级法:多采用 Borg 评分表(6~20 分),通常建议患者在 12~16 分范围内运动(表 1-12-7)。

(2)抗阻运动:心血管疾病患者的抗阻运动形式多为循环抗阻力量训练,即一系列中等负荷、持续、缓慢、大肌群、多次重复的抗阻力量训练。常用的方法有利用自身体质量(如俯卧撑)、哑铃或杠铃、运动器械以及弹力带等。其中弹力带具有易于携带、不受场地及天气的影响、能模仿日常动作等优点,特别适合基层应用。每次训练 8~10 组肌群,躯体上部和下部肌群可交替训练,每周 2~3 次或隔天 1 次,初始推荐强度为:上肢为一次最大负荷量(one repetition maximum,l-RM,即在保持正确的方法且没有疲劳感的情况下,一个人仅一次能举起的最大重量)的 30%~40%,下肢为 50%~60%,Borg 评分 11~13 分。应注意训练前必须有 5~10 分钟的有氧运动热身,最大运动强度不超过 50%~80%,切记运动过程中不要憋气,避免 Valsalva 动作。

(3)柔韧性运动:骨骼肌最佳功能需患者的关节活动维持在应有范围内,保持躯干上部和下部、颈部和臀部的灵活性和柔韧性尤其重要。如果这些区域缺乏柔韧性,会增加慢性颈肩腰背痛的危险。老年人普遍柔韧性差,使日常生活活动能力降低。柔韧性训练运动对老年人也很重要。训练原则应以缓慢、可控制的方式进行,并逐渐加大活动范围。训练方法:每一部位拉伸时间 6~15 秒,逐渐增加到 30 秒,如可耐受可增加到 90 秒,其间正常呼吸,强度为有牵拉感觉同时不感觉疼痛,每个动作重复 3~5 次,总时间 10 分钟左右,每周 3~5 次。

第三步:放松运动,有利于运动系统的血液缓慢回到心脏,避免心脏负荷突然增加诱发心脏事件。因此,放松运动是运动训练必不可少的一部分。放松方式可以是慢节奏有氧运动的延续或是柔韧性训练,根据患者病情轻重可持续 5~10 分钟,病情越重放松运动的持续时间宜越长。

安全的运动康复除制订正确的运动处方和医务人员指导外,还需运动中心电及血压等监护。低危患者运动康复时无须医学监护,中危患者可间断医学监护,高危患者需严格连续医学监护。对于部分低、中危患者,可酌情使用心率表监护心率。同时应密切观察患者运动中表现,在患者出现不适反应时能正确判断并及时处理,并教会患者识别可能的危险信号。运动中有如下症状时,如胸痛,有放射至臂部、耳部、颌部、背部的疼痛,有头昏目眩、过度劳累、气短、出汗过多、恶心呕吐、脉搏不规则等,应马上停止运动,停止运动上述症状仍持续,特别是停止运动5~6分钟后心率仍增加,应进一步观察和处理。如果感觉到关节或肌肉有不寻常疼痛,提示可能存在骨骼、肌肉的损伤,也应立即停止运动。

5. 心血管疾病患者日常生活指导　指导患者尽早恢复日常活动,是心脏康复的主要任务之一。应根据运动负荷试验测得患者最大运动能力[以最大代谢当量(METmax)表示],将目标活动时的 METs 值与患者测得的 METmax 比较,评估进行该活动的安全性(表 1-12-9)。

表 1-12-9　各种活动的能量消耗水平(用 METs 衡量)

能量消耗水平 (METs)	日常生活活动	职业相关活动	休闲活动	体育锻炼活动
<3	洗漱,剃须,穿衣,案头工作,洗盘子,开车,轻家务	端坐(办公室),打字,案头工作,站立(店员)	高尔夫(乘车),编织,手工缝纫	固定自行车,很轻松的健美操
3~	耙地,使用自动除草机,铺床或脱衣服,搬运 6.75~13.5kg 重物	摆货架(轻物),修车,轻电焊/木工	交际舞,高尔夫(步行),帆船,双人网球,6 人排球,乒乓球,夫妻性生活	步行(速度 4.8~6.4 km/h),骑行(速度 10~13 km/h),较轻松的健美操
5~	花园中简单地挖土,手工修剪草坪,慢速爬楼梯,搬运 13.5~27 kg 重物	户外木工,铲土,锯木,操作气动工具	羽毛球(竞技),网球(单人),滑雪(下坡),低负荷远足,篮球,橄榄球,捕鱼	步行(速度 7.2~8.0 km/h),骑行(速度 14.5~16.0 km/h),游泳(蛙泳)
7~	锯木,较重的挖掘工作,中速爬楼梯,搬运 27.5~40.5 kg 重物	用铲挖沟,林业工作,干农活	独木舟、登山、步行(速度 8 km/h)、跑步(12 分钟跑完 1 600 m)、攀岩、足球	游泳(自由泳),划船机,高强度健美操,骑行(速度 19 km/h)
≥9	搬运大于 40 kg 的重物爬楼梯,快速爬楼梯,大量的铲雪工作	伐木,重劳动者,重挖掘工作	手球,足球(竞技),壁球,越野滑雪,激烈篮球比赛	跑步(速度>10 km/h),骑行(速度>21 km/h),跳绳,步行上坡(速度 8 km/h)

(三) Ⅲ期(院外长期康复)也称社区或家庭康复期

为心血管事件 1 年后的院外患者提供预防和康复服务,是第Ⅱ期康复的延续。这个时期,部分患者已恢复到可重新工作和恢复日常活动。为减少心肌梗死或其他心血管疾病风险,强化生活方式改变,进一步的运动康复是必要的。此期的关键是维持已形成的健康生活方式和运动习惯。另外运动的指导应因人而异,低危患者的运动康复无须医学监护,中、高危患者的运动康复仍需医学监护。因此对患者的评估十分重要,低危及部分中危患者可进一步Ⅲ期康复,高危及部分中危患者应转上级医院继续康复。此外,纠正危险因素和心理社会支持仍需继续。

1. 危险因素控制

(1) 生活方式:心血管病患者应永久戒烟。合理膳食,控制总热量和减少饱和脂肪酸、反式脂肪酸以及胆固醇摄入(<200mg/d)。对超重和肥胖的患者,建议通过控制饮食与增加运动降低体重,在 6~12 个月内使体重降低 5%~10%,并逐渐将体重指数控制于 25kg/m² 以下。

(2) 患者出院后应进行有效的血压管理,应控制血压<140/90mmHg(收缩压不低于 110mmHg)。坚

持使用他汀类药物,使低密度脂蛋白胆固醇(LDL-C)<1.8mmol/L(70mg/dl),且达标后不应停药或盲目减小剂量。若应用较大剂量他汀类治疗后其 LDL-C 仍不能达标,可联合应用胆固醇吸收抑制剂、PCSK9 抑制剂等降脂药物。

患者病情稳定后均应进行空腹血糖检测,必要时做口服葡萄糖耐量试验。合并糖尿病的心血管疾病患者应在积极控制饮食和改善生活方式的同时给予降糖药物治疗。若患者一般健康状况较好、糖尿病病史较短、年龄较轻,可将糖化血红蛋白(HbA1c)控制在 7% 以下。过于严格的血糖控制可能增加低血糖发生率并影响患者预后,相对宽松的 HbA1c 目标值(如<8.0%)更适合于有严重低血糖史、预期寿命较短、有显著的微血管或大血管并发症,或有严重的合并症、糖尿病病程长、口服降糖药或胰岛素治疗后血糖难以控制的患者。

2. **建立随访系统** 长期坚持生活方式改变和有效药物治疗将降低患者再发心血管事件的风险,显著改善患者整体健康水平。但由于患者对疾病的认知水平和习惯,以及对药物不良反应的顾虑与担忧、对药物疗效的不信任和对医生的不信任,很多患者并不能做到长期坚持生活方式改变和药物治疗。这就需要临床医生建立慢病随访系统,监督患者坚持生活方式改变和药物治疗的情况,监督患者心血管危险因素控制达标情况。通过定期随访,指导患者生活方式改变,根据病情适当调整药物治疗方案,定期进行健康教育,提高患者依从性。

推荐措施:以科室为单位建立随访系统;随访系统组成人员包括临床医生、护士、营养咨询师、心理治疗师、运动教练等。最基本人员构成为临床医生和护士;通过对患者的生活方式调整、危险因素控制及心脏康复与二级预防措施的落实情况进行评估、随访和监督,心血管医生动态观察在康复治疗中存在的医疗问题,确保心脏康复二级预防的安全性、有效性和依从性。每一个实施方案要求包含:制订方案、确定评估参数、评估时间、方案调整及用于评估实施方案的数据来源等。在这一领域,现代信息技术有巨大的应用潜力,应充分发挥电子病历和现代信息技术的优势,建立数据库。

(赵 威 高 炜)

参 考 文 献

[1] Pescatello LS, Arena R, Riebe D, et al. ACSM's guideline for exercise testing and prescription. 9th ed. Philadelphia: Wolters Kluwer/Lippincott Williams & Wilkins, 2014.

[2] 中华医学会心血管病学分会、中国康复医学会心血管病专业委员会、中国老年学会心脑血管病专业委员会. 冠心病康复与二级预防中国专家共识. 中华心血管病杂志, 2013, 41: 267-275.

[3] 丁荣晶, 吕安康, 代表心血管病患者戒烟处方中国专家共识专家组. 心血管病患者戒烟处方中国专家共识. 中华心血管病杂志, 2013, 41(增刊 1): 9-16.

[4] 中国康复学会心血管病专业委员会, 中国老年学学会心脑血管病专业委员会. 在心血管科就诊患者的心理处方中国专家共识. 中华心血管病杂志, 2014, 42: 6-13.

[5] 中国康复医学会心血管病专业委员会、中国营养学会临床营养分会、中华预防学会慢性病预防与控制分会、中国老年学学会心脑血管病专业委员会. 心血管疾病营养处方专家共识. 中华内科杂志, 2014, 53: 151-158.

[6] 国际体外反搏学会、中国康复医学会心血管病专业委员会、中国老年学学会心脑血管病专业委员会. 心血管疾病康复处方——增强型体外反搏应用国际专家共识. 中华内科杂志, 2014, 53: 587-590.

[7] 中华医学会心血管病学分会预防学组, 中国康复医学会心血管病专业委员会. 冠心病患者运动治疗中国专家共识. 中华心血管病杂志, 2015, 43: 575-588.

[8] 中国康复医学会心脏康复专业委员会. 稳定性冠心病心脏康复药物处方管理专家共识. 中华心血管病杂志, 2016, 44: 7-11.

[9] Srinath RK, Katan MB. Diet. Nutrition and the prevention of hypertension and cardiovascular disease. Public Health Nutr, 2004, 7(1A): 167-186.

[10] Blumenthal JA, Babyak MA, Hinderliter A, et al. Effects of the DASH diet alone and in combination with exercise and weight loss on blood pressure and cardiovascular biomarkers in men and women with high blood pressure: the ENCORE study. Arch

Intern Med,2010,170:126-135.

[11] World health organization. Prevention of Cardiovascular Disease. Guideline for assessment and management of cardiovascular risk. Geneva:World health organization,2007.

[12] Haskell WL. Rehabilitation of the coronary patient//Wenger NK,Hellerstein HK. Design and implantation of cardiac conditioning program. New York:Churchill Livingstone,1978,147.

第十三章　高　血　压

第一节　原发性高血压

　　血管内血液对于血管壁的侧压力称为血压（blood pressure，BP）。高血压的定义是指体循环动脉收缩压和/或舒张压的持续升高，是以体循环动脉压升高、周围小动脉阻力增高同时伴有不同程度的心排血量和血容量增加为主要表现的临床综合征。临床上可分为原发性及继发性两大类。发病原因不明的称为原发性高血压（essential hypertension），占高血压患者总数的 90% 左右。约有近 10% 的高血压患者，其血压的升高是因为本身有明确而独立的病因及疾病所致一种临床表现，称之为继发性高血压（secondary hypertension）。近年来，随着诊断技术的进步，继发性高血压的检出率逐渐提高。

　　【流行病学】

　　根据最新中国高血压流行病学调查的结果，2012—2015 年我国 18 岁及以上居民高血压患病粗率为27.9%（标化率 23.2%）。患病特点为男性高于女性，北方高于南方。大中型城市高血压患病率较高，北京、天津和上海居民的高血压患病率分别为 35.9%、34.5% 和 29.1%。2015 年调查显示，18 岁以上人群高血压患者的知晓率、治疗率和控制率分别为 51.5%，46.1% 和 16.9%，较 2002 年明显增高，但总体控制率仍较低。

　　【病因】

　　原发性高血压是遗传因素与环境因素长期相互作用的结果，超重、高盐膳食及中度以上饮酒等不良生活方式起着至关重要的作用。

　　1. **超重和肥胖**　体重指数（body mass index，BMI）= 体重（kg）/身高（米）^{2}。我国正常成年人的体重指数为 18.5~23.9kg/m^2，≥24kg/m^2 为超重，≥28kg/m^2 为肥胖；男性腹围≥90cm，女性腹围≥85cm 提示腹部脂肪聚集。我国 MONICA 研究发现，北方各省市平均体重指数明显高于南方。中美心血管病流行病学合作研究结果显示，基线时体重指数增加者在三四年内发生高血压（收缩压≥140mmHg 或舒张压≥90mmHg）的危险在女性中增加 57%、在男性中增加 50%。内脏型肥胖与高血压的关系更为密切，随着内脏脂肪指数的增加，高血压患病风险增加。同时，内脏型肥胖与代谢综合征密切相关，可导致糖、脂代谢异常。超重和肥胖导致高血压可能与水钠潴留、交感神经兴奋性增高、肾素-醛固酮系统异常及胰岛素抵抗有关。

　　2. **膳食高钠、低钾**　过量食盐摄入是高血压的危险因素，高血压患者的平均盐摄入量远高于血压正常人群；盐摄入与高血压患病率之间呈线性相关。INTERSALT 研究发现，研究人群 24 小时尿钠排泄量中位数增加 2.3g（100mmol/d），收缩压（SBP）/舒张压（DBP）中位数平均升高 5~7/2~4mmHg。1979 年的全国高血压普查结果显示，我国北方食盐摄入量平均每人每日 12~18g，而广西、福建等地均在 7~8g/d。2012 年我国 18 岁及以上居民的平均烹调盐摄入量为 10.5g/d，虽低于 1992 年的 12.9g/d 和 2002 年的

12.0g,但较推荐的盐摄入量水平依旧高75.0%,且中国人群普遍对钠敏感。

血清钾、尿钾及膳食摄入的钾与血压之间呈负相关。目前我国人群膳食中钾摄入量普遍偏低,一般在2~3g/d,膳食中钠钾比为3:1,是我国高血压患病率高的重要原因之一。

3. 社会心理精神因素　社会心理因素是十分复杂的,精神压力增加可导致血压升高。紧张可使心率、血压、血浆肾上腺素和去甲肾上腺素水平升高,通常我们所知道的城市高血压患病率高于农村、脑力劳动者高于体力劳动者、司机高血压患病率高于其他工种等均属此类。

4. 过量饮酒　包括危险饮酒(男性41~60g,女性21~40g)和有害饮酒(男性60g以上,女性40g以上)。我国饮酒人数众多,18岁以上居民饮酒者中有害饮酒率为9.3%。限制饮酒与血压下降显著相关,酒精摄入量平均减少67%,SBP下降3.31mmHg,DBP下降2.04mmHg。目前有关少量饮酒有利于心血管健康的证据尚不足,相关研究表明,即使对少量饮酒的人而言,减少酒精摄入量也能够改善心血管健康,减少心血管疾病的发病风险。

5. 其他危险因素　除了以上高血压发病危险因素外,其他危险因素还包括年龄、高血压家族史、缺乏体力活动,以及糖尿病、血脂异常等。近年来大气污染也备受关注。研究显示,暴露于PM2.5、PM10、SO_2和O_3等污染物中均伴随高血压的发生风险和心血管疾病的病死率增加。

【发病机制】

原发性高血压是一种与遗传、环境有关的可导致心、脑、肾及周围血管、眼底等靶器官病理损害并致功能障碍的常见心血管疾病之一,其发病机制复杂。

1. 遗传　原发性高血压有遗传和家族聚集倾向,可能与同一家族成员具有相同的基因结构、环境及生活习惯有关。北京市1991年高血压普查结果表明,父母一方有高血压者的高血压患病率是无高血压家族史者的1.5倍,父母双方均有高血压者的高血压患病率是无高血压家族史的2~3倍。遗传因素在某种程度上会易化环境因素的作用,使其作用放大。GenSalt研究发现高血压与盐相关的8个基因。GWAS研究新发现4个遗传易感区域或基因,且证实了14个既往国外报道的遗传易感位点与中国人群血压和高血压相关。这些基因与环境的共同作用,对我国高血压的发生、发展起着重要的作用。

2. 肾素-血管紧张素-醛固酮系统激活　近年来发现,循环及组织中异常增高的血管紧张素Ⅱ(AT Ⅱ)是导致血压增高的重要原因。研究发现,在血管壁、心脏、中枢神经、肾及肾上腺均有RAAS各成分的mRNA表达,并有血管紧张素Ⅱ受体的存在,组织中RAAS自成系统,因此循环和组织中的高RAAS在高血压的形成中可能具有重要作用(图2-13-1)。

3. 肾上腺素能激活　反复的过度紧张与精神刺激可以引起高血压。当大脑皮质兴奋与抑制过程失

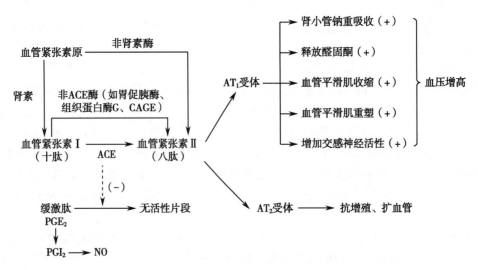

图 2-13-1　肾素-血管紧张素-醛固酮系统

注:ACE. 血管紧张素转换酶;AT_1. 血管紧张素Ⅱ的1型受体;AT_2. 血管紧张素Ⅱ的2型受体;PGE_2. 前列腺素2;PGI_2. 前列环素;NO. 一氧化氮。

调时,皮质下血管运动中枢失去平衡,交感神经活性增高,释放去甲肾上腺素增多,致使外周血管阻力增高和血压上升;同时肾上腺髓质释放肾上腺素也增多,而血中肾上腺素水平的持续增高又使交感神经末梢去甲肾上腺素释放增多,从而进一步使血管阻力增加。其他神经递质,如5-羟色胺、多巴胺等也可能参与这一过程。

4. **盐敏感及盐负荷机制**　高血压患者有盐敏感型和非盐敏感型,提示高钠饮食引起高血压的机制有遗传因素的参与。盐敏感者占高血压人群的30%~50%。最新研究结果表明,在个体中存在着盐敏感基因,这是食盐后导致高血压发生的遗传基础。

5. **胰岛素抵抗**　是指胰岛分泌量在正常水平时,刺激靶细胞摄取和利用葡萄糖的生理效应显著减弱,或者是靶细胞为了进行正常摄取和利用葡萄糖的生物效应,需要超常量的胰岛素。目前认为,胰岛素抵抗导致高血压的可能机制有:①增加肾小管对水钠的重吸收,增加血管对血管紧张素 II 的反应性;②增加交感神经系统兴奋性;③降低 Na^+,K^+-ATP 酶活性;④增加 Na^+-H^+ 泵活性;⑤降低 Ca^{2+}-ATP 酶活性;⑥刺激生长因子活性。

【病理】

高血压早期全身细、小动脉痉挛,日久血管壁缺氧、透明样变性。小动脉压力持续增高时,内膜纤维组织和弹力纤维增生,管腔变窄,加重缺血。血压长期升高可导致心、脑、肾、血管等靶器官损害。

1. **心脏**　心脏是高血压的主要靶器官之一。长期血压增高使心脏压力负荷持续增加,可致左心室肥厚(LVH),它是造成心力衰竭的重要原因。持久的高血压还促进脂质在大、中动脉内膜的沉积而发生动脉粥样硬化,血压水平与主要冠心病事件(冠心病死亡或非致死性心肌梗死)之间呈正相关。

2. **脑**　脑部血管的某些薄弱部位,如基底节的穿通动脉供应区、苍白球、丘脑及脑桥处易形成微动脉瘤,在高压血流冲击下破裂,可引起脑出血。长期高血压可导致脑动脉硬化、管腔变窄、血栓形成或闭塞,导致相应脑组织缺血、坏死和软化,或腔隙性梗死,临床出现短暂脑缺血发作(TIA)、脑血栓或脑梗死的相应症状。

3. **肾**　高血压时循环和肾局部的 RAS 过度激活,加速肾入球小动脉和小叶间动脉的硬化并发生玻璃样变性,可引起肾实质缺血、萎缩、纤维化和坏死,导致慢性肾功能不全。而恶性高血压则可致入球小动脉和小叶间动脉增殖性内膜炎,管腔显著变窄、闭塞,肾实质缺血性坏死、变性纤维化,短期内出现肾衰竭。

4. **眼**　高血压眼部病变主要累及视网膜动脉,导致血管痉挛、硬化、出血及渗出的 4 级视网膜病变。老年人轻度视网膜病变大多无病理意义,3 级和 4 级视网膜病变是严重高血压的并发症。

5. **血管**　在高血压的作用下,大、中动脉(直径超过 1mm)内弹力膜增厚、平滑肌肥厚并有纤维组织沉积,血管扩张、扭曲,管壁顺应性下降。大动脉的顺应性改变与年龄增大有直接关系。小动脉(直径小于 1mm)出现透明样硬化、管腔狭窄并可形成无菌性动脉瘤。血管床的结构改变增加了血管阻力,使肾功能下降并引起肾动脉狭窄,从而加速高血压的发展。此外,高血压在主动脉瘤及动脉夹层的发生中也起重要作用。

【临床表现】

1. **症状**　早期通常无症状,偶于体检时发现血压升高,约 1/3~1/2 高血压患者因头痛、头胀、耳鸣、多梦或心悸就医。部分患者则在出现心、脑、肾等并发症后才发现。患者的症状缺乏特异性且与血压升高的程度无关,其中 50% 的患者无症状或症状不明显。

2. **体格检查及体征**　全面体格检查非常重要。仔细的体格检查有助于发现继发性高血压线索和靶器官损害情况。除仔细测量血压(见血压测量部分)外,还应检查下述内容。

(1)身高、体重、腰围及臀围的测量:测量身高和体重,计算体重指数(body mass index,BMI):BMI=体重(千克)/身高(米)的平方[kg/m^2]。测量腰围和臀围。以用于监测随访用。

(2)继发性高血压线索:观察有无库欣面容、肢端肥大、神经纤维瘤性皮肤斑、甲状腺功能亢进性突眼征,触诊听诊甲状腺,检查腹部有无肾增大(多囊肾)或肿块等。

（3）心脏、血管检查:测量脉率、心率、节律、心音、杂音及附加音,检查有无脉短绌,叩诊心界大小,肺部听诊叩诊了解是否存在胸腔积液、啰音。检查颈部、腹部、背部脊肋角、股动脉等处有无血管杂音,注意有无四肢脉搏减弱或消失或不对称。观察有无下肢水肿及类型、程度。

（4）眼底检查:根据 Keith-Wagener 眼底分级法将眼底病变分为 4 级。Ⅰ级:视网膜动脉变细,反光增强;Ⅱ级:视网膜动脉狭窄,动静脉交叉压迫;Ⅲ级:在上述的病变基础上有眼底出血及棉絮状渗出;Ⅳ级,上述基础上出现视乳头水肿。

（5）神经系统体征:神经反射、肌力、肌张力、定向力等的检测。

【诊断】

1. 血压测量方法　高血压的诊断有赖于血压的正确测量,主要采用诊室血压测量和诊室外血压测量,后者包括动态血压监测(ABPM)和自测血压。

（1）诊室血压:是目前临床诊断高血压、进行血压水平分级以及观察降压疗效的常用方法,由医护人员在标准条件下按统一的规范进行测量。读取血压数值时,末位数值只能是 0、2、4、6、8,不能出现 1、3、5、7、9,并注意避免末位数偏好。心房颤动患者测量血压时,通常有较长时间的柯氏音听诊间隙,需要多次测量取均值。

（2）自测血压:又称家庭血压监测(HBPM)。是受测者在家中自己测量血压,可以提供日常生活状态下有价值的血压信息。在提示单纯性诊所高血压(即白大衣性高血压)、隐蔽性高血压和难治性高血压,评价降压疗效,改善治疗依从性等诸方面具有独特优点。随着血压遥测技术和设备的进展,基于互联网的家庭血压远程监测和管理可望成为未来血压管理新模式,但还需要更多的研究提供有效性和费效比证据。

（3）动态血压:提供 24 小时、白昼和夜间各时间段血压的平均值和离散度,能较敏感和客观地反映实际的血压水平、血压变异性和血压节律。同诊室偶测血压相比,动态血压与靶器官损害及预后有更密切的关系。临床上可用于诊断评价单纯性诊室高血压、难治性高血压、白大衣高血压和隐蔽性高血压,以及发作性高血压或低血压、血压波动异常大等患者。

2. 定义和诊断标准　高血压的水平是根据流行病学资料人为界定的。《中国高血压防治指南(2018年修订版)》中的高血压定义为:在未使用降压药物的情况下,非同日 3 次测量诊室血压,收缩压(systolic blood pressure,SBP)≥140mmHg 和/或舒张压(diastolic blood pressure,DBP)≥90mmHg,1mmHg=0.133kPa。患者既往有高血压史,目前正在使用降压药物,血压虽然低于140/90mmHg,仍诊断为高血压。根据血压增高的水平,可进一步将高血压分为 1、2、3 级(即轻度、中度、重度,见表 2-13-1)。2018《欧洲高血压防治指南》对诊室血压、家庭自测血压及 24 小时动态血压的高血压诊断标准有明确的界定,《中国高血压防治指南(2018 年修订版)》也有相应的描述(表 2-13-2)。

表 2-13-1　血压水平分类和定义

类别	收缩压/mmHg		舒张压/mmHg
正常血压	<120	和	<80
正常高值	120~139	和/或	80~89
高血压:	≥140	和/或	≥90
1 级高血压(轻度)	140~159	和/或	90~99
2 级高血压(中度)	160~179	和/或	100~109
3 级高血压(重度)	≥180	和/或	≥110
单纯收缩期高血压	≥140	和	<90

注:若患者的收缩压与舒张压分属不同的级别时,则以较高的分级为准。单纯收缩期高血压也可按照收缩压水平分为 1、2、3 级。

表 2-13-2 诊室血压、家庭自测血压及 24 小时动态血压的高血压诊断标准（单位：mmHg）

		2018 欧洲指南	2018 中国指南
诊室血压		≥140/90	≥140/90
家庭自测血压		≥135/85	≥135/85
24 小时动态血压	全天	≥130/80	≥130/80
	白昼	≥135/85	≥135/85
	夜间	≥120/70	≥120/70

3. 评估和危险分层 高血压的诊断性评估包括三方面：①确定血压水平及其他心血管危险因素；②判断高血压原因；③明确是否存在靶器官损害及相关的临床情况。

原发性高血压必须在排除继发性高血压（见鉴别诊断）基础上进行血压严重程度的分析，但其严重程度并不单纯与血压升高的水平有关，必须结合患者是否伴有总的心血管危险因素及疾病，进行临床疾病的全面评估。影响预后的因素见表 2-13-3。对原发性高血压的治疗目标及预后判断是在对高血压患者危险度的分层基础上进行的。

表 2-13-3 影响高血压患者心血管预后的重要因素

心血管危险因素	靶器官损害（TOD）	伴临床疾病

• 高血压（1~3 级）
• 男性>55 岁；女性>65 岁
• 吸烟或被动吸烟
• 糖耐量受损（2 小时血糖 7.8~11.0mmol/L）和/或空腹血糖异常（6.1~6.9mmol/L）
• 血脂异常
  TC≥5.2mmol/L（200mg/dl）
  或
  LDL-C≥3.4mmol/L（130mg/dl）
  或
  HDL-C<1.0mmol/L（40mg/dl）
• 早发心血管病家族史
  （一级亲属发病年龄<50 岁）
• 腹型肥胖
  （腰围：男性≥90cm
  女性≥85cm）
  或肥胖（BMI≥28kg/m²）
• 高同型半胱氨酸（≥15μmol/L）
	• 左心室肥厚
	  心电图：Sokolow-Lyon 电压>3.8mV 或 Cornell>244mV·ms
	  超声心动图 LVMI：
	  男≥115g/m²，女≥95g/m²
	• 颈动脉超声 IMT≥0.9mm
	  或动脉粥样斑块
	• 颈-股动脉脉搏波速度≥12m/s
	  （*选择使用）
	• 踝/臂血压指数<0.9
	  （*选择使用）
	• 估算的肾小球滤过率降低[eG-FR 30~59ml/（min·1.73m²）]
	  或血清肌酐轻度升高：
	  男性 115~133μmol/L
	  女性 107~124μmol/L
	• 微量白蛋白尿：30~300mg/24h 或
	  白蛋白/肌酐比：
	  ≥30mg/g（3.5mg/mmol）
		• 脑血管病：
		  脑出血
		  缺血性脑卒中
		  短暂性脑缺血发作
		• 心脏疾病：
		  心肌梗死史
		  心绞痛
		  冠状动脉血运重建史
		  慢性心力衰竭
		  心房颤动
		• 肾疾病：
		  糖尿病肾病
		  肾功能受损包括 eGFR<30ml/（min·1.73m²）
		  血肌酐：
		  男性≥133μmol/L
		  女性≥124μmol/L
		  蛋白尿（≥300mg/24h）
		• 外周血管疾病
		• 视网膜病变：
		  出血或渗出
		  视神经盘水肿
		• 糖尿病：
		  新诊断：
		    空腹血糖：≥7.0mmol/L
		    餐后血糖：≥11.1mmol/L
		  已治疗但未控制：
		    糖化血红蛋白（HbA1c）：≥6.5%

注：TC. 总胆固醇；LDL-C. 低密度脂蛋白胆固醇；HDL-C. 高密度脂蛋白胆固醇；LVMI. 左心室重量指数；IMT. 颈动脉内膜中层厚度；BMI. 体重指数。

危险度的分层以血压水平为基础,结合危险因素、靶器官损害及并存的临床情况进行综合分析后将患者分为低、中、高及很高危四个层次(见表 2-13-4)。高血压治疗时不仅要考虑降压,还要考虑危险因素及靶器官损害的预防及逆转。

表 2-13-4　按危险分层,量化地估计预后

其他危险因素和病史	血压/mmHg			
	SBP130~139 和/或 DBP85~89	SBP140~159 和/或 DBP90~99	SBP160~179 和/或 DBP100~109	SBP≥180 和/或 DBP≥110
无		低危	中危	高危
1~2 个其他危险因素	低危	中危	中/高危	很高危
≥3 个其他危险因素,靶器官损害,或 CKD3 期,无并发症的糖尿病	中/高危	高危	高危	很高危
临床并发症,或 CKD4 期,有并发症的糖尿病	高/很高危	很高危	很高危	很高危

注:CKD. 慢性肾疾病。

【检查】

常规实验室检查可以了解患者的一般临床情况,常规检查配合推荐检查和特殊检查可以确定高血压靶器官损害、筛查继发性高血压。

1. 常规检查

(1) 血常规及血生化检查:包括血常规、血钾、血钠、空腹血糖、血脂(血清总胆固醇、甘油三酯、高密度脂蛋白胆固醇、低密度脂蛋白胆固醇)、尿酸、肌酐。

(2) 尿液分析:包括尿蛋白、尿糖、尿沉渣镜检、微量白蛋白尿或尿白蛋白/肌酐。必要时可进一步进行 24 小时尿蛋白定量测定。

(3) 心电图:高血压患者易形成左心室肥厚,还易发生心肌缺血及心房颤动。心电图检查简单易行,常用于临床筛查及诊断高血压左心室肥厚、识别心肌缺血及诊断心律失常。

2. 推荐检查

(1) 超声心动图:可检测有无左心室肥厚、心脏扩大及心功能异常。应注意几个重要的指标:E/A 比值、左心房大小、左心室舒张末内径及射血分数和左心室重量指数。

(2) 颈动脉超声:高血压是引起颈动脉病变的最重要因素之一。颈动脉病变可通过颈动脉超声检查做出诊断。检查指标主要包括:测量颈动脉内膜中层厚度、探查有无动脉粥样硬化性斑块、当有斑块形成时测量动脉狭窄比值等。颈动脉内膜中层厚度≥0.9mm 为动脉壁增厚。

(3) 动态血压监测:如前所述,动态血压监测方法作为诊室血压的重要补充,能够诊断白大衣高血压、隐蔽性高血压,有助于评估药物降压的长效性和平稳性。

(4) 口服葡萄糖耐量试验、糖化血红蛋白、眼底、胸部 X 线摄片等。

(5) 动脉功能检测:高血压实质是一种血管病变,临床上通过检测动脉功能可识别早期血管病变。早期筛查有助于早期干预,以延缓或阻抑动脉硬化病变的进展。目前常用两个动脉功能的指标:①脉搏波传导速度(pulse wave velocity,PWV):目前多采用颈动脉-股动脉脉搏波传导速度(cfPWV)。PWV 是反映动脉僵硬度的早期指标,有较广泛的临床价值。当颈动脉-股动脉 PWV>12m/s,视为大动脉僵硬度增加、血管功能异常。②踝臂指数(ankle-brachial index,ABI):通过测量上臂与踝部血压计算踝臂血压比值得出。ABI 用于评价下肢动脉血管病变简单、无创。一般认为 ABI<0.9 为异常。

(6) 高同型半胱氨酸(homocysteine,Hcy)血症:高同型半胱氨酸血症与我国高血压患者脑卒中高发密切相关。国内外数据均显示,高血压与高 Hcy 同时存在,脑卒中风险显著增加。血浆 Hcy 的重要原因是叶酸的摄入减少,叶酸缺乏和 MTHFR C677T 基因突变作为影响 Hcy 水平的最重要的两项因素,亦是影响心脑血管疾病尤其是脑卒中的独立预测因子。中国高血压人群血浆 Hcy 的水平则较美国人群高出约

50%。可能与我国饮食习惯中多采用蒸煮煎炒等烹饪方式,导致摄入的蔬菜中叶酸等 B 族维生素的大量失活有关。中国脑卒中一级预防研究(china stroke primary prevention trial,CSPPT)表明以依那普利叶酸片为基础的降压治疗方案,可以明显升高血叶酸水平,进而进一步显著降低 21% 首发脑卒中风险。

3. **特殊检查**

(1) 对疑诊继发性高血压的患者,依据病情选择以下特殊检查:①血浆肾素活性或浓度、血浆或尿醛固酮;②血、尿儿茶酚胺及其代谢产物、血浆游离甲氧基肾上腺素及甲氧基去甲肾上腺素;③血和尿中糖皮质激素;④肾动脉超声或造影;⑤肾及肾上腺超声、CT 或 MRI;⑥肾上腺静脉采血;⑦睡眠呼吸监测。

(2) 对有合并症的高血压患者,进行相应的心功能、肾功能和认知功能等检查。

4. **遗传学分析**　虽然高血压全基因组关联分析(genome-wide association study,GWAS)报道了一批与血压水平或高血压相关的基因位点,但目前临床基因诊断仅适用于 Liddle 综合征、糖皮质激素可治性醛固酮增多症等单基因遗传性高血压。

【**鉴别诊断**】

诊断高血压后,应鉴别是原发性还是继发性。常见的继发性高血压包括肾性、肾血管性、内分泌性、阻塞性睡眠呼吸暂停低通气等(各类继发高血压的特点见本章第二节)。

临床上遇到以下提示继发性高血压的线索时,要行进一步的检查来判断是否存在继发性高血压。

1. **高血压特点**　严重或顽固性高血压、原来控制良好的高血压突然恶化、高血压发病突然、高血压起病年轻(尤其是无高血压家族史者)、高血压起病在 50 岁后并有动脉硬化病史(如冠心病)。

2. **症状及体格检查**　血压波动大或阵发性高血压伴头痛心悸及面色苍白和出汗(嗜铬细胞瘤)、肥胖伴夜间睡眠中打鼾及呼吸停止(夜间睡眠呼吸暂停)、心动过速伴出汗及震颤(甲状腺功能亢进)、听诊有腹部杂音(肾血管性高血压)、听诊有心前区或胸部杂音(主动脉缩窄或主动脉病)、股动脉搏动消失或延迟、股动脉压降低(主动脉缩窄或主动脉病)。

3. **实验室检查**　无诱因的低血钾(原发性醛固酮增多症)、高血钙(甲状旁腺功能亢进)、血肌酐增高(肾实质病变)。

【**治疗**】

1. **治疗目标**　高血压治疗的根本目标是降低高血压引起的心脑肾与血管并发症发生和死亡的总危险。高血压的治疗应根据患者的血压水平和总体风险水平,决定给予改善生活方式和降压药物的时机与强度;同时干预检出的其他危险因素、靶器官损害和并存的临床疾病。鉴于我国高血压患者的以脑卒中并发症为主仍然没有根本改变的局面,因此在条件允许的情况下,应采取强化降压的治疗策略。按照《中国高血压防治指南(2018 年修订版)》,血压的降压目标:一般患者血压<140/90mmHg,在可耐受和可持续的条件下,其中部分有糖尿病、蛋白尿等的高危患者的血压可控制在 130/80mmHg 以下。虽然也有一些证据提示在一些特殊人群中更高或更低的血压目标,但这主要取决于患者对治疗的耐受性和治疗的复杂程度。如果不需采用复杂的治疗方案即可将血压降至更低的水平且患者可以耐受,并不需要改变治疗方案而使血压回升。

治疗方案的选择和应用的强度应权衡长期获益和患者耐受性,避免或减少由于患者耐受不良所导致的停药。对高危和很高危患者采取强化干预措施,以及对无严重并发症的亚临床靶器官损害的患者采取积极干预措施逆转靶器官损害有其合理性,但对于低中危的血压正常高值人群给予降压药物治疗目前尚缺乏以预后终点为研究目标的临床试验证据。

对于已经存在心血管疾病的老年高血压患者,应进行危险因素及靶器官损害的评估,给予个体化的治疗方案及降压目标,一味地强化降压可能会造成重要器官的缺血事件,甚至引发心血管事件发生。对于老年患者,医生应根据患者并发症的严重程度,对治疗耐受性及坚持治疗的可能因素进行评估,综合决定患者的降压目标值。

2. **启动治疗的策略**　降压药物治疗的时机取决于心血管风险评估水平,在改善生活方式的基础上,血压仍超过 140/90mmHg 和/或目标水平的患者应给予药物治疗。高危和很高危的患者,应及时启动降压药物治疗,对并存的危险因素和合并的临床疾病进行综合治疗;中危患者,可观察数周,评估靶器官损害情况,改善生活方式,如血压仍不达标,则应开始药物治疗;低危患者,则可对患者进行 1~3 个月的观察,密切随诊,尽可能进行诊室外血压监测,评估靶器官损害情况,改善生活方式,如血压仍不达标可开始降压药物治疗。初诊高血压患者启动降压药物治疗的程序见图 2-13-2。

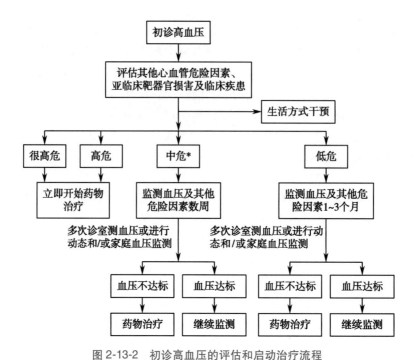

图 2-13-2   初诊高血压的评估和启动治疗流程

注:动态血压的高血压诊断标准为白昼平均 SBP≥135mmHg 或 DBP≥85mmHg,夜间平均 SBP≥120mmHg 或 DBP≥70mmHg 或 24 小时平均 SBP≥130mmHg 或 DBP≥80mmHg;家庭血压平均 SBP≥135mmHg 或 DBP≥85mmHg。

*中危且血压≥160/100mmHg 应立即启动药物治疗。

3. **非药物治疗**   生活方式干预可以降低血压、预防或延迟高血压的发生、降低心血管病风险,在任何时候对任何高血压患者(包括正常高值者和需要药物治疗的高血压患者)都是合理、有效的治疗,其目的是降低血压、控制其他危险因素和临床情况。生活方式干预主要措施包括:减少钠盐摄入,每人每日食盐摄入量逐步降至<6g/d,增加钾摄入;合理膳食,平衡膳食;控制体重,使 BMI<24kg/m²;腰围:男性<90cm,女性<85cm;不吸烟,彻底戒烟,避免被动吸烟;不饮或限制饮酒;增加运动,中等强度,每周 4~7 次,每次持续 30~60 分钟;减轻精神压力,保持心理平衡(表 2-13-5)。

表 2-13-5   生活干预策略及目标

内容	目标	可获得的收缩压下降效果
减少钠盐摄入,增加钾摄入	每人每日食盐摄入不超过 6g(一啤酒瓶盖*) 注意隐性盐的摄入(咸菜、鸡精、酱油等) 减少盐摄入的主要措施包括:①减少烹调用盐及含钠高的调味品(包括味精、酱油);②避免或减少含钠盐量较高的加工食品,如咸菜、火腿、各类炒货和腌制品;③建议在烹调时尽可能使用定量盐勺,以起到警示的作用 增加膳食中钾摄入量主要措施为:①增加富钾食物(新鲜蔬菜、水果和豆类)的摄入量;②肾功能良好者可选择低钠富钾替代盐。不建议服用钾补充剂(包括药物)来降低血压。肾功能不全者补钾前应咨询医生	2~8mmHg
合理膳食	DASH(dietary approaches to stop hypertension)饮食富含新鲜蔬菜、水果、低脂(或脱脂)乳制品、禽肉、鱼、大豆和坚果,少糖、含糖饮料和红肉,其饱和脂肪和胆固醇水平低,富含钾镁钙等微量元素、优质蛋白质和纤维素	高血压患者血压降低 11.4/5.5mmHg,一般人群降低 6.74/3.54mmHg

内容	目标	可获得的收缩压下降效果
减轻体重	推荐将体重维持在健康范围内(BMI:18.5~23.9kg/m²,男性腰围<90cm,女性<85cm) 建议所有超重和肥胖患者减重。在膳食平衡基础上减少每日总热量摄入,控制高热量食物(高脂肪食物、含糖饮料和酒类等)的摄入,适当控制碳水化合物的摄入;提倡进行规律的中等强度的有氧运动、减少久坐时间	5~20mmHg/减重 10kg
规律运动	中等强度运动,每天累计 30~60 分钟,每周 4~7 天。运动形式可采取有氧、阻抗和伸展等。以有氧运动为主,无氧运动作为补充。中等强度运动为能达到最大心率[最大心率(次/min)=220-年龄]的 60%~70% 的运动。高危患者运动前需进行评估	有氧运动平均降低血压3.84/2.58mmHg
戒烟	戒烟可降低心血管疾病风险。医师应强烈建议并督促高血压患者戒烟,帮助患者进行科学戒烟,避免被动吸烟	/
限制饮酒	建议高血压患者不饮酒。如饮酒,则应少量并选择低度酒,避免饮用高度烈性酒。每日酒精摄入量男性不超过 25g,女性不超过 15g;每周酒精摄入量男性不超过 140g,女性不超过 80g。白酒、葡萄酒、啤酒摄入量分别少于 50ml、100ml、300ml	2~4mmHg
心理平衡	精神紧张可激活交感神经从而使血压升高,医生应指导患者进行个体化认知行为干预,必要情况下采取心理治疗联合药物治疗,目标是减轻精神压力,保持心情愉悦	/

4. 药物治疗

(1) 降压药物应用的基本原则

1) 起始剂量:一般患者采用常规剂量;老年人及高龄老年人初始治疗时通常应采用较小的有效治疗剂量。根据需要,可考虑逐渐增加至足剂量。

2) 长效降压药物:优先使用长效降压药物,以有效控制 24 小时血压,更有效预防心脑血管并发症发生。如使用中、短效制剂,则需每天 2~3 次给药,以达到平稳控制血压。

3) 联合治疗:对血压≥160/100mmHg、高于目标血压 20/10mmHg 的高危患者,或单药治疗未达标的高血压患者应进行联合降压治疗,包括自由联合或单片复方制剂。对血压≥140/90mmHg 的患者,也可起始小剂量联合治疗。

4) 个体化治疗:根据患者并发症的不同和药物疗效及耐受性,以及患者个人意愿或长期承受能力,选择适合患者个体的降压药物。

5) 药物经济学:高血压是终身治疗,需要考虑成本/效益。

(2) 常用降压药物的作用特点与选择推荐:常用降压药物包括钙通道阻滞药(calcium channel blockers,CCB)、血管紧张素转换酶抑制剂(angiotensin converting enzyme inhibitor,ACEI)、血管紧张素Ⅱ受体受体拮抗药(angiotension Ⅱ receptor antagonists,ARB)、利尿药(diuretics)和β受体拮抗药(β-sympathetic receptor blockers)五类,五大类降压药物均可作为初始和维持用药的选择,α 受体拮抗药或其他种类降压药有时亦可应用于某些(如难治性高血压、前列腺增生高血压)高血压人群。

应根据患者的危险因素、亚临床靶器官损害以及合并临床疾病情况,合理使用药物,优先选择某类降压药物(即强适应证),而优先选择的理由来源于循证医学证据。

1) CCB:通过阻断血管平滑肌细胞上的钙离子通道发挥扩张血管降低血压的作用。包括二氢吡啶类 CCB 和非二氢吡啶类 CCB。二氢吡啶类 CCB 可与其他四类药联合应用,尤其适用于老年高血压、单纯收缩期高血压、伴稳定型心绞痛、冠状动脉或颈动脉粥样硬化及周围血管病患者。常见不良反应包括反射性交感神经激活导致心跳加快、面部潮红、脚踝部水肿、牙龈增生等。二氢吡啶类 CCB 没有绝对禁忌证,但心动过速与心力衰竭患者应慎用。非二氢吡啶类 CCB 也可用于降压治疗,常见不良反应包括负性肌力和负性传导作用,二度至三度房室阻滞、心力衰竭患者禁忌使用。

2)ACEI:通过抑制血管紧张素转换酶,阻断肾素血管紧张素 Ⅱ 的生成,抑制激肽酶的降解而发挥降压作用。此类药物降压作用明确,对于高血压患者具有良好的靶器官保护和心血管终点事件预防作用。对糖脂代谢无不良影响。尤其适用于伴慢性心力衰竭、心肌梗死后心功能不全、心房颤动预防、糖尿病肾病、非糖尿病肾病、代谢综合征、蛋白尿或微量白蛋白尿患者。最常见不良反应为干咳。长期应用有可能导致血钾升高,应定期监测血钾和血肌酐水平。禁忌证为双侧肾动脉狭窄、高钾血症及妊娠妇女。

3)ARB:通过阻断血管紧张素 Ⅱ 1 型受体而发挥降压作用。ARB 尤其适用于伴左心室肥厚、心力衰竭、糖尿病肾病、冠心病、代谢综合征、微量白蛋白尿或蛋白尿患者以及不能耐受 ACEI 的患者,并可预防心房颤动。不良反应少见,偶有腹泻,长期应用可升高血钾,应注意监测血钾及肌酐水平变化。双侧肾动脉狭窄、妊娠妇女、高钾血症者禁用。

4)利尿药:主要通过利钠排尿、降低容量负荷而发挥降压作用。用于控制血压的利尿药主要是噻嗪类利尿药,分为噻嗪型利尿药和噻嗪样利尿药两种,前者包括氢氯噻嗪和苄氟噻嗪等,后者包括氯噻酮和吲达帕胺等。小剂量噻嗪类利尿药(如氢氯噻嗪 6.25~25mg)对代谢影响很小,与其他降压药(尤其 ACEI 或 ARB)合用可显著增加后者的降压作用。此类药物尤其适用于老年高血压、单纯收缩期高血压或伴心力衰竭患者,也是难治性高血压的基础药物之一。其不良反应与剂量密切相关,故通常应采用小剂量。噻嗪类利尿药可引起低血钾,长期应用者应定期监测血钾,并适量补钾。痛风者禁用。对高尿酸血症以及明显肾功能不全者慎用,后者如需使用利尿药,应使用袢利尿药,如呋塞米等。保钾利尿药如阿米洛利、醛固酮受体拮抗药如螺内酯等也可用于控制难治性高血压。在利钠排尿的同时不增加钾的排出,与其他具有保钾作用的降压药如 ACEI 或 ARB 合用时需注意发生高钾血症的危险。螺内酯长期应用有可能导致男性乳房发育等不良反应。

5)β 受体拮抗药:通过抑制过度激活的交感神经活性、抑制心肌收缩力、减慢心率发挥降压作用。高选择性 β₁ 受体拮抗药对 β₁ 受体有较高选择性,因阻断 β₂ 受体而产生的不良反应较少,既可降低血压,也可保护靶器官、降低心血管事件风险。β 受体拮抗药尤其适用于伴快速性心律失常、冠心病、慢性心力衰竭、交感神经活性增高以及高动力状态的高血压患者。常见的不良反应有疲乏、肢体冷感、激动不安、胃肠不适等,还可能影响糖、脂代谢。二/三度房室传导阻滞、哮喘患者禁用。慢性阻塞型肺病、运动员、周围血管病或糖耐量异常者慎用。糖脂代谢异常时可慎重选用高选择性 β 受体拮抗药。长期应用者突然停药可发生反跳现象,即原有的症状加重或出现新的表现,较常见有血压反跳性升高,伴头痛、焦虑等,称之为撤药综合征。

6)α 受体拮抗药:不作为高血压治疗的首选药,适用于高血压伴前列腺增生患者,也用于难治性高血压患者的治疗。开始给药应在入睡前,以预防直立性低血压发生,使用中注意测量坐、立位血压,最好使用控释制剂。直立性低血压者禁用。心力衰竭者慎用。

(3)常用降压药的强适应证:见表 2-13-6。

(4)降压药物的联合应用:单一用药有效率对轻度高血压者仅为 50%~60%,一般加大剂量可以提高降压疗效,但也加重不良反应。因此,主张大多数患者采用联合用药以提高疗效减少不良反应。

1)联合用药的适应证:血压≥160/100mmHg 或高于目标血压 20/10mmHg 的高危人群,通常初始治疗即需要应用两种降压药物。如血压超过 140/90mmHg,也可考虑初始小剂量联合降压药物治疗。如仍不能达到目标血压,可在原药基础上加量,或可能需要 3 种甚至 4 种以上降压药物。

2)联合用药的方法:两药联合时,降压作用机制应具有互补性,同时具有相加的降压作用,并可互相抵消或减轻不良反应。例如,在应用 ACEI 或 ARB 基础上加用小剂量噻嗪类利尿药或加 CCB,降压效果可以达到甚至超过将原有的 ACEI 或 ARB 剂量倍增的降压幅度。

3)联合用药方案(表 2-13-7)

①ACEI/ARB+噻嗪类利尿药:ACEI/ARB 可使血钾水平略有上升,能拮抗噻嗪类利尿药长期应用所致的低血钾等不良反应。ACEI/ARB+噻嗪类利尿药合用有协同作用,有利于改善降压效果。

表 2-13-6 常用药物的强适应证推荐

适应证	CCB	ACEI	ARB	利尿药	β 受体拮抗药
左心室肥厚	+	+	+	±	±
稳定性冠心病	+	+[a]	+[a]	-	+
心肌梗死后	-[b]	+	+	+[c]	+
心力衰竭	-[e]	+	+	+	+
心房颤动预防	-	+	+	-	-
脑血管病	+	+	+	+	±
颈动脉内中膜增厚	+	±	±	-	-
蛋白尿/微量白蛋白尿	-	+	+	-	-
肾功能不全	±	+	+	+[d]	-
老年	+	+	+	+	±
糖尿病	±	+	+	±	-
血脂异常	±	+	+	-	-

注:CCB. 二氢吡啶类钙通道阻滞药;ACEI. 血管紧张素转换酶抑制剂;ARB. 血管紧张素Ⅱ受体拮抗药;+. 适用;±. 可能适用;-. 证据不足或不适应;a. 冠心病二级预防;b. 对伴心肌梗死病史者可用长效 CCB 控制高血压;c. 螺内酯;d. *GFR<30ml/min 时应选用袢利尿药;e. 氨氯地平和非洛地平可用。

表 2-13-7 联合治疗方案推荐

优先推荐	一般推荐	不常规推荐
D-CCB+ARB	利尿药+β 受体拮抗药	ACEI+β 受体拮抗药
D-CCB+ACEI	α 受体拮抗药+β 受体拮抗药	ARB+β 受体拮抗药
ARB+噻嗪类利尿药	D-CCB+保钾利尿药	ACEI+ARB
ACEI+噻嗪类利尿药	噻嗪类利尿药+保钾利尿药	中枢作用药+β 受体拮抗药
D-CCB+噻嗪类利尿药		
D-CCB+β 受体拮抗药		

注:D-CCB. 二氢吡啶类 CCB;ACEI. 血管紧张素转换酶抑制剂;ARB. 血管紧张素受体拮抗药。

②二氢吡啶类 CCB+ACEI/ARB:CCB 具有直接扩张动脉的作用,ACEI/ARB 既扩张动脉,又扩张静脉,故两药合用有协同降压作用。二氢吡啶类 CCB 常见的不良反应为踝部水肿,可被 ACEI/ARB 减轻或抵消。

③二氢吡啶类 CCB+噻嗪类利尿药:FEVER 研究证实,二氢吡啶类 CCB+噻嗪类利尿药治疗,可降低高血压患者脑卒中发生的风险。

④二氢吡啶类 CCB+β 受体拮抗药:CCB 具有扩张血管和轻度增加心率的作用,恰好抵消 β 受体拮抗药的缩血管及减慢心率的作用。两药联合可使不良反应减轻。

4)单片固定复方制剂(SPC):通常由不同作用机制的两种或两种以上的降压药组成。与随机组方的降压联合治疗相比,其优点是使用方便,可改善治疗的依从性及疗效,是联合治疗的新趋势。应用时注意其相应组成成分的禁忌证或可能的不良反应。

我国传统的单片复方制剂:包括复方利血平(复方降压片)、复方利血平氨苯蝶啶片等,以当时常用的利血平、氢氯噻嗪、盐酸双屈嗪或可乐定为主要成分。此类复方制剂目前仍在基层较广泛使用,尤以长效的复方利血平氨苯蝶啶片为著。

新型的单片复方制剂:一般由不同作用机制的两种药物组成,多数每天口服 1 次,使用方便,可改善依从性。目前我国上市的新型的单片复方制剂主要包括:ACEI+噻嗪类利尿药、ARB+噻嗪类利尿药;二氢吡啶类 CCB+ARB、二氢吡啶类 CCB+ACEI、二氢吡啶类 CCB+β 受体拮抗药、噻嗪类利尿药+保钾利尿药等。

附：特殊类型高血压

（一）高血压危象

高血压危象（hypertensive crisis）是高血压急症及亚急症的总称。

1. 分类

（1）高血压急症（hypertensive emergencies）：指血压短时间内严重升高[通常收缩压（SBP>180mmHg和/或舒张压（DBP）>120mmHg]并伴发进行性靶器官损害。高血压急症危害严重，通常需立即应用静脉药物进行降压治疗以阻止靶器官进一步损害。

高血压急症主要包括：高血压脑病、急性脑卒中（缺血性、出血性）、急性冠脉综合征、急性左心衰竭、主动脉夹层以及子痫前期和子痫等。围手术期高血压急症和嗜铬细胞危象也属于高血压急症范畴。

需要特别指出的是：①在临床上，若患者SBP≥220mmHg和/或DBP≥140mmHg，则无论有无症状亦应视为高血压急症；②对于妊娠期妇女或某些急性肾小球肾炎患者，特别是儿童，高血压急症的血压升高可能并不显著，但对器官损害更为严重；③某些患者既往血压显著增高，且已有相应靶器官损害，未进行系统降压治疗，或者降压治疗不充分，而在就诊时血压未达到SBP>180mmHg和/或DBP>120mmHg，但检查明确提示已经并发急性肺水肿、主动脉夹层、心肌梗死或急性脑卒中者，即使血压仅为中度升高，也应视为高血压急症。

（2）高血压亚急症（hypertensive urgencies）：指血压显著升高但不伴靶器官损害，虽然也属于高血压危象但无须立即采用静脉药物紧急降压治疗，可以在短期内（如24~48小时）用口服降压药使血压逐渐降低到相对安全的水平。同时要尽快评估、监测心、脑、肾等靶器官损害并确定导致血压升高的原因。

高血压危象发生时，是否有靶器官损害的急性临床表现是区别高血压急症与高血压亚急症的关键。患者血压的高低并不完全代表患者的危重程度，是否出现靶器官损害以及哪个靶器官受累不仅是高血压急症诊断的重点，也直接决定治疗方案的选择，并决定患者的预后。在判断是否属于高血压急症时，还需要注重其较基础血压升高的速率及幅度，其比血压的绝对值更为重要。

2. 治疗原则及目标

（1）高血压急症：治疗原则及目标是在短期内将血压降至安全水平（1~4小时降低血压25%），24小时内将血压降至160/100mmHg以内。48小时逐渐降至140~150/90~95mmHg以下。但应注意急性脑血管病的降压治疗有其特殊性。

1）药物选择：原则上采用静脉药物治疗，由于此类患者血压易波动、器官损害明显，采用静脉药物治疗有利于根据患者的情况进行药物的调整。静脉用药外还可以考虑口含药物：比如卡托普利、硝酸甘油。不建议硝苯地平普通片（心痛定）进行口含。

2）后续降压管理：高血压急症经静脉降压治疗后血压达到目标值，且靶器官功能平稳后，应考虑逐渐过渡到口服用药。口服用药应依据具体药物起效时间与静脉用药在一定时间内重叠使用，而不应等待静脉用药撤除后才开始应用。静脉用药停止后，可适当保持静脉通道，以防止血压反弹而需再次静脉使用降压药物。口服药物的选择要根据患者并存的危险因素、靶器官功能状态、有无合并疾病来决定。

（2）高血压亚急症：血压升高是否导致终末损害取决于血压增高的幅度和速度。一般认为舒张压达到或超过120mmHg应属于高血压危象的范畴，有些慢性高血压患者却可以相对耐受更高的血压而短期内无明显的血管和脏器损害征象。因此，是否需要立即降压不依赖于血压的绝对值，而取决于血压增高对靶器官的影响。

高血压亚急症治疗原则及目标是在48小时降至患者能够耐受的血压状态，一般第一目标<160/100mmHg，第二目标<140/90mmHg。

降压药物选择镇静、口服中效或缓释降压药物、多种降压药物联合治疗。

3. 高血压危象的几个特殊亚型

（1）高血压脑病：血压突然上升，舒张压常高于120mmHg。常有过度劳累、紧张、精神打击等诱发因素。脑水肿和颅内压高的症状，包括弥漫性头痛、恶心、呕吐、烦躁不安、视力模糊、黑矇、抽搐、意识障碍、昏迷。眼底变化，包括视网膜渗出、出血，视神经盘水肿。有时可产生一过性偏瘫、失语、病理神经反射，需与脑血管病鉴别。

（2）急进性-恶性高血压：多见于年轻男性，多有原发或继发性高血压病史（也可以是新近发现的高血压）。血压在一段时间内（数周～数月）进行性增高，且"居高不下"，舒张压常高于 130mmHg。视网膜有出血、渗出，视神经盘水肿。有不同程度的心、脑、肾功能障碍。

（二）难治性高血压

1. 定义　在改善生活方式基础上应用了可耐受的足够剂量且合理的 3 种降压药物（其中包括一种噻嗪类利尿药）至少治疗 4 周后，诊室和诊室外（包括家庭血压或动态血压监测）血压值仍在目标水平之上，或至少需要 4 种药物才能使血压达标时，称为难治性高血压（resistant hypertension，RH）。其患病率不详，我国尚无确切的流行病学数据。难治性高血压患者的脑卒中、心肌梗死、心力衰竭、肾功能不全和总死亡等不良事件的相对风险较血压控制较好患者明显增加。有研究显示，即使在已确诊的难治性高血压患者中，通过规范化的药物和非药物治疗，90% 以上患者的血压可以有效控制或达标，但多药联用的依从性和非药物治疗的持久性问题是难治性高血压降压达标的最大障碍。

2. 原因筛查　确定患者是否属于 RH 常需配合采用诊室外血压测量（家庭血压测量及动态血压监测），以排除白大衣高血压效应以及假性高血压。

要寻找影响血压控制不良的原因和并存的疾病因素：较常见的原因是患者治疗依从性差；降压药物选择使用不当（药物组合不合理、使用药物剂量不足）；应用了拮抗降压的药物，包括口服避孕药、环孢素、促红细胞生成素、糖皮质激素、非甾体抗炎药、抗抑郁药、可卡因及某些中药（如甘草、麻黄）等；其他影响因素有不良生活方式、肥胖、容量负荷过重（利尿药治疗不充分、高盐摄入、进展性肾功能不全）；或某些并存疾病状况，如糖尿病、血脂异常、慢性疼痛及长期失眠、焦虑等。

排除上述因素后，应该警惕继发性高血压的可能性，启动继发性高血压的筛查。

3. 处理原则

（1）推荐患者转至高血压专业医生处就诊。RH 的诊断应由有资质的高血压专科医生确定。

（2）提倡进行诊室外血压测量（家庭血压及动态血压），与患者有效沟通。关注患者长期用药的依从性。

（3）尽量消除影响因素。主要有肥胖、代谢紊乱、钠盐摄入过多等不良生活习惯等。

（4）调整降压联合方案。首先检查多药联合方案的组成是否合理，推荐选择常规剂量的 RAS 抑制剂+CCB+噻嗪类利尿药，也可根据患者特点和耐受性考虑增加各药物的剂量，应达到全剂量。

（5）效果仍不理想者可依据患者特点加用第四种降压药。可在醛固酮受体拮抗药、β 受体拮抗药、α 受体拮抗药或交感神经抑制剂（可乐定）中做选择，但仍需采用个体化治疗的原则。

4. 器械治疗　去肾神经术（renal denervation，RDN）是一种新兴技术，鉴于目前有关 RDN 治疗 RH 的疗效和安全性方面证据仍不充足，该方法仍处于临床研究阶段，不适合临床广泛推广。

其他一些器械降压治疗方法，如压力感受性反射激活疗法、髂动静脉吻合术、颈动脉体化学感受器消融、深部脑刺激术（deep brain stimulation，DBS）和减慢呼吸治疗等也在研究中。

【指南与共识】

1.《中国高血压防治指南（2018 年修订版）》

2.《2019 中国家庭血压监测指南》

3.《中国老年高血压管理指南 2019》

4.《难治性高血压诊断治疗中国专家共识》

5.《限盐管理控制高血压中国专家指导意见》

6.《清晨血压临床管理的中国专家指导建议》

7.《Expert consensus on the management of hypertension in the young and middle-aged Chinese population》

8.《国家基层高血压防治管理指南》

9.《动态血压监测临床应用中国专家共识》

10.《肾动脉狭窄的诊断和处理中国专家共识》

（孙宁玲　王鸿懿）

参 考 文 献

［1］　Wang Z,Chen Z,Zhang L,et al. Status of hypertension in China:Results from the china hypertension survey,2012—2015. Circulation,2018,137(22):2344-2356.

［2］　《中国高血压防治指南》修订委员会. 中国高血压防治指南(2018 年修订版). 心脑血管病防治,2019,19(1):1-44.

［3］　国家卫生计生委疾病预防控制局. 中国居民营养与慢性病状况报告(2015). 北京:人民卫生出版社,2015:33-50.

［4］　Parati G,Stergiou G,O'Brien E,et al. European society of hypertension practice guidelines for ambulatory blood pressure monitoring. J Hypertens,2014,32(7):1359-1366.

［5］　Stergiou GS,Siontis KC,Ioannidis JP. Home blood pressure as a cardiovascular outcome predictor:it's time to take this method seriously. Hypertension,2010,55:1301-1303.

［6］　中国高血压联盟《家庭血压监测指南》委员会. 2019 中国家庭血压监测指南. 中国医学前沿杂志,2019,11(5):21-25.

［7］　Huo Y,Li J,Qin X,et al. Efficacy of folic acid therapy in primary prevention of stroke among adults with hypertension in China:the CSPPT randomized clinical trial. JAMA,2015,313(13):1325-1335.

［8］　SPRINT Research Group,Wright JT,Jr.,Williamson JD,et al. A randomized trial of intensive versus standard blood-pressure control. N Engl J Med,2015,373(22):2103-2116.

［9］　中华医学会心血管病学分会高血压学组. 限盐管理控制高血压中国专家指导意见 2015. 中华高血压杂志,2015,23(11):1028-1034.

［10］　中国医师协会急诊医师分会,中国高血压联盟,北京高血压防治协会. 中国急诊高血压诊疗专家共识(2017 修订版). 中国实用内科杂志,2018,38(5):421-433.

［11］　蒋雄京,高润霖. SIMPLICITY HTN 3 研究后时代:去肾神经术治疗难治性高血压的现状与挑战. 中华医学杂志,2014,94(23):1761-1763.

［12］　White WB,Galis ZS,Henegar J,et al. Renal denervation therapy for hypertension:pathways for moving development forward. Journal of the American Society of Hypertension:JASH,2015,9(5):341-350.

［13］　中国老年医学学会高血压分会,国家老年疾病临床医学研究中心中国老年心血管病防治联盟. 中国老年高血压管理指南 2019. 中华老年多器官疾病杂志,2019,18(2):81-97.

［14］　孙宁玲,霍勇,王继光等. 难治性高血压诊断治疗中国专家共识. 中华高血压杂志,2013,219(4):321-326.

［15］　牟建军. 中华医学会心血管病学分会高血压学组. 限盐管理控制高血压中国专家指导意见. 中华高血压杂志,2015,23(11):1028-2034.

［16］　中华医学会心血管病学分会高血压学组. 清晨血压临床管理的中国专家指导建议. 中华心血管病杂志,2014,42(9):721-725.

［17］　Liu J,Lu X,Chen L,et al. Expert consensus on the management of hypertension in the young and middle-aged Chinese population. Int J Clin Pract,2019,73(12):e13426.

［18］　2017/国家基本公共卫生服务项目基层高血压管理办公室组织编写. 国家基层高血压防治管理指南. 北京:科学技术文献出版社,2017.

［19］　中国高血压联盟,中国医师协会高血压专业委员会血压测量与监测工作委员会. 动态血压监测临床应用中国专家共识. 中华高血压杂志,2015,23(8):727-730.

［20］　中国医疗保健国际交流促进会血管疾病高血压分会专家共识起草组. 肾动脉狭窄的诊断和处理中国专家共识. 中国循环杂志,2017,32(9):835-844.

第二节　继发性高血压

继发性高血压(secondary hypertension,SH)也称为症状性高血压,是某些疾病在发生发展过程中产生的症状,当原发病治愈后血压也会随之下降或恢复正常。根据既往文献资料,继发性高血压在高血压人群中约占 5%~15%,随着近年对各种疾病认识及诊断水平的提高,继发性高血压在高血压人群的所占比例明显上升。继发性高血压除了高血压本身造成的危害以外,与之伴随的电解质紊乱、内分泌失衡、低氧血症等还可导致独立于血压之外的心血管损害,其危害程度可能较原发性高血压更大,早期识别、早期治疗尤为重要。新诊断高血压患者应该进行常见的继发性高血压筛查。继发性高血压的病因繁杂,涉及多个学科,诊断难度较大,及早诊断能明显提高治愈率或阻止病情进展,其中一部分患者可通过去除病因手段而获得极其明显疗效。故了解并掌握继发性高血压的病因、鉴别诊断对于改善继发性高血压患者临床预后有着重要的意义。

【病因和分类】

继发性高血压的病因繁杂,为了临床工作的需要,一般根据疾病的性质、起源进行划分(表 2-13-8)。根据上表病因分类,在下述各节中分述各型继发性高血压临床表现、诊断及治疗。

表 2-13-8　继发性高血压分类

肾实质性高血压	原发性醛固酮增多症
急、慢性肾小球肾炎	嗜铬细胞瘤
先天性肾脏病变(多囊肾)	甲状腺功能异常(亢进或减退)
继发性肾脏病(结缔组织病、糖尿病肾病、肾淀粉样变)	甲状旁腺功能亢进
间质性肾炎	垂体前叶功能亢进
肾病	阻塞性睡眠呼吸暂停综合征
肾动脉狭窄及其他主动脉疾病引起的高血压	药物性高血压
肾动脉狭窄(动脉粥样硬化、大动脉炎、纤维肌性结构不良、白塞综合征、结节性多动脉炎等)	单基因遗传性高血压
	Liddle 综合征
肾动脉夹层	家族性高醛固酮血症
肾动脉血栓形成	可视性盐皮质类固醇增多症
肾动脉栓塞	其他原因导致的继发性高血压
肾动脉放射损伤、外源性压迫、先天束带等	神经源性高血压
肾动脉先天畸形	妊娠性高血压
主动脉缩窄及其他病变	结构心脏病
内分泌性高血压	精神性因素
皮质醇增多症(Cushing 综合征)	

【诊断】

由于继发性高血压的病因复杂,涉及多个专业学科,故对临床医师有较高的要求,需要了解各种继发性高血压的诊断要点及特异诊断,从临床众多的高血压患者中,筛选出继发性高血压病因。所有高血压患者均需要临床评估除外继发性原因,通过家族史和临床病史、体格检查和常规实验室检查对继发性高血压进行初步筛选,根据结果决定下一步特异的检查。继发性高血压常存在某些"不合常理"特殊的表现或"难治性",表现为发病年龄较轻、血压过高、治疗困难、异常体征、常规检验的异常(如低血钾、特殊体征),这常是临床拟诊继发性高血压的最初的线索(表 2-13-9,表 2-13-10)。

表 2-13-9　家族史和临床病史

1. 既往血压水平及高血压病程	(3) 糖尿病的个人史或家族史
2. 继发性高血压的指征	(4) 吸烟习惯
(1) 肾疾病家族史(多囊肾)	(5) 饮食习惯
(2) 肾疾病、尿路感染、血尿、滥用止痛药(肾实质性疾病)	(6) 肥胖;体力活动量
	(7) 性格
(3) 药物:口服避孕药、甘草、生胃酮、滴鼻药、可卡因、安非他明、类固醇、非甾体抗炎药、促红细胞生长素、环孢菌素	4. 器官损害症状
	(1) 脑和眼:头痛、眩晕、视力下降、短暂性脑缺血发作、感觉及运动缺失
(4) 阵发性出汗、头痛、焦虑、心悸(嗜铬细胞瘤)	(2) 心脏:心悸、胸痛、气短、踝部水肿
(5) 阵发性肌无力和痉挛(醛固酮增多症)	(3) 肾:口渴、多尿、夜尿、血尿
3. 危险因素	(4) 外周血管:肢端发冷、间歇性跛行
(1)高血压和心血管疾病的个人史或家族史	5. 既往降压治疗所用药物及其疗效和不良反应
(2) 血脂异常的个人史或家族史	6. 个人、家庭和环境因素

表 2-13-10　继发性高血压的体征

库欣(Cushing)综合征面容	听诊有心前区或胸部杂音(主动脉缩窄或主动脉病)
神经纤维瘤性皮肤斑(嗜铬细胞瘤)	股动脉搏动消失或胸部杂音(主动脉缩窄或主动脉病)
听诊有腹部杂音(肾血管性高血压)	股动脉搏动消失或延迟、股动脉压降低(主动脉缩窄或主动
触诊有肾大(多囊肾)	脉病)

进一步专科的检查包括测定血浆肾素活性、醛固酮、皮质激素和儿茶酚胺水平,核医学,动脉造影,肾和肾上腺超声,计算机辅助成像(CT、CTA),磁共振成像(MRI、MRA),睡眠呼吸监测等。要从大量高血压患者中有效而准确地诊断出继发性高血压患者,关键在于识别和熟悉继发性高血压相关的临床特征和实验室指标,掌握一套多学科的诊断思路。

【临床表现及治疗】

1. **肾实质性高血压**　肾是血压调节的重要器官,同时又是高血压损害的主要靶器官之一。

(1) 常见导致肾实质性高血压的疾病包括各种原发性肾小球肾炎(IgA 肾病、局灶节段肾小球硬化、膜增生性肾小球肾炎等);多囊肾性疾病;肾小管间质疾病(慢性肾盂肾炎、梗阻性肾病、反流性肾病等);代谢性疾病肾损害(糖尿病肾病等);系统性或结缔组织疾病肾损害(狼疮性肾炎、硬皮病等);单克隆免疫球蛋白相关肾疾病(轻链沉积病);遗传性肾疾病(Liddle 综合征等)。所有肾疾病在终末期肾病阶段 80%~90% 伴有高血压,是继发性高血压的重要原因。其发生原因主要是由于肾单位大量丢失,导致水钠潴留和细胞外液容量增加,肾 RAAS 激活与排钠激素减少,高血压升高肾小球囊内压,加重肾脏病变,而随着肾功能损害加重,高血压的严重程度和难治程度也加重。二者可互为因果,形成恶性循环。临床有时难以鉴别肾实质性高血压与原发性高血压伴肾损害,前者肾脏病变的发生常先于高血压或与其同时出现,血压较高且难以控制,蛋白尿/血尿发生早、程度重、肾功能受损明显,预后较原发性高血压差。除病史、临床表现与实验室检查外,肾组织活检在病因鉴别上具有重要的诊断意义。

(2) 治疗肾实质高血压除要遵循治疗高血压的一般原则外,还要注意如何才能最有效地保护靶器官肾,延缓肾功能损害的进展。无论何种病因所致的肾损害,控制高血压对于防止肾脏病变的持续进展和改善心血管预后都十分关键。

(3) 肾实质性高血压患者应予低盐饮食(NaCl<6.0g/d)。肾功能不全者,宜选择优质蛋白保证足够能量摄入,配合 α 酮酸治疗。血压的控制目标是小于 130/80mmHg,在血压达标基础上考虑不同类别降压药对肾保护的差异,有蛋白尿的患者建议首选血管紧张素转换酶抑制剂(ACEI)或血管紧张素转换酶受体拮抗药(ARB)作为降压药物,钙通道阻滞药(CCB)、利尿药、β 受体拮抗药、α 受体拮抗药均可作为治疗的药物。降压治疗应避免血压过快地下降,密切观察伴随血压下降肾功能的变化。一般肾实质性高血压需用一种以上,甚至三种及以上药物才能使血压控制达标,可以考虑上述药物的联合应用。降压同时应根据原发肾病的病理分型进行有针对性的治疗。

2. **肾动脉狭窄(renal artery stenosis,RAS)**　各种病因引起的一侧或双侧肾动脉及其分支狭窄进行到一定程度,即可引起高血压。

(1) 主要特征:肾动脉主干或分支狭窄,导致患肾缺血,肾素-血管紧张素系统活性明显增高,引起高血压及患肾功能减退。如果未予适当治疗,病情通常进行性加重,部分肾动脉从狭窄变为闭塞,肾功能逐渐恶化,部分患者因此进入终末期肾病肾动脉狭窄。大多数肾动脉狭窄由动脉粥样硬化所致,多见于有多种心血管危险因素的老年人。非动脉粥样硬化性肾动脉狭窄病因包括:大动脉炎、纤维肌性发育不良(fibromuscular dysplasia,FMD)、血栓、栓塞、主动脉夹层累及、外伤、先天性肾动脉发育异常、结节性多动脉炎、白塞综合征、放射治疗后瘢痕、周围组织肿瘤以及束带压迫等。肾动脉狭窄患病率约占高血压人群的 1%~3%。动脉粥样硬化是我国引起肾动脉狭窄的最常见病因,其次为大动脉炎、纤维肌性发育不良等其他病因。

(2) 诊断目的:①明确病因;②明确病变部位及程度;③明确血流动力学意义;④血管重建是否能获益。临床的无创检查包括多普勒超声、计算机断层血管成像(CTA)、磁共振血管成像(MRA)。经皮选择性肾动脉造影目前仍是诊断肾动脉狭窄的"金标准",且可以同期行肾动脉介入治疗。肾动脉狭窄的病理生理诊断是决定能否进行血管重建的主要依据。肾动脉狭窄一般定义:肾动脉主干和/或其分支直径减少≥50%,狭窄两端收缩压差≥20mmHg(1mmHg=0.133kPa)或平均压差≥10mmHg。通常这种程度的狭窄才可能引起显著的肾血流量下降,并影响肾灌注压和肾小球滤过率(GFR),激活病理生理进程,临床上主要表现为肾血管性高血压和缺血性肾病。评估肾动脉狭窄是否有功能意义是临床需要关注的重要问题,但也是目前临床实践中常被忽视的方面。

（3）治疗

1）肾动脉粥样硬化的病因治疗主要针对危险因素,包括戒烟、降脂、控制血压,根据病情,酌情抗血小板和降糖治疗等。动脉粥样硬化危险因素的防治应遵循相应的最新国内外指南。非动脉粥样硬化性肾动脉狭窄治疗则需要根据不同病因治疗,如大动脉炎,治疗需要针对血管壁非特异性炎症。如果临床上处于活动期,尤其是在急性期,一般主张积极应用激素等免疫抑制剂治疗。如果临床上处于非活动期,是否需要予以抗炎治疗有较大争议,因为研究发现,部分临床诊断非活动期患者的病变部位仍有炎症活动,提示病变仍在进展,这部分患者抗炎治疗可能有益,但如何确定这部分患者临床上尚无有效评估手段。多数指南推荐初始治疗为糖皮质激素。长期泼尼松治疗可能稳定甚至逆转肾动脉狭窄,阻止炎症对肾血管的进一步损伤,有助于改善肾功能,减轻肾血管性高血压。药物降压是肾动脉狭窄高血压的基础治疗,CCB是安全有效药物,ACEI或ARB是最有针对性的药物,对大部分患者推荐使用,但慎用于单功能肾或双侧肾动脉狭窄。

2）对于有病理生理意义的严重肾动脉狭窄(直径狭窄>70%),如出现血压控制不良、肾功能减退,建议行血管重建。血管重建策略首选腔内治疗,失败病例建议行开放直视手术。肾动脉狭窄血管重建的主要目标:改善高血压,预防高血压所致并发症,改善肾功能及治疗肾动脉狭窄严重的病理生理效应,包括慢性心力衰竭、反复发作的急性肺水肿和心绞痛,甚至有可能免于透析。次要目标:减少降压药,慢性心力衰竭或心肌病患者可更安全使用血管紧张素转换酶抑制剂。目前尚无一致意见肾动脉狭窄到何种程度必须进行血管重建,推荐血管重建最小阈值为直径狭窄50%。但对于肾动脉直径狭窄50%~70%的患者,要有明确的血流动力学依据,一般以跨病变收缩压差>20mmHg或平均压差>10mmHg为准。直径狭窄>70%是比较有力的解剖学指征。

3）目前一般推荐经皮介入治疗作为肾动脉血管重建的首选方法。血管外科直视手术仅适用于某些特殊情况:病变不适合行介入治疗,病变肾动脉附近腹主动脉需要外科重建,介入治疗失败的补救措施。介入治疗方法包括经皮球囊成形术(percutaneous transluminal angioplasty,PTA)和支架置入术。粥样硬化性肾动脉狭窄要获得满意的血管重建和减少再狭窄率应常规使用支架置入,但对于小部分不适合支架置入的病变仍可采用球囊扩张术治疗。药物涂层支架可能有助于降低再狭窄的发生率。非粥样硬化性肾动脉狭窄患者(主要指FMD及大动脉炎),大多数发病年龄在40岁前,合并原发性高血压少见,如果肾动脉直径狭窄≥50%,伴有持续高血压Ⅱ级或以上,依赖降压药,则单纯肾血管性高血压的诊断基本确立,应该接受肾动脉血管重建治疗,以免长期高血压的不良影响。一般首选PTA,不提倡使用血管内支架,有两个原因:①单纯PTA治疗FMD及大动脉炎的疗效较好,再狭窄率明显低于动脉粥样硬化性病变。②此类病变放置支架的生物学效果及远期结果并不清楚。

4）肾血管重建疗效判断

①解剖成功:PTA后病变肾动脉直径残余狭窄<50%,或支架术后残余狭窄<30%。

②血流动力学成功:狭窄前后跨病变压差收缩压<20mmHg,平均压<10mmHg。

③临床成功(疗效至少维持6个月后才能做出临床评估)

A. 血压标准

治愈:不用降压药,血压<140/90mmHg。

改善:需保持手术前的降压药,或减少降压药种类和剂量后,血压较术前下降>10%。

无效:血压无变化或下降但未达到上述目标。

B. 肾功能标准:GFR提高、稳定或下降速度明显减慢,其他参考指标包括血清肌酐、胱抑素、24小时尿蛋白改善。

C. 心血管结局标准:心脑血管事件风险下降。

外科肾血管重建直视手术的方法很多,在治疗时应结合具体病情选用最适宜的手术方法,包括:动脉内膜剥脱术、腹主动脉-肾动脉旁路移植术、脾-肾动脉或肝-肾动脉吻合术、肾动脉狭窄段切除术加移植物置换术、自体肾移植术。

3. 主动脉狭窄

(1) 主动脉狭窄包括先天性及获得性主动脉狭窄。先天性主动脉狭窄表现为主动脉的局限性狭窄或闭锁,发病部位常在主动脉峡部原动脉导管开口处附近,个别可发生于主动脉的其他位置。获得性主动脉狭窄主要包括大动脉炎、动脉粥样硬化及主动脉夹层剥离等所致的主动脉狭窄。

(2) 本病的基本病理生理改变为狭窄所致血流再分布和肾组织缺血引发的水钠潴留和 RAS 激活,引起左心室肥厚、心力衰竭、脑出血及其他重要脏器的损害。主动脉狭窄主要表现上肢高血压,而下肢脉弱或无脉,双下肢血压明显低于上肢(ABI<0.9),听诊狭窄血管周围有明显血管杂音。

(3) 主动脉狭窄明确诊断后,如无禁忌,应及早根据具体病情选择腔内治疗或开放手术。若狭窄部位局限,无重要的侧支血管,则首选 PTA 或支架置入。由于主动脉口径粗,血流量大,用这种方法治疗后再狭窄率低,远期通畅率高,疗效与外科手术接近。对于不适合介入治疗的病变,可考虑行外科手术,根据病变特点选择术式。主张早期手术治疗。暂时不能手术者亦应积极内科治疗,改善条件,争取手术治疗。

4. 内分泌性高血压　内分泌疾病引起的继发性高血压是另一大类常见病因,因内分泌系统异常涉及全身多个器官,故临床除高血压外,常可伴随多种体征及症状。

(1) 原发性醛固酮增多症(primary aldosteronism,PA):是指肾上腺皮质分泌过量醛固酮,导致体内潴钠排钾,血容量增多,肾素血管紧张素系统活性受抑。临床主要表现为高血压伴低血钾。醛固酮过多是导致心肌肥厚、心力衰竭和肾功能受损的重要危险因素。与原发性高血压患者相比,原发性醛固酮增多症患者心脏、肾等高血压靶器官损害更为严重。因此,早期诊断、早期治疗显得至关重要。

原发性醛固酮增多症在过去几十年一直被认为是少见病,在高血压人群中不足 1%。随着对疾病认识及诊断技术的提高,特别是将血浆醛固酮与肾素活性比值(ARR)作为原醛症筛查指标后,使相当一部分血钾正常的原发性醛固酮增多症患者得以发现并确诊。国外报道在 1、2、3 级高血压患者中原发性醛固酮增多症患病率分别为 1.99%、8.02% 和 13.2%,在难治性高血压患者中,其患病率更高,约为 17% ~ 23%。2010 年在全国 11 个省 19 个中心对 1 656 例难治性高血压患者进行了原发性醛固酮增多症的筛查,首次报道其患病率为 7.1%。

原发性醛固酮增多症主要分为五型:醛固酮瘤(约占 35%)、特发性醛固酮增多症(约占 60%)、原发性肾上腺皮质增生(约占 2%)、分泌醛固酮的肾上腺皮质癌(约<1%)及家族性醛固酮增多症及异位醛固酮分泌瘤或癌[约<1%,含糖皮质激素可抑制性醛固酮增多症(glucocorticoid-remediable aldosteronism,GRA)]。

临床诊断流程包括筛查、确诊、分型三个步骤。高血压伴低血钾曾被认为是原发性醛固酮增多症最典型的临床表现,但一些研究表明,只有 9% ~ 37% 的原发性醛固酮增多症患者存在低钾血症,由于其敏感度和特异度较低,低钾血症已不能作为筛查原发性醛固酮增多症的良好指标。推荐对以下人群进行原发性醛固酮增多症筛查:①持续性血压>160/100mmHg、难治性高血压(联合使用 3 种降压药物,其中包括利尿药,血压>140/90mmHg;联合使用 4 种及以上降压药物,血压<140/90mmHg)。②高血压合并自发性或利尿药所致的低钾血症。③高血压合并肾上腺意外瘤。④早发性高血压家族史或早发(年龄<40 岁)脑血管意外家族史的高血压患者。⑤原发性醛固酮增多症患者中存在高血压的一级亲属。⑥高血压合并阻塞性睡眠呼吸暂停。筛查主要采用血 ARR。ARR 作为原发性醛固酮症最常用的筛查指标,已被广泛应用于临床。由于 ARR 受年龄、体位、药物等诸多因素影响,国内外各中心对 ARR 切点报道不一。醛固酮单位为 ng/dl,最常用切点是 30;当醛固酮单位为 pmol/L,最常用切点是 750。也有中心强调 ARR 阳性同时满足血醛固酮水平升高(醛固酮>15ng/dl),以提高筛查试验的敏感度和特异度。

ARR 作为原发性醛固酮增多症筛查试验有一定假阳性,必须选择一种或几种确诊试验来避免原发性醛固酮增多症被过度诊断。目前主要有 4 种确诊试验,包括口服高钠饮食、氟氢可的松抑制试验、生理盐水输注试验及卡托普利试验。4 项试验各有其优缺点,临床医师可根据患者实际情况进行选择。口服高钠饮食及氟氢可的松抑制试验由于操作繁琐,准备时间较长,国内无药(后者)等原因,目前临床很少开展。生理盐水试验的敏感度和特异度分别达 95.4% 及 93.9%,但由于血容量急剧增加,会诱发高血压危象及心力衰竭,对于那些血压难以控制、心功能不全及严重低钾血症的患者不应进行此项检查。卡托普利试验是一项操作简单、安全性较高的确诊试验,但此试验存在一定的假阴性。

分型诊断方法包括肾上腺影像学检查和分侧肾上腺静脉取血(AVS)。原发性醛固酮增多症的分型诊断一直是临床上的难点,在很大程度上影响了治疗方案的选择,临床医师不能仅依靠影像学表现来判定病变的类型,而要结合生化指标及双侧肾上腺静脉采血(AVS)结果进行综合分析。有手术意愿的适应证者需行 AVS 检查,仅对年龄小于 35 岁具有典型表现(高醛固酮、PRA 受抑、低钾血症、肾上腺单侧占位)的可免于 AVS 检查。建议对年龄 20 岁以下原发性醛固酮增多症患者,或有原发性醛固酮增多症或早发脑卒中家族史的患者,应做基因检测以确诊或排除 GRA。

治疗包括外科手术及内科药物治疗,取决于原发性醛固酮增多症的病因和患者对药物的反应。小于 35 岁并单侧腺瘤或大结节(>1cm)者或经 AVS 确诊单侧优势分泌的腺瘤或结节首选手术治疗,如患者不愿手术或不能手术,可予以药物治疗,特发性醛固酮增多症及 GRA 首选药物治疗。推荐螺内酯作为一线用药,依普利酮为二线药物,GRA 选用小剂量糖皮质激素作为首选治疗方案。分泌醛固酮的肾上腺皮质癌发展迅速,转移较早,应尽早切除原发肿瘤。如已有局部转移,应尽可能切除原发病灶和转移灶,术后加用米托坦治疗。

(2)嗜铬细胞瘤(pheochromocytoma, PCC)和副神经节瘤(pheochromocytoma and paraganglioma, PPGL):是分别起源于肾上腺髓质或肾上腺外交感神经链的肿瘤。主要合成和分泌大量儿茶酚胺(CA),如去甲肾上腺素(NE)、肾上腺素(E)及多巴胺(DA),引起患者血压升高等一系列临床症候群,并造成心、脑、肾等严重并发症。肿瘤位于肾上腺称为 PCC,位于肾上腺外则称为 PGL。PGL 可起源于胸、腹部和盆腔的脊椎旁交感神经链,也可来源于沿颈部和颅底分布的舌咽、迷走神经的副交感神经节,后者常不产生 CA。PCC 占 80%~85%,PGL 占 15%~20%,二者合称为 PPGL。

PPGL 是一种少见的内分泌疾病,国内尚缺乏 PPGL 发病率或患病率的数据。国外报道在普通高血压门诊中 PPGL 的患病率为 0.2%~0.6%。各年龄段均可发病,发病高峰为 30~50 岁,男女发病率基本相同。遗传性 PPGL 占 35%~40%,与散发性患者相比,遗传性肿瘤患者起病较年轻并呈多发病灶。当在非嗜铬组织中存在转移病灶时则定义为恶性 PPGL,占 10%~17%,超过 40% 的恶性 PPGL 的发病与 SDHB 的基因突变有关。

临床表现可为阵发性、持续性或阵发性加重的高血压,由于肾上腺素能受体广泛分布于全身多种组织和细胞,故患者除高血压外,还有其他的特征性临床表现,如头痛、心悸、多汗是 PPGL 高血压发作时最常见的三联征,对诊断具有重要意义,可伴有糖、脂代谢异常。

儿茶酚胺及其代谢产物的测定是 PPGL 定性诊断的主要方法,包括测定血和尿 NE、E、DA 及其中间代谢产物甲氧基肾上腺素(MN)、甲氧基去甲肾上腺素(NMN)和终末代谢产物香草扁桃酸(VMA)浓度。MN 及 NMN(合称 MNs)是 E 和 NE 的中间代谢产物,它们仅在肾上腺髓质和 PPGL 瘤体内代谢生成并且以高浓度水平持续存在,故是 PPGL 的特异性标志物。推荐诊断 PPGL 的首选生化检验为测定血游离 MNs 或尿 MNs 浓度,其次可检测血或尿 NE、E、DA 浓度以帮助进行诊断。

先确定 PPGL 的定性诊断后再进行肿瘤的影像学检查定位,建议增强 CT 作为胸、腹、盆腔病灶,磁共振成像(MRI)作为颅底和颈部病灶首选定位方法。另外间碘苄胍(MIBG)、^{18}F-FDG PET 及生长抑素显像对转移性、肾上腺外的肿瘤可进行功能影像学定位。推荐对所有 PPGL 患者均应进行基因检测,可根据患者的肿瘤定位和生化表型选择不同类型的基因检测。

手术切除肿瘤是重要的治疗方法,术前可先服用 α 受体拮抗药,不要在未用 α 受体拮抗药的情况下使用 β 受体拮抗药,因为 PPGL 患者先服用 β 受体拮抗药可导致急性肺水肿和左心衰竭的发生。此外,患者应摄入高钠饮食和增加液体入量,以增加血容量,防止肿瘤切除后发生严重低血压,术后应终身随访。恶性 PPGL 需考虑给予放疗、化疗治疗。

(3)库欣综合征(Cushing syndrome):即皮质醇增多症。过高的皮质醇血症可伴发多种并发症,引起向心性肥胖、高血压、糖代谢异常、低钾血症和骨质疏松为典型表现的综合征。根据病因可分为依赖 ACTH(即皮质醇分泌是继发的)和不依赖 ACTH 的 Cushing 综合征(因肿瘤或肾上腺皮质增生等原因自主地分泌皮质醇)。如果高血压患者的症状和体征与库欣综合征的临床表现相似,就应列为筛查对象。

典型的临床表现为向心性肥胖、满月脸、多血质、宽大紫纹、水牛背、皮肤菲薄、多毛、肌肉萎缩、高血压、低钾性碱中毒、糖耐量低下、易感染、闭经及性功能障碍等。有典型症状体征者,从外观即可做出诊断。定性诊断包括血浆皮质醇水平和昼夜节律测定、24 小时尿游离皮质醇(UFC)测定、地塞米松抑制试验。各型库欣综合征均有皮质醇分泌增多,失去昼夜分泌节律,且不能被小剂量地塞米松抑制。库欣病服用过夜 1mg 地塞米松后,血浆皮质醇不受明显抑制,不低于对照值的 50%。

库欣综合征病因诊断:大剂量地塞米松抑制试验、血浆 ACTH 水平测定、去氨加压素(DDAVP)兴奋试验、CRH(促肾上腺皮质激素释放激素)兴奋试验双侧岩下窦插管测 ACTH 或 ACTH 相关肽的水平。影像学检查包括:蝶鞍区磁共振或 CT 扫描;肾上腺 B 超、CT、磁共振及放射性碘化胆固醇扫描等;胸部 X 线、CT 扫描亦是常规检查。生长抑素受体显像也可用于异位 ACTH 综合征的肿瘤定位。

对于库欣综合征、异位促肾上腺皮质激素(ACTH)综合征或肾上腺肿瘤患者,建议首选手术切除病变,除非有手术禁忌或手术不能降低高皮质醇血症。对于术后内分泌未缓解或无法实施手术的患者,考虑二线治疗措施,包括再次经蝶窦入路手术、放射治疗、药物治疗、双侧肾上腺切除。

库欣综合征相关高血压起始治疗首选 ACEI 或 ARB 类降压药物,如果血压仍高于 130/80mmHg,则根据疾病的严重程度和有无合并低钾血症,可选择与盐皮质激素受体拮抗药或 CCB 联合;如果血压仍高于 130/80mmHg,可在此基础上加用 α 受体拮抗药或硝酸酯制剂,滴定剂量后血压仍不能达标,可再谨慎选用 β 受体拮抗药和利尿药。

(4)其他内分泌性高血压:根据现有的流行病学数据资料,临床上尚可见到一些少见内分泌病因导致的血压升高,主要包括甲状腺功能异常、甲状旁腺功能亢进症,其他少见包括肾素瘤、原发性甲状旁腺功能亢进症、肢端肥大症等。

甲状腺功能紊乱包括甲状腺功能亢进及甲状腺功能减退症。甲状腺功能亢进是指甲状腺腺体本身产生甲状腺激素过多,以甲状腺肿大、突眼症、基础代谢增加为表现。甲状腺功能亢进引起的高血压与甲状腺素增加心肌收缩力及心排量、增加交感神经活性、增加肾素和血管紧张素原的释放有关。典型甲状腺功能亢进诊断不难,根据病史、体征、结合血清 T_3、T_4、TSH 水平即可确诊。甲状腺功能亢进性高血压属于可治愈的高血压,其根本在于根治甲状腺功能亢进,抗甲状腺功能亢进治疗显效前,首选 β 受体拮抗药,不但降压效果佳,同时可控制心率。甲状腺功能减退症,由于甲状腺激素原发或继发缺乏,全身代谢率降低后引起的一种临床综合征,甲状腺功能减退性高血压属于低肾素型高血压,发病机制主要由于周围血管阻力增加,体内水钠潴留,常表现为舒张压升高,由于心排量的降低,故收缩压常不高。单纯甲状腺功能减退所致的高血压,给予甲状腺激素制剂治疗后血压及实验室检查均可恢复正常。

5. 阻塞性睡眠呼吸暂停综合征　阻塞性睡眠呼吸暂停综合征(OSAS)是一种以睡眠打鼾伴呼吸暂停和日间思睡为主要临床表现的睡眠呼吸疾病。睡眠期间上呼吸道肌肉塌陷,呼吸暂停或口鼻气流量大幅度减低,导致间歇性低氧、睡眠片段化、交感神经过度兴奋、神经体液调节障碍等。可引起间歇性低氧、高碳酸血症及睡眠结构紊乱,并可导致高血压、冠心病、心律失常、脑血管病、认知障碍、2 型糖尿病等多器官多系统损害。临床医生应根据阻塞性睡眠呼吸暂停的相关症状、体征和病史在高血压患者中进行筛查。对于打鼾、呼吸暂停和/或其他未能解释的白天嗜睡,可能需要做进一步的睡眠检查。高血压合并肥胖和难治性高血压患者中的阻塞性睡眠呼吸暂停发病率非常高,筛查时应特别予以关注。

多导睡眠监测(PSG)是确诊阻塞性睡眠呼吸暂停及其严重程度分级的金标准,呼吸暂停低通气指数(AHI)是指平均每小时睡眠呼吸暂停低通气的次数,依据 AHI 可分为轻、中、重三度,轻度:AHI5～15 次/h;中度:AHI15～30 次/h;重度:AHI≥30 次/h。

生活模式改良是治疗 OSAS 的基础,对所有超重患者应鼓励其减重;肥胖患者根据不同病情,减重方法可分为非手术治疗和手术治疗;推荐阻塞性睡眠呼吸暂停患者戒烟、戒酒、慎用镇静催眠药物及其他可引起或加重阻塞性睡眠呼吸暂停的药物;建议体位治疗,包括侧卧位睡眠、适当抬高床头;建议避免日间过度劳累。

无创正压通气(NPPV)治疗作为一线治疗手段,有助于消除睡眠期低氧,纠正睡眠结构紊乱,提高睡眠质量和生活质量,降低相关并发症发生率和病死率。适应证包括中、重度阻塞性睡眠呼吸暂停综合征(AHI≥15 次/h);轻度阻塞性睡眠呼吸暂停综合征(5 次/h≤AHI<15 次/h)但症状明显(如日间思睡、认知障碍及抑郁等),合并或并发心脑血管疾病、糖尿病等;经过手术或其他治疗后仍存在的阻塞性睡眠呼吸暂停综合征。

6. 药物性高血压　药物性高血压是常规剂量的药物本身或该药物与其他药物之间发生相互作用而引起血压升高,当血压>140/90mmHg 时即考虑药物性高血压。在初诊高血压时,一定要详细询问患者用药史。涉及的药物:①激素类药物(雌激素、孕激素、雄激素、缩宫素、垂体后叶素、糖皮质激素、盐皮质激素、甲状腺素);②中枢神经类药物(麻醉药、肾上腺素 β_2 受体激动药、茶碱类);③非类固醇类抗炎药物(吲哚美辛、布洛芬、保泰松、西乐葆等);④中草药类(甘草类、麻黄素类);⑤其他(单胺氧化酶抑制剂类、噻唑烷二酮类、重组人促红细胞生成素、环孢素和免疫抑制剂)。原则上一旦确诊高血压与用药有关,应该尽量停用这类药物,换用其他药物或者采取降压药物治疗。

7. 单基因遗传性高血压　单基因遗传是指个体性状受一对等位基因控制,按照孟德尔遗传定律进行传递。单基因遗传性高血压的突变大部分与肾单位离子转运蛋白或 RAS 组分发生基因突变所致功能异常相关。主要分为以下几类,①基因突变直接影响肾小管离子通道转运系统相关蛋白功能:Liddle 综合征、Gordon 综合征、拟盐皮质激素增多症、盐皮质类固醇受体突变导致妊娠加重的高血压等;②基因突变导致肾上腺类固醇合成异常:家族性醛固酮增多症Ⅰ、Ⅱ、Ⅲ型、先天性肾上腺皮质增生症(11β-羟化酶缺乏症、17α-羟化酶/17,20 裂解酶缺乏症)、家族性糖皮质激素抵抗;③以嗜铬细胞瘤等为代表的各种神经内分泌肿瘤、高血压伴短指畸形、多发性内分泌肿瘤和 VHL(Von Hippel-Lindau)综合征等。

(1)Liddle 综合征:典型临床表现包括早发中重度高血压、低血钾、低血浆肾素及低或正常血浆醛固酮水平。其临床表现受基因外显率和其他因素的影响而差异较大,约 50% 的患者存在高血压而血钾正常,另有患者血压正常而血钾偏低,亦有部分隐匿起病的患者血压及血钾水平均正常。由于其临床表现酷似原发性醛固酮增多症,故又称假性醛固酮增多症,但血浆醛固酮偏低且螺内酯治疗无效。Liddle 综合征多为家族性,也存在家族史阴性的散发病例。本病在我国发病年龄≤40 岁的较为年轻的高血压患者中患病率约 1%。

Liddle 综合征是常染色体显性遗传疾病,由编码上皮细胞钠通道蛋白 β、γ 亚单位的 *SCNN1B* 和 *SCNN1G* 基因突变导致,目前研究显示两种基因的致病突变均集中于第 13 号外显子。致病基因突变导致上皮细胞钠通道蛋白无法与泛素连接酶结合,不能正常降解,最终引起水钠潴留、血压升高、血钾降低、肾素和醛固酮分泌受抑制,而出现一系列临床症状。

(2)Gordon 综合征:又称为假性低醛固酮血症Ⅱ型。具有 5 个亚型。主要临床表现包括高血压、高钾血症、肾小球滤过率正常,还可表现为血肾素水平降低、血醛固酮水平可降低或正常、代谢性酸中毒、高氯血症、尿钙水平升高、血钙水平降低,身材矮小、智力障碍和牙釉质发育异常。发病年龄从出生后 2 周～70 岁均可。Gordon 综合征主要为常染色体显性遗传,少数为隐性遗传,具有遗传异质性,目前已经报道 *WNK4*、*WNK1*、*KLHL3* 和 *CUL3* 4 个致病基因。*KLHL3* 是最常见的致病基因,约 70% 的患者为常染色体显性遗传,其余为常染色体隐性遗传。另外 3 个基因突变均为常染色显性遗传。

(3)表观盐皮质激素增多症(AME):为常染色体隐性遗传。临床表现为高血压、低钾血症、低血浆肾素活性及低醛固酮血症,同时伴血、尿氢化可的松/可的松代谢异常。多为儿童起病,严重者在幼儿期或青春期死于心脑血管并发症。AME 也可成人发病,易发生高血压并发症如卒中等。AME 是由编码 11β 羟类固醇脱氢酶 2 的基因 *HSD11B2* 发生突变导致 11β 羟类固醇脱氢酶 2 活性丧失或下降,体内正常水平的皮质醇无法代谢为皮质酮,大量蓄积的皮质醇与盐皮质激素受体结合活化,产生类似醛固酮增多症的表现。

（4）全身性糖皮质激素抵抗：为常染色体显性遗传性疾病，由 NR3C1 基因突变导致的糖皮质激素受体失活所致。临床表现呈异质性，从无症状到严重临床表现，如低血糖、高血压、肾素活性和醛固酮水平降低、低钾性碱中毒和肾上腺增生及雄激素过多等。患者血皮质醇和促肾上腺皮质激素水平升高，但昼夜节律正常，无库欣综合征的表现。

（5）先天性肾上腺皮质增生症（CAH）：是由于肾上腺皮质激素合成过程限速酶缺陷导致的相应症候群。其中 11β 羟化酶缺乏症、17α 羟化酶缺乏症可明确导致血压升高，CAH 为常染色体隐性遗传病。目前已报道的各类 CAH 中，至少有 2 个基因可引起明确的高血压表现，包括导致 11β 羟化酶缺乏症的 CYP11B1 基因和导致 17α 羟化酶缺乏症的 CYP17A1 基因。

（6）家族性醛固酮增多症（FHA）：分为Ⅰ、Ⅱ、Ⅲ和Ⅳ型，共同临床表现为早发高血压、醛固酮增多。FHA Ⅰ的显著特征是可被糖皮质激素抑制，故又称为糖皮质激素可治疗醛固酮增多症。Ⅰ、Ⅲ型的患者18-氧皮质醇和18-羟基皮质醇水平可明显增高。Ⅱ、Ⅲ、Ⅳ型的患者糖皮质激素治疗无效，药物治疗可考虑盐皮质受体拮抗药或其他降压药物。FHA 是常染色体显性遗传病，目前已报道 1 种嵌合基因变异和 3 种基因突变与 FHA 相关。FHA Ⅰ是由于编码醛固酮合成酶的 CYP11B2 基因启动子区和编码 11β 羟化酶的基因 CYP11B1 发生嵌合导致。FHA Ⅱ、Ⅲ和Ⅳ分别由编码氯离子通道 2 的 CLCN2 基因、编码 G 蛋白敏感内向整流钾通道的 KCNJ5 基因及编码电压依赖型钙通道的 CACNA1H 基因突变所致。

（7）嗜铬细胞瘤：临床表现如上述章节，超过 1/3 的 PCC/PPGL 患者存在胚系基因突变，主要呈常染色体显性遗传，目前共报道 12 种胚系基因突变，其中 SDHB 基因突变最为常见，其次是 SDHD、VHL、RET 和 NFl。SDHB 基因突变是恶性 PCC/PPGL 的高危因素。VHL 基因突变导致 VHL 综合征。

8. 其他原因导致的继发性高血压　许多其他原因也可导致继发性高血压，机制更为复杂，主要应治疗原发病，根据疾病情况对症处理高血压，包括神经源性继发性高血压、妊娠、结构性心脏病、精神因素等。

（1）神经源性继发性高血压：颅内疾病常伴发血压变化，主要原因是颅内压增高和心血管运动中枢功能障碍。颅内疾病继发高血压的诊断依据：①具有明确的颅内疾病；②颅内疾病与血压增高明显相关；③血压超过正常标准。治疗颅内原发疾病是解除高血压的根本措施，需要注意的是无论缺血性还是出血性卒中，均要避免血压在短时间迅速降低。

（2）妊娠高血压：患病率占孕妇的 5% ~ 10%，其中 70% 是妊娠期出现的高血压，其余 30% 在妊娠前即存在高血压。妊娠高血压分为妊娠期高血压、子痫前期/子痫、妊娠合并慢性高血压、慢性高血压并发子痫前期。治疗的主要目的是保障母婴安全和妊娠分娩的顺利进行，减少并发症，降低病死率。推荐血压≥150/100mmHg 启动药物治疗，治疗目标为 150/100mmHg 以下。如无蛋白尿及其他靶器官损伤存在，也可考虑≥160/110mmHg 启动药物治疗。应避免将血压降至低于 130/80mmHg，以避免影响胎盘血流灌注。

【小结】

影响血压升高的继发性原因常常与原发性高血压混杂，所有初诊高血压患者均需要判断是否存在引起继发性高血压的因素，同时，难治性高血压也需要评估是否存在继发性的原因。随着对疾病认识及检测手段的提高，更多继发性高血压病例将被识别。继发性高血压的早期治疗可带来更大临床获益，故早期识别继发性高血压尤为重要。高血压专科与内分泌、肾病、血管介入科、风湿免疫科等专科联合诊治，对于继发性高血压诊治有重要的意义。

（党爱民）

参 考 文 献

［1］中国高血压防治指南修订委员会，高血压联盟（中国，中华医学会心血管病学分会中国医师协会高血压专业委员会等. 中国高血压防治指南（2018 年修订版）. 中国心血管杂志，2019，24（1）：24-56.

［2］中国医疗保健国际交流促进会血管疾病高血压分会专家共识起草组. 肾动脉狭窄的诊断和处理中国专家共识. 中国

循环杂志,2017,32(9):835-844.

［3］中华医学会心血管病学分会精准心血管病学学组,中国医疗保健国际交流促进会精准心血管病分会,中华心血管病杂志编辑委员会.单基因遗传性心血管疾病基因诊断指南.中华心血管病杂志,2019,47(3):175-196.

［4］中国医师协会睡眠医学专业委员会.成人阻塞性睡眠呼吸暂停多学科诊疗指南.中华医学杂志,2018,98(24):1902-1914.

［5］中华医学会内分泌学分会肾上腺学组.原发性醛固酮增多症诊断治疗的专家共识.中华内分泌代谢杂志,2016,32(3):188-195.

［6］中华医学会内分泌学分会肾上腺学组.嗜铬细胞瘤和副神经节瘤诊断治疗的专家共识.中华内分泌代谢杂志,2016,32(3):181-187.

［7］Young WFJ,Calhoun DA,Lenders JWM,et al. Screening for endocrine hypertension:an endocrine society scientific statement. Endocrine Reviews,2017,38(2):103-122.

第十四章　冠状动脉疾病

第一节　慢性冠脉综合征

冠状动脉疾病(coronary artery disease,CAD)可以是粥样硬化性斑块导致的心外膜冠状动脉阻塞性或非阻塞性病变,或冠状动脉痉挛,或冠状动脉微血管病变,最终导致心肌缺血。生活方式改变、有针对性的药物治疗及血运重建等都能影响冠状动脉病变的进程,使之稳定或消退,并在相当长的时间内保持稳定,但病变也可以在某一任意时间变得不稳定。总体上,CAD 是一类慢性、进展性疾病,最终导致严重后果。在 CAD 的动态变化过程中,可以有不同的临床表现,病变的不稳定如斑块发生破裂、糜烂、侵蚀并继发血栓形成等可导致急性心肌缺血相关的一系列表现,即急性冠脉综合征(acute coronary syndrome,ACS),除此之外,冠状动脉疾病所导致的临床表现目前均归为慢性冠脉综合征(chronic coronary syndrome,CCS)。

在临床上,CCS 主要包括六种情况:①伴有稳定的心绞痛症状和/或呼吸困难的疑似 CAD 患者;②新发心力衰竭或左心室功能障碍,疑似 CAD 的患者;③发生 ACS 后 1 年内或近期接受了血运重建的无症状或症状稳定的患者;④初次诊断或接受血运重建后 1 年以上的无症状和有症状的患者;⑤有心绞痛,疑似血管痉挛或微血管病变的患者;⑥筛查时发现的无症状 CAD 患者。由此可见 CCS 的临床表现谱较广,涵盖了 CAD 演变过程中除了 ACS 外的各个阶段,发生严重心血管事件(如死亡、心肌梗死)的风险也因此各有不同,而且该风险会随着时间而发生改变。心血管危险因素的控制、生活方式、药物治疗及血运重建均可影响心血管事件风险。适当的二级预防和成功的血运重建可降低风险,CCS 的病程中也可能因病变不稳定而发生 ACS。

CCS 患者中,从冠状动脉的病变程度来看,大部分存在阻塞性冠状动脉疾病,所引起的临床情况主要包括慢性稳定性劳力型心绞痛、缺血性心肌病、隐匿型冠心病和 ACS 之后,它们有共同的发病机制和病理生理基础,均有稳定的心外膜冠状动脉粥样硬化造成的固定狭窄,在某些因素导致心肌耗氧量增加的情况下诱发心肌急剧的暂时性的缺血和缺氧,在治疗上也有共同之处。部分患者冠状动脉有阻塞性病变但接受过血运重建术,处于稳定的病程阶段。冠状动脉痉挛或微血管病变的患者可以没有心外膜血管的固定狭窄,临床上并不少见。本章内容着重介绍慢性稳定型心绞痛。

一、慢性稳定型心绞痛

心肌发生缺血和缺氧时,患者可表现为心绞痛(angina pectoris)和/或呼吸困难,其发生机制是由于冠状动脉供血不足,心肌发生急剧的、暂时的缺血与缺氧所引起的临床综合征。短暂的心肌缺血所引发的临床症状个体之间的差异比较大,大部分表现为胸闷、胸痛,也有部分表现为短暂的呼吸困难感,为了方便临床使用,仍沿用传统的"心绞痛"一词描述这种情况。心绞痛可分为若干类型。分型的目的是便于理解心绞痛的不同发病机制以指导治疗和方便临床使用。

世界卫生组织(WHO)将心绞痛分为①劳力性心绞痛:是由运动或其他心肌需氧量增加情况所诱发的心绞痛。包括三种类型:稳定型劳力性心绞痛;初发型劳力性心绞痛:近期(近2个月)内发生的心绞痛;恶化型劳力性心绞痛:即心绞痛严重程度加重,频率进行性增加,诱发阈值降低。②静息性心绞痛:与劳力性心绞痛相比,疼痛发生于休息状态,持续时间一般较长,超过20分钟,程度较重,且不易为硝酸甘油所缓解。包括四种类型:卧位型心绞痛;变异型心绞痛(prinzmetal's variant angina pectoris);中间综合征(目前很少使用);梗死后心绞痛。③混合性心绞痛:劳力性和静息性心绞痛同时并存。

Braunwald分型将心绞痛分为三型:①稳定型心绞痛(stable angina pectoris);②不稳定型心绞痛(unstable angina pectoris);③变异型心绞痛。WHO分型中除了稳定型劳力性心绞痛外均为不稳定型心绞痛,此广义不稳定型心绞痛除去变异型心绞痛即为Braunwald分型中的不稳定型心绞痛。

【危险因素】

目前认为动脉粥样硬化病变是和多种因素相关的慢性炎症反应过程,这些因素增加动脉粥样硬化病变发生的风险,被认为是动脉粥样硬化的危险因素(risk factor),除了年龄、性别和家族史等不能改变的因素外,其他危险因素均可以通过改变不良生活方式和药物来加以控制,包括吸烟、高血压、血脂异常和糖尿病等。

1. **年龄和性别**　动脉粥样硬化的病理改变可从青年期就开始发生,但临床发病多见于中年以后。40岁以上的中老年人发病明显增多。男性多见,男女比例约2:1。受雌激素的保护作用,女性的发病年龄平均比男性晚10年,但女性在绝经期后,发病迅速增多。由于女性较男性平均预期寿命更长,在70岁以上年龄段,女性心血管疾病人数可能超过男性。因此,冠心病对女性的危害不亚于对男性的危害。女性更多微血管病变。

2. **早发心血管病家族史**　双亲中有早发CVD病史(指一级亲属男性发病年龄<55岁,女性发病年龄<65岁)的个体,与无家族史者相比,未来发生心血管事件的风险明显升高(比值比:男性是2.6,女性是2.3)。

3. **脂质代谢异常**　血脂异常是冠心病的主要危险因素,包括血总胆固醇(TC)、低密度脂蛋白胆固醇(LDL-C)尤其是小而致密的LDL-C、极低密度脂蛋白胆固醇(VLDL-C)、甘油三酯(TG)、载脂蛋白(Apo)B100等的水平增高,脂蛋白(a)[Lp(a)]水平增高,是重要的致动脉粥样硬化的危险因素,而高密度脂蛋白胆固醇(HDL-C)特别是其亚组分HDL2和Apo A I 等的水平降低也和动脉粥样硬化发生增加有关。运用不同方法将胆固醇降低一定幅度,均可以看到一定比例的心血管事件降低的获益。

4. **高血压**　冠心病患者中60%~70%合并高血压,无论是收缩压的升高还是舒张压的升高均增加动脉粥样硬化的风险。高血压患者患冠心病的风险较血压正常者高4倍。不同于欧美人群,在中国人群中,高血压致脑血管事件的风险超过对冠心病的影响。考虑到高血压的人群基数庞大,控制高血压对减少冠心病的发生是非常重要的。

5. **糖尿病、胰岛素抵抗和代谢综合征**　糖尿病患者动脉粥样的发病率较无糖尿病者高2倍。糖尿病患者的冠状动脉粥样硬化病变发生更早,病变更弥漫,糖尿病对女性的影响超过男性。2型糖尿病患者的LDL颗粒常较小而致密,致动脉粥样硬化作用更强,血HDL-C常降低而TG多升高,也是其易发生动脉粥样硬化的原因。有些危险因素如肥胖和超重、胰岛素抵抗、高血压、血脂异常倾向于集中在一起出现,形成代谢综合征,多因素共同作用,使其患冠心病的风险增加2倍。除了代谢的改变外,肥胖和超重者内脏脂肪组织还释放促炎细胞因子,和动脉粥样硬化风险增加有关。

6. **吸烟**　吸烟增加冠状动脉粥样硬化的发病率和病死率达2~6倍,且与每日吸烟支数成正比。吸烟影响内皮功能,增加血栓形成风险,还可诱发冠状动脉痉挛。

7. **其他不良生活方式**　总热量和钠摄入过多,常进食较多的动物性脂肪、胆固醇和反式脂酸者,以及蔬菜和水果摄入过少者易患本病。约1/3冠心病死亡与缺乏体力活动有关,适当的体力活动有利于血压、血糖和血脂的控制,减轻体重,减轻胰岛素抵抗,并有抗氧化作用,降低冠心病风险。

8. **肾功能不全**　动脉粥样硬化增加肾功能不全的发生,而一旦发生肾功能不全,则反过来加速动脉粥样硬化的进展。肾小球滤过率轻度降低者其动脉粥样硬化的风险就已升高,随肾功能的下降其风险进一步升高。肾动脉不全者动脉粥样硬化的特点之一是钙化程度比较严重。肾功能不全通过几种途径促进动脉粥样硬化的发展,包括增加传统危险因素例如高血压和胰岛素抵抗恶化和脂质代谢异常的发生,也通过增加炎症、内皮功能不全、氧化应激、成骨代谢紊乱和血管硬度等。

9. 其他因素　社会心理因素包括应激(如抑郁、焦虑、A 型性格)可引起神经内分泌功能失调,血压升高和血小板反应性升高,从而促进动脉粥样硬化形成。血纤维蛋白原和纤溶酶原激活物抑制剂-1(PAI-1)浓度增高可能促进血栓形成。高敏 C 反应蛋白(hsCRP)持续增高反映持续存在的炎症,高同型半胱氨酸血症等也被认为和冠心病风险增高有关。

【发病机制】

稳定型心绞痛的发病机制主要包括:①斑块所致的心外膜动脉阻塞;②正常或有病变的冠状动脉发生局灶性或弥漫性痉挛;③微血管功能障碍;④冠状动脉心肌桥。这些因素可以单独或相互作用,但冠状动脉粥样硬化斑块致管腔狭窄是最重要和最常见的因素,占 80% ~ 90%。心肌缺血与缺氧所引起的稳定型心绞痛是由于血液供应和代谢需求之间的暂时不平衡所引起。由于平时状态下心肌从血液中摄取氧的比例就较高,当心肌耗氧量增加时,只能通过血流量的增加来增加供氧量。在正常情况下,冠状动脉循环有很大的储备,在心率增快、心肌收缩力增强等心肌需氧量增加时,冠状动脉阻力血管扩张,冠脉循环阻力下降,冠状动脉循环血流量可增加到休息时的 6~7 倍。当大的心外膜冠状动脉管径狭窄超过 50%时,静息血流量仍可保持正常,但冠状动脉循环的最大储备量下降,当心脏负荷加重及心肌耗氧量增加超过小冠状动脉的扩张储备能力所能代偿时,则发生相对的心肌供血和供氧不足,发生心肌缺血、缺氧,这是稳定型劳力性心绞痛主要的发生机制。临床上可以用心率与收缩压的乘积来粗略地估计心肌耗氧量。

而冠状动脉痉挛(如吸烟过度或神经体液调节障碍)或暂时性血小板聚集、一过性血栓形成及狭窄局部血液流变学异常所致的血流淤滞等冠状动脉血流的动力性阻塞因素,可导致心肌供血的突然减少,这是产生心绞痛的又一重要因素,临床上多表现为不稳定型心绞痛。

心肌缺血缺氧的情况下,积聚过多的酸性代谢产物,如乳酸、丙酮酸、磷酸等,或类似激肽的多肽类物质,刺激心脏内自主神经的传入纤维末梢,经上颈神经节至第 5 胸交感神经节和相应的脊髓段,传至大脑,产生疼痛感觉。这种痛觉常投射到与自主神经进入水平相同脊髓段的脊神经所分布的皮肤区域,称为牵涉痛,故心绞痛常表现为胸骨后疼痛并放射至左肩、臂和手指。不少患者表现为呼吸困难的感觉,而非典型的疼痛。稳定型劳力性心绞痛患者的临床表现在 1~3 个月内相对稳定,即胸痛或呼吸困难发作的频率、诱发症状产生的劳力和情绪激动程度类似,每次发作胸痛或呼吸困难表现的性质和胸痛部位无改变,症状持续时限相仿,用硝酸甘油后也在相近时间内症状缓解。

【临床表现】

典型的劳力性心绞痛常在能诱发心肌耗氧量增加的体力活动、情绪激动、饱餐后运动等情况下发生,贫血、心动过速或休克亦可诱发,受寒、吸烟时则可能诱发血管痉挛,加重原有的冠状动脉狭窄。患者发作时的表现常不典型。心绞痛这一术语已不仅限于代表由心肌缺血引起的疼痛,也包括心肌缺血引起的其他诸多不适症状如极度疲乏和呼吸困难等。心肌缺血所导致的心绞痛其胸痛性质、部位、持续时间、诱发因素和缓解方式都有特点。典型稳定型心绞痛的性质是压榨样、紧缩感、窒息样、沉重闷胀性钝痛,而非刀割样或针刺样的尖锐痛,不少患者表现为活动后呼吸不畅、呼吸困难,在少数患者可为烧灼感、紧张感或呼吸短促伴有咽喉或气管上方紧缩感。偶可伴有濒死的恐惧感觉,严重者还可出汗,很少为体位改变或深呼吸所影响。上述不适症状常位于胸骨体上段或中段之后,亦可能波及大部分心前区,可放射至左肩、左上肢前内侧达环指和小指,范围有手掌大小。不典型的心绞痛患者,疼痛可位于胸骨下段、左心前区或上腹部,放射至颈、下颌、左肩胛部或右前胸,疼痛可很轻或仅有左前胸不适或发闷感。疼痛历时 1~5 分钟,很少超过 15 分钟;诱发因素包括体力活动或情绪变化(过度兴奋、恐惧、紧张、发怒、烦恼等),饱餐、寒冷、感染等情况下有上述诱因时更容易发生心绞痛症状,贫血、心动过速或休克亦可诱发,症状发生于心脏负荷加重的当时而非之后,通常迫使患者立即停止活动,直至症状缓解。停止原来活动、休息或含用硝酸甘油片,心绞痛症状应在数分钟内缓解,一般为 1~2 分钟内(很少超过 5 分钟)。在评定硝酸甘油的效应时,还要注意患者所用的药物是否已经失效或接近失效。

心绞痛没有特异的体征,发作时,患者可表情焦虑,皮肤苍白、发冷或出汗,血压可略增高或降低,心率以增快居多,心肌缺血诱发乳头肌功能失调所致二尖瓣关闭不全者,可在心尖部出现收缩期杂音,心脏收缩和舒张功能不全者可闻及第三心音或第四心音,但较少见。主动脉瓣区或胸骨左缘出现收缩期杂音可见于主动脉瓣狭窄或梗阻性肥厚型心肌病患者,这些患者可出现心绞痛症状,需要鉴别。

根据诱发心绞痛的体力活动量,加拿大心血管病学会(CCS)将劳力性心绞痛的严重程度分为四级(表2-14-1)。

表 2-14-1　心绞痛 CCS 分级

分级	心绞痛严重程度	描述
I	高强度活动诱发心绞痛	日常活动时无症状。较日常活动重的体力活动,如平地小跑步、快速或持重物上三楼、上陡坡时引起心绞痛
II	中等强度活动诱发心绞痛	日常体力活动稍受限制。在餐后、受寒、情绪激动时受限制更明显,一般体力活动,如常速步行 1.5~2km、上三楼、上坡等即引起心绞痛发作
III	轻微活动诱发心绞痛	日常体力活动明显受限,如常速步行 0.5~1km、上二楼、上小坡等即引起心绞痛发作
IV	静息心绞痛	轻微体力活动(如在室内缓行)即引起心绞痛,严重者休息时亦发生心绞痛

【诊断和风险评估】

2019 年欧洲心脏病学会的 CCS 指南推荐采用 6 个步骤对心绞痛和疑似阻塞性 CAD 患者进行诊断和评估:第一步是评估症状和体征,以识别可能的不稳定心绞痛或其他形式的 ACS。在无 ACS 的患者中,第二步是评估患者的总体情况和生活质量,评估影响治疗决策的合并症及可能导致症状的其他原因。第三步包括基础检查和左心室功能测定。第四步是预测阻塞性 CAD 的临床可能性。在此基础上,第五步对特定患者进行辅助检查以确定 CAD 诊断。一旦确定阻塞性 CAD 的诊断,第六步即预测患者发生心血管事件的风险,以确定后续治疗方案。完成以上六个步骤之后开始合适的治疗,包括生活方式管理、药物治疗,必要时进行血运重建。

1. **评估症状和体征**　仔细询问病史是心绞痛诊断的基础。单靠病史询问就有可能大致推测出诊断,体格检查和其他辅助检查多用于鉴别诊断及评估疾病的严重程度。冠心病患者的病史应包括与心肌缺血相关胸部不适的临床表现和动脉粥样硬化的危险因素(如家族史、血脂异常、糖尿病、高血压、吸烟或其他生活方式等)。要详细了解胸部不适症状的性质、位置、持续时间、与运动的关系,以及诱发和缓解因素。有些患者并不表现为疼痛,因此了解病史时应直接询问"不适"的表现。心绞痛可同时伴有气促、头晕、恶心、烧心、坐立不安、濒死感。气促或呼吸困难可作为 CAD 的唯一表现,较难与其他导致气促的疾病进行鉴别。

心绞痛多数持续数分钟(大多≤15 分钟),持续数秒的刺痛或长时间的隐痛不适感多数不是由 CAD 导致。心绞痛的另一个重要特征是症状与活动的关系,典型的心绞痛症状发生于活动的当时,且随着活动强度增加(如爬坡、逆风、受寒等),疼痛加重;随着诱因消失,疼痛即可迅速缓解,但有些患者,随着活动持续或者再次进行体力活动,心绞痛反而会缓解。舌下含服硝酸酯类可迅速缓解心绞痛,症状与呼吸或体位无关。心绞痛阈值和症状每天都可变化,甚至在同一天都有可能不同。大多数疑似 CAD 的患者表现为非典型或非心绞痛性质的胸痛,仅有 10%~15% 患者表现为典型心绞痛。

询问病史和体格检查过程中还要了解其他引起心肌缺血的原因,如是否存在贫血、高血压、瓣膜病、肥厚型心肌病或心律失常;了解患者的体重指数(BMI),寻找其他动脉粥样硬化病变的证据(包括脉搏触诊、颈动脉/股动脉听诊、踝臂指数等),以及其他合并症如甲状腺疾病、肾疾病或糖尿病等。

初发心绞痛通常被认为是不稳定型心绞痛(UA),属于 ACS。然而,如果心绞痛是在高强度体力活动时首次出现,并在休息时缓解,或属于低风险的初发心绞痛,即无心绞痛复发、无心力衰竭征象、无系列心电图异常以及无肌钙蛋白升高。一旦度过不稳定期,那么这种情况应属于 CCS 的定义范畴,采用 CCS 相应的诊断和预后评估方法对患者进行评估。不少 CCS 患者病程中可能会经历不稳定型心绞痛的过程，所以，两者会有部分重叠。

2. 评估合并症并寻找引起症状的其他原因　在考虑做进一步的检查之前，需要评估患者的整体健康状况、合并症和生活质量，如果患者因伴有其他合并症不合适或拒绝行冠脉血运重建，则不必做有创的检查如冠状动脉造影，其他的检查也可减少至最低限度，但这并不等于患者不需要治疗，这种情况下，即便 CAD 诊断尚未得到充分证实，仍应给予患者包括抗心绞痛药物在内的药物治疗，无创功能学影像评估缺血情况可作为一种选择。

如果患者的胸痛明显不是心绞痛，应给予相应的辅助检查以排除胃肠道、肺部或肌肉骨骼原因所致胸痛。这些患者同样需要进行基于指南的危险因素评估，如 SCORE 评分。

3. 基础检查　疑似 CAD 患者的基础检查包括生化检测、静息心电图或动态心电图、静息超声心动图，以及在某些患者中进行胸部 X 线检查。这些检测在门诊就可完成。

（1）生化检测：目的是发现缺血的可能病因、识别心血管危险因素以及评估预后。所有疑似 CAD 的患者均需检测血脂水平（包括总胆固醇、高密度脂蛋白胆固醇、低密度脂蛋白胆固醇、甘油三酯）和空腹血糖，空腹血糖不能诊断者，建议行葡萄糖耐量试验。血红蛋白和甲状腺功能检测可提供加重缺血的相关信息。肾功能（eGFR）和动脉粥样硬化有关，同时测定尿酸水平也是合理的，高尿酸血症是冠心病常见的合并症且影响肾功能。临床状况不稳定或怀疑 ACS 者，应检测心肌损伤标志物如肌钙蛋白 T 或肌钙蛋白 I，优选高敏肌钙蛋白，肌钙蛋白升高者预后不良。

（2）心电图（ECG）：ECG 上诊断心肌缺血主要是基于心肌复极化异常导致的 ST 段压低。常用的 ECG 包括静息 ECG 和动态 ECG。对于所有胸痛患者，静息 12 导联 ECG 依然是初始评估中不可或缺的一项检查。胸痛患者发作间隙期记录到的静息 ECG 通常是正常的，部分有 CAD 的间接征象，如陈旧性心肌梗死（病理性 Q 波），各种心律失常，包括传导异常（多见左束支传导阻滞、房室传导阻滞）和快速性心律失常，心房颤动在胸痛患者中常见，阵发性室上性心动过速发作时记录的 ST 段改变不应作为诊断 CAD 的依据。

胸痛发作当时 ECG 记录到动态 ST 段改变对诊断心肌缺血非常重要。变异型心绞痛和血管痉挛型心绞痛的诊断是基于心绞痛发作时（通常为静息时）的一过性 ST 段抬高或压低。

运动负荷心电图（运动平板试验）是心肌缺血功能检测的手段。长程动态心电图监测可以捕捉到记录期间 ST 段的动态变化，检测无症状心肌缺血，评估 ECG 变化和症状发生之间的关系，部分患者在记录期间也可尝试能诱发症状的体力活动，但长程动态 ECG 不应作为运动负荷试验的替代。动态 ECG 中出现提示心肌缺血的 ST 段改变在女性中非常常见，但与负荷试验中的发现不相符，针对动态监测中发现的潜在心肌缺血进行治疗未能提供更多的获益。

（3）静息超声心动图：可提供关于心脏功能和解剖的重要信息。其优点是方便、安全，并可床旁实施。CCS 患者的左心室射血分数（LVEF）多为正常。左心室功能减低和/或节段性室壁运动异常提示缺血性心肌损伤的可能性增加，对于既往有过心肌梗死的患者，超声心动图上显示为与梗死区域一致的节段性室壁收缩运动障碍，对于 LVEF 正常但临床怀疑 CCS 的患者可采用应变成像技术提高检出率。左心室舒张功能减低可能是缺血性心功能不全的早期征象，也见于微循环障碍。左心室功能检测是 CAD 患者危险分层的重要参数。

超声心动图检查也用于排除或发现其他可引起胸痛的心脏疾病，或发现心肌缺血的并发症，如瓣膜病、心肌病、心力衰竭等，这些疾病常与阻塞性 CAD 同时存在。

（4）心脏磁共振（CMR）：CMR 可为无禁忌证的患者提供有关心脏解剖、心脏收缩功能的重要信息。缺点是相对价格昂贵，不能床旁检测。因此可用于超声心动图检测不能明确的，或需要对心肌病变进行进一步鉴别的患者。CMR 可测定整体和局部功能，对于既往有心肌梗死的患者，延迟强化 CMR 可显示典型的瘢痕心肌。

（5）胸部 X 线：胸痛患者常需要进行胸部 X 线检查，胸部 X 线对于合并肺部疾病的患者，以及排除其他引起胸痛的病因有价值，但 X 线检查无法提供有关疑诊 CCS 患者的诊断或危险分层的信息。心力衰竭的患者,X线检查可发现心影增大和肺部淤血改变。

4. 评估验前概率和冠心病的临床可能性 发生阻塞性CAD的可能性受人群患病率和个体临床特征的影响。《2019 ESC CCS诊断与处理指南》推荐新型简单的预测模型,主要基于患者的年龄、性别和症状性质进行评估(表2-14-2)。该模型在上述参数的基础上,同时纳入呼吸困难作为主要症状,用来计算阻塞性CAD的验前概率(pre-test probability,PTP),PTP高(>15%)的患者进一步检查的必要性增加,从而大幅度减少在疑似稳定性CAD患者中进行不必要的无创和有创检查。需要特别指出的是,表2-14-2中展示的PTP主要基于低CVD风险的国家,PTP随国家和地区不同而不同。

表2-14-2 CAD的验前概率

年龄(岁)	典型心绞痛		非典型心绞痛		非心绞痛性质的胸痛		呼吸困难	
	男性	女性	男性	女性	男性	女性	男性	女性
30~39	3%	5%	4%	3%	1%	1%	0	3%
40~49	22%	10%	10%	6%	3%	2%	12%	3%
50~59	32%	13%	17%	6%	11%	3%	20%	9%
60~69	44%	16%	26%	11%	22%	6%	27%	14%
70+	52%	27%	34%	19%	24%	10%	32%	12%

注:深红色阴影区域表示无创检查最适用(验前概率>15%)。浅红色阴影区域表示CAD的验前概率为5%~15%,应评估总体临床可能性后,决定采用何种诊断检查方法。PTP≤5%的患者一般不需要进一步检查。

对于PTP≤5%的患者,CAD疾病可能性低,预后良好,所以诊断性检查只应用于有非常强烈理由的患者,对于PTP 5%~15%的患者,根据患者意愿、当地医疗资源、辅助检查的可及性、临床判断等决定辅助检查方法的选择,这群患者各项辅助检查的假阳性率可能较高。有研究表明,PTP<15%的患者总体预后较好(心血管死亡或心肌梗死年发生率<1%),推迟常规检查通常是安全的。PTP>15%的患者,应该积极检查。

存在CVD危险因素(如CVD家族史、血脂异常、糖尿病、高血压、吸烟、其他生活方式因素)增加阻塞性CAD的可能性。心电图异常(Q波、ST-T改变)、左心室功能障碍、运动负荷心电图异常或CT提示冠脉钙化,预示着阻塞性CAD可能性增加。运动负荷ECG正常、CT显示冠脉无钙化(Agatston评分=0)者阻塞性CAD患病率(<5%)、死亡和非致死性心肌梗死风险(年发生率<1%)均较低。

5. 选择适当的检查方法 对于因合并症和总体生活质量等原因导致无法进行血运重建,仅需要药物治疗者,无须做过多的检查。对于CAD临床可能性高,药物治疗无效、轻微体力活动即可诱发典型心绞痛、初始临床评估(包括ECG或运动负荷ECG)提示高事件风险,也无须做过多检查,可直接进行侵入性冠脉造影(invasive coronary angiography,ICA)。血运重建指征应基于有创性血流动力学评估的病变狭窄程度。除此之外,在治疗前应进行相关检查,评估冠状动脉病变情况和心肌缺血情况。无创的功能学或形态学(CTA)检查均可作为阻塞性CAD的诊断手段。

(1)无创性功能学检查:目的是检测心肌缺血,负荷ECG观察心肌缺血引起的ECG改变,负荷CMR或负荷心超检测心肌缺血导致的室壁运动异常,SPECT/PET/心肌超声造影/增强CMR检测心肌的灌注异常。缺血可由运动或药物诱发,通过增加心肌氧耗或血管舒张导致心肌灌注发生改变。无创性功能学检查识别冠脉狭窄对血流限制程度的准确率较高,然而,非缺血相关的轻度冠脉粥样硬化通过功能学检查无法发现。

(2)无创性解剖学评估:冠脉CT血管造影(CTA)通过静脉注射对比剂对冠脉管腔及管壁进行无创性解剖学评估,与有创的冠状动脉造影相比,CTA对于发现阻塞性冠脉狭窄具有较高的准确性。然而,肉眼所见的50%~90%解剖学狭窄并不一定存在功能学意义,也就是并不总是引起心肌缺血,因此,推荐对除冠脉造影提示狭窄程度>90%以外的病变进行无创或有创功能学评价,以确定该病变是否会导致心肌缺血,如冠脉血流储备分数(fractional flow reserve,FFR),针对可导致心肌缺血的病变进行血运重建方能改善患者预后。近期的研究显示,冠脉 CTA 联合基于 CT 的 FFR(CT-FFR)检测在指导治疗决策及确定血运重建靶血管方面的价值不亚于冠脉造影联合 FFR 测定。

与影像学检查相比,运动负荷 ECG 在诊断和排除阻塞性 CAD 方面的作用有限。基础状态下 ECG 有异常者(如 LBBB、起搏心律、预激综合征、静息心电图 ST 段压低>0.1mV、使用洋地黄),负荷 ECG 的解读是困难的,对评估心肌缺血没有价值。不过,运动负荷 ECG 可用于特定患者,可以补充评估患者症状、ST 段改变、运动耐量、心律失常、血压反应和事件风险。

对于 CAD 临床可能性低、既往无 CAD 病史、无肾功能不全、预期图像质量良好的患者而言,冠状动脉 CTA 可作为首选检查方法,可识别亚临床冠脉粥样硬化,还可结合 CT-FFR 评估病变的功能意义。不过,冠脉 CTA 也有局限性,例如存在弥漫性冠脉钙化病变的患者,冠脉 CTA 图像定量诊断的准确性较差。心律失常也可能影响冠脉 CTA 的图像质量。冠脉 CTA 未见狭窄病变不能排除冠脉痉挛等功能性病变,因此对于反复发作静息心绞痛,考虑血管痉挛型心绞痛的患者,冠脉 CTA 的价值在于排除粥样硬化所致的狭窄病变。冠脉 CTA 检查存在一定的放射性暴露,另外,对比剂加重肾功能不全的可能性也值得重视。

(3) 侵入性检查:对于疑似 CAD 患者,如果无创检查不能明确诊断,为了诊断目的进行有创冠状动脉造影是必要的,尤其对于那些从事特殊职业的人群。如果无创检查提示高事件风险,冠脉造影可为血运重建方案的确定提供依据。目前冠脉造影手段已明显改进,并发症风险降低,特别是普遍采用经桡动脉入路后。

对于 CAD 临床可能性高、药物治疗无效、轻微体力活动就能诱发典型心绞痛或初始临床评估提示事件高风险者,可优选有创的冠状动脉造影。反之,如果患者拒绝有创检查,或拒绝血运重建,或因合并症等不适合血运重建,或预计血运重建无法改善其功能状态或生活质量者,无须做有创的冠脉造影。冠脉造影提示的病变狭窄严重程度和功能意义不匹配,推荐在冠脉造影基础上进行有创功能学评估,如 FFR,特别对于冠脉狭窄 50%~90% 或多支病变的患者,作为血运重建术的依据。

6. **评估事件风险** 事件风险评估是 CCS 患者诊断中的重要环节,建议所有患者均需要进行心血管事件风险评估,主要通过临床症状、静息超声心动图评估的左心室功能,功能学评估的心肌缺血和影像学评估的冠脉解剖。尽管运动负荷试验的诊断价值有限,但如果试验时轻微体力活动就能诱发心绞痛或呼吸困难伴有 ST 段压低、活动耐量低、心律失常及异常的血压反应,均为心血管死亡高风险的标志,典型的心绞痛和左心室收缩功能障碍提示为心血管死亡高风险。仅在特定的患者群体中冠脉造影才被用于危险分层,同时需要结合 FFR。血运重建术可以改善高事件风险的患者的预后。

对于确诊 CCS 患者,采用心血管年死亡率描述事件风险。既往指南中,高事件风险定义为心血管年死亡率>3%,低事件风险定义为心血管年死亡率<1%。在有症状的患者及确诊 CCS 的患者中,不同的辅助诊断检查方法,有各自的诊断高事件风险定义(表 2-14-3)。

表 2-14-3　慢性稳定型冠心病患者不同检查结果的高事件风险定义

检查项目	高事件风险定义
运动平板试验	根据 Duke 评分,每年心血管病死亡率大于 3%
SPECT 或者 PET 灌注成像	左心室心肌缺血面积>10%
负荷超声心动图	16 个节段中 3 个及以上节段表现为负荷诱导的运动功能减低或者不运动
心脏磁共振显像	16 个节段中 2 个及以上节段表现为负荷灌注缺损或者 3 个及以上节段表现为多巴酚丁胺诱导的功能障碍
冠状动脉 CTA 或有创冠状动脉造影	三支冠脉近段狭窄病变,左主干病变,前降支近段病变
侵入性功能学检查	FFR≤0.8,iwFR≤0.89

注:FFR. 血流储备分;iwFR. 瞬时无波形比值。

【鉴别诊断】

1. **心脏神经症** 本病患者常诉胸痛,但为短暂(几秒钟)的刺痛或较持久(几小时)的隐痛,患者常喜欢不时地深吸一大口气或作叹息性呼吸。胸痛部位多在左胸乳房下心尖部附近,或部位不固定。

2. 急性冠脉综合征(ACS) CCS病程中可能发生ACS,此时可表现为恶化劳力型心绞痛、静息心绞痛等不稳定型心绞痛,部分患者胸痛或呼吸困难症状持续,程度加重,心肌缺血时间可长达数小时。含服硝酸甘油多不能使之缓解,常伴有休克、心律失常和/或心力衰竭,并有发热。可有特征性的心电图和心肌损伤标志物的改变。

3. 其他疾病引起的心绞痛 包括风湿热或其他原因引起的冠状动脉炎、梅毒性主动脉炎引起冠状动脉口狭窄或闭塞、先天性冠状动脉畸形等引起的心绞痛,要根据其他临床表现和辅助检查例如超声心动图、冠脉CTA等来进行鉴别。冠状动脉心肌桥也是常见的疾病,在心肌收缩时,壁冠状动脉动态性地受压,可能造成运动相关的心肌缺血。胸痛患者冠脉CTA检查中发现心肌桥的比例较高,但未必都产生心肌缺血。肥厚型心肌病患者肥厚心肌相对缺血或流出道梗阻造成心肌缺血,严重的主动脉瓣狭窄病变可引起心绞痛,特征性的心脏杂音和超声心动图有助于鉴别诊断。

4. 胸壁和肋间神经痛 肋骨和肋软骨病变、带状疱疹等可引起胸痛,肋间神经痛常累及1~2个肋间,但并不一定局限在前胸,为刺痛或灼痛,胸壁病变导致的胸痛多为持续性而非发作性,咳嗽、用力呼吸和身体转动可使疼痛加剧,沿神经行经处有压痛,手臂上举活动时局部有牵拉疼痛,故与心绞痛不同。

5. 消化道疾病及其他 胸部疼痛或不适感还需与食管、纵隔、胃十二指病变例,如食管裂孔疝、溃疡病等引起的胸、腹疼痛相鉴别。

【防治】

对于CCS患者,治疗方法包括生活方式干预、健康教育、危险因素控制、药物治疗和血运重建等。其中,药物治疗是基石,无论患者是否已经接受血运重建。治疗目的包括:一是缓解心绞痛症状提高生活质量;二是预防心肌梗死、死亡等心血管事件,改善预后。理想的药物治疗方案是既能满意地控制症状,又能预防心脏事件的发生,作为需要长期使用的药物,不良反应少且依从性高也是需要考虑的。一般来说,多数CCS患者的起始治疗包括1~2种抗心绞痛的药物,再加上CVD二级预防的药物。建议首选β受体拮抗药或必要时联合钙通道阻滞药(CCB)作为抗心绞痛的一线用药。

1. 一般治疗 发作时立刻停止活动,一般患者在休息后症状即可消除。CCS患者平时应注意生活方式的调整和管理,尽量避免各种诱发因素,如过度的体力活动、情绪激动、饱餐等,冬天注意保暖。健康的生活方式可以降低心血管事件和死亡风险,包括戒烟(含被动吸烟)、限酒(每周100g或每天15g以内,或不喝)、适量运动、健康饮食和保持健康体重(BMI<25kg/m²)。坚持每周5天以上30~60分钟中等强度有氧运动,即便是不规律的体育运动也会降低久坐患者的死亡风险。但需要注意,如果运动后发生胸痛症状应先强化药物治疗,必要时行血运重建术。提倡地中海饮食,包括多吃水果、蔬菜、大豆、坚果和鱼类,富含纤维的谷类,含不饱和脂肪酸的食物,限制总热量和饱和脂肪的摄入。基于运动的心脏康复可降低心血管病死率和住院率。控制心血管危险因素,治疗高血压、糖尿病、血脂异常。治疗可加重心肌缺血的疾病,例如贫血、甲状腺功能亢进等。每年接种流感疫苗可预防CCS患者发生急性心梗,改善心力衰竭预后,减少65岁以上老年患者的心血管病死率。因此,推荐CAD患者,尤其是老年患者,每年接种流感疫苗。

2. 药物治疗

(1)缓解症状、改善缺血:初始药物治疗通常包括一种或两种必要的抗心绞痛药物。

1)硝酸酯类药物:为内皮依赖性血管扩张剂,能减少心肌需氧和改善心肌灌注,从而改善心绞痛症状。短效硝酸酯类(硝酸甘油)用于心绞痛急性发作时缓解症状,而长效硝酸酯类(单硝酸异山梨酯)用于预防心绞痛的发作,硝酸异山梨酯介于两者之间。剂量滴定对于所有药物都是必要的,以可耐受的剂量达到症状的最佳控制。停药需慎重,避免突然停药导致心绞痛症状反弹。最常见的不良反应包括低血压、头痛、面部潮红。禁忌证包括梗阻性肥厚型心肌病、重度主动脉瓣狭窄、与磷酸二酯酶抑制剂(如西地那非、他达拉非、伐地那非等)或利奥西呱联用。

①硝酸甘油制剂:舌下含服硝酸甘油或硝酸甘油喷雾可快速缓解劳力型心绞痛症状。其中硝酸甘油喷雾起效比舌下含服更快。心绞痛症状出现时,患者应取坐位休息,硝酸甘油舌下含服0.5~1.0mg(或喷

雾吸入），每 5 分钟 1 次，直至疼痛缓解，最大剂量为 15 分钟内含服 3 片（1.5mg）。含服硝酸甘油可能发生头昏、头胀痛、头部跳动感、面红、心悸等，偶有血压下降。因此，第一次用药时，建议患者取坐位，避免站立位时由于低血压导致晕厥，如果发生明显低血压，患者宜平卧片刻。如果含服 3 次后心绞痛依然持续，需要立即重视，警惕发生急性心肌梗死可能，尽快就医。2% 硝酸甘油油膏或皮肤贴片（含 5~10mg）涂或贴在胸前或上臂皮肤而缓慢吸收，适于预防夜间心绞痛发作。在已知的可诱发心绞痛的体力活动前可服用硝酸甘油进行预防。

②硝酸异山梨酯：也称二硝酸异山梨酯（isosorbide dinitrate）或消心痛。5~20mg，3~4 次/d，服后半小时起作用，持续 3~5 小时。主要用于预防心绞痛。心绞痛发生时，也可 5~10mg 舌下含化，2~5 分钟见效。二硝酸异山梨酯的生物利用度取决于个体之间的肝脏转化能力，总体低于单硝酸异山梨酯（活性代谢物，利用度 100%）。

③单硝酸异山梨酯（isosorbide 5-mononitrate）：为长效制剂。适用于慢性长期治疗，预防心绞痛的发生。20~50mg，每日 1~2 次。患青光眼、颅内压增高、低血压者不宜选用本类药物。每天用药时应注意给予足够的无药间期（8~10 小时），以减少耐药性的发生。

2）β 受体拮抗药：通过选择性抑制 β 肾上腺素能受体可减慢心率、降低心肌收缩力、降低血压以减少心肌耗氧量，还可通过延长舒张期以增加缺血心肌灌注，因而可以减少心绞痛发作和提高运动耐量。在心肌梗死后和左心室射血分数降低的 CCS 患者中，β 受体拮抗药可改善患者的预后。

β 受体拮抗药可以与二氢吡啶类 CCB 联用以减少后者诱发的心动过速，β 受体拮抗药与非二氢吡啶类 CCB（维拉帕米或地尔硫䓬）联用会增加心力衰竭恶化风险、极度心动过缓和/或房室传导阻滞，尤其是维拉帕米，因此，不推荐 β 受体拮抗药与维拉帕米联合使用。β 受体拮抗药与硝酸酯类联用可缓解后者所导致的反射性心动过速，但可能有协同降压的作用。主要不良反应包括疲乏、抑郁、心动过缓、心脏阻滞、支气管痉挛、外周血管收缩、直立性低血压、阳痿、掩盖低血糖症状等，但糖尿病患者不是使用 β 受体拮抗药的禁忌证。

β 受体拮抗药的使用过程中需要注意：①始用剂量应偏小，剂量应逐渐增加到发挥最大疗效；②停用本药时应逐步减量，如突然停用有诱发心肌梗死的可能；③支气管哮喘以及心动过缓者不用为宜；④应用 β 受体拮抗药治疗 CCS 期间心率宜控制在 55~60 次/min；⑤PR 间期>240ms 的一度或二度以上房室传导阻滞禁用。

常用制剂是美托洛尔（metoprolol）12.5~100mg，2 次/d 或缓释制剂 23.75~190mg，1 次/d；比索洛尔（bisoprolol）2.5~10mg，1 次/d（以上均为选择性阻滞 β₁ 受体拮抗药）。其他还有卡维地洛（carvedilol）12.5~25mg，2 次/d。

3）钙通道阻滞药（calcium channel blocker，CCB）：CCB 能够改善症状，缓解心肌缺血，但没有证据表明 CCB 能够减少 CCS 患者的死亡或心肌梗死。CCB 主要通过扩张血管而降低外周血管阻力，也扩张冠状动脉、解除冠状动脉痉挛，改善心肌的微循环。冠状动脉痉挛所致的变异型心绞痛或血管痉挛性心绞痛患者，CCB 为首选，而单用 β 受体拮抗药属禁忌。

非二氢吡啶类 CCB（维拉帕米及地尔硫䓬）具有对窦房结的抑制作用，能减慢心率，抑制心肌收缩力，增加传导阻滞、心动过缓和心力衰竭风险，与维拉帕米相比，地尔硫䓬在治疗劳力性心绞痛方面具有优势，有相对温和的负性肌力作用以及窦房结抑制作用。由于发生传导阻滞的风险明显增加，不推荐 β 受体拮抗药与维拉帕米联用。非二氢吡啶类 CCB 常用制剂有：①维拉帕米 40~80mg，3 次/d 或缓释制剂 240mg，1 次/d，不良反应有头晕、恶心、呕吐、便秘、心动过缓、PR 间期延长、血压下降等；②地尔硫䓬（硫氮䓬酮）30~60mg，3 次/d，其缓释制剂 45~90mg，1~2 次/d。不良反应有头痛、头晕、失眠等。

二氢吡啶类 CCB 分为短效（硝苯地平）和长效（硝苯地平缓释或控释制剂，氨氯地平、非洛地平、贝尼地平、拉西地平、乐卡地平、尼卡地平等），短效二氢吡啶类治疗 CCB 会增加严重的不良心脏事件，不推荐使用。但长效二氢吡啶类属非常强的血管扩张剂，严重不良反应很少。可用于单用 β 受体拮抗药效果不佳或禁忌者，单独或与 β 受体拮抗药联合使用，不良反应少，主要包括头痛和踝部水肿。β 受体拮抗药基础上加用长效硝苯地平的效果已得到很好的验证，特别对于合并高血压的心绞痛患者。常用药物包括硝苯地平(nifedipine)控释制剂 30～60mg,1～2 次/d,氨氯地平 5～10mg,1 次/d,非洛地平 5～10mg,1～2 次/d,贝尼地平 4～8mg,1 次/d。停用本类药时也宜逐渐减量然后停服,以免发生冠状动脉痉挛。

4) 窦房结抑制剂伊伐布雷定(ivabradine):可选择性抑制窦房结起搏电流 If,降低窦性心率,从而延长心脏舒张期改善冠状动脉灌注、降低心肌氧耗量而对心肌收缩力和血压无影响,适用于窦性心率快,但 β 受体拮抗药或 CCB 不能耐受、有禁忌或效果不佳(静息窦性心律且心率>60 次/min)的患者,可单独应用或与 β 受体拮抗药联合应用,口服 2.5～7.5mg,2 次/d。

5) 尼可地尔:是尼克酰胺的硝酸酯衍生物,属 ATP 敏感性钾通道(KATP)开放剂,作用于血管平滑肌可扩张冠状动脉,也可用于治疗微血管性心绞痛。当使用 β 受体拮抗药禁忌、效果不佳或出现不良反应时,可使用尼可地尔缓解症状,口服 5mg,3 次/d,偶发的不良反应包括口腔、肠及肛门周围的溃疡。

6) 代谢类药物

①曲美他嗪(三甲氧苄嗪,trimetazidine):通过抑制脂肪酸氧化、增加葡萄糖代谢而改善心肌对缺血的耐受性及左心功能,缓解心绞痛,无血流动力学影响,可与其他抗缺血药物合用,在其他药物不能耐受或效果不佳时,可将曲美他嗪作为补充或替代治疗,但对帕金森病、运动失调(如震颤、肌肉强直、运动失调和腿多动综合征)和严重肾功能损害(GFR<30ml/min)属于禁忌证。口服短效制剂 20mg,3 次/d,长效制剂 35mg,2 次/d。

②雷诺嗪(ranolazine):是一种选择性的慢钠电流抑制剂并具有改善心肌能量代谢的抗缺血特性,在 β 受体拮抗药和/或 CCB 无效或不能耐受时加用,能减少心绞痛发作并提高运动耐量,而对心率和血压无影响,尤其适用于糖化血红蛋白(HbA1c)水平升高的患者。口服 500～1 000mg,2 次/d,雷诺嗪可延长 QTc,因此有 QT 间期延长或与引起 QT 间期延长的药物联用时应谨慎。

(2) 预防心肌梗死,改善预后的药物治疗

1) 抗血小板药物:血小板激活和聚集是冠脉血栓形成的驱动因素,也是发生 ACS 的重要机制,因此,CCS 患者需要进行抗血小板治疗。由于抗小板治疗增加出血风险,因此使用过程中需权衡预防缺血事件的获益及出血风险。大部分未接受血运重建术的 CCS 患者只需要单药抗血小板,阿司匹林为首选。但 ACS 后一段时间内或血运重建术后患者,推荐阿司匹林联合口服 P2Y12 抑制剂的双联抗血小板(DAPT)治疗,DAPT 的理想时间随个体发生血栓和缺血事件的风险以及出血风险而异,需要个体化。

①阿司匹林(乙酰水杨酸):为环氧化酶(cyclyxygenase,COX)抑制剂。通过抑制血栓腕 A₂(TXA₂)的形成,可以抑制血小板在动脉粥样硬化斑块上的聚集,防止血栓形成,同时也抑制 TXA₂ 所导致的血管痉挛。每天小剂量(75～100mg)阿司匹林可降低 CCS 患者心肌梗死、脑卒中和心血管性死亡危险,无禁忌证或不良反应的患者均应长期服用。主要的不良反应是消化道出血,如存在阿司匹林禁忌证或不耐受,可用氯吡格雷(50～75mg,1 次/d)或可逆性的 COX 抑制剂吲哚布芬(100mg,2 次/d)。存在胃肠道高出血风险患者,应加用质子泵抑制剂。

②血小板 P2Y12 抑制剂:通过抑制血小板上的 ADP 受体发挥抗血小板聚集的作用,包括氯吡格雷,普拉格雷和体格洛瑞。在 CCS 患者中,如果不能耐受阿司匹林,可用氯吡格雷替代(50～75mg,每日 1 次)。CCS 接受冠状动脉介入治疗(percutaneous coronary intervention,PCI)的患者,建议给予 DAPT(阿司匹林+氯吡格雷),裸金属支架后至少 1 个月,置入药物洗脱支架后可接受 DAPT 6 个月。能耐受 DAPT 且无出血并发症、其出血风险低而血栓风险高者,可考虑 DAPT(阿司匹林+氯吡格雷)>6 个月且≤30 个月;择期 PCI 特定高风险的 CCS 患者(如有支架血栓史或多支血管病变多个支架,或分叉病变双支架等)可考虑应用替格瑞洛(90mg,每日 2 次)联合阿司匹林;根据 PEGASUS 研究,既往 1～3 年有心肌梗死病史且合并至少 1 项以上缺血高危因素(>65 岁、糖尿病、再梗死、多支病变、肾功能不全)的患者可考虑采用替格瑞洛(60mg,2 次/d)联合阿司匹林治疗,最长可至 36 个月。普拉格雷(10mg/d)主要用于 ACS 后接受 PCI 术的患者。

③其他抗血小板药:西洛他唑(cilostazol)是磷酸二酯酶抑制剂。50～100mg,2 次/d,也可在阿司匹林不耐受的患者中替代阿司匹林和 P2Y12 受体拮抗药联合用于 PCI 术后患者的 DAPT。双嘧达莫(dipyridamole,潘生丁)因可引起所谓的冠状动脉窃血,不推荐使用。

2）抗凝药物：合并心房颤动的 CCS 患者，若 CHA_2DS_2-VASc 评分≥2 分（男性）或评分≥3 分（女性），推荐长期使用口服抗凝药，其中新型口服抗凝药（NOAC）优于华法林。稳定期患者可单独使用口服抗凝药。目前临床常用 NOAC 包括 Xa 因子抑制剂［利伐沙班（rivaroxaban）20mg，1 次/d，艾多沙班（edoxaban）60mg，1 次/d，阿哌沙班（apixaban）5mg，2 次/d］或 Ⅱa 因子抑制剂［达比加群酯（dabigatran）110mg 或 150mg，2 次/d］。对于 PCI 术后合并心房颤动的患者，PCI 术后一段时间（一般 12 个月内）推荐应用 NOAC，并联合单个或双联抗血小板药物（具体用法和时间依据患者的出血风险和缺血风险的高低而定，三联治疗的时间一般不超过 4~6 周），联合治疗中建议利伐沙班 15mg，1 次/d，艾多沙班 60mg（如果 CrCl ≤50ml/min，体重≤60kg 或同时使用某些 P-糖蛋白抑制剂治疗，则剂量调整为 30mg），每日 1 次，阿哌沙班 5mg，2 次/d，或达比加群酯 150mg，2 次/d，而 P2Y12 受体拮抗药首选氯吡格雷 75mg，1 次/d。

在 COMPASS 研究中，合并周围血管病变（PAD）的 CCS 窦性心律患者中使用低剂量的利伐沙班（2.5mg，2 次/d，心房颤动患者常规抗凝治疗剂量的 1/4），与单药阿司匹林/单药利伐沙班 5mg b.i.d. 相比，低剂量利伐沙班（2.5mg，2 次/d）抗凝治疗联合阿司匹林可减少缺血事件风险，代价是增加出血风险。在高风险、合并糖尿病、PAD、中度慢性肾功能不全、吸烟的患者中，联合治疗获益更显著。

3）肾素-血管紧张素-醛固酮系统（RASS）拮抗药：所有 CCS 伴高血压、糖尿病、LVEF<40%、慢性肾病患者，如无禁忌证，均应接受血管紧张素转换酶抑制剂（ACEI）或血管紧张素 Ⅱ 受体拮抗药（ARB），能显著减少心源性死亡、心肌梗死和脑卒中。不推荐 ACEI 联用 ARB。在 LVEF 小于 35%、仍有症状的心力衰竭患者，尽管已优化药物治疗（包括 ACEI、β 受体拮抗药、醛固酮受体拮抗药），可考虑加用沙库巴曲缬沙坦作为 ACEI 的替代以进一步降低心力衰竭住院率和病死率。推荐在心肌梗死后、已接受 ACEI 和 β 受体拮抗药治疗、LVEF<35%、合并糖尿病或心力衰竭的患者，使用醛固酮受体拮抗药（MRA）包括螺内酯或依普利酮。在肾功能不全［eGFR<45ml/(min·1.73m^2)］和高钾血症（血钾≥5.0mmol/L）的患者中使用 MRA 需谨慎。

4）调脂药物：CCS 患者如无禁忌，需依据其血脂基线水平首选起始剂量中等强度的他汀类调脂药物，根据个体调脂疗效和耐受情况，适当调整剂量。推荐以低密度脂蛋白胆固醇（LDL-C）为首要干预靶点，目标值 LDL-C<1.8mmol/L，或对于 LDL-C 基线为 1.8~3.5mmol/L 的患者来说，降低 50%。最新的《2019 ESC/EAS 血脂异常管理指南》中，确诊 CCS 的患者属动脉粥样硬化性心血管疾病的极高危，建议 LDL-C 的目标值为<1.4mmol/L 且较基线降幅>50%。若 LDL-C 水平不达标或不耐受大剂量他汀类药物，可联合应用胆固醇吸收抑制剂依折麦布（10mg，1 次/d），必要时加用前蛋白转化酶枯草溶菌素 9 抑制剂（PCSK9 抑制剂）如依洛尤单抗（evolocumab，140mg，1 次/2 周，皮下注射）或阿利西尤单抗（alirocumab，75~150mg，1 次/2 周，皮下注射）。

5）β 受体拮抗药：对于发生过心肌梗死或心力衰竭的高危患者，β 受体拮抗药可显著降低心血管事件发生率，降低猝死的发生率，所以所有左心功能异常（LVEF<40%）伴心力衰竭或以往有心肌梗死者，如无禁忌证，应启动 β 受体拮抗药治疗。

（3）其他药物：女性绝经后 CCS 发病率升高，但研究显示激素替代治疗不改善预后，同时增加 60 岁以上女性的心血管疾病风险。也无证据显示大剂量维生素 E 有价值。中医中药是我国的特色，根据辨证论治采用治标和治本两法。治标，主要在疼痛期应用，以"通"为主，有活血化瘀、理气、通阳、化痰等法；治本，一般在缓解期应用，以调整阴阳、脏腑、气血为主，有补阳、滋阴、补气血、调理脏腑等法。其中以活血化瘀法（常用丹参、红花、川芎、蒲黄、郁金、丹参滴丸或脑心通等）和芳香温通法（常用苏合香丸、苏冰滴丸、宽胸丸、保心丸、麝香保心丸等）和祛痰通络法（通心络等）最为常用。

3. 血运重建治疗　对于 CCS 患者的管理，最佳药物治疗是改善症状的关键，包括抑制动脉粥样硬化的进展，预防血栓事件的发生。对于存在较大面积心肌缺血的患者或高危的 CCS 患者，血运重建发挥重要作用。需优先考虑血运重建治疗的临床情况包括：①心肌梗死后；②左心室功能不全；③多支血管病变和/或大范围心肌缺血（缺血面积超过 10%）；④左主干病变；⑤除上述情况之外，对于优化药物治疗仍不能控制症状的患者，也应考虑进行血运重建治疗。可选的血运重建策略除经皮冠状动脉介入治疗、冠状动脉旁路移植手术外，还包括结合二者优势的杂交手术。

（1）经皮冠状动脉介入治疗（PCI）：以往的临床观察显示,用球囊导管行经皮冠脉血管成形术（PT-CA）与药物疗法相比能使患者的症状迅速改善、生活质量提高（运动耐量增加）,但是对远期心肌梗死的发生和病死率无显著影响。随着新技术的出现,尤其是新型支架特别是药物洗脱支架和新型抗血小板药物的应用,介入治疗可明显降低患者的心绞痛症状,且再狭窄和靶病变需再次血运重建的发生率显著降低,近年的研究显示,对于造成明显缺血的重度狭窄病变而言,PCI除了改善症状,也能降低自发性心肌梗死和紧急血运重建的发生率。第一代生物可降解支架可能增加晚期血栓的风险,需要密切随访并合理使用抗血小板药物。药物球囊可用于支架内再狭窄或小血管病变的治疗。

（2）外科治疗：主要是施行主动脉-冠状动脉旁路移植手术（coronary artery bypass grafting,CABG）或内乳动脉远端-冠状动脉吻合术。本手术目前在冠心病发病率高的国家中已成为最普通的择期性心脏外科手术,对缓解心绞痛有较好效果。

微创冠状动脉旁路手术,采用非体外循环心脏不停跳的方式,并发症少,患者康复快,因此已被普遍接受。机器人辅助冠状动脉旁路术则完全腔镜化,手术创伤更小,术后恢复更快,但由于其对团体合作和机器操作培训要求非常严格等诸多因素,目前未被广泛应用。对于病变解剖合适的患者,也可采用介入治疗和外科搭桥联合的杂交手术,一般右冠状动脉和回旋支病变采用药物洗脱支架的介入治疗,而前降支采用内乳动脉搭桥。由心内科和心外科医生组成的心脏团队对制订最佳治疗方案有帮助。

二、心外膜冠状动脉无阻塞的心绞痛

临床上,常常发现部分心绞痛患者,包括无创检查发现心肌缺血的患者,其冠状动脉无显著狭窄,冠脉造影的发现包括：①冠状动脉轻或中度狭窄及弥漫性狭窄（冠脉造影可能在功能上会低估这些患者）；②微循环障碍；③心外膜血管的痉挛或心肌桥导致动态狭窄。这些患者进行冠脉功能检测有重要临床意义,针对中度狭窄冠脉病变进行压力测定,常无缺血性FFR/iwFR,被认为非阻塞性心外膜冠脉疾病,如果测定冠状动脉血流储备（CFR）,可低于正常,微循环阻力指数（IMR）增高。这些心绞痛患者发生不良临床事件的风险增加,需要引起关注。由于症状持续存在,又缺乏诊断微循环疾病或血管痉挛性疾病的常规检测手段,这些心绞痛患者常常会反复进行多项诊断性检查,包括多次冠脉CTA或冠状动脉造影,从而增加医疗费用。由此气馁或抑郁患者并不少见。采用一个规范化、系统化的流程诊断微循环和血管收缩障碍的非阻塞性CAD患者,能够增加诊断效能。

（一）微血管性心绞痛

微血管性心绞痛患者通常出现运动相关的心绞痛、无创检查发现心肌缺血证据,但冠脉CTA或有创冠状动脉造影显示冠脉无狭窄或轻至中度狭窄（40%～60%）。微血管性心绞痛患者很少出现节段性左心室运动障碍。部分患者有继发性微血管性心绞痛,可能与心脏或系统性疾病有关,包括可导致左心室肥厚的疾病（如肥厚型心肌病、主动脉瓣狭窄、高血压性心脏病等）或炎症（如心肌炎或血管炎等）。

微循环障碍在心外膜血管病变发展之前出现,特别是女性,与不良结局相关。在糖尿病患者中,无阻塞性心外膜血管病变但CFR降低的患者其长期预后与阻塞性心外膜血管病变的患者类似。

微循环障碍导致的心绞痛的诊断依赖于临床,如有明确心绞痛症状、无创功能学检查异常、但冠脉CTA或有创冠脉造影显示冠脉血管正常或轻度狭窄者,需考虑微循环障碍导致的心绞痛。对微血管功能进行全面评估是一项挑战,主要包括区分引起功能障碍的两项主要机制：微循环受损（impaired microcirculatory conductance）和小动脉调控异常（arteriolar dysregulation）。区分这两种对于制订患者的治疗策略非常关键。

微循环受损可通过测定CFR或IMR来评估。CFR的测定方法包括无创的经胸多普勒超声（测定前降支血流）、磁共振（心肌灌注指数）或PET心肌灌注,有创的方法包括利用多普勒导丝测定基础状态和阻力血管最大充血状态下（给予腺苷扩张阻力血管）的冠脉血流来计算CFR；微循环阻力测定方法包括导管室中通过冠脉内压力及基于热稀释法的数据（计算IMR）或多普勒流速（计算微血管充血阻力,hyperaemic microvascular resistance,HMR）；冠脉内热稀释法和多普勒均可计算CFR。IMR≥25U或CFR<2.0提示存在微循环功能障碍。

小动脉调控障碍的诊断需要通过选择性冠脉内使用乙酰胆碱,测定冠脉微循环的内皮功能,如果存在血管内皮功能障碍或平滑肌功能障碍,可激发小血管收缩。因此,在微血管性心绞痛、小动脉调控障碍的患者中,乙酰胆碱有可能激发微血管痉挛。这种小动脉对乙酰胆碱的反应导致心绞痛症状、伴或不伴缺血性心电图改变以及冠脉内血流速度下降。在反应性充血期间,外周血管脉搏张力测定可显示系统性内皮功能异常。

微血管性心绞痛的治疗需要首先明确微循环障碍的主要机制。在 CFR<2.0 或 IMR≥25、乙酰胆碱激发试验阴性的患者中,推荐使用 β 受体拮抗药、ACEI、他汀类药物,生活方式改变及减轻体重。乙酰胆碱激发试验中发生心电图改变及心绞痛症状,但没有严重的心外膜血管收缩的患者,提示微血管痉挛。治疗同血管痉挛性心绞痛的患者,推荐长效 CCB 和尼可地尔。

（二）血管痉挛性心绞痛

静息时心绞痛发作、活动耐量不受影响的患者需怀疑血管痉挛性心绞痛。血管痉挛性心绞痛发作常有昼夜节律,夜间和早晨发作较多。与劳力性心绞痛相比,患者通常更年轻,除了吸烟以外,心血管危险因素更少。冠脉支架通畅但持续有心绞痛症状的患者需怀疑冠脉痉挛。

血管痉挛性心绞痛的诊断是基于心绞痛发作期间（通常静息时发作）的一过性 ST 段改变。Prinzmetal 心绞痛患者表现为静息时心绞痛发作,以及一过性 ST 段抬高。由于多数血管痉挛性心绞痛为自限性的,发作时间短,因此随机 ECG 很难记录这些变化,需要动态 ECG 甚至长程动态 ECG 监测（大于 1 周）,建议应用 12 导联 ECG,记录到胸痛发作时的 ST 段偏移有助于诊断。动态 ECG 监测也可用于评价药物的疗效。

建议行冠脉 CTA 或有创冠脉造影排除冠脉固定狭窄。不过,有冠脉固定狭窄的患者也可发生冠脉痉挛。导管室中的激发试验有助于诊断冠脉痉挛,推荐冠脉内注射乙酰胆碱或麦角新碱进行激发试验。阳性表现:①心绞痛症状;②缺血性心电图改变;③严重心外膜血管收缩。如果乙酰胆碱注射诱发心绞痛,但无造影证实的痉挛,有或没有 ST 段改变,可提示微血管痉挛,在微血管型心绞痛患者中常见。冠脉内给药进行激发试验相对安全,所激发的痉挛能够使用硝酸酯类药物缓解,需事先准备好扩血管药物、临时起搏器和除颤仪,以便及时抢救在试验中可能发生的室性心动过速/心室颤动（3.2%）或心动过缓（2.7%）,激发试验时恶性心律失常的发生率与自发性痉挛发作时诱发的心律失常发生比例（7%）类似。静脉内给予麦角新碱可能激发多血管痉挛且持续时间长,风险高,处理困难,甚至可能致命,因此不推荐使用。

对于心外膜血管痉挛或微血管痉挛的患者,推荐 CCB 和长效硝酸酯类药物,以及心血管危险因素控制和生活方式改变。硝苯地平对于减少支架植入后的冠脉痉挛有效。

三、缺血性心肌病

冠心病是心力衰竭的最常见病因,心肌损伤和缺血是导致收缩功能障碍的病理生理学基础,大多数有症状的心衰患者存在左心室射血分数（LVEF）降低（<40%,HFrEF）,但是也有些存在症状性心力衰竭的 CCS 患者属于射血分数保留心力衰竭（≥50%,HFpEF）。

病史询问在确定心肌缺血作为心力衰竭的病因中是重要的,需要询问的内容包括活动耐量及劳力性呼吸困难;既往 CAD 相关事件如心梗、血运重建,所有需要治疗的心血管合并症如心房颤动、高血压或瓣膜病,非心血管合并症如慢性肾病、糖尿病、贫血等。体格检查中关注心力衰竭的表现,包括是否有心脏扩大、心率、心律、杂音、异常心音,肺水肿体征,体循环淤血特征等。

辅助检查中常规 ECG 可以表现为正常,但也可能提示陈旧性心肌梗死或缺血征象,可出现各种心律失常。胸片 X 线检查可提示肺水肿、间质性水肿或胸腔积液,超声心动图可评估缺血性心肌病的 LVEF 值,节段性或弥漫性左心室室壁运动情况,可评估右心室收缩或舒张功能不全的证据,心肌肥厚,心腔容量,瓣膜功能及肺高压的证据。冠脉 CTA 可以明确 CAD 的诊断和程度,评估血运重建的可能性。除了 CAD 患者所需要的生化检查外,血利钠肽水平可以确定心功能不全,并评估心力衰竭的程度,观察治疗的效果。

症状性心力衰竭患者的药物和器械处理原则同慢性心力衰竭患者。所不同的是,抗缺血治疗对改善心肌功能有益。此外,对于缺血性心肌病所致心力衰竭患者,如果存在存活心肌,则成功的血运重建可改善左室功能和预后,血运重建的策略需基于患者的症状、冠脉解剖和危险因素来选择。

【指南与共识】

慢性冠脉综合征(CCS)的概念首先由欧洲心脏病学会(ESC)制订的 2019 年慢性稳定性冠状动脉综合征的诊断和处理指南提出。我国 2018 年由中华心血管病学会制订了《中国稳定性冠心病诊断与治疗指南》,有关血运重建和相关危险因素包括血脂的管理、血糖管理和冠心病等方面的内容,可以参考《2019 ESC/EAS 血脂异常管理指南》《2018 ESC/EACTS 心肌血运重建指南》等。2017 年我国专家制定了冠状动脉微血管疾病诊断和治疗的中国专家共识,是理解冠状动脉微血管疾病的重要参考资料。

(钱菊英)

参 考 文 献

[1] 中华医学会心血管病学分会,中华心血管病杂志编辑委员会.中国稳定性冠心病诊断与治疗指南.中华心血管病杂志,2018,46(9):680-694.

[2] Knuuti J,Wijns W,Saraste A,et al. 2019 ESC Guidelines for the diagnosis and management of chronic coronary syndromes:The task force for the diagnosis and management of chronic coronary syndromes of the European Society of Cardiology. Eur Heart J,2020,41(3):407-477.

[3] Mach F,Baigent C,Catapano AL,et al. 2019 ESC/EAS Guidelines for the management of dyslipidaemias:lipid modification to reduce cardiovascular risk:The Task Force for the management of dyslipidaemias of the European Society of Cardiology(ESC) and European Atherosclerosis Society(EAS). Eur Heart J,2020,41(1)111-188.

[4] Cosentino F,Grant P J,Aboyans V,et al. 2019 ESC Guidelines on diabetes,pre-diabetes,and cardiovascular diseases developed in collaboration with the EASD. The Task Force for diabetes,pre-diabetes,and cardiovascular diseases of the European Society of Cardiology(ESC) and the European Association for the Study of Diabetes(EASD). Eur Heart J,2020,41(2):255-323.

[5] Neumann FJ,Sousa-Uva M,Ahlsson A,et al. 2018 ESC/EACTS Guidelines on myocardial revascularization. The Task Force on myocardial revascularization of the European Society of Cardiology(ESC) and European Association for Cardio-Thoracic Surgery(EACTS),Developed with the special contribution of the European Association for Percutaneous Cardiovascular Interventions(EAPCI). Eur Heart J,2019,40(2):87-165.

[6] 中华医学会心血管病学分会基础研究学组,中华医学会心血管病学分会介入心脏病学组,中华医学会心血管病学分会女性心脏健康学组,中华医学会心血管病学分会动脉粥样硬化和冠心病学组.冠状动脉微血管疾病诊断和治疗的中国专家共识,中国循环杂志,2017,32(5):421-430.

[7] Viviany R. Taqueti,MD,et al. Coronary microvascular disease pathogenic mechanisms and therapeutic options. JACC,2018,72(21):2625-2641.

[8] Jacqueline E,Tamis-Holland,Hani Jneid,et al. Contemporary diagnosis and management of patients with myocardial infarction in the absence of obstructive coronary artery disease:A scientific statement from the American heart association. Circulation,2019,139(18):e891-e908.

第二节　急性冠脉综合征

急性冠脉综合征(acute coronary syndrome,ACS)是一组由急性心肌缺血引起的临床综合征,主要包括非 ST 段抬高急性冠脉综合征(non-ST segment elevation acute coronary syndrome,NSTEACS)及 ST 段抬高型心肌梗死(ST-segment elevation myocardial infarction,STEMI)。动脉粥样硬化不稳定斑块破裂或糜烂导致冠状动脉内急性血栓形成,被认为是大多数 ACS 发病的主要病理基础。血小板激活在其发病过程中起着非常重要的作用。

一、非 ST 段抬高急性冠脉综合征

非 ST 段抬高急性冠脉综合征(non-ST segment elevation acute coronary syndrome,NSTEACS)根据心肌

损伤生物标志物[主要为心脏肌钙蛋白(cardiac troponin, cTn)]测定结果分为不稳定型心绞痛(unstable angina, UA)和非 ST 段抬高心肌梗死(non-ST-segment elevation myocardial infarction, NSTEMI), UA/NSTE-MI 的发病机制和临床表现相当,但严重程度不同。其区别主要是缺血是否严重到导致心肌损伤,并且可以定量检测到心肌损伤的生物标志物。由于现代 cTn 检测的敏感度提高,生物标志物阴性的 NSTEACS 越来越少见。

UA 没有 STEMI 的特征性心电图动态演变的临床特点,根据临床表现可以分为以下三种(表 2-14-4)。

表 2-14-4　三种临床表现的不稳定型心绞痛

静息型心绞痛(rest angina pectoris)	发作于休息时,持续时间通常>20 分钟
初发型心绞痛(new-onset angina pectoris)	通常在首发症状 1~2 个月内、很轻的体力活动可诱发(程度至少达 CCS Ⅲ级)
恶化型心绞痛(accelerated angina pectoris)	在相对稳定的劳力性心绞痛基础上心绞痛逐渐增强(疼痛更剧烈、时间更长或更频繁,按 CCS 分级至少增加 Ⅰ级水平,程度至少 CCS Ⅲ级)

少部分 UA 患者心绞痛发作有明显的诱发因素,①增加心肌氧耗:感染、甲状腺功能亢进或心律失常;②减少冠状动脉血流:低血压;③血液携氧能力下降:贫血和低氧血症。以上情况称为继发性 UA(secondary UA)。

变异型心绞痛(variant angina pectoris)特征为静息心绞痛,表现为一过性 ST 段动态改变,是 UA 的一种特殊类型,其发病机制为冠状动脉痉挛。

【危险因素】

危险因素同稳定型心绞痛。

【发病机制】

NSTEACS 发病机制主要为冠状动脉严重狭窄和/或易损斑块破裂或糜烂所致的急性血栓形成,伴或不伴血管收缩、微血管栓塞,引起冠状动脉血流减低和心肌缺血。虽然也可因劳力负荷诱发,但劳力负荷中止后胸痛并不能缓解。

【病理及病理生理】

NSTEACS 常见易损斑块,与稳定斑块相比,易损斑块纤维帽较薄、脂核大、富含炎症细胞和组织因子。斑块破裂的主要机制包括单核巨噬细胞或肥大细胞分泌的蛋白酶(如胶原酶、凝胶酶、基质溶解酶等)消化纤维帽使斑块纤维帽变薄;动脉壁压力、斑块位置和大小、血流对斑块表面的冲击;冠状动脉内压力升高、血管痉挛、心动过速时心室过度收缩和扩张所产生的剪切力及斑块滋养血管破裂,诱发与正常管壁交界处的斑块破裂。斑块糜烂多见于女性、糖尿病和高血压患者,易发生于轻度狭窄和右冠状动脉病变,此时血栓附着于斑块表面。NSTEACS 时,内皮功能不全促使血管释放收缩介质(如内皮素-1)、抑制血管释放舒张因子(如前列环素、内皮衍生的舒张因子),引起血管收缩。少数 NSTEACS 由非动脉粥样硬化性疾病所致,如其他原因导致的急性冠状动脉供血不足(血管痉挛性心绞痛、冠状动脉栓塞和动脉炎),非冠状动脉原因导致的心肌供氧—需氧不平衡(低血压、严重贫血、原发性高血压、心动过速、严重主动脉瓣狭窄等)。NSTEMI 常因心肌严重的持续性缺血导致心肌坏死,病理上出现灶性或心内膜下心肌坏死。

【临床表现】

1. **症状**　UA 患者胸部不适的性质与典型的稳定型心绞痛相似,通常程度更重,持续时间更长,可达数十分钟,胸痛在休息时也可发生。如下临床表现有助于诊断 UA:诱发心绞痛的体力活动阈值突然或持久降低;心绞痛发生频率、严重程度和持续时间增加;出现静息或夜间心绞痛;胸痛放射至新的部位;发作时伴有新的相关症状,如出汗、恶心、呕吐、心悸或呼吸困难。常规休息或舌下含服硝酸甘油只能暂时甚至不能完全缓解症状。但症状不典型者也不少见,尤其是老年女性和糖尿病患者。

2. **体征**　体检可发现一过性第三心音或第四心音,以及由于二尖瓣反流引起的一过性收缩期杂音,这些非特异性体征也可出现在稳定型心绞痛患者,但详细的体格检查可发现潜在的加重心肌缺血的因素,并成为判断预后非常重要的依据。

3. 危险分层　NSTEACS 患者临床表现严重程度不一,主要是由于基础的冠状动脉粥样病变的严重程度和病变累及范围不同,同时形成急性血栓(进展至 STEMI)的危险性不同。为选择个体化的治疗方案,必须尽早进行危险分层。GRACE 风险模型纳入了年龄、充血性心力衰竭史、心肌梗死史、静息时心率、收缩压、血清肌酐、心电图 ST 段偏离、心肌损伤标志物升高以及是否行血运重建等参数,可用于 NSTEACS 的风险评估。

Braunwald 根据心绞痛的特点和基础病因,对 UA 提出以下分级(Braunwald 分级)(表 2-14-5)。详细的危险分层依据患者的年龄、心血管危险因素、心绞痛严重程度和发作时间、心电图、心脏损伤标志物和有无心功能改变等因素进行分析(表 2-14-6)。

表 2-14-5　不稳定型心绞痛严重程度分级(Braunwald 分级)

严重程度	定义	1 年内死亡或心肌梗死发生率(%)
Ⅰ级	严重的初发型心绞痛或恶化型心绞痛,无静息疼痛	7.3%
Ⅱ级	亚急性静息型心绞痛(1 个月内发生过,但 48 小时内无发作)	10.3%
Ⅲ级	急性静息型心绞痛(在 48 小时内有发作)	10.8%
临床环境		
A	继发性心绞痛,在冠状动脉狭窄基础上,存在加剧心肌缺血的冠状动脉以外的疾病	14.1%
B	原发性心绞痛,无加剧心肌缺血的冠状动脉以外的疾病	8.5%
C	心肌梗死后心绞痛,心肌梗死后 2 周内发生的不稳定型心绞痛	18.5%

表 2-14-6　NSTEACS 的短期危险分层

项目	高度危险性(至少具备下列一条)	中度危险性(无高度危险特征但具备下列任何一条)	低度危险性(无高度、中度危险特征但具备下列任何一条)
病史	缺血性症状在 48 小时内恶化	既往心肌梗死,或脑血管疾病,或冠状动脉旁路移植术,或使用阿司匹林	
疼痛特点	长时间(20 分钟)静息性胸痛	长时间(>20 分钟)静息胸痛目前缓解,并有高度或中度冠心病可能。静息胸痛(<20 分钟)或因休息或舌下含服硝酸甘油缓解	过去 2 周内新发 CCS 分级 Ⅲ级或Ⅳ级心绞痛,但无长时间(>20 分钟)静息性胸痛,有中度或高度冠心病可能
临床表现	缺血引起的肺水肿,新出现二尖瓣关闭不全杂音或原杂音加重,S_3 或新出现啰音或原啰音加重,低血压、心动过缓、心动过速,年龄>75 岁	年龄>70 岁	
心电图	静息性心绞痛伴一过性 ST 段改变(>0.05mV),新出现束支传导阻滞或新出现的持续性心动过速	T 波倒置>0.2mV,病理性 Q 波	胸痛期间心电图正常或无变化
心脏标志物	明显增高(即 cTnT>0.1μg/L)	轻度增高(即 cTnT>0.01μg/L,但<0.1μg/L)	正常

【检查】

1. 心电图　不仅可帮助诊断,而且根据其异常的范围和严重程度可提示预后。症状发作时的心电图尤其有意义,与之前心电图对比,可提高诊断价值。大多数患者胸痛发作时有一过性 ST 段(抬高或压低)和 T 波(低平或倒置)改变,其中 ST 段的动态改变(≥0.1mV 的抬高或压低)是严重冠状动脉疾病的表现,可能会发生急性心肌梗死或猝死。不常见的心电图表现为 U 波倒置。

通常上述心电图动态改变可随心绞痛的缓解而完全或部分消失。若心电图改变持续 12 小时以上，则提示 NSTEMI 的可能。若患者具有稳定型心绞痛的典型病史或冠心病诊断明确（既往有心肌梗死，冠状动脉造影提示狭窄或非侵入性试验阳性），即使没有心电图改变，也可以根据临床表现做出 UA 的诊断。

2. 连续心电监护　一过性急性心肌缺血并不一定表现为胸痛，出现胸痛症状前就可发生心肌缺血。连续的心电监测可发现无症状或心绞痛发作时的 ST 段改变。连续 24 小时心电监测发现 85% ~ 90% 的心肌缺血可不伴有心绞痛症状。

3. 冠状动脉造影和其他侵入性检查　冠状动脉造影能提供详细的血管相关信息，可明确诊断、指导治疗并评价预后。在长期稳定型心绞痛基础上出现的 UA 患者常有多支冠状动脉病变，而新发作的静息心绞痛患者可能只有单支冠状动脉病变。在冠状动脉造影正常或无阻塞性病变的 UA 患者中，胸痛可能为冠脉痉挛、冠脉内血栓自发性溶解、微循环灌注障碍所致，其余可能为误诊。

冠脉内超声显像和光学相干断层显像可以准确提供斑块分布、性质、大小和有无斑块破溃及血栓形成等更准确的腔内影像信息。

4. 心脏标志物检查　心脏肌钙蛋白(cTn)T 及 cTnI 较传统的 CK 和 CK-MB 更为敏感、更可靠，根据最新的欧洲和美国心肌梗死新定义，在症状发生后 24 小时内，cTn 的峰值超过正常对照值的 99 个百分位需考虑 NSTEMI 的诊断。临床上 UA 的诊断主要依靠临床表现及发作时心电图 ST-T 的动态改变，如 cTn 阳性提示该患者已发生少量心肌损伤，相比 cTn 阴性的患者其预后较差。

5. 其他检查　胸部 X 线、心脏超声和放射性核素检查的结果和稳定型心绞痛患者的结果相似，但阳性发现率会更高。

【诊断和鉴别诊断】

根据典型的心绞痛症状、典型的缺血性心电图改变(新发或一过性 ST 段压低≥0.1mV，或 T 波倒置≥0.2mV)及心肌损伤标志物(cTnT、cTnI 或 CK-MB)测定，可以做出 UA/NSTEMI 诊断。诊断未明确的不典型患者且病情稳定者，可以在出院前做负荷心电图或负荷超声心动图、核素心肌灌注显像、冠状动脉造影等检查。冠状动脉造影仍是诊断冠心病的重要方法，可以直接显示冠状动脉狭窄程度，对决定治疗策略有重要意义。尽管 UA/NSTEMI 的发病机制类似急性 STEMI，但两者的治疗原则有所不同，因此需要鉴别诊断，见本节"STEMI"部分。与其他疾病的鉴别诊断参见"稳定型心绞痛"部分。

【治疗】

1. 治疗原则　NSTEACS 是具有潜在危险的严重疾病，其治疗主要有两个目的：即刻缓解缺血和预防严重不良反应后果(即死亡或心肌梗死或再梗死)。其治疗包括抗缺血治疗、抗血栓治疗和根据危险度分层进行有创治疗。

对可疑 UA 者的第一步关键性治疗就是在急诊室做出恰当的检查评估，按轻重缓急送至适当的部门治疗，并立即开始抗栓和抗心肌缺血治疗；心电图和心肌标志物正常的低危患者在急诊经过一段时间治疗观察后可进行运动试验，若运动试验结果阴性，可以考虑出院继续药物治疗，反之大部分 UA 患者应入院治疗。对于进行性缺血且对初始药物治疗反应差的患者，以及血流动力学不稳定的患者，均应入心脏监护室(CCU)加强监测和治疗。

2. 一般治疗　患者应立即卧床休息，消除紧张情绪和顾虑，保持环境安静，可以应用小剂量的镇静剂和抗焦虑药物，约半数患者通过上述处理可减轻或缓解心绞痛。对于有发绀、呼吸困难或其他高危表现患者，给予吸氧，监测血氧饱和度(SaO_2)，维持 SaO_2>90%。同时积极处理可能引起心肌耗氧量增加的疾病，如感染、发热、甲状腺功能亢进、贫血、低血压、心力衰竭、低氧血症、肺部感染和快速型心律失常(增加心肌耗氧量)和严重的缓慢型心律失常(减少心肌灌注)。

3. 药物治疗

(1) 抗心肌缺血药物：主要目的是为减少心肌耗氧量(减慢心率或减弱左心室收缩力)或扩张冠状动脉，缓解心绞痛发作。

1) 硝酸酯类药物：扩张静脉，降低心脏前负荷，并降低左心室舒张末压、降低心肌耗氧量，改善左心室局部和整体功能。此外，硝酸酯类药物可扩张冠状动脉，缓解心肌缺血。心绞痛发作时，可舌下含服硝酸甘油,每次 0.5mg,必要时每间隔 3~5 分钟可以连用 3 次,若仍无效,可静脉应用硝酸甘油或硝酸异山梨酯。静脉应用硝酸甘油以 5~10μg/min 开始,持续输注,每 5~10 分钟增加 10μg/min,直至症状缓解或出现明显不良反应(头痛或低血压,收缩压低于 90mmHg 或相比用药前平均动脉压下降 30mmHg),200μg/min 为一般最大推荐剂量。目前建议静脉应用硝酸甘油,在症状消失 12~24 小时后改用口服制剂。在持续静脉应用硝酸甘油 24~48 小时内可出现药物耐受。常用的口服硝酸酯类药物包括硝酸异山梨酯和 5-单硝酸异山梨酯。

2)β 受体拮抗药:主要作用于心肌的 $β_1$ 受体而降低心肌耗氧量,减少心肌缺血反复发作,减少心肌梗死的发生,对改善近、远期预后均有重要作用。应尽早用于所有无禁忌证的 NSTEACS 患者。少数高危患者,可先静脉使用,后改口服;中度或低度危险患者主张直接口服。

建议选择具有心脏 $β_1$ 受体选择性的药物如美托洛尔和比索洛尔。艾司洛尔是一种快速作用的 β 受体拮抗药,可以静脉使用,安全而有效,甚至可用于左心功能减退的患者,药物作用在停药后 20 分钟内消失。口服 β 受体拮抗药的剂量应个体化,可调整到患者安静时心率 50~60 次/min。在已服用 β 受体拮抗药仍发生 UA 的患者,除非存在禁忌证,否则无须停药。

3)钙通道阻滞药:可有效减轻心绞痛症状,可作为治疗持续性心肌缺血的次选药物。足量 β 受体拮抗药与硝酸酯类药物治疗后仍不能控制缺血症状的患者可口服长效钙通道阻滞药。对于血管痉挛性心绞痛的患者,可作为首选药物。

(2)抗血小板治疗

1)环氧化酶(COX)-1 抑制剂:包括阿司匹林和吲哚布芬。阿司匹林是抗血小板治疗的基石,抑制血小板的环氧合酶快速阻断血小板中血栓素 A_2 的形成,如无禁忌证,无论采用何种治疗策略,所有 NSTEACS 患者均应口服阿司匹林,负荷量 150~300mg(未服用过阿司匹林的患者),维持剂量为每日 75~100mg,长期服用。吲哚布芬可逆地选择性抑制血小板 COX-1,同时抑制血小板因子 3 和血小板因子 4,减少血小板聚集,但对内皮前列腺素抑制率低,胃肠反应小,出血风险低,尤其适合有胃溃疡风险或出血风险高的患者,负荷量 200mg,维持剂量 100mg,每日两次。

2)P2Y12 受体拮抗药:参见"稳定型心绞痛"部分。除非有极高出血风险等禁忌证,UA/NSTEMI 患者均建议在阿司匹林基础上,联合应用一种 P2Y12 受体抑制剂,并维持至少 12 个月。氯吡格雷负荷量为 300~600mg,维持剂量每日 75mg,不良反应小,作用快,已代替噻氯吡啶或用于不能耐受阿司匹林的患者作为长期使用,以及植入支架术后和阿司匹林联用。替格瑞洛可逆性抑制 ADP 受体,起效更快,作用更强,可用于所有 UA/NSTEMI 的治疗,首次 180mg 负荷量,维持剂量 90mg,2 次/d。此时应注意消化道损伤风险的评估和预防,可联合使用质子泵抑制剂(PPI);若使用氯吡格雷时,选用对氯吡格雷竞争性抑制作用低的泮托拉唑(每日 1 次,每次 40mg,维持 3~6 个月)。

3)血小板糖蛋白Ⅱb/Ⅲa(GPⅡb/Ⅲa)受体拮抗药(GPI):激活的血小板通过 GPⅡb/Ⅲa 受体与纤维蛋白原结合,导致血小板血栓的形成,这是血小板聚集的最后、唯一途径。阿昔单抗为直接抑制 GPⅡb/Ⅲa 受体的单克隆抗体,能有效地与血小板表面的 GPⅡb/Ⅲa 受体结合,从而抑制血小板的聚集。合成的该类药物还包括替罗非班和依替非巴肽,而替罗非班为目前国内 GPⅡb/Ⅲa 受体拮抗药的唯一选择,和阿昔单抗相比,小分子的替罗非班具有更好的安全性。目前各指南均推荐 GPI 可应用于接受 PCI 的 NSTEACS 患者和选用保守治疗策略的中高危 UA/NSTEMI 患者,不建议常规术前使用 GPI。

4)环核苷酸磷酸二酯酶抑制剂:主要包括西洛他唑和双嘧达莫。西洛他唑除有抗血小板聚集和舒张外周血管作用外,还具有抗平滑肌细胞增生,改善内皮细胞功能等作用,但在预防 PCI 术后急性并发症的研究证据均不充分,所以仅作为阿司匹林不耐受患者的替代药物。双嘧达莫可引起冠状动脉窃血,加重心肌缺血,目前不推荐使用。

(3)抗凝治疗:除非有禁忌,所有患者均应在抗血小板治疗基础上常规接受抗凝治疗,根据治疗策略以及缺血、出血事件风险选择不同药物。常用的抗凝药包括普通肝素、低分子量肝素、磺达肝癸钠和比伐卢定。

1)普通肝素:肝素的推荐用量是静脉注射 80~85U/kg 后,以 15~18U/(kg·h)的速度静脉输注维持,治疗过程中在开始用药或调整剂量后 6 小时需监测激活部分凝血酶时间(APTT),调整肝素用量,一般使 APTT 控制在 50~70 秒。静脉应用肝素 2~5 天为宜,后可改为皮下注射肝素 5 000~7 500U,每日 2 次,再治疗 1~2 天。肝素对富含血小板的白色血栓作用较小,并且作用可由于肝素与血浆蛋白结合而受影响。未口服阿司匹林的患者停用肝素后可能发生缺血症状的反跳,这是因为停用肝素后引发继发性凝血酶活性的增高,逐渐停用肝素可能会减少上述现象。由于存在发生肝素诱导的血小板减少症的可能,在肝素使用过程中需监测血小板。

2)低分子量肝素:与普通肝素相比,低分子量肝素在降低心脏事件发生方面有更优或相等的疗效。低分子肝素具有强烈的抗 Xa 因子及 IIa 因子活性的作用,并且可以根据体重和肾功能调节剂量,皮下应用,不需要实验室监测,故具有疗效更肯定、使用更方便的优点,并且肝素诱导血小板减少症的发生率更低。常用药物包括依诺肝素、达肝素和那曲肝素等。

3)磺达肝癸钠:是选择性 Xa 因子间接抑制剂。用于 UA/NSTEMI 的抗凝治疗不仅能有效减少心血管事件,而且显著降低出血风险。皮下注射 2.5mg,每日 1 次,采用保守策略的患者尤其在出血风险增加时作为抗凝药物的首选。对需行 PCI 的患者,术中需要追加普通肝素抗凝。

4)比伐卢定:是直接抗凝血酶制剂。其有效成分为水蛭素衍生物片段,通过直接并特异性抑制 IIa 因子活性,能使活化凝血时间明显延长而发挥抗凝作用,可预防接触性血栓形成,作用可逆而短暂,出血事件的发生率降低。主要用于 UA/NSTEMI 患者 PCI 术中的抗凝,与普通肝素加血小板 GP IIb/IIIa 受体拮抗药相比,出血发生率明显降低。先静脉注射 0.75mg/kg,再静脉输注 1.75mg/(kg·h),维持至术后 3~4 小时。

(4)调脂治疗:他汀类药物在急性期应用可促使内皮细胞释放一氧化氮,有类硝酸酯的作用,远期有抗炎症和稳定斑块的作用,能降低冠状动脉疾病的死亡和心肌梗死发生率。无论基线血脂水平,UA/NSTEMI 患者均应尽早(24 小时内)开始使用他汀类药物。LDL-C 的目标值为<70mg/dl。少部分患者会出现肝酶和肌酶(CK、CK-MM)升高等不良反应。

(5)ACEI 或 ARB:对 UA/NSTEMI 患者,长期应用 ACEI 能降低心血管事件发生率。如果不存在低血压(收缩压<100mmHg 或较基线下降 30mmHg 以上)或其他已知的禁忌证(如肾衰竭、双侧肾动脉狭窄和已知的过敏),应该在 24 小时内给予口服 ACEI,不能耐受 ACEI 者可用 ARB 替代。

4. 冠状动脉血运重建术　冠状动脉血运重建术包括 PCI 和 CABG。

(1)经皮冠状动脉介入治疗:随着 PCI 技术的迅速发展,PCI 成为 UA/NSTEMI 患者血运重建的主要方式。药物洗脱支架(DES)的应用进一步改善 PCI 的远期疗效,拓宽了 PCI 的应用范围。根据 NSTE-ACS 心血管事件危险的紧迫程度及相关并发症的严重程度,选择不同的侵入治疗策略。对于出现以下任意一条极高危标准的患者推荐紧急侵入治疗策略(<2 小时),包括血流动力学不稳定或心源性休克、药物治疗无效的反复发作或持续性胸痛、致命性心律失常或心搏骤停、心肌梗死合并机械并发症、急性心力衰竭及反复的 ST-T 波动态改变尤其是伴随间歇性 ST 段抬高等;对于出现以下任意一条高危标准的患者推荐早期侵入治疗策略(<24 小时),包括心肌梗死相关的肌钙蛋白上升或下降、ST 段或 T 波的动态改变(有或无症状)及 GRACE 评分>140 分;对于出现以下任意一条中危标准的患者推荐侵入治疗策略(<72 小时),包括糖尿病、肾功能不全[eGFR<60ml/(min·1.73m^2)]、LVEF<40% 或充血性心力衰竭、早期心肌梗死后心绞痛、PCI 史、CABG 史、GRACE 评分为 109~140 分等;对于无上述危险标准和症状无反复发作的患者,建议在决定有创评估之前先行无创检查(首选影像学检查)寻找缺血证据。

(2)冠状动脉旁路搭桥术:选择何种血运重建策略主要根据临床因素、术者经验和基础冠心病的严重程度。冠状动脉搭桥术最大的受益者是病变严重、有多支血管病变的症状严重和左心室功能不全的患者。

5. 预后和二级预防　UA/NESTEMI 的急性期一般在 2 个月左右,在此期间发生心肌梗死或死亡的风险最高。尽管住院期间的死亡率低于 STEMI,但其长期的心血管事件发生率与 STEMI 接近,因此出院后要坚持长期药物治疗,控制缺血症状、降低心肌梗死和死亡的发生,包括服用双联抗血小板药物(阿司匹林或吲哚布芬联合氯吡格雷或替格瑞洛)至少 12 个月,其他药物包括他汀类药物、β 受体拮抗药和 ACEI/

ARB,严格控制危险因素,进行有计划及适当的运动锻炼。根据住院期间的各种事件、治疗效果和耐受性,予以个体化治疗。所谓 ABCDE 方案对于指导二级预防有帮助:A. 抗血小板、抗心绞痛治疗和 ACEI;B. β 受体拮抗药预防心律失常,减轻心脏负荷等;控制血压;C. 控制血脂和戒烟;D. 控制饮食和糖尿病治疗;E. 健康教育和运动。

【指南与共识】

欧美相关 NSTEACS 最新指南包括:《2014 AHA/ACC 非 ST 段抬高急性冠脉综合征患者的治疗指南》《2015 ESC 非 ST 段抬高急性冠脉综合征患者治疗指南》。国内指南方面,随着近年来在 NSTEACS 领域的越来越多的循证医学证据出现,在 2012 年我国《非 ST 段抬高型急性冠脉综合征(NSTE-ACS)诊断与治疗指南》的基础上,中华医学会心血管病学分会编写了中国《非 ST 段抬高型急性冠状动脉综合征诊断和治疗指南(2016)》。该版指南做出了如下更新推荐:推荐应用 hs-cTn 进行早期诊断,并明确其应用方法;推荐对心律失常患者进行持续心电监测以帮助缺血风险评估;细化侵入治疗危险分层,强调高危患者尽早侵入治疗;推荐桡动脉路径,推荐新一代 DES,不推荐血栓抽吸;对 NSTEACS 患者药物治疗新增一般治疗的推荐;强调尽早使用 P2Y12 受体拮抗药;首次针对 CABG 围术期抗血小板管理进行推荐;专门对需长期口服抗凝药治疗患者进行抗凝治疗推荐;强调生活方式改善、长期药物治疗和心脏康复;对于二级预防,适当放宽了血压和血糖的靶目标。

二、急性 ST 段抬高型心肌梗死

STEMI 是指急性心肌缺血性坏死,大多是在冠脉病变的基础上,发生冠脉血供急剧减少或中断,使相应的心肌严重而持久地急性缺血所致。通常原因为在冠脉不稳定斑块破裂、糜烂基础上继发血栓形成导致冠状动脉血管持续、完全闭塞。

本病既往在欧美常见。美国 35~84 岁人群中年发病率男性为 71‰,女性为 22‰,每年约有 150 万人发生急性心肌梗死(AMI),45 万人发生再次心肌梗死。根据中国心血管病报告的数据,AMI 发病率在不断增高,病死率整体呈上升趋势。

【危险因素】

危险因素同稳定型心绞痛。

【发病机制】

STEMI 的基本病因是冠脉粥样硬化基础上一支或多支血管管腔急性闭塞,若持续时间达到 20~30 分钟以上,即可发生 AMI。大量的研究已证明,绝大多数的 STEMI 是由于不稳定的粥样斑块溃破,继而出血和管腔内血栓形成,而使管腔闭塞。

促使斑块破裂出血及血栓形成的诱因有:

(1)晨起 6~12 时交感神经活动增加,机体应激反应性增强,心肌收缩力、心率、血压增高,冠状动脉张力增高。

(2)在饱餐特别是进食多量脂肪后,血脂增高,血液黏稠度增高。

(3)重体力活动、情绪过分激动、血压剧升或用力大便时,致左心室负荷明显加重。

(4)休克、脱水、出血、外科手术或严重心律失常,致心排血量骤降,冠状动脉灌注量锐减。

STEMI 可发生在频发心绞痛的患者,也可发生在原来从无症状者中。STEMI 后发生的严重心律失常、休克或心力衰竭,均可使冠状动脉灌流量进一步降低,心肌坏死范围扩大。

近来研究显示,14% 的 STEMI 患者行 CAG 未见明显阻塞,被称为冠状动脉非阻塞性心肌梗死(Myocardial infarction with non-obstructive coronary arteries,MINOCA),在最新指南中越来越受到重视,原因包括斑块破裂或斑块侵蚀,冠脉痉挛,冠脉血栓栓塞,自发性冠脉夹层,Takotsubo 心肌病(应激性心肌病)以及其他类型的 2 型急性心肌梗死(包括贫血、快慢综合征、呼吸衰竭、低血压、休克、伴或不伴左心室肥厚的重度高血压、重度主动脉瓣疾病、心力衰竭、心肌病及药物毒素损伤等),这部分患者治疗策略与阻塞性冠脉疾病不同,应早期发现并根据不同病因给予个体化治疗。

【病理】

1. 冠状动脉病变　绝大多数 STEMI 患者冠脉内可见在粥样斑块的基础上有血栓形成,使管腔闭塞,但是由冠脉痉挛引起管腔闭塞者中,个别可无严重粥样硬化病变。此外,梗死的发生与原来冠脉受粥样硬化病变累及的血管数及其所造成管腔狭窄程度之间未必呈平行关系。

(1) 左前降支闭塞,引起左心室前壁、心尖部、下侧壁、前间隔和二尖瓣前乳头肌梗死。

(2) 右冠状动脉闭塞,引起左心室膈面(右冠状动脉占优势时)、后间隔和右心室梗死,并可累及窦房结和房室结。

(3) 左回旋支闭塞,引起左心室高侧壁、膈面(左冠状动脉占优势时)和左心房梗死,可能累及房室结。

(4) 左主干闭塞,引起左心室广泛梗死。

右心室和左、右心房梗死较少见。

2. 心肌病变　冠脉闭塞后 20~30 分钟,受其供血的心肌即有少数坏死,开始了 AMI 的病理过程。1~2 小时绝大部分心肌呈凝固性坏死,心肌间质充血、水肿,伴多量炎性细胞浸润。之后,坏死的心肌纤维逐渐溶解,形成肌溶灶,随后渐有肉芽组织形成。

继发性病理变化:在心腔内压力的作用下,坏死心壁向外膨出,可产生心脏破裂(心室游离壁破裂、心室间隔穿孔或乳头肌断裂)或逐渐形成心室壁瘤。坏死组织 1~2 周后开始吸收,并逐渐纤维化,在 6~8 周形成瘢痕愈合,称为陈旧性心肌梗死。

【病理生理】

主要出现左心室舒张和收缩功能障碍的一些血流动力学变化,其严重度和持续时间取决于梗死的部位、程度和范围。心脏收缩力减弱、顺应性减低、心肌收缩不协调,左心室压力曲线最大上升速度(dp/dt)减低,左心室舒张末期压增高、舒张和收缩末期容量增多。射血分数减低,心搏量和心排血量下降,心率增快或有心律失常,血压下降。病情严重者,动脉血氧含量降低。急性大面积心肌梗死者,可发生泵衰竭——心源性休克或急性肺水肿。右心室梗死在 MI 患者中少见,其主要病理生理改变是急性右心衰竭的血流动力学变化,右心房压力增高,高于左心室舒张末期压,心排血量减低,血压下降。

心室重塑作为 MI 的后续改变,包括左心室体积增大、形状改变及梗死节段心肌变薄和非梗死节段心肌增厚,对心室的收缩效应及电活动均有持续不断的影响,在 MI 急性期后的治疗中要注意对心室重塑的干预。

【临床表现】

与梗死的面积大小、部位、冠状动脉侧支循环情况密切相关。

1. 先兆　50%~81.2% 的患者在发病前数日有乏力、胸部不适,活动时心悸、气急、烦躁、心绞痛等前驱症状。其中以新发生心绞痛(初发型心绞痛)或原有心绞痛加重(恶化型心绞痛)为最突出。心绞痛发作较以往频繁、程度较剧、持续较久、硝酸甘油疗效差、诱发因素不明显。同时心电图示 ST 段一过性明显抬高(变异型心绞痛)或压低,T 波倒置或增高("假性正常化"),即前述 UA 情况。若及时住院处理,可使部分患者避免发生 MI。

2. 症状

(1) 疼痛:是最先出现的症状,多发生于清晨,疼痛部位和性质与心绞痛相同,但诱因多不明显,且常发生于安静时,程度较重,持续时间较长,可达数小时或更长,休息和含用硝酸甘油片多不能缓解。患者常烦躁不安、出汗、恐惧,胸闷或有濒死感。少数患者无疼痛,一开始即表现为休克或急性心力衰竭。部分患者疼痛位于上腹部,被误认为胃穿孔、急性胰腺炎等急腹症;部分患者疼痛放射至下颌、颈部、背部上方,被误认为骨关节痛。

(2) 全身症状:有发热、心动过速、白细胞增高和红细胞沉降率增快等,由坏死物质被吸收所引起。一般在疼痛发生后 24~48 小时出现,程度与梗死范围常呈正相关,体温一般在 38℃ 左右,很少达到 39℃,持续约 1 周。

（3）胃肠道症状：疼痛剧烈时常伴有频繁的恶心、呕吐和上腹胀痛，与迷走神经受坏死心肌刺激和心排血量降低、组织灌注不足等有关。肠胀气亦不少见。重症者可发生呃逆。

（4）心律失常：见于75%~95%的患者，多发生在起病1~2天，而以24小时内最多见，可伴乏力、头晕、晕厥等症状。各种心律失常中以室性心律失常最多，尤其是室性期前收缩，如室性期前收缩频发（每分钟5次以上），成对出现或呈短阵室性心动过速，多源性或落在前一心搏的易损期时（R on T），常为心室颤动的先兆。心室颤动是STEMI早期，特别是入院前主要的死因。房室传导阻滞和束支传导阻滞也较多见，室上性心律失常则较少，多发生在心力衰竭者中。前壁MI如发生房室传导阻滞表明梗死范围广泛，情况严重。

（5）低血压和休克：疼痛期中血压下降常见，未必是休克。如疼痛缓解而收缩压仍低于80mmHg，有烦躁不安、面色苍白、皮肤湿冷、脉细而快、大汗淋漓、尿量减少（<20ml/h）、神志迟钝，甚至晕厥者，则为休克表现。休克多在起病后数小时至数日内发生，见于约20%的患者，主要是心源性，为心肌广泛（40%以上）坏死，心排血量急剧下降所致，神经反射引起的周围血管扩张属次要，有些患者尚有血容量不足的因素参与。

（6）心力衰竭：主要是急性左心衰竭，可在起病最初几天内发生，或在疼痛、休克好转阶段出现，为梗死后心脏舒缩力显著减弱或不协调所致，发生率约为32%~48%。出现呼吸困难、咳嗽、发绀、烦躁等症状，严重者可发生肺水肿，随后可有颈静脉怒张、肝大、水肿等右心衰竭表现。右心室MI者可一开始即出现右心衰竭表现，伴血压下降。

1）根据有无心力衰竭表现及其相应的血流动力学改变严重程度，STEMI引起的心力衰竭按Killip分级法可分为：

Ⅰ级　尚无明显心力衰竭。

Ⅱ级　有左心衰竭，肺部啰音<50%肺野。

Ⅲ级　有急性肺水肿，全肺大、小、干、湿啰音。

Ⅳ级　有心源性休克等不同程度或阶段的血流动力学变化。

STEMI时，重度左心室衰竭或肺水肿与心源性休克同样是左心室排血功能障碍所引起，两者可以不同程度合并存在，常统称为心脏泵功能衰竭，或泵衰竭。在血流动力学上，肺水肿是以左心室舒张末期压及左心房与肺毛细血管压力的增高为主，而休克则以心排血量和动脉压的降低更为突出。心源性休克是较左心室衰竭程度更重的泵衰竭，一定水平的左心室充盈后，心排血指数比左心室衰竭时更低，亦即心排血指数与充盈压之间关系的曲线更为平坦而下移。

2）Forrester等对上述血流动力学分级作了调整，并与临床进行对照，分为如下四类：

Ⅰ类　无肺淤血和周围灌注不足；肺毛细血管楔压（PCWP）和心排血指数（CI）正常。

Ⅱ类　单有肺淤血；PCWP增高（>18mmHg），CI正常[>2.2L/（min·m²）]。

Ⅲ类　单有周围灌注不足；PCWP正常（<18mmHg），CI降低[<2.2L/（min·m²）]，主要与血容量不足或心动过缓有关。

Ⅳ类　合并有肺淤血和周围灌注不足；PCWP增高（>18mmHg），CI降低[<2.2L/（min·m²）]。

在以上两种分级及分类中，都是第四类最为严重。

3. 体征

（1）心脏体征：心脏浊音界可正常也可轻度至中度增大。心率多增快，少数也可减慢。心尖区第一心音减弱，可出现第四心音（心房性）奔马律，少数有第三心音（心室性）奔马律。10%~20%患者在起病第2~3天出现心包摩擦音，为反应性纤维性心包炎所致。心尖区可出现粗糙的收缩期杂音或伴收缩中晚期喀喇音，为二尖瓣乳头肌功能失调或断裂所致，室间隔穿孔时可在胸骨左缘3~4肋间新出现粗糙的收缩期杂音伴有震颤。可有各种心律失常。

（2）血压：除极早期血压可增高外，几乎所有患者都有血压降低。起病前有高血压者，血压可降至正常，且可能不再恢复到起病前的水平。

（3）其他：可有与心律失常、休克或心力衰竭相关的其他体征。

4. 并发症

（1）乳头肌功能失调或断裂（dysfunction or rupture of papillary muscle）：总发生率可高达50%。二尖瓣乳头肌因缺血、坏死等使收缩功能发生障碍，造成不同程度的二尖瓣脱垂并关闭不全，心尖区出现收缩中晚期喀喇音和吹风样收缩期杂音，第一心音可不减弱，可引起心力衰竭。轻症者可以恢复，其杂音可消失。乳头肌整体断裂极少见，多发生在二尖瓣后乳头肌，见于下壁MI，心力衰竭明显，可迅速发生肺水肿在数日内死亡。

（2）心脏破裂（rupture of the heart）：少见。常在起病1周内出现，多为心室游离壁破裂，造成心包积血引起急性心脏压塞而猝死。偶为心室间隔破裂造成穿孔，在胸骨左缘第3~4肋间出现响亮的收缩期杂音，常伴有震颤，可引起心力衰竭和休克而在数日内死亡。心脏破裂也可为亚急性，患者能存活数月。

（3）栓塞（embolism）：发生率1%~6%，见于起病后1~2周。可为左心室附壁血栓脱落所致，引起脑、肾、脾或四肢等动脉栓塞。也可因下肢静脉血栓形成部分脱落所致，产生肺动脉栓塞，大块肺栓塞可导致猝死。

（4）心室壁瘤（cardiac aneurysm）：或称室壁瘤。主要见于左心室，发生率5%~20%。体格检查可见左侧心界扩大，心脏搏动范围较广，可有收缩期杂音。瘤内发生附壁血栓时，心音减弱。心电图ST段持续抬高。超声心动图、放射性核素心血池显像以及左心室造影可见局部心缘突出，搏动减弱或有反常搏动（图2-14-1，图2-14-2）。室壁瘤可导致心功能不全、栓塞和室性心律失常。

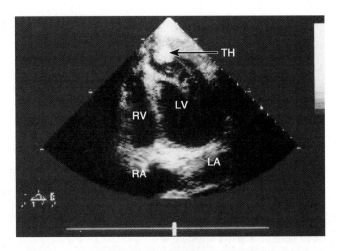

图2-14-1　左心室室壁瘤二维超声心动图心尖四腔心显像
注：左心室前壁心尖部室壁瘤，瘤内有附壁血栓形成（箭头）。
LA. 左心房；LV. 左心室；RA. 右心房；RV. 右心室；TH. 血栓。

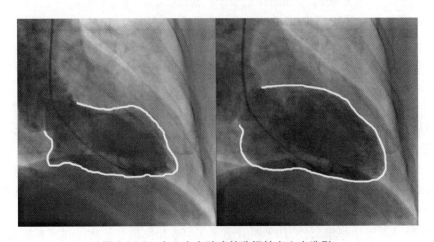

图2-14-2　左心室室壁瘤的选择性左心室造影
注：左图为收缩期左心室显影，右图为舒张期左心室显影，心尖部收缩活动减弱，
测量左心室射血分数（LVEF）40.1%。

（5）心肌梗死后综合征(post-infarction syndrome)：发生率 1%～3%，于 MI 后数周至数月内出现，可反复发生。表现为心包炎、胸膜炎或肺炎，有发热、胸痛等症状，发病机制可能为自身免疫反应所致。

【检查】

1. 心电图　心电图常有进行性的改变。对 MI 的诊断、定位、定范围、估计病情演变和预后都有帮助。

（1）特征性改变：STEMI 心电图表现特点如下。

1）ST 段抬高呈弓背向上型，在面向坏死区周围心肌损伤区的导联上出现。

2）宽而深的 Q 波（病理性 Q 波），在面向透壁心肌坏死区的导联上出现。

3）T 波倒置，在面向损伤区周围心肌缺血区的导联上出现。

在背向 MI 区的导联则出现相反的改变，即 R 波增高、ST 段压低和 T 波直立并增高。

（2）动态性改变：ST 段抬高性 MI 表现特点如下。

1）起病数小时内，可尚无异常或出现异常高大两肢不对称的 T 波，为超急性期改变。

2）数小时后，ST 段明显抬高，弓背向上，与直立的 T 波连接，形成单相曲线。数小时～2 日内出现病理性 Q 波，同时 R 波减低，是为急性期改变（图 2-14-3，图 2-14-4）。Q 波在 3～4 天内稳定不变，以后 70%～80% 永久存在。

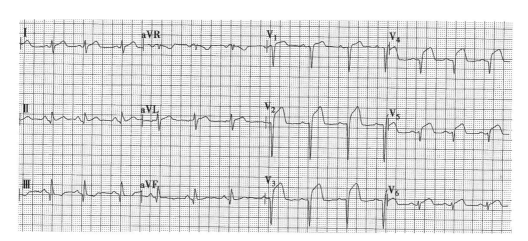

图 2-14-3　急性前壁心肌梗死的心电图

注：图示 V_3、V_4 导联 QRS 波群呈 qR 型，ST 段明显抬高；V_2 导联 QRS 波群呈 qRs 型，ST 段明显抬高；V_5 导联 QRS 波群呈 qR 型，ST 段抬高；V_1 导联 ST 段亦抬高。

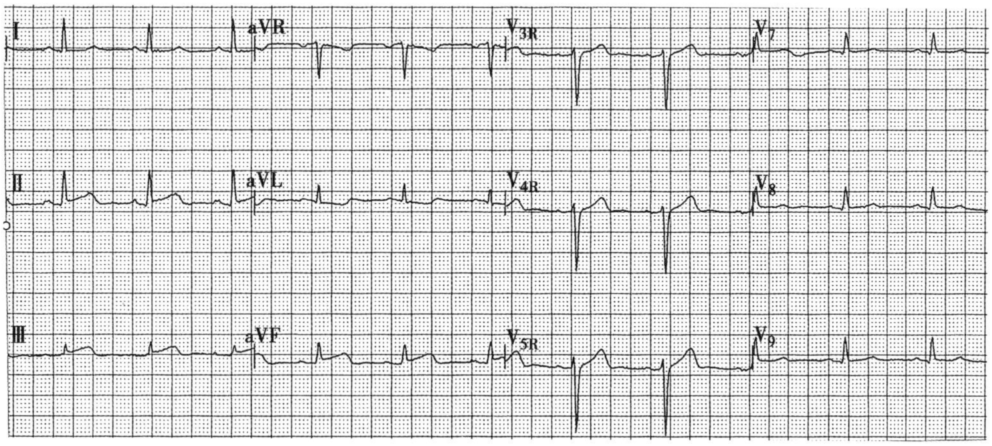

图 2-14-4　急性下壁心肌梗死的心电图

注：图示 Ⅲ、aVF 导联 QRS 波群呈 Qr 型，Q 波深、宽，ST 段抬高；Ⅱ 导联 QRS 波群呈 qRsr 型，ST 段抬高；Ⅰ、aVL 导联 ST 段压低，T 波倒置。此外，V_1、V_2 导联 S 波深；V_5、V_6 导联 R 波高，ST 段压低，T 波低双相，尚有左心室肥大和劳损。

3）在早期如不进行治疗干预,ST 段抬高持续数日至两周左右,逐渐回到基线水平,T 波则变为平坦或倒置,是为亚急性期改变。

4）数周至数月后,T 波呈 V 形倒置,两肢对称,波谷尖锐,是为慢性期改变。T 波倒置可永久存在,也可在数月至数年内逐渐恢复。

（3）定位和定范围:STEMI 的定位和定范围可根据出现特征性改变的导联数来判断(表 2-14-7)。

表 2-14-7　ST 段抬高性心肌梗死的心电图定位诊断

导联	前间隔	局限前壁	前侧壁	广泛前壁	下壁①	下间壁	下侧壁	高侧壁②	正后壁③
V₁	+			+		+			
V₂	+			+		+			
V₃	+	+		+		+			
V₄		+		+					
V₅		+	+	+				+	
V₆			+					+	
V₇			+					+	+
V₈									+
aVR									
aVL		±	+	±	−	−	−	+	
aVF					+	+	+	−	
I		±	+	±	−	−	−		
II					+	+	+	−	
III					+	+	+		

注:①即膈面。右心室 MI 不易从心电图得到诊断,但 CR4R(负极置于右上肢前臂,正极置于 V₄ 部位)或 V₄ᵣ 导联的 ST 段抬高,可作为下壁 MI 扩展到右心室的参考指标;②在 V₅、V₆、V₇ 导联高 1~2 肋处可能有改变;③在 V₁、V₂、V₃ 导联 R 波增高。同理,在前侧壁梗死时,V₁、V₂ 导联 R 波也增高。

"+"为正面改变,表示典型 ST 段抬高、Q 波及 T 波变化;"−"为反面改变,表示 QRS 主波向上,ST 段压低及与"+"部位的 T 波方向相反的 T 波;"±"为可能有正面改变

2. **放射性核素检查**　正电子发射计算机断层扫描(PET)可观察心肌的代谢变化,是目前唯一能直接评价心肌存活性的影像技术。单光子发射计算机断层显像(SPECT)进行 ECG 门控的心血池显像,可用来评估室壁运动、室壁厚度和整体功能。

3. **超声心动图**　二维和 M 型超声心动图也有助于了解心室壁的运动和左心室功能,诊断室壁瘤和乳头肌功能失调,检测心包积液及室间隔穿孔等并发症。

4. **实验室检查**

（1）起病 24~48 小时后白细胞可增至(10~20)×10⁹/L,中性粒细胞增多,嗜酸性粒细胞减少或消失;红细胞沉降率增快;C 反应蛋白(CRP)增高,均可持续 1~3 周。起病数小时至 2 日内血中游离脂肪酸增高。

（2）血清心肌坏死标志物:心肌损伤标志物增高水平与心肌坏死范围及预后明显相关。①肌红蛋白起病后 2 小时内升高,12 小时内达高峰;24~48 小时内恢复正常;②肌钙蛋白 I(cTnI)或 T(cTnT)起病 3~4 小时后升高,cTnI 于 11~24 小时达高峰,7~10 天降至正常,cTnT 于 24~48 小时达高峰,10~14 天降至正常。这些心肌结构蛋白含量的增高是诊断 MI 的敏感指标;③肌酸激酶同工酶 CK-MB 升高,在起病后 4 小时内增高,16~24 小时达高峰,3~4 天恢复正常,其增高的程度能较准确地反映梗死的范围,其高峰出现时间是否提前有助于判断溶栓治疗是否成功。

对心肌坏死标志物的测定应进行综合评价,如肌红蛋白在 AMI 后出现最早,也十分敏感,但特异度不很强;cTnT 和 cTnI 出现稍延迟,而特异度很高,在症状出现后 6 小时内测定为阴性则 6 小时后应再复查,其缺点是持续时间可长达 10~14 天,对在此期间判断是否有新的梗死不利。CK-MB 虽不如 cTnT、cTnI 敏感,但对早期(<4 小时)AMI 的诊断有较重要价值。

以往沿用多年的 AMI 心肌酶测定,包括肌酸激酶(CK)、天冬氨酸氨基转移酶(AST)及乳酸脱氢酶(LDH),其特异度及敏感度均远不如上述心肌坏死标志物,已不再用于诊断 AMI。

【诊断和鉴别诊断】

根据典型的临床表现,特征性的心电图改变及实验室检查发现,诊断本病并不困难。对老年患者,突然发生严重心律失常、休克、心力衰竭而原因未明,或突然发生较重而持久的胸闷或胸痛者,都应考虑本病的可能。宜先按 AMI 来处理,并短期内进行心电图、血清心肌坏死标志物测定等的动态观察以确定诊断。

鉴别诊断要考虑以下一些疾病。

1. **心绞痛** 鉴别要点列于表 2-14-8。

表 2-14-8 心绞痛和急性心肌梗死的鉴别诊断要点

鉴别诊断项目	心绞痛	急性心肌梗死
疼痛		
部位	中下段胸骨后	相同,但可在较低位置或上腹部
性质	压榨性或窒息性	相似,但程度更剧烈
诱因	劳力、情绪激动、受寒、饱食等	不常有
时限	短,1~5 分钟或 15 分钟以内	长,数小时或 1~2 天
频率	频繁	发作不频繁
硝酸甘油疗效	显著缓解	作用较差或无效
气喘或肺水肿	极少	可有
血压	升高或无显著改变	可降低,甚至发生休克
心包摩擦音	无	可有
坏死物质吸收的表现		
发热	无	常有
血白细胞增加(嗜酸性粒细胞减少)	无	常有
血沉增快	无	常有
血清心肌坏死标志物升高	无	有
心电图变化	无变化或暂时性 ST 段和 T 波变化	有特征性和动态性变化

2. **主动脉夹层** 胸痛一开始即达高峰,常放射到背、肋、腹、腰和下肢,两上肢的血压和脉搏可有明显差别,可有主动脉瓣关闭不全的表现,偶有意识模糊和偏瘫等神经系统受损症状,但无血清心肌坏死标志物升高。二维超声心动图检查、X 线、胸主动脉 CTA 或 MRA 有助于诊断。

3. **急性肺动脉栓塞** 可发生胸痛、咯血、呼吸困难和休克。但有右心负荷急剧增加的表现如发绀、肺动脉瓣区第二心音亢进、颈静脉充盈、肝大、下肢水肿等。心电图示 I 导联 S 波加深,III 导联 Q 波显著,T 波倒置,胸导联过渡区左移,右胸导联 T 波倒置等改变,可资鉴别。常有低氧血症,核素肺通气-灌注扫描异常,肺动脉 CTA 可检出肺动脉大分支血管的栓塞。AMI 和急性肺动脉栓塞时 D-二聚体均可升高,鉴别诊断价值不大。

4. **急腹症** 急性胰腺炎、消化性溃疡穿孔、急性胆囊炎、胆石症等,均有上腹部疼痛,可能伴休克。仔细询问病史、作体格检查、心电图检查、血清心肌酶和肌钙蛋白测定可协助鉴别。

5. **急性心包炎**　尤其是急性非特异性心包炎可有较剧烈而持久的心前区疼痛。但心包炎的疼痛与发热同时出现,呼吸和咳嗽时加重,早期即有心包摩擦音,后者和疼痛在心包腔出现渗液时均消失;全身症状一般不如 MI 严重;心电图除 aVR 外,其余导联均有 ST 段弓背向下的抬高,T 波倒置,无异常 Q 波出现。

【治疗】

对 STEMI,强调及早发现,及早住院,并加强住院前的就地处理。治疗原则是尽快恢复心肌的血液灌注(到达医院后 30 分钟内开始溶栓或 90 分钟内开始介入治疗)以挽救濒死的心肌、防止梗死扩大或缩小心肌缺血范围,保护和维持心脏功能,及时处理严重心律失常、泵衰竭和各种并发症,防止猝死,使患者不但能度过急性期,且康复后还能保持尽可能多的有功能的心肌。

1. **监护和一般治疗**

(1) 休息:急性期卧床休息,保持环境安静。减少探视,防止不良刺激,解除焦虑。

(2) 监测:在冠心病监护室进行心电图、血压和呼吸的监测,除颤仪应随时处于备用状态。对于严重泵衰竭者还需监测肺毛细血管压和静脉压。密切观察心律、心率、血压和心功能的变化,为适时采取治疗措施,避免猝死提供客观资料。监测人员必须极端负责,既不放过任何有意义的变化,又保证患者的安静和休息。

(3) 吸氧:对有呼吸困难和血氧饱和度降低者,最初几日间断或持续通过鼻管面罩吸氧。

(4) 护理:急性期 12 小时卧床休息,若无并发症,24 小时内应鼓励患者在床上行肢体活动,若无低血压,第 3 天就可在病房内走动;梗死后第 4~5 天,逐步增加活动直至每天 3 次步行 100~150m。

(5) 建立静脉通道:保持给药途径畅通。

2. **解除疼痛**　心肌再灌注治疗开通梗死相关血管、恢复缺血心肌的供血是解除疼痛最有效的方法,但在再灌注治疗前可选用下列药物尽快解除疼痛。

(1) 吗啡或哌替啶:吗啡 2~4mg 静脉注射或哌替啶 50~100mg 肌内注射,必要时 5~10 分钟后重复,可减轻患者交感神经过度兴奋和濒死感。注意低血压和呼吸抑制等不良反应。

(2) 硝酸酯类药物:通过扩张冠状动脉,增加冠状动脉血流量及增加静脉容量,而降低心室前负荷。大多数 AMI 患者有应用硝酸酯类药物指征,而在下壁 MI、可疑右心室 MI 或明显低血压的患者(收缩压低于 90mmHg),不适合使用。

(3) β 受体拮抗药:能减少心肌耗氧量和改善缺血区的氧供需失衡,缩小 MI 面积,减少复发性心肌缺血、再梗死、心室颤动及其他恶性心律失常,对降低急性期病死率有肯定的疗效。无下列情况者,应在发病 24 小时内尽早常规口服应用:①心力衰竭;②低心输出量状态;③心源性休克危险性增高(年龄>70 岁、收缩压<120mmHg、窦性心动过速>110 次/min 或心率<60 次/min,以及距发生 STEMI 的时间增加);④其他使用 β 受体拮抗药禁忌证(PR 间期>0.24 秒、二度或三度房室传导阻滞、哮喘发作期或反应性气道疾病)。一般首选心脏选择性的药物,如阿替洛尔、美托洛尔和比索洛尔。口服从小剂量开始(相当于目标剂量 1/4),逐渐递增,使静息心率降至 55~60 次/min。β 受体拮抗药可用于 AMI 后的二级预防,能降低发病率和病死率。患者有剧烈的缺血性胸痛或伴血压显著升高且其他处理未能缓解时,也可静脉应用,静脉用药多选择美托洛尔,使用方案如下:①首先排除心力衰竭、低血压(收缩压<90mmHg)、心动过缓(心率<60 次/min)或有房室传导阻滞患者;②静脉注射,每次 5mg;③每次推注后观察 2~5 分钟,如果心率<60 次/min 或收缩压<100mmHg,则停止给药,静脉注射美托洛尔总量可达 15mg;④末次静脉注射后 15 分钟,继续口服剂量维持。极短作用的静脉注射制剂艾司洛尔 50~250μg/(kg·min),可治疗有 β 受体拮抗药相对禁忌证而又希望减慢心率的患者。

3. **抗血小板治疗**　各种类型的 ACS 均需要联合应用包括环氧合酶-1 抑制剂(阿司匹林或吲哚布芬)和 ADP 受体拮抗药(氯吡格雷或替格瑞洛)在内的口服抗血小板药物,负荷剂量后给予维持剂量。静脉应用 GP Ⅱ b/Ⅲ a 受体拮抗药主要用于接受直接 PCI 的患者,术中使用。STEMI 患者抗血小板药物选择和用法与 NSTEMI 相同,见本节的 UA/NSTEMI 部分。

4. 抗凝治疗　除非有禁忌,所有 STEMI 患者无论是否采用溶栓治疗,均应在抗血小板治疗基础上常规联合抗凝治疗。抗凝治疗可建立和维持梗死相关血管的通畅,并可预防深静脉血栓形成、肺动脉栓塞和心室内血栓形成。对于接受溶栓或不计划行再灌注治疗的患者,磺达肝癸钠有利于降低死亡和再梗死,而不增加出血并发症,无严重肾功能不全的患者[血肌酐<265μmol/L],初始静脉注射 2.5mg,随后每天皮下注射 1 次(2.5mg),最长 8 天。STEMI 直接 PCI 时,需联合普通肝素治疗,以减少导管内血栓形成。直接 PCI 尤其出血风险高时推荐应用比伐卢定,无论之前是否使用肝素,先静脉注射 0.75mg/kg,再静脉输注 1.75mg/(kg·h)至操作结束 3~4 小时。对于 STEMI 合并心室内血栓或合并心房颤动时,需在抗血小板治疗基础上联合华法林治疗,需注意出血风险,严密监测 INR,缩短监测间隔。

5. 再灌注心肌治疗　起病 3~6 小时最多在 12 小时内,开通闭塞的冠状动脉,使得心肌得到再灌注,挽救濒临坏死的心肌或缩小心肌梗死的范围,减轻梗死后心肌重塑,是 STEMI 最重要的治疗措施之一。

近几年新的循证医学证据均支持及时再灌注治疗的重要性。需要强调建立区域性 STEMI 网络管理系统的必要性,通过高效的院前急救系统进行联系,由区域网络内不同单位之间的协作,制订最优化的再灌注治疗方案。最新指南对首次医疗接触(FMC)进行了清晰的定义:医生、护理人员、护士或急救人员首次接触患者的时间;并更加强调 STEMI 的诊断时间,提出"time 0"的概念,即患者心电图提示 ST 段抬高或其他同等征象的时间;优化 STEMI 患者的救治流程,强调在 FMC 的 10 分钟内应获取患者心电图,并做出 STEMI 的诊断。

(1) 经皮冠状动脉介入治疗:若患者在救护车上或无 PCI 能力的医院,但预计 120 分钟内可转运至有 PCI 条件的医院并完成 PCI,则首选直接 PCI 策略,力争在 90 分钟内完成再灌注;或患者在可行 PCI 的医院,则应力争在 60 分钟内完成再灌注。这些医院的基本条件:①能在患者住院 60 分钟内施行 PCI;②心导管室每年施行 PCI>100 例并有心外科支持的条件;③施术者每年独立施行 PCI>50 例;④AMI 直接 PTCA 成功率在 90% 以上;⑤在所有送到心导管室的患者中,能完成 PCI 者达 85% 以上。

1) 直接 PCI:适应证有①症状发作 12 小时内并且有持续新发的 ST 段抬高或新发左束支传导阻滞的患者;②12~48 小时内若患者仍有心肌缺血证据(仍然有胸痛和 ECG 变化)亦可尽早接受介入治疗。但仍然有进行性缺血证据,或仍然有胸痛和 ECG 变化。

2) 补救性 PCI:溶栓治疗后仍有明显胸痛,抬高的 ST 段无明显降低者,应尽快进行冠状动脉造影,如显示 TIMI 0~Ⅱ级血流,说明相关动脉未再通,宜立即施行补救性 PCI。

3) 溶栓治疗再通者的 PCI:溶栓成功后有指征实施急诊血管造影,必要时进行梗死相关动脉血运重建治疗,可缓解重度残余狭窄导致的心肌缺血,降低再梗死的发生;溶栓成功后稳定的患者,实施血管造影的最佳时机是 2~24 小时。

(2) 溶栓疗法:如果预计直接 PCI 时间大于 120 分钟,则首选溶栓策略,力争在 10 分钟给予患者溶栓药物。

1) 适应证:①两个或两个以上相邻导联 ST 段抬高(胸导联≥0.2mV,肢导联≥0.1mV),或病史提示 AMI 伴左束支传导阻滞,起病时间<12 小时,患者年龄<75 岁;②ST 段显著抬高的 MI 患者年龄>75 岁,经慎重权衡利弊仍可考虑;③STEMI,发病时间已达 12~24 小时,但如仍有进行性缺血性胸痛、广泛 ST 段抬高者也可考虑。

2) 禁忌证:①既往发生过出血性脑卒中,6 个月内发生过缺血性脑卒中或脑血管事件;②中枢神经系统受损、颅内肿瘤或畸形;③近期(2~4 周)有活动性内脏出血;④未排除主动脉夹层;⑤入院时严重且未控制的高血压(>180/110mmHg)或慢性严重高血压病史;⑥目前正在使用治疗剂量的抗凝药或已知有出血倾向;⑦近期(2~4 周)创伤史,包括头部外伤、创伤性心肺复苏或较长时间(>10 分钟)的心肺复苏;⑧近期(<3 周)外科大手术;⑨近期(<2 周)曾有在不能压迫部位的大血管行穿刺术。

3) 溶栓药物的应用:以纤维蛋白溶酶原激活剂激活血栓中纤维蛋白溶酶原,使转变为纤维蛋白溶酶而溶解冠状动脉内的血栓。国内常用:①尿激酶(urokinase,UK)30 分钟内静脉输注 150 万~200 万 U。②链激酶(streptokinase,SK)或重组链激酶(rSK)以 150 万 U 静脉输注,在 60 分钟内滴完。使用链激酶时,应注意寒战、发热等过敏反应。③重组组织型纤维蛋白溶酶原激活剂(recombinant

tissue-type plasminogen activator, rt-PA)选择性激活血栓部位的纤溶酶原,100mg 在 90 分钟内静脉给予:先静脉注入 15mg,继而 30 分钟内静脉输注 50mg,其后 60 分钟内再输注 35mg(国内有报告用上述剂量的一半也能奏效)。用 rt-PA 前先用肝素 5 000U 静脉注射,用药后继续以肝素每小时 700~1 000U 持续静脉输注共 48 小时,以后改为皮下注射 7 500U 每 12 小时 1 次,连用 3~5 天(也可用低分子量肝素)。

新型的选择性纤溶酶原激活剂(仅作用于血栓部位)包括替奈普酶、阿替普酶和来替普酶。关于溶栓药物的选择,与作用于全身的非选择性纤溶酶原激活剂(尿激酶和链激酶)比较,建议优选选择性纤溶酶原激活剂。

4) 溶栓再通的判断标准:根据冠状动脉造影观察血管再通情况直接判断(TIMI 分级达到 2、3 级者表明血管再通),或根据:①心电图抬高的 ST 段于 2 小时内回降>50%;②胸痛 2 小时内基本消失;③2 小时内出现再灌注性心律失常(短暂的加速性室性自主节律,房室或束支传导阻滞突然消失,或下后壁心肌梗死的患者出现一过性窦性心动过缓、窦房传导阻滞或低血压状态);④血清 CK-MB 酶峰值提前出现(14 小时内)等间接判断血栓是否溶解。

(3) 紧急冠状动脉旁路搭桥术:介入治疗失败或溶栓治疗无效有手术指征者,宜争取 6~8 小时内施行紧急 CABG 术,但病死率明显高于择期 CABG 术。

再灌注损伤:急性缺血心肌再灌注时,可出现再灌注损伤,常表现为再灌注性心律失常。各种快速、缓慢性心律失常均可出现,应做好相应的抢救准备。但出现严重心律失常的情况少见,最常见的为一过性非阵发性室性心动过速,对此不必行特殊处理。

6. 血管紧张素转换酶抑制剂或血管紧张素受体拮抗药　ACEI 有助于改善恢复期心肌的重构,减少 AMI 的病死率和充血性心力衰竭的发生。除非有禁忌证,应全部选用。一般从小剂量口服开始,防止首次应用时发生低血压,在 24~48 小时逐渐增加到目标剂量。如患者不能耐受 ACEI,可考虑给予 ARB,不推荐常规联合应用 ACEI 和 ARB;对能耐受 ACEI 的患者,不推荐常规用 ARB 替代 ACEI。

7. 调脂治疗　他汀类调脂药物的使用同 UA/NSTEMI 患者。

8. 抗心律失常和传导障碍治疗　心律失常必须及时消除,以免演变为严重心律失常甚至猝死。

(1) 发生心室颤动或持续多形性室性心动过速时,尽快采用非同步直流电除颤或同步直流电复律。单形性室性心动过速药物疗效不满意时也应及早用同步直流电复律。

(2) 一旦发现室性期前收缩或室性心动过速,立即静脉注射利多卡因 50~100mg,每 5~10 分钟重复 1 次,至期前收缩消失或总量已达 300mg,继以 1~3mg/min 的速度静脉输注维持(100mg 加入 5% 葡萄糖注射液 100ml,输注 1~3ml/min)。如室性心律失常反复可用胺碘酮治疗。

(3) 对缓慢性心律失常可用阿托品 0.5~1mg 肌内或静脉注射。

(4) 房室传导阻滞发展至二度或三度,伴有血流动力学障碍者,宜用人工心脏起搏器做临时的经静脉心内膜右心室起搏治疗,待传导阻滞消失后撤除。

(5) 室上性快速心律失常选用维拉帕米、地尔硫䓬、美托洛尔、洋地黄制剂或胺碘酮等药物治疗不能控制时,可考虑用同步直流电复律治疗。

9. 抗休克治疗　根据休克属单纯心源性,抑或尚有周围血管舒缩障碍或血容量不足等因素存在,而分别处理。

(1) 补充血容量:估计有血容量不足,或中心静脉压和肺动脉楔压低者,用右旋糖酐 40 或 5%~10% 葡萄糖液静脉输注,输液后如中心静脉压上升>18cmH$_2$O,PCWP>15~18mmHg,则应停止。右心室梗死时,中心静脉压的升高则未必是补充血容量的禁忌。

(2) 应用升压药:补充血容量后血压仍不升,而 PCWP 和 CI 正常时,提示周围血管张力不足,可用多巴胺[起始剂量 3~5μg/(kg·min)],或去甲肾上腺素 2~8μg/min,亦可选用多巴酚丁胺[起始剂量 3~10μg/(kg·min)]静脉滴注。

(3) 应用血管扩张剂:经上述处理血压仍不升,而 PCWP 增高,CI 低或周围血管显著收缩以致四肢厥冷并有发绀时,硝普钠 15μg/min 开始静脉输注,每 5 分钟逐渐增量至 PCWP 降至 15~18mmHg;硝酸甘油 10~20μg/min 开始静脉输注,每 5~10 分钟增加 5~10μg/min 直至左心室充盈压下降。

(4)其他:治疗休克的其他措施包括纠正酸中毒、避免脑缺血、保护肾功能,必要时应用洋地黄制剂等。为了降低心源性休克的病死率,有条件的医院考虑用主动脉内球囊反搏术或左心室辅助装置进行辅助循环,然后做选择性冠状动脉造影,随即施行介入治疗或主动脉-冠状动脉旁路移植手术,可挽救一些患者的生命。

10. 抗心力衰竭治疗 主要是治疗急性左心衰竭,以应用吗啡(或哌替啶)和利尿药为主,亦可选用血管扩张剂减轻左心室的负荷,或用多巴酚丁胺 10μg/(kg·min)静脉输注或用短效 ACEI 从小剂量开始等治疗。洋地黄制剂可能引起室性心律失常宜慎用。由于最早期出现的心力衰竭主要是坏死心肌间质充血、水肿引起顺应性下降所致,而左心室舒张末期容量尚未增大,因此在梗死发生后 24 小时内宜尽量避免使用洋地黄制剂。有右心室梗死的患者应慎用利尿药。

11. 右心室心肌梗死的处理 治疗措施与左心室梗死略有不同。右心室心肌梗死引起右心衰竭伴低血压,而无左心衰竭的表现时,宜扩张血容量。在血流动力学监测下静脉输注输液,直到低血压得到纠正或 PCWP 达 15mmHg。如输液 1~2L 低血压仍未能纠正者可用正性肌力药,以多巴酚丁胺为优。不宜用利尿药。伴有房室传导阻滞者可予以临时起搏。

12. 其他治疗 下列疗法可能有助于挽救濒死心肌,有防止梗死扩大,缩小缺血范围,加快愈合的作用,有些尚未完全成熟或疗效尚有争论的治疗,可根据患者具体情况考虑选用。

(1)钙通道阻滞药:在起病的早期,如无禁忌证可尽早使用美托洛尔、阿替洛尔或卡维地洛等 β 受体拮抗药,尤其是前壁 MI 伴有交感神经功能亢进者,可能防止梗死范围的扩大,改善急、慢性期的预后,但应注意其对心脏收缩功能的抑制。钙通道阻滞药中的地尔硫䓬可能有类似效果,如有 β 受体拮抗药禁忌者可考虑应用。不推荐 AMI 患者常规使用钙通道阻滞药。

(2)极化液疗法:氯化钾 1.5g、胰岛素 10U 加入 10% 葡萄糖注射液 500ml 中,静脉输注,1~2 次/d,7~14 天为一疗程。可促进心肌摄取和代谢葡萄糖,使钾离子进入细胞内,恢复细胞膜的极化状态,以利心脏的正常收缩、减少心律失常。

13. 康复和出院后治疗 提倡 AMI 恢复后,进行康复治疗,逐步做适当的体育锻炼,有利于体力和工作能力的增进。经 2~4 个月的体力活动锻炼后,酌情恢复部分或轻工作,以后部分患者可恢复全天工作,但应避免过重体力劳动或精神过度紧张。

【预后与二级预防】

预后与梗死范围的大小、侧支循环产生的情况以及治疗是否及时有关。急性期住院病死率过去一般为 30% 左右,采用监护治疗后降至 15% 左右,采用溶栓疗法后再降至 8% 左右,住院 90 分钟内施行介入治疗后进一步降至 4% 左右。死亡多发生在第 1 周内,尤其在数小时内,发生严重心律失常、休克或心力衰竭者,病死率尤高。

在正常人群中预防动脉粥样硬化和冠心病属一级预防,已有冠心病和 MI 病史者还应预防再次梗死和其他心血管事件称之为二级预防,二级预防可参考本节第一部分 USTEACS 的 ABCDE 方案。

【指南与共识】

欧美相关 STEMI 最新指南包括,《2013 ACCF/AHA ST 段抬高型心肌梗死管理指南》《2017 ESC ST 段抬高型心肌梗死管理指南》。国内指南方面,随着近年来在 STEMI 领域新的循证医学证据不断出现,在 2015 年我国《急性 STEMI 诊断和治疗指南》的基础上,中华医学会心血管病学分会进行了更新,发表了《急性 ST 段抬高型心肌梗死诊断和治疗指南(2019)》,以期提高我国 STEMI 的诊断和治疗水平。指南从诊断和危险分层、缺血风险和出血风险评估、再灌注治疗、住院治疗、临床评估、预后判断及长期治疗等方面进行了详细阐述。强调 STEMI 患者的全程管理从首次医疗接触开始,应最大限度地提高再灌注效率,建议进行缺血和出血风险评估,规范药物治疗。出院后应积极控制心血管危险因素,进行科学合理的二级预防和以运动为主的心脏康复治疗,改善患者的生活质量和远期预后。

(葛均波)

参 考 文 献

［1］ 葛均波,徐永健,王辰. 内科学. 9 版. 北京:人民卫生出版社,2018.

［2］ Roffi M,Patrono C,Collet JP,et al. 2015 ESC Guidelines for the management of acute coronary syndromes in patients presenting without persistent ST-segment elevation:Task Force for the Management of Acute Coronary Syndromes in Patients Presenting without Persistent ST-Segment Elevation of the European Society of Cardiology(ESC). Eur Heart J, 2016, 37(3): 267-315.

［3］ Amsterdam EA,Wenger NK,Brindis RG,et al. 2014 AHA/ACC Guideline for the Management of Patients With Non-ST-Elevation Acute Coronary Syndromes:A Report of the American College of Cardiology/American Heart Association Task Force on Practice Guidelines. J Am Coll Cardiol,2014,64(24):e139-e228.

［4］ Marco Roffi,Carlo Patrono,Jean-Philippe Collet,et al. Persistent ST-segment Elevation:Task Force for the Management of Acute Coronary Syndromes in Patients Presenting Without Persistent ST-Segment Elevation of the European Society of Cardiology(ESC). Eur Heart J,2016,37(3):267-315.

［5］ 中华医学会心血管病学分会,中华心血管病杂志编辑委员会. 非 ST 段抬高急性冠状动脉综合征诊断和治疗指南. 中华心血管病杂志,2012,40(5):353-367.

［6］ 中华医学会心血管病学分会,中华心血管病杂志编辑委员会. 非 ST 段抬高型急性冠状动脉综合征诊断和治疗指南(2016). 中华心血管病杂志,2017,45(5):359-376.

［7］ Patrick T O'Gara,Frederick G Kushner,Deborah D Ascheim,et al. 2013 ACCF/AHA Guideline for the Management of ST-elevation Myocardial Infarction:A report of the american college of cardiology foundation/american heart association task force on practice guidelines. J Am Coll Cardiol,2013,61(4):e78-e140.

［8］ Borja Ibanez,Stefan James,Stefan Agewall,et al. 2017 ESC guidelines for the management of acute myocardial infarction in patients presenting with st-segment elevation:The task force for the management of acute myocardial infarction in patients presenting with st-segment elevation of the european society of cardiology(ESC). Eur Heart J,2018,39(2):119-177.

［9］ 中华医学会心血管病学分会,中华心血管病杂志编辑委员会. 急性 ST 段抬高型心肌梗死诊断和治疗指南(2019). 中华心血管病杂志,2019,47(10):766-783.

［10］ 中国医师协会心血管内科医师分会血栓防治专业委员会,中华医学会心血管病学分会冠心病与动脉粥样硬化学组,中华心血管病杂志编辑委员会. 急性冠状动脉综合征非血运重建患者抗血小板治疗中国专家共识(2018). 中华心血管病杂志,2019,40(6):430-442.

［11］ 中华医学会心血管病学分会,中华心血管病杂志编辑委员会. 急性 ST 段抬高型心肌梗死诊断和治疗指南. 中华心血管病杂志,2015,43(5):380-393.

第十五章 心 力 衰 竭

心力衰竭(心衰)(heart failure)是各种原因导致心脏结构和/或功能的异常改变,使心室收缩和/或舒张功能发生障碍,在静息或者运动时出现心输出量下降或心腔内压力增高,从而引起的一组复杂临床综合征,主要表现为活动耐量的下降(呼吸困难、疲乏)和液体潴留(肺淤血、体循环淤血及外周水肿)。因为部分患者没有容量负荷增多的症状或体征,故用"心衰"优于既往常用的"充血性心衰"。心衰也不是"心肌病"或"左心室功能不全"的同义词,后两个术语只是描述了发生心衰的结构或功能原因之一。

【分类】

1. 射血分数降低的心衰和射血分数保留的心衰 心衰患者存在较宽的左心室功能异常谱,从左心室大小和左心室射血分数(left ventricular ejection fractions,LVEF)正常至重度心室扩张和/或 LVEF 显著降低。LVEF 与治疗和预后密切相关,依据 LVEF,心衰可分为射血分数降低的心衰(heart failure with reduced ejection fraction,HFrEF)、射血分数保留的心衰(heart failure with preserved ejection fraction,HFpEF)、射血分数轻度降低的心衰(heart failure with mildly reduced ejection fraction,HFmrEF)(表 2-15-1)。既往绝大部分有关心衰治疗的随机对照临床试验主要纳入 HFrEF,血管紧张素转化酶抑制剂(angiotensin converting enzyme inhibitor,ACEI)/血管紧张素受体拮抗药(angiotensin receptor antagonists,ARB)/血管紧张素受体脑啡肽酶抑制剂(angiotensin receptor neprilysin inhibitor,ARNI)、β 受体拮抗药、醛固酮受体拮抗药(MRA)和钠-葡萄糖耦联转运体 2 抑制剂(SGLT2i)在 HFrEF 患者治疗中的重要地位已得到明确,这些药物能有效降低 HFrEF 患者的病死率和住院率。临床研究未能证实 ACEI/ARB、β 受体拮抗药能改善 HFpEF 患者的预后和降低病死率。HFpEF 和 HFrEF 在临床表现、病理生理、诊断、治疗、预后等存在差异,在临床工作中使用 HFpEF 和 HFrEF 对心衰患者进行分类,有助于医师更好地应用循证医学证据,有较好的临床实用性,目前被广泛采用。LVEF 为 40% ~49% 的心衰患者在《2013 ACC/AHA 心力衰竭管理指南》和《中国心力衰竭诊断和治疗指南 2014》中作为 HFpEF 中的一个亚组(临界组),《2016 年 ESC 急性和慢性心力衰竭诊断和治疗指南》和《中国心力衰竭诊断和治疗指南 2018》定义为射血分数中间值的心衰,一些随机对

表 2-15-1 心力衰竭的分类和诊断标准

诊断标准	HFrEF	HFmrEF	HFpEF
1	症状和/或体征	症状和/或体征	症状和/或体征
2	<40%	40% ~49%	≥50%
3			心脏结构异常(左心室肥厚和/或左心房扩大);左心室舒张功能异常;左心室充盈压升高;利钠肽升高

注:利钠肽升高为 BNP>35ng/L 和/或 NT-proBNP>125ng/L。HFrEF 为射血分数降低的心衰,HFpEF 为射血分数保留的心衰,HFmrEF 为射血分数轻度降低的心衰,LVEF 为左心室射血分数;心脏舒张功能异常指标见心衰的诊断和评估中的经胸超声心动图部分。心衰(尤其是 HFpEF)的早期或得到最佳治疗的患者可能不存在体征。诊断 HFmrEF 时,存在心脏结构和功能改变的证据(如左心房增大、左心室肥大或左心室充盈受损)有助于诊断。

照试验的回顾性分析以及荟萃分析表明,ACEI/ARB、β 受体拮抗药、MRA 可能使这部分患者获益。因此,2022 年 ACC/AHA/HFSA 心衰指南与 2021 年 ESC 心衰指南,将 LVEF 介于 HFrEF 和 HFpEF 之间的心衰更名为射血分数轻度降低的心衰(heart failure with mildly reduced ejection fraction,HFmrEF)。

心衰是异质性的一组临床综合征,随着对心衰病理生理机制、治疗研究的深入,依据 LVEF 对心衰进行分类时应注意:①LVEF 只能作为心脏收缩功能的参考,无法反映舒张功能,不能反映心脏的前后负荷。在 HFpEF 患者中虽然 LVEF 正常,但整体长轴应变常发生下降。LVEF 相同的患者也可能存在不同的病理生理过程和预后,且这些差异在单次 LVEF 评估时可能无法察觉。临床中应注意 LVEF 是动态变化的,尤其是 HFmrEF 不能仅测量一次 LVEF 值,动态观察和评估更有意义。基线 LVEF≤40%,重复测量时 LVEF>40%,且较基线增加≥10% 定义为射血分数改善的心力衰竭(heart failure with improved ejection fraction,HFimpEF)。尽管这部分患者 LVEF 改善,但并不意味着心肌完全恢复或功能正常,而且 LVEF 改善后也可以再次出现降低,这部分患者应继续指南导向的药物治疗(guideline-directed medical therapy,GDMT)。临床中应注意 LVEF 的动态演变,LVEF 持续下降则是预后不良的因素。②LVEF 的测量主要依靠超声心动图,会受到技术条件、分析方法、人为因素影响,测量方法也很难标准化,不同测量手段和方法可以导致 LVEF 值波动很大。③在心衰患者的病程中,由于 LVEF 发生下降和升高可能导致患者被错误分类,无法得到适当的治疗。④应注意右心功能对心功能的影响。⑤不同病因的心衰患者,临床特点、对治疗的反应、病理生理及预后均有不同,心衰患者的异质性大,特别是 HFpEF 患者,简单地将他们归为一类采取相同的治疗可能很难取得良好的效果。

2. 慢性心衰和急性心衰   根据心衰发生的时间、速度分为慢性心衰和急性心衰。慢性心衰是指在原有慢性心脏病基础上逐渐出现心衰症状、体征,是缓慢的进展过程,一般均有代偿性心脏扩大或肥厚及其他心脏代偿机制参与。急性和慢性心衰是相对的,多数急性心衰患者经治疗后症状部分缓解,而转入慢性心衰;慢性心衰症状、体征稳定 1 个月以上称为稳定性心衰;慢性稳定性心衰恶化称为失代偿性心衰,如失代偿突然发生则称为急性心衰。

3. 左心衰竭、右心衰竭和全心衰竭   左心衰竭指因左心室收缩和/或舒张功能障碍而发生的心衰,临床上较为常见,以肺循环淤血为特征,表现为不同程度的呼吸困难和疲乏。右心衰竭是指任何原因引起的右心室收缩和/或舒张功能障碍,表现为体循环淤血及外周水肿。

【分阶段和分级】

心衰是慢性、自发进展性疾病。30 多年的循证医学证实心衰是可预防和可治疗的疾病。ACCF/AHA 根据心衰发生发展的过程,从心衰的高危因素进展成结构性心脏病,出现心衰症状,直至难治性终末期心衰,分成 A、B、C、D 四个阶段。近年来,随着基因技术的不断发展,人们对遗传性心肌病的认识不断深入。心衰风险期(A 阶段)的人群中增加了携带心肌病遗传变异的患者。另外,细化了关于心脏结构、功能变化、充盈压升高和生物标志物在分期中的应用,诊断心衰前期(B 阶段)需要以下至少一项客观依据:①结构性心脏病,包括左心室或右心室收缩功能降低(射血分数降低,应变能力下降)、心室肥大、心室扩大、室壁运动异常、瓣膜性心脏病;②充盈压升高的证据(有创或无创血流动力学测量);③有危险因素的患者伴有利钠肽水平升高(除外其他原因导致升高)或心肌肌钙蛋白持续升高。心脏结构异常和左室充盈压升高的具体指标包括:左心房容积指数≥29ml/m²;左心室质量指数>116/95g/m²;相对室壁厚度[RWT=左室后壁厚度×2/左心室舒张末内径或(左心室后壁厚度+室间隔厚度)/左心室舒张末内径]>0.42;左心室壁厚度≥12mm;左心室射血分数<50%;左心室整体纵向应变(GLS)<16%;平均 E/e′≥15;间隔 e′<7cm/s;侧壁 e′<10cm/s;三尖瓣反流速度>2.8m/s;估测肺动脉收缩压>35mmHg 等。

在心衰的治疗策略中强调重在预防的概念:①预防患者从阶段 A 进展至阶段 B,即防止发生结构性心脏病;②预防从阶段 B 进展至阶段 C,即防止出现心衰的症状和体征。对心衰 A、B 阶段患者的早期识别,及早给予生活方式的干预、心衰危险因素的干预,及早给予有循证医学证据的药物,有助于减少发生有症状的心衰。美国纽约心脏协会(New York heart association,NYHA)心功能分级是常用的心功能评估方法,评价运动能力和症状的严重程度,并且与预后相关。ACCF/AHA 的心衰的阶段和 NYHA 心功能分级对于心衰的存在和严重程度提供了有用而互补的信息。

第一节 慢性心力衰竭

【病因和危险因素】

心衰是多种心血管病的严重表现或中晚期阶段,其发病率高、病死率高。发达国家资料显示,人群中心衰患病率为 1.5%~2.0%,随年龄增加,心衰的患病率明显升高,在 70 岁及以上人群中患病率≥10%。根据 2000 年调查显示,我国心衰患病率为 0.9%,其中男性为 0.7%,女性为 1.0%,并随年龄增加而升高。随着我国人口老龄化加剧,冠心病、高血压、糖尿病、肥胖等慢性病的发病呈上升趋势,医疗水平的提高使心脏病及心衰患者生存期延长,我国心衰患病率呈明显升高趋势。2015 年的调查显示我国成人心衰患病率 1.3%,男性为 1.4%,女性为 1.2%。基于 2017 年我国 6 省 0.5 亿多城镇职工医疗保险数据分析,我国心衰标准化患病率 1.1%,25 岁以上心衰患者达 1 210 万,患病率随年龄增长显著上升,≥35 岁人群患病率 1.38%,65 岁至 79 岁人群患病率 3.86%,≥80 岁人群患病率 7.55%,我国心衰发病率为 275/10 万人年,每年新发心衰 300 万。

目前心衰的病因学没有统一的分类,各类病因之间存在重叠,许多患者通常是因为多种心血管病因和非心血管因素共同存在导致心衰的发生发展,识别这些病因及病理改变是诊断的重要部分,从而才有可能采取某些特异性或针对性的治疗(表 2-15-2)。

表 2-15-2 心衰的病因

病因分类	具体病因或疾病
心肌病变	
缺血性心脏病[a]	心肌梗死(心肌瘢痕、心肌顿抑或冬眠)、冠状动脉病变、冠状动脉微循环异常、内皮功能障碍
心脏毒性损伤	
心脏毒性药物	抗肿瘤药(如蒽环类、曲妥珠单抗)、抗抑郁药、抗心律失常药、非甾体抗炎药、麻醉药
药物滥用	酒精、可卡因、苯丙胺、合成代谢类固醇等
重金属中毒	铜、铁、铅、钴等
放射性心肌损伤[a]	
免疫及炎症介导的心肌损害	
感染性疾病	细菌、病毒、真菌、寄生虫(Chagas 病)、螺旋体、立克次体
自身免疫性疾病	巨细胞性心肌炎、自身免疫病(如系统性红斑狼疮)、嗜酸性粒细胞性心肌炎(Churg-Strauss 综合征)
心肌浸润性病变[a]	
非恶性肿瘤相关	系统性浸润性疾病(心肌淀粉样变、结节病)、贮积性疾病(血色病、糖原贮积症)
恶性肿瘤相关	肿瘤转移或浸润
内分泌代谢性疾病[a]	
激素相关	糖尿病、甲状腺疾病、甲状旁腺疾病、肢端肥大症、生长激素缺乏、皮质醇增多症、醛固酮增多症、肾上腺皮质功能减退症、代谢综合征、嗜铬细胞瘤、妊娠及围产期
营养相关	肥胖;缺乏维生素 B_1、L-肉毒碱、硒、铁、磷、钙;营养不良
遗传学异常	遗传因素相关的肥厚型心肌病[a]、扩张型心肌病及限制型心肌病[a]、致心律失常性右心室心肌病、左心室致密化不全、核纤层蛋白病、肌营养不良症
应激	应激性心肌病
心脏负荷异常	
高血压[a]	原发性高血压、继发性高血压
瓣膜和心脏结构的异常	二尖瓣、三尖瓣、主动脉瓣、肺动脉瓣狭窄或关闭不全、先天性心脏病(先天性心内或心外分流)
心包及心内膜疾病	缩窄性心包炎、心包积液、嗜酸性粒细胞增多症、心内膜纤维化
高心输出量状态[a]	动静脉瘘、慢性贫血、甲状腺功能亢进症
容量负荷过度[a]	肾衰竭、输液过多过快
肺部疾病	肺源性心脏病、肺血管疾病
心律失常	
心动过速	房性心动过速、房室结折返性心动过速、房室折返性心动过速、心房颤动、室性心律失常
心动过缓	窦房结功能异常、传导系统异常

注:a. 表示也可能导致射血分数保留的心衰。

　　心衰大多数是由于左心室心肌功能受损,也可因高血压、心包、心内膜、心瓣膜、大血管病变及代谢异常所致。冠心病是最常见的心衰原因,其次是高血压,高血压常与冠心病同时存在,约占所有心衰患者的3/4。许多缺血性心脏病导致的心衰患者通常有心肌梗死或血运重建的既往史。然而,冠状动脉造影正常并不能排除心肌瘢痕(心脏磁共振成像能敏感地评价心肌瘢痕)或冠状动脉微循环障碍的存在可能,而心肌瘢痕和冠状动脉微循环障碍也会引起心衰。2019年基于中国心衰中心建设项目中的横断面调查共纳入31 356例住院心衰患者,男性占60.8%,年龄(67.9±13.6)岁,其中HFrEF占35.2%,HFmrEF占21.8%,HFpEF占43.0%,近1年内因心衰住院的比例为32.8%,常见病因为冠心病(54.6%)、高血压(57.2%)、扩张型心肌病(14.7%)、瓣膜性心脏病(9.2%),常见并发症为心房颤动(房颤)/心房扑动(房扑)(34.1%)、糖尿病(29.2%)、贫血(26.7%)。HFpEF组患者年龄较大、女性较多、合并高血压、房颤/房扑、贫血及慢性阻塞性肺疾病的比例较高。HFmrEF患者中冠心病比例均较其他两组高。随着高龄老年患者的增加,老年退行性瓣膜病在老年心衰病因中的比例增加。尸检病理研究显示高龄老年HFpEF患者中心肌淀粉样变检出率高,转甲状腺素蛋白心肌淀粉样变可能是老年HFpEF的病因之一。

【病理生理】

　　心衰是一种不断进展和恶化的疾病,涉及的病理生理改变非常复杂。随着研究的不断深入,对其认识在不断改进,心衰的临床治疗也发生相应的改变。最早的心肾模型认为肾功能异常导致的水钠的潴留是心衰发生的主要机制,因此利尿药被作为首选来减轻患者的体液负荷。通过血流动力学检查方法,人们逐渐发现心衰患者存在心输出量下降和周围血管的过度收缩,增强心肌收缩力的正性肌力药物和降低心脏前、后负荷的血管扩张剂在临床中被广泛被使用,进而产生了传统的"强心、利尿、扩血管"治疗模式。然而这些治疗措施在后续的研究中被证实只能暂时缓解患者症状,并不能阻止病情发展和改善患者预后。诸多实验研究发现神经-体液调节机制虽能在心脏功能下降早期发挥代偿,但随着时间推移,其有害作用日渐凸显,反而成为加重心衰的重要因素。临床研究证实用药物抑制神经-体液调节机制的过度激活不仅可改善心泵功能,更可改善患者的预后。因此神经-体液调节机制成为目前解释心衰发生发展的主要理论,相关药物也成为临床上治疗心衰的"主力军"。这一理论认为当各种原因导致心脏的损伤,使心肌收缩力下降和/或血流动力负荷加重时,机体内各种代偿机制被激活,如交感神经系统、肾素-血管紧张素系统及各种细胞因子等。这些机制在最初可增加心脏前负荷和增强心肌收缩力,使心功能在一定的时间内维持在相对正常的水平,患者无心衰症状。然而,这些代偿机制也伴有其负性效应,随着时间的推移,这些神经-体液的持续激活可导致心肌的损伤和左心室重构,心功能将不断恶化,最终导致失代偿,患者逐渐出现心衰的症状和体征(图2-15-1,彩图见书末)。但这一理论仍然不能全面而完备地解释心衰的病理生理变化,特别是相关药物应用于射血分数保留性心衰患者没有取得预期的有益结果。因此心衰很可能是多种因素经过长时间复杂相互作用的结果,很多问题尚未完全阐明。

1. 神经体液的代偿机制

　　(1) 交感神经兴奋性增强:是心衰时机体早期的重要的适应机制之一。然而,持续、过度的交感神经兴奋带来许多不利的影响,涉及心脏、肾和血管功能等多种机制:①儿茶酚胺释放增加,增加心肌耗氧量;使冠状动脉痉挛、心肌缺血;对心肌有直接的毒性作用。交感神经的长期激活,诱导炎症因子表达,促进氧化应激,引起心肌细胞肥大、坏死、凋亡

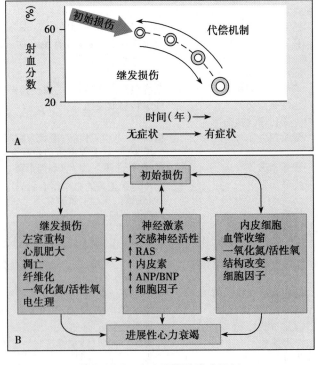

图2-15-1　心力衰竭的发病机制
注:RAS.肾素-血管紧张素-醛固酮系统;ANP.心房利钠肽;BNP.B型利钠肽。

和纤维化,导致心室重构。神经递质的长期作用使心肌细胞上的 β_1 受体密度下降,对儿茶酚胺的敏感性降低,即 β 受体下调。②促使心律失常发生。③激活肾素-血管紧张素系统。④收缩血管。

（2）肾素-血管紧张素-醛固酮系统(renin-angiotensin-aldosterone system,RAS):在心室重构和心衰的发展过程中起到重要作用。血管紧张素Ⅱ(Angiotensin Ⅱ,Ang Ⅱ)作为 RAS 中最主要的生物效应分子,通过内分泌、旁分泌和自分泌等多种作用方式,在慢性心衰的发生发展中具有重要作用。其作用机制:①收缩血管,增加心脏后负荷;②正性肌力作用,增加心脏做功和氧耗;③促进醛固酮释放;④促进左心室重构的发生发展:Ang Ⅱ能刺激心肌细胞生长、心肌间质细胞增生;⑤加重和诱发心肌缺血或再灌注损伤,引发室性心律失常;⑥直接作用于中枢系统产生口渴的感觉,增加水的主动摄入;⑦兴奋交感神经,促进去甲肾上腺素释放。

醛固酮的持续分泌使心功能恶化,其作用机制:①直接诱导胶原蛋白合成,同时还促进多种细胞因子分泌,使纤维化和抗纤维化因素之间的平衡被打破,导致血管和心肌细胞肥大和间质纤维化,从而降低血管顺应性和增加心室僵硬;②引发血管内皮细胞功能异常和压力感受器功能障碍;③抑制去甲肾上腺素摄取,诱发心律失常,其排钾作用造成的钾丢失可进一步增加心衰患者心律失常的风险;④促进氧化应激和炎症反应;⑤抑制纤溶,产生高凝状态。

交感神经系统和 RAS 是参与心衰发生发展的重要神经-体液系统,并且二者之间有着密切的相互作用。心衰发展过程中,交感神经系统最先被激活,在促进肾素分泌和提高 ACE 水平等方面发挥重要作用;而 Ang Ⅱ 和醛固酮均可提高交感神经系统兴奋性,抑制神经末梢对去甲肾上腺素的再摄取,使其在血液循环中持续发挥作用。

（3）血管加压素(arginine vasopressin,AVP):也称抗利尿激素(antidiuretic hormone,ADH)。主要由下丘脑视上核和室旁核的神经元细胞体合成,沿神经元轴突下行并储存在垂体后叶(及神经垂体)中。血浆渗透压升高、血容量减少、血压降低、心房牵张和心输出量下降等因素均可引起 AVP 释放入血,Ang Ⅱ 亦可引起 AVP 的释放。心衰时,过度分泌的 AVP 主要是由非渗透压性刺激所触发。AVP 增加肾对水的重吸收,机体容量负荷过度,诱发或加剧了低钠血症,使心衰预后恶化。绝大多数慢性心衰患者血液循环血中 AVP 水平升高,尤其是失代偿性心衰和并发低钠血症的患者。

（4）利钠肽(natriuretic peptide,NP)家族:主要包括心房利钠肽(atrial NP,ANP)、脑钠肽(brain natriuretic peptide,BNP)和 C 型 NP(CNP),它们的结构和作用相似,主要调控水盐代谢,促进血管舒张,是心衰时神经-体液系统中最重要的负调节激素之一。ANP 又称心钠素,主要在心房压或张力升高时由心房肌细胞分泌,由 21~33 个氨基酸残基组成;BNP 又称脑钠素,因 1988 年首先从猪脑内分离出来,又因结构和功能与 ANP 相似,也被命名为 B 型利钠肽,主要在心室容量和压力负荷增加时由心室肌细胞合成和分泌,由 32 个氨基酸残基组成;CNP 主要由血管内皮细胞在受剪切力时分泌。NP 的主要特性是拮抗 RAS 的作用:①扩张血管;②利钠、利尿;③影响血管重塑。在交感神经系统和 RAS 激活的情况下,ANP 和 BNP 的释放是维护钠和水平衡的重要负调节机制。此外利钠肽还被证实有减少炎症因子释放、影响内皮功能、抗心肌肥厚等作用。然而在心衰患者中,利钠肽的生理效应减弱。

促进 ANP 和 BNP 合成和分泌的主要因素是心脏壁张力增加,其他的因素,如缺血缺氧、神经激素(如 Ang Ⅱ、内皮素-1)和生理因素(如年龄,性别,肾功能)等也调控其分泌。二者在生物合成、分泌和清除等方面的不同提示两者有不同的生理和病理生理作用。当心房受到牵张时,ANP 主要通过快速释放储存的颗粒使分泌增多,其血浆半衰期很短,约 3 分钟。BNP 在健康人静脉血中的浓度很低且波动小。BNP 的合成和分泌主要是受慢性心房或心室壁压力增加的影响和调控其转录水平。BNP 基因位于 1 号染色体短臂末端,通过 mRNA 转录为 134 个氨基酸的 BNP 原前体(pre-pro BNP),去除一含 26 个氨基酸的信号肽,转变成 BNP 原(pro-BNP,108 个氨基酸)。Pro-BNP 与 ANP 共存于心肌的分泌颗粒中,当各种原因使心肌受到牵张或室壁压力增大时被释放出来,并很快分解为无活性的 proBNP 氨基末端(NT-proBNP,76 个氨基酸)和有活性的 BNP(32 个氨基酸)。BNP 受体(利钠肽受体)广泛分布于脑和血管平滑肌等组织内,通过增加细胞内环磷酸鸟苷(cGMP)的含量而发挥生物学作用。BNP 的半衰期约 20 分钟,其代谢途径主要是通过 C 受体介导的内吞入胞继而溶酶体酶溶解和中性肽链内切酶的降解,此酶在肺脏及肾中具有较高浓度。NT-proBNP 与 BNP 等摩尔分泌,但前者的生物半衰期(60~120 分钟)明显长于 BNP,因此血浆浓度也较BNP 高。静脉输注重组人脑钠肽(recombinant human brain natriuretic peptide,rhBNP)可产生有利的血流动力学效应,即降低动脉和静脉的压力,增加心输出量,并抑制神经-体液的过度激活,可用于急性失代偿性心衰的治疗。

(5) 内皮素、内皮源性舒张因子:心衰患者的血管存在过度收缩和舒张功能减退的异常,内皮细胞在其中扮演重要角色。内皮素是血管内皮分泌的缩血管物质,有3种异构体(ET-1、ET-2、ET-3)。ET-1是人类中最主要的异构体,除了内皮细胞产生,心肌细胞也可产生。人心肌细胞上发现至少有两种与G蛋白耦联的内皮素受体(ET_A和ET_B)。ET_A主要介导血管收缩和心肌收缩力增强;还促进细胞分裂,引起成纤维细胞增殖,引起心肌病理性肥大和间质纤维化,最终发生重构。ET_B受体参与ET-1的清除和释放一氧化氮、前列环素等舒血管物质。ET作用于肾血管,引起肾小球滤过率下降、水钠潴留。此外ET还有收缩支气管和促进血小板黏附聚集的作用。在心衰患者的血液循环中内皮素水平升高,其浓度与肺动脉压和肺血管阻力直接关联,内皮素水平与患者的预后相关。目前内皮素受体拮抗药在肺动脉高压的治疗中是有效的。内皮源性舒张因子(endothelium derived relaxing factor,EDRF)以一氧化氮(nitric oxide,NO)为代表,半衰期仅数秒,与血管平滑肌细胞上的受体结合后通过NO-cGMP信号通路发挥效应,具有强烈的舒张血管和抑制血小板黏附聚集的作用。心衰时内皮细胞缩血管和舒血管物质分泌的平衡被打破,引起血流动力学异常。

(6) 其他:细胞因子、激肽-缓激肽系统、氧化应激在心衰的发生发展中也发挥着多重作用。细胞因子主要有肿瘤坏死因子α(tumor necrosis factor,TNF-α)、白细胞介素-1β(interleukin-1β,IL-1β)、白细胞介素-6(IL-6)和干扰素γ(interferon-γ)等。心衰时缓激肽系统和前列腺素等舒血管物质的功能受到抑制。应用ACEI可提高缓激肽水平,进而促进内皮一氧化氮(NO)等释放,降低血管张力;还可能通过NO-cGMP的信号通路减少胶原合成进而抑制心肌肥厚,改善心功能。在心衰患者全身和心脏局部的氧化应激水平都增加。

2. 心室重构   慢性心衰的根本原因是神经-体液系统被长期激活所导致的心肌重构,其本质是心肌细胞和细胞外基质的一系列变化,使心脏体积、心室壁厚度和/或心脏形状发生改变,即心室重构。这种重构最初是心室应力增加时心肌的代偿性变化,一方面可以增加心肌收缩力,另一方面可以降低室壁张力和心肌耗氧量,但随着病情发展其负面影响逐渐显现,最终导致心肌收缩力的下降和心衰的发生发展。

心室重构主要有两种心室几何形状改变类型,第一种是向心性心室重构,表现为左心室室壁增厚,心室舒张功能下降,常见于原发性高血压患者。第二种是离心性心室重构,心脏扩张,收缩力下降,二尖瓣、三尖瓣及主动脉瓣反流,常见于心肌梗死后心室重构。严重心室重构过程可导致心室电活动的不同步,进一步加重二尖瓣反流和心输出量下降,加速心室重构的恶性循环。心室重构已经成为心衰的一个主要的治疗靶点和治疗评价的重要替代终点。心室重构是一个复杂的过程,启动原因是初始的心肌损伤或心脏负荷过重,其过程受机械、遗传、神经体液、炎性反应和氧化应激等诸多因素的调控,在细胞水平、心肌变化、心室形状等方面存在改变(表2-15-3)。

表2-15-3   左心室重构概述

心肌细胞生物学改变	心肌变化	左心室腔几何形状改变
兴奋-收缩耦联障碍	心肌细胞减少	左心室扩张
肌球蛋白重链(胚胎型)基因表达	坏死、自噬	左心室球形变
β肾上腺素受体失敏	细胞凋亡	左心室壁变薄
心肌细胞肥大	细胞外基质的改变	二尖瓣反流
心肌细胞溶解	基质降解	
细胞骨架蛋白	心肌纤维化	

3. 舒张功能不全   心衰患者常合并存在心脏舒张功能不全,尤其是HFpEF患者。影响舒张功能的因素是复杂的,最重要的因素是左心室主动松弛功能(relaxation)和左心室被动性充盈与扩张功能(compliance,顺应性)。

(1) 心肌主动松弛功能障碍:心肌收缩的细胞分子学基础是电机械耦联,心肌舒张的细胞分子学基础是去除收缩耦联的过程(myofiber inactivation,去收缩过程)。心肌收缩后心室进入等容舒张期,细胞质中 Ca^{2+} 浓度的迅速下降使心肌由收缩状态转为舒张状态。参与该过程的离子通道主要有心肌肌质网 Ca^{2+}-ATP 酶(sarcoplasmic reticulum Ca^{2+} ATPase,SERCA)重摄取 Ca^{2+} 进入肌质网和心肌细胞膜上钠-钙交换体(Na^+/Ca^{2+} exchanger,NCX)将 Ca^{2+} 泵出细胞。当心肌细胞内 Ca^{2+} 从 10^{-5}mol 降至 10^{-7}mol 时,Ca^{2+} 与肌钙蛋白解离,肌钙蛋白-原肌凝蛋白构型恢复原位,而产生位阻效应(心肌细胞的收缩亚单位为肌动蛋白和肌球蛋白,但必须两者接触后产生收缩,舒张期肌钙蛋白隔开二者,阻扰收缩,称为位阻效应),使肌球蛋白的横桥和肌动蛋白的接触分离而退回原位置,肌节伸长而舒张。任何因素只要影响其中某个环节,就可影响心肌的正常舒张,主动松弛功能障碍的机制:①心肌细胞内 Ca^{2+} 下降延缓。②心肌细胞肌球蛋白-肌动蛋白解离障碍,无论是 Ca^{2+} 从肌钙蛋白上解离还是肌球-肌动蛋白复合体解离,都是主动的耗能过程,因此 ATP 的充分供应是心肌舒张的基础。当心肌缺血、缺氧引起 ATP 不足时,心脏的主动松弛功能会发生障碍,如冠心病心肌缺血时,舒张功能不全常先于收缩功能障碍。③心肌松弛不均匀性(relaxation nonuniformity)增加。

（2）心室顺应性降低:心室顺应性是指单位压力的变化能够引起的容积改变(dv/dp),顺应性的倒数称为心室僵硬度(stiffness),即单位容积的变化引起的压力变化(dp/dv)。心室顺应性受很多因素的影响,如心肌僵硬度、心肌的质量和厚度、心包的限制、心室容量等。心肌僵硬度增加、心肌肥厚、心脏质量的增加、心室容量减少都能使心室僵硬度增加,顺应性降低。左心室顺应性降低使左心房压增加以保证左心室的充盈,同时左心房压升高也使肺静脉压升高和肺淤血,即出现舒张性心衰。若左心房压不能升高,则出现心输出量减少。心室顺应性降低常见于高血压、肥厚型心肌病、心肌炎、心肌纤维化和间质增生。

心肌僵硬度指心肌受到应力(stress)能发生应变(strain)的一种特性,是由心肌细胞和细胞外基质共同决定的。大分子心肌细胞骨架蛋白——肌联蛋白(Titin),被认为是决定心肌细胞僵硬度的主要蛋白。细胞外基质(主要是胶原)含量和结构的异常同样影响心肌僵硬度。胶原降解主要由基质金属蛋白酶参与,该酶的减少或其抑制物活性的增强将提高胶原含量,引起心脏纤维化。除了细胞外基质正常成分性质的改变,异常物质在基质中的沉积也是心肌僵硬度增加的重要因素,淀粉样变心肌病是一个典型的例子。冠状动脉微血管内皮细胞炎症学说是目前研究相对充分且较被认可的引起心肌纤维化和心室顺应性下降的分子机制,而一氧化氮-环磷酸鸟苷-蛋白激酶 G(NO-cGMP-PKG)通路在其中发挥主要作用。

（3）心房功能:心房功能异常,舒张收缩不协调也是影响舒张功能的因素。舒张晚期左心房主动收缩的射血量约占左心室舒张末容积的 20%。心衰合并房颤的比例高,二者互为因果,常导致心衰恶化。心脏房室之间、左右心室之间和心室各部位舒缩活动的同步性对维持心功能十分重要。

【临床表现】

心衰是一组临床综合征。主要症状是呼吸困难、运动耐量下降伴或不伴有肺循环或体循环淤血。

1. 症状

（1）呼吸困难:左心衰的主要表现之一。随着心衰程度的加重,依次表现为劳力性呼吸困难,夜间阵发性呼吸困难、端坐呼吸,静息呼吸困难和急性肺水肿。

2014 年定义了一种晚期心衰患者的新症状——俯身呼吸困难。俯身呼吸困难即患者俯身时发生气促等呼吸困难症状,许多患者描述在他们穿鞋时容易出现呼吸困难。研究显示与无俯身呼吸困难症状但心脏指数(cardiac index,CI)相同的患者相比,有俯身呼吸困难症状的患者仰卧位右心房压(RAP)和肺动脉楔压较高,俯身时右心房压和肺动脉楔压增加,但 CI 未发生改变。出现俯身呼吸困难是心衰患者病情加重时的症状,提示患者可能存在过多的液体潴留。

（2）运动耐量降低:表现为劳力时或日常活动时气促、乏力、活动受限。疲乏或无力的患者常常伴有肢体的沉重感。采集病史时应记录运动受限的程度,如爬楼梯、走平路、日常家务活动、生活自理。

（3）体循环淤血:右心衰竭相关的症状:淤血性肝大伴随的不适,如腹胀、腹部钝痛、右上腹沉重感等。胃肠道淤血的症状,食欲下降、恶心、胃部气胀感、餐后不适及便秘等。

（4）其他:低心排量相关的症状,神志模糊、肢体冰冷。心衰早期可以出现夜尿增多。少尿则是心衰加重的一种征兆,它与心输出量严重降低导致尿液生成受到抑制相关。长期慢性的肾血流减少可出现肾功能不全的表现,即心肾综合征。重度心衰的老年患者,可出现反应迟钝、记忆力减退、焦虑、失眠等精神症状。

2. 体征 主要包括三个方面:容量负荷、心脏体征、相关病因诱因及并发症的体征。

(1)容量负荷的状况

1)体循环静脉高压:颈静脉充盈反映右心房压力增高。肝-颈静脉回流征阳性是右心室充盈压异常增高的特异性征象。颈静脉压的测量可反映患者的容量状态,其测量方法很重要,要求上身呈30°~45°位,颈静脉与胸骨角的垂直距离为颈静脉压,加5cmH$_2$O为右心房压。三尖瓣反流时,颈静脉搏动明显。正常吸气时,颈静脉压下降,但是心衰的患者是升高的,类似于缩窄性心包炎,称为Kussmaul征。临床中应注意,如果发生急性心肌缺血或急性心肌梗死时,左心室充盈压急性增加可能不会引起颈静脉压增加,除非肺动脉压升高引起右心室衰竭或三尖瓣关闭不全。

2)肺部啰音:肺底满布湿啰音是左心衰竭至少中度以上的特征性体征,通常出现在双侧肺底,如果单侧出现,则以右侧常见,可能与一侧的胸膜渗出有关。急性肺水肿时,双肺满布粗糙的水泡音和哮鸣音,可伴有粉红色泡沫痰。未闻及啰音并不能排除肺静脉压的显著升高。支气管黏膜充血,过多的支气管分泌物或支气管痉挛可出现干啰音和喘鸣。

3)肝大:如果近期内肝迅速增大,由于包膜被牵拉可出现触痛,长期心衰的患者触痛可消失。严重的慢性心衰患者,或三尖瓣疾病及缩窄性心包炎引起严重淤血性肝大的心衰患者,长期慢性肝淤血缺氧,可引起肝细胞变性、坏死,最终发展为心源性肝硬化。也可以出现脾大。心源性肝硬化与常见的肝炎后肝硬化的区别在于前者由于慢性肝淤血的存在致使肝大。

4)水肿:心衰患者出现水肿前先有体重的增加,体液潴留达5kg以上才出现水肿。心衰患者水肿的特征为首先出现于身体低垂的部位,常为对称性和可压陷性。长期卧床的患者表现为骶尾部的水肿。终末期心衰的患者,水肿严重且呈全身性,伴心电图上QRS波群振幅的降低。长期的水肿可以导致下肢皮肤色素沉着。合并营养不良或肝功能损害,导致低蛋白血症时也可出现全身水肿。

5)胸腔积液、腹水:胸腔积液的存在通常表明心脏的左、右心室充盈压增加,胸腔积液以双侧多见,如为单侧则以右侧更多见。随着心衰的改善,胸腔积液可以逐步吸收,偶尔,叶间包裹性渗出液可持续存在,需要胸腔穿刺治疗。腹水的发生通常反映了长期的体静脉高压,可见于肝静脉压增高,或腹膜的静脉引流系统压力增高。在器质性三尖瓣疾病或慢性缩窄性心包炎患者中,腹水比皮下水肿更为突出。

(2)心脏和血管体征

1)心脏扩大:见于大多数慢性HFrEF患者,但此体征无特异性,一部分患者没有此体征,如HFpEF、慢性缩窄性心包炎、限制性心肌病、部分急性新发心衰等。

2)奔马律:儿童或年轻人可以听到生理性第三心音,40岁以后的成人极少听到这种心音,一旦出现,通常是病理性的,称为舒张早期奔马律或第三心音奔马律,多数来自左心室。心尖区舒张期奔马律(第三心音)使用钟型听诊器在患者左侧卧位时(左心室舒张末压增加)的听诊效果更好。第三心音的存在表明心室充盈量增加或心室主动松弛功能减退,是预测死亡或住院的独立危险因素。第四心音通常表示心室僵硬,在吸气时强度增加表明它起源于右心室。

3)P$_2$(肺动脉瓣区第二心音)亢进和收缩期杂音:随着心衰的发展,肺动脉压力增高,肺动脉瓣区第二心音逐渐增强(P$_2$>A$_2$)并且广泛传导。触及肺动脉瓣区搏动或胸骨旁搏动(尤其是伴随剑突下区心脏搏动)表明存在肺动脉高压。收缩期吹风样杂音在心衰患者中很常见。多继发于心室或瓣环的扩张所引起的功能性二尖瓣或三尖瓣反流,当容量负荷减轻,左心室体积缩小时,杂音可以减轻。

(3)病因、诱因及并发症的体征:心前区震颤提示存在瓣膜病变或心腔内分流。瓣膜性心脏病可闻及心脏杂音,主动脉瓣狭窄是心衰的一个重要病因,杂音的强度取决于通过瓣膜的血流量,随心衰的加重杂音强度反而减弱。由于老年钙化性主动脉瓣狭窄的杂音可能在心尖区最明显,应注意与二尖瓣关闭不全的杂音鉴别。同时观察颈动脉搏动延迟将有助于做出主动脉瓣狭窄诊断。肺部感染、甲状腺肿大、血管杂音、肺部感染、皮疹、黄疸、栓塞征象等是心衰诱因和并发症相关的体征。

心衰的临床表现多种多样,可分为典型、非典型、特异、非特异(表 2-15-4)。与容量负荷增加有关的症状体征在运用利尿药后能很快消失,而颈静脉压升高和心尖搏动位置改变更为特异。

表 2-15-4　心衰的症状和体征

典型症状	不典型症状	特异性强的体征	特异性较低的体征
呼吸困难	夜间咳嗽	颈静脉压增高	体重增加 2kg/周
端坐呼吸	食欲减退	肝颈回流征阳性	体重降低(终末期)
夜间阵发性呼吸困难	意识改变	第三心音	肺部湿啰音
活动耐力降低	抑郁	心尖搏动向左或左下移位	心动过速
疲乏无力	心悸	心脏杂音	呼吸急促
踝部水肿	头晕		陈-施氏呼吸
运动后恢复时间延长	晕厥		肝大
	俯身呼吸困难		四肢凉
	少尿		胸腔积液、腹水

【辅助检查】

1. 常规检查

(1) 心电图:所有心衰及怀疑心衰患者均应行心电图检查,明确心律、心率、QRS 形态、QRS 宽度等。心衰患者一般有心电图异常,心电图完全正常的患者患心衰的可能性极低。怀疑存在心律失常或无症状性心肌缺血时应行 24 小时动态心电图。

(2) X 线胸片:对疑似、急性、新发的心衰患者应行胸片检查,以识别/排除肺部疾病或其他引起呼吸困难的疾病,提供肺淤血/水肿和心脏增大的信息,但 X 线胸片正常并不能除外心衰。

(3) 生物学标志物

1) 利钠肽[B 型利钠肽(B-type natriuretic peptide,BNP)或 N 末端 B 型利钠肽原(N-terminal pro-BNP,NT-proBNP)]测定:利钠肽检测推荐用于心衰筛查、诊断和鉴别诊断、病情严重程度及预后评估。在出院前的利钠肽检测有助于评估心衰患者出院后的心血管事件风险。BNP<100ng/L、NT-proBNP<300ng/L 时通常可排除急性心衰。BNP<35ng/L、NT-proBNP<125ng/L 时通常可排除慢性心衰,但其敏感度和特异度较急性心衰低。诊断急性心衰时 NT-proBNP 水平应根据年龄和肾功能进行分层:50 岁以下的患者 NT-proBNP 水平>450ng/L,50 岁以上的患者 NT-proBNP 水平>900ng/L,75 岁以上的患者 NT-proBNP 水平>1 800ng/L,肾功能不全(肾小球滤过率<60ml/min)时 NT-proBNP 水平>1 200ng/L。经住院治疗后利钠肽水平无下降的心衰患者预后差。除心脏壁张力增加外,其他因素,如缺血、缺氧、神经激素(如血管紧张素Ⅱ)和生理因素(如随年龄增加,男性比女性更高,肾功能降低患者更高)也调控其分泌,引起血浆利钠肽升高的原因见表 2-15-5。脑啡肽酶抑制剂使 BNP 降解减少,而 NT-proBNP 不受影响。临床工作中应注意结合患者的病史进行分析。

表 2-15-5　利钠肽升高的常见原因

心脏情况	非心血管情况	心脏情况	非心血管情况
心衰	高龄	心肌炎	肺栓塞
急性冠脉综合征	贫血	心脏手术	严重全身性疾病
心肌病变(如左心室肥厚)	肾功能不全	电复律	脓毒症
心脏瓣膜病	睡眠呼吸暂停	心肌毒性损伤	严重烧伤
心包疾病	重症肺炎		卒中
心房颤动	肺动脉高压		

2) 心脏肌钙蛋白(cardiac troponin,cTn):推荐心衰患者入院时行 cTn 检测,用于急性心衰患者的病因诊断(如急性心肌梗死)和预后评估。

3）反映心肌纤维化、炎症、氧化应激的标志物,如可溶性 ST2、半乳糖凝集素 3 及生长分化因子 15 也有助于心衰患者的危险分层和预后评估,联合使用多项生物指标物可能是未来的发展方向。

（4）经胸超声心动图:是评估心脏结构和功能的首选方法,可提供房室容量、左(右)心室收缩和舒张功能、室壁厚度、瓣膜功能和肺动脉高压的信息。LVEF 可反映左心室收缩功能,推荐改良双平面 Simpson 法。在图像质量差时,建议使用声学对比剂以清晰显示心内膜轮廓。组织多普勒和应变成像的可重复性和可行性已证实,对于存在发生心衰风险的患者,应考虑采用以识别临床前的心肌收缩功能异常。

应用超声心动图进行舒张功能的评估时,建议多参数综合评估。HFpEF 主要的心脏结构异常包括:①结构参数:左心房扩大(左心房容积指数>34ml/m^2)、左心室肥厚[左心室质量指数≥115g/m^2(男性)或 95g/m^2(女性)];②舒张功能参数:E/e′≥13、e′平均值(室间隔和游离壁)<9cm/s、E/A 异常(>2 或<1);③其他间接指标:纵向应变或三尖瓣反流速度(>2.8m/s)。

（5）实验室检查:血常规、血钠、血钾、血糖、尿素氮、肌酐或估算的肾小球滤过率(estimated glomerular filtration rate,eGFR)、肝酶和胆红素、血清铁、铁蛋白、总铁结合力、血脂、糖化血红蛋白、促甲状腺激素、利钠肽为心衰患者的初始常规检查。在病程发展中还需要重复测定电解质、肾功能等。临床怀疑某种特殊病因导致的心衰(如心肌淀粉样变、免疫性疾病、嗜铬细胞瘤、法布里病等)时,应进行相应的筛查和诊断性检查。血清铁蛋白<100ng/ml 或血清铁蛋白 100~299ng/ml 且转铁蛋白饱和度<20% 提示铁缺乏。

2. **特殊检查**　心衰的特殊检查用于需要进一步明确病因和病情评估的患者。

（1）心脏磁共振(cardiac magnetic resonance,CMR):是测量左(右)心室容量、质量和射血分数的“金标准”。当超声心动图未能做出诊断时,CMR 是最好的替代影像检查。CMR 也是复杂性先天性心脏病的首选检查方法。对于扩张型心肌病患者,在临床和其他影像学检查不能明确诊断的情况下,应考虑采用延迟钆增强(late gadolinium enhancement,LGE),以鉴别缺血性与非缺血性心肌损害。LGE 和 T$_1$ 成像是评估心肌纤维化的首选影像检查。对于疑似心肌炎、淀粉样变、结节病、Chagas 病、法布里病、致密化不全心肌病和血色病的患者,推荐采用 CMR 来显示心肌组织的特征。

（2）冠状动脉造影:适用于经药物治疗后仍有心绞痛的患者;合并有症状的室性心律失常或有心脏停搏史患者;有冠心病危险因素、无创检查提示存在心肌缺血的心衰患者。

（3）心脏 CT:对低中度可疑的冠心病或负荷试验未能明确诊断心肌缺血的心衰患者,可考虑行心脏 CT 以排除冠状动脉狭窄。

（4）负荷超声心动图:运动或药物负荷超声心动图可用于心肌缺血和/或存活心肌、部分瓣膜性心脏病患者的评估。对于存在劳力性呼吸困难,LVEF 正常但静息舒张功能参数未能做出诊断的患者,负荷超声心动图有一定辅助作用。

（5）核素心室造影及核素心肌灌注和/或代谢显像:当超声心动图未能做出诊断时,可建议使用核素心室造影评估左心室容量和 LVEF。核素心肌灌注显像包括单光子发射计算机断层成像(single-photon emission computed tomography,SPECT)和正电子发射计算机断层成像(positron emission computed tomography,PET),可用于诊断心肌缺血。代谢显像可判断心肌存活情况。对心衰合并冠心病的患者,在决定行血运重建前,可考虑采用心脏影像学检查(CMR、负荷超声心动图、SPECT、PET)评估心肌缺血和心肌存活情况。

（6）心肺运动试验:心肺运动试验能量化运动能力,可用于心脏移植和/或机械循环支持的临床评估,指导运动训练处方的优化,原因不明呼吸困难的鉴别诊断。心肺运动试验适用于临床症状稳定 2 周以上的慢性心衰患者。

（7）6 分钟步行试验:用于评估患者的运动耐力。6 分钟步行距离>450m 为轻度心衰,150~450m 为中度心衰,<150m 为重度心衰。

（8）有创血流动力学检查:在慢性心衰患者中右心导管和肺动脉导管检查适用于:①考虑心脏移植或机械循环支持的重症心衰患者的术前评估;②超声心动图提示肺动脉高压的患者,在瓣膜性或结构性心脏病干预治疗前评估肺动脉高压及其可逆性;③对经规范治疗后仍存在严重症状或血流动力学状态不清楚的患者,为调整治疗方案可考虑行此检查。植入性血流动力学监测仪(如右室压力感应系统)有助于早期发现和干预治疗,是将来血流动力学监测的新方向。

（9）心肌活检:仅推荐用于经规范治疗病情仍快速进展,临床怀疑心衰是由可治疗的特殊病因所致且只能通过心肌活检明确诊断的患者。不推荐用于心衰患者的常规评价。

（10）基因检测：对肥厚型心肌病、特发性扩张型心肌病、致心律失常性右心室心肌病患者，推荐基因检测和遗传咨询。限制型心肌病和孤立的致密化不全心肌病亦可能具有遗传起源，也可考虑基因检测。对于怀疑有遗传性心肌病的患者，应进行家族史询问，包括至少 3 代。遗传变异在有阳性家族史的扩张型心肌病患者中占 25% ~ 40%，在无家族史的扩张型心肌病患者中也占 10% ~ 30%。基因检测有助于风险分层，对治疗有影响，常用于决定 ICD 进行猝死一级预防。

（11）生活质量评估：生活质量评估运用心理学量表，对心理健康、躯体健康和社会功能等进行多维度量化评估。生活质量量表可分为普适性量表和疾病特异性量表，前者最常使用的是 36 条简明健康问卷（SF-36）、SF-12、SF-6、世界卫生组织幸福指数-5（WHO-5）、欧洲五维健康指数（EQ-5D）。心衰特异性生活质量评估工具较常使用的有明尼苏达心衰生活质量量表（MLHFQ）和堪萨斯城心肌病患者生活质量量表（KCCQ）。

【诊断】

心衰的诊断和评估依赖于病史、体格检查、实验室检查、心脏影像学检查和功能检查。慢性心衰诊断流程见图 2-15-2，首先，根据病史、体格检查、心电图、胸片判断有无心衰的可能性。然后，通过利钠肽检测和超声心动图明确是否存在心衰（诊断标准见表 2-15-1），接下来进一步确定心衰的病因和诱因。最后，还需评估病情的严重程度及预后，以及是否存在并发症及合并症。完整准确的病史采集和全面仔细的体格检查是诊断的基础，全面准确的诊断是心衰患者有效治疗的前提。

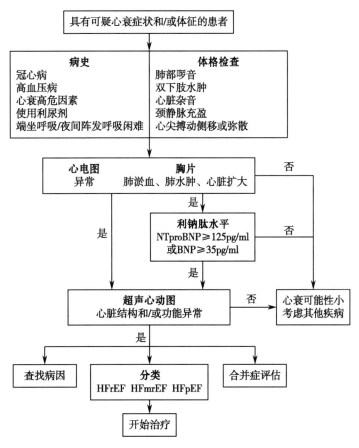

图 2-15-2 慢性心衰的诊断流程
注：HFrEF 为射血分数降低的心衰，HFpEF 为射血分数保留的心衰，
HFmrEF 为射血分数轻度降低的心衰。

【HFpEF 的诊断和鉴别诊断】

HFpEF 的诊断依据见表 2-15-1 和辅助检测中经胸超声心动图部分。在诊断不明确时可进行负荷超声心动图或有创检查明确左心室充盈压是否升高。HFpEF 的诊断具有挑战性,首先因为心衰的症状和体征不特异,与很多疾病表现类似,尤其在老年、肥胖、慢性肺病患者中,症状和体征不典型;其次缺乏 LVEF 下降这一显著特点,需要舒张功能不全的客观评价,对超声心动图检测要求高,缺乏统一的评估标准和参数。对于原因不明劳力性呼吸困难患者可采用 H_2FPEF 评分判断 HFpEF 的可能性(表 2-15-6)。H_2FPEF 评分越高,诊断为 HFpEF 的可能性越大。

表 2-15-6　H_2FPEF 评分

	项目	内容	得分
H_2	体重	体重指数>30kg/m²	2
	高血压	2 种及以上抗高血压药物	1
F	心房颤动	阵发或持续	3
P	肺动脉高压	超声心动图:肺动脉收缩压>35mmHg	1
E	老年	年龄>60 岁	1
F	充盈压	超声心动图:E/e′>9	1
0~1 分可排除 HFpEF;2~5 分需进一步检查;6~9 分可确诊 HFpEF			0~9

　　2019 年 ESC 建议了 HFpEF 诊断流程(HFA-PEFF 诊断流程,图 2-15-3)。第一步:评估心衰症状和体征、合并症/危险因素(肥胖、高血压、糖尿病、老年人、心房颤动)、实验室检测、心电图、超声心动图。在没有明显的非心脏性呼吸困难原因的情况下,如果 LVEF 正常,没有明显的心脏瓣膜病或心肌缺血,并至少有一个典型的危险因素,可以怀疑 HFpEF。第二步:基于超声心动图和利钠肽的 HFA-PEFF 评分,需要全面的超声心动图检查评估,包括舒张早期二尖瓣环速度(e′)、E/e′(估计左心室充盈压)、左心房容积指数、左心室质量指数、左心室壁相对厚度、三尖瓣反流速度、左室纵向收缩应变,包括主要(2 分)和次要(1分)标准(表 2-15-7)。得分≥5 分提示明确的 HFpEF,≤1 分不太可能诊断为 HFpEF;2~4 表明诊断存在不确定性,进入下一步评估。第三步:功能学检查,包括运动负荷超声心动图和静息/运动时的侵入性血流动力学监测,诊断标准见表 2-15-8。第四步:病因诊断,确定 HFpEF 的可能原因(图 2-15-4),行CMR、心肌或其他部位活检、心肌核素/CT/PET、基因检测等,有助于给予针对性的治疗。除了一些常见病因,还应考虑罕见原因,例如淀粉样变、药物、重金属中毒、放疗、代谢性疾病等。

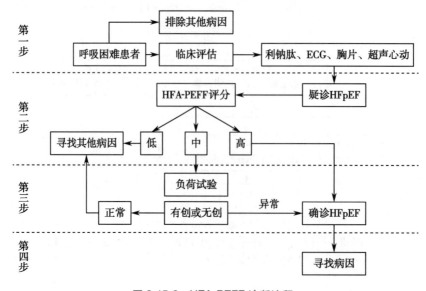

图 2-15-3　HFA-PEFF 诊断流程

表 2-15-7 基于超声心动图及利钠肽的 HFA-PEFF 评分

	功能	形态	生物标志物（窦性心律）	生物标志物（房颤心律）
主要标准 2分	室间隔 e'<7cm/s 侧壁 e'<10cm/s 平均 E/e'≥15 三尖瓣流速>2.8m/s （PASP>35mmHg）	左心房容积指数>34ml/m² 左心室质量指数≥149/122g/m²（男/女）且左心室相对厚度>0.42	NT-proBNP>220pg/ml BNP>80pg/ml	NT-proBNP>660pg/ml BNP>240pg/ml
次要标准 1分	平均 E/e' 9~14 长轴应变 GLS<16%	左心房容积指数 29~34ml/m² 左心室质量指数>115/95g/m²（男/女） 左心室相对厚度>0.42 左心室厚度≥12mm	NT-proBNP 125~220pg/ml BNP 35~80pg/ml	NT-proBNP 365~660pg/ml BNP 105~240pg/ml

≥5分确诊；2~4 分：舒张功能负荷试验或有创血流动力学检测；1 分及以下：不太可能 HFpEF

表 2-15-8 HFA-PEFF 评分 2~4 分时的心脏功能学检查

检查项目	指标	结果及解读	
运动负荷超声心动图	平均 E/e'≥15	HFA-PEFF 评分+2	总分≥5 确诊
	平均 E/e'≥15 且三尖瓣峰流速>3.4m/s	HFA-PEFF 评分+3	总分<5 分→心导管检查
静息心导管检查	LVEDP ≥ 16mmHg 或者 PCWP ≥15mmHg	确诊，否则行负荷超心动或负荷心导管检查	
负荷心导管检查	PCWP≥25mmHg	确诊	

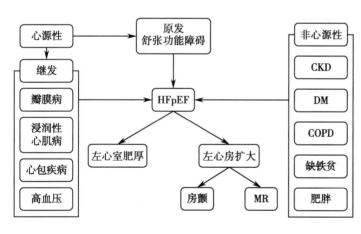

图 2-15-4 HFpEF 的病因及相关因素
注：HFpEF 为射血分数保留的心衰，MR 为二尖瓣反流，CKD 为慢性肾脏病，DM 为糖尿病，COPD 为慢性阻塞性肺病，缺铁贫为缺铁性贫血。

HFpEF 患者常存在较多并发症（如高血压、心房颤动、冠心病或周围血管病、糖尿病、肥胖、慢性阻塞性肺疾病或肺动脉高压等）。在做出 HFpEF 诊断前常应鉴别呼吸系统疾病或其他导致肺动脉高压的疾病。HFpEF 本身可导致肺动脉高压，而慢性阻塞性肺病在 HFpEF 中也很常见，严重的慢性阻塞性肺病可导致肺心病，出现右心扩大和心衰。对肺动脉高压患者，右心导管检查可能是必要的。

【治疗】

1. **治疗目的及策略** 慢性心衰治疗目标是改善临床症状、提高生活质量，预防或逆转心脏重构、减少再住院、降低病死率。心衰的治疗策略已由短期血流动力学干预转变为长期的、修复性的治疗策略，阻断神经内分泌系统的过度激活及心肌重构成为心衰治疗的关键。由 A~D 阶段的治疗策略分别为：

（1）A 阶段：主要针对心衰危险因素治疗，包括：①健康的生活习惯，如规律地体育锻炼，保持正常体重、血压和血糖水平，健康的饮食模式，不吸烟。根据现有高血压指南控制血压，合并心血管疾病或心血管疾病高风险的 2 型糖尿病患者，推荐使用 SGLT2i 预防心衰住院。②避免心脏毒性药物。③有遗传性心肌病患者的一级亲属中,建议进行遗传筛查和咨询,以发现心脏疾病,并及时治疗,降低心衰进展和猝死。④利钠肽筛查高危人群。

（2）B阶段:主要是预防及改善心室重构、预防心衰的症状:①继续A阶段的治疗建议;②药物:ACEI或ARB、β受体拮抗药;③有心脏性猝死高危的患者予植入式心脏复律除颤器(implantable cardioverter defibrillator,ICD)。

（3）C阶段:①继续B阶段治疗;②有症状患者限制钠的摄入;③药物:利尿药、ARNI/ACEI/ARB、β受体拮抗药、MRA、SGLT2i、地高辛、依法布雷定、维立西呱;④治疗合并疾病;⑤有适应证者可以植入ICD及心脏再同步化治疗(cardiac resynchronous therapy,CRT)。

（4）D阶段:①继续C阶段药物治疗;②限水、正性肌力药、静脉用药、预防静脉血栓形成/栓塞;③应用机械辅助装置、心脏移植、超滤;④姑息治疗、临终关怀等。

2. 一般治疗及病因治疗 一般性治疗包括去除心衰诱发因素,调整生活方式。限钠(<3g/d)对控制心功能Ⅲ~Ⅳ级心衰患者的淤血症状和体征有帮助(Ⅱa,C)。心衰急性发作伴有容量负荷过重的患者,要限制钠摄入<2g/d。一般不主张严格限制钠摄入和将限钠扩大到轻度或稳定期心衰患者。轻中度症状患者常规限制液体并无益处,对于严重低钠血症(血钠浓度<130mmol/L)患者水摄入量应<2L/d。心衰患者宜低脂饮食,吸烟患者应戒烟,肥胖患者应减轻体重。严重心衰伴明显消瘦(心脏恶病质)者,应给予营养支持。失代偿期需卧床休息,多做被动运动以预防深部静脉血栓形成。临床情况改善后在不引起症状的情况下,应鼓励进行运动训练或规律的体力活动。

心衰患者常合并多种疾病,需尽早识别出这些疾病并进行评估,判断其与心衰预后的相关性,进行合理转诊或遵循相关指南进行治疗(表2-15-9)。心脏瓣膜病是引起和促使心衰恶化的常见病因,对于有症状的心脏瓣膜病伴慢性心衰以及心脏瓣膜病伴急性心衰的患者,可从手术治疗中获益。

表2-15-9　心衰常见合并症的处理原则

合并症	与心衰预后的相关性	改善合并症的临床证据	建议
心脑血管疾病			
冠心病	强	强	进行评估,适合的患者进行血运重建
房颤/房扑	强	中	根据现行国内外指南进行治疗
二尖瓣关闭不全	强	中	转诊给心脏瓣膜病治疗团队,根据现行心脏瓣膜病指南进行治疗,慎重选择有症状的心衰和继发性二尖瓣反流患者行经导管介入治疗
主动脉瓣狭窄	强	强	转诊给心脏瓣膜病治疗团队,根据现行心脏瓣膜病指南进行治疗
ATTR心肌淀粉样变	强	强	根据转甲状腺素蛋白心肌淀粉样变诊断,并根据中国专家共识进行筛查和治疗
高血压	不确定	强(预防)	根据现行国内外高血压指南进行治疗
血脂异常	不确定	强(预防)	根据现行国内外血脂异常指南进行治疗
脑血管病	中	弱	根据现行国内外卒中指南进行治疗
非心脑血管疾病			
慢性肺病	强	弱	优化治疗,考虑呼吸科医师会诊
糖尿病	强	中	优化治疗,推荐使用SGLT2i,考虑内分泌科医师会诊,根据现行国内外糖尿病指南进行治疗
慢性肾病	强	弱	优化肾素血管紧张素系统抑制剂治疗,推荐使用SGLT2i,考虑肾内科医师会诊
贫血	中	弱	明确贫血原因,严重时考虑输血
铁缺乏症	强	中	静脉补铁以改善症状

3. **慢性 HFrEF 的治疗流程** HFrEF 患者的治疗流程见图 2-15-5。

（1）在明确诊断 HFrEF 后，首先使用利尿药治疗容量负荷过重引起的症状及体征，启动 GDMT。对所有新诊断的 HFrEF 患者应尽早使用 ARNI/ACEI/ARB、β 受体拮抗药、MRA、SGLT2i（除非有禁忌证或不能耐受）。HFrEF 患者启动 GDMT 时，可同时以推荐的初始（低）剂量开始，也可以根据临床和其他因素按顺序开始，不需要在开始使用下一种药物之前达到目标剂量。若患者能耐受，药物剂量应逐渐滴定至目标剂量或最大耐受剂量。应根据患者的症状、体征、化验指标，每隔 1~2 周对 GDMT 进行滴定和优化。

（2）根据患者的耐受性、实验室检查、症状、体征及左心室射血分数（left ventricular ejection fraction，LVEF）不断优化药物治疗剂量和持续评估，若患者症状改善，LVEF>40% 并转为射血分数改善的心力衰竭（heart failure with improved ejection fraction，HFimpEF）则继续 GDMT；若患者持续 LVEF≤40% 则需要根据情况进一步治疗。

（3）根据患者情况在 GDMT 的基础上增加药物或器械治疗：①可考虑的药物治疗包括：伊伐布雷定、地高辛、维立西呱等；②若符合 CRT/ICD 的适应证，应予推荐。以上治疗方法可联合使用，不分先后。

（4）经过上述治疗后再次重新评估患者情况，若患者的情况仍进展至晚期，则应考虑心脏移植、姑息治疗、有适应证的患者可选择机械循环支持等治疗。

优化药物过程中应根据用药指征（表 2-15-10）合理选择药物及起始剂量，逐渐滴定至各自的目标剂量或最大耐受剂量，以使患者最大获益，治疗中应注意监测患者症状、体征、肾功能和电解质等。

常见慢性 HFrEF 药物治疗推荐级别如表 2-15-10 所示。对慢性 HFrEF 患者进行指南导向的规范化药物治疗（guideline-directed medical therapy，GDMT）能改善心衰患者预后，降低病死率，在随机临床试验中已经证实的获益幅度见表 2-15-11。

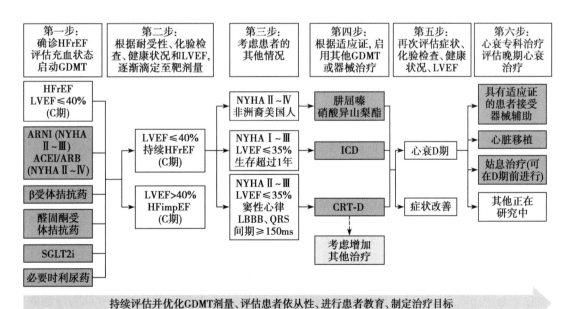

图 2-15-5 慢性 HFrEF 患者的治疗流程

注：ACEI. 血管紧张素转换酶抑制剂；ARB. 血管紧张素受体拮抗药；ARNI. 血管紧张素受体脑啡肽酶抑制剂；CRT. 心脏再同步化治疗；GDMT. 指南导向的药物治疗；ICD. 植入式心律转复除颤器；HFrEF. 射血分数降低的心力衰竭；HFimpEF. 射血分数改善的心衰；LBBB. 左束支传导阻滞；LVEF. 左心室射血分数；NYHA. 纽约心脏协会；SGLT2i. 钠-葡萄糖耦联转运体 2 抑制剂。

表 2-15-10　慢性 HFrEF 患者药物治疗推荐

药物	推荐	推荐类别	证据水平
利尿药	有液体潴留证据的心衰患者均应使用利尿药	I	C
ARNI	NYHA Ⅱ～Ⅲ级的 HFrEF 患者,建议使用 ARNI 以降低心衰住院和死亡风险	I	A
ACEI	慢性 HFrEF 患者,使用 ACEI 以降低心衰住院和死亡风险	I	A
β 受体拮抗药	病情相对稳定的 HFrEF 患者均应使用,以降低心衰住院和死亡风险	I	A
MRA	推荐 HFrEF 患者使用 MRA,以降低心衰住院和死亡风险	I	A
SGLT2i	推荐 HFrEF 患者使用达格列净或恩格列净,以降低心衰住院和死亡风险	I	A
ARB	慢性 HFrEF 患者,当 ARNI 不可获得,因咳嗽或血管性水肿不耐受 ACEI,建议使用 ARB 以降低发病率和病死率	I	A
伊伐布雷定	LVEF≤35% 的窦性心律患者,已使用 ACEI/ARB/ARNI、β 受体拮抗药、MRA、β 受体拮抗药已达到目标剂量或最大耐受剂量,心率仍≥70 次/min	Ⅱa	B
	窦性心律,心率≥70 次/min,对 β 受体拮抗药禁忌或不能耐受的 HFrEF 患者	Ⅱa	C
地高辛	应用利尿药、ACEI/ARB/ARNI、β 受体拮抗药、MRA 后,仍持续有症状的 HFrEF 患者	Ⅱa	B

注:HFrEF. 射血分数降低的心衰;ARNI. 血管紧张素受体脑啡肽酶抑制剂;ACEI. 血管紧张素转化酶抑制剂;ARB. 血管紧张素 Ⅱ 受体拮抗药;MRA. 醛固酮受体拮抗药;LVEF. 左心室射血分数。

表 2-15-11　HFrEF C 阶段药物治疗在随机临床试验中的获益幅度

DGMT	全因死亡的相对风险减少(%)	预防全因死亡的 NNT	全因死亡降低的 NNT(标化至 12 个月)	全因死亡降低的 NNT(标化至 36 个月)
ACEI 或 ARB	17	22 例/42 个月	77	26
ARNI	16	36 例/27 个月	80	27
β 受体拮抗药	34	28 例/12 个月	28	9
MRA	30	9 例/24 个月	18	6
SGLT2i	17	43 例/18 个月	63	22
CRT	36	12 例/24 个月	24	8
ICD	23	14 例/60 个月	70	23

注:DGMT. 指南导向的规范化药物治疗;NNT. 为降低 1 例死亡所需治疗的患者例数。

4. 慢性 HFrEF 的药物治疗　适应证、禁忌证、应用方法、不良反应详见心血管疾病常用药物的抗心衰药物部分。

(1) 利尿药:消除水钠潴留,有效缓解心衰患者的呼吸困难及水肿,改善运动耐量。恰当使用利尿药是其他治疗心衰药物取得成功的关键和基础。若利尿药用量不足,会降低对 ACEI 的反应,增加使用 β 受体拮抗药的风险。另一方面,不恰当地大剂量使用利尿药则会导致血容量不足,增加发生低血压、肾功能恶化和电解质紊乱的风险。包括袢利尿药、噻嗪类利尿药、保钾利尿药、血管加压素 V_2 受体拮抗药。

(2) 肾素-血管紧张素系统抑制剂:2022 年 AHA/ACC/HFSA 心衰指南推荐:NYHA Ⅱ～Ⅲ级的 HFrEF 患者使用 ARNI 以降低发病率和死亡率(Ⅰ,A)。对于既往有症状或目前有症状的慢性 HFrEF 患者,若无法获得 ARNI,使用 ACEI 有助于降低发病率和病死率(Ⅰ,A)。因咳嗽或血管性水肿而不能耐受 ACEI/ARNI 者,建议使用 ARB(Ⅰ,A)。能够耐受 ACEI/ARB 的 NYHA Ⅱ 或Ⅲ级的慢性 HFrEF 患者,推荐用 ARNI 替换 ACEI/ARB,以进一步降低发病率和病死率(Ⅰ,B)。对于急性心衰住院患者在出院前推荐使用 ARNI 作为初始治疗,因与 ACEI/ARB 相比,ARNI 可以改善健康状况,降低 NT-proBNP 水平,改善左室重构。对于有症状的慢性 HFrEF 患者,首选 ARNI 作为初始治疗有利于简化管理。避免 ARNI 和 ACEI 合用,如果患者从 ACEI 切换到 ARNI,ACEI 和 ARNI 之间至少要间隔 36 小时。

1) ARNI:有 ARB 和脑啡肽酶抑制剂的作用,后者可升高利钠肽、缓激肽和肾上腺髓质素及其他内源性血管活性肽的水平,对抗神经内分泌过度激活导致的血管收缩、水钠潴留及心脏重构。PARADIGM-HF 试验纳入了 8 442 例 NYHA 心功能 Ⅱ～Ⅳ级、LVEF<40%(在试验 1 年后被修改为 ≤35%)的 HFrEF 患者,所有患者都接受了稳定剂量的 β 受体拮抗药和 ACEI(或 ARB)至少 4 周,随机接受沙库巴曲缬沙坦钠及依那普利治疗,中位随访时间为 27 个月。与依那普利相比,沙库巴曲缬沙坦钠使主要复合终点(心血管死亡和心衰住院)风险降低 20%,包括心源性猝死减少 20%。PIONEER-HF 研究显示在因急性失代偿性心衰而住院的 HFrEF 患者中,与依那普利比,使用沙库巴曲缬沙坦治疗可更大程度地降低 NT-proBNP 水平,肾功能恶化、高钾血症、症状性低血压和血管性水肿的发生率在两组之间没有显著差异。PIONEER-HF 研究的后续研究显示这些患者在随机分组后第 8 周,从依那普利改为沙库巴曲缬沙坦,可使 NT-proBNP 水平进一步降低 37%。TRANSITION 研究评估急性失代偿心衰患者在出院前或后启动沙库巴曲缬沙坦治疗的可行性。TRANSITION 研究的亚组分析显示,急性失代偿性心衰中的新发 HFrEF 中,沙库巴曲缬沙坦和其他指南推荐的治疗作为一线治疗,是可行的,其风险收益比优于慢性失代偿的 HFrEF 患者,提示沙库巴曲缬沙坦的早期干预可能会延缓新发 HFrEF 患者的疾病进展。

2) ACEI:是被大量循证医学证据证实能降低心衰患者病死率的第一类药物,被公认是治疗心衰的基石和首选药物。ACEI 能降低 HFrEF 患者的住院风险和病死率,改善症状和运动能力。随机对照研究证实在 HFrEF 患者中,无论轻、中、重度心衰,无论有无冠心病,都能获益:①降低总病死率 16%～28%;②降低因心衰再入院率;③改善左心室功能,提高 LVEF;④缓解临床症状,提高运动耐量;⑤降低心衰的发病率;⑥无症状的左心室收缩功能降低患者同样获益于 ACEI 治疗;⑦与其他慢性 HFrEF 治疗药物如利尿药、β 受体拮抗药联用发挥协同作用。

3) ARB:耐受性好,长期 ARB 治疗可改善血流动力学,随机对照研究显示可降低心衰的病死率和因心衰再住院率,特别是在不能耐受 ACEI 的患者中。应用 ARB 治疗慢性心衰的临床试验,如 ELITE Ⅱ、OPTIMAL、CHARM-alternative、Val-HeFT 及 CHARM-Added 试验等,证实此类药物有效。在未使用 ACEI 治疗的慢性心衰患者中,其中包括不能耐受 ACEI 的患者,ARB 在降低心衰病死率和发病率方面的效果与 ACEI 相同。其中坎地沙坦、缬沙坦、氯沙坦有效降低病死率和病残率的相关证据最为充分。HEAAL 研究显示大剂量氯沙坦(150mg)降低住院危险性的作用优于小剂量(50mg)。

(3) β 受体拮抗药:临床试验已证实 HFrEF 患者长期应用 β 受体拮抗药(琥珀酸美托洛尔、比索洛尔及卡维地洛),能改善症状和生活质量,降低猝死风险。

(4) 醛固酮受体拮抗药:研究证实在使用 ACEI/ARB、β 受体拮抗药的基础上加用 MRA,可使 NYHA Ⅱ～Ⅳ级的 HFrEF 患者获益,降低全因死亡、心血管死亡、猝死和心衰住院风险。

(5) 钠-葡萄糖耦联转运体 2 抑制剂(sodium glucose cotransporter-2 inhibitors,SGLT2i):EMPA-REG OUTCOME、CANVAS program、DECLARE-TIMI 58 显示恩格列净、卡格列净、达格列净可以降低糖尿病患者心衰住院的风险 27%～35%。DAPA-HF 和 EMPEROR-Reduced 研究中,在目前心衰指南推荐的心衰治疗基础上,加用达格列净可降低 HFrEF 患者主要终点事件风险 26%、减少心衰住院 30%,降低心血管死亡风险 18%、降低全因死亡风险 17%。加用恩格列净可降低 HFrEF 患者心血管死亡或心衰住院的风险 25%,降低心衰住院的风险 30%,亚组分析显示心血管获益与有无糖尿病无关。《中国心衰诊断和治疗指南 2018》推荐糖尿病患者使用 SGLT2i 预防心衰,推荐 SGLT2i 为心衰合并糖尿病患者的常用降糖药。《2019ESC/EASD 糖尿病、糖尿病前期和心血管疾病指南》推荐 SGLT2i(或 GLP-1)为合并心血管疾病或高危/极高危心血管风险患者的一线降糖药物。2021 ESC 心衰指南和 2022 ACC/AHA/HFSA 心衰指南均推荐:有症状的慢性 HFrEF,无论是否合并 2 型糖尿病,推荐使用 SGLT2i 来减少心衰住院率和心血管死亡率(Ⅰ,A)。常用剂量为达格列净 10mg/天,恩格列净 10mg/天。应用中应注意:识别并避免可能导致酮症酸中毒的危险因素;监测生殖泌尿道感染的相关症状;根据容量状态,调整利尿药和液体摄入量,避免发生容量不足,尤其是年老、体弱、服用利尿药者;若合用其他降糖药,应避免发生低血糖。

(6) 伊伐布雷定:通过特异性抑制心脏窦房结起搏电流(I_f),减慢心率。SHIFT 研究显示,伊伐布雷定组使心血管死亡和心衰恶化住院的相对风险降低 18%,患者左心室功能和生活质量均显著改善。SHIFT 中国亚组分析显示联合伊伐布雷定平均治疗 15 个月,心血管死亡或心衰住院风险降低 44%。

(7) 洋地黄类药物:通过抑制 Na^+、K^+-ATP 酶,产生正性肌力作用,也增强副交感神经活性,减慢房室传导。研究显示,使用地高辛可改善心衰患者的症状和运动耐量。DIG 研究纳入 LVEF≤45%、窦性心律的慢性心衰患者 6 800 例,在利尿药和 ACEI 治疗基础上,试验组服用地高辛(平均剂量 0.25mg/d),地高辛对全因死亡的影响为中性,地高辛组患者的全因和因心衰恶化住院均减少。洋地黄类药物可改善心衰患者的症状,降低慢性 HFrEF 患者的住院风险,可用于控制房颤患者的心室率,推荐血药浓度:0.5 ~ 0.9μg/L。

(8) 可溶性鸟苷酸环化酶刺激剂:维立西呱(vericiguat)是一种可溶性鸟苷酸环化酶刺激剂,可不依赖于一氧化氮(NO)的浓度,直接刺激可溶性鸟苷酸环化酶,同时也可以增加 NO 的敏感性,通过双重机制刺激可溶性鸟苷酸环化酶产生环磷酸鸟苷,发挥抗炎与抗心肌纤维化的作用。VICTORIA 研究显示,在近期发生心衰加重事件(6 个月内心衰住院或 3 个月内因心衰治疗需要给予静脉注射利尿药)的慢性 HFrEF 患者中,维立西呱治疗组的心血管死亡或心衰住院风险较安慰剂组降低 10%,且安全性与耐受性良好。2022 ACC/AHA/HFSA 心衰指南与 2021 ESC 心衰指南推荐,对 NYHA Ⅱ ~ Ⅳ级 LVEF≤45% 患者,尽管接受 GMDT,近期出现心衰加重(需要静脉使用利尿药,利钠肽水平升高或心衰再住院)的高危患者,可考虑使用维立西呱减少心衰住院和心血管死亡。

(9) 中医中药治疗:研究显示,在标准治疗基础上联合应用中药芪苈强心胶囊,可显著降低慢性心衰患者的 NT-proBNP 水平,改善疗效的次要指标包括 NYHA 心功能分级、心血管复合终点事件(死亡、心搏骤停行心肺复苏、因心衰入院、心衰恶化需要静脉用药、心衰恶化患者放弃治疗)、6 分钟步行距离以及明尼苏达生活质量。

(10) 其他

1) 血管扩张剂:对于无法使用 ARNI/ACEI/ARB 的有症状 HFrEF 患者,合用硝酸酯与肼屈嗪治疗可能有助于改善症状。

2) 能量代谢:心肌细胞能量代谢障碍在心衰的发生和发展中发挥一定作用,有研究显示使用改善心肌能量代谢的药物,如曲美他嗪、辅酶 Q10、辅酶 Ⅰ(NAD)、左卡尼汀、磷酸肌酸等可以改善患者症状和心脏功能,提高生活质量,但对远期预后的影响尚需进一步研究。

(11) 心衰患者应避免使用或慎用的药物

1) α 肾上腺素能受体拮抗药:如多沙唑嗪和哌唑嗪,可能引起心衰恶化。

2) 抗心律失常药物:心衰患者应避免使用Ⅰ类抗心律失常药物。对于 HFrEF 患者,禁用决奈达隆,因其增加中重度心衰患者的病死率。

3) 钙通道阻滞药:地尔硫䓬和维拉帕米有负性肌力作用,应避免使用。心衰患者合并严重高血压或心绞痛时,可使用氨氯地平和非洛地平。

4) 西洛他唑:为磷酸二酯酶抑制剂。因其他磷酸二酯酶抑制剂的研究显示心衰患者应用此类药物会增加病死率,建议避免使用。

5) 糖皮质激素:可引起水钠潴留,使用前应权衡用药的收益和风险。

6) 非甾体类消炎药:通过收缩血管引起心衰症状恶化、肾功能损害,增加 ACEI、ARB 或 MRA 引起肾功能下降的风险。

7) 口服降糖药:心衰患者避免使用噻唑烷二酮类(罗格列酮和吡格列酮)和沙格列汀。

5. 慢性 HFrEF 患者的心脏植入型电子器械治疗

(1) 心脏再同步化治疗(CRT):能改善心脏功能和症状,降低病死率。对于心衰伴心室失同步的患者,CRT 可以改善患者的心脏收缩功能,提高运动耐量及生活质量,同时逆转左心室重构,改善患者预后。

最初有关临床试验证实中至重度心衰(NYHA Ⅲ～Ⅳ级)患者应用 CRT,或兼具 CRT 和置入 ICD 两者功能的心脏再同步化治疗除颤器(CRT-D)的临床研究,均证实可降低全因病死率和因心衰恶化住院的风险,改善心功能,提高运动耐量和生活质量。CARE-HF 研究证实,CRT 与标准的药物治疗相比,降低死亡的危险 36%。对轻到至中度(主要为 NYHA Ⅱ级)心衰患者所做的研究(MADIT-CRT、REVERSE 和 RAFT 试验)及对这 3 项研究所做的荟萃分析表明,CRT 或 CRT-D 可使轻度心衰患者获益,可延缓心室重构和病情进展。因此 CRT 适应证扩大到 NYHA Ⅱ级患者。在 Echo-CRT 试验及荟萃分析显示:QRS 波群宽度<130ms 患者植入 CRT 可能有害。

1) 适应证:充分的证据表明,心衰患者在药物优化治疗至少 3 个月后仍存在以下情况应该进行 CRT 治疗,以改善症状及降低病死率。

①窦性心律,QRS≥150ms,左束支传导阻滞(left bundle branch block,LBBB),LVEF≤35% 的症状性心衰患者(Ⅰ,A);

②对于 HFrEF 患者,无论 NYHA 分级或 QRS 宽度如何,高度房室传导阻滞有心室起搏指征的患者建议采用 CRT 而不是 RV 起搏(Ⅰ,A);

③窦性心律,QRS≥150ms,非 LBBB,LVEF≤35% 的症状性心衰患者(Ⅱa,B);

④窦性心律,QRS 波时限 130～149ms,LBBB,LVEF≤35% 的症状性心衰患者(Ⅱa,B);

⑤已植入起搏器或 ICD 的 HFrEF 患者,心功能恶化伴高比例右心室起搏,可考虑升级到 CRT(Ⅱa,B);

⑥对于高度或完全性心脏传导阻滞、LVEF 36%～50% 的患者,CRT 可降低总死亡率,减少住院,改善症状和生活质量(Ⅱa,B);

⑦窦性心律,130ms≤QRS 波时限<150ms,非 LBBB,LVEF≤35% 的症状性心衰患者(Ⅱb,B)。

2) CRT 方法选择

①双心室起搏:是纠正室间及室内不同步的经典方法。在此基础上,对于房室间期正常的 LBBB 患者,与右束支下传同步进行单左心室起搏,可能提高 CRT 应答率。此外,有研究显示左心室多部位起搏较左心室单部位起搏临床效果更好,尤其是适用于常规双心室起搏治疗无效或效果不佳者。

②希氏束起搏(His bundle pacing,HBP):如果通过 HBP 能成功纠正希氏浦肯野系统传导病变(尤其是 LBBB),理论上比双心室起搏更符合生理性。随着植入工具的改进,显著提高了 HBP 的成功率,拓展了 HBP 的应用,主要适合以下患者:左心室导线植入失败患者;CRT 术后无应答患者;药物控制心室率不理想的房颤伴心衰,且经导管消融失败或不适合房颤消融,需要房室结消融控制心室率的患者;慢性房颤伴心衰,需要高比例心室起搏(>40%)的患者;因医疗经费限制不能承受三腔起搏器植入的患者,可应用双腔起搏器进行 HBP 实现 CRT,以降低医疗经费。HBP 尚处于起步阶段,需开展大规模临床试验证实其近期及远期疗效,尤其是对生存率的影响。

(2) 植入式心脏复律除颤器(ICD):具有起搏、抗心动过速、低能量电转复和高能量电除颤作用。恶性室性心律失常(室性心动过速、心室颤动)是发生心脏性猝死最常见的机制。中度心衰患者逾半数以上死于严重室性心律失常所致的心脏性猝死。ICD 能有效降低高危患者的 SCD 发生率和总病死率,成为预防 SCD 的首选策略。流行病学显示,心衰患者猝死一级预防的人群多于二级预防人群。MADIT-Ⅱ试验在心肌梗死伴有 HFrEF 的患者中证实,与常规药物治疗相比,ICD 可减少死亡风险 31%。SCD-HeFT 研究表明,ICD 可使中度心衰(NYHA Ⅱ～Ⅲ级)患者病死率较未植入组降低 23%。COMPANION 试验证实 ICD 与 CRT 的联合治疗(CRT-D)使病死率下降 36%。上述临床试验显示,ICD 可以改善心衰患者的生存率,特别是中度心衰患者。有研究入选 AMI 后早期(≤40 天)患者,ICD 治疗未获益,因而推荐 ICD 仅用于 AMI 后 40 天以上患者。

ICD 适应证:

1) 二级预防:慢性心衰伴低 LVEF,曾有心脏停搏、心室颤动或伴血流动力学不稳定的室性心动过速(Ⅰ,A)。

2) 一级预防

①缺血性心肌病患者,优化药物治疗至少 3 个月,心肌梗死后至少 40 天及血运重建至少 90 天,预期

生存期>1年:LVEF≤35%,NYHA心功能Ⅱ或Ⅲ级,推荐ICD植入,减少心脏性猝死和总病死率(Ⅰ,A);LVEF≤30%,NYHA心功能Ⅰ级,推荐植入ICD,减少心脏性猝死和总病死率(Ⅰ,B)。

②非缺血性心衰患者,优化药物治疗至少3个月,预期生存期>1年:LVEF≤35%,NYHA心功能Ⅱ或Ⅲ级,推荐植入ICD,减少心脏性猝死和总病死率(Ⅱa,A)。

③对于LVEF≤45%,有高危猝死特征的遗传性心律失常性心肌病患者,植入ICD可减少猝死(Ⅱa,B)。

ICD植入后仍然需应用β受体拮抗药或胺碘酮等抗心律失常药物及其他治疗心脏原发病的药物,一方面可以减少室性心动过速、心室颤动的发作,另一方面可使室性心动过速的频率减慢或使心室颤动变为室性心动过速,从而减少放电次数,并充分发挥ICD的抗心动过速起搏作用。

6. 慢性HFpEF和HFmrEF的治疗　HFpEF患者的治疗主要针对症状、心血管基础疾病和合并症、心血管病危险因素,采取综合性治疗手段。临床研究未能证实ACEI/ARB、β受体拮抗药能改善HFpEF患者的预后和降低病死率。因基础心血管疾病(如心房颤动、高血压、冠心病、肺动脉高压)及合并症(如糖尿病、慢性肾病等)的不同,HFpEF患者的病理生理机制有很大的差异。非心血管疾病也是HFpEF患者的死亡和住院的原因。故建议对HFpEF和HFmrEF患者进行心血管疾病和非心血管疾病合并症的筛查及评估,并给予相应的治疗,以改善症状及预后。

(1) 利尿药:有液体潴留的HFpEF和HFmrEF患者应使用利尿药,利尿药使用方法见HFrEF的药物治疗中利尿药部分。应该避免过度的利尿,有可能影响血压,使肾功能恶化。

(2) 基础疾病及合并症的治疗:高血压是最重要和最常见的HFpEF的病因,有效控制血压可减少因心衰住院、心血管事件及病死率。按照目前高血压指南,使血压控制在130/80mmHg以下。降压药物推荐优选ACEI/ARB、β受体拮抗药。存在容量负荷过重的患者首选利尿药。对合并冠心病者,应给予冠心病的二级预防,对于规范药物治疗仍存在心绞痛或可证实的心肌缺血的患者应行冠脉血运重建。合并心房颤动的HFpEF患者根据相关指南进行治疗可改善心衰的症状。快速心房颤动的患者控制心室率,可选用β受体拮抗药或非二氢吡啶类钙通道阻滞药。对有可能转复为窦性心律的心房颤动患者,恢复窦律并维持窦律等。积极治疗糖尿病、贫血、甲状腺功能异常等。

(3) SGLT2i:EMPEROR-Preserved研究纳入5 988例LVEF>40%的慢性心衰患者,HFpEF患者占比67%。结果显示,与安慰剂相比,恩格列净使心血管死亡或心衰住院的复合终点风险降低21%,因心衰住院风险降低27%,对心血管死亡和全因死亡无显著影响。在亚组分析中,恩格列净使LVEF<65%的患者心血管死亡或心衰住院的复合终点风险均明显降低。

SOLOIST-WHF研究纳入糖尿病合并近期心衰恶化的患者1 222例,LVEF中位值35%,HFpEF患者占比21%。结果显示,与安慰剂相比,索格列净使心血管死亡、心衰住院或因心衰紧急就诊的复合终点风险降低33%,心衰住院或因心衰紧急就诊的复合终点风险降低36%,但全因死亡和心血管死亡风险的下降差异无统计学意义。2型糖尿病患者降低心衰风险治疗优先推荐SGLT2i。

(4) 醛固酮受体拮抗药:TOPCAT研究亚组分析提示螺内酯可减少HFpEF患者因心衰住院。对LVEF≥45%,BNP升高或1年内因心衰住院的HFpEF患者,可考虑使用MRA以减少住院风险。

(5) ARNI:PARAGON-HF研究评估ARNI与缬沙坦在HFpEF患者的有效性和安全性。在HFpEF患者(LVEF≥45%)中,与缬沙坦相比,ARNI没有显著减少因心衰再住院和心血管死亡,ARNI组患者的NYHA分级改善更多,肾功能恶化更少,低收缩压(<100mmHg)及血管性水肿的发生率更高,亚组分析显示在LVEF较低的HFpEF患者和女性中可能获益。

(6) HFmrEF的治疗:HFmrEF占心衰患者中的10%~20%。目前尚缺乏专门针对HFmrEF患者的前瞻性随机对照临床试验。近年来心衰患者的LVEF并不是恒定数值这一现象受到关注。部分HFrEF患者经过药物和/或心脏再同步化治疗后LVEF可以好转,而部分HFpEF患者也可以出现LVEF下降,部分HFmrEF可以转化为HFrEF或HFpEF。研究显示,从HFrEF转为HFmrEF患者和HFmrEF转为HFpEF的患者预后更好,而从HFpEF恶化到HFmrEF的患者的预后更差。因此在诊断HFmrEF时,应了解既往的LVEF和临床病程,有助于了解其病理生理机制,从而制订合适的治疗方案。

基于一些随机对照试验的回顾性分析及荟萃分析,HFmrEF 患者,SGLT2i 有助于降低心衰住院率和心血管死亡率(Ⅱa,B)。在目前或既往有症状的 HFmrEF 患者,可考虑使用 β 受体拮抗药、ARNI、ACEI 或 ARB、醛固酮受体拮抗剂,降低心衰住院和心血管死亡率,尤其处于 LVEF 范围下限的 HFmrEF 患者(Ⅱb,B)。

(7) 由于心肌淀粉样变是 HFpEF 容易忽视的病因,临床上怀疑有心肌淀粉样变者,应进行血清和尿液免疫固定电泳和血清游离轻链筛查。若无血清或尿液单克隆轻链的证据,应进行放射性核素骨闪烁显像以确认是否存在转甲状腺素蛋白心肌淀粉样变。诊断为转甲状腺素蛋白心肌淀粉样变的患者,建议进行 TTR 基因测序,区分遗传型还是野生型。NYHA Ⅰ~Ⅲ级的转甲状腺素蛋白心肌淀粉样变患者,推荐使用转甲状腺素蛋白四聚体稳定剂氯苯唑酸(tafamidis)治疗,降低心血管死亡。心肌淀粉样变合并房颤者,无论 CHA$_2$DS$_2$-VASc 评分如何,建议抗凝治疗。

第二节 急性心力衰竭

急性心衰是由多种病因引起的急性临床综合征。心衰症状和体征迅速发生或急性加重,伴有血浆利钠肽水平升高,常危及生命,需要立即进行医疗干预,通常需要紧急入院。急性心衰是年龄>65 岁患者住院的主要原因。急性心衰可以突然起病或在原有慢性心衰基础上急性加重,可以为 HFrEF,也可以为 HFpEF,发病前患者多合并有器质性心血管疾病,心血管和非心血管合并症都非常普遍。急性心衰分为急性左心衰竭和急性右心衰竭,前者最常见,也是本文重点介绍的内容。

【分类】

根据既往是否有心衰病史,可以分为下述几类。

1. 新发的心衰(占因急性心衰入院患者的 15%~20%)患者首次出现心衰症状,可能既往没有心血管疾病的病史或危险因素(如急性心肌炎)。但通常都有心衰的危险因素(属心衰的 A 阶段)或者已经存在结构性心脏病(属心衰的 B 阶段),这类患者绝大部分在急性冠脉综合征发生时发展为急性心衰。

2. **慢性心衰的急性加重** 患者既往有慢性心衰病史(属心衰的 C 阶段),表现为心衰的急性失代偿,占因急性心衰住院患者的绝大多数。

【分型和分级】

1. **急性心衰的分型** 根据是否存在淤血(分为"湿"和"干")和外周组织低灌注情况(分为"暖"和"冷")的临床表现,可将急性心衰患者分为四型:"干暖""干冷""湿暖"和"湿冷",其中"湿暖"型最常见。大多数急性心衰患者表现为收缩压正常或升高(>140mmHg,高血压性急性心衰),只有少数(5%~8%)表现为收缩压低(<90mmHg,低血压性急性心衰)。低血压性急性心衰患者预后差,尤其是同时存在低灌注时。

2. **急性心衰的严重程度分级** 主要有 Killip 法、Forrester 法和临床程度床边分级 3 种。急性心肌梗死出现急性心衰时可应用 Killip 分级,因其与患者的近期病死率相关。Forrester 法适用于监护病房,及有血流动力学监测条件的病房、手术室。临床程度床边分级根据 Forrester 法修改而来,主要根据末梢循环的观察和肺部听诊,无须特殊的监测条件,适用于一般的门诊和住院患者。

【病因】

对于急性心衰患者,应积极查找病因和诱因。新发心衰的常见病因为急性心肌坏死和/或损伤(如急性冠脉综合征、重症心肌炎等)和急性血流动力学障碍(如急性瓣膜关闭不全、高血压危象、心脏压塞)。慢性心衰急性失代偿常有一个或多个诱因,如血压显著升高、急性冠脉综合征、心律失常、感染、治疗依从性差、急性肺栓塞、贫血、慢性阻塞性肺病(COPD)急性加重、围术期、肾功能恶化、甲状腺功能异常、药物(如非甾体类抗炎剂、皮质激素、负性肌力药物)等。

【病理生理】

急性心衰的病理生理学存在显著的异质性,对于特定的患者来讲,这些互相重叠的机制或多或少参与疾病的发生。总体来讲,是潜在基质、始动机制和放大机制共同作用的结果。潜在基质是指心脏结构和功能,可能为正常的左心室功能,也可以是既往心室功能异常的无症状 B 阶段患者,但大部分有既往的慢性代偿性心衰病史,然后发展为失代偿心衰。了解患者既往心脏的基本情况是确定治疗目标的关键。急性心衰发作的病因可分为三类,即完全可逆、部分可逆及基本不可逆。大部分心衰患者存在某些可纠正的心脏问题。与潜在基质相作用的启动机制可以是心脏或心脏以外的原因。对于那些基础正常的患者,心肌的严重损伤才导致心衰的发作,例如急性心肌炎。对于存在基础心脏异常的患者(如无症状的左心室功能不全),较小的损伤(如未控制的高血压、心房颤动或心肌缺血)即可导致急性心衰事件的发生。对于代偿性或稳定的慢性心衰患者,药物或饮食的依从性差、非甾体抗炎药的摄入以及感染是心衰失代偿的常见诱因。无论心脏基础及启动因素如何,各种放大机制如神经激素的激活、炎症、持续的心肌损伤、肾功能恶化均可能导致急性心衰事件的发展和恶化。

肾在心衰的病理生理中起到两方面的主要作用:通过控制血管容量调节心脏的负荷水平和参与神经内分泌的激活(如 RAAS 系统)。肾功能受损是疾病严重性的预测因子。急性心衰治疗过程中肾功能的恶化(心肾综合征)也可能发挥一定的病理生理作用。心输出量降低及过度的祥利尿药治疗可能导致神经内分泌的进一步激活。

临床上,大多数急性心衰的患者表现为高血压而非低血压。多数情况下,血压的增高都由左心室充盈压的增高、交感和 RAS 系统的激活所致。事实上,利尿药治疗后血压可迅速恢复正常或较前下降,这种高血压称为反应性高血压,是心脏储备能力的间接反映,一般预后良好。相反在另一些患者中,严重高血压不仅可导致急性心衰,甚至可能导致肺水肿的发生。这种急性高血压危象经常发生于基质潜在易感(如左心室壁增厚引起舒张功能障碍)的患者中。在特定的患者中,全身血管阻力升高是急性心衰发生的原因还是其结果尚不能确定。高血压患者若反复发作一过性水肿,应注意有无肾动脉狭窄。

炎症反应的激活也在心衰的进展中发挥致病作用。在动物模型中,循环中促炎与抗炎因子的失衡可导致舒张期室壁僵硬度增加及肺毛细血管的渗出,这概括了急性心衰的诸多发病机制。临床观察表明,炎性标志物在急性心衰中增加,在临床症状稳定时也持续存在。

【临床表现】

急性心衰发作迅速,可以在几分钟到几小时,或数天至数周内恶化。是以肺淤血、体淤血及组织器官低灌注为特征的各种症状及体征。患者的症状也可有所不同,从呼吸困难、外周水肿加重到威胁生命的肺水肿或心源性休克,均可出现。

1. 病史、症状及体征 大多数患者既往有心血管疾病及心血管病危险因素(表 2-15-2)。原来心功能正常的患者出现原因不明的疲乏或运动耐力明显减低,以及心率增加 15~20 次/min,可能是左心功能降低的最早期征兆。呼吸困难是最主要的表现,根据病情的严重程度表现为劳力性呼吸困难、夜间阵发性呼吸困难、端坐呼吸等。查体可发现心脏增大、舒张早期或中期奔马律、P_2 亢进、肺部湿啰音、干啰音、体循环淤血体征。

2. 急性肺水肿 突发严重呼吸困难、端坐呼吸、烦躁不安,并有恐惧感,呼吸频率可达 30~50 次/min,咳嗽并咯出粉红色泡沫痰,心率快,心尖部常可闻及奔马律,两肺满布湿啰音和哮鸣音。

3. 心源性休克 在血容量充足的情况下存在低血压(收缩压<90mmHg),伴有组织低灌注的表现[(少尿<0.5ml/(kg·h))、四肢湿冷、意识状态改变、血乳酸>2mmol/L,代谢性酸中毒(pH<7.35)]。

【诊断和评估】

急性心衰诊断和评估内容:①明确心衰诊断;②基础心血管疾病;③急性心衰发生的诱因;④心衰的严重程度。根据轻重缓急应尽快明确:①是否存在循环灌注不足和呼吸衰竭;②容量状态;③是否存在急性心衰的诱因和/或合并症。具体临床评估和监测手段应根据患者就医地点而定。

1. 院前急救阶段 尽早进行无创监测,包括经皮动脉血氧饱和度(SpO_2)、血压、呼吸及连续心电监测。若 SpO_2<90%,给予常规氧疗。呼吸窘迫者可给予无创通气。根据血压和/或淤血程度决定应用血管扩张药和/或利尿药。尽快转运至最近的大型医院(具备心脏专科/心脏监护室/重症监护室)。

2. 急诊室阶段 到达急诊室时,应及时启动查体、检查和治疗。应尽快明确循环呼吸是否稳定,必要时进行循环和/或呼吸支持。迅速识别出需要紧急处理的临床情况,如急性冠脉综合征、高血压急症、严重心律失常、心脏急性机械并发症、急性肺栓塞,尽早给予相应处理。

3. 实验室和辅助检查

(1) 心电图、胸片和实验室检查:所有患者均需急查心电图、胸片、利钠肽水平、肌钙蛋白、尿素氮(或尿素)、肌酐、电解质、血糖、全血细胞计数、肝功能检查、促甲状腺激素、D-二聚体。利钠肽有助于急性心衰的诊断和鉴别诊断。所有急性呼吸困难和疑诊急性心衰患者均推荐检测血浆利钠肽水平(详见慢性心衰部分)。血清中肌钙蛋白水平可持续升高,为急性心衰的危险分层提供信息,有助于评估其严重程度和预后(详见慢性心衰部分)。怀疑并存感染的患者,可检测降钙素原水平指导抗生素治疗。急性心衰患者常见的异常化验结果见表 2-15-12。

表 2-15-12 急性心衰患者中常见化验异常结果分析

异常值	原因	临床处理
eGFR<30ml/(min·1.73m^2)	肾疾病 肾淤血 ACEI/ARB/MRA 脱水	监测 eGFR MRA/ACEI/ARB/ARNI 减量 检查血钾和 BUN 若脱水减少利尿药剂量 若肾淤血增加利尿药剂量
Hb<12g/dl(男)或 <11g/dl(女)	慢性心衰、铁丢失或利用不佳、肾功能不全、慢性疾病、肿瘤	完善检查 治疗贫血
血钠<135mmol/L	慢性心衰、祥利尿药使用等	调整利尿药、超滤、托伐普坦
血钠>150mmol/L	水缺失/水摄入不足	评价出入量
血钾<3.5mmol/L	利尿药	评估心律失常危险,补钾治疗
血钾>5.5mmol/L	肾功能不全,补钾过度,ACEI	停止补钾/保钾利尿药/ACEI/ARB/ARNI 评价肾功能和检测尿 pH 心动过缓危险和严重心律失常
高血糖	糖尿病,胰岛素抵抗	治疗
高尿酸血症	利尿药	利尿药减量
白蛋白>45g/L	脱水	评价出入量
白蛋白<30g/L	营养状态差,肾丢失	评价营养状态
转氨酶、胆红素升高	肝淤血,药物的毒副作用	评价药物使用
肌钙蛋白升高	心肌细胞损伤,严重心衰 心肌炎,败血症,肾功能不全	评价升高趋势(严重心衰仅轻度升高) 冠脉造影 再灌注治疗
肌酸激酶升高	药物、甲状腺功能减低、运动	评价药物使用,监测肌酸激酶变化
甲状腺激素异常	甲状腺疾病 胺碘酮	治疗甲状腺疾病 评价胺碘酮的必要性
INR>3.5	抗凝药过量 肝淤血/肝病 药物的相互作用	调整抗凝药 评价肝功能
CRP>10mg/L	感染	完善检查

(2) 超声心动图和肺部超声:对血流动力学不稳定的急性心衰患者,推荐立即进行超声心动图检查;对心脏结构和功能不明或临床怀疑自既往检查以来可能有变化的患者,推荐在 48 小时内进行超声心动图检查。床旁胸部超声检查可发现肺间质水肿的征象。

(3) 动脉血气分析:血气分析视临床情况而定,不能通过指脉氧仪监测氧合情况、需要明确酸碱状态和动脉 CO_2 分压($PaCO_2$)情况时可进行检测,尤其是伴有急性肺水肿或有 COPD 者。心源性休克患者应行动脉血气分析。

4. 监测

(1) 无创监测:急性心衰患者需严密监测血压、心率、心律、呼吸频率、SpO_2,监测出入量及每日体重,每日评估心衰症状和体征变化。根据病情的严重程度及用药情况确定肝肾功能和电解质监测频率。出院前可检测利钠肽水平以评估预后。

（2）血流动力学监测：血流动力学监测分为无创性和有创性两类。有创性血流动力学监测包括动脉内血压监测、肺动脉导管、脉搏波指示连续心排量PiCCO（pulse indicated contour cardiac output）等，主要适用于血流动力学状态不稳定，病情严重且治疗效果不理想的患者：①患者存在呼吸窘迫或低灌注，但临床上不能判断心内充盈压力情况；②急性心衰患者经治疗后仍持续有症状，并伴有以下情况之一者：容量状态、灌注或肺血管阻力情况不明，持续低血压，肾功能进行性恶化，需血管活性药物维持血压，考虑机械辅助循环或心脏移植。

【治疗】

急性心衰治疗目标：稳定血流动力学状态，纠正低氧，维护脏器灌注和功能；纠正急性心衰的病因和诱因，预防血栓栓塞；改善急性心衰症状；避免急性心衰复发；改善生活质量，改善远期预后。

1. **治疗流程** 急性心衰危及生命，对疑诊急性心衰的患者，应尽量缩短确立诊断及开始治疗的时间，在完善检查的同时即应开始药物和非药物治疗。在急性心衰的早期阶段，如果患者存在心源性休克或呼吸衰竭，需尽早提供循环支持和/或通气支持。应迅速识别威胁生命的临床情况（急性冠脉综合征、高血压急症、心律失常、急性机械并发症、急性肺栓塞、心脏压塞、感染），并给予相关指南推荐的针对性治疗。在急性心衰的早期阶段，应根据临床评估（如是否存在淤血和低灌注），选择最优化的治疗策略，急性心衰早期治疗流程见图2-15-6。

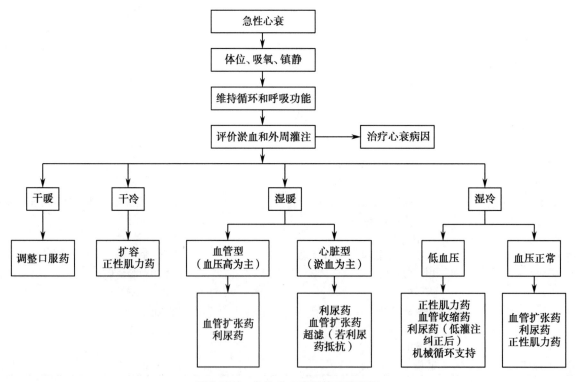

图2-15-6 急性左心衰竭管理流程图

2. **一般治疗**

（1）调整体位：静息时呼吸困难明显者，应半卧位或端坐位，双腿下垂以减少回心血量，降低心脏前负荷。

（2）吸氧：无低氧血症的患者不应常规吸氧。当$SpO_2<90\%$或动脉血氧分压（PaO_2）$<60mmHg$时应给予氧疗，使患者$SpO_2\geq95\%$（伴COPD者$SpO_2>90\%$）。方式：①鼻导管吸氧：低氧流量（1~2L/min）开始，若无CO_2潴留，可采用高流量给氧（6~8L/min）；②面罩吸氧：适用于伴呼吸性碱中毒的患者。

（3）镇静：阿片类药物如吗啡可缓解焦虑和呼吸困难，急性肺水肿患者可谨慎使用。应密切观察疗效和呼吸抑制的不良反应。伴明显和持续低血压、休克、意识障碍、COPD等患者禁忌使用。苯二氮䓬类药物是较为安全的抗焦虑和镇静剂。

3. 根据急性心衰临床分型确定治疗方案，同时治疗心衰病因

（1）"干暖"：最轻的状态，机体容量状态和外周组织灌注尚可，只要调整口服药物即可。

（2）"干冷"：机体处于低血容量状态、出现外周组织低灌注，首先适当扩容，如低灌注仍无法纠正可给予正性肌力药物。

（3）"湿暖"：分为血管型和心脏型两种。前者由于液体血管内再分布引起，高血压为主要表现，首选血管扩张剂，其次为利尿药；后者由于液体潴留引起，淤血为主要表现，首选利尿药，其次为血管扩张剂，如利尿药抵抗可行超滤治疗。

（4）"湿冷"：最危重的状态，提示机体容量负荷重且外周组织灌注差，①收缩压≥90mmHg：给予血管扩张剂、利尿药，治疗欠佳的患者可考虑使用正性肌力药物；②收缩压<90mmHg：即心源性休克。首选正性肌力药物，不能纠正的病例考虑使用血管收缩剂，当低灌注纠正后再使用利尿药。对药物无反应的病例，行机械循环支持治疗。心源性休克患者应积极寻找病因，如 ACS 引起，一旦确诊应行直接急诊冠状动脉造影，争取行冠状动脉血运重建。

4. 容量管理　肺淤血、体淤血及水肿明显者应严格限制饮水量和静脉输液速度。无明显低血容量因素（大出血、严重脱水、大汗淋漓等）者，每天摄入液体量一般宜在 1 500ml 以内，不要超过 2 000ml。保持每天出入量负平衡约500ml，严重肺水肿者负平衡为 1 000～2 000ml/d，甚至可达 3 000～5 000ml/d，以减少水钠潴留，缓解症状。3～5 天后，如肺淤血、水肿明显消退，应减少水负平衡量，逐渐过渡到出入量大体平衡。在负平衡下应注意防止发生低血容量、低血钾和低血钠等。同时限制钠摄入<2g/d。

5. 急性心衰的药物治疗　适应证、禁忌证、应用方法、不良反应详见第五十章　抗心力衰竭药物。

（1）利尿药：如呋塞米、托拉塞米、布美他尼静脉应用可在短时间里迅速降低容量负荷，应首选，及早应用。对伴有低灌注的急性心衰患者，祥利尿药应在达到充分灌注后再使用。

托伐普坦推荐用于充血性心衰、常规利尿药治疗效果不佳、有低钠血症或有肾功能损害倾向患者，可显著改善充血相关症状，且无明显短期和长期不良反应。EVEREST 结果显示，该药可快速有效降低体重，并在整个研究期维持肾功能正常，对长期病死率和心衰相关患病率无不良影响。对心衰伴低钠的患者能降低心血管病所致病死率。

心衰进展和恶化时对常规剂量的利尿药反应不佳，常需加大利尿药剂量。最终大剂量也无反应，即出现利尿药抵抗，其处理为：①增加祥利尿药剂量；②静脉注射联合持续静脉输注：静脉持续和多次应用可避免因为祥利尿药浓度下降引起的水钠重吸收；③两种及以上利尿药联合使用，如在祥利尿药基础上加噻嗪类利尿药，也可加用血管加压素 V_2 受体拮抗剂；④应用增加肾血流的药物，如小剂量多巴胺或重组人利钠肽，改善利尿效果和肾功能、提高肾灌注；⑤纠正低血压、低氧、酸中毒、低钠、低蛋白、感染等，尤其注意纠正低血容量；⑥超滤治疗。

（2）血管扩张药物：收缩压水平是评估血管扩张药物是否适宜的重要指标。收缩压>90mmHg 的患者可使用以缓解症状，尤其适用于高血压性急性心衰患者；收缩压<90mmHg 或症状性低血压，禁忌使用。有明显二尖瓣或主动脉瓣狭窄的患者应慎用。HFpEF 患者因对容量更加敏感，使用血管扩张剂应谨慎。血管扩张剂应用过程中要密切监测血压，根据血压调整合适的维持剂量。

硝酸酯类药物适用于急性心衰合并高血压、冠状动脉缺血、二尖瓣反流的患者。紧急时亦可选择舌下含服硝酸甘油。硝酸酯类药物持续应用可能发生耐药。硝普钠适用于严重心衰、后负荷增加以及伴肺淤血或肺水肿的患者，特别是高血压危象、急性主动脉瓣反流、急性二尖瓣反流和急性室间隔缺损合并急性心衰等需快速减轻后负荷的疾病。硝普钠（使用不应超过 72 小时）停药应逐渐减量，并加用口服血管扩张剂，以避免反跳现象。重组人利钠肽通过扩张静脉和动脉（包括冠状动脉），降低前、后负荷；具有一定的促进钠排泄、利尿及抑制肾素血管紧张素醛固酮系统和交感神经系统的作用，对于急性心衰患者安全，可明显改善患者血流动力学和呼吸困难的相关症状。乌拉地尔为 α 受体拮抗药，可有效降低血管阻力，增加心输出量，可用于高血压合并急性心衰、主动脉夹层合并急性心衰的患者。重组人松弛素-2（serelaxin）能松弛血管平滑肌，降低肺循环和体循环阻力，降低肺毛细血管楔压和肺动脉压，缓解急性心衰患者呼吸困难，对 HFrEF 或 HFpEF 疗效相仿，耐受性和安全性良好，但对心衰再住院率无影响，未能降低急性心衰患者 180 天病死率。

（3）正性肌力药物：适用于低血压（收缩压<90mmHg）和/或组织器官低灌注的患者。短期静脉应用正性肌力药物可增加心输出量，升高血压，缓解组织低灌注，维持重要脏器的功能。多巴酚丁胺和多巴胺通过兴奋心脏β₁受体产生正性肌力作用，正在应用β受体拮抗药的患者不推荐应用多巴酚丁胺和多巴胺。磷酸二酯酶抑制剂通过抑制环磷酸腺苷（cyclic adenosine monophosphate，cAMP）降解，升高细胞内cAMP浓度，增强心肌收缩力，同时有直接扩张血管作用，主要药物为米力农。左西孟旦是钙增敏剂，与心肌肌钙蛋白C结合产生正性肌力作用，不影响心室舒张，还具有扩张血管作用。

急性心衰患者应用正性肌力药物注意事项：血压降低伴低心输出量或低灌注时应尽早使用，而当器官灌注恢复和/或淤血减轻时则应尽快停用；药物的剂量和静脉输注速度应根据患者的临床反应做调整，强调个体化治疗；常见不良反应有低血压、心动过速、心律失常等，用药期间应持续心电、血压监测；血压正常、无器官和组织灌注不足的急性心衰患者不宜使用；因低血容量或其他可纠正因素导致的低血压患者，需先去除这些因素再权衡使用。

（4）血管收缩药物：对外周动脉有显著缩血管作用的药物，如去甲肾上腺素、肾上腺素等，适用于应用正性肌力药物后仍出现心源性休克或合并显著低血压状态的患者，升高血压，维持重要脏器的灌注。SOAP Ⅱ研究显示，与多巴胺治疗组相比，去甲肾上腺素治疗组心源性休克患者28天病死率和心律失常发生率明显降低。血管收缩药物可能导致心律失常、心肌缺血和其他器官损害，用药过程中应密切监测血压、心律、心率、血流动力学和临床状态变化，当器官灌注恢复和/或循环淤血减轻时应尽快停用。

（5）洋地黄类：能轻度增加心输出量、降低左心室充盈压和改善症状。主要适应证是心房颤动伴快速心室率（>110次/min）的急性心衰患者。急性心肌梗死后24小时内应尽量避免使用。

（6）抗凝治疗：心衰是发生静脉血栓栓塞症（venous thromboembolic disease，VTE）的额外风险。当患者因失代偿性心衰住院，或慢性稳定型心衰患者因其他原因住院时，发生VTE风险增加，并与较高的心衰症状负担有关，VTE风险在住院后持续2年，在最初30天内最大。心衰住院患者，建议预防VTE。皮下低分子肝素（如依诺肝素40mg/天）、磺达肝癸钠、利伐沙班（10mg/天）均可用于预防VTE。

（7）改善预后的药物：慢性HFrEF患者出现失代偿和心衰恶化，如无血流动力学不稳定或禁忌证，可继续原有的优化药物治疗方案，包括β受体拮抗药、ARNI/ACEI/ARB、MRA，可根据病情适当调整用量。但血流动力学不稳定（收缩压<85mmHg，心率<50次/min），血钾>5.5mmol/L或严重肾功能不全时应停用。β受体拮抗药在急性心衰患者中可继续使用，但存在心源性休克时应停用。对于新发心衰患者，在血流动力学稳定后，应给予改善心衰预后的药物。

6. 急性心衰的非药物治疗

（1）主动脉内球囊反搏（intra-aortic ballon pump，IABP）：可有效改善心肌灌注，又降低心肌耗氧量和增加心输出量。适应证：①AMI或严重心肌缺血并发心源性休克，且不能由药物纠正；②伴血流动力学障碍的严重冠心病（如AMI伴机械并发症）；③心肌缺血或急性重症心肌炎伴顽固性肺水肿；④作为左心室辅助装置（LVAD）或心脏移植前的过渡治疗。对其他原因的心源性休克是否有益尚无证据。

（2）机械通气

1）无创呼吸机辅助通气：有呼吸窘迫者（呼吸频率>25次/min，SpO₂<90%）应尽快给予无创通气。分为持续气道正压通气和双相间歇气道正压通气两种模式。无创通气不仅可以减轻症状，而且可以降低气管内插管的概率。无创正压通气可使血压下降，应用时应监测血压，低血压患者需谨慎使用。

2）气道插管和人工机械通气：适用于呼吸衰竭导致低氧血症（PaO_2<60mmHg）、动脉二氧化碳分压（$PaCO_2$）>50mmHg和酸中毒（pH<7.35），经无创通气治疗不能改善者。

（3）血液净化治疗：高容量负荷如肺水肿或严重外周水肿，且存在利尿药抵抗的患者可考虑进行超滤治疗。如合并以下任何一种情况时，应行肾替代治疗：液体复苏后仍然少尿，血钾浓度>6.5mmol/L；pH<7.2；血尿素氮>25mmol/L，血肌酐>300mmol/L。肾替代治疗可能造成与体外循环相关的不良反应，如生物不相容、出血、凝血、血管通路相关并发症、感染、机器相关并发症等。应避免造成新的内环境紊乱。

（4）心室机械辅助装置：对于药物治疗无效的急性心衰或心源性休克患者，可短期（数天至数周）应用机械循环辅助治疗，包括经皮心室辅助装置、体外生命支持装置（extracorporeal life support，ECLS）和体外膜式氧合装置（extracorporeal membrane oxygenation，ECMO）。其中ECLS或ECMO可作为急重症心衰或心源性休克的过渡治疗，以便进一步评估是否需要接受心脏移植或长期机械循环辅助治疗。

7. **心源性休克的监测与治疗**　对心源性休克的患者应迅速进行评估和治疗,治疗目标是增加心输出量和血压,改善重要脏器的灌注。对所有疑似心源性休克的患者立即行心电图、超声心动图检查;应迅速将患者转移至有条件的医疗机构(有心脏监护室/重症监护室、可进行心导管治疗、机械循环辅助装置治疗);积极寻找病因,如急性冠脉综合征引起,推荐行急诊冠状动脉造影,争取行冠状动脉血运重建;给予持续的心电和血压监测,推荐进行动脉内血压监测。治疗主要包括容量复苏与管理、正性肌力药物和血管收缩药物(见急性心衰治疗的药物治疗部分及心血管疾病常用药物部分的抗心衰药物),应持续监测脏器灌注和血流动力学,及时调整治疗。补液应严格掌握补液量及补液速度,在血流动力学监测下指导补液更好。如果患者没有明显容量负荷过重的表现,应快速补液(生理盐水或乳酸林格氏液,>200ml/15~30分钟)。对于难治性的心源性休克,应根据年龄、合并症及神经系统功能综合考虑是否进行短期机械循环辅助治疗。

8. **急性心衰稳定后的后续处理**　患者病情稳定后仍需要监测,每天评估心衰相关症状、容量负荷、治疗的不良反应。根据心衰的病因、诱因、合并症,调整治疗方案。应注意避免再次诱发急性心衰,对各种可能的诱因要及早控制。对于伴基础心脏病变的急性心衰患者,应针对原发疾病进行积极有效的治疗、康复和预防。对于慢性心衰失代偿的患者,应恢复或启动慢性心衰的治疗方案,评估有无器械治疗的适应证,制订随访计划。

9. **难治性终末期心衰的治疗**　经优化内科治疗后,严重心衰症状仍持续存在或进展,LVEF<30%,常伴有心源性恶病质,且须反复长期住院,病死率高,即为难治性心衰的终末阶段(D阶段)。及时诊断晚期心衰十分重要。判断晚期心衰的临床指标:①在过去12个月,因心衰反复住院或急诊就诊;②需经静脉正性肌力治疗;③虽经治疗,仍有持续NYHA分级Ⅲ至Ⅳ级症状;④运动能力严重降低[峰值摄氧量<14ml/(kg·min)或<50%预测值,6分钟步行试验<300m、因呼吸困难或疲劳不能在平地上行走1街区];⑤由于低血压或肾功能恶化而对肾素-血管紧张素系统抑制剂不耐受;⑥由于心衰恶化或低血压而对β受体拮抗药不耐受;⑦最近需要逐步增加利尿药以维持容量稳定,每日呋塞米剂量常>160mg/d;⑧临床难治性循环淤血;⑨肾功能或肝功能进行性恶化;⑩右心衰恶化或继发性肺动脉高压;⑪反复的收缩压≤90mmHg;⑫心脏恶病质;⑬持续性低钠血症;⑭难治性或复发性室性心律失常,频繁的ICD放电;⑮根据心衰生存模型(如MAGGIC、SHFM),预测1年死亡率增加(如>20%)。晚期心衰患者应及时转诊给心衰专科团队评估左心室辅助装置、心脏移植、姑息治疗和姑息性正性肌力药等。诊断难治性终末期心衰须谨慎,应排查有无其他参与因素,以及是否已经恰当应用了各种治疗措施,其治疗应注意以下方面。

(1)控制液体潴留:难治性终末期心衰患者通常有明显钠、水潴留和电解质紊乱,容易合并利尿药抵抗。应合理控制24小时液体出入量,保持出量多于入量500~1 500ml。纠正低钠低钾血症,选择利尿药或联合使用托伐普坦利尿治疗。可考虑床旁超滤治疗,以减轻液体潴留。

(2)神经内分泌抑制剂的应用:患者对ACEI和β受体拮抗药耐受性差,一旦液体潴留缓解,ACEI和β受体拮抗药从极小剂量开始应用。

(3)静脉应用正性肌力药物或血管扩张剂:持续静脉正性肌力药可用于难治性晚期心衰等待器械辅助或心脏移植的"桥接"治疗,也可用于不符合器械辅助或心脏移植条件的晚期心衰的姑息治疗,短期(3~5天)应用以缓解症状,其适应证、禁忌证、应用方法、不良反应详见第五十章。

(4)心脏机械辅助治疗和外科治疗

1)心脏移植:是终末期心衰的有效治疗方式。主要适用于严重心功能损害而无其他治疗方法的重度心衰患者。对于有适应证的患者,其可显著增加患者的生存率、改善其运动耐量和生活质量。除了供体心脏短缺外,心脏移植的主要问题是移植排斥,是术后1年死亡的主要原因,长期预后主要受免疫抑制剂并发症影响。

2)LVAD:主要用于心脏移植前的过渡治疗和部分严重心衰患者的替代治疗。适应证:优化内科治疗后仍有严重症状>2个月,且至少包括以下一项者:①LVEF<25%且峰值摄氧量<12ml/(kg·min);②近12个月内无明显诱因,因心衰住院≥3次;③依赖静脉正性肌力药物治疗;④因灌注下降而非左心室充盈压不足[肺毛细血管楔压(pulmonary capillary wedge pressure,PCWP)≥20mmHg,且收缩压≤80~90mmHg或心脏指数≤2L/(min·m²)]导致的进行性肾功能和/或肝功能恶化;⑤无严重的右心衰竭和重度三尖瓣反流。对合并右心室衰竭的患者,应考虑双心室辅助装置(BiVAD),此类患者预后较差,不如仅需植入

LVAD 的患者。

（5）姑息治疗和临终关怀：姑息治疗适用于经积极的药物和非药物治疗后仍有严重的心衰症状导致生活质量长期低下和反复住院治疗的患者；失去了机械循环辅助支持和心脏移植机会的患者；心源性恶病质的患者；临床判断已接近生命终点的患者。终末期心衰管理的重点是最大限度地减轻患者痛苦和呼吸困难，利尿药对缓解症状十分重要，应持续至生命末期。应加强人文关怀，关注患者需求。还应考虑适时停用部分药物或关闭 ICD 功能。避免不必要的检查和干预，与患者和家属协商终末期的支持治疗，在生命弥留之际，是否进行心肺复苏，应征询家属意见，当进行积极的操作（气管插管，应用 ICD）也无法改变最终的结局时，不推荐这些操作。

【预后】

近年来，随着心衰治疗水平的提高，心衰生存率有所改善，然而患者短期与长期的病死率仍高，心衰的诊断后 5 年内病死率大约 50%。急性心衰预后很差，住院病死率为 3%，急性肺水肿患者的院内病死率为 12%。在 ARIC 研究中心衰患者住院后 30 天、1 年、5 年的病死率分别为 10.4%、22%、42.3%。队列研究显示心衰 A、B、C、D 阶段患者 5 年生存率分别为 97%、96%、75%、20%。心衰患者的主要死亡原因依次为左心衰竭、心律失常、猝死。

下列参数与心衰患者的不良预后相关：LVEF 下降、利钠肽持续升高、NYHA 心功能分级恶化、低钠血症、运动峰值耗氧量减少、红细胞压积降低、QRS 波增宽、慢性低血压、静息心动过速、肾功能不全、不能耐受常规治疗、难治性容量超负荷。

【预防】

建议对所有患者进行临床评估以识别心衰危险因素，临床证据显示通过控制心衰危险因素、治疗无症状的左心室收缩功能异常等有助于延缓或预防心衰的发生。

1. 对心衰危险因素的干预

（1）高血压：是心衰最常见、最重要的危险因素。长期有效控制血压可以使心衰风险降低 50%。根据高血压指南控制高血压，以预防或延缓心衰的发生。对存在多种心血管疾病危险因素、靶器官损伤或心血管疾病的高血压患者，血压应控制在 130/80mmHg（1mmHg＝0.133kPa）以下。

（2）血脂异常：根据血脂异常指南进行调脂治疗以降低心衰发生的风险。对冠心病患者或冠心病高危人群，推荐使用他汀类药物预防心衰。

（3）糖尿病：是心衰发生的独立危险因素，尤其女性患者发生心衰的风险更高。推荐根据目前糖尿病指南控制糖尿病。研究显示 SGLT2i 能够降低具有心血管高危风险的 2 型糖尿病患者的病死率和心衰住院率。

（4）其他危险因素：对肥胖、糖代谢异常的控制也可能有助于预防心衰发生，戒烟和限酒有助于预防或延缓心衰的发生。

（5）利钠肽筛查高危人群：Framingham 研究证实 BNP 可预测新发心衰的风险。心衰高危人群（高血压、糖尿病、血管疾病等）经利钠肽筛查（BNP>50ng/L），然后接受专业团队的管理和干预，可预防心衰发生。故建议检测利钠肽水平对心衰高危人群（心衰 A 阶段）进行筛查，控制危险因素和干预生活方式，有助于预防左心室功能障碍或新发心衰的风险。

2. 对无症状性左心室收缩功能障碍的干预 对心肌梗死后无症状性左心室收缩功能障碍（包括 LVEF 减低和/或局部室壁活动异常）的患者，推荐使用 ACEI 和 β 受体拮抗药以预防和延缓心衰发生，延长寿命；对不能耐受 ACEI 的患者，推荐 ARB。在急性 ST 段抬高型心肌梗死的早期进行冠状动脉介入治疗减少梗死面积，可降低发生 HFrEF 的风险。在急性心肌梗死后尽早使用 ACEI/ARB、β 受体拮抗药和 MRA，特别是存在左心室收缩功能障碍的患者，可降低心衰住院率和病死率。稳定性冠心病患者可考虑使用 ACEI 预防或延缓心衰发生。所有无症状的 LVEF 减低的患者，为预防或延缓心衰发生，推荐使用 ACEI 和 β 受体拮抗药。存在心脏结构改变（如左心室肥厚）的患者应优化血压控制，预防发展为有症状的心衰。

【心衰的管理】

心衰患者的治疗及管理涉及住院前、住院中、出院后的多个环节，包括健康教育、优化心衰治疗流程、社会支持、精神心理支持、随访等，应重视医院与社区心衰管理的"无缝"对接。心衰患者应规律地进行有氧运动，以改善心功能和症状。一些研究和荟萃分析显示，运动训练和体育锻炼可改善运动耐力、提高健康相关的生活质量和降低心衰住院率。临床稳定的心衰患者进行心脏康复治疗是安全和有益的。心衰的管理方案涉及多学科,当多学科团队合作,将心脏专科医师、基层医生(二级医院、社区医院和农村基层医疗机构)、护士、心理医师、康复治疗师、营养师、社会工作者、患者及其家庭成员结合在一起,对患者进行整体(包括身心、运动、营养、社会和精神方面)治疗,以充分降低心衰再住院及死亡风险。2017 年启动的心衰中心建设和认证项目以国内外心衰及相关疾病的最新指南规范和优化心衰患者的诊治及管理,制定《中国心衰中心认证标准》《心衰分级诊疗技术方案》《中国心衰诊断与治疗质量评价和控制指标专家共识》,在有条件的二级以上医院组建多学科团队开展心衰中心建设,促进对心衰患者实施适合的医疗干预措施,有助于优化医疗资源,改善心衰患者的预后。

【指南与共识】

1. 中国心力衰竭诊断和治疗指南 2018
2. 2022 年美国心脏病学会(ACC)/美国心脏协会(AHA)/美国心衰学会(HFSA)心力衰竭管理指南
3. 2021 欧洲心脏病协会(ESC)急性和慢性心力衰竭诊断和治疗指南
4. 心力衰竭合理用药指南(第 2 版)
5. 洋地黄类药物临床应用中国专家共识

(王　华　杨杰孚)

参 考 文 献

［1］中华医学会心血管病学分会,中华心血管病杂志编辑委员会. 中国心力衰竭诊断和治疗指南 2014. 中华心血管病杂志,2014,42(2):98-122.

［2］Heidenreich PA,Bozkurt B,Aguilar D,et al. 2022 AHA/ACC/HFSA Guideline for the Management of Heart Failure:A Report of the American College of Cardiology/American Heart Association Joint Committee on Clinical Practice Guidelines. J Am Coll Cardiol,2022,79(17):e263-e421.

［3］McDonagh TA,Metra M,Adamo M,et al. 2021 ESC Guidelines for the diagnosis and treatment of acute and chronic heart failure. Eur Heart J,2021,42(36):3599-3726.

［4］中华医学会心血管病学分会心力衰竭学组 中国医师协会心力衰竭专业委员会 中华心血管病杂志编辑委员会. 中国心力衰竭诊断和治疗指南 2018. 中华心血管病杂志,2018,46(10):760-789

［5］Hao G,Wang X,Chen Z,et al. Prevalence of heart failure and left ventricular dysfunction in China:the China hypertension survey,2012—2015 Eur J Heart Fail,2019,21(11):1329-1337.

［6］王华,李莹莹,柴坷,等. 中国住院心力衰竭患者流行病学及治疗现状[J]. 中华心血管病杂志,2019,47(11):865-874.

［7］Thibodeau JT,Turer AT,Gualano SK,et al. Characterization of a novel symptom of a dvanced heart failure:bendopnea. JACC. Heart failure,2014,2(1):24-31

［8］李莹莹,朱婉榕,柴坷,等. 85 岁及以上射血分数保留的心力衰竭患者心肌淀粉样物质沉积分析[J]. 中华心血管病杂志,2018,46(6):438-443.

［9］Velazquez EJ,Morrow DA,DeVore AD,et al. Angiotensin-Neprilysin Inhibition in acute decompensated heart failure. N Engl J Med,2019,380(6):539-548.

［10］DeVore AD,Braunwald E,Morrow DA,et al. Initiation of Angiotensin-Neprilysin Inhibition after acute decompensated heart failure:Secondary analysis of the open-label extension of the pioneer-hf trial. JAMA Cardiol,2019.

［11］Senni M,Wachter R,Witte KK,et al. Initiation of sacubitril/valsartan shortly after hospitalisation for acutely decompensated heart failure in patients with newly diagnosed(de novo)heart failure:a subgroup analysis of the transition study. Eur J Heart Fail,2019.

［12］McMurray JJV,Solomon SD,Inzucchi SE,et al. Dapagliflozin in patients with heart failure and reduced ejection fraction. N Engl J Med,2019,381(21):1995-2008.

［13］Wang H,Chai K,Du M,et al. Prevalence and Incidence of Heart Failure Among Urban Patients in China:A National Population-Based Analysis. Circ Heart Fail,2021,14(10):e008406.

［14］国家卫生计生委合理用药专家委员会,中国药师协会. 心力衰竭合理用药指南(第 2 版)[J]. 中国医学前沿杂志(电子版),2019,11(7):1-78.

［15］中华医学会心血管病学分会,中华心血管病杂志编辑委员会. 洋地黄类药物临床应用中国专家共识. 中华心血管病杂志,2019,47(11):857-864.

第十六章　心律失常

第一节　心律失常的机制

一、心脏传导系统的构造和工作过程

心脏的传导系统由负责正常冲动形成与传导的特殊心肌细胞构成。包括窦房结、结间束、房室结、希氏束、左(右)束支以及浦肯野纤维网,分布在心脏的不同部位,负责将窦房结的自律性电活动有序地传导至整个心脏,是维持生命的心脏收缩活动的基础(图 2-16-1,彩图见书末)。这一特殊的传导系统是由一群特殊分化的心肌细胞所形成,在组织形态、细胞排列、细胞间连接方式及电学传导功能等方面与普通的工作心肌细胞明显不同。心脏内的致密结缔组织将心房肌和心室肌分隔,并参与了特殊传导系统的形成,确保了心脏特殊传导路径的建立。先天发育异常及多种后天获得性因素包括缺血、感染、结缔组织变性、退行性变、癌变及医源性操作等,可导致传导系统的病变,从而产生传导功能障碍。它们可以直接侵犯传导系统或整体心肌组织,导致病态窦房结综合征、房室传导阻滞、束支传导阻滞及预激综合征等疾病。

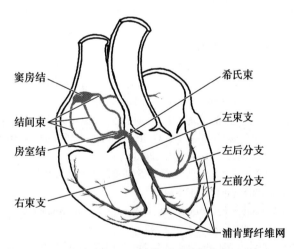

图 2-16-1　心脏传导系统示意图

注:心脏的传导系统由负责正常冲动形成与传导的特殊心肌细胞构成,包括窦房结、结间束、房室结、希氏束、左(右)束支以及浦肯野纤维网,分布在心脏的不同部位,负责将窦房结的自律性电活动高效、有序地传导至整个心脏,是维持生命的心脏收缩活动的基础。

心脏冲动由心脏兴奋产生,冲动在窦房结形成后,由结间束和普通心房肌传递到达房室结及心室,最后,冲动抵达心外膜而完成一次心动周期。心脏内兴奋传播途径具有两个"高速度"和一个"低速度"的特点。一个高速度发生在优势传导通路,窦房结的兴奋可经此通路快速到达左、右心房,使左、右心房同步兴奋和收缩。另一个高速度发生在束支与浦肯野纤维,其传导速度均极快,使全部心室肌几乎同时被激动,使两心室产生同步收缩,实现心脏有力的泵血功能。一个低速度发生在房室交界区,特别是结区传导速度极为缓慢,出现了房室延搁。房室延搁的生理意义是使心房、心室依次兴奋收缩和舒张,避免发生房、室同时收缩,并使心室有足够的充盈时间以满足心搏出量。

1. **窦房结**　窦房结是心脏正常窦性心律的起搏点,人类窦房结呈扁椭圆形结构,位于上腔静脉入口与右心房交界处的长轴心外膜下约 1mm 处,长 10~20mm,宽 5mm,厚 1.5~2mm。主要由特殊分化的小体

积心肌细胞,即 P(起搏)细胞与 T(移行)细胞组成。它们走向各异、相互交织分布在周围细胞外间质中,并被副交感神经丛包绕和支配。组织学涂片可见 P 细胞表现为一组紧密聚集在一起的特殊心肌细胞,染色较周围心房工作细胞浅淡。冲动在 P 细胞形成后,通过 T 细胞传导至窦房结以外的心房组织。窦房结中央的窦房结动脉 55%~60% 起源于右冠状动脉,40%~45% 起源于左冠状动脉回旋支。

2. **结间和房间传导** 窦房结产生的兴奋经何种途径传至左、右心房和房室结,长期以来一直未定论。20 世纪 60 年代初,James 等提出窦房结和房室结之间有特殊传导束相连,左、右心房之间亦有房间束相连,但迄今尚无充分的形态学证据。结间束有 3 条,连接窦房结与房室结,分成前、中与后结间束。三支结间束的部分纤维均绕过房室结的嵴,延伸到远处。这些结间组织并不显示特殊通道的组织学分布,与普通心房肌细胞具有不同的电生理特性,其传导速度比普通心房肌快。前结间束始于窦房结前缘,弓状绕上腔静脉达房间束的前部,称为 Bachman 束或上房间束,再延续到左心房,进入房室结的上缘。Bachman 束是一组大肌束,传递心脏冲动优先从右心房传导至左心房。中结间束始于窦房结后上缘,行于上腔静脉后方,向下进入房间隔后部,从卵圆窝的上方越过,沿房间隔下行达房室结的上缘,此束称 Wenchebach 束。后结间束始于窦房结后下缘,沿界嵴下行,经欧氏嵴穿越冠状窦口上方房间隔到达房室结的后下缘。此束在行程中分出纤维至右房壁。后结间束又名 Thorel 束。结间束在房室结上方相互交织、并有分支与房间隔左侧的左房肌纤维相连,从而将兴奋传至左房。

3. **房室交界区** 100 年前,Tawara 发现了位于房间隔内的一群组织形态特异的细胞,并将其描述为树样结构,根部位于房间隔,远端通过分支分布于心室内,后来称之为房室传导系统(房室结及希氏束)。它位于中央纤维体右侧,右心房的 Koch 三角内(Koch 三角前缘为三尖瓣隔瓣,后缘为位于欧氏嵴内的 Todaro 腱,下缘为冠状静脉窦口),中心纤维体位于心脏中心,在二尖瓣环、三尖瓣环和主动脉后瓣环等三环之间,为连接各瓣环的纤维体。房室交界区是指心房肌纤维和希氏束之间的纤维复合体,根据组织学观察可分为三种不同的特殊组织。过渡细胞带位于房室结的后方,过渡细胞间相互集合,错综交织成迷路样结构,与致密部分相连接,是房室结传导缓慢的解剖基础。在组织形态上,这些细胞与致密结细胞及心房细胞均不同,形态较长呈波浪状,互相之间多由细纤维条索分隔,且不被纤维鞘包绕。过渡细胞带分布于致密部的周围,将致密部同左、右心房及房间隔相分隔,并广泛向下延伸至冠状静脉窦口及欧氏嵴内。致密部分即房室结本身,长 5~8mm,宽 2~4mm,厚 0.5~2mm,位于房间隔的右后下部、冠状窦开口前、三尖瓣附着部的上方,中心纤维体的右侧,其心房接触面周围无连续纤维组织包绕分隔。致密部更加靠近右心房,位于右心房心内膜下数毫米。致密部细胞较心房细胞小,类似于房结细胞,相互交织、紧密排列在一起,呈层叠排列。在 Koch 三角基底部水平,致密部被房室结动脉分隔为两部分,分别以分叉的形式向三尖瓣环及二尖瓣环延伸,长度因人而异。三尖瓣环延伸部,即目前在房室结折返性心动过速消融术中所指的房室结慢径区。根据电生理特性,房室结被分成房结区(AN)、结区(N)和结希区(NH)。AN 区相当于结后部位的过渡细胞带,NH 区为结下部束支起始部前,位于房室结和希氏束之间,两者具有传导性和潜在自律性。N 区为光镜下见到的房室结,有传导性及自律性。85%~90% 心脏的房室结由右冠状动脉间隔支供血,部分来自左前降支的分支。希氏束为索状结构,长 10~15mm,宽约 3mm,与房室结致密部分远端相连,穿过中心纤维体,通过肌部室间隔,与主动脉瓣瓣环和三尖瓣瓣环相邻,称为房室束穿隔部,绕过膜部室间隔和肌部室间隔上缘,称为房室束隔后部,最后为分叉部上端。穿隔部的细胞类似房室结的致密部分,而远端则与束支细胞相似。希氏束与左、右束支及分支细胞在形态、大小及排列上较工作心肌细胞有所不同,其最明显的特点是走行全程均由纤维组织鞘所包绕,这一连续的纤维鞘也被作为组织学上房室传导系统的可靠定位标志。在束支分支远端,随着纤维鞘的消失,特殊传导细胞同心室肌细胞便难以区分。冠状动脉前、后降支都有分支供应肌部室间隔的上方。

4. **室内传导系统** 左束支大部分来源于胚胎组织的室球圈细胞,小部分来源于胚胎组织的房室圈后部细胞。它发自房室束,短而粗,位于室间隔左侧心内膜下,分出三组分支。①左前分支:近左心室流出道处下行入前乳头肌根部,由左冠状动脉前降支的前穿隔支供血;②左后分支:近左心室流出道处向下后行,分布于室间隔后半部、后乳头肌和左心室的后下壁,由右冠状动脉的后降支和左冠状动脉的回旋支供血;③间隔支:从前两分支的夹角处发出,或始于前两分支,或由前两支发出的网状分支交织复合而成。

右束支起自房室束穿隔部,下行于室间隔右侧,然后转向外下止于右室前乳头肌的基底部,并在其前上方分成前分支止于肺动脉口部。后分支分布于右室后壁、后乳头肌及间隔右后部。外分支止于右心室游离壁。此三组分支形成右心室末梢纤维网。右束支细长,呈圆柱状,主要由左冠状动脉前降支的前穿支供血。

浦肯野纤维由束支分支的末端构成纵横交织的网状结构,分布于左、右心室的心内膜下和心室肌内,心室基底部和乳头肌顶部较少。浦肯野细胞覆盖两心室心内膜的大部分,细胞大而清晰,细胞间主要通过发达的闰盘尾尾相连,少数边边连接,主要功能是传导心脏冲动,速度高达 4 000mm/s。

5. 心脏神经支配的作用　心脏传导系统接受迷走和交感神经支配。迷走神经兴奋性增加抑制窦房结的自律性与传导性,延长窦房结与周围组织的不应期,减慢房室结的传导并延长其不应期。交感神经的作用与迷走神经相反。心脏交感神经的节前神经元位于脊髓第 1~5 胸段的中间外侧柱,节后纤维来自脊椎旁的星状神经节或颈交感神经节。迷走神经节前纤维主要由泌涎核腹侧发出,少部分源于迷走神经背核和核间区,神经节位于肺静脉、下腔静脉、左房后部和房室沟的脂肪垫中,迷走神经纤维穿越房室沟于心外膜浅层走行 1~2cm 之后,穿入心室的心内膜下,因而心内膜下心室迷走神经纤维易受缺血损伤。

二、心律失常的发生机制

1. 自律性　心脏电活动的形成源于特殊心肌细胞的内在自律性。自律性是指心肌细胞能在没有外来刺激的情况下按一定节律重复达到阈值而除极,从而自发地产生动作电位的能力。心房和心室的工作细胞在正常状态下不具有自律性,特殊传导系统(包括窦房结、房室结区、希氏束、束支及浦肯野纤维网系统)的细胞具有自律性故称为起搏细胞。特殊传导系统中,自律细胞的自律性水平不同。正常情况下,窦房结细胞自律性最高(约 100 次/min),浦肯野纤维网的自律性最低(约 25 次/min),房室结(约 50 次/min)和希氏束(约 40 次/min)的自律性依次介于两者之间。整个心脏总是受自律性最高的部位发出的节律性兴奋来进行电活动。

正常自律性心脏的基本起搏点在窦房结,自律性的产生源于窦房结细胞的 4 期自动去极化。影响窦房结自律性的因素包括窦房结细胞的最大舒张期电位,去极化阈电位以及 4 相去极化的斜率。

正常的窦房结及浦肯野纤维维持自律性的离子机制包括超极化内向电流(I_f)及衰减的外向 K^+ 电流(I_k)。I_f 和 I_k 在窦房结或房室结,以及浦肯野纤维中的作用不同,因为这两类起搏细胞的静息电位水平不同(分别为 -70~-35mV 和 -90~-65mV)。同样,其他电压依赖性电流所起的作用亦不相同。例如,在浦肯野纤维中,动作电位 0 相除极主要是快钠内流,而在窦房结及房室结细胞中为缓慢钙内流。

交感、副交感神经张力以及细胞外 K^+ 浓度均可影响舒张期除极速率。β 受体刺激可以使 4 相除极速率加快,而毒蕈碱型受体刺激则可减慢 4 相除极化速率。尽管在希浦系统中,副交感神经的作用远低于交感神经系统,乙酰胆碱的直接作用很小,但它可通过抑制交感神经而明显降低浦肯野纤维的自律性。这一现象称为中和拮抗效应。对于所有起搏细胞,细胞外 K^+ 浓度增加可以降低舒张期除极速率,而降低细胞外 K^+ 浓度的作用则相反。

病理状态下,特殊传导系统之外的心肌细胞也可获得自律性。异常自律性是由实验干预、疾病因素(如缺血、梗死)或其他影响除极的因素等引起的特殊传导系统之外、平素不具有自律性的细胞(如心房、心室工作肌细胞)的跨膜电位发生异常,从而获得自律性并自发除极,其表现与来自特殊传导系统的潜在起搏细胞发出的激动类似。异常自律性可以发生于心脏任何部位,其机制在于心肌细胞静息膜电位明显降低后发生的自发舒张期去极化,并由此激发重复脉冲。如果这些异常自律性细胞自主除极的频率超过窦房结,它们将暂时取代窦房结,成为异常节律的起源点。这种异位节律起源点也像窦房结一样具有频率自适应性。因此,心动过速开始时,频率逐渐加快而终止时频率逐渐减慢(温醒现象),可被其他频率更快的节律所夺获是自律性心律失常的重要特征。由于普通心肌细胞没有或仅有少量激活的起搏细胞离子通道,所以通常没有起搏离子流。各种病理因素导致这些细胞自发除极的原因尚不明了。目前已知,当心肌细胞受损时细胞膜通透性增加,正常的离子浓度梯度不能维持,细胞膜静息电位的负值变小(即细胞部分除极)。当细胞膜的负值<60mV 时,非起搏细胞则可产生 4 相自动除极。这种缓慢的自发除极可

能与慢钙电流和参与复极的亚组 K^+ 通道关闭有关。与正常的自律性相比,浦肯野纤维或心房、心室肌的自律性异常可被钙通道阻滞药稳定抑制,而超速抑制对异常自律性无影响。与正常自律性相似的是,β 受体激动剂可以增强异常的自律性,而升高细胞外 K^+ 浓度则可使自律性降低。

2. **触发活动**　触发活动是一种异常的细胞电活动。是指心肌细胞在其动作电位复极过程中,振荡性后电位(后去极化)达到去极化阈电位时,发生一次新的去极化和兴奋反应。起触发作用的因素包括正常窦性、其他异常兴奋脉冲和外加电刺激。这些后去极化如果能达到起搏阈值便造成异常的自律活动。如果该异常自律活动引起的后去极化又激发另一次异常自律活动,反复循环,自律活动便不需要外界的触发就能持续重复发生。

触发活动可分为早后除极和延迟后除极两种。①早后除极(early afterdepolarization,EAD):当心脏动作电位的 2 相、3 相膜电位水平从下降变为上升时称为 EAD,也称 3 相膜振荡电位。EAD 发生在动作电位的 2 相平台期或 3 相早期,表现为在先前动作电位平台期上小幅度膜电位振荡。如果后除极波足够高而达到阈值,则出现单个或一串快速的异常搏动(图 2-16-2)。②延迟后除极(delayed after depolarization,DAD):当发生于完全复极后 4 相时,膜电位振荡称为 DAD,又称 4 相膜振荡电位,系复极终末或复极完成后所触发的后除极。如果在阈值之下,则不产生异常搏动;当其除极幅度达到阈电位,则可触发异位搏动,形成期前收缩。DAD 产生的动作电位又会触发另一次后除极及动作电位,如此反复便引起一系列异常搏动,形成心动过速(图 2-16-2)。DAD 是由一种短暂的内向离子流所引起,凡是能引起细胞内钙超载的因素都可促发这一离子流。细胞内钙超载使细胞膜对 Na^+ 通透性增加,药物治疗除了钙通道阻滞药间接有效外,作用于钠通道的 I 类抗心律失常药也有效。

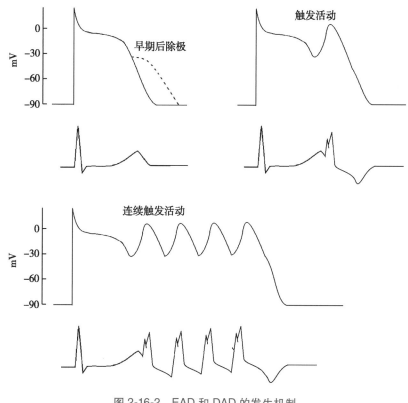

图 2-16-2　EAD 和 DAD 的发生机制

引起 EAD 的临床因素,①明显延长复极时程的因素:例如某些药物 β 受体拮抗药索他洛尔、N-乙酰普鲁卡因酰胺等,复极延长有利于平台期滞留及膜电位振荡。②低氧血症、高 CO_2 分压及儿茶酚胺浓度升高:儿茶酚胺通过 cAMP 环节促进 Ca^{2+} 细胞内流,有利于 EAD。上述情况可广泛存在于缺血或梗死心肌中。因此,EAD 可能是心肌缺血性心律失常的机制之一。③低血钾和高血钙:低血钾改变了心肌细胞膜对钾离子的通透性,使钾离子外流降低,从而阻滞 3 相复极的进行,使动作电位滞留于平台期。细胞外高钙更提供了内向钙离子流的条件。④心肌损伤:通过损伤部位可引起相对非特异性的离子内流而引起 EAD。临床上,心室壁瘤引起的心肌纤维的牵张或机械损伤可诱发 EAD 而产生心律失常。

EAD 致心律失常的特征:①如果被触发的早搏与前一心搏的联律间期相对固定,可形成二联律,也可产生阵发性心动过速。②室早联律间期可极短,室早发生在前一心动周期 ST 段终末或 T 波的开始,QT 间期通常正常,心动过速发作呈快速尖端扭转型。作用于钠通道的 I 类抗心律失常药无效,而注射维拉帕米后心动过速中止。③随着触发活动本身的复极,膜电位逐渐升高(即动作电位的负值增大)心动过速最终自行中止。在中止之前,其心动过速频率可以逐渐减慢。④超速刺激可中止触发机制引起的心动过速,因为超速刺激使动作电位时程缩短有利于中止触发活动。但是停止超速刺激后,心动过速可再复发。相反,基础心率减慢,可促发 EAD 及其心动过速的发作。

EAD 致心律失常的离子机制通常与动作电位复极延长有关,继发于内向电流增加或外向电流减少,见于复极相钾电流的降低(I_{Ks},I_{Kr})、钙内流利用度的增加($I_{Ca^{2+}}$)、细胞内 Ca^{2+} 活性增强引起的 Na^+-Ca^{2+} 交换增加及晚期 Na^+ 内流增加(I_{NaL})。

引起 DAD 的临床因素包括:①洋地黄药物中毒:洋地黄抑制 Na^+-K^+ 泵而导致细胞内钠增加,通过 Na^+-Ca^{2+} 交换引起 Ca^{2+} 大量内流而导致 DAD 及心律失常。②细胞外低钾:机理与上述相似,K^+ 与 Ca^{2+} 竞争进入细胞内,使 Ca^{2+} 进入细胞内增多。③儿茶酚胺增高:儿茶酚胺使 Ca^{2+} 的细胞内流增强,在心室肌、浦肯野纤维也可发生。④在肥厚心肌,梗死的心房、心室肌以及浦肯野纤维中也证明有 DAD 发生,可能与膜电位降低有关。⑤超速起搏:超速起搏有利于细胞内 Ca^{2+} 积聚,可使 DAD 幅度增大,一旦达到阈值即可触发。

DAD 致心律失常有如下特征:①触发活动发生在迟后除极的顶峰,这一被触发激动与前一激动的间期(早搏联律间期)缩短,由于心率加快有利于细胞内 Ca^{2+} 积聚,因此,跟随一次触发活动后的迟后除极幅度可更大,从而导致一连串的触发活动,表现为异位性心动过速。②触发活动常能自行中止,中止前有心率逐渐减慢。其原因是触发活动引起的快速激动使钠泵活动加强,造成舒张期膜电位增高,对抗内向除极钠离子流,使心动过速中止。③超速起搏或程序性期前刺激可引起,也可中止这一触发活动。后者主要是由于起搏引起的过度极化使随后的后除极幅度未能达到阈值,使心动过速中止。

DAD 致心律失常的离子机制与 Ca^{2+} 超载时肌质网释放的 Ca^{2+} 振荡有关。目前认为后除极是由非选择性内向电流引发。肌质网释放 Ca^{2+} 后,Ca^{2+} 超载导致 Na^+-Ca^{2+} 的激活或 Ca^{2+} 激活性 Cl^- 电流。

3. 折返激动   折返激动可发生于心脏任何部位,是形成快速性心律失常的最重要机制。绝大多数的室上性心动过速、多数的室性心动过速和早搏都是折返引起。当心脏在解剖或功能上存在双重的传导途径时,激动可沿一条途径下传,又从另一途径返回,使心脏内传导的激动持续存在,并在心脏组织不应期结束后再次兴奋心房或心室,这种现象称为折返激动。

形成折返需要三个基本条件:激动折返的径路折返环;一条径路单向阻滞;另一条径路存在缓慢传导(图 2-16-3)。当心脏存在两个或多个部位的传导性与不应期各不相同的传导路径,相互连接形成一个闭合环,其中一条通道发生单向传导阻滞,另一通道传导缓慢,使原先发生阻滞的通道有足够时间恢复兴奋性,当阻滞的通路再次激动便成为一次折返激动。冲动在环内反复循环,产生持续而快速的心律失常。

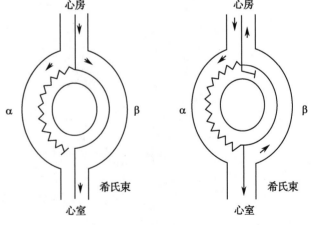

图 2-16-3   折返机制示意图(房室结折返性心动过速)

根据折返环行运动的位置,折返性心动过速可分为以下几种,①窦房折返性心动过速:折返环路涉及窦房结、窦房结周围组织、部分右心房上部组织,心动速时心房的激动顺序呈右心房上部领先。②心房内折返性心动过速:折返环路位于心房内,心动过速时心房的激动顺序呈心房某部位领先。心房扑动是在心房内存在一个较大的、规则的折返环。心房颤动则是由心房内数量不等、杂乱的微折返环形成。③房室结折返性心动过速:房室结可功能性地纵向分离为快径和慢径,称为房室结双径路(有时甚至可分离为多径路),一般快径路的特征为传导速度快而不应期长,慢径路的特征为传导速度慢而不应期短,二者在匹配适当时,可组成折返径路而形成折返性心动过速。④房室折返性心动过速:为房室旁路参与的折返性心动过速,折返环路包括心房、房室交界区、心室和旁路。如以房室交界区为顺传支、以房室旁路为逆传支,称为顺向型(常见型)。如以房室旁路为顺传支、房室交界区为逆传支,称为逆向型(罕见型)。顺传型房室折返性心动过速是临床最常见的折返性心动过速。⑤心室内折返性心动过速:折返环路限于心室内,多见于器质性心脏病,如缺血性心脏病、心肌病等,但也可见于没有明确器质性心脏病者。折返途径包括左束支和右束支的大折返环,形成束支折返性室速。折返途径包括左束支的分支,形成分支型室速。折返途径包括浦肯野纤维和心室肌,形成室内折返性心动过速。

4. 传导障碍　由于生理性或病理性原因,心脏传导系统本身的病变或外来因素的影响均可引起冲动传播过程中出现传导缓慢或传导中断,与许多心律失常的产生密切相关。其中包括传导减慢、传导阻滞、递减性传导、单向阻滞、单向传导和不均匀传导。冲动传导异常在临床上常表现为各种传导阻滞,分为窦房结性、房性、房室性及室内性阻滞。其中以房室和室内阻滞较为多见。当冲动传至处于生理不应期的传导组织或心肌时,表现为传导延缓或传导中断,形成生理传导阻滞或干扰现象。生理性传导阻滞主要发生在房室交界区和心室内,常为暂时性,有时能对心脏起到保护作用,使心室免于过度频繁无效地收缩。

当传导组织或心肌固有的不应期异常延长或传导途径损害甚至中断时,传导能力降低或丧失,激动下传受阻,为病理性传导阻滞。窦性停搏和窦房传导阻滞是心房电活动异常的两大原因,病因主要包括窦房结损伤、神经支配障碍、药物毒性、高钾血症、遗传因素等。结缔组织病变、右冠状动脉近段的阻塞常导致的窦房结动脉血供异常、炎症反应及淀粉样变均是导致窦房结功能障碍的重要原因。任何影响心肌的急、慢性疾病均可导致房室传导阻滞,它可以发生在房室结移行水平、房室结水平、希氏束水平及束支水平。导致房室传导阻滞的病因包括先天遗传性及后天获得性。急性心肌缺血或梗死及其导致的心肌组织炎症反应可以导致房室传导阻滞,如下壁心肌梗死引起房室结缺血、坏死导致三度房室传导阻滞,后壁心肌梗死可因房室结心房连接部损伤而致房室传导阻滞,前壁心肌梗死可因束支的缺血坏死导致房室传导阻滞。慢性疾病可通过心肌、远端束支及束支自身的纤维化而导致不同程度的房室传导阻滞,包括各种类型的血管炎、结缔组织病变、心肌炎、感染性心内膜炎、高血压心脏病、主动脉钙化狭窄均可通过炎症、感染损伤、机械损伤、组织纤维化等多种途径导致房室传导阻滞。心脏原发及继发性肿瘤、肉瘤、淋巴瘤等均可通过浸润及压迫损伤房室传导系统。房室结及束支的退行性病是导致非缺血性房室传导阻滞最常见的病因。退行性病变多通过原发性纤维化和钙化导致房室传导系统的损伤,如 Lev 病及 Lenegre 病等。医源性房室传导阻滞多数是医源性意外损伤房室传导系统所致,可见于外科瓣膜置换术、心律失常导管消融术及肥厚梗阻型心肌病室间隔酒精消融术等。

5. 3 相阻滞　是指心率加快、心动周期缩短时出现的阻滞现象,又称为快频率依赖性阻滞。是心肌细胞动作电位的 2 相或 3 相延长造成有效或相对不应期异常的延长,也可以是因激动过早发生落于前 1 次激动的正常不应期中,造成下传的激动受不应期影响而出现的传导阻滞。任何早期发生的室上性激动,若落入传导系统的有效不应期中,则不能产生扩布性兴奋而受到阻滞。若落入相对不应期中,其产生的动作电位 0 相上升速度慢,振幅低,传导延缓,如室上性过早搏动伴干扰性 PR 间期延长。如果发生于室内传导系统,则称 3 相性室内差异传导。此为生理性 3 相阻滞,又称生理性的干扰现象。心肌细胞缺血、缺氧或由于药物作用的影响,有效或相对不应期异常延长,即动作电位第 2、3 相病理性延长,此时再传来激动,虽落在复极过程之后一段时间,但仍处于不应期中,故发生传导阻滞或传导延缓,即病理性 3 相阻滞。

与 3 相阻滞有关的心律失常有室上性过早搏动和室上性心动过速伴室内差异性传导、隐匿性传导、蝉联现象、窦房干扰现象、房室干扰现象、房室传导裂隙现象、文氏现象和折返激动的形成等。①隐匿性传导发生机制:当激动到达某一区域时,该区域正处在由绝对不应期向相对不应期过渡的边缘状态、兴奋性较低,此时该区域动作电位的 0 相上升速率和整体振幅均较低,从而使兴奋不能向周边正常扩散而形成正常除极,但是由于该激动已兴奋这一区域,使得接踵而至下一激动不能正常下传(传导中断或传导延迟)。隐匿性传导最常见的部位为房室结。②蝉联现象发生机制:一次激动传导方向上存在两条传导径路,一条传导速度较慢且发生功能性阻滞,激动便沿另一条传导快的径路下传,同时激动又隐匿地向传导慢的径路传导,又给传导速度慢的径路造成新的不应期,使下一个激动仍然只能从脱离了不应期且传导快的径路下传,并再次隐匿性地向传导慢的径路传导,又一次给传导慢的径路造成新的不应期,使之一次次地产生功能性的传导阻滞,即为蝉联现象。蝉联现象不仅可见于左、右束支之间,也可发生在房室结双径路之间,正常房室传导路径与预激旁路之间,心房内或心室内等。

6.4 相阻滞 是指心率减慢、心动周期延长时出现的阻滞现象。又称为慢频率依赖性阻滞。常伴发于器质性心脏病,因此 4 相阻滞多为病理性。激动传导速度最重要的决定因素之一,是动作电位的上升速率,后者又取决于受刺激时膜电位(即静息电位)水平。膜电位水平高,动作电位的上升速率大,则引起激动的传导速度快;反之,激动的传导速度则慢。传导纤维的 4 相自动除极可因损伤出现轻、中度增强,使其膜电位随 R-R 间期延长而降低(处于低极化状态),所以落在舒张期后期的激动,由于膜电位已显著减小,所产生的 0 相上升速率与振幅均减小,因而该激动不能传播,或只能以较慢的速度传播。这一机制引起的传导障碍称为 4 相阻滞,其在临床上少见。可表现为 4 相性束支传导阻滞和 4 相性房室传导阻滞,绝大多数的 4 相阻滞伴发于器质性心脏病。

与 4 相阻滞有关的心律失常有慢心率依赖性束支传导阻滞、阵发性房室传导阻滞、并行心律的传出阻滞及 4 相阻滞引起的折返激动等。

（洪　葵）

参 考 文 献

[1] Issa Z,Miller J,Zipes D. Clinical arrhythmology and electrophysiology(3rd edition)-a companion to Braunwald's heart disease. Elsevier,2018,1-110.

[2] Zipes D,Jalife J,Stevenson W. Cardiac electrophysiology:From cell to bedside(7th Edition). Elsevier,2017,12-89.

[3] Podrid PJ,Kowey PR. Cardiac Arrhythmia:Mechanisms,Diagnosis and Management(Second Edition). Lippincott Williams & Wilkins,2001,127-164.

[4] 郭继鸿,胡大一. 中国心律学 2017. 北京:人民卫生出版社,2017,1-97.

[5] 郭继鸿. 心律失常新进展. 北京:中华医学电子音像出版社,2011,1-50.

[6] James TN. Structure and function of the sinus node,AV node and His bundle of the human heart:Part I-structure. Prog Cardiovasc Dis,2002,45:235-267.

[7] Rosen MR. The links between basic and clinical cardiac electrophysiology. Circulation,1988,77:251-263.

[8] EI-Sherif N. Reentry revisited. Pacing Clin Electrophysiol,1988,11:1358-1368.

第二节　快速性心律失常

一、窦性心动过速

窦性心动过速(sinus tachycardia),即成人基础心脏节律由窦房结控制,但频率大于 100 次/min,是一种常见的心律失常。根据临床类型,分为生理性窦性心动过速和不适当窦性心动过速。

【危险因素】

多与剧烈运动、吸烟、饮酒或茶水、咖啡及情绪激动等有关,但亦可出现在某些病理状态,如严重创伤、甲状腺功能亢进、贫血、发热、休克、急性心力衰竭及各种应激状态。应用阿托品、儿茶酚胺类药物、茶碱类药物等也会引起窦性心动过速。

【发病机制】

窦性心动过速的发生主要与自主神经对窦房结的调节有关。不适当窦性心动过速的机制目前尚未阐明,当前认为可能是多因素共同作用的结果,包括窦房结本身自律性增高、自主神经对窦房结的调节、神经体液调节受损等。

【病理或病理生理】

机体应对各种生理性或病理性刺激时,交感神经兴奋及迷走神经张力减低,窦房结起搏细胞 4 期去极化速度加快,达到阈电位的时间缩短,则心率增快。窦性心动过速对血流动力学的影响,与心率快慢及心脏基础状态有关。非器质性心脏病者通常无明显影响,但有器质性心脏病基础,心率>150 次/min,可使心肌耗氧量增加,心排血量减少,从而使原有心脏病加重。

【临床表现】

窦性心动过速时心率的变化通常逐渐增快和逐渐减慢,按摩颈动脉窦等刺激迷走神经的方法可使心率逐渐减慢。临床表现没有特异性,除外原发疾病的症状,可伴随心悸、出汗、乏力、头晕或胸闷等。

【诊断与鉴别诊断】

仔细询问病史、体格检查及记录 12 导联的心电图是诊断所必需的。有心悸症状,记录心电图表现为窦性 P 波,频率>100 次/min。不适当窦性心动过速的诊断相对困难,诊断标准也未完全统一,动态心电图提示持续性窦性心动过速,尤其 24 小时平均心率>90 次/min、夜间心率>100 次/min,除外发热、甲状腺功能亢进等继发性原因时应当考虑。《2015 HRS 专家共识声明:体位性心动过速综合征,不适宜性窦性心动过速,血管迷走神经晕厥的诊断和治疗》推荐检测全血细胞、甲状腺功能,必要时可考虑平板运动试验及自主神经功能检查以提高其诊断率。

需同引起心悸症状的其他心律失常鉴别,如室上性心动过速、室性心动过速、心房扑动、心房颤动、过早搏动及传导阻滞等,鉴别主要依赖发作时的心电图表现,必要时可完善动态心电图、心脏电生理检查,具体如后所述。其中,室上性心动过速发作时,与本病不同,心悸症状通常突发突止。

【治疗】

窦性心动过速的治疗应当寻找病因及可逆性诱因,并进行干预。不适当窦性心动过速的治疗主要取决于症状,包括药物及手术等,但目前尚无明确的方法可改善其预后。轻症者通常无须处理,症状明显者若去除诱因仍无改善,可考虑运用 β 受体拮抗药或非二氢吡啶类钙通道阻滞药,若无效可选用窦房结内向电流 I_f 抑制剂伊伐布雷定。药物疗效不佳而症状明显时,部分患者可考虑窦房结改良术、去交感神经术、外科消融或切除窦房结,但因为疗效不确切及手术成功率的问题,不作为常规推荐。

【预后及二级预防】

预后通常良好,但取决于病因的可控性及对治疗的反应。少数中晚期不适当窦性心动过速,由于患者长期心动过速可引起心律失常心肌病,出现顽固性心力衰竭甚至休克等,预后不佳。

日常生活中尽量戒烟限酒、勿过劳、适当锻炼及纠正治疗相关疾病状态,对预防可能有用。但不适当窦性心动过速的原因不清,因而尚无有效的预防办法。

【指南与共识】

《2015 HRS 专家共识声明:体位性心动过速综合征,不适宜性窦性心动过速,血管迷走神经晕厥的诊断和治疗》指南中强调:

1. **不适宜性窦性心动过速的诊断评估方法推荐**　全面的病史询问、体格检查及 12 导联心电图(Ⅱa);全血细胞检测、甲状腺功能检查、24 小时动态心电图、血液或尿液中药物浓度、自主神经功能检查、平板运动试验(Ⅱb)。

2. **不适宜性窦性心动过速的治疗方法推荐**　寻找心动过速可逆性诱因并进行干预(Ⅰ);伊伐布雷定治疗有效(Ⅱ);窦房结改良术、外科消融、去肾交感神经术,不作为常规推荐(Ⅲ)。

二、期前收缩

期前收缩(extrasystole),又称过早搏动(premature beats),简称早搏,是异位起搏点发出的过早冲动引起的心脏搏动,是最常见的心律失常。

根据异位起搏点的位置可分为三类:房性、房室交界区性、室性。起源于窦房结以外心房的激动,称为房性早搏(premature atrial beats);起源于房室交界区的冲动则称为房室交界区性早搏(premature atrio-ventricular junctional beats);以上两种均起源于希氏束分叉以上,常统称为室上性期前收缩。而室性早搏的异位起搏点来源于希氏束分叉以下的部位。其中,以室性早搏最常见。

早搏分为偶发和频发。频发早搏定义为每分钟 5 次及以上,或每小时大于 30 个。早搏可孤立或规律出现,若在每一个正常搏动后发生,称为二联律;每两个窦性搏动后跟随一个早搏称为三联律。连续两个早搏成对出现,称为成对早搏。根据早搏的形态可分为单形性和多形性。

【危险因素】

过早搏动可见于正常人,心脏神经官能症与器质性心脏病患者更容易发生。生理状态下,如紧张焦虑、剧烈运动、饮酒或饮浓茶过量时可因神经功能性因素引发早搏。某些病理状态如甲状腺功能亢进、缺氧、发热、创伤及心脏相关手术时的早搏则可能与心肌细胞受刺激有关。器质性心脏病更常见,如冠心病时心肌缺血、心脏瓣膜病、高血压性心室肥厚、心肌炎、心肌病等,尤其急性心力衰竭及急性心肌梗死。某些药物作用如奎尼丁、洋地黄类、三环类抗抑郁药、红霉素等抗生素亦可引发早搏。电解质紊乱尤其低钾血症亦为常见危险因素。

【发病机制】

目前过早搏动的发病机制被认为可能与多种方式有关。主要包括以下几种。

1. 自律性异常   具有自律性的心肌细胞能自发发放冲动,而自律性的高低与 4 期去极化的速度相关。在某些病理状态下,心肌细胞膜对不同离子的通透性改变,4 期自动去极化速度加快,自律性增强,异位起搏点发放的冲动成为主导节律并可控制心脏形成过早搏动。

2. 触发激动   发生于动作电位 2~4 期的异常除极,若达到阈电位可引发新的动作电位,单个触发激动可引发过早搏动。按照时相可分为早期后除极和延迟后除极。

【病理或病理生理】

无器质性心脏病的过早搏动,对血流动力学大多无影响,不会增加心脏性猝死的风险。但器质性心脏病的室性早搏尤其合并心功能不全,是心脏性猝死的独立危险因素,可能影响血流动力学,存在潜在的致命风险,尤其 R-on-T 现象时诱发室性心动过速等恶性心律失常风险增加。有研究表明,插入性室早、QRS 波越宽、联律间期越短,越容易诱发致心律失常性心肌病。

【临床表现】

除外原发疾病的症状,过早搏动可无症状,亦可有心悸、心跳暂停、心脏增强感。频发早搏可能导致心功能不全,由于心排血量减少引起头晕、乏力、胸闷等表现。查体可见心律不齐,早搏后较长间歇,第一心音增强,桡动脉搏动减弱或消失。

【诊断与鉴别诊断】

诊断要点包括:

1. 既往病史及临床表现   症状及心脏听诊。

2. 心电图   为诊断的金标准。可确诊早搏并进一步分型指导治疗。其特点分别如下阐述。

(1) 房性早搏:提前出现的 P 波,P 波形态与窦性 P 波不同;PR 间期>120ms;QRS 波群形态通常正常,但亦可伴室内差异性传导呈宽大畸形或不能下传心室无相关 QRS 波;不完全代偿间歇。

(2) 房室交界区性早搏:提前出现的 QRS 波形态可正常,但合并室内差异性传导时 QRS 波形态可发生变化;逆向 P 波可以位于 QRS 波之前、之中和之后;通常呈完全性代偿间歇。

(3) 室性早搏:提前出现的 QRS 波宽大畸形且无相关 P 波,可伴继发性 ST-T 改变,可出现完全性代偿间歇。

3. 动态心电图   可记录 24 小时或者更长时间的早搏形态及数量,对评估危险性亦有帮助。若室性早搏 24 小时内>500 个,推荐进一步完善相关检查明确有无器质性心脏病。

需注意同室上性心动过速、紊乱性房性心动过速、心房颤动、房室传导不等比例的心房扑动、房室传导阻滞等鉴别,鉴别要点主要为心电图。其中,多源性室早需与室性加速性自主心律鉴别,后者形态单一,可有室性融合波,是一种缓慢型室速。

【治疗】

过早搏动的治疗,首先应当对发作类型、症状表现及是否合并器质性心脏病进行判断,控制病因和去除诱因的前提下,采用不同的治疗策略。

1. **房性早搏**　通常不需要特殊处理。若症状明显或触发室上性心动过速、心房颤动时,除外劝导患者戒烟限酒、调节情绪及作息等,可适当用药,包括Ⅰa、Ⅰc、Ⅱ、Ⅲ、Ⅳ类抗心律失常药物。

2. **房室交界区性早搏**　主要针对病因和诱因,若无明显症状通常不需要特殊治疗。对于频发早搏且症状明显者,可口服β受体拮抗药、钙通道阻滞药及Ⅰc类抗心律失常药物。

3. **室性早搏的治疗**　要根据不同的临床情况决定治疗策略,积极治疗原发病并以控制诱因为基石。

（1）无器质性心脏病患者的室性早搏,若无症状或症状不明显,可不必药物治疗。如症状明显,可给予β受体拮抗药、钙通道阻滞药、普罗帕酮,某些中成药如稳心颗粒、参松养心胶囊对控制病情可能有一定疗效。某些起源特殊部位的室早如右室流出道、主动脉窦部,保守治疗效果不佳可射频消融,成功率相对高;其他部位的单形性室早,尤其心外膜及冠状静脉起源者射频消融治疗的成功率相对低。

（2）有器质性心脏病的患者,若合并急慢性心功能不全,心脏性猝死的风险增大。需积极治疗原发病,症状成为是否治疗的主要依据,症状明显者排除禁忌证,可给予胺碘酮、β受体拮抗药、非二氢吡啶类钙通道阻滞药等,注意观察相关不良反应。对于早期急性心肌梗死合并室性早搏,不需常规预防性使用抗心律失常药,而首选再灌注治疗,注意维持电解质平衡并密切监测心电变化。若再灌注治疗以前已有频发或有多源性室性早搏或心室颤动后复苏仍频发早搏,可运用β受体拮抗药或胺碘酮、利多卡因。

【预后及二级预防】

房性早搏和房室交界区性早搏的预后总体良好,主要取决于原发疾病。偶发单源性室早的预后取决于原发疾病。无器质性心脏病的频发室早,可能引起致心律失常性心肌病。器质性心脏病合并心力衰竭及室性早搏者,心脏性猝死风险明显增加。最新研究表明,合并严重器质性心脏病、24小时室性早搏>2 000个、二联律或三联律、非持续性室性心动过速、多形性室早、R-on-T现象、QRS波形态更宽者预后相对差。

【指南与共识】

《2016年室性心律失常中国专家共识》中指出以下几点。

1. 所有室早患者应当静息下行12导联心电图(Ⅰ,A),应用动态心电图评估室早类型与负荷,评估QT间期与ST段改变(Ⅰ,A),应用超声心动图评估左心室功能及有无结构性心脏病(Ⅰ,B)。若超声心动图不能准确评估,可完善心脏CT或磁共振(Ⅱa,B)。

2. 未合并结构性心脏病或遗传性心律失常综合征,无或仅有轻微症状的室早患者,仅需安慰,无须治疗(Ⅰ,C)。

3. 症状明显、药物效果不佳的高负荷流出道室早,推荐导管消融,其中右心室流出道起源的室性期前收缩(Ⅰ,B),左心室流出道或主动脉窦起源的室性期前收缩(Ⅱa,B)。

《2017 AHA/ACC/HRS指南:室性心律失常的管理和心脏性猝死的预防》中指出对于需改善心律失常症状或怀疑是频发室性早搏(一般超过15%,主要单形性)引起的心功能下降的患者,若抗心律失常药物无效、不耐受或者患者不接受,导管消融是有用的(Ⅰ)。

三、阵发性室上性心动过速

室上性心动过速(supraventricular tachycardia,SVT)指心动过速的主要折返路径或起源点全部或部分位于心室以上(希氏束以上)。阵发性室上性心动过速(paroxymal supraventricular tachycardia,PSVT)用于描述具有突然发作和突然终止的临床特点,通常特指房室结折返性心动过速(atrioventricular nodal reentrant tachycardia,AVNRT)和房室折返性心动过速(accessory pathway-mediated atrioventricular reentrant tachycardias,AVRT)。大多数心电图表现为QRS波群形态正常、RR间期规则的快速心律。下文主要阐述传统意义上的阵发性室上性心动过速,即房室结折返性心动过速及房室折返性心动过速。

【危险因素】

阵发性室上性心动过速,常见于无器质性心脏病人群,可因情绪激动、过度疲劳、吸烟、饮酒诱发,亦可见于冠心病、低氧血症、低钾血症、预激综合征、心力衰竭、慢性阻塞性肺疾病、其他各种器质性心脏病、洋地黄或其他药物毒性反应、甲状腺功能亢进等。

【发病机制】

1. 房室结折返性心动过速　AVNRT 发生在房室结内具有慢径路和快径路双重房室结生理特点的患者。慢径路的传导速度较慢,但不应期相对较短;而快径路的传导速度较快,但不应期明显较长。通过这两条路径的传导可以是顺行的,也可以是逆行的。根据快慢径的传导顺序不同及解剖特点不同,又分为慢快型(典型 AVNRT)、快慢型及慢慢型。

2. 房室折返性心动过速　在 AVRT 中,通路包括正常房室结和房室旁路,并且激动可以前传和/或逆传。大多数隐匿性快旁路引起的室上性心动过速可被心房早搏诱发。当一个激动通过这条旁路前向传导时,与这条旁路相连的心室区域比其他部分更早地被激动,这就是预激,从而产生特征性的 δ 波和短的 PR 间期。这种类型的传导被称为"显性"预激,因为它在窦性心律中清晰可见,显性的旁道也可以有逆传功能。如果窦性心律时没有预激和心电图改变的迹象,那么只有逆传功能的旁路被称为"隐匿性"旁道。

【临床表现】

心动过速发作呈突发突止,持续时间长短不一。症状包括心悸、疲劳、头晕、胸部不适、焦虑不安、呼吸困难,少见有晕厥、心绞痛、心力衰竭等。症状轻重取决于发作时心室的频率以及持续时间,亦与原发病的严重程度有关。若发作时心室率过快,使心排血量与脑血流量锐减或心动过速突然终止,窦房结未能及时恢复自律性导致心脏停搏,均可发生晕厥。体检心尖区第一心音强度恒定,心律绝对规则。

【诊断及鉴别诊断】

根据患者既往心动过速发作特点、发作时的 12 导联心电图、食管调搏可初步判断,心脏电生理检查可明确诊断。

【治疗】

应根据患者基础的心脏状况,既往发作的情况以及对心动过速的耐受程度做出适当处理。

1. 刺激迷走神经　如患者心功能与血压正常,可先尝试刺激迷走神经的方法。Valsalva 动作、改良的 Valsalva 动作(Valsalva 动作后由半卧位变成仰卧位,被动抬高下肢)、颈动脉窦按摩(患者取仰卧位,先行右侧,每次小于 5 秒,切莫双侧同时按摩)、向 10ml 注射器内用力吹气、诱导恶心、将面部浸没于冰水内等方法可使心动过速终止,但停止刺激后,有时会恢复原来心率。初次尝试失败,在应用药物后再次施行仍有望成功。

2. 腺苷与钙通道阻滞药　首选治疗药物为腺苷。起效迅速,不良反应为胸部压迫感、呼吸困难、面部潮红、窦性心动过缓、房室传导阻滞等。由于其半衰期短于 6 秒,不良反应即使发生亦很快消失。如腺苷无效,并且没有合并心力衰竭、低血压或宽 QRS 波心动过速,可静注维拉帕米或地尔硫草。

3. 其他药物　洋地黄、β 受体拮抗药、普罗帕酮也可用控制室上速的急性发作。合并低血压者可应用升压药物(如去氧肾上腺素、甲氧明或间羟胺),通过反射性迷走神经兴奋终止心动过速,但老年患者、高血压、急性心肌梗死等禁忌。

4. 食管心房调搏术　常能有效中止发作。

5. 直流电复律　当患者出现严重心绞痛、低血压、充血性心力衰竭表现,应立即电复律。急性发作以上治疗无效亦应施行电复律。但应注意,已应用洋地黄者不应接受电复律治疗。

【预后及二级预防】

《2019 ESC 室上性心动过速管理指南》中强调,导管消融仍然是 PSVT 慢性治疗中的首选,目前,AVNRT 及 AVRT 射频消融治疗的成功率>95%,具有成功率高、并发症发生率低、安全性好等优点。根据心动过速发作频繁程度以及发作的严重性,决定是否需要给予患者长期药物预防。药物的选择可依据临床经验或心内电生理检查结果。

【指南与共识】

《2019 ESC 室上性心动过速管理指南》的相关内容。

1. 急诊处理

（1）窄 QRS 波心动过速时,迷走神经刺激无效时首选静推腺苷（Ⅰ类推荐）,腺苷无效时可静脉使用维拉帕米、地尔硫䓬或 β 受体拮抗药。维拉帕米和地尔硫䓬在窄 QRS 波心动过速急诊处理中的推荐级别由 2003 年的Ⅰ类降为Ⅱa类,而 β 受体拮抗药则由Ⅱb类升为Ⅱa类。而胺碘酮和地高辛在窄 QRS 波心动过速急诊处理中的应用并未提及。

（2）宽 QRS 波心动过速时,普鲁卡因胺（由Ⅰ类降为Ⅱa类）和胺碘酮（由Ⅰ类降为Ⅱb类）的推荐级别均下降,而腺苷的推荐级别则由Ⅱb类升为Ⅱa类。索他洛尔和利多卡因用于宽 QRS 波心动过速的急诊处理并未提及。

（3）房室结折返性心动过速时,急诊处理与《2003 年 ACC/AHA/ESC 室上速治疗指南》无明显变化。胺碘酮、索他洛尔、氟卡尼和普罗帕酮用于急诊终止房室结折返性心动过速的应用未提及。

（4）房室折返性心动过速时,药物治疗上,氟卡尼/普罗帕酮的推荐级别由Ⅱa类降为Ⅱb类,而 β 受体拮抗药由Ⅱb类升为Ⅱa类。新指南未提及胺碘酮、索他洛尔和氟卡尼应用于房室折返性心动过速的治疗。

2. 长期管理

（1）房室结折返性心动过速的慢性处理:导管消融仍是一线治疗（Ⅰ类推荐）。鉴于房室结折返性心动过速导管消融有很高成功率和极小风险,长期抗心律失常药物治疗的价值有限,《2019 年 ESC 室上性心动过速管理指南》把维拉帕米和地尔硫䓬的推荐级别由Ⅰ类降为Ⅱa类,β 受体拮抗药也由Ⅰ类降为Ⅱa类。

（2）房室折返性心动过速的慢性处理:新指南仍强调,导管消融是房室折返性心动过速的首选治疗。药物治疗上,氟卡尼/普罗帕酮的推荐级别由Ⅱa类降为Ⅱb类,而 β 受体拮抗药由Ⅱb类升为Ⅱa类。新指南未提及胺碘酮、索他洛尔和氟卡尼应用于房室折返性心动过速的治疗。

（3）妊娠期室上性心动过速的治疗:《2019 年 ESC 室上性心动过速管理指南》新增建议,在妊娠前 3 个月尽可能避免使用所有抗心律失常药物。在有经验的中心,对于药物无效或耐受性差的妊娠期室上性心动过速,可进行零射线导管消融,推荐级别由 2003 年的Ⅱb类升为Ⅱa类。导管消融应尽量推迟到妊娠中期进行。维拉帕米在妊娠期室上性心动过速治疗中的推荐由Ⅱb类升为Ⅱa类。索他洛尔、普萘洛尔、奎尼丁和普鲁卡因胺在新指南中均未被提及用于妊娠期室上性心动过速的治疗。

（4）如果室上性心动过速引起的心动过速性心肌病不能被药物有效控制或成功消融,2019 年指南新增建议采用房室结消融后行双室起搏或 His 束起搏（Ⅰ类推荐）。

四、房性心动过速

房性心动过速（atrial tachycardia）简称房速,是起源于心房的异位快速性心律失常。可分为:局灶性房性心动过速（focal atrial tachycardia）和大折返性房性心动过速,也就是心房扑动（atrial flutter）,还有一种多源性房性心动过速（multifocal atrial tachycardia）,是指心电图上存在≥3 个不同形态 P 波,心房激动频率不等的心动过速类型。

【危险因素】

局灶性房性心动过速常发生在没有结构性心脏病的正常人中,其他可能的病因如下:缺氧,肺部疾病,缺血性心脏病,应用兴奋剂、可卡因、咖啡因、巧克力、麻黄类、酒精,代谢紊乱,地高辛中毒,迷走神经张力增高等。

多源性房性心动过速往往和肺部疾病、肺动脉高压、冠心病、心脏瓣膜病、低镁血症以及应用茶碱等相关。

【发病机制】

局灶性房性心动过速可能由以下三种之一或组合引起:折返性、自律性、触发性。拖带、超速起搏反应曲线重组模型、对腺苷的反应、诱发方式以及记录单向动作电位可以帮助我们鉴别房性心动过速的发生机制。不过,由于三种机制的房性心动过速在临床表现、电生理检查特征相互交叉,尤其当折返环很小时(如微折返),所以大多数病例在临床上很难鉴别诊断。如肾上腺素可诱发自发性房性心动过速和触发性房性心动过速,触发电位则可诱发折返性(围绕特定的传导屏障形成折返激动)或局灶性(起源于心房的某个区域、并向整个心房扩布),这种分类方式有利于采用不同的治疗策略包括射频消融和对发病机制的判定。

【病理或病理生理】

局灶性房性心动过速的特征是起源点来自心房的一个小区域(病灶),从那里开始以离心的方式向周围扩布;大多数局灶性房性心动过速(83%)起源于右房,其中 2/3 起源于界嵴(从窦房结到冠状窦及房室交界)。该部位解剖特点是传导的各向异性,细胞间横向耦联差,这就介导了慢传导通路的微折返。

结构性心脏病增加右房非界嵴起源的房性心动过速;其他房性心动过速起源点包括肺静脉口、冠状窦口、二尖瓣环、三尖瓣环、右心耳基底部、左心耳基底部,His 旁以及房间隔。还有研究表明局灶性房性心动过速可起源于 Marshall 静脉、上腔静脉、下腔静脉。

多源性房性心动过速常由于自律性增加,P 波形态及 PR 间期不固定,可能为心房内多个兴奋点或是单个兴奋点有多个出口或经过不同的房间传导通路。非阵发性房性心动过速常常发生在严重心脏病或洋地黄中毒,后者可能由于后除极引起。

【临床表现】

可表现为心悸、头晕、胸痛、憋气、乏力等症状,有些患者可能无任何症状。合并器质性心脏病的患者甚至可表现为晕厥、心肌缺血或肺水肿等。症状发作可呈短暂、间歇或持续发作。当房室传导比例发生变动时,听诊心律不固定,第一心音强度变化。

【诊断】

局灶性房性心动过速:①连续 3 个或 3 个以上形态与窦性 P 波不同的异常 P 波;②心房率一般在 150~200 次/min;③P 波间的等电位线仍存在;④当心房率加快时可出现二度 Ⅰ 型或 Ⅱ 型房室阻滞;⑤节律规整(可有温醒现象);⑥刺激迷走神经不能终止心动过速,仅加重房室阻滞。

多源性房性心动过速心电图特征:①通常有 3 种或以上形态各异的 P 波,PR 间期各不相同;②心房率 100~130 次/min;③大多数 P 波能下传心室,但部分 P 波因过早发生而受阻,心室率不规则。

【鉴别诊断】

准确地识别 P 波对诊断房性心动过速十分重要,对于 P 波单一形态并且固定周长的房性心动过速可以排除心房颤动,静推腺苷可以减慢心室率或终止某些局灶性房性心动过速。存在等电位线的房性心动过速提示局灶性房性心动过速,但是通过体表心电图鉴别局灶或是大折返是困难的,等电位线的出现并不能排除大折返机制,尤其是在心房内存在瘢痕的患者。房性心动过速还需与窦性心动过速、窦房结折返性心动过速、房室结内折返性心动过速、房室折返性心动过速鉴别,当房性心动过速伴差异性传导时需与室性心动过速鉴别。需根据 P 波电轴、房室传导关系、节律帮助鉴别,有时 P 波可能隐藏在 QRS、T 波中,给鉴别诊断带来一定的困难。

【治疗】

1. 一般治疗   首先针对基本病因和诱因,如充血性心力衰竭、心肌梗死、缺氧、电解质紊乱、药物中毒等原因。如无任何诱因,则可使患者安静、休息,可给予吸氧和镇静剂,部分患者可自行恢复窦性心律。

2. 药物治疗

(1) 如果心动过速发生在用洋地黄的患者,首先应想到心动过速是洋地黄所致。治疗需立即停用洋地黄;如血清钾不高,首选氯化钾口服或静脉输注氯化钾,同时心电监测,并避免出现高血钾;若血清钾高或不能应用氯化钾者,可选用利多卡因、苯妥英钠。对于心室率不快的,仅需停用洋地黄。

(2) 如果心动过速非洋地黄引起,急性期可考虑应用腺苷,如果腺苷无效,没有失代偿心力衰竭的患者可考虑应用 β 受体拮抗药,血流动力学稳定、无 HFrEF 的患者可考虑应用非二氢吡啶类钙通道阻滞药(地尔硫䓬、维拉帕米),如果以上方法均无效可考虑应用伊布利特、氟卡尼或普罗帕酮、胺碘酮。慢性期

可考虑 β 受体拮抗药,没有 HFrEF 的情况下可考虑非二氢吡啶类钙通道阻滞药,没有结构性心脏病的患者可考虑普罗帕酮、氟卡尼。如果以上方法无效,可考虑伊伐布雷定联合 β 受体拮抗药。

3. 电复律　如药物无效或患者出现血流动力学改变(血压下降或出现心力衰竭或合并有心绞痛等)可选择或直接进行同步直流电复律,如果条件和技术水平许可,亦可选择食管调搏复律。

4. 导管消融治疗　对于药物治疗无效的局灶性房性心动过速的患者可考虑行导管消融治疗,尤其是对于持续发作或存在心律失常心肌病的患者。但对于多源性房性心动过速,在有些情况下,导管消融治疗可能是有效的。

5. 房室结消融联合起搏器植入治疗　对于多源性房性心动过速的患者,如果药物治疗无效、左心室功能不全,可以考虑进行房室结消融联合起搏器植入治疗,或是联合双心室起搏、His 束起搏。

【预后及二级预防】

局灶性房性心动过速是一种良性心律,预后取决于诱发心律失常的条件。如果房性心动过速持续存在,它可能导致心动过速心肌病。如果担心快速心律失常负担过重,患者应接受 Holter 或移动监测设备检查,并按照上述说明调整药物。导管消融也可作为一种选择。

【指南与共识】

《2019 ESC 室上性心动过速管理指南》较上一版指南已经过去了 16 年,治疗建议做出了很大的改变。具体如下:

1. 局灶性房性心动过速的急性期治疗中,氟卡尼(由Ⅱa 类降为Ⅱb 类)、普罗帕酮(由Ⅱa 类降为Ⅱb 类)、β 受体拮抗药(由Ⅰ类降为Ⅱa 类)、胺碘酮(由Ⅱa 类降为Ⅱb 类)的推荐级别均下降。指南中未提到普鲁卡因胺、索他洛尔以及地高辛用于局灶性房性心动过速的急性期治疗。

2. 局灶性房性心动过速的慢性期治疗中,β 受体拮抗药(由Ⅰ类降为Ⅱa 类)以及非二氢吡啶类钙通道阻滞药(由Ⅰ类降为Ⅱa 类)的推荐级别均下降,指南中未提到胺碘酮、索他洛尔以及丙吡胺用于局灶性房性心动过速的急性期治疗。

3.《2019 ESC 室上性心动过速管理指南》新增了伊布利特作为局灶性房性心动过速的急性期治疗的一种选择,为Ⅱb 类推荐。在慢性期治疗中,可联合伊伐布雷定及 β 受体拮抗药,为Ⅱb 类推荐。

五、心房扑动

大折返性房性心动过速即为心房扑动(atrial flutter,AFL),简称房扑。根据折返环的位置和峡部缓慢传导区分类,可分为峡部依赖房扑和非峡部依赖房扑。可根据心电图房扑波的电轴判断房扑的起源。

【危险因素】

房扑是常见的心律失常,房扑多合并结构性心脏病,可合并心力衰竭、慢性阻塞性肺疾病、肺动脉高压,有少数房扑患者无明确病因。男性较女性多见。年龄是重要的危险因素,其他的还有高血压、糖尿病以及酗酒。

【发病机制】

房扑的机制是折返,必须符合以下几点:①存在两个或多个解剖或功能上相互分离的径路,传导性与不应期各不相同,但相互连接形成一个闭合环;②其中一条通路发生单向阻滞,为冲动沿另一通道传导提供条件;③另一通道传导缓慢,使原先发生阻滞的通道有足够的时间恢复兴奋性;④原先阻滞的通道再次激动形成折返。

【病理或病理生理】

在结构正常的心脏,最常见的房扑是峡部依赖性房扑,三尖瓣环峡部是以三尖瓣环为前界和下腔静脉为后界的缓慢传导区域,是峡部依赖房扑折返的必经之路,并且此处是房扑折返环相对狭窄的部分。沿着欧式嵴和终末嵴可以记录到双电位,证明其构成了折返环的解剖或功能性传导屏障。相对于游离壁和间隔部的传导,三尖瓣环峡部传导缓慢传导时间约占房扑周长的 1/3。峡部传导缓慢的原因与峡部肌束走行的各向异性有关,同时后者和心肌细胞不应期的离散也是峡部容易形成单向传导阻滞的原因,正因为单向传导阻滞的存在,起源于右心房前外侧的早搏容易诱发顺钟向房扑,而来自右心房后壁、间隔、左心房的早搏容易诱发逆钟向房扑。非峡部依赖型房扑多发生于有病变的心房,包括手术后房扑和心房颤动消融后房扑。

【临床表现】

患者的症状主要与房扑的心室率相关,心室率不快时,患者可无症状;房扑伴有极快的心室率,可诱发心绞痛与充血性心力衰竭。房扑通常有不稳定的倾向,可恢复窦性心律或进展为心房颤动,但亦可持续数个月或数年。房扑患者也可产生心房血栓,进而引起体循环栓塞。体格检查可见快速的颈静脉扑动。当房室传导比例发生变化时,第一心音强度亦随之变化,有时能听到心房音。

【诊断】

1. 正常 P 波消失,代之以振幅、间距相同的有规律的锯齿形的 F 波。

2. 没有明显的等电位线、PR 段。

3. 心房波频率常为 250~350 次/min。

4. 房室传导比例可固定(多为 2∶1、4∶1),也可不固定。

5. QRS 波形态正常,当出现室内差异性传导、原先有束支传导阻滞或经房室旁路下传时,QRS 波增宽、形态异常。

6. 典型房扑(三尖瓣峡部依赖房扑):逆钟向房扑 F 波Ⅱ导联为负向,V₁ 导联正向;而顺钟向房扑 F 波在Ⅱ导联正向,V₁ 导联负向。

【鉴别诊断】

当房扑 2∶1 下传时,有时识别 F 波困难,可能与室上性心动过速混淆。当房扑存在不规律下传时需与心房颤动鉴别;当房扑伴心室差异性传导时需与室性心动过速鉴别。

【治疗】

1. **一般治疗**　首先针对基本病因和诱因,如充血性心力衰竭、心肌梗死、缺氧、电解质紊乱、药物中毒等原因。部分患者可自行恢复窦性心律。

2. **药物治疗**

(1) 急性期治疗:血流动力学稳定的患者可考虑应用伊布利特、多非利特转复窦律。静脉推注 β 受体拮抗药、非二氢吡啶类钙通道阻滞药(维拉帕米、地尔硫草)可用于控制心室率,以上效果不佳可考虑应用胺碘酮。

(2) 慢性期治疗:在导管消融无效或无法实行的患者,可考虑应用 β 受体拮抗药、非二氢吡啶类钙通道阻滞药(维拉帕米、地尔硫草,射血分数下降的心力衰竭患者除外),以上方法无效可考虑应用胺碘酮。

3. **电复律**　如药物无效或患者出现血流动力学改变(血压下降或出现心力衰竭或合并有心绞痛等)可选择或直接进行同步直流电复律(100J),如果条件和技术水平许可,亦可选择进行食管调搏复律,植入起搏器或 ICD 的患者可考虑高频率心房起搏终止房扑。

4. **导管消融治疗**　临床随机试验表明症状性房扑导管消融的有效性和安全性均显著高于电复律后长期应用胺碘酮,导管消融可以作为症状性房扑的一线治疗。

5. **抗凝治疗**　房扑患者的卒中风险与心房颤动一样,需要根据 CHA_2DS_2-VASc 评分系统评估卒中风险,对于大于等于 2 分的患者建议应用抗凝药物。

6. **房室结消融联合起搏器植入治疗**　如果药物治疗无效、症状明显的快心室率的房扑患者,可以考虑进行房室结消融联合起搏器植入治疗,或联合双心室起搏、希浦系统起搏。

【预后及二级预防】

经导管消融治疗典型心房扑动患者预后良好,复发率小于 5%。持续性房扑可导致心动过速性心肌病,这种病很难控制,可导致失代偿心力衰竭而多次住院。初发的症状性房扑可以考虑导管消融治疗,有症状的复发性三尖瓣峡部依赖性房扑可考虑导管消融治疗、有症状的复发性非三尖瓣峡部依赖性房扑可考虑在有经验的中心导管消融治疗、持续性房扑或是存在心动过速心肌病引起的左心室收缩功能不全的患者可考虑导管消融治疗。

【指南与共识】

《2019 ESC 室上性心动过速管理指南》对于房扑的治疗建议与 2003 年指南相比,做出了以下调整。

1. 对于房扑的急性期治疗,经心房或食管调搏复律的推荐级别由Ⅰ类降为Ⅱb类,伊布利特的地位提高,由Ⅱa类上升到了Ⅰ类。氟卡尼以及普罗帕酮的推荐级别由Ⅱb类降至Ⅲ类。β 受体拮抗药(由Ⅰ类降为Ⅱa类)以及非二氢吡啶类钙通道阻滞药(由Ⅰ类降为Ⅱa类)的推荐级别均下降。洋地黄类药物在新的指南中并未提及。

2. 对于房扑的慢性期治疗,指南并没有提及多非利特、索他洛尔、氟卡尼、普罗帕酮。

3. 指南新增了静脉应用伊布利特或口服多非利特可作为房扑转复节律用药,推荐级别为Ⅰ类;对于植入 ICD 或起搏器的患者,可考虑应用高频率心房起搏终止房扑,推荐级别为Ⅰ类;在没有心房颤动的房扑患者需要考虑抗凝治疗,推荐级别Ⅱa类,但是何时起始治疗并没有明确。

六、心房颤动

心房颤动(atrial fibrillation),又称房颤。是一种复杂的心律失常,是指心房规律有序的电活动丧失,代之以快速无序的颤动波,是严重的心房电活动紊乱。房颤多为其他疾病的并发表现,但也可以作为一种疾病而独立存在。

按照发作频率和持续时间,房颤一般分为以下四种(表 2-16-1)。

表 2-16-1　房颤的临床分类

分类	定义
阵发性房颤	发作后 7 天内自行或干预终止的房颤
持续性房颤	持续时间超过 7 天的房颤
长程持续性房颤	持续时间超过 1 年的房颤
永久性房颤	医生和患者共同决定放弃恢复或维持窦性心律的一种类型,反映了患者和医生对于房颤的治疗态度,而不是房颤自身的病理生理学特征,如重新考虑节律控制,则按照长程持续性房颤处理

还有一些其他特殊类型的房颤在临床中会被提及,如初发性房颤、孤立性房颤、沉默性房颤。

此外,在《2019 AHA/ACC/HRS 房颤患者的管理指南(更新版)》指南中,对合并轻度二尖瓣狭窄、二尖瓣成形或生物瓣置换术后的房颤也归属于非瓣膜性房颤。

【危险因素】

众多研究显示,引起房颤的危险因素很多,并且很多危险因素也与房颤的相关并发症以及导管消融术后复发有关。包括一些独立危险因素,如年龄、性别、高血压、糖尿病、心脏瓣膜病、慢性阻塞性肺病、甲状腺功能异常。还有一些可能的或混杂因素,如肥胖、睡眠呼吸暂停、吸烟、饮酒、炎症、季节等。但是家族性房颤也不少见,约占 5%。某些基因的异常与房颤有关。

【发病机制】

房颤的发生需多种触发因素和维持基质。迄今为止,学者们已提出多种假说来解释房颤发生和维持的电生理机制,然而没有一种假说能够完全解释房颤的电生理机制,同一个患者可能存在有多种电生理机制。

1. **触发机制**　目前公认的是心房及肺静脉内的异位兴奋灶是房颤发生的基础。肺静脉异常电活动触发/驱动房颤是近来发现的房颤的重要发生机制,奠定了肺静脉电隔离治疗房颤基石的理论基础。

2. **维持机制**　对于房颤的维持机制存在有多种理论学说,主要包括:①多发子波折返;②局灶驱动;③转子(rotor)学说。

【病理或病理生理】

1. **心房重构**　包括电重构和结构重构。早期表现为以电生理及离子通道特征发生变化的电重构,晚期表现为心房肌和细胞外基质等的纤维化、淀粉样变、细胞凋亡等组织结构改变的结构重构。

2. **炎症与氧化应激** 房颤患者心房肌组织中存在有炎性细胞,且其血清中炎性因子水平升高,提示炎症与房颤有关。而房颤患者心房肌组织中也存在有明显的氧化应激损伤,其与产生活性氧的基因表达上调有关。

3. **自主神经系统** 迷走神经及交感神经刺激均可激发房颤。迷走神经刺激主要通过释放乙酰胆碱,激活乙酰胆碱敏感性钾电流,缩短心房肌动作电位和不应期,增大离散度,利于折返的形成;交感神经刺激主要通过增加细胞内钙浓度,增加自律性和触发活动。支配心脏的自主神经元聚集分布于心外膜的脂肪垫和 Marshall 韧带内形成神经节丛(ganglionated plexuses,GP),包含了交感神经和迷走神经,组成了内在心脏自主神经系统。临床研究显示,以心房去迷走神经治疗的 GP 消融在一定程度上可以改善肺静脉电隔离的临床效果。

【临床表现】

1. **症状** 房颤的主要症状是心悸。可以有多种伴随症状,如胸闷、疲乏、头痛、呼吸困难、头晕和黑矇等。有些患者,可能由于心房利钠肽的分泌增多引起多尿。部分房颤患者无任何症状,而在偶然的机会或者当出现严重并发症如卒中、栓塞或心力衰竭时才被发现。

房颤可导致患者入睡困难和心理困扰,这也需引起临床医生的足够重视。欧洲心律协会使用 EHRA 症状评分评估房颤患者症状的严重性(表 2-16-2)。

表 2-16-2 EHRA 症状评分

EHRA 评分	症状严重程度	描述
1	无	房颤不引起任何症状
2a	轻度	日常活动不受房颤相关症状的影响
2b	中度	日常活动不受房颤相关症状的影响,但受到症状的困扰
3	严重	日常活动受到房颤相关症状的影响
4	致残	正常日常活动终止

2. **体征** 房颤发作时听诊第一心音强弱不等,心律极不规整,并且有脉搏短绌(脉率小于心率)的情况。

【诊断与鉴别诊断】

记录到房颤发作时的心电图是诊断房颤的"金标准"。如果房颤发作不甚频繁,可使用动态心电图;如果发作不频繁,事件记录仪对获得房颤发作的心电学资料有所帮助。确定房颤诊断的同时应对房颤进行分类,以指导临床治疗策略的选择。

【治疗】

治疗房颤主要针对 3 个目标:心律的控制、心室率的控制及血栓栓塞事件的预防。

1. **心律控制** 窦性心律是人类的正常心律,恢复及维持窦性心律有助于缓解房颤患者的症状,可以阻止房颤的进展。节律控制多用于新发和阵发性房颤患者。

(1)复律前的评估:房颤持续时间的长短是能否自行转复窦性心律的最重要因素,持续时间愈长,转复的机会愈小。左心房明显扩大,基础病因不能消除的患者复律成功率也低,而且容易复发。此外,复律存在有血栓栓塞的风险,复律前需确认心房内是否有血栓,并应依据房颤持续时间而采用恰当的抗凝。

(2)复律方法:房颤的复律方法主要有药物复律和电复律。

1)药物复律:药物可使 50% 的新发房颤患者转复为窦律。而对持续性房颤则疗效较差。抗心律失常药物有一定的不良反应,偶可导致严重室性心律失常和致命性并发症,对于合并心脏增大、心力衰竭及血电解质紊乱的患者,应予以警惕。

目前用于房颤复律的主要药物是 I c 类(氟卡尼、普罗帕酮)和 III 类(胺碘酮、伊布利特、多非利特、维纳卡兰)抗心律失常药物,对于无器质性心脏病患者,可静脉应用氟卡尼、普罗帕酮、伊布利特、维纳卡兰复律。上述药物无效或出现不良作用,可选用静脉胺碘酮。口服多非利特也可用于房颤的复律治疗。伴有中等程度器质性心脏病患者可以选择静脉伊布利特、维纳卡兰。伴有严重器质性心脏病、心力衰竭患者以及缺血性心脏病患者应选择静脉胺碘酮。

2）电复律：同步直流电复律是转复房颤的有效手段，其可分为体外电复律和体内电复律两种，这里主要讲述体外电复律。

①适应证：血流动力学不稳定的房颤患者；预激旁路前传伴快速心室率的房颤患者；有症状的持续性或长程持续性房颤患者。

②禁忌证：洋地黄毒性反应、低钾血症、急性感染性或炎性疾病、未满意控制的甲状腺功能亢进等。

3）复律后维持窦律：无论是阵发性或持续性房颤，许多房颤复律成功后都会复发。可口服胺碘酮、索他洛尔及决奈达隆等预防房颤复发。

在选择药物时应综合考虑疗效，对心功能的影响，以及脏器的不良反应等。我们的最终目标不单纯是维持窦律，而是降低心血管事件发生率、住院率和死亡率，以及提高患者的生活质量。

2. 心室率的控制 心室率控制是房颤治疗的基本目标之一，可明显改善房颤的相关症状。对于无症状的房颤，且左心室收缩功能正常，控制静息心室率<100 次/min。对于症状明显或出现心动过速心肌病时，应控制静息心室率<80 次/min 且中等运动时心室率<110 次/min。但严格控制心室率能否真正使房颤患者获益，这需要更多研究证实。

控制心室率的常用药物包括 β 受体拮抗药、非二氢吡啶类钙通道阻滞药（维拉帕米和地尔硫䓬）、洋地黄类及某些抗心律失常药物（如胺碘酮）。临床如需紧急控制快心室率，可考虑静脉用药或电复律。心力衰竭失代偿、急性心肌缺血、低血压等情况下首选同步直流电复律。血流动力学稳定的快心室率患者，可选择口服药物。

当药物控制心室率和症状失败时，可考虑消融房室结并植入永久起搏器。建议最好在房室结消融前4~6 周植入永久起搏器，程控其正常后再消融房室结。

3. 血栓栓塞并发症的预防 房颤是脑卒中的独立危险因素，房颤相关的脑卒中比无房颤者，其病死率、病残率及住院天数均显著升高。因此，预防房颤引起的血栓栓塞事件，是房颤治疗策略中重要的一环。

（1）栓塞危险因素评估（CHA_2DS_2-VASc 积分）：目前，无论中国还是欧洲，指南均推荐采用CHA_2DS_2-VASc 评分进行房颤患者的脑卒中风险评估（表 2-16-3）。

表 2-16-3 非瓣膜病性房颤脑卒中风险 CHA_2DS_2-VASc 评分

危险因素	积分	危险因素	积分
充血性心力衰竭/左心室功能障碍（C）	1	血管疾病（V）	1
高血压（H）	1	年龄 65~74 岁（A）	1
年龄≥75 岁（A）	2	性别（女性）（Sc）	1
糖尿病（D）	1	最高积分	9
脑卒中/TIA/血栓栓塞病史（S）	2		

CHA_2DS_2-VASc 评分≥1 分的男性或≥2 分的女性房颤患者都应该接受规律抗凝治疗。阵发性房颤与持续性房颤具有同样的危险性，其抗凝治疗的方法均取决于危险分层；房扑的抗凝原则与房颤相同。

（2）出血危险评估（HAS-BLED 评分）：《2016 ESC 房颤指南》推荐，对于口服抗凝药的房颤患者，应进行出血风险评分（HAS-BLED 评分系统）（表 2-16-4），寻找潜在可纠正的出血危险因素并予以纠正。HAS-BLED 评分≥3 分提示出血风险高，但并不妨碍使用抗凝药，而应定期评估和随访此类患者，并积极纠正可纠正的出血危险因素，如高血压、国际标准化比值（international normalized ratio，INR）不稳定、抗血小板药物诱导的出血、过量饮酒、肝肾功能不全等因素。

表 2-16-4   出血风险评估 HAS-BLED 评分

临床特点	计分	临床特点	计分
高血压(H)	1	INR 值易波动(L)	1
肝肾功能异常(各1分)(A)	1 或 2	老年(如年龄>65岁)(E)	1
脑卒中(S)	1	药物或嗜酒(各1分)(D)	1 或 2
出血(B)	1	最高值	9 分

注:高血压定义为收缩压>160mmHg(1mmHg=0.133kPa);肝功能异常定义为慢性肝病(如肝纤维化)或胆红素>2倍正常上限,谷丙转氨酶>3倍正常上限;肾功能异常定义为慢性透析或肾移植或血清肌酐≥200μmol/L;出血指既往出血史和/或出血倾向;INR 值易波动指 INR 不稳定,在治疗窗内的时间<60%;药物为合并应用抗血小板药物或非甾体抗炎药。

(3) 抗栓药物的选择:目前临床常见的口服抗凝药有两大类,第一类是传统抗凝药物-维生素 K 拮抗剂(VKA)华法林,第二大类是非维生素 K 拮抗剂抗凝药,也称作新型口服抗凝药(NOAC)。

1) 华法林:华法林通过拮抗体内的维生素 K 发挥抗凝作用,因此华法林的使用存在个体差异性大、起效慢、有效治疗窗窄、INR 不稳定等问题。应用华法林时,应定期监测 INR 并据此调整华法林剂量。

2) 非维生素 K 拮抗剂口服抗凝药(NOAC):包括直接凝血酶抑制剂达比加群酯(dabigatran)以及 Xa 因子抑制剂利伐沙班(rivaroxaban)、阿哌沙班(apixaban)与艾多沙班(edoxaban)。NOAC 具有稳定的剂量相关性抗凝作用,受食物和其他药物的影响小,应用过程中无须常规监测凝血功能,便于患者长期治疗。

对于中度以上二尖瓣狭窄及机械瓣置换术后的房颤患者,只能应用华法林进行抗凝。其他瓣膜疾病患者合并房颤时,应根据 CHA_2DS_2-VASc 评分确定是否需要抗凝,选用华法林或 NOAC 均可。

《2019 美国最新房颤指南》更新中,指出房颤抗凝优先推荐 NOAC(Ⅰ类推荐,A 级证据),与《2016 年欧洲心房颤动管理指南》推荐一致。临床应用时需要根据患者的年龄、体重、肾功能、共同用药、其他合并症等个体化选择不同剂型,尤其注意特殊情况下 NOAC 的个体化应用。

(4) 经皮左心耳封堵术:非瓣膜性房颤 91% 的心内血栓来自左心耳。除了长期服用抗凝药物以外,左心耳封堵术也是预防房颤患者血栓栓塞事件的策略之一。

《心房颤动:目前的认识和治疗的建议(2018)》对左心耳封堵的推荐级别为 Ⅱa 类,建议:对于 CHA_2DS_2-VASc 评分≥2 的非瓣膜性房颤患者,具有下列情况之一:①不适合长期规范抗凝治疗;②长期规范抗凝治疗的基础上仍发生血栓栓塞事件;③HAS-BLED 评分≥3,可行经皮左心耳封堵术预防血栓栓塞事件(证据级别 B)。

4. 房颤的导管消融   导管射频消融可用于房颤的终止、转律和预防复发的各个方面。研究表明,导管消融可治疗房颤,改善患者的症状、生活质量和心功能,有望提高患者的生存率。

5. 房颤的外科治疗   外科治疗房颤历史已久,治疗房颤的外科术式包括左心房隔离术、走廊手术、心房横断术及迷宫 Ⅰ、Ⅱ、Ⅲ、Ⅳ 型手术等,其中迷宫手术疗效最为确切。

【预后及二级预防】

房颤有很高的致残率和病死率,且有栓塞、心力衰竭两大严重并发症,因此,积极控制房颤发生的危险因素尤为重要。近年来,房颤的上游治疗逐渐得到重视。主要集中在血管紧张素转换酶抑制剂、血管紧张素受体拮抗药、醛固酮拮抗剂、他汀类药物等的应用。此外,控制体重,限制饮酒,适量运动,调整好血压、血糖、血脂等也是积极预防房颤发生的有力措施。

【指南与共识】

《2017 HRS/EHRA/ECAS/APHRS/SOLAECE 心房颤动导管消融和外科消融专家共识》对房颤消融患者的选择标准分类更加精细,对特殊人群的房颤消融适应证方面也进行了具体的推荐。应用 Ⅰ 类或类抗心律失常药物的效果仍然是影响推荐消融级别的重要影响因素(表 2-16-5),另外,还对心力衰竭、不同年龄段、肥厚型、心肌病、运动员等进行了单独的推荐阐述,并首次提及无症状房颤患者(表 2-16-6)。

表 2-16-5　房颤导管消融适应证推荐

适应证		推荐级别	证明等级
应用至少一种Ⅰ类或Ⅲ类抗心律失常药物治疗无效或不能耐受的症状性房颤	阵发性房颤	Ⅰ	A
	持续性房颤	Ⅱa	B-NR
	长程持续性房颤	Ⅱb	C-LD
未应用Ⅰ类或Ⅲ类抗心律失常药物治疗的症状性房颤	阵发性房颤	Ⅱa	B-R
	持续性房颤	Ⅱa	C-EO
	长程持续性房颤	Ⅱb	C-EO

表 2-16-6　特殊人群房颤消融适应证推荐

		推荐类别	证据等级
伴慢性充血性心力衰竭	有理由同无心力衰竭的房颤患者相同推荐	Ⅱa	B-R
年龄>75 岁	有理由同≤75 岁的房颤患者相同推荐	Ⅱa	B-NR
肥厚型心肌病	有理由同无肥厚型心肌病的房颤患者相同推荐	Ⅱa	B-NR
年龄<45 岁	有理由同≥45 岁的房颤患者相同推荐	Ⅱa	B-NR
快慢综合征	可用房颤消融治疗作为起搏器植入的替代治疗	Ⅱa	B-NR
运动员房颤患者	由于药物可能对运动表现产生负面影响,有理由推荐高强度运动员进行房颤消融治疗	Ⅱa	C-LD
无症状房颤	阵发或持续都可以考虑行消融,但需要与患者进行详细沟通(无症状房颤消融的潜在获益并无定论)	Ⅱb	C-LD

《2019 AHA/ACC/HRS 房颤患者的管理指南(更新版)》新增了对于症状性房颤、射血分数下降的心力衰竭患者行房颤导管消融可降低潜在的病死率及减少心力衰竭患者的住院人数,为Ⅱb 类推荐,B 级证据。

七、室性心动过速、心室扑动和心室颤动

室性心动过速(ventricular tachycardia,VT),又称室速,指起源于希氏束分支以下的心室肌或心脏特殊传导系统,连续 3 个或 3 个以上的异位搏动。如果是心脏电生理检查中程序刺激所诱发的室性心动过速,则必须持续 6 个或 6 个以上连续的心室搏动。室性心动过速,常常伴有血流动力学异常,并可能转变为心室颤动,从而引起心搏骤停,是临床常见的心血管急症之一。可以根据起源部位、形态以及对血流动力学的影响等因素进行分类命名。根据持续时间和血流动力学特点,室速被分为非持续性室性心动过速和持续性室性心动过速。还可根据形态分为单形性室速及多形性室速。

心室扑动(室扑)和心室颤动(室颤)是致死性心律失常。常见于缺血性心脏病,此外,抗心律失常药物,特别是引起 QT 间期延长与尖端扭转的药物、严重缺氧、缺血、预激综合征合并房颤致极快的心室率、电击伤等也可引起。

【危险因素】

非持续性室速发生率较持续性室速高,且原因广泛。从健康人群到心脏病患者以及非循环系统疾病患者,都可以出现非持续性室速。与持续性室速相同,非持续性室速的发生率在器质性心脏病患者中最高。

持续性室速多见于器质性心脏病,如冠心病、扩张性心肌病、充血性心力衰竭、高血压和左心室肥厚、

肥厚型心肌病、致心律失常性右心室心肌病、先天性心脏病等。其中缺血性心脏病是持续性室速最主要的原因。也可见于遗传性心脏离子通道病、非循环系统疾病、电解质紊乱以及应用能够阻滞心脏钠离子通道药物的患者中。

还有一部分患者虽然存在室速,但是找不到任何相关的基础疾病,称为特发性室速。

室颤和/或室扑可见于任何一种心脏病、其他疾病的严重状态或终末期。心脏结构异常为室颤和室扑的形成奠定了基础,分为四个方面:①急性或陈旧性心肌梗死;②原发性或继发性心室肥厚;③扩张、纤维化、浸润、炎症等心肌病理改变;④房室旁路、离子通道及相关的基因变化等导致的电结构或分子结构异常。一过性功能障碍包括:①暂时性的缺血和再灌注;②心力衰竭、低氧血症和/或酸中毒、电解质紊乱等全身因素;③神经生理相互作用和促心律失常药物、代谢因素等毒性作用;④触电、雷击、溺水等。

【发病机制】

1. **触发活动**　包括早后除极和晚后除极,临床上最常见的特发性流出道室速绝大多数属于此类。

2. **自律性异常升高**　既可见于特发性室速,也可见于器质性室速。

3. **折返性机制**　存在缓慢传导的心肌是构成折返的基本条件;器质性心脏病的持续性室速绝大多数为折返机制。

【病理及病理生理学】

1. **室速的分类**　临床上应用最普遍的分类是根据是否伴发于器质性心脏病,而分为特发性室速(主要有流出道室速、左心室特发性室速)和器质性室速(例如致心律失常性右心室心肌病室速、缺血性室速等)。

2. **室速的病因较多,包括三个方面。**

(1) 器质性心脏病:冠心病是室性心律失常的最常见病因。急性心肌缺血可诱发多形性室性心动过速和室颤;而心肌梗死后的瘢痕形成容易发生持续性单形性室性心动过速。其他可见于心肌病,包括扩张型心肌病、肥厚型心肌病、致心律失常性右心室心肌病及心脏瓣膜病、先天性心脏病、心肌炎、Chagas病等。

(2) 离子通道病:包括 Brugada 综合征、先天性长 QT 间期综合征、短 QT 综合征、CPVT 等。

(3) 继发因素:包括药物和中毒、电解质和酸碱平衡失调、心脏外科手术及心导管刺激等引起的室性心动过速。

【临床表现】

室性心动过速的临床表现取决于有无基础心脏病及其严重程度、频率和持续时间、心室激动顺序改变心功能的影响等众多因素。可表现为短暂无症状的非持续性发作;血流动力学稳定的持续性发作;也可表现为血流动力学不稳定的持续发作。

多数室性心动过速可引起心排血量减少和低血压症状,常见主诉为心悸、头晕、眩晕,有缺血性心脏病的患者可引起胸痛和胸闷。如果心动过速持续时间长,可诱发和加重心力衰竭;部分室速发作时血压不能维持,导致循环衰竭和休克;也可能蜕变为心室颤动,导致心源性晕厥、心搏骤停和猝死。

室扑或室颤能致头晕,然后出现意识丧失,抽搐,呼吸暂停,如不进行治疗最终可导致死亡。心房可独立或与颤动的心室冲动继续搏动一段时间,但心脏电活动会最终停止。

【诊断与鉴别诊断】

1. **室速**

(1) 诊断:体表心电图和动态心电图是室性心动过速诊断的主要依据,心腔内电生理检查可明确诊断,常见的心电图特征如下:

1) 频率:常为 100~250 次/min,持续性室性心动过速的频率多数为 180 次/min。

2) 节律:单形性室性心动过速的 RR 间期一般是规则和相对规则的,RR 间期之差一般小于 20ms;然而多形性室性心动过速的 RR 间期可不规则。

3) QRS 波群时限:宽大畸形,时限多超过 120ms,其中多数超过 140ms;而起源于高位间隔或分支的室性心动过速时限相对较短,甚至小于 120ms。

4）心室激动与心房激动的关系:可表现为室房分离、室房1:1传导或室房部分传导(文氏传导)。

5）心室夺获与室性融合波:窦性激动经房室结下传完全激动心室,产生心室夺获,表现为在P波之后,提前发生一次正常QRS波。室性融合波的QRS波形态介于窦性与异位心室搏动之间,为部分夺获心室。心室夺获与室性融合波的存在,对确诊室性心动过速诊断提供重要依据,但仅见于约5%的频率较慢的室性心动过速。

（2）根据体表心电图对室速起源进行判断时,有一些基本的规律。首先,LBBB图形的室速起源于右心室,而RBBB图形的室速则起源于左心室。其次,在任何导联出现QS则提示激动正离开该导联所在的位置。另外,QS越窄其起源点越靠近室间隔和/或希氏束浦肯野纤维系统。起源于心内膜和中层心肌的特发性室速的QRS起始激动往往较快。而起源于心外膜的室速则大多以宽QRS波记上升支宽钝为最基本的特征。在未使用抗心律失常药的情况下室速的QRS越宽,则室内传导越慢。

（3）鉴别诊断:室性心动过速占宽QRS波心动过速的绝大部分,约80%左右,但需与其他类型宽QRS波心动过速相鉴别,包括室上性心动过速伴差异性传导(占15%~20%)、逆向型房室折返性心动过速、经房室旁路前传的房性心动过速、房扑或房颤(占1%~6%),以及与起搏器相关的心动过速。常用的鉴别诊断方法有Brugada流程、Vereckei流程、aVR流程等。需注意以下几个方面:关注临床资料、分析窦性心律时和心动过速时的心电图特征、必要时电生理检查。

2. 室扑和室颤

（1）诊断:心电图或心电监护是室扑和室颤的最重要的诊断依据,心电图特征是:①均无法辨认QRS波、ST段与T波;②室扑:表现为规则、较宽大畸形的向上或向下的振幅相等的正弦波,频率为150~250次/min。室扑持续时间较短。少数转为其他室性心动过速或恢复窦性心律,绝大多数迅速转为室颤。③室颤:表现为心室波消失,代之以频率与振幅极不规则的颤动波,频率为150~500次/min,颤动波较大者即粗波型室颤,颤动的波幅≥0.5mV,对电复律的反应和预后相对较好,细波型室颤是室颤波的波幅<0.5mV,预后更恶劣。

（2）鉴别诊断:室颤和室扑需与导致心搏骤停的其他原因相鉴别,室颤和室扑占所有心搏骤停的70%~80%,其他原因包括无脉搏室性心动过速史、心室停搏、无脉搏电活动等。体表心电图检查或心电监测可明确心搏骤停的类型。

【治疗】

1. 室速

（1）治疗原则

1）终止室速的发作:终止血流动力学稳定的室性心动过速,以抗心律失常药物治疗为主,部分患者需直流电复律;少数经抗心律失常药物和电复律治疗无效的无休止性室性心动过速,应考虑行导管射频消融治疗。

2）寻找诱因和病因:纠正电解质紊乱,尤其是低血钾和低血镁,积极治疗心肌缺血和心功能不全等。

3）预防室速复发:包括抗心律失常药物和导管射频消融等。

4）防治心脏性猝死:器质性心脏病患者的心脏性猝死风险明显增高,应尽量选择能降低心脏性猝死发生率的措施,尤其是长期治疗时应充分考虑。

（2）急诊处理

1）血流动力学不稳定的室性心动过速应立即启动心肺复苏,给予直流电复律。

2）宽QRS波心动过速诊断不清时,按室性心动过速处理。

3）血流动力学稳定的室性心动过速。

①特发性左心室分支性室性心动过速:又称为维拉帕米敏感性室性心动过速。多见于年轻男性,为阵发性,无器质性心脏病,预后良好。急性发作时,可静脉注射维拉帕米终止心动过速。

②特发性心室流出道室性心动过速:又称为腺苷敏感性室性心动过速。临床上表现为反复发作的非持续性单形性室性心动过速和频发室性早搏。症状明显的患者可考虑药物治疗。首选β受体拮抗药和钙通道阻滞药,无效可选择普罗帕酮,部分患者静脉注射利多卡因有效。

③器质性室性心动过速：首选静脉注射胺碘酮，如果药物无效应及时电复律。不主张在电复律之前联合用药或序贯用药，这样会使心律失常的持续时间延长，并且有可能出现药物不良反应的叠加。

（3）长期治疗

1）特发性室性心动过速的预后较好，预防流出道室性心动过速，可口服 β 受体拮抗药、普罗帕酮，但疗效不满意。胺碘酮可能更有效，但长期应用不良反应较多。预防左心室特发性室性心动过速，可口服钙通道阻滞药和普罗帕酮。目前导管消融已经成为大多数特发性室性心动过速的一线治疗方案。在有经验的中心特发性室性心动过速，射频导管消融治疗成功率大于 90%，复发率小于 5%～10%，且并发症发生率极低。

2）器质性室性心动过速的预后较差，尤其是伴有明显的心脏结构异常和严重心功能不全的患者预后更差。应用 β 受体拮抗药可降低总病死率和心脏性猝死发生率；而胺碘酮仅降低心脏性猝死发生率。长期治疗的重点在于预防和治疗导致室速的各种危险因素和临床疾病，评估猝死危险，选择适合的药物和器械治疗，如植入式心律转复除颤器（ICD）。

2. 室扑和室颤　治疗应遵循基本生命指征和高级心血管生命支持指南。除颤设备未到位时，可行心肺复苏。可及时电除颤时则不应该浪费时间去做心肺复苏。早期除颤从较低电流焦耳开始。如果循环血液明显不足，尽管已恢复窦性心律，仍需要胸外按压，并根据需要适当建立人工通气。电复律不能有任何延误。如果可能的话，应找到促进室扑或室颤发生的因素尽量纠正。初步防止室颤复发的方法包括静脉注射胺碘酮、利多卡因和普鲁卡因胺。胺碘酮往往是最有效的，并不会产生运用普鲁卡因胺常会导致的心功能不全和低血压。室颤很少自发地终止，只要立即对症治疗死亡概率也较小，需后续继续治疗以防止复发。对不可逆的原因导致的持续性室颤 ICD 长期治疗十分有效。

【预后及二级预防】

特发性室性心动过速的预后多数良好，绝大多数可经导管消融根治。器质性室性心动过速的预后较差，发作时伴明显血流动力学障碍，有晕厥或心搏骤停病史、左心室射血分数明显降低或有严重心力衰竭症状的患者发生心脏性猝死的风险明显增加，应进行猝死的一级或二级预防。

室颤或室扑如未能及时救治，多在数分钟内因组织缺氧而导致生命器官损害或死亡。

ICD 可以显著降低恶性心室性心律失常患者的死亡率，其效果明显优于抗心律失常药物。尤其是器质性心脏病合并明显心功能不全的患者，从 ICD 获益更大。多个 ICD 一级预防试验，均证实其在器质性心脏病合并明显心功能不全患者中具有减少心脏性猝死和全因病死率的作用。在合并心室收缩不同步的严重左心功能不全的患者，双心室同步起搏+ICD（CRTD）可明显降低全因病死率。

【指南与共识】

ICD 在室性心律失常（VA）所致 SCD 的一级预防、二级预防中，具有重要价值。尤其是根据合并症负荷及心功能状态证实 VA 所致死亡风险高，非心律失常死亡风险低者。《2017 AHA/ACC/HRS 室性心律失常的管理和心脏性猝死的预防指南》建议了以下几点。

1. 缺血性心脏病　VT/VF 所致 SCA 的生存者，或有血流动力学不稳定的 VT（B-R）或非可逆因素导致的稳定性 VT（B-NR），预期寿命>1 年，推荐使用 ICD（Ⅰ级，B-R/B-NR）。

2. 缺血性心脏病伴晕厥者　若电生理检查诱发单形持续性 VT，预期寿命>1 年，推荐植入 ICD（Ⅰ级，B-NR）。

3. 冠状动脉痉挛所致 SCA 生存者，若药物治疗无效或不能耐受，预期寿命>1 年，有理由使用 ICD（Ⅱa 级，B-NR）。

4. 冠状动脉痉挛所致 SCA 生存者　若余生>1 年，有理由 ICD 与药物治疗合用（Ⅱb 级，B-NR）。

5. 缺血性心脏病　LVEF<35%，心肌梗死后至少 40 天，或血管再通治疗后 90 天，若在 GDMT 的基础上，心功能仍为 Ⅱ 或 Ⅲ 级者（NYHA 分级），推荐 ICD 作一级预防（Ⅰ级，A）。

6. 缺血性心脏病　LVEF<30%，心肌梗死后至少 40 天，或血管再通治疗后 90 天，若在 GDMT 的基础上，心功能仍为 Ⅰ 级者（NYHA 分级），推荐 ICD 作一级预防（Ⅰ级，A）。

7. 陈旧性心肌梗死有 NSVT　LVEF<40%，电生理检查中诱发 VT 或 VF 者，若>1 年，推荐应用 ICD

（Ⅰ级,B-R）。

8. NYHA 分级Ⅳ级的非住院患者　若等待心脏移植或 LVAD,预期寿命>1 年,可使用 ICD（Ⅱa 级,B-NR）。

9. 缺血性心脏病 VA 反复发作者　若症状明显,或已优化程控,ICD 仍多次电除颤,继用 β 受体拮抗药、胺碘酮或索他洛尔治疗,有助于抑制 VA 反复发作（Ⅰ级,B-R）。

10. 陈旧性心肌梗死,症状性 VT 反复发作,或为 VT/VF 风暴,若胺碘酮（B-R）与其他药物（B-NR）治疗无效或不能耐受,推荐导管消融治疗（Ⅰ级,B-R/B-NR）。

11. 缺血性心脏病,ICD 因单形性 VT 放电,或持续性单形性 VT 有症状且反复发作,血流动力学可耐受,导管消融可作为一线治疗,减少 VA 的反复发作（Ⅱb 级,C-LD）。

12. 导管消融在某些无器质性室速的患者（流出道与瓣环 VA,乳头肌 VA,分支折返性 VT）,抗心律失常药物无效或不耐受,导管消融有效。

13. 对于特发性多形性 VT/VF 所致 SCA 的生存者,预计寿命>1 年,推荐使用 ICD（Ⅰ级,B-NR）。QRS 形态一致的 PVC,触发特发性 VF 反复发作者,导管消融有效（Ⅰ级,B-NR）。

（陈明龙）

参 考 文 献

[1] Sheldon RS,Grubb BP,Olshansky B,et al. 2015 HRS expert consensus statement on the diagnosis and treatment of postural tachycardia syndrome,inappropriate sinus tachycardia,and vasovagal syncope. Heart Rhythm,2015,12(6):41-63.

[2] Cronin EM,Bogun FM,Maury P,et al. 2019 HRS/EHRA/APHRS/LAHRS expert consensus statement on catheter ablation of ventricular arrhythmias. Journal of Arrhythmia,2019,35(3):323-484.

[3] Al-Khatib SM,Stevenson WG,Ackerman MJ,et al. 2017 AHA/ACC/HRS Guideline for Management of Patients With Ventricular Arrhythmias and the Prevention of Sudden Cardiac Death:Executive Summary:A report of the American college of cardiology/american heart association task force on clinical practice guidelines and the heart rhythm society. Heart Rhythm,2018,15(10):e190-e252.

[4] 中华医学会心电生理和起搏分会,中国医师协会心律学专业委员会. 室性心律失常中国专家共识. 中华心律失常学杂志,2016,20(4):279-326.

[5] 陈灏珠. 实用心脏病学. 5 版. 上海:上海科学技术出版社,2016.

[6] 陈灏珠,林果为. 实用内科学. 14 版. 北京:人民卫生出版社,2013.

[7] Mann DL,Zipes DP,Lippy P,et al. Braunwald's heart disease:A textbook of cardiovascular medicine. 10th ed. Philadelphia:Elsevier Saunders,2014.

[8] Brugada J,Katritsis DG,Arbelo E,et al. The 2019 ESC guidelines for the management of patients with supraventricular tachycardia. Eur Heart J,2019,40(47):3812-3813.

[9] 黄从新,张澍,黄德嘉,等. 心房颤动:目前的认识和治疗的建议(2018). 中华心律失常杂志,2018,22(04):279-346.

[10] Kirchhof P,Benussi S,Kotecha D,et al. 2016 ESC guidelines for the management of atrial fibrillation developed in collaboration with EACTS[J]. Eur Heart J,2016,37(38):2983-2962.

[11] Steffel J,Verhamme P,Potpara TS,et al. The 2018 European heart rhythm association practical guide on the use of non-vitamin K antagonist oral anticoagulants in patients with atrial fibrillation Eur Heart J,2018,39(16):1330-1393.

[12] 马长生. 2019 年心房颤动治疗新进展. 临床心血管病杂志,2019,35(11):967-971.

[13] 张澍. 心律失常介入诊疗培训教程. 北京:人民卫生出版社,2018.

[14] January CT,Wann LS,Calkins H,et al. 2019 AHA/ACC/HRS focused update of the 2014 AHA/ACC/HRS guideline for the management of patients with atrial fibrillation:a report of the American College of Cardiology/American Heart Association Task Force on clinical practice guidelines and the heart rhythm society in collaboration with the society of thoracic surgeons[J]. Circulation,2019,140(2):e125-e151.

[15] January CT,Wann LS,Calkins H,et al. 2019 AHA/ACC/HRS Focused Update of the 2014 AHA/ACC/HRS Guideline for the Management of Patients With Atrial Fibrillation:A Report of the American College of Cardiology/American Heart Association Task Force on Clinical Practice Guidelines and the Heart Rhythm Society in Collaboration With the Society of Thoracic Surgeons[J]. Circulation,2019,140(2):e125-e151.

［16］Calkins H，Hindricks G，Cappato R，et al. 2017 HRS/EHRA/ECAS/APHRS/SOLAECE expert consensus statement on cathe-ter and surgical ablation of atrial fibrillation：Executive summary Journal of Arrhythmia，2017，33（5）：369-409.

［17］Blomström-Lundqvist C，Scheinman MM，Aliot EM，et al. ACC/AHA/ESC guidelines for the management of patients with su-praventricular arrhythmias—executive summary：a report of the American college of cardiology/American heart association task force on practice guidelines and the European society of cardiology committee for practice guidelines（writing committee to develop guidelines for the management of patients with supraventricular arrhythmias）Developed in Collaboration with Naspe-heart rhythm society. journal of the american college of cardiology，2003，42（8）：1493-1531.

第三节　缓慢性心律失常

缓慢性心律失常是临床常见的心律失常，可见于任何年龄，以老年人多见。起病多隐匿，发展缓慢或呈间歇性发作。临床表现取决于心动过缓的程度及个体适应性的差异，有些患者无临床症状，但心电图表现已明显异常。当缓慢的心室率造成重要脏器特别是心脑供血不足时，则可诱发明显的症状，如头晕、乏力、黑矇、晕厥、劳力性呼吸困难等症状。缓慢性心律失常可通过心电图、24 小时动态心电图、心内电生理检查、植入式循环心电监测仪（implantable loop recorder，ILR）、运动试验、阿托品试验诊断。治疗上首先应尽可能地明确病因、纠正可逆因素，若药物治疗无效或诱因不能很快纠正，则需植入临时或永久心脏起搏器。

一、窦性心动过缓

窦房结发放冲动的频率<60 次/min，可以是生理性的，见于运动员、老年人、深度睡眠；病理性的窦性心动过缓可由心源性或其他系统疾病导致，如病态窦房结综合征、AMI、睡眠呼吸暂停低通气综合征、颅内压升高、感染性疾病（莱姆病等）、甲状腺功能减退等；药物（拟副交感神经药物、抗交感神经药物、抗心律失常药物等）亦是引起心动过缓的常见因素。

【心电图特点】

①窦性 P 波；②PR 间期>0.12 秒；③P 波频率<60 次/min；④常伴有窦性心律不齐（图 2-16-4）。

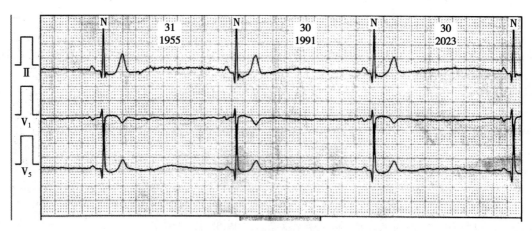

图 2-16-4　窦性心动过缓

【临床表现】

生理性窦性心动过缓通常无症状，病理性或药物导致的严重的窦缓可以有心悸、头晕、乏力等，严重者可有晕厥、低血压、心功能不全、休克等。

【治疗】

无症状窦性心动过缓无须治疗，有症状者应首先进行病因治疗、去除诱因，如停用减慢心率的药物、纠正电解质异常、改善心肌缺血、控制感染等。如无明确诱因或诱因无法去除，导致心动过缓不可逆或持续存在，且有明显症状者，需植入心脏起搏器治疗，不建议使用 M 受体拮抗药、B 受体激动药等药物长期治疗。

二、窦性停搏

窦性停搏(sinus pause)是指窦房结在较长时间内不能产生激动,导致窦性活动及心房和心室活动暂停。常见病因包括迷走神经张力过高;电解质紊乱如高血钾;药物因素如洋地黄、胺碘酮等抗心律失常药物;急性心脏疾病如心肌缺血、心肌梗死、心肌炎;窦房结或心房肌退行性变,是病态窦房结综合征的主要表现之一。

【心电图特点】

①在正常窦性节律中,突然出现一个长 PP 间期;②停搏的长 PP 间期与正常窦性周期不呈倍数关系;③长间歇后可恢复正常窦性心律,长间歇期间常会出现交界性或室性逸搏心律(图 2-16-5)。

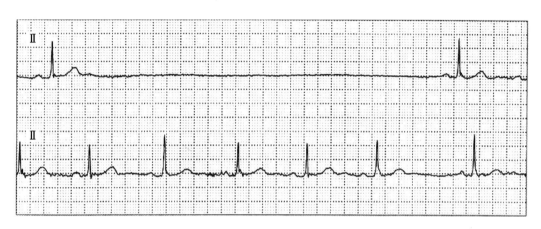

图 2-16-5 窦性停搏

【临床表现】

轻重不一,偶然出现的短暂窦性停搏可以无症状,严重的长时间的窦性停搏,则下级低位起搏点发出冲动,即交界区或室性逸搏心律维持心脏活动,患者会有心悸、头晕等不适;如同时合并下级逸搏点功能低下,则长时间心脏停搏,导致明显头晕、黑矇、晕厥、阿-斯综合征发作,甚至猝死。

【治疗】

应针对病因,无症状或轻症患者可定期随访,密切观察病情变化;如伴有明显脑供血不足症状,尤其是出现晕厥或阿-斯综合征发作的患者,应及时植入永久心脏起搏器治疗。

三、窦房阻滞

窦房阻滞(sinoatrial block)是指窦房结发出的冲动,通过窦房结和心房肌组织的连接处发生传出延缓或完全阻滞,使激动部分或全部不能传至心房,引起心房和心室 1 次或连续 2 次以上的停搏。窦房阻滞实质上是传导功能的障碍,而非窦房结功能低下。窦房阻滞相对少见。常见的急性病因为急性心肌梗死、急性心肌炎、洋地黄等药物作用、其他因素引起的迷走神经张力增高等。慢性窦房阻滞可见于冠心病、心肌病或原因不明的病态窦房结综合征。

【心电图特点】

按阻滞程度可分为一度、二度和三度窦房阻滞。因体表心电图不能实际显示窦房结电位,故无法明确诊断一度窦房阻滞。二度窦房阻滞(又分为Ⅰ型和Ⅱ型)和三度窦房阻滞的心电图特点如下。

1. **二度Ⅰ型窦房阻滞(图 2-16-6)** 又称为莫氏Ⅰ型(Mobitz Ⅰ)或文氏(Wenckebach)窦房阻滞。表现为连续出现的 P 波中,PP 间期逐渐缩短,直至发生一次 P 波脱落而出现一次长的 PP 间期,周而复始。其长 PP 间期短于短 PP 间期的两倍。

2. **二度Ⅱ型窦房阻滞** 又称为莫氏Ⅱ型窦房阻滞。表现为连续出现的 P 波中,PP 间期基本相等,突

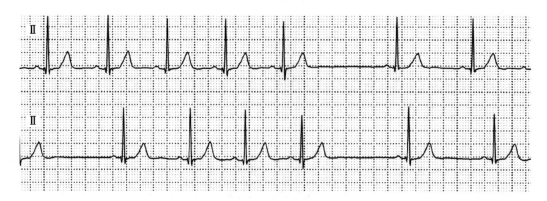

图 2-16-6   窦房阻滞,二度Ⅰ型

然出现 P 波脱落而出现长的 PP 间期。其长 PP 间期等于短 PP 间期的 2 倍或整数倍。

3. 三度窦房阻滞   即完全性窦房阻滞,P 波消失,出现逸搏心律。

【临床表现】

窦房阻滞症状取决于 P 波连续脱落的次数和长 PP 间期的时限,轻者无明显症状,或轻度头晕乏力,重者可发生晕厥等。

【治疗】

结合患者症状和窦房阻滞的程度,原则同窦性停搏。

四、病态窦房结综合征

病态窦房结综合征(sick sinus syndrom,SSS),是指窦房结及周围组织的退化、病变引起窦房结起搏或传导功能障碍,从而引起一系列缓慢型心律失常和临床症状,简称病窦综合征。其可见于心肌病、冠心病、心肌炎或甲状腺功能减退、结缔组织病、代谢或浸润性疾病等,更多见于原因不明的退行性病变。除窦房结和邻近组织外,心脏传导系统的其余部分,也可能受累,引起多处起搏和传导功能障碍。如合并房室交界处起搏或传导功能不全,又称双结病变。同时累及左、右束支的称为全传导系统病变。

【心电图特点】

①连续且显著的窦性心动过缓;②窦性停搏或窦房阻滞;③同时出现窦房阻滞和房室传导阻滞;④同时出现上述心动过缓与心动过速,后者常为心房颤动、心房扑动或房性心动过速,称为慢快综合征;⑤同时出现窦性心动过缓、窦房阻滞、房室传导阻滞和室内传导阻滞;⑥动态心电图检查发现:24 小时总窦性心律减少伴窦性平均心率减慢、反复出现 3 秒以上的长间歇、变时功能不良等(图 2-16-7)。

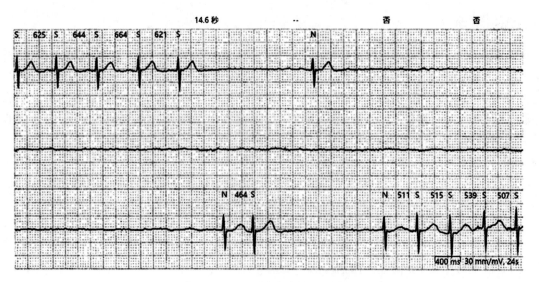

图 2-16-7   病态窦房结综合征,慢快综合征

【临床表现】

临床表现轻重不一,可呈间歇性发作。常见症状有乏力、头晕、眼花、反应迟钝或记忆力明显减退,黑矇、晕厥或阿-斯综合征发作,表现为慢快综合征的患者可以有心悸伴黑矇、晕厥等症状交替。

【治疗】

筛查可能导致心动过缓的病因和诱因,积极处理原发病因,去除诱因。无明显心动过缓相关症状或症状轻微的患者可密切观察随访,必要时可进一步行阿托品试验,或电生理检查评价窦房结恢复时间和窦房传导时间综合判断。症状明显或动态心电图显示有5秒以上的长间歇,应及时植入永久心脏起搏器治疗。合并慢快综合征的患者植入起搏器后再加用药物控制快速心律失常。

五、房室传导阻滞

房室传导阻滞(atrioventricular block)是心脏传导系统阻滞中最常见的一种,指房室交界区不应期延长,使激动自心房向心室传导中出现传导延缓或中断的现象。房室传导阻滞可以呈一过性、间歇性或持久性。持久性阻滞一般是器质性病变,一过性或间歇性阻滞可以是器质性病变或可逆性病因和诱因及迷走神经张力过高所致。

【心电图特点】

按阻滞程度分为一度、二度和三度房室传导阻滞,其中,二度房室传导阻滞又分为Ⅰ型和Ⅱ型(图2-16-8~图2-16-13)。各心电图表现特点如下。

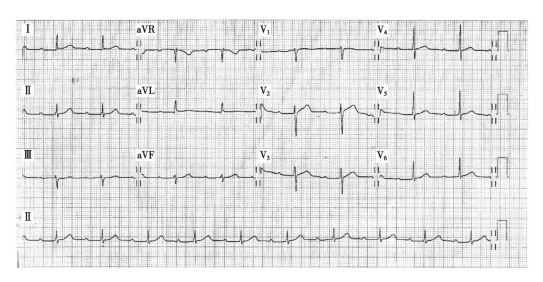

图 2-16-8 一度房室传导阻滞

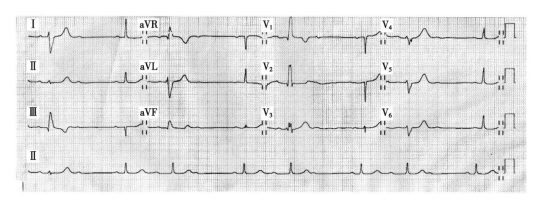

图 2-16-9 二度Ⅰ型房室传导阻滞

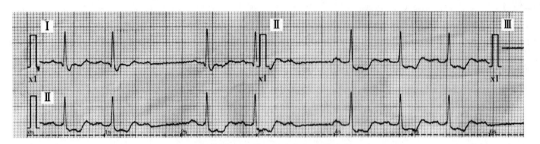

图 2-16-10 二度Ⅱ型房室传导阻滞

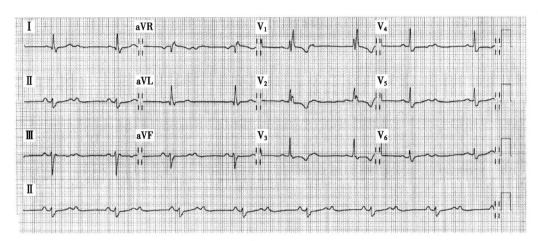

图 2-16-11 二度房室传导阻滞,房室 2∶1 传导

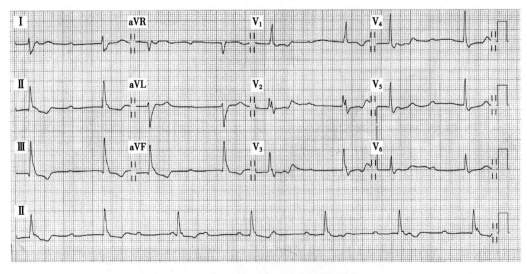

图 2-16-12 三度房室传导阻滞

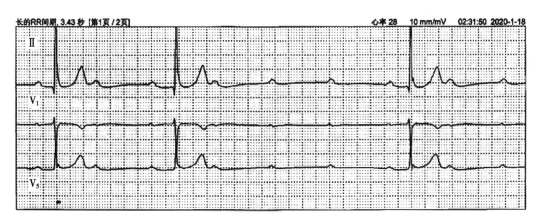

图 2-16-13　高度房室传导阻滞

1. 一度房室传导阻滞　房室传导的延迟而并没有发生真正的阻滞,故心房激动均可下传心室。心电图表现为 PR 间期的延长超出正常上限,即成人≥0.21 秒,老年人≥0.20 秒。

2. 二度 I 型房室传导阻滞　PR 间期呈进行性延长,直到 QRS 波脱落;脱落后 PR 间期恢复,之后又逐渐延长重复出现,又称为文氏型房室传导阻滞。房室常呈 3:2、4:3 或 5:4 等比例传导。

3. 二度 Ⅱ 型房室传导阻滞　QRS 波有规律或不定时的脱落,但能下传的 PR 间期恒定(多数正常,也可以有延长)。阻滞程度不同,房室传导比例不同,通常将房室传导比例 3:1 或以上的称为高度房室传导阻滞。

4. 三度房室传导阻滞　房室呈完全性分离,P 波与 QRS 波无关,PP 间期和 RR 间期各自规整,P 波频率大于 R 波频率。心房多为窦性心律,也可以是房性异位心律(心房颤动、心房扑动、房性心动过速等);心室则为缓慢匀齐的交界性或室性逸搏心律。阻滞部位越低,频率越慢,QRS 形态越宽大畸形。

【临床表现】

一度房室传导阻滞通常无症状,但如果 PR 间期过度延长达到 350ms 以上,导致心室舒张期显著缩短,影响心功能,患者可表现心功能不全的症状,称为 PR 间期过度延长综合征。二度 I 型和 Ⅱ 型房室阻滞的患者可有心悸、乏力等不适;高度或三度房室传导阻滞的患者症状取决于逸搏心室率的快慢,可有心悸、头晕、心功能不全、晕厥,甚至猝死。

【治疗】

原发病因的治疗,去除诱因。一度房室传导阻滞的患者多无须特殊治疗,对 PR 间期过度延长综合征的患者,如症状明显,需植入双腔起搏器治疗;无可逆因素造成的二度 Ⅱ 型、高度及三度房室传导阻滞的患者,多伴有明显的缓慢心室率及心动过缓症状,应考虑永久心脏起搏器治疗。

【指南和更新】

2018 年,美国心脏病学会(ACC)、美国心脏协会(AHA)和美国心律学会(HRS)联合颁布了《2018 年 ACC/AHA/HRS 心动过缓和心脏传导延迟的评估和管理指南》,包括指南全文、执行摘要和系统回顾 3 个文件。同期发表于 *J Am Coll Cardiol*、*Circulation* 和 *HeartRhythm* 三大期刊。指南为疑似和已诊断的心动过缓和传导障碍患者的初步评估提供了建议,就心动过缓和传导阻滞的定义、临床表现、管理等方面进行了详细阐述。指南强调,治疗决策不仅应基于最佳证据,还应充分考虑患者的治疗目标和偏好。指南将心动过缓重新定义为心率低于 50 次/min,分为三类:窦房结功能障碍、房室阻滞和传导障碍。指南要点及重要更新如下所述:

(1) 窦房结功能障碍更常与年龄依赖的进行性窦房结组织和周围心房心肌纤维化相关,引起窦房结和心房冲动形成和传导异常,从而导致各种心动过缓或暂停相关的综合征。

(2) 睡眠呼吸障碍和夜间心动过缓相对常见。睡眠呼吸暂停治疗不仅能降低心律失常的频率,还可能带来心血管获益。如果存在夜间心动过缓,应考虑筛查睡眠呼吸暂停,首先应询问可疑的症状。然而,夜间心动过缓本身并不是永久性起搏的指征。

（3）心电图上有左束支传导阻滞显著增加了潜在结构性心脏病和诊断左心室收缩功能障碍的可能性。心电图通常是结构性心脏病最合适的初始筛查方法，包括左心室收缩功能障碍。

（4）更新的新标准：①窦性心动过缓：窦性心律≤50 次/min；②窦性停搏：停搏时间>3 秒；③室内传导延缓：QRS 波时限>110ms，不伴左或右束支阻滞的图形。对于窦房结功能障碍，没有建议进行永久性起搏的最小心率或暂停持续时间。在决定是否需要永久性起搏时，确定症状与心动过缓之间的时间相关性非常重要。

（5）对于获得性二度 Mobitz Ⅱ型房室传导阻滞、高度房室传导阻滞或三度房室传导阻滞且不是由可逆或生理原因引起的患者，无论有无症状均建议植入永久起搏器。所有其他类型的房室传导阻滞，在无进行性房室传导异常相关病症的情况下，通常只有在出现房室传导阻滞相关症状时才应考虑植入永久起搏器。

（6）LVEF 36%~50% 的房室传导阻滞患者，如果有永久起搏的指征，预计心室起搏比例超过 40%，能够提供更多生理性心室激动的技术（如心脏再同步化治疗、希氏束起搏）在防止心力衰竭方面优于右心室起搏。

（7）经导管主动脉瓣置换术后传导系统异常很常见，因此本指南中提出了术后监测和起搏器植入的建议（详见起搏器植入章节）。

（8）对于有心脏起搏器植入指征的心动过缓患者，本指南认可并强调共同决策和以患者为中心的管理。应根据现有的最佳证据和患者的治疗目标及偏好进行治疗决策。

（9）根据共同决策和知情同意/拒绝原则，具有决策能力的患者或其法定代理人有权拒绝或要求撤除起搏器治疗，甚至是起搏器依赖的患者，这应该被视为姑息性的临终关怀，而不是医生协助的死亡。但是，任何决策都很复杂，应该涉及所有的利益相关者，并且始终是针对患者的。

（10）确定从新的起搏技术（如希氏束起搏、经导管无线起搏系统）中获益最大的患者群体还需要进一步研究，虽然这些技术已被应用到临床实践之中。

（盛琴慧）

参 考 文 献

［1］Kusumoto FK,Schoenfeld MH,Barrett C,et.al. 2018 ACC/AHA/HRS guideline on the evaluation and management of patients with bradycardia and cardiac conduction delay：Executive summary：A report of the american college of cardiology/American heart association task force on clinical practice guidelines,and the heart rhythm society. Heart Rhythm,2019,16（9）：e227-e229.

［2］Vijayaraman P,Dandamudi G,Zanon F,et al. Permanent His bundle pacing：Recommendations from a multicenter his bundle pacing collaborative working group for standardization of definitions,implant measurements,and follow-up. Heart Rhythm,2018,15：460-468.

［3］Brignole M,Auricchio A,Baron-Esquivias G,et.al. 2013 ESC guidelines on cardiac pacing and cardiac resynchronization therapy. European Heart Journal,2013,34：2281-2329.

第四节　基因相关的心律失常

基因相关心律失常绝大多数为遗传性疾病，包括遗传性心肌病相关的心律失常及遗传性心律失常。遗传性心肌病相关的心律失常除了表现为心律失常或猝死外，同时伴有心脏和/或全身多器官结构的异常，包括肥厚型心肌病、致心律失常性右心室心肌病、扩张型心肌病、代谢性心肌病等。遗传性心律失常以常染色体显性遗传最为常见，具有家族聚集倾向，一般无心脏结构性改变，临床表现为多种恶性快速性心律失常（如多形性室速、尖端扭转型室速、心室颤动等）或缓慢性心律失常（如病态窦房结综合征、房室传导阻滞等），甚至猝死。诊断和治疗这类心律失常需要结合基础和临床知识，运用遗传学、基础电生理学、临床药理学和临床电生理学的知识和技术，对这类心律失常进行准确地识别、危险分层、早期预警和治疗。为此，我们参照近年来国内外发表的相关指南和专家共识，取其精华形成此文，方便大家参考阅读。

一、肥厚型心肌病

肥厚型心肌病(hypertrophic cardiomyopathy,HCM)是一种以心肌肥厚为特征的心肌疾病。主要表现为左心室壁增厚,通常指二维超声心动图测量的室间隔或左心室壁厚度≥15mm,或者有明确家族史者成人≥13mm、儿童≥11mm,一般不伴有左心室腔的扩大。诊断需排除负荷增加如高血压、主动脉瓣狭窄和先天性主动脉瓣下隔膜等引起的左心室壁增厚。另外,有些罕见或少见的HCM拟表型疾病,心肌肥厚的特点也符合HCM的诊断,占临床诊断HCM的5%~10%。HCM的不良预后包括心脏性猝死(sudden cardiac death,SCD)、心力衰竭和脑卒中,是年轻人SCD的首要原因。中国成年人群HCM患病率为80/10万,约60%的成年HCM患者可检测到明确的致病基因突变。

【临床表现】

HCM的临床症状变异性显著,一些患者可长期无症状,而有些患者首发症状就是猝死。儿童或青年期确诊的HCM患者症状更多、预后更差,临床症状与左心室流出道梗阻、心功能受损、快速或缓慢型心律失常等有关,临床表现主要包括劳力性呼吸困难、胸痛、心悸、晕厥或者先兆晕厥、心脏性猝死、HCM扩张期心力衰竭等。根据临床症状、体征、辅助检查、基因诊断及病因诊断作出诊断,临床上很多种疾病都能够引起心肌肥厚,并且引起HCM的病因也多种多样,必须注意鉴别,以指导患者选择合适的治疗方案。

【致病基因】

HCM是最为常见的单基因遗传性心血管疾病,主要为常染色体显性遗传,偶见常染色体隐性遗传。将近30个基因报道与HCM发病有关,其中10个为明确致病基因,这些基因编码粗肌丝、细肌丝和Z盘结构蛋白等。约60%的家族性和30%的散发HCM患者可检测到明确的致病基因突变,以编码肌小节蛋白的基因为主。致病突变存在一定外显率,年龄越大,外显率越高。大约7%中国HCM患者携带2个或多个致病突变。一些HCM拟表型疾病,心肌肥厚的特点也符合HCM的诊断,包括*GLA*基因突变导致的Fabry病、*LAMP2*基因突变导致的Danon病、*PRKAG2*基因突变导致的糖原积累症状、*TTR*基因突变导致的淀粉样病变、*GAA*突变导致的Pompe病。另外,一些罕见或少见综合征也合并HCM临床表型,还有20%~30%患者是不明原因的心肌肥厚,其致病原因和发病机制未明。检测基因应包括10个HCM致病基因和5个拟表型疾病致病基因。对于有特殊临床表现及心肌肥厚相关综合征线索的患者,应同时考虑筛查这些相关综合征的致病基因(参见《中国成人肥厚型心肌病诊断及治疗指南》)。

【治疗原则】

对于伴有左心室流出道梗阻的患者,可采用药物、植入ICD、化学消融及手术等治疗方法以改善症状。对于无左心室流出道梗阻的患者,治疗重点在于控制心律失常、改善左心室充盈压力、缓解心绞痛和抑制疾病进展。对于进展性左心室收缩及舒张功能减退的患者,可考虑进行心脏移植。

二、致心律失常性右心室心肌病

致心律失常性右心室心肌病(arrhythmogenic right ventricular cardiomyopathy,ARVC)是以右心室为主的心肌细胞凋亡或坏死,并被脂肪和纤维结缔组织替代为病理特征的遗传相关性心肌病,也可同时或单独累及左心室。临床恶性心律失常和SCD,心力衰竭等恶性事件高发,西方人群中估计患病率为0.02%~0.05%,男女比为3:1,是35岁以下人群SCD的重要原因。

【临床表现】

ARVC患者主要临床表现为室性心律失常、心力衰竭和心脏性猝死。部分患者以猝死为首发临床症状,常在剧烈运动后或情绪激动时猝死,也可在休息状态或睡眠中猝死。首发猝死以青年人和年轻运动员最多见。ARVC为一种慢性、进展性、遗传性心肌病,根据其病情进展临床可分为四个阶段:第一阶段为无症状阶段,但有室性心律失常和心脏性猝死的风险;第二阶段为右心室起源的室性心律失常,但影像学不一定能检测到右室形态学异常;第三阶段为右心衰竭,患者可出现颈静脉怒张、腹水、下肢水肿等体征;第四阶段为右心衰竭累及左心衰竭的全心衰竭。

【致病基因】

ARVC通常为常染色体显性遗传,但也有些特殊类型表现为常染色体隐性遗传,如Naxos病和Carvajal综合征。ARVC具有不完全外显和表型多样性等特征,约60%的患者可检测出致病基因突变。ARVC的致病基因突变主要发生在编码桥粒蛋白的基因上,因此被普遍认为是桥粒疾病;但编码非桥粒蛋白的基因突变也会导致ARVC表型,这些蛋白通常与桥粒蛋白在功能和结构上有一定联系。目前报道与ARVC相关基因突变超过1 400个,其中400余个为致病基因突变。中国人群各致病基因比例与国外相似,占比最多的为*PKP2*基因(42%),其次为*DSG2*(11%)、*DSP*(6%)和*DSC2*(3%)。检测基因必须包括*PKP2*、*DSP*、*DSG2*、*DSC2*、*JUP*、*TMEM43*等6个明确的ARVC致病基因(Ⅰ,B);可以包括*TGFβ3*、*LMNA*、*PLN*、*DES*、*TTN*、*CTNNA3*、*RYR2*等7个可能导致ARVC的基因(Ⅱa,B);可以包括*SCN5A*、*FLNC*、*CDH2*等3个可能导致ARVC的基因(Ⅱb,B)。

【治疗原则】

临床上治疗ARVC/D患者最重要的目标包括:①降低病死率,包括心律失常性SCD或心力衰竭导致的死亡;②阻止右心室、左心室或双心室功能障碍和心力衰竭的进展;③通过减少和消除心悸、室性心动过速再发或ICD放电(适当的或不适当的)改善症状,提高生活质量;④改善心力衰竭症状,增加功能储备。治疗方法包括生活方式的改变、药物治疗、导管消融、ICD和心脏移植。

三、扩张型心肌病

扩张型心肌病(dilated cardiomyopathy,DCM)是一类以心脏左心室或双心室扩张、收缩功能不全为主要特征的心肌疾病。早期可仅表现为心脏扩大及收缩功能障碍,后期出现充血性心力衰竭,是导致心力衰竭的重要原因之一。病程发展过程中常伴发恶性心律失常、血栓栓塞,甚至SCD。DCM发病无明显地域差异;发病率随着年龄增加而升高,儿童发病者较罕见。患病率为(19~36.5)/10万不等。导致DCM表型的原因比较复杂,本文所指DCM是指致病基因突变导致的家族性DCM。

【临床表现】

其主要特征是单侧或双侧心腔扩大,心肌收缩功能减退。临床表现为进行性心力衰竭、心律失常、血栓栓塞和猝死。

【致病基因】

迄今报道的DCM相关致病基因超过60个。DCM致病基因主要编码细胞结构及功能相关蛋白。前者绝大多数为肌节蛋白相关编码基因,也包括心肌细胞Z带、细胞核、细胞骨架及连接相关蛋白的编码基因;后者见于转录因子及离子通道等细胞功能相关蛋白编码基因。遗传方式以常染色体显性遗传多见,也有常染色体隐性遗传、X链锁遗传等;后者多见于儿童。大约40%的家族性遗传性DCM可以筛查到明确的致病基因突变,*TTN*基因截短突变所占比例最高。检测基因应包括14个明确致病基因。疑诊或确诊家族性DCM儿童患者应该检测最常见的致病基因*RAF1*。

【治疗原则】

扩张型心肌病的防治宗旨是阻止基础病因介导的心肌损害,有效控制心力衰竭和心律失常,预防猝死和栓塞,提高患者的生活质量及生存率。治疗原则包括心力衰竭的药物治疗、心力衰竭的心脏再同步化(CRT)治疗、心律失常和猝死的防治[药物+置入式心脏转复除颤器(ICD)]、栓塞的防治、扩张型心肌病的免疫学治疗、心肌代谢药物治疗、心力衰竭的超滤治疗、左心室辅助装置治疗及心脏移植。

四、代谢性心肌病

代谢性心肌病是一系列代谢疾病引起的继发性心肌病变。尽管每个单基因代谢性疾病都相对罕见,但此类疾病的总体患病率可达约1/4 000。

【分类】

根据原发病的不同,代谢性心肌病可以呈HCM、限制性心肌病或DCM等表型。通常在婴幼儿时期已有表现,并合并多器官功能障碍。单基因代谢性心肌病的病因学分类尚无统一标准,糖原代谢疾病、脂肪酸氧化代谢病、溶酶体疾病、线粒体疾病一般被认为是四个最常见的大类。同时还包括如氨基酸代谢异常、过氧化物代谢异常等其他类型。

1. **糖原代谢疾病**　糖原贮积病是一组由先天性酶缺陷所致的糖代谢障碍性疾病。可因糖原贮存、合成或断裂过程异常引起。这些患者多合并有肌肉震颤、无力和运动耐量低等肌病症状,同时可伴发低血糖等表现。其中,GSD Ⅱb 型和 *PRKAG* 病较为特殊,两者均可以心肌病变作为主要临床表现,同时可合并如预激综合征等心律失常。

2. **脂肪酸氧化代谢疾病**　绝大多数脂肪酸氧化代谢疾病,可进一步分为肉碱循环系统障碍及脂肪酸 β 氧化障碍两大类。当长链脂肪酸的代谢受到影响时,可累及多器官,出现较明显的心肌病变。同时合并的症状包括运动诱发的横纹肌溶解,神经病变,发作性低酮性低血糖等,血串联质谱分析可以发现酰基肉碱谱异常。绝大多数为常染色体隐性遗传。

3. **溶酶体疾病**　溶酶体内的酶活性异常可导致大约 40 余种溶酶体疾病。依据其聚积的物质可分为黏多糖贮积症(MPS)、黏脂贮积症(ML)、糖蛋白贮积症及鞘脂代谢障碍等。这类疾病无统一的临床表现,除一小部分 Fabry 病患者外,通常合并其他系统累及表现,如神经发育迟缓、粗糙面容、肝脾大等。临床疑诊患者,可通过尿黏多糖定性定量、白细胞溶酶体酶活性等代谢检测进一步判断,致病基因检测可以明确诊断。

4. **线粒体疾病**　临床表现形式多变,可有神经、骨骼肌及心脏等多组织累及。心脏受累可以表现为 HCM、扩张型心肌病、心室肌致密化不全,并可迅速进展为心力衰竭。实验室检查可发现伴有阴离子间隙升高的代谢性酸中毒、血乳酸水平升高等。

5. **其他**　除上述四大类代谢疾病外,部分氨基酸和有机酸代谢疾病、过氧化物代谢疾病等也可产生心肌病变。这些疾病多表现为多器官功能受累,但因受影响的代谢物质不同,临床表现各异。

【临床表现】

本病常涉及多系统。虽然部分代谢性的临床表现有一些特点,但大多不特异。代谢性心肌病的发现有赖于临床医师对其的认识及高度警惕,应从病史、体格检查、心电图、超声心动图及常规实验室检查中注意及寻找可疑代谢性心肌病的征象,以便进一步检查及辨明。

【致病基因】

GSD:现已发现 10 种单基因异常导致的 GSD 合并左心室肥厚或扩张型心肌病表现。可合并心肌病变的主要脂肪酸氧化代谢疾病、溶酶体疾病、线粒体疾病、氨基酸和有机酸代谢疾病、过氧化物代谢疾病类型及相应的致病基因。线粒体疾病可由编码线粒体蛋白的细胞核基因突变导致,也可由线粒体基因突变导致。其中线粒体基因突变引起的线粒体疾病表型间的关系复杂,本文统一将致病基因列为线粒体 DNA。检测基因同时存在心肌肥厚和代谢疾病表现患者,基因检测应包括 *LAMP2*、*PRKAG2* 和 *GLA* 基因 (Ⅰ,B);疑诊代谢性心肌病患者,推荐根据相关代谢产物或酶活性检测结果进行相应致病基因检测(Ⅰ,C);有心肌病表现,特别是室间隔肥厚患者,如合并低血糖、肌酸肌痛等,应考虑进行糖原累积症及脂肪酸氧化代谢疾病的基因检测(Ⅱa,C);心肌病变合并多器官疾病表现,特别是神经系统病变的患者,考虑进行上述脂肪酸氧化代谢疾病、溶酶体疾病和线粒体疾病的相关基因检测以明确诊断(Ⅱa,C)。

【治疗原则】

主要是针对疾病所造成的代谢异常进行调整。其基本原则为补其所缺、排其所余、禁其所忌,根据不同的病种选择相应的方法。部分患者通过早期正确干预、针对其病因纠正代谢紊乱后可获得较好的治疗效果。

五、长 QT 间期综合征

遗传性长 QT 间期综合征(long QT syndrome,LQTS)是一种心脏结构正常但心肌复极延迟的单基因遗传性心血管疾病。主要表现为心电图 QTc 间期延长($QTc = QT/\sqrt{RR}$),易发尖端扭转型室速(torsadesdepoints,TdP),导致患者晕厥,甚至部分发生猝死。遗传性 LQTS 遗传方式主要为常染色体显性遗传,KCNQ1 和 KCNE1 除了常染色体显性遗传外,亦可由常染色体隐性遗传模式导致 JLN 综合征(jervell and lange-nielsen syndrome）。LQTS 估测发病率分别为 1:（2 000~5 000）。韩国研究 QTC≥460ms 的健康人群发生率为 0.02%，日本调查 LQTS 评分>3.5 发生率为 0.038%。估测亚洲 LQTS 发生率为 0.02%~0.04%，LQTS 在我国的发病率尚不明确。

【临床表现】

遗传性 LQTS 临床表型多样，患者可终身无明显症状，亦可幼年发生猝死。遗传性 LQTS 心电图表现为 QTc 延长，男性 QTc>480ms，女性 QTc>470ms，无心脏结构异常且排除继发原因导致的 QTc 延长。患者在触发因素的作用下发生 TdP。TdP 具有自限性，可以导致短暂性晕厥，也可以蜕变成室颤引起心搏骤停或猝死。部分 QTc 正常的患者也并不能除外 LQTS，有 20%~25% 的患者曾基因阳性表型阴性，被称为隐匿性 LQTS。为提高诊断敏感性，可以考虑行 24 小时动态心电图、运动试验及儿茶酚胺激发试验。LQTS 的心电图除了 QTc 延长，常伴有 T 波形态的改变，不同基因型 ST-T 波形也不尽相同，如 LQT1 为基底增宽的 T 波；LQT2 为锯齿状 T 波；LQT3 为迟发的高峰 T 波。由于 LQTS 的临床表现多样性，缺乏特异性，绝大多数 LQTS 无法仅通过临床表现和传统实验室检查进行分型，分型主要依靠基因诊断来实现。基因型不同，症状出现的触发因素也有所不同，如 LQT1 剧烈运动时，LQT2 紧张惊吓时，LQT3 安静夜间睡眠时。

【致病基因】

目前报道的 LQTS 相关致病基因至少 16 个，其中明确的致病基因 9 个，分别编码电压门控钾、钠、钙通道蛋白及其相关调节蛋白。3 个主要易感基因 *KCNQ1*（*LQT1*）、*KCNH2*（*LQT2*）及 *SCN5A*（*LQT3*）为常见的致病基因，可以在约 75% 的患者中检出。目前仍有约 15%~20% 的 LQTS 患者无法用已知的致病基因解释，提示可能存在新的致病基因。LQTS 的发病模式既有家族性发病亦有散发病例，散发病例可能与新发突变有关。

1. *KCNQ1* 编码的 KV7.1 成孔 α 亚单位产生 IKs 电流，维持运动时心率适应性 QT 缩短及正常听力。杂合子 *KCNQ1* 功能缺失突变可引起染色体显性遗传 LQT1，在运动或情感刺激时，由于 IKs 电流缺失不能适应 β 受体刺激从而导致了动作电位复极延长（QT 延长）；纯合子或复合杂合子 KCNQ1 突变可引起 QT 极度延长，临床表现有心脏事件发生和双侧耳聋，这种突变为染色体隐性遗传，称为 JLN 综合征。

2. LQT2 是由于杂合子 *KCNH2* 功能缺失突变所致。*KCNH2* 基因（hERG1）编码 KV11.1 通道的 α 亚单位产生 Kr 电流，与 IKs 一起构成了动作电位复极 3 相。*KCNH2* 基因突变降低了心肌复极外向电流 IKr，使心室肌复极延迟，QTC 延长。已发现药物所致的 QT 延长和 Tdp 与 HERG 通道阻滞有关，模拟 LQT2。Tdp 发生可能由于药物间相互作用干扰了药物间代谢或隐匿性基因突变由于药物作用使 QT 延长。因此，HERG 通道已作为新药开发筛选过程中评估致心律失常危险的早期检查目标。

3. LQT3 致病基因是 *SCN5A*，编码 Nav1.5 心脏离子通道的持续 Na^+ 内流，负责心肌动作电位的 0 相除极。*SCN5A* 突变导致延迟 Na^+ 内流增加延长了动作电位时间。LQT3 患者的 QT 间期在心率增快时并不缩短，在心率慢时进一步延长，心脏事件的发生常常在安静状态，尤其是睡眠时。

【治疗原则与措施】

1. **改变生活方式为常规手段**　无人监护时，LQTl 患者应避免剧烈运动，尤其是游泳；LQT2 患者应避免突然的声音刺激（闹钟、电话铃声等）；所有的 LQTS 患者都应避免使用可能延长 QT 间期的药物。

2. **药物治疗**　β 受体拮抗药是一线治疗药物。绝大多数 LQTS 患者，首选普萘洛尔，对不能耐受或不能坚持服者，可给予长效制剂，如纳多洛尔、美托洛尔。LQTS3 型患者 QTc>500ms 时，使用钠通道阻滞药（美西律、氟卡尼、雷诺嗪）进行快速口服药实验，若可以将 QTc 缩短 40ms 以上，则可以加用该口服药进行治疗（Ⅱa 类，B 级）。

3. **植入式心脏复律除颤器（ICD）**　发生过心脏停搏或在服用 β 受体拮抗药的情况下仍发生晕厥的患者需考虑 ICD 治疗，对伴有耳聋的 JLN 综合征、带有 2 个或多个突变的有症状患者应采用预防性 ICD 治疗。ICD 治疗是终身治疗，且有并发症，因此对年轻患者治疗前应充分评估风险/获益比。LQT1 患者有心搏骤停尚未开始使用 β 受体拮抗药者，应首先使用 β 受体拮抗药或左侧交感神经去除术（1eft cardiac sympathetic denervation，LCSD）治疗，特别是婴幼儿，其植入 ICD 的风险较高。LQTS 相关性猝死家族史不能作为生存患者 ICD 植入的指征，除非患者本身具有发生恶性心律失常的高危因素。不建议将 ICD 作为无症状 LQTS 患者,特别是年轻患者的一线治疗手段。高危 LQTS 患者应考虑使用 ICD,尤其是有 β 受体拮抗药禁忌证者。

4. LCSD 常可降低心律失常的发生,适用于对 β 受体拮抗药不能耐受或无效者。

六、短 QT 综合征

短 QT 综合征(short QT syndrome,SQTS)是一种罕见的遗传性心脏离子通道病。以心电图上极短的 QT 间期,胸前导联易见高尖 T 波,易发心房颤动、心室颤动及 SCD 而心脏结构正常为特点。该病患病率尚不明确。

【临床表现及诊断】

SQTS 患者临床表现各异,发病年龄各年龄段均可发病。已报道的病例 34% 出现心脏停搏,其次 31% 患者有心悸症状,其中 24% 患者伴发晕厥;17% 患者首发心房颤动,也有许多患者出现频发室早;大约 38% 患者无症状,而是由于家族史行基因检测证实。症状的诱发因素无特异性,噪声、运动、休息及日常生活的活动均可发生。大多数短 QT 综合征患者 QTc 范围 210~320ms,但是 SQT4 和 SQT5 患者的 QTc 间期可在 330~360ms。SQTS 的诊断仍有争议,其焦点在于如何确定诊断的 QTc 低限分界值。专家组建议将 QTc≤330ms 作为诊断标准。一般认为符合以下条件可诊断:①QTc<330ms,则诊断 SQTS。②QTc<360ms,且有下述之一或多个情况,可诊断 SQTS:带有致病突变、SQTS 家族史、年龄≤40 岁发生猝死的家族史,无器质性心脏病发生过 VT/VF 的幸存者。

【致病基因】

SQTS 通常为常染色体显性遗传模式,目前已经报道至少 5 个基因与其发病相关,并根据突变基因发现的顺序分别命名为 *SQTS1*~*SQTS5*。*SQTS1* 突变基因为 *KCNH2*,也是首先报道的基因。该基因编码电压门控钾通道蛋白,可以解释约 20% 的患者。该病遗传解释度不高,提示还有新的致病基因尚待发掘。SQTS 有一定的外显延迟性,不同患者发病年龄可能各不相同,有的携带者可终身不发病。

【治疗原则】

1. 植入式心脏复律除颤器(ICD) 心搏骤停的幸存者和/或有自发性持续性 VT 的证据,伴或不伴晕厥;无症状的 SQTS,并有 SCD 的家族史,可考虑 ICD 治疗。

2. 药物治疗 基因检测确诊 SQTS 的患者考虑使用奎尼丁,尤其是 SQTS1 型患者(Ⅱb 类,C 级);无症状的 SQTS,若有 SCD 家族史,可考虑应用奎尼丁;索他洛尔可以考虑用于 SQTS1 以外的其他类型确诊 SQTS 的患者(Ⅱb 类,C 级)。

七、Brugada 综合征

Brugada 综合征(Brugada syndrome,BrS)的主要特征为心脏结构和功能正常,右胸导联(V₁~V₃)ST 段抬高,伴或不伴右束支传导阻滞,以及因心室颤动导致的 SCD。BrS 以 30~40 岁青年男性为主,男女之比为(8~10):1。由于地域不同,BrS 的发病率不甚一致,在东亚和东南亚地区具有较高的发病率。日本研究报告心电图呈 1 型改变的发病率为 12/10 000,新加坡基于具有晕厥、晕厥前反应或心悸症状的住院患者调查发生率大约为 3.1%,而在北美及欧洲的发病率较低。估测在欧洲发病率为 0.02%~0.1%,亚洲的发病率为 0.1%~0.25%。

【临床表现及诊断】

Brugada 综合征临床表现具有高度变异性,从无症状、心悸、晕厥、夜间濒死样呼吸到猝死,17%~42% 患者发生多形室速或心室颤动,20% 的患者发生室上性心律失常;症状常在休息或睡眠时发生,提示与迷走神经相关。这些症状的发生不仅具有明显的昼夜节律性(午夜或清晨),而且也具有季节性(如春天和初夏)。诊断标准:①符合下列心电图特征可以考虑诊断 Brugada 综合征Ⅰ型:位于第 2、3 或 4 肋间的右胸导联,至少有 1 个记录到自发或由Ⅰ类抗心律失常药物诱发的Ⅰ型 ST 段抬高>2mm。②符合下列心电图特征可以考虑诊断 Brugada 综合征Ⅱ或Ⅲ型:位于第 2、3 或 4 肋间的右胸导联,至少有 1 个记录到Ⅱ或Ⅲ型 ST 段抬高,并且Ⅰ类抗心律失常药物激发试验可诱发Ⅰ型 ST 段抬高。③临床确诊 Brugada 综合征:

除心电图特征外,需记录到 VF 或多形性 VT 或有猝死家族史。

【致病基因】

BrS 为常染色体显性遗传,报道的相关致病基因超过 20 个致病基因,但目前只有编码心脏钠通道 α 亚基的 SCN5A 基因为 BrS 的明确致病基因,约占 BrS 患者 25% ~ 30%,其他基因的致病性仍存疑。遵基因检测可协助临床诊断可疑病例,但基因检测本身不能诊断 BrS(Ⅱa 类,C 级)。

【治疗原则】

1. 一般治疗　避免使用可能诱发右胸导联 ST 段抬高或使 ST 段抬高恶化的药物;避免过量饮酒;及时使用退烧药物治疗发热;保持血钾稳定。

2. 植入 ICD　至今唯一证明预防 Brugada 综合征患者发生 SCD 的有效治疗是植入 ICD。对心脏猝死复苏者,记录到室性心动过速无论是否发生晕厥症状推荐植入 ICD(Ⅰ类适应证);自发性Ⅰ型心电图改变,而且明确有因室性心律失常导致的晕厥史,可植入 ICD(Ⅱa 类适应证);诊断为 Brugada 综合征,程序电刺激可诱发 VF,可考虑植入 ICD。为避免不恰当的 ICD 放电治疗,可以仅设室颤区。对无症状发生心脏事件风险低的患者进行必要风险评估,包括年龄、性别、基线心电图和诱因。

3. 药物治疗　已证明有效治疗药物是奎尼丁,主要阻断钾通道 Ito 和 Ikr 减少二相折返引发的心律失常风险,其同异丙肾上腺素一样被推荐用于 ICD 植入后的电风暴治疗,可用于儿童或 ICD 禁忌证的 Brugada 综合征患者。奎尼丁的应用范围:①确诊为 Brugada 综合征并有心律失常风暴史(24 小时内 VT 或 VF 发作 2 次以上)应使用。②诊断为 Brugada 综合征的患者,并且合并下列情况之一者应使用:满足植入 ICD 指征,但有 ICD 禁忌证或拒绝植入 ICD;需治疗的有明确室上性心律失常史。③诊断为 Brugada 综合征,无症状但有自发性Ⅰ型心电图表现,可考虑使用。

4. 导管消融　作为Ⅱb 类适应证用于电风暴史或 ICD 植入后反复放电患者且药物治疗无效患者的治疗。部分临床研究证实,ROVT 心外膜消融对心室颤动的发生有预防作用。

八、儿茶酚胺敏感性多形性室性心动过速

儿茶酚胺敏感性多形性室性心动过速(catecholaminergic polymorphic ventricular tachycardia,CPVT)是一种少见却严重的遗传性心律失常和离子通道病。表现为无器质性心脏病的个体在运动或激动时发生双向性、多形性室速导致发作性晕厥。室性心动过速可以自行终止,也可以转为心室颤动,若无及时心肺复苏可导致 SCD。CPVT 是由于 RYR2 或 CASQ2 突变导致,具有正常的心脏结构和基线心电图。CPVT 在人群中的患病率国内外尚没有大规模流行病学调查,通常都是个案报道或单中心小样本量数据。西方报道大约为 1/10 000。

【临床表现及诊断】

CPVT 平均发病年龄为 6~10 岁,已有数据显示有症状的患者 35% 发生于 10 岁前,但也有 40 岁后发病的报道。典型表现为运动或情绪应激诱发的晕厥或猝死,症状多出现在儿童早期。第一次晕厥出现的年龄与疾病的严重程度有明确的关系,年龄越小,预后越差。通常在运动、情绪激动、惊吓等肾上腺素刺激因素下诱发。轻度症状表现为运动介导的心悸或头晕,严重症状首发为猝死。符合以下任意 1 条,可诊断:①年龄<40 岁,心脏结构,静息心电图无异常,不能用其他原因解释的由运动或儿茶酚胺诱发的双向性室速(bVT)或多形性室性期前收缩或多形性室性心动过速(pVT)。②携带致病性基因突变的患者(先证者或家庭成员)。③CPVT 先证者的家族成员在排除器质性心脏疾病,表现有运动诱发的室性期前收缩或 bVT 或 pVT。年龄>40 岁,心脏结构和冠状动脉无异常,静息心电图正常,不能用其他原因解释的由运动或儿茶酚胺诱发的 bVT 或多形性室性期前收缩或 pVT。

【致病基因】

CPVT 可表现为常染色体显性或隐性遗传,目前公认的 CPVT 致病基因为 RYR2 和 CASQ2。*RYR2* 基因编码兰尼碱受体,为常染色体显性遗传,其检出率为 65%。*CASQ2* 基因编码肌集钙蛋白,为常染色体隐性遗传,其检出率为 3% ~ 5%。*KCNJ2*、*TECRL*、*ANK2*、*TRDN* 和 *CALM1* 基因突变患者出现与 CPVT 相似的临床症状,但它们是否为 CPVT 的致病基因尚不确定。

【治疗原则】

1. 生活方式。限制或避免竞技性体育运动、限制或避免强烈活动、避免精神紧张。

2. 所有有症状的 CPVT 患者都应使用 β 受体拮抗药。

3. 致病基因突变携带者但无临床表现（隐匿性阳性突变患者）可以应用 β 受体拮抗药。

4. β 受体拮抗药联合氟卡尼。在单独服用 β 受体拮抗药的情况下，确诊 CPVT 的患者仍反复发生晕厥或 bVT/pVT。携带 *RYR2* 突变患者发病更早，预后较差，氟卡尼能够有效减少 *RYR2* 基因突变携带者的室性心律失常事件的发生（Ⅱa 类，C 级）。

5. 植入 ICD。已确诊 CPVT 的患者，尽管接受了最佳药物治疗和/或 LCSD，仍有心搏骤停、反复晕厥或 VT。

6. 无症状的 CPVT 患者不推荐 ICD 作为独立治疗方法。

7. LSCD。确诊 CPVT，在单独服用 β 受体拮抗药的情况下，仍反复发生晕厥或 VT，或有数次 ICD 恰当放电记录；不能耐受 β 受体拮抗药或有 β 受体拮抗药禁忌证。

九、遗传性心房颤动

心房颤动（atrial fibrillation，AF，简称房颤）是以心房快速无序地收缩为特征的临床最常见的心律失常之一，人群患病率 0.95%，可以从无症状到明显的症状，包括心悸、胸闷和气短等。此外，还可造成心力衰竭、脑卒中及栓塞等并发症。多数房颤好发于老年人及具有器质性心脏病或存在明确危险因素的人群，如高血压、心力衰竭和瓣膜性心脏病患者，但仍有 2%~16% 的房颤患者无明确基础疾病，发病年龄相对较年轻，而且没有合并有明显的基础性疾病，曾被称为孤立性房颤。部分患者呈明显的家族聚集性，约占孤立性房颤患者的 15%，基因突变是其重要病因之一，遗传模式符合孟德尔遗传定律，亦称为遗传性房颤。

【致病基因】

房颤的致病基因主要涉及心脏钾通道，通过改变心房肌细胞的电生理特性增加心房易损性。编码缝隙连接蛋白、心房利钠肽、核孔蛋白等相关基因变异同样与房颤发生相关，这也反映了房颤电生理机制的复杂性。此外，房颤还可作为一种伴随疾病，与 BrS、长 QT 间期综合征及心肌病等其他遗传性心血管病共存。

【遗传诊断】

1. **检测目的基因推荐（包括但不限于以下基因）** 钾通道编码基因 *KCNQ1*、*KCNE2*、*KCNE3*、*KCNJ2*、*KCNH2*、*KCNE5*、*KCNA5* 和 *ABCC9*；钠通道编码蛋白 *SCN5A*、*SCN1B*、*SCN2B* 和 *SCN3B*；兰尼丁受体编码基因 *RyR2*；缝隙连接蛋白编码基因 *GJA5* 和 *GJA1*；发育相关蛋白编码基因 *TBX5* 和 *GATA5*；ANP 编码基因 *NPPA* 及核孔蛋白编码基因 *NUP155*（Ⅱb 类推荐，C 级证据）。

2. **适用人群推荐**

（1）对于具有明确基础心脏疾病的房颤患者，目前不常规推荐行基因突变检测及 *SNP* 基因分型（类推荐，C 级证据）。

（2）对于具有明显家族遗传倾向，且无明确基础疾病的早发（发病年龄<40 岁）房颤患者，可根据实际临床情况考虑进行基因检测。若在上述人群中发现致病突变，可考虑对该患者的一级亲属进行基因检测（Ⅱb 类推荐，C 级证据）。

【临床应用推荐】

1. 对可疑遗传性房颤患者的遗传学检测可包括基因突变检测及 SNP 基因分型（Ⅱb 类推荐，C 级证据）。

2. 目前尚无足够证据支持基因检测可指导房颤的治疗或改善患者的预后，且相关基因突变多局限单一家系，但基因检测或可有助于房颤的早期诊断（Ⅱb 类推荐，C 级证据）。

十、遗传性病态窦房结综合征

病态窦房结综合征（sick sinus syndrome，SSS）是由于窦房结及其邻近组织病变引起窦房结起搏功能和/或窦房结冲动传出障碍,从而导致多种心律失常与临床症状的综合征。患者的心律失常多与窦房结电冲动产生与传导异常相关,主要包括窦性心率过缓、窦性停搏、窦房传导阻滞、快-慢综合征或慢快综合征等。病态窦房结综合征在65岁以上心脏病患者中的发生率约为1/600,在正常人群中的发病率约为每年0.8/1 000人。遗传性病态窦房结综合征(inherited SSS)也称先天性病态窦房结综合征(congenital SSS)或家族性病态窦房结综合征(familial SSS)。是指由遗传因素引起的心脏窦房结功能障碍并导致多种心律失常与临床症状的综合征。遗传性SSS可见于无心脏结构异常或其他心脏疾病的胎儿、婴幼儿或儿童,发病具有明显的家族倾向但缺乏具体的流行病学数据,遗传方式主要为常染色体显性遗传与常染色体隐性遗传两种模式。

【致病基因】

至今遗传性SSS已报道有10个致病基因与之相关,致病突变的发现绝大多数出自国外研究报道。其中已明确的致病基因有 *SCN5A*、*HCN4*、*MYH6* 与 *ANK2*,可能的致病基因有 *GNB2*、*KCNQ1*、*CACNA1D*、*LMNA*、*CAV-3* 和 *PRKAG2*。截至2016年,国人共报道具有遗传性 SSS 疾病表型的家系大约有24个,多数属病案报道并未筛查致病基因突变,有1例家系筛查到致病基因 *PRKAG2* 并发现1个致病突变。

按照致病基因分类,遗传性 SSS 可分为四型:*SCN5A* 基因突变导致的遗传性 SSS Ⅰ型、*HCN4* 基因突变导致的遗传性 SSS Ⅱ型、*MYH6* 基因突变导致的遗传性 SSS 型和 *ANK2* 基因突变导致的遗传性 SSS Ⅳ型。

编码心脏 Na^+ 通道基因的 *SCN5A* 是遗传性 SSS 发现的首个致病基因,致病突变大约有24个,可以引起常染色体显性和隐性两种遗传方式。由 *SCN5A* 杂合突变导致的显性家族遗传的主要的分子机制是 *SCN5A* 功能丧失性突变导致的窦房结兴奋传导异常,即窦-房传导障碍。值得注意的是,由于 *SCN5A* 编码的钠通道是心肌细胞产生动作电位中的重要参与蛋白,因此部分由 *SCN5A* 突变引起的遗传性 SSS 患者还同时合并有其他心律失常表型(如 Brugada 综合征、长 QT 间期综合征、进行性心脏传导疾病等)。

HCN4 编码的超极化激活环核苷酸门控钾通道是窦房结组织产生电冲动的关键离子通道蛋白,其突变导致的通道功能丧失可导致常染色体显性遗传性 SSS。至今有大约10个 *HCN4* 基因突变被报道与遗传性 SSS 相关。*HCN4* 基因突变导致的窦房结细胞动作电位自发形成障碍是主要的发病机制。

编码人类 α 肌球蛋白重链家族的 *MYH6* 是主要致病基因中一个非离子通道基因,遗传方式为常染色体显性遗传。至今仅有2个 *MYH6* 基因突变与1个罕见变异被报道与遗传性 SSS 相关。首个与 SSS 相关的 *MYH6* 基因变异报道来自一项由38 384人参与的全基因组关联研究(GWAS)研究结果。随后于2015年,1项先证者筛查研究与1项家系研究发现了1个致病突变,进一步证实了 *MYH6* 基因和遗传性 SSS 的相关性。

锚蛋白 ankyrin2 是由 *ANK2* 基因编码并主要表达于心肌当中的结构性连接蛋白,其作用是辅助固定、连接离子通道蛋白与大型结构蛋白,维持离子通道在细胞中的正常分布。由 *ANK2* 引起的遗传性 SSS 为常染色体显性遗传模式。目前已知与遗传性 SSS 相关的致病突变有2个,分别来自于2个独立家系报道。

除了上述明确的致病基因,也有来自于 *GNB2*、*KCNQ1*、*CACNA1D*、*LMNA*、*CAV-3*、*PRKAG2* 基因的致病突变被报道与遗传性 SSS 表型相关联,但均来自基因型-表型连锁值(LOD)小于3的家系研究或散发病例报道,缺乏更多的遗传学证据证实其致病性,故为遗传性 SSS 的可能致病基因。

【遗传诊断】

1. 检测目的基因推荐　至今已报道能够引起遗传性 SSS 的致病突变中,已明确的4个致病基因(*SCN5A*、*HCN4*、*MYH6* 和 *ANK2*)的突变数量大约占突变总量的85%~90%。推荐进行 Sanger 测序法或基于二代测序(next generation sequencing, NGS)的多基因靶向测序(multi-gene panel)法,测序靶基因需要至少包含 *SCN5A*、*HCN4*、*MYH6* 与 *ANK2* 四个主要的致病基因(Ⅰ类推荐,证据水平 C)。

2. 适用人群推荐

(1) 对于具有阳性家族史(先证者本人及家属在临床上诊断为 SSS)的患者,推荐进行遗传检测。

(2) 通常 SSS 典型诊断年龄在65岁以上。若未成年人诊断为 SSS,在排除其他可能原因(例如心脏畸形矫正手术后心房创伤)后,可以进行遗传检测以明确病因。

（3）如果在一个家系成员中检测出明确的常染色体显性遗传致病变异，那么携带有该杂合子变异的家庭成员亦有较大的风险发生 SSS，需要对其进行遗传检测。

（4）不推荐 65 岁以上，无阳性家族史的 SSS 患者进行遗传检测。

【临床应用推荐】

对于变异检测结果的判读依据，推荐参考 2015 年由美国医学遗传学与基因组学学会（American College of Medical Genetics and Genomics，ACMG）发表的关于遗传检测结果解读与遗传诊断指南（standards and guidelines for the interpretation of sequence variants：a joint consensus recommendation of the American College of Medical Genetics and Genomics and the Association for Molecular Pathology）。本指南提供了一系列的判定标准与网络工具，并将其分为致病的（pathogenic），可疑致病的（likely pathogenic），良性的（benign），可疑良性的（likely benign），意义不明的（uncertain significance）五类（Ⅰ类推荐，证据水平 C）。

十一、进行性心脏传导疾病

进行性心脏传导疾病（progressive cardiac conduction disease，PCCD）是心脏传导系统退行性纤维化改变引起的改变，男性患者多于女性患者。病程呈进行性加重，患者早期无临床症状，心电图特征为 PR 间期和 QRS 时限延长，出现房室或室内传导阻滞、左或右束支阻滞、心房静止、窦房结功能不良、窦房传导阻滞等异常，当患者进展至间歇性或慢性高度或三度房室传导阻滞时，可突发黑矇、晕厥、阿-斯综合征，甚至心脏性猝死，具有潜在的致命危害。PCCD 根据是否有合并疾病分为孤立性和非孤立性，孤立性 PCCD 不存在心脏以外的表型且心脏结构正常，非孤立性 PCCD 常合并先天性心脏病、心肌病和心脏以外的其他疾病。

【致病基因】

PCCD 具有明显的遗传倾向，主要遗传方式为常染色体显性遗传，隐性遗传及散发病例少见。目前已报道 26 个基因与其相关。我国目前已报道 45 个家系中 230 余名 PCCD 患者，部分家系患者合并心肌病、肌营养不良和其他心律失常，其中少数进行了基因检测，检出 *SCN5A*、*LMNA*、*PRKAG2*、*PDYN*、*CLCA2*、*DES* 等基因突变。另有 252 例散发先天性 PCCD 病例报道，多为婴幼儿，合并有先天性心脏病，部分患儿的母亲患有风湿免疫疾病，考虑与孕期母体 Ro/SSA 等抗体损害胎儿传导系统有关。

编码心脏钠通道 Nav1.5 蛋白的 *SCN5A* 基因是首个被发现的 PCCD 致病基因，*SCN5A* 基因突变引起的 PCCD 常与 Brugada 综合征、病态窦房结综合征等存在一定的临床表型重叠。目前已发现 *SCN5A* 的 30 余个突变与 PCCD 有关，国内已报道 *R1193Q*、*Y1495X*、*A1428S*、*S593G*、*A1180V*、*A1784G*、*L1001Q* 等突变位点。队列研究显示，*SCN5A* 基因截断突变和失活的错义突变比有活性的错义突变表型更为严重。另外两个常见的致病基因为 *TRPM4* 和 *LMNA*。*LMNA* 基因突变最初在常染色体显性遗传的扩张型心肌病合并心脏传导疾病家系中发现，国人中亦有报道。*TRPM4* 基因在人类浦肯野纤维中高表达，功能获得型 *TRPM4* 基因突变可导致孤立性 PCCD。

其他编码心脏离子通道的基因，如 *SCN1B*、*CACNB2*、*HCN4*、*KCNQ1*、*KCNH2* 等也报道与 PCCD 相关，其中钾通道基因突变引起的 PCCD 与长 QT 间期综合征存在表型重叠。编码桥粒蛋白、缝隙连接蛋白和 T-盒的基因亦与 PCCD 有关。*PRKAG2* 基因突变在国内外合并有心室预激、肥厚型心肌病的家族性心脏传导异常的多个家系中被发现，其中 *Arg302Gln* 是热点突变。同源框转录因子基因 *NKX2-5* 突变可引起 PCCD，并且多伴有房间隔缺损。*PDYN* 基因编码强啡肽原，是新近在国人 PCCD 家系中通过全外显子测序发现的相关基因。此外，Holt-Oram 综合征、扩张型心肌病、DES 相关肌病、肢带型肌营养不良、强直性肌营养不良等单基因遗传病，有时会表现为心脏传导疾病，为 PCCD 的拟表型疾病。

【遗传诊断】

1. 检测目的基因推荐

（1）孤立性 PCCD 检测必须包括 *SCN5A*、*TRPM4* 等 2 个明确的 PCCD 致病基因（Ⅰ类推荐，C 级证据）。

（2）合并左心室收缩功能不全和扩张型心肌病的 PCCD（PCCD 发生在前）检测必须包括 *LMNA* 基因

（Ⅰ类推荐,C级证据）。

（3）合并房间隔缺损等先天性心脏病的 PCCD 检测必须包括 *NKX2.5* 基因（Ⅰ类推荐,C级证据）。

2. 适用人群推荐

（1）基于病史、家族史以及心电图表型,临床高度怀疑 PCCD 的患者（Ⅱa类推荐,C级证据）。

（2）推荐家族成员及其他相关亲属进行特点突变位点检测（Ⅰ类推荐,C级证据）。

【临床应用推荐】

先证者检出明确致病基因突变后,推荐在家族成员及其他相关亲属中检测该突变（Ⅰ类推荐,C级证据）。

（陈义汉　浦介麟）

参 考 文 献

［1］Elliott PM,Anastasakis A,Borger MA,et al. 2014 ESC guidelines on diagnosis and management of hypertrophic cardiomyopathy:the task force for the diagnosis and management of hypertrophic cardiomyopathy of the European Society of Cardiology（ESC）. Eur Heart J,2014,35(39):2733-2779.

［2］Hershberger RE,Morales A,Siegfried JD. Clinical and genetic issues in dilated cardiomyopathy:a review for genetics professionals. Genet Med,2010,12(11):655-667.

［3］Haas J,Frese KS,Peil B,et al. Atlas of the clinical genetics of human dilated cardiomyopathy. Eur Heart J,2015,36(18):1123-1135.

［4］Richards S,Aziz N,Bale S,et al. Standards and guidelines for the interpretation of sequence variants:a joint consensus recommendation of the American College of Medical Genetics and Genomics and the Association for Molecular Pathology. Genet Med,2015,17(5):405-424.

［5］Hershberger RE,Givertz MM,Ho CY,et al. Genetic evaluation of cardiomyopathy:a clinical practice resource of the American College of Medical Genetics and Genomics(ACMG). Genet Med,2018,20(9):899-909.

［6］中华医学会心血管病学分会精准心血管病学学组,中国医疗保健国际交流促进会精准心血管病分会,中华心血管病杂志编辑委员会. 单基因遗传性心血管疾病基因诊断指南. 中华心血管病杂志,2019,47(3):175-196.

［7］Priori SG,Wilde AA,Horie M,et al. HRS/EHRA/APHRS expert consensus statement on the diagnosis and management of patients with inherited primary arrhythmia syndromes:document endorsed by HRS,EHRA,and APHRS in May 2013 and by ACCF,AHA,PACES,and AEPC in June 2013. Heart Rhythm,2013,10(12):1932-1963.

［8］Pflaumer A,Davis A. Guidelines for the diagnosis and management of Catecholaminergic Polymorphic Ventricular Tachycardia. Heart,Lung and Circulation,2012,21:96-100.

［9］Gundlund A,Olesen JB,Staerk L,et al. Outcomes associated with familial versus nonfamilial atrial fibrillation:A matched nationwide cohort study. J Am Heart Assoc,2016,5(11):e003836.

［10］Elliott P M,Anastasakis A,Borger MA,et al. 2014 ESC Guidelines on diagnosis and management of hypertrophic cardiomyopathy:the task force for the diagnosis and management of hypertrophic cardiomyopathy of the european society of cardiology（ESC）. Eur Heart J,2014,35(39):2733-2779.

第十七章　心脏性猝死和心肺复苏

心脏性猝死(sudden cardiac death,SCD)是指由各种心脏原因引起的、急性症状发作后 1 小时内所致的自然死亡,其通常发生在院外,且发病突然、进展迅速,是心血管疾病的主要死亡原因。

多种疾病均可导致 SCD,但与 SCD 主要相关的疾病是冠心病和心力衰竭。无论是否合并心肌梗死,冠心病都是导致 SCD 的最常见病因,约占全部 SCD 的 75%。对于心力衰竭患者,主要死亡原因:第一是心功能的恶化;第二是 SCD,后者约占全部心力衰竭死亡原因的 1/3。

目前,随着人口老龄化速度的加快和生活水平的提高,中国冠心病和心力衰竭患者的数量日益增加。相应地,SCD 已成为直接危及人民生命的一大杀手。SCD 对人民的健康造成了巨大危害,也对社会造成了巨大的经济损失。正因为如此,SCD 目前已成为当代医学所高度关注的公共健康问题。

【流行病学】

据估计,全球每年约有 3 000 000 例 SCD 事件发生,发生率远高于艾滋病、乳腺癌、肺癌、脑卒中等。其中,美国 SCD 年发生率为 0.1%~0.2%,每年有 20 万~45 万人死于 SCD,约占总死亡人数的 13%。欧洲和日本与之接近。亚太部分地区和国家的调查显示,SCD 发生率波动在 0.01%~0.18%。

而在中国,一项国家十五攻关项目首次得出的中国 SCD 流行病学资料显示:我国 SCD 发生率为41.84/10 万,约占总死亡的 9.5%,若以 13 亿人口推算,SCD 总人数约为 54.4 万/年,总人数多于美国。

【病因】

SCD 常见于除溺水、电击、药物中毒、手术和麻醉意外等非心脏原因之外任何一种心脏病和其他疾病的严重状态,且在全部死因中所占的比例有逐渐增加的趋势。在美国、欧洲各国等冠心病高发国家中,SCD 所造成的死亡人数占全部死亡病因的 25%~30%。除此之外,各种器质性心脏病患者都有发生 SCD的可能。流行病学研究显示,SCD 最常见的病因是冠心病,20%~25% 的冠心病患者以猝死为首发表现,心肌梗死患者 75% 可发生 SCD。在西方发达国家,冠心病造成的 SCD 可占猝死原因的 80%。除此之外,一些先天性或遗传性疾病也是猝死的常见原因。

1. **冠状动脉异常**　急性或陈旧性心肌梗死是 SCD 最常见的原因。急性冠脉综合征和缺血性心肌病患者所致的 SCD 约占 SCD 总数的 80%。约半数急性冠脉综合征患者在到达医院之前死去,其中大部分是由于 SCD。非冠状动脉粥样硬化引起的冠状动脉异常也可导致 SCD,主要包括先天性冠状动脉畸形、冠状动脉栓塞、冠状动脉硬化、冠状动脉机械损伤或梗阻、冠状动脉痉挛等。

2. **心肌疾病和其他器质性心脏病**　包括原发性扩张型心肌病、肥厚型心肌病、致心律失常性右心室心肌病、心脏瓣膜病、左心室肥大、心肌炎、高血压、先天性心脏病、代谢性心肌病、限制型心肌病、二尖瓣脱垂综合征、Chagas 病和心肌炎,以及原发或转移性心脏肿瘤等。

3. **心力衰竭**　是各种器质性心脏病发展至晚期的一个综合征。重度心力衰竭患者,50% 以上会发生SCD,其机制主要是快速性室性心律失常。研究表明,多达 40% 的心力衰竭患者是突然死亡的,SCD 发生危险将随着左心功能的恶化而增加,心功能较好者(Ⅰ级或Ⅱ级)总病死率较心功能差者(Ⅲ级或Ⅳ级)低,但SCD发生率在心功能较好者相对更高,特别是中度心功能不全的患者。

4. 离子通道病或原发性心电异常 涉及长QT间期综合征、短QT综合征、Brugada综合征、特发性室颤、预激综合征(主要是伴有心房颤动)等。

5. 药物等外界因素 如抗心律失常药物的致心律失常作用、洋地黄过量、拟交感药物、抗抑郁药和锑剂中毒等。

6. 电解质和酸碱平衡失调 如低钾血症、高钾血症、低镁血症和酸中毒等。

7. 其他 包括心脏外科手术后、造影或心导管刺激等。

【病理生理】

在大多数发生SCD的患者中,心脏结构的异常是发生基础。然而,结构异常基础上的功能变化也常可导致电活动的不稳定,从而引起致命性的快速性或缓慢性心律失常。心脏的结构与功能之间是相互作用相互影响的,当突然出现的心电学事件打破它们之间的平衡状态时,就可能发生心律失常乃至SCD。

SCD可以发生在心脏"看起来"正常的患者,其机制大部分是心律失常,如室性心动过速(室速)或心室颤动(室颤),而未显示出心脏结构的变化。心脏结构异常难以被发现的原因可能是当前临床检查的敏感性较低,但即便是一些微小的心脏结构改变也可能是致命性心律失常乃至SCD的潜在危险因素,如冠状动脉非阻塞性斑块基础上的冠脉痉挛、局部心肌炎症、部分心肌病及传导系统的异常。这些诊断的最终确立需要在证明了相应组织结构损伤的基础之上,因此常需要组织学检查或心内膜活检,甚至尸检。另一方面,在心脏结构正常的人群,心脏电活动不稳定也可导致SCD。除此之外,SCD可能还存在遗传基础,基因的异常可能导致个体心脏蛋白或离子通道的改变。例如,长QT间期综合征、Brugada综合征、扩张型或肥厚型心肌病等,都被认为是可以导致SCD的单基因疾病的范例。冠状动脉病变基础上的血栓形成和心肌梗死患者是发生致命性心律失常的主要人群,随着基因检测技术的发展,基因多态性在急性斑块破裂中所扮演的角色逐渐被认识,新的线索也逐渐出现,如通过对可以降解斑块纤维帽的基质金属蛋白酶的观察可发现其遗传性改变。另外,血小板黏附、血栓形成和凝血瀑布通路中的分子多态性都可能与SCD易感性相关。大规模的流行病研究显示,SCD有家族易患性,这种易患性包括家族的环境,如饮食、精神、发育等因素。遗传机制不一定是DNA的变异,也可能是一个或多个DNA的多态性导致了SCD患者的易患性。

综上所述,这些因素的相互作用是SCD病理生理机制的一个重要方面。自主神经系统的激活是关键事件,导致交感张力增加和副交感张力减弱,从而导致血压、心率、血小板凝聚和血液黏稠度增加。这些改变使室颤阈值降低,趋于使动脉粥样硬化斑块破裂、血小板凝聚,从而引起缺血性事件(心绞痛或心肌梗死)或心电性事件(心律失常),最终导致SCD。其中主要机制是致命性心律失常,80%~90%为室速或室颤,其余少数为严重缓慢性心律失常、心脏停搏及电机械分离。极少数SCD机制属非心律失常性,如心脏或主动脉破裂、心脏压塞、心内机械性梗阻和主动脉夹层等。根据直接导致SCD的心律失常类型不同,下面将就其病理生理机制分别介绍如下。

1. 快速性室性心律失常 SCD的患者中快速性室性心律失常主要包括室速/室颤,尤其是室颤最为常见。室颤的患者较无脉性电活动或心室停搏的患者预后更好。室颤需要的抢救较为特定,如果在合适的时间窗内进行有效的除颤则效果良好。室颤的抢救时机可以被基础生命支持(如胸外心脏按压)所延长,为除颤争取时间。另外,心肺复苏也可使心室颤动波的特性产生变化,从而使除颤成功率更高,易于恢复循环。

在SCD患者中,80%的患者电生理机制表现为室颤,持续性室性心动过速则少见。这两种致命性心律失常通常发生在心脏结构异常和心电结构缺陷的患者,并由某种触发因素所诱发。室颤大多由室速引起,自发性室颤少见。在无心肌易激性的情况下,许多事件(如频发和复杂的室性期前收缩)可以是无害的。一旦发生心肌缺血,受累心肌细胞的跨膜静息电位和动作电位振幅及动作电位时限将降低,从而引起心肌传导减慢和电生理特性的不稳定,使之与邻近非缺血心肌间易产生折返性心律失常。此时,如有提前的冲动(如室性期前收缩)发生,则可进一步加剧缺血心肌或增加异常心肌与正常心肌间的复极离散性,最后导致快速性室性心律失常。

2. 缓慢性心律失常和心脏停搏　统计学资料显示,在救护车上突发死亡的患者中,心电监测显示初始心律失常即为缓慢性心律失常的仅占17%,另有其他数据显示缓慢性心律失常导致SCD的患者约占20%。其机制主要是由于窦房结和房室结失去正常功能,下级自律性组织不能起到发放正常逸搏的功能,多种器质性和功能性的异常均可导致上述情况的发生。严重器质性心脏病者由于长期心肌缺血,可引起心内膜及浦肯野纤维的弥漫性损害,最终导致显著的心动过缓和心室停搏。

3. 无脉性电活动（电-机械分离）　是指心脏依然存在有规律的电活动现象,但无有效的机械收缩功能。其特点是摸不到脉搏,听不到心音,心脏无泵血功能,但心电图仍可记录到心电活动。心电图表现为频率30~40次/min、宽大畸形的QRS波群。无脉性电活动的患者预后很差,生存率很低,常为严重心脏病的终末期表现。

原发性无脉性电活动多见于严重器质性心脏病患者,特别是心肌缺血、心搏骤停、骤停复苏后及重症充血性心力衰竭末期。继发性患者可见于心脏静脉回流突然中断,如大面积心肌梗死、人工瓣膜急性功能不全、大失血、心脏破裂和心脏压塞等。有研究显示,无脉性电活动和心脏电活动静止在30%的心搏骤停患者中出现,而这一数据常与患者症状发作和心电监测之间的时间间隔有关,提示无脉性电活动和心室停搏是心搏骤停的晚期表现。

【预测因素】

临床实践中,患者发生SCD事件前可以有心脏疾病的表现,但SCD的发生具有无法预测的特点,相当数量的心脏病患者以SCD为首发表现。而且,绝大多数SCD病例发生在医院外,事件一旦发生,生存比例甚低。因此,在临床工作中做到全面认识SCD的危险因素,准确预测SCD的发生风险十分重要。

SCD的发生主要与心脏结构的改变、心电易损性增加及自主神经系统调节障碍相关。既往认为,心内科电生理检查是评估和预测恶性心律失常相对科学的检测方法,能否诱发室性心律失常乃至室速、室颤可作为早期预测及危险分层的指标。但临床试验结果显示,心内电生理检查对恶性室性心律失常和SCD的预测价值有限,且该方法为有创性检测,不能作为常规预测方法使用。近年来在无创心电图领域发展了一些新的预测方法和指标,这些指标可用来预测恶性室性心律失常的发生。同时,对这些心电图指标发生机制的研究,又推动了对心律失常发病机制的研究进展。目前用于预防SCD风险的主要危险因素如下所述。

1. 心搏骤停复苏病史　既往有过心搏骤停复苏史的患者被认为是SCD的高危患者。在这些患者中,有50%的患者会在首次心搏骤停事件后1年内再次发生。一旦心搏骤停发生在医院外,患者生存率将不及15%。

2. 心肌梗死　是SCD的独立危险因素。心肌梗死患者SCD的发生率是正常人的4~6倍,可使SCD的危险增加5%。若同时合并有左心室功能减低或室性心律失常,危险性将增加10%~15%。心肌梗死后左心室射血分数(LVEF)<40%,伴有非持续性或可诱发、药物不可抑制的室速患者,SCD的5年发生率为32%。

3. 心力衰竭　尽管心力衰竭在病理生理机制、药物治疗及器械治疗方面都取得了重大进展,但心力衰竭患者SCD的发生率并无明显降低。缺血性心脏病出现心力衰竭的患者有发生SCD的高风险,而左心功能不全的器质性心脏病患者是SCD高危预测因素。

4. 心室晚电位　是位于QRS波终末部的高频低幅碎裂电位,是心室肌内存在非同步除极和延迟传导的电活动表现。其预测心肌梗死伴恶性心律失常的敏感度为58%~92%,特异度为72%~100%。

5. 心率变异性　是指逐次心搏周期差异的变化情况,可以反映神经体液因素对心血管系统的调节情况。其数值缩小提示心脏自主神经功能受损,恶性心律失常和SCD的发生风险增加。其预测心肌梗死患者发生心律失常事件的敏感度为58%,阳性预测值为53%,目前被认为是SCD风险的独立预测因素,但通常主要用来预测与自主神经调节障碍有关的心律失常事件。

6. **QT 离散度（QT dispersion，QTd）**   是指标准 12 导联心电图最大 QT 间期与最小 QT 间期之差。QTd 预测心肌梗死患者发生室性心律失常的敏感度为 70%，特异度为 78%。在不同的疾病中，QTd 的预测价值差别很大，如对慢性心力衰竭患者，QTd 不能预测恶性心律失常的发生。目前尚无统一的 QTd 测定方法，其实际应用价值有限。

7. **QT 间期延长**   病因可能与遗传、电解质紊乱、药物作用及自主神经张力失衡有关。病理检查可见窦房结动脉中层明显增厚、窦房结和右心房处出血，窦房结纤维化和脂肪变性等。体表心电图 QT 间期延长多见于心力衰竭患者，迄今为止研究已证实长 QT 间期综合征和 Brugada 综合征与致命性室性心律失常和 SCD 的发生密切相关。在先天性长 QT 间期综合征患者，运动、激动、惊恐等交感神经张力增高是危险因素，可诱发出尖端扭转型室速，若短期内自行终止，可仅表现为晕厥，若转变为室颤则极易导致 SCD。Brugada 综合征患者心电图 ST 段呈穹隆或马鞍形改变，易反复发作多形性室速及室颤。

8. **T 波电交替（T wave alternate，TWA）**   是指 T 波或 T、U 波的形态、幅度甚至极性发生交替性改变，而不伴 QRS 波形态和心动周期的明显改变。其发生的机制可能与心肌细胞复极不一致及心肌细胞离子通道功能障碍有关。T 波电交替对预测电生理检查中诱发的恶性心律失常的敏感度为 81%、特异度为 84%、相对危险度为 5.2、阳性预测值为 76%、阴性预测值为 88%。近年来发展的微伏级 T 波电交替检测技术比传统 T 波电交替更为灵敏，对缺血性心脏病伴心律失常的预测有较高价值。

9. **早期复极改变**   为下壁或侧壁导联 J 点抬高至少 0.1mV，表现为 QRS-ST 处粗钝或切迹，即为 J 波。研究发现，其在特发性室颤患者中的发生率高于对照组，且以男性多见，晕厥史和睡眠中发生 SCD 的发生率较高。因此，目前认为早期复极改变存在潜在的致心律失常性，与心搏骤停或 SCD 有关。

10. **动态心电图（Holter 监测）**   可连续记录受检者在不同状态下的心电图，是临床常用的重要监测手段。频发和复杂的室性心律失常是总病死率升高的重要标志。在心肌梗死后第 1～2 年 Holter 监测记录到复杂的室性期前收缩常提示有突发 SCD 的危险趋势，其形态学变化或室性期前收缩多形态的反复出现亦可作为 SCD 的一个预测标志。室性期前收缩患者心电图中有以下特征者提示猝死风险性增加：①QRS 波群不光滑，有明显的切迹或顿挫；②QRS 波幅<1.0mV；③室性期前收缩总宽度>0.16 秒；④ST 段有水平段，或 T 波与 QRS 主波同方向，且 T 波变尖并双肢对称；⑤多源性、多形性或 R on T 型室性期前收缩；⑥不同类型期前收缩同时存在和传导阻滞并存者；⑦室性期前收缩起源于左心室或左束支，而呈完全性右束支传导阻滞型。

11. **钠尿肽或 N-末端钠尿肽前体（BNP 或 NT-proBNP）**   BNP 水平预测 SCD 和室性心律失常的价值较好。荟萃分析显示 BNP 上升预测 SCD 的相对危险度为 3.68，因此 BNP 也是独立预测因子。

SCD 预测的关键是对于高危患者、危险因素及风险的识别。除了年龄、家族史、基础疾病、合并其他系统疾病等一般危险因素外，病史、体格检查、24 小时动态心电图等方法可提供一定的信息，用于评估发生 SCD 的危险性。目前可以指导风险评价的指标均有一定的价值，但不足之处在于尚不够敏感和特异，有待开展深入研究。目前，全面认识 SCD 的危险因素，进行危险评估及预测是有效防治 SCD 的关键因素，联合多项指标进行综合评估是非常必要的。

【临床表现】

心搏骤停的主要临床表现为意识丧失；呼吸快而表浅随即转为呼吸停止；重度低血压，大血管不能测到搏动，心音消失。数分钟内因组织缺氧而导致生命器官损害。大致分为以下四个阶段：前驱期、终末事件的发生、心搏骤停、生物学死亡。

1. **前驱期**   可发生在 SCD 前数天、数周或数月，包括新的心血管症状的出现和/或原有症状的加重，如胸痛、呼吸困难、心悸、疲乏无力等，症状不特异亦不敏感，不足以引起人们的重视。

2. **终末事件的发生**   是指由于心血管状态的显著改变引起的突发心悸、胸痛、头晕甚至晕厥等症状，持续时间短暂，部分患者甚至不能回忆起在发生晕厥之前有任何不适症状。

3. **心搏骤停**   其特征是严重心律失常（主要为室速/室颤），心脏失去排血功能，脑血流量急剧减少而致的意识突然丧失、呼吸断续或停止、皮肤苍白或发绀,大动脉搏动消失。短暂的心搏骤停偶尔可自行恢复意识,绝大多数心搏骤停需要紧急治疗,电复律最为有效,维持有效循环需要心脏按压。持续 4~6 分钟的心搏骤停将引起不可逆的大脑损伤。作为可逆的临床过程,心搏骤停能否成功逆转取决于原有病变性质以及开始复苏的时间。

4. 生物学死亡　8 分钟内若缺乏生命支持治疗措施,即刻复苏和长时间存活几乎不可能,进而进展到生物学死亡。

【治疗】

心搏骤停最有效的处理方法就是心肺复苏(cardio pulmonary resuscitation,CPR)。随着急救技术的提高,目前院内心搏骤停的急救成功率相对较高。然而在院外,心搏骤停的复苏成功率极低。复苏成功率不但取决于医生及医疗救护人员的急救水平和及时程度,还取决于公众,尤其是患者家属对急救知识的了解程度。因此,对于公众人群的急救知识普及和在公共场所设置急救设备非常重要。

《2020 AHA 心肺复苏和心血管急救指南更新》中,强调了心肺复苏中重要的概念,即"生存链"。"生存链"根据抢救地点的不同分为两条,分别是院内心搏骤停生存链和院外心搏骤停生存链。前者通常包括五部分,即监测和预防、识别和启动应急反应系统、高质量心肺复苏、快速除颤及高级生命维持和骤停后护理。而院外心搏骤停生存链则包括识别和启动应急反应系统、高质量心肺复苏、快速除颤、基础及高级急救医疗服务及高级生命维持和骤停后护理五部分。指南同时强调了及时抢救的重要性,任何一个环节出问题,生存的概率都会减少。

心肺复苏分为两个阶段,即基本生命支持及高级生命支持。

1. 基本生命支持(basic life support,BLS)　基本生命支持是指支持基础生命活动,迅速保证重要脏器供氧。此环节最重要,它直接关系到心搏骤停的病死率和病残率。成人基本生命支持通常包括判断环境、识别和采取措施、胸外按压(circulation,C)、开放气道(airway,A)、人工呼吸(breathing,B)及电除颤治疗。基本生命支持的具体过程见下。

(1) 评估现场安全:判断现场的安全性,在紧急情况下通过实地感受、眼睛观察、耳朵听声、鼻子嗅味等来对异常情况做出判断。

(2) 判断患者有无意识:一旦发现患者没有反应,医护人员必须立即呼救同时检查呼吸和脉搏,然后再启动应急反应系统或请求支援,及早启动救援医疗服务。

(3) 胸外心脏按压:对于没有意识、没有呼吸的患者应立即开始胸外心脏按压,具体步骤为:将患者置于平坦坚实的表面,体位摆为仰卧体位;术者位于患者的一侧,一只手的掌根部置于胸骨下半部,另一只手叠放其上并保持平行。术者手掌根部的长轴应放在胸骨的长轴上,手指离开胸部,肘固定,臂伸直,两肩与手垂直。按压时胸骨应下压 5~6cm,下压后完全放松,使胸廓充分回弹,但手不要离开胸壁。放松与下压时间相同,各占 50%,按压频率应为 100~120 次/min。为减少按压中断的时间,无论单人还是双人复苏,按压与救生呼吸的比例均采取 30:2,抢救过程中应尽量减少中断次数,一旦交换操作,中断时间应少于 10 秒。通常在按压/通气 5 个周期后再次评估生命体征,如循环未恢复,应继续心脏按压。

胸外心脏按压的并发症主要是肋骨/胸骨骨折、心脏压塞、血气胸等,按压时要注意保持手的正确位置和姿势,采用正确的按压方法,避免并发症的发生。

(4) 开放气道:是人工呼吸前的必要措施。意识丧失时,舌和会厌会阻塞咽部气道,在开放气道前应将患者头偏向一侧以清除口腔气道排泄物等异物,之后采用仰头抬颏法开放气道,具体方法为将患者仰卧于坚实平面,头勿高于胸部,一手置于患者前额并加压,使头后仰,另一手抬起下颌,使气道开放。

(5) 人工呼吸:可行口对口、口对鼻或口对屏护装置(隔板装置、面罩)呼吸,有条件者可用面罩或简易呼吸器进行救生呼吸。人工呼吸时一定要注意保持气道通畅,要求每一次呼吸能使患者肺足够膨胀,两次进气期间应使气体彻底呼出。近年来的指南逐渐淡化了人工呼吸的重要性,如果不愿意或不能进行人工通气,指南规定也可以行单纯按压的心肺复苏。

（6）电除颤：大多数非外伤性心搏骤停是由室颤所致，除颤成功的概率随时间的延长而显著降低，每延迟1min除颤成功率下降7%~10%。因此，尽早除颤通常是抢救成功的关键。除颤应与CPR的C、A、B顺序有机结合起来，不能机械分割。目前的指南提出，当施救者可以立即取得自动除颤装置（AED）时，对于成人心搏骤停患者，应尽快使用除颤器；若不能立即取得AED，应该在他人前往获取及准备AED的时候开始心肺复苏，在设备提供后尽快尝试进行除颤。

心肺复苏有效的指征包括：①自主呼吸及心搏恢复，触摸到规律的颈动脉搏动；②心电图示窦性、房性或交界性心律；③眼球活动、手脚抽搐，开始呻吟；④双侧瞳孔缩小，对光反射恢复；⑤收缩压升高至60mmHg以上；⑥面色、甲床转为红润；⑦脑功能有开始好转的迹象等。

2. **高级生命支持**（advanced life support，ALS）　是指进一步的生命支持，内容除包括继续进行的基本生命支持外，通常还包括给氧、通气、气道支持的辅助装置、循环辅助装置、药物治疗及复苏后治疗等（图2-17-1）。

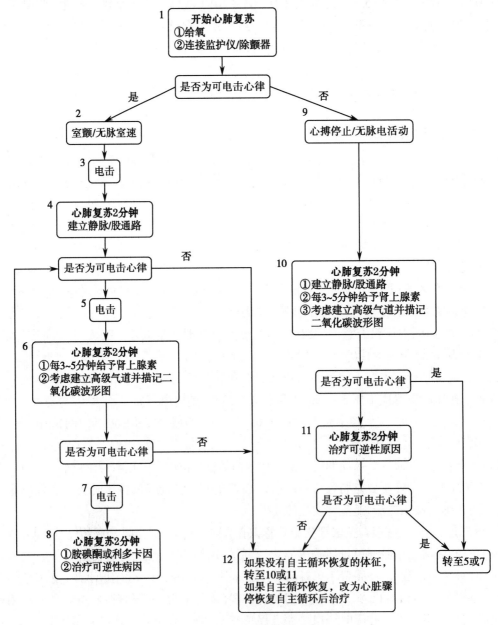

图 2-17-1　成人心肺复苏流程图

（1）高级气道支持：建立气管内插管或声门上高级气道。通过二氧化碳波形图或二氧化碳测定确认及监测气管内插管的放置；建立高级气道后，每6秒给予1次呼吸（10次/min），同时持续胸外按压。

（2）加强监护：强调监测包括血压、脉搏、心电图、血氧饱和度等在内的生理参数以优化心肺复苏质量并检测是否恢复自主循环。

（3）药物的使用：建议使用增强节律的药物、腺苷类；对于肾上腺素，目前建议的剂量为肾上腺素1mg静脉内推注，每3~5分钟1次，肾上腺素应用越早越好；对于垂体后叶素，则主要用于对肾上腺素不敏感者；对于多巴胺，不同的剂量可产生不同的效果，当抢救危重患者时，加入5%葡萄糖后先按5μg/（kg·min）静脉输注，然后递增至20~50μg/（kg·min）；对于胺碘酮，在心搏骤停患者初始剂量为300mg溶入20~30ml葡萄糖内快速推注，3~5分钟后再推注150mg，维持剂量1mg/min持续6小时后根据病情调整剂量。

在成人因室颤/无脉性室速导致心搏骤停的复苏期间使用的抗心律失常药物：可考虑将胺碘酮或利多卡因用于治疗对除颤无反应的室颤或无脉性室速。这些药物对于有人目击的患者特别有效。对这部分患者，使用药物的时间可能更短（Ⅱb，B级）。镁剂建议：不建议在成人患者的心搏骤停治疗中常规使用镁剂（级，C级）。可考虑将镁剂用于治疗尖端扭转型室速（Ⅱb级，C级）。

在成人心搏骤停后自主循环恢复后立即使用抗心律失常药物：就β受体拮抗药而言，目前的证据不足以支持或反对自主循环恢复后尽早（最初1小时内）常规使用。利多卡因：目前的证据不足以支持或反对自主循环恢复后利多卡因的尽早（最初1小时内）常规使用。如无禁忌，在证明治疗复发性室颤/无脉性室速具有挑战性时，可能考虑在特定情况下（如急救医疗服务转移期间）预防性使用利多卡因（Ⅱb，C级）。

（4）复苏后治疗：据统计，约40%~60%的院外心搏骤停幸存者在住院期间死亡，其中仅10%的死亡是心律失常所致，因为绝大部分心律失常可在重症监护室内得到控制；30%是由于严重器质性心脏病患者出现了低心排血量状态；而其余60%的死亡则是中枢神经系统损害的后果，如缺氧性脑病和长期依赖呼吸机而伴发的感染和败血症。因此，复苏后仍要加强生命支持，目标是维持患者生命体征，保证心脑肾等重要器官的有效灌注。

复苏成功后将患者转至监护病房，密切关注生命体征，包括监测体温、血压、心律、血流动力学、电解质、肝肾功能等。为防止继发感染，除加强CPR操作的无菌观念外，还可选用合理的抗生素。同时，应努力寻找心搏骤停的原因，尤其是急性心肌缺血、电解质紊乱、原发性心律失常等情况，并根据病因采取相应的措施纠正。除积极纠正缺氧、水电紊乱外，合理选用抗心律失常药物非常重要。对于心跳恢复后仍无自主呼吸者，常常合并严重脑缺氧，可应用呼吸兴奋剂，必要时可行气管切开，使用呼吸机辅助呼吸。

值得注意的是，对于心肺复苏成功者，通常脑复苏是成败的关键，缩短循环中断时间，加强有效循环功能，维持平均动脉压，降低颅内压，维持足够的脑灌注压有利于脑复苏。目前认为，低温治疗、利尿脱水、高压氧疗等对缓解缺血性脑损伤可能有益。其中，低温治疗的具体方法包括以冰袋、冰毯、冰帽等物理降温方法，以颈动脉体外冷却、血液灌注、冷水鼻腔灌注等的灌注方法及输入冷液体的方法。所有在心搏骤停后恢复自主循环的昏迷患者，都应采用目标温度管理，选定在32~36℃，并至少维持24小时。

【预防】

预防恶性心律失常的发生、及时终止室速和/或室颤是预防SCD的关键环节。SCD的预防包括SCD一级预防（SCD primary prevention）和SCD二级预防（SCD secondary prevention）。一级预防主要针对未曾发生过心搏骤停，但具有SCD高危因素的患者，如心肌梗死后射血分数低下、慢性心功能不全的患者。二级预防主要针对已经发生过心搏骤停或有过可导致心搏骤停的严重室性心律失常而抢救存活的患者，为预防其再次发生。具有SCD的高危因素，曾经发生过不明原因的晕厥，推测晕厥可能是由于室性心律失常导致者，亦属于二级预防的范畴。

临床实践中，由于大多数心搏骤停和SCD都发生在院外，并且发作突然，能进行及时有效救治的时间窗窄，所以从总的SCD人群来说仅有极少数的心搏骤停得以存活成为SCD幸存者，有机会并且需要SCD二级预防。因此，SCD的一级预防比二级预防更为重要。目前SCD预防的原则为积极预防和治疗心血管疾病;加强家庭、社区和公共场所心肺复苏培训;针对高危患者,遵循个体化原则,根据心律失常的类型、合并的基础心脏病、发作时的血流动力学状态及发生 SCD 的危险性综合考虑,除对原发疾病积极治疗外,分别或联合选择植入植入型心律转复除颤器(implantable cardioverter defibrillator,ICD)、药物或导管射频消融(radiofrequency catheter ablation,RFCA)治疗等措施。

1. 预防 SCD 的综合干预手段　包括对原发心血管疾病、心功能、电解质紊乱等危险因素的治疗,对过度激活的交感神经、肾素-血管紧张素-醛固酮系统的干预。CASS、CABG-Patch 试验显示,冠心病患者可以通过冠脉血运重建(药物、溶栓、介入治疗、冠脉旁路移植术)限制心肌梗死的范围、防止缺血事件的再发,从而降低 SCD 发生率。对于心力衰竭、心肌缺血患者,β 受体拮抗药虽然抗心律失常效果较差,但可以降低交感神经兴奋性、降低心肌耗氧量、改善心肌缺血、改善心功能、降低血压,从而减少 SCD 的发生率,改善远期预后。对于该类人群,MERIT-HF、COMET 等试验证实 β 受体拮抗药是 SCD 一级预防和二级预防的基础用药。此外,临床研究亦显示出,诸如血管紧张素转换酶抑制剂和/或血管紧张素受体拮抗药(CHARM 试验)、醛固酮拮抗剂(EPHESUS 试验)等药物亦具有一定预防 SCD 作用。

2. 抗心律失常药物(AAD）　由于绝大多数 SCD 是由恶性室性心律失常引起,因此,最初采用的预防方法是经验性地应用 AAD 来控制如室性期前收缩、非持续性室速等的心律失常,这也是患者最容易接受的治疗。

早期试验证实药物有一定的疗效,如 CASCADE 研究提示,对于室颤复发的高危患者,应用胺碘酮可以降低 SCD 的发生率。然而 CAST 试验结果的公布改变了药物预防 SCD 的历史。CAST 试验证实,对于有频发室性期前收缩病史的心肌梗死后患者,虽然应用 Ⅰ 类 AAD 能有效抑制心律失常,但增加了心律失常相关性死亡、缺血性死亡和总体病死率。有鉴于此,人们继而转向类 AAD 的研究和应用,并开展了一系列临床研究。CASCADE 研究提示类 AAD 可能优于其他抗心律失常药物,后来,类 AAD 的疗效进一步得到 CAMIT、EMIAT 及 SWORD 等试验的证实,即对于心肌梗死后患者,类 AAD 尤其是胺碘酮可以降低心搏骤停和 SCD 的发生率。但遗憾的是,这并不能有效降低总病死率。

大量的循证医学资料表明,目前尚无一种 AAD 能有效预防 SCD。然而,作为临床实践中应用最为广泛的 SCD 防治手段,AAD 仍具有重要的临床地位。β 受体拮抗药具有一定的预防 SCD 的作用,尤其在缺血性心脏病患者。此外可选用类 AAD——胺碘酮、索他洛尔、多非利特等。但需要强调的是,恶性室性心律失常有较高的复发率,且再次发作时多危及患者的生命。服用 AAD 虽能减少其发作,但不能有效预防 SCD。

3. 植入型心律转复除颤器　由美国医生 Mirowski 最早设计的 ICD 为恶性室性心律失常的治疗及 SCD 的预防开辟了一个全新的领域。ICD 能在十几秒内自动识别室颤、室速并释放电击能量除颤,成功率几乎 100%。随着设计的不断进步,工艺日趋精巧和 ICD 功能日臻完善,现已发展为具备自动诊断心动过速、抗心动过速起搏、抗心动过缓起搏、低能量转复和高能量除颤等多种功能的装置,已在临床广泛应用并造福了无数患者。

已开展的 SCD 一级(AVID、CASH、CIDS)和二级(CABG-Patch、MADIT、MUSTT、MADIT-Ⅱ、SCD-HeFT、DINAMIT、DEFINITE、COMPANION 等)研究证明,ICD 能明确改善 SCD 高危患者的生存率,是目前防治 SCD 的最有效方法。随着其在临床的广泛应用,其适应证也从 SCD 的二级预防逐渐发展为一级预防。

首项 ICD 的猝死一级预防临床试验是 90 年代末开展的 AVID 研究,AVID 入选了曾发生过室颤或血流动力学不稳定顽固性室速的患者,分别应用 ICD 或 AAD(胺碘酮或索他洛尔)治疗,结果显示,与 AAD 相比,ICD 可以显著降低总病死率。另外的一些临床试验有 CASH、CIDS 等,均证实 ICD 预防 SCD 疗效显著优于 AAD。SCD-HeFT 研究纳入了心力衰竭人群,证实 ICD 能明显减少心力衰竭患者总病死率,而胺碘酮没有显示出疗效,从而奠定了 ICD 在一级预防中的地位。从上述研究中,特别是从 AVID、SCD-HeFT 试验得到的结果提示,对于致命性室性心律失常的患者,ICD 进行二级预防明显优于抗心律失常药物,应作为治疗的首选。

ICD 的猝死一级预防试验如 MADIT、COMPANION 等从不同的角度评价了 ICD 预防猝死的疗效,证实

ICD 也可以用于心力衰竭、心肌梗死后心功能不全等患者 SCD 的一级预防,可明显降低病死率。因此,ICD 在一级预防患者中的应用得到了推广。

随着大型临床试验的开展和结果公布,ICD 的适应证也得到不断更新,《2017 AHA/ACC/HRS 室性心律失常处理与预防心脏猝死指南》中对 ICD 应用的主要建议如下所述。

(1) Ⅰ 类适应证

1) 缺血性心脏病,室速或室颤所致 SCD 幸存者,或有血流动力学不稳定的室速或非可逆因素导致的稳定室速,预计生存期>1 年,推荐植入 ICD。

2) 缺血性心脏病伴晕厥者,若电生理检查诱发单形持续性室速,预期生存期>1 年,推荐植入 ICD。

3) 缺血性心脏病 LVEF<35%,心肌梗死后至少 40 天,或再血管化后 90 天,若在指南指导的药物治疗的基础上,心功能仍为Ⅱ或级者(NYHA 分级),推荐 ICD 作一级预防。

4) 陈旧性心肌梗死有非持续性室速(NSVT),LVEF<40%,电生理检查可诱发室速或室颤者,若预计生存期>1 年,推荐植入 ICD 。

5) 非缺血性心肌病,若为室速/室颤所致 SCD 幸存者,或有血流动力学不稳定的室速,或非可逆因素导致的稳定性室速,预期生存期>1 年,推荐植入 ICD。

6) 非缺血性心肌病,预期生存期>1 年,若在药物治疗基础上,仍有心功能Ⅱ或级心力衰竭症状,LVEF≤35%,推荐使用 ICD。

7) 致心律失常性右心室心肌病预期生存期>1 年,若有 SCD 风险增加的其他指标,如 SCD 幸存者、持续性室速、明显心功能异常、右心室射血分数(RVEF)或 LVEF≤35% 等,推荐植入 ICD。

8) 肥厚型心肌病预期生存期>1 年,若为室速/室颤所致 SCD 幸存者,或持续性自发室速,导致晕厥与血流动力学不稳定者,推荐植入 ICD。

9) 心脏结节病预期生存期>1 年,若有持续性室速,或 SCD 幸存者,或 LVEF≤35%,推荐植入 ICD。

10) 离子通道病的 SCD 幸存者,预期生存期>1 年,推荐植入 ICD。

11) Brugada 综合征预期生存期>1 年,自发Ⅰ型 Brugada 心电图改变,若有 SCD、持续性室性心律失常或近期疑似室性心律失常导致的反复晕厥,推荐植入 ICD。

12) 特发性多形性室速/室颤所致 SCD 的幸存者,预期生存期>1 年,推荐植入 ICD。

(2) Ⅱ 类适应证

1) 非缺血性心肌病,预期生存期>1 年,若在药物治疗基础上,仍有心功能Ⅰ级心力衰竭症状,LVEF≤35%,可考虑植入 ICD(Ⅱb 类)。

2) 致心律失常性右心室心肌病预期生存期>1 年,若晕厥由室性心律失常所致,有理由植入 ICD(Ⅱa 类)。

3) 肥厚心肌病预期生存期>1 年,若合并下列一项或多项危险因素,有理由植入 ICD(Ⅱa 类):包括左心室最大室壁厚度≥30%,一个或多个一级亲属中疑似因肥厚型心肌病引起 SCD 及近 6 个月内出现一次或多次不明原因的晕厥。

4) 肥厚型心肌病预期生存期>1 年,若具备猝死风险的因素或高危因素及以下条件,有理由植入 ICD(Ⅱa 类):包括自发 NSVT 及运动导致血压异常。

5) 肥厚型心肌病预期生存期>1 年,若不具备其他引起猝死的因素,但具备下列条件者,可考虑植入 ICD,然而是否获益尚不清楚(Ⅱb 类):有自发 NSVT 或运动导致血压异常。

6) 心脏结节病预期生存期>1 年,LVEF>35%,有晕厥,心脏磁共振或正电子发射扫描检查发现心肌瘢痕,若有永久起搏器适应证,有理由植入 ICD(Ⅱa 类)。

7) 心脏结节病预期生存期>1 年,LVEF>35%,可行电生理检查,若诱发持续性 VT,有理由植入 ICD(Ⅱa 类)。

除 ICD 之外,近些年所设计出的其他类型除颤器,包括全皮下植入型心律转复除颤器(subcutaneous implantable cardioverter defibrillator, S-ICD)及可穿戴式心脏除颤器(wearable cardioverter defibrillator,

WCD)也逐渐在临床得到广泛应用,并已在国际指南中得到推荐:①符合 ICD 植入适应证的患者,若血管通路不畅,或存在感染高风险,同时又不需要或预计不需要起搏治疗心动过缓、终止室速或再同步双心室起搏者,推荐植入 S-ICD(Ⅰ类)。②符合 ICD 植入适应证的患者,若不需要或预计不需要起搏治疗心动过缓、终止室速或再同步双心室起搏者,有理由植入 S-ICD(Ⅱa 类)。③既往 SCD 或持续性室性心律失常,已植入 ICD 者,若需移除 ICD 装置(如感染等原因),有理由选择 WCD 预防 SCD(Ⅱa 类)。④SCD 风险高,但不适宜植入 ICD 者,如等待心脏移植、既往 40 天内发生心肌梗死、新诊断的非缺血性心肌病、LVEF ≤35%、既往 90 天内行再血管化治疗、心肌炎、继发性心肌病、全身感染等,可考虑选择 WCD 预防 SCD(Ⅱb 类)。

4. 射频消融　由于药物不能有效预防 SCD 的发生,而 ICD 受限于需要手术、放电痛苦和价格昂贵等因素,目前在我国难以广泛应用。探讨和尝试 RFCA 治疗恶性室性心律失常进而达到预防 SCD 的新策略应运而生。RFCA 技术是室上性心动过速和部分良性室速的有效根治手段。近年来,国内外陆续报道了 RFCA 治疗室性期前收缩和室速从而预防 SCD 的新方法。目前尝试应用 RFCA 的室性心律失常有特发性室速、分支性室速、能明确希浦氏起源的室性期前收缩引发的室速、心肌梗死后室速、右心室心肌病室速、ICD 术后反复放电的室速等。然而,由于目前对恶性心律失常机制的认识尚不完全清楚,标测和消融的技术仍有限,RFCA 预防 SCD 仍需进一步地研究和探讨。目前国际指南中对于射频消融预防 SCD 的方案选择主要有以下几点:

(1) 陈旧性心肌梗死,症状性室速反复发作,或为室速/室颤风暴,若胺碘酮与其他药物治疗无效或不能耐受,推荐导管消融治疗(Ⅰ类适应证)。

(2) Brugada 综合征多形室速导致 ICD 反复电除颤者,推荐加用奎尼丁或导管消融术强化治疗(Ⅰ类)。

(3) Brugada 综合征自发Ⅰ型 Brugada 心电图,若有症状性室性心律失常,不适合或拒绝 ICD 者,推荐用奎尼丁或行导管消融术(Ⅰ类)。

(4) 非缺血性心肌病单形持续室速反复发作者,若药物治疗无效或不能耐受,导管消融有助于减少室速发作和 ICD 放电(Ⅱa 类)。

(5) 缺血性心脏病,ICD 因单形性室速放电,或持续性单形性室速有症状且反复发作,血流动力学可耐受,导管消融可作为一线治疗,减少室性心律失常的反复发作(Ⅱb 类)。

【展望】

SCD 的预防在我国仍是一个薄弱环节。目前,全社会还没有建立起一个完善有效的猝死的预防与紧急救治体系,加强 SCD 的预防与治疗工作迫在眉睫。针对公众开展心搏骤停和猝死防治知识的宣传、进行复苏技术的培训有助于降低猝死发生率。通过加强 SCD 的预防和急救知识的教育与普及,从而建立起一个从基层到尖端医院的防御和快速反应救治体系。要积极开展室性心律失常的防治研究,进一步加强抗心律失常药物预防 SCD 工作的同时,也应积极推广和普及 SCD 的最有效预防手段——ICD 在国内的应用,尤其是重视 SCD 对于高危患者的一级预防。再者,对于室性心律失常的 RFCA 治疗,相信随着新的导管设计、标测技术的发展及更多操作经验的积累,射频消融治疗在预防 SCD 中将起到更为重要的作用。

(华　伟)

参 考 文 献

[1] Hua W,Zhang LF,Wu YF,et al. Incidence of sudden cardiac death in China:analysis of 4 regional populations[J]. J Am Coll Cardiol,2009,54(12):1110.

[2] Al-Khatib SM,Stevenson WG,Ackerman MJ,et al. 2017 AHA/ACC/HRS Guideline for Management of Patients With Ventricular Arrhythmias and the Prevention of Sudden Cardiac Death:Executive Summary:A Report of the American College of Cardiology/American Heart Association Task Force on Clinical Practice Guidelines and the Heart Rhythm Society[J]. J Am Coll Cardiol,2018,72(14):1677-1749.

［3］Cronin EM,Bogun FM,Maury P,et al. 2019 HRS/EHRA/APHRS/LAHRS expert consensus statement on catheter ablation of ventricular arrhythmias［J］. Journal of Arrhythmia,2019,35(3)：：323-484.

［4］Panchal AR,Berg KM,Hirsch KG,et al. 2019 American Heart Association Focused Update on Advanced Cardiovascular Life Support：Use of Advanced Airways,Vasopressors and Extracorporeal Cardiopulmonary Resuscitation During Cardiac Arrest：An Update to the American Heart Association Guidelines for Cardiopulmonary Resuscitation and Emergency Cardiovascular Care. Circulation,2019,140(24)：e881-e894.

第十八章 晕 厥

晕厥(syncope)是一种临床症状。表现为突发、短暂、完全并可迅速自行恢复的短暂意识丧失(transient loss of consciousness,TLOC)。晕厥发作时由于大脑灌注降低,导致跌倒。在意识丧失期间记忆缺失、运动控制异常、反应能力丧失、但持续时间短暂。晕厥也可以是其他疾病的临床特征,应与其他原因的TLOC相鉴别。在意识丧失前出现的症状和体征包括黑矇、乏力、出汗等称为晕厥先兆。

欧美人群中晕厥的患病率和复发率分别高达41%和13.5%。老年人晕厥的年发病率为7%,总患病率为23%,2年复发率为30%。我国初中生晕厥发生率为12%,女性高于男性。由于流行病学数据收集标准不同、定义不同,对于单次或反复发作晕厥的评估可能并不准确,需要更准确的大规模临床数据。

【分类】

晕厥可分为神经介导性晕厥(反射性晕厥)、直立位低血压(orthostatic hypotension,OH)导致的晕厥和心源性晕厥。心源性晕厥又分为原发性心律失常性晕厥和结构性心血管疾病性晕厥。有些学者将脑血管和神经源性短暂意识丧失也纳入晕厥范畴。但是,大多学者认为这种类型的意识丧失不是真正的晕厥,不符合晕厥的全脑短暂灌注降低的定义。血管迷走性晕厥(vasovagal syncope,VVS)最常见,心源性晕厥次之,直立位低血压导致的晕厥多见于老年人,小于40岁的患者较为少见。也有一些非晕厥的意识丧失患者被误诊为晕厥。老年人晕厥可由多种原因所致,使晕厥更容易发生且更严重。目前将晕厥按照病因分为三类:

1. 神经介导性晕厥 又称反射性晕厥,包括血管迷走性晕厥、情境性晕厥、颈动脉窦综合征和非典型反射性晕厥。

血管迷走性晕厥(VVS)最常见。在年轻人表现为典型、单纯性血管迷走性晕厥。而在老年人常伴有心血管或神经系统异常,表现为直立位或餐后低血压,这种反射性晕厥主要与药物相关的自主神经系统代偿反射受损和原发性或继发性自主神经功能障碍(ANF)相关。VVS的主要特点为:①直立位时易发生(站立位、坐位,疼痛、医疗操作等情绪刺激,或者晕血时);②典型特征为出汗、皮肤发热、恶心、苍白;③与血管抑制型低血压和/或不恰当心动过缓有关;④晕厥发生后常感疲劳。老年患者可能症状不典型。VVS发生前常有相同的诱因和/或特征性的前驱症状。

情境性晕厥是指与特定动作相关的反射性晕厥,如咳嗽、打喷嚏、胃肠道刺激如吞咽或排便、排尿、运动后、大笑、铜管乐器演奏等。这些晕厥事件与特定的身体功能相关。

颈动脉窦综合征晕厥时存在颈动脉窦过敏,在刺激颈动脉窦时心跳暂停≥3秒或收缩压下降≥50mmHg。这些刺激包括转头动作、颈动脉窦受压(如局部肿瘤、剃须、衣领过紧等)。

非典型反射性晕厥无前驱症状和/或没有明显的诱发因素和/或表现不典型。

2. 直立位低血压性晕厥 直立性低血压是指患者自主神经系统对血管张力、心率和心脏收缩力的调节存在缺陷,血液过多存留于内脏和下肢循环中,站立时,静脉回心血量下降,心输出量减少,导致血压下降。

直立性低血压导致的晕厥原因:①药物最常见,如血管舒张剂、利尿药、吩噻嗪类、抗抑郁药等。②血容量不足,如出血、腹泻、呕吐等。③原发性自主神经功能障碍,包括单纯自主神经功能障碍、多系统萎缩、帕金森病等。④继发性自主神经功能障碍,如糖尿病、血管淀粉样变性、脊髓损伤、自身免疫性自主神经病变、肾衰竭等。运动(运动诱发)、餐后(餐后低血压)和长时间卧床休息(去调节)可能会加重低血压。直立性低血压导致的晕厥的特征见表 2-18-1。

表 2-18-1　直立位低血压和直立不耐症综合征特征

分类	诊断试验	立位-症状发作时间	病理生理	最常见症状	临床特征
早期直立性低血压	立位试验时测定每搏收缩压	0~30秒	心搏出量与末梢血管阻力不一致	转为立位后的头重脚轻感、头晕、视力障碍(晕厥偶发)	青年虚弱体质、老年、药物(血管扩张药)、颈动脉窦综合征
典型直立性低血压	卧立位试验或倾斜试验	30秒~3分钟	自主神经功能障碍引起的末梢血管抵抗力增加不全或代偿反射不全	头晕、晕厥前驱症状、倦怠、心悸以及视力、听力障碍(晕厥偶发)	老年、药物(血管作用性及利尿药)
延迟性(进展性)直立性低血压	卧立位试验或倾斜试验	3~10分钟	心搏出量低下,末梢血管抵抗性增加不全引起的进行性下肢静脉回流障碍、前负荷降低	延迟的前驱症状(眩晕、倦怠、心悸、多汗及视力、听力障碍,背部、颈部、胸部疼痛),之后突发晕厥	老年、自主神经紊乱、药物(血管活性药及利尿药)和其他合并症
延迟性(进展性)直立性低血压,合并反射性晕厥	倾斜试验	3~45分钟	迷走神经兴奋引起的进行性下肢静脉潴留	延迟的前驱症状(眩晕、倦怠、心悸、多汗及视力、听力障碍,背部、颈部、胸部疼痛),之后突发晕厥	老年、自主神经紊乱、药物(血管活性药及利尿药)和其他合并症
立位诱发性反射性晕厥	倾斜试验	3~45分钟	继初期代偿性反射后的静脉回流急剧降低、迷走神经兴奋性增加	反射性晕厥典型的前驱症状、诱发晕厥	青年健康者,女性居多
体位性心动过速综合征(POTS)	倾斜试验	症状不同	静脉回流不佳及末梢静脉血过量潴留	有症状性窦性心动过速或血压波动(晕厥偶发)	青年女性

3. 心源性晕厥　包括心律失常性晕厥和器质性心血管疾病性晕厥。为晕厥原因的第二位,也是危险性最高、预后较差的一类晕厥。

(1) 心律失常性晕厥:心律失常引起血流动力学障碍,导致心输出量和脑血流明显下降,是心源性晕厥最常见原因。心律失常引起晕厥的因素包括心率、类型(室上性或室性)、心功能、体位和血管代偿能力。后者包括压力感受器的神经反射和对心律失常引起的直立位低血压的反应。

病态窦房结综合征可因窦性停搏或窦房阻滞导致长间歇,房性快速性心律失常终止时出现的长间歇(快-慢综合征)。心房颤动(atrial fibrillation,AF)引起的快速心室反应导致晕厥(不常见)。阵发性 AF 患者的晕厥与窦性心律和 AF 交替中异常的神经反射-血管迷走性反应有关。

严重的房室传导阻滞(莫氏Ⅱ型、高度以及完全房室传导阻滞)与晕厥相关。这时心脏起搏有赖于低位起搏点逸搏,起搏频率较慢(25~40 次/min),而且心动过缓使复极延长,有时容易引发多形性,尤其是尖端扭转型室速,导致晕厥甚至猝死。

各种类型的室性心律失常(VT/Vf)均可出现晕厥,引起晕厥的机制,包括快室率、房室传导失协调、心室非同步等。

(2)器质性心血管疾病晕厥:器质性心血管疾病患者当血液循环的需求超过心脏代偿能力,心输出量不能相应增加时,就会出现晕厥,常见于老年患者。但心脏疾病的存在并不是必须与晕厥相关,其中一些患者本身有典型的反射性晕厥,下壁心肌梗死或主动脉瓣狭窄等基础疾病在触发或诱导反射机制中可能有重要作用。机械性梗阻导致血流减少可以诱发晕厥,但这类晕厥的部分原因可能是反射异常,例如主动脉瓣狭窄时,晕厥的原因除了心输出量减少外,可能是因为血管扩张、反射异常和/或原发性心律失常。因此,器质性心血管疾病患者发生晕厥可能有很多因素参与。

【病因和病理生理】

反射性晕厥有两种病理生理机制。血管抑制型:血管收缩反应减低导致的低血压为主要机制;心脏抑制型:副交感神经反射占优势导致心动过缓或心脏停搏是主要机制。反射性晕厥的类型与触发因素本身无明显关系,晕厥时心脏抑制或血压下降,或二者兼有。直立位低血压包括经典 OH、早期 OH、延迟 OH 和 VVS,称为体位性 VVS。直立位低血压也可引起晕厥。

低血压及脑灌注降低是晕厥的最后通路,脑血流中断6~8秒足以引起完全意识丧失。在心脏水平收缩压下降至 50~60mmHg 或直立状态下大脑水平下降至 30~45mmHg 就会引起意识丧失。心输出量和外周血管阻力任何一方减低都会降低血压,导致晕厥。在晕厥发生时二者通常同时存在。引起外周血管阻力减低的主要因素有:交感缩血管反射活动减弱;功能损害;自主神经系统受损。引起心输出量减少的主要因素有:反射性心动过缓;心律失常和器质性疾病;由于血容量减少或静脉淤积导致的静脉回流减少;自主神经功能障碍导致的心脏变时、变力功能障碍。

【鉴别诊断】

诊断晕厥首先要与癫痫等表现为 TLOC 的其他疾病相鉴别(图 2-18-1)。

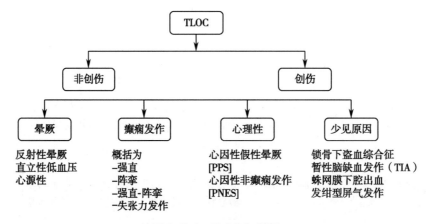

图 2-18-1　TLOC 与晕厥

1. **癫痫**　癫痫时患者控制正常运动的能力丧失导致跌倒,包括有强直、阵挛、强直-阵挛、全面失张力发作。其他类癫痫发作者可以保持直立姿势,坐位或站立位(例如局灶性意识障碍性发作、失神癫痫)。

2. **心因性 TLOC**　包括类似癫痫发作(心因性非癫痫发作,psychogenic nonepileptic seizure,PNES),和类似晕厥(心因性假性晕厥,psychogenic pseudosyncope,PPS)。

3. **其他原因引起的 TLOC**　包括短暂性脑缺血发作(TIA)、锁骨下动脉盗血综合征、蛛网膜下腔出血都可能出现 TLOC,但突发剧烈头痛这一突出症状有助于鉴别诊断。

【诊断】

1. **晕厥的初步评估**　遇到晕厥患者首先要明确是否是晕厥、晕厥的病因和危险程度。初步评估包括:详细的病史采集,体格检查。病史主要集中于晕厥发生时的情境、前驱症状、患者的自述、旁观者对晕厥事件及生命体征的观察及晕厥后症状。《2018 ESC 晕厥诊断和治疗指南》建议条件允许的情况下录制视频用于鉴别诊断。晕厥与进餐、体力活动、前驱症状持续的时间有助于鉴别神经介导性与心源性晕厥。对老年患者应详细了解用药史,应区分药物的不良反应,了解晕厥或猝死家族史。体格检查应包括卧位、坐位、站立位,直立3分钟后血压和心率的变化。应特别注意提示结构性心脏病的体征,还应进行基本的神经系统检查,寻找需要进一步评估的异常神经系统体征。心电图可能提示晕厥或心脏性猝死(SCD)潜在的致心律失常机制,如预激综合征、Brugada综合征、长QT综合征(LQT)或致心律失常性右心室心肌病患者均有特征性的心电图改变。

2. **晕厥的危险分层**　晕厥是多种原因引起的症状,初始评估对晕厥进行危险分层和指导治疗十分重要。晕厥患者的短期预后主要与造成晕厥的原因和潜在疾病的急性期可逆性有关;而长期预后则与治疗的有效性和潜在疾病的严重和进展程度有关。危险评估流程图见图2-18-2。

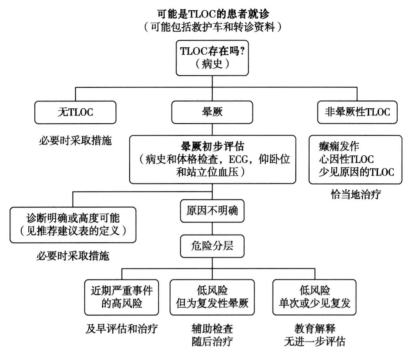

图2-18-2　晕厥患者初步评估和危险分层流程图

3. **晕厥的诊断性检查**　根据患者的临床表现和危险分层,应当选择合适的诊断性检查方法。

(1) 颈动脉窦按摩:用于40岁以上倾向于反射机制引起的晕厥患者。当按摩颈动脉窦导致心脏停搏时间>3秒和/或收缩压下降>50mmHg时,即可诊断为颈动脉窦高敏感(CSH)。颈动脉窦过敏可发生在无晕厥史的老年人,尤其是心血管疾病的患者。在年龄<40岁的人群中少见。只有在颈动脉窦按摩时患者再现晕厥症状,才可诊断为颈动脉窦综合征,这时心脏停搏通常已经大于6秒。

(2) 直立位应激评估:有三种方法评估从仰卧到直立位姿势变化的身体反应:卧立位试验、直立倾斜试验和24小时动态血压监测(ABPM)。

1) 卧立位试验:用于诊断直立不耐受综合征。在平卧位和站立3分钟后用常规血压计分别测上臂血压,测量频率不应超过每分钟4次;也可应用持续性无创血压监测。当血压进行性下降,收缩压下降≥20mmHg或舒张压下降≥10mmHg,或收缩压降至<90mmHg以下,伴有晕厥,可诊断为直立位低血压性晕厥;不伴有晕厥,则诊断为疑似直立位低血压性晕厥;站立时心率增加超过30次/min,或在主动站立10分钟内心率增快至大于120次/min,而没有直立位低血压以及晕厥症状,应该考虑为体位性心动过速综合征(postural orthostatic tachycardia syndrome,POTS)。

2) 直立倾斜试验(HUT):倾斜试验能够鉴别晕厥和癫痫,有助于假性晕厥的诊断,用于初始评估后诊断尚不明确,疑为血管迷走性晕厥、可疑延迟性OH和POTS的患者。但不推荐用于预测VVS对药物治疗的反应。倾斜试验包括基础试验和药物激发试验,基础试验时间推荐>20分钟,最长45分钟。药物激发时间推荐 15~20 分钟。药物首选硝酸甘油,其次是异丙肾上腺素。倾斜试验阳性指可诱发先兆晕厥或晕厥,根据对血管或心脏产生抑制的不同,分为血管减压型、心脏抑制型或混合型。但倾斜试验阴性不能排除反射性晕厥。心脏抑制型的反应对临床心脏停搏导致的晕厥具有高度预测价值,而血管减压型、混合型甚至阴性反应都不能排除心脏停搏导致的晕厥。倾斜试验中出现晕厥并伴有疾病相应典型的循环系统表现,应考虑反射性晕厥、OH、POTS 或 PPS。

(3) 自主神经功能检测:评估自主神经功能障碍是否为晕厥的原因。

1) Valsalva 动作:在做 Valsalva 动作期间如果血压不能明显升高、心率不能增加时,考虑为神经源性直立性低血压,这种情况在原发性和继发性自主神经功能障碍患者中均可发生,并且呼气期间低血压的程度,与自主神经功能障碍的程度和相关症状有关;相反,在呼气期间血压显著下降,可发生于疑为情境性晕厥的患者,但心脏变时反应正常,如咳嗽、吹奏乐器、唱歌和举重时发生的晕厥。

2) 深吸气试验:生理情况下,吸气时心率增快,呼气时减慢,深吸气时心率变化(也称为呼气/吸气指数,E/I 指数)大于 15 次/min。如果心率变化小或没有变化提示副交感神经功能异常。

3) 24 小时动态血压监测:有自主神经功能病变的患者,直立位低血压常与夜间非杓型高血压甚至反杓型高血压相关,同相关治疗和预后相关。动态血压可用来评估夜间高血压、餐后低血压、运动和药物引起的低血压以及监测抗高血压治疗的不良反应,并可发现其他疾病如睡眠呼吸暂停。动态血压可用于评估直立不能耐受的病因,即明确症状是由于直立位低血压还是由于其他原因造成的,比如诸如帕金森病患者眩晕或运动失衡或多系统萎缩。

(4) 心电监测(无创和有创):包括院内心电监测、动态心电图或长时程心电监测、体外或植入式循环记录仪(implantable loop recorder,ILR)、远程心电监测及通过智能手机监测。对高危患者应立即行院内心电监测,每周发作晕厥或先兆晕厥大于 1 次的患者应考虑 Holter 检查。ILR 推荐用于反复晕厥,经全面检查不能明确晕厥原因,无 ICD 或起搏器一级预防指征的高危患者;反复发作、造成创伤而怀疑反射性晕厥患者;疑似癫痫但治疗无效的患者;不明原因跌倒的患者。

(5) 视频记录:对于 PENS(精神性非癫痫发作),视频脑电图(EEG)的诊断价值最高。对于晕厥和PPS,视频记录发挥相似作用。将视频记录和倾斜试验相结合可以客观地反映临床症状和血压、心率的关系,有助于区别 VVS 和 PPS,增加诱发事件临床观察的可靠性。

(6) 电生理检查:在无创检查不能明确晕厥病因者推荐电生理检查:既往心肌梗死或存在心肌瘢痕者;伴双束支阻滞者;无症状性窦性心动过缓者,无创检查(如 ECG 监测)不能证实少数情况下晕厥和心动过缓相关时;晕厥前突发短暂心悸患者。

电生理检查对治疗的意义:不明原因晕厥和双束支传导阻滞的患者,基线 H-V 间期≥70ms,或心房递增起搏或药物诱发二度或三度希氏-浦肯野阻滞的患者推荐起搏治疗;既往心肌梗死或存在心肌瘢痕的不明原因晕厥患者、晕厥前突发短暂心悸的无结构性心脏病患者、无症状窦性心动过缓的晕厥患者,如果出现校正 SNRT 延长,可以起搏治疗。

(7) 内源性腺苷和其他生物标志物:目前已知生物标志物如肌钙蛋白和 BNP 可以用来区分心源性和非心源性晕厥,明确是否存在结构性心脏病。

腺苷(三磷酸盐)试验和血浆浓度:阵发性房室阻滞或颈动脉窦综合征(CSS)患者的血浆腺苷水平下降,而低血压/有血压下降趋势或 VVS 的患者水平升高。同样,腺苷/腺苷三磷酸(ATP)激发试验利用腺苷敏感性和一过性心脏抑制作用来选择适合植入起搏器的患者。在 ECG 连续监测下快速(<2 秒)注射20mg ATP/腺苷,诱发房室阻滞伴室性停搏时间持续>6 秒,诱发房室阻滞持续>10 秒为异常。大多数是没有前驱症状、没有结构性心脏病的晕厥患者。由于 ATP 试验预测价值较低,不能常规用于筛查需要植入心脏起搏器的患者,但 ATP 试验阳性可以用来证实长程 ECG 监测怀疑的心脏停搏的晕厥患者。

(8) 超声心动图:对疑似结构性心脏病患者进行诊断和危险分层,推荐采用超声心动图。有晕厥史、静息或激发下左心室流出道瞬时压力阶差<50mmHg 的肥厚型心肌病(hypertrophic cardiomyopathy,HCM)患者,推荐在运动过程中采用二维和多普勒超声心动图,检测直立、坐位和半卧位下激发的左心室流出道压力阶差。超声心动图还可以诊断主动脉瓣狭窄、阻塞性心脏肿瘤或血栓、心脏压塞和主动脉夹层等。

（9）运动负荷试验：运动过程中或运动后立即发生晕厥者建议行运动试验。运动过程中出现二度或三度房室传导阻滞即使没有发生晕厥也可诊断晕厥是由二度或三度房室传导阻滞所致。运动后即刻出现晕厥伴严重低血压即可诊断反射性晕厥。

（10）冠状动脉造影及冠状动脉CTA：单纯冠状动脉造影本身不能诊断晕厥的病因，但是在怀疑患者有心肌缺血或梗死时应行冠状动脉造影或冠脉CTA检查。

（11）神经系统疾病诊断及影像学检查：在晕厥评估和管理方面，常规神经学检查的价值非常有限；诊断的成本非常高，诊断率低。在行倾斜试验期间同时连续监测脑电图和血流动力学参数有助于鉴别晕厥，假性晕厥和癫痫。没有局灶性神经系统表现或头部损伤，不推荐在晕厥患者常规评价中做头部MRI和CT检查。

（12）精神心理评估：怀疑为心因性假性晕厥的一过性意识丧失患者应进行心理评估。倾斜试验同时记录脑电图和录像监测可用于诊断假性晕厥或假性癫痫。

【治疗】

晕厥的治疗方案主要基于晕厥风险分层和晕厥特定的发病机制（图2-18-3）。治疗过程中应考虑以下原则：治疗疗效主要体现能否防止晕厥复发。心动过缓是很多晕厥的常见机制，心脏起搏可以有效地治疗心动过缓，但是如果同时合并低血压状态其治疗效果将明显降低。OH和低血压反射因为缺乏特异性治疗，所以其治疗通常有一定困难。预防复发的治疗通常和疾病的治疗不同，对高危SCD患者要求进行仔细的危险分层。

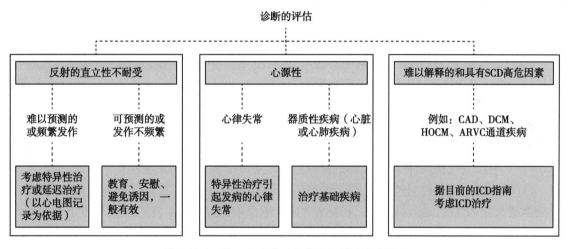

图 2-18-3 基于危险分层和发病机制的治疗策略

注：ARVC. 致心律失常性右心室心肌病；CAD. 冠心病；DCM. 扩张型心肌病；HOCM. 肥厚型心肌病；ICD. 植入式心脏复律除颤器。

1. **反射性晕厥** 对于低危患者，如反射性晕厥或直立位低血压，无心脏病史，体格检查及实验室检查均正常，可以直接离院。如晕厥反复发作或属于高危患者，应住院检查。介于低危和高危之间的患者可留观3~24小时。

反射性晕厥的治疗目标主要是预防复发、避免损伤和改善生活质量。主要治疗方法是非药物治疗，包括健康教育、改善生活方式和倾斜训练。对于不可预测的、频繁发作、影响生活质量、没有晕厥前兆、有外伤危险、晕厥发生在高危作业时（如驾驶、操作机器、飞行、竞技性体育运动等），需给予其他治疗。

（1）健康教育及改善生活方式：健康教育是反射性晕厥非药物治疗的基石，让患者相信这是一种良性情况，并了解这一疾病。避免诱因（如阐热而拥挤的环境，脱水）；早期识别前驱症状并坐下或躺下，尽快进行反压动作。尽可能控制晕厥的诱发因素如在咳嗽性晕厥抑制咳嗽，排便时采用坐位等；建议增加口服水和食盐量。

（2）停止或减轻降压治疗：注意避免使用降低血压的药物如抗高血压药物、硝酸酯类、利尿药或抗抑郁药。

（3）肢体反压动作（physical counterpressure manoeuvre，PCM）：非药物性"物理"治疗已经成为反射性晕厥的一线治疗。双腿（双腿交叉）或双上肢（双手紧握和上肢紧绷）做肌肉等长收缩，在反射性晕厥发作时能增加心输出量并升高血压，多数情况下可使患者避免或延迟意识丧失，对有足够晕厥前兆时间的VVS患者可能有帮助。

（4）倾斜训练：对于高度敏感的年轻患者，直立位诱发血管迷走神经兴奋的症状时，可强迫直立，逐渐延长时间，倾斜训练可减少晕厥复发。

（5）药物治疗：对血管抑制型首选米多君，建议短期用药。尽管有循证医学证据证明β受体拮抗药对VVS治疗无效，但专家们认为对晕厥前有明显心率增快的患者有效。

（6）心脏起搏：心脏起搏很少用于反射性晕厥的治疗，除非发现严重心动过缓或心脏停搏。大量的研究已经证实双腔起搏适用于40岁以上、有反复发作的VVS并且有长时间自发性心脏停搏的患者，并且晕厥症状必须与心电图记录的心脏停搏相关。在心脏抑制型或混合型的颈动脉窦综合征患者中安装永久性双腔起搏器也可能有益。VVS患者主要是使用具有频率骤降应答功能的双腔起搏器，即在起搏器检测到心率迅速下降时立刻启动双腔起搏。

2. **直立性低血压**　治疗根据严重程度而定。摄入充足的水和盐（水2~3L/d、盐10g/d）；快速摄入冷水有效，可抵抗直立性不耐受及餐后低血压。急性水摄入只用于暂时急救。增加盐和液体的摄入对于有高血压、肾病、心力衰竭或心脏病史的患者不能获益。对于确定的OH和有跌倒危险的患者应避免积极的降压治疗，控制收缩压在140~150mmHg。对于跌倒高危患者优先使用ACEI、ARB和钙通道阻滞药。应避免使用利尿药和β受体拮抗药。对有充分先兆和有能力进行等长收缩动作的患者，鼓励做肢体反压动作，如腿部交叉和蹲坐动作等。腹带或弹力袜，睡眠时抬高头部（床头抬高10°），防止夜间多尿也有一定效果。α受体激动药米多君可增加仰卧位与直立位血压并可改善症状，是目前的一线治疗药物，用量为每次2.5~10mg，每日3次。该药有剂量依赖性效应，通常增加站立时的血压，对仰卧位的血压改善作用有限。常见的不良反应包括头皮发麻、竖毛和尿潴留。

3. **直立性心动过速综合征**（postural tachycardia syndrome，POTS）　特征：①站立时常出现头晕、心悸、震颤、全身乏力、视野模糊、不能耐受运动等症状；②当从卧位转为站立位时，心率加快≥30次/min（12~19岁：心率加快≥40次/min）并持续至少30秒；③排除直立性低血压（收缩压下降>20mmHg）。

POTS是一种全身性疾病，体位性心动过速只是表现之一。许多POTS患者偶尔晕倒，但经常出现先兆晕厥。POTS患者的发病机制包括自主神经功能障碍、低血容量、肾上腺素过度刺激、适应性差以及过度关注身体造成警觉过度，这些机制可以在一名POTS患者中同时存在。应对可疑患者进行全面询问病史及体格检查，评估直立状态下的生命体征，并进行12导联心电图、超声心动图、倾斜试验、运动负荷试验和选择性检查自主神经功能。

POTS的治疗非常困难，没有对所有患者普遍有效的治疗措施，通常需要联合治疗。如有计划、渐进性地定期运动，每日补液2~3L和氯化钠10~12g。对短期临床失代偿的POTS患者可紧急静脉输注生理盐水（不超过2L）。

4. **心源性晕厥**　为高危患者，应积极检查治疗。不明原因晕厥患者是否植入ICD或相关检查设备（如ILR植入），取决于全面评估患者的病情、治疗的获益以及是否存在SCD的其他危险因素。对心源性猝死风险低的患者，可以先植入循环记录仪，根据记录结果再决定是否植入ICD。

（1）窦房结疾病的治疗：一般来说，对于自发性晕厥患者，如果由体表心电图证实晕厥是由间歇性窦性停搏或窦房阻滞引起，应予心脏起搏器治疗。当患者罹患慢快综合征时，由于窦房结恢复时间异常延长，在快速心律失常终止时，会出现长的窦性停搏而引起晕厥。如果不是上述情况时，尽管充分起搏治疗，仍有约15%~28%的患者在5年内再发晕厥。这是因为血管抑制反射机制与窦房结疾病相关。患窦房结疾病的晕厥患者中，有近50%的患者存在颈动脉窦高反应性和倾斜试验阳性。对于记录到无症状的心室停搏>3秒的患者，排除了体能训练因素、睡眠和服药因素以及其他疾病如低血压时，应进行心脏起搏治疗。另外，窦房结恢复时间异常也增强了心脏起搏治疗的必要性。

停用可能加重或触发心动过缓易感性的药物是预防晕厥复发的重要因素。对于这些患有慢快综合征的病态窦房结综合征的患者,经皮心脏导管消融技术用于控制房性快速性心律失常已变得越来越重要,但此技术还不能常规用于预防晕厥。

(2) 房室传导系统疾病的治疗:心脏起搏是治疗有症状的房室传导阻滞相关性晕厥的有效措施。尽管对于三度或二度Ⅱ型房室传导阻滞的随机试验尚未进行,但一些观察性研究表明,心脏起搏治疗能有效预防房室传导阻滞引发的晕厥复发。

(3) 束支传导阻滞的治疗:存在双分支阻滞提示晕厥的原因可能是完全性心脏传导阻滞引起。然而,只有不到一半的双分支阻滞和晕厥的患者最终被诊断为房室传导阻滞,另外不到一半的患者最终诊断为反射性晕厥,而大约15%的患者,晕厥原因仍然不明。为了提高诊断的准确性,对于LVEF>35%的患者,如果心内电生理检查(EPS)结果不肯定,则推荐ILR。对于晕厥复发风险高且可能因此受伤的患者(如不可预测的老年晕厥患者),在个体化的风险-收益评估的基础上,可以采用经验性起搏治疗。

虽然晕厥与心功能保留患者增高的猝死发生率无关,但束支阻滞、心力衰竭、既往心肌梗死合并射血分数减低的患者具有较高的总病死率(其中约1/3为猝死)。总病死率和猝死率主要与潜在的结构性心脏病和室性快速性心律失常有关。在后一种情况下,晕厥是猝死的危险因素。因此,束支阻滞、心力衰竭、既往心肌梗死合并射血分数减低的患者,可以考虑植入式心脏复律除颤器(ICD)或心脏再同步治疗除颤器(CRTD)以预防心源性猝死,不过这些措施可能不能完全预防晕厥的再发,因为在这些患者中晕厥还有其他原因,如直立位低血压或血管减压反射等。

(4) 阵发性室上性心动过速:在阵发性房室结折返性心动过速、房室折返性心动过速、典型的心房扑动和异位心动过速的相关晕厥的患者中,导管消融是首选治疗。药物治疗的作用仅限于导管消融前的过渡期或在消融失败时使用。对于伴有心房颤动或非典型左心房扑动的晕厥患者,应该遵循当前心房颤动指南进行个体化治疗。

(5) 阵发性室性心动过速:因尖端扭转性室速(TdP)而引起的晕厥并不少见,其中获得性TdP通常是应用延长QT间期药物的结果。其治疗是立即停用可疑药物。对单形性室速引起的晕厥患者,无论存在或不存在结构性心脏病,推荐导管消融或药物治疗,以防止晕厥复发。有关室速患者使用抗心律失常药物的详细指南可参见室性心律失常和心源性猝死预防指南。ICD植入适用于有晕厥伴有心脏功能低下以及非可逆因素的室速或室颤患者。虽然ICD可能无法预防这些患者的晕厥复发,但可用于降低心源性猝死的风险。ICD也适用于在行心内电生理检查期间诱发室速的既往有心肌梗死病史的晕厥患者。在收缩功能保留的患者中,ICD的适应证较弱,因为临床试验尚未涉及这一问题。然而,当室速引起晕厥时,如果导管消融和药物治疗失败或无法进行时,ICD植入是合理的。

(6) 继发于器质性心脏病、心肺和大血管疾病的晕厥治疗:当晕厥继发于下列疾病时,即可诊断为心源性晕厥,包括严重主动脉瓣狭窄、急性心肌梗死/缺血、肥厚型心肌病、心脏肿物(心房黏液瘤、巨大血栓等)、心包疾病/填塞、先天性冠状动脉畸形、人工瓣膜功能障碍、肺栓塞、急性主动脉夹层和肺动脉高压。某些晕厥患者患有器质性心脏病或心肺疾病,尤其在老年患者中发病率增加。存在心脏疾病并不意味着晕厥与之相关,其中一些患者为典型反射性晕厥,而在另一些患者如下壁心肌梗死或主动脉瓣狭窄,基础疾病在触发或诱导反射机制中可能有重要作用,最终成为传导障碍、室上性或室性心律失常相关晕厥的病理基础。

(7) 不明原因晕厥在心源性猝死高危患者中的治疗:临床上对于疑似可自行终止的一过性室性心动过速(VT/VF)所致的晕厥患者,可参考相关室性心律失常治疗与心源性猝死预防指南,评估其ICD植入指征。一般来说,具有晕厥发作史的器质性心脏病或遗传性心律失常综合征患者,其死亡风险通常可增加2~4倍。心脏病患者发生不明原因晕厥是指不符合反射性晕厥、直立位低血压和心源性晕厥的Ⅰ级诊断指标的晕厥,通常被认为是疑似心律失常性晕厥。当非心律失常性晕厥患者具有SCD高危风险时,其治疗与无晕厥患者一致。

对于左心室功能不全的患者ICD植入降低患者死亡风险已被证实。因此,对于具有明确ICD植入指征的不明原因晕厥患者,即使经全面检查后其晕厥发生机制仍不清楚或不肯定,应在评估晕厥发生机制之前或同时行ICD植入。然而,这种治疗策略可能只是延长寿命,并不能降低患者再发晕厥的风险。因此,目前推荐是,不明原因晕厥的收缩功能受损患者,经最佳药物治疗,仍有症状性心力衰竭(NYHA Ⅱ~Ⅲ级)且 LVEF≤35% 的患者,如预计良好生存状态期限≥1 年,推荐 ICD 植入以降低 SCD 风险。即使不明原因晕厥的收缩功能受损患者,尽管尚不具有 ICD 植入的指征,仍应考虑行 ICD 植入治疗。

对于肥厚型心肌病患者,不明原因晕厥是 SCD 和恰当 ICD 放电的独立预测因子。具备 SCD 高危因素的 HCM 患者,可以行预防性 ICD 植入。这些高危因素包括年轻患者、年轻 SCD 家族史、最大左心室壁厚度≥30mm、非持续性 VT、运动时血压不能正常升高及左心房内径扩大。可用于 HCM 患者 SCD 风险评估模型,计算 5 年内发生 SCD 概率。

对于致心律失常性右心室心肌病患者,不明原因晕厥被认为是 ARVC 患者心律失常风险的指标。ICD 植入的决策,应考虑到心律失常事件发作的其他已知危险因素,包括:频发非持续性 VT、早发猝死家族史、广泛右心室病变、显著 QRS 延长、MRI 钆延迟显像增强(累及左心室)、左心室功能不全,以及电生理检查诱发 VT。有不明原因晕厥史的 ARVC 患者可考虑植入 ICD。

对于遗传性心律失常患者需要根据不同的类型制订治疗策略。长 QT 间期综合征(LQTS)患者出现晕厥事件时,其随后发生心搏骤停的风险也增加。未治疗的 LQTS 患者总体 SCD 发生率为 0.9%,而有晕厥发作者为 5%。β 受体拮抗药治疗可显著降低晕厥和 SCD 发生风险。但若治疗中仍有心搏骤停和反复晕厥发作,其发生致死性事件的风险和未治疗者一样。因此,当 LQTS 患者经 β 受体拮抗药治疗仍反复出现不明原因晕厥时,应当考虑行 ICD 植入,尤其对于那些治疗依从性好的患者、没有诱发因素的患者、LQT2 和 LQT3 型患者。在这些情况时也应该考虑左心交感神经去除术,尤其是 LQT1 患者。Brugada 综合征患者有晕厥史时,其心律失常事件发生风险比无症状患者增加 2~3 倍。权衡利弊,在出现不明原因晕厥时,考虑 ICD 植入是合理的。新近研究显示,在 Brugada 综合征中也可见非心律失常性晕厥,因此,对于非心律失常性晕厥患者,应避免植入 ICD。ILR 逐渐被应用于疑似病例以排除室性心律失常引起的晕厥。不明原因晕厥的 Brugada 患者在最终决定是否行 ICD 植入时,应考虑以下心律失常事件发生的危险因素:自发性 1 型 Brugada 心电图、猝死家族史、电生理检查中 1 个或 2 个心室刺激即可诱发 VF、QRS 波碎裂、肢导联出现早期复极、TpTe 间期增宽及长 PR 间期。药物诱导 1 型 ECG 图形患者的猝死风险低于自发性 1 型 ECG 图形。

5. 患多种疾病和虚弱患者的晕厥　患多种疾病影响晕厥的诊断和治疗策略。如老年患者晕厥经常有不止一个导致晕厥的原因。主动脉瓣狭窄或心房颤动等就是引起晕厥的常见原因。

心血管药物、精神类药物(苯二氮䓬类和抗抑郁药)及多巴胺类药物多药联合应用会增加晕厥和跌倒发生的风险。相反,停止或减少上述药物的使用会降低这种风险。在晕厥或跌倒的老年患者中,应仔细评估影响传导和负性变时药物的使用。即使在没有显著颈动脉狭窄的患者中,也会因低血压和晕厥诱发局灶性中枢神经事件(称为低血压性 TIA)。虽然这些中枢神经事件中只有 6% 的晕厥复发率,但要特别重视以避免误诊,从而进一步增加晕厥和中枢神经事件发生的风险。

在超过半数跌倒的老年患者中无法得到目击证据,无法获得鉴别晕厥还是跌倒的相关的病史资料。如果跌倒不是由于机械滑移或绊倒,那么患者很可能经历了晕厥事件,并对意识丧失缺乏记忆。在这种情况下,对跌倒的管理与晕厥是一致。

【中国晕厥中心(单元)建设】

由于我国对晕厥患者的管理缺乏规范,没有专门的医务人员和机构接诊和管理晕厥患者,急诊科、神经内科、心内科、内分泌科等科室医生对晕厥的认识和管理能力差距较大,导致晕厥患者诊断率低、误诊率高,不必要的住院和高复发率,增加了医疗负担和社会负担。《2009 ESC 晕厥的诊断与治疗指南》提出了建立晕厥单元,认为晕厥单元可以提高诊断,减少误诊,降低住院率和花费。

纽卡斯尔模式采取了 FASS 模式,即快速入院、多学科协作、标准化流程来治疗各年龄段成人晕厥或昏倒的患者。FASS 诊疗模式包括倾斜试验、连续血压监测、救护车监测设备以及物理治疗、职业疗法和专业护理。所有患者首先由普通内科医生、老年病学专家和具有晕厥专长的全科医师进行初诊评估,然后决定就地治疗或是转至相关神经病学、神经生理学、心脏病学以及耳鼻喉科的同事。曼彻斯特的晕厥诊疗模式是心脏病学专家和神经病学专家组成一个团队对晕厥进行综合评价,对晕厥、癫痫以及精神性发作三者进行鉴别诊断。具有合适条件和多学科合作的急诊室晕厥观察病房能提高诊断水平,减少住院率,改善长期生存率,减少晕厥复发。意大利医院将晕厥病房建立在心脏科内科,由专业人员管理。建立转科绿色通道,从门诊、急诊室、ICU 或其他科室转入晕厥病房顺利通畅。EGSYS 研究中,医生以及医院管理人员基于《2004 ESC 晕厥诊断和治疗指南》对晕厥患者的决策、评估进行专门治理,对 19 家意大利医院研究发现,与传统策略相比,78% 研究对象坚持以指南为指导对晕厥进行评估,从而降低了住院率(39% 和 47%),缩短了住院时间[(7.2+5.7)d 和(8.1+5.9)d],使每例患者的检查项目更少(中位数2.6% 和 3.4%)。标准化诊疗得出的诊断中更多的是反射性晕厥(65% 和 46%)和体位性晕厥(10% 和6%)。标准化诊疗组的平均个人费用及诊断支出分别下降了 19% 和 29%。

为了规范晕厥诊断与治疗,统一晕厥中心的建设标准,中国生物医学工程学会心律分会,中国老年保健医学研究会晕厥分会,中国老年学和老年医学学会心血管病专业委员会和中国医药生物技术协会心电学技术分会,根据《2018 ESC 晕厥诊断与治疗指南》,对我国晕厥诊治和晕厥中心的建立提出规范化建议。

晕厥中心是对短暂性意识丧失及相关症状的患者实施标准化诊断和处理的"专业机构"。晕厥中心的医护人员必须接受晕厥诊治的专门培训。晕厥中心包括晕厥门诊和晕厥病房(床)。

1. 晕厥中心资质要求

(1)晕厥门诊要求有 1 名或以上具有晕厥专长的医生和 1 名有晕厥专长的护士采用统一标准、流程接诊门诊、急诊或住院晕厥患者;晕厥门诊需要配备 12 导联心电图和 3 导联心电监护、直立倾斜试验、Holter 检查、体外心电事件记录器、24 小时血压监测以及基础自主神经功能试验,有条件的单位应具有记录功能的无创的每搏血压监测;需要进一步检查时还需要配备心脏超声、心内电生理检查、运动负荷试验以及神经影像检查等;晕厥门诊的会诊团队包括心脏病专家、儿科专家、神经科专家、老年医学专家及心理科专家等;神经介导的反射性晕厥和直立性低血压导致的晕厥的患者应该在晕厥门诊得到相应的治疗;晕厥门诊应该保留患者的医疗记录和随访数据,并宜在法律许可的范围下与合作研究者共享。

(2)晕厥病房(床)一般建立在心内科或儿科心血管专业,由心脏病医生管理。建立转科绿色通道,从门诊、急诊室、ICU 或其他科室转入晕厥病房(床)顺利通畅。晕厥病房(床)应建立晕厥诊断与处理患者的标准规范流程,医务人员应掌握晕厥评估方法,对于疑难患者应及时由多学科专家共同协作处理。医务人员应掌握各种晕厥的健康教育、处理原则、一般治疗和药物治疗。晕厥病房的医生应包括电生理和冠心病等亚专业的医生,对于需要的患者能够及时安装起搏器或 ICD,导管消融和冠脉介入治疗等。晕厥病房应有如下设备:除颤器、心电图、血压监测、倾斜试验床、携带或植入性心电监护系统、24 小时移动血压监测、自主神经功能检查,病房还应便于进行超声心动图检查、电生理检查、冠状动脉造影、负荷试验,如有必要行 CT、MRI 和脑电图检查。

2. 晕厥单元工作职能

晕厥单元工作人员在晕厥诊治中的职能见表 2-18-2。

表 2-18-2　晕厥单元工作人员在操作和检查中的作用

操作和检查	晕厥单元医生	晕厥单元护士	非晕厥单元人员
病史采集	X		
结构性病史采集(如利用应用软件或算法)		X	
12 导联心电图		X	
血液检查		X	
超声和影像学检查			X
颈动脉窦按摩	X		
站立试验		X	
倾斜试验	(X)	X	
基础自主神经功能检测		X	
心电图监测(动态、体外事件记录器);管理和解释	X	X	

续表

操作和检查	晕厥单元医生	晕厥单元护士	非晕厥单元人员
植入事件记录器	X		X
遥测		X	
其他心脏检查(运动平板、电生理检查、冠脉造影)			X
神经系统检查(CT、MRI、脑电图及脑电图视频)			X
起搏器和ICD的植入,射频消融			X
患者教育,生物反馈训练、指导肢体反压力动作(PCM)	X	X	
总结报告和医嘱	X		
与患者、转诊医生及利益相关者交流	X	X	
随访	X	X	

【小结】

晕厥是一种临床症状,包含神经介导性晕厥、直立位低血压导致的晕厥和心源性晕厥,或者也有主张包括脑血管和神经源性晕厥,引起晕厥的原因多种多样。当多因素并存时,晕厥更容易发生或更严重。晕厥患者中最常见的是低危的血管迷走性晕厥,也可以是高危的心源性晕厥,和继发于器质性心脏病、心肺和大血管疾病的晕厥。对晕厥的处理重在合理评估,危险分层和合理治疗。近来国内外专家共识和指南建议成立"晕厥中心(单元)",专门对晕厥患者进行诊治和管理。按照国外的经验,晕厥中心(单元)的建立有利于提高晕厥的确诊率,减少晕厥复发和再住院率,值得我们借鉴。为此,参照近年来国内外发表的相关指南和专家共识,取其精华形成此文,方便大家参考阅读。

(浦介麟)

参 考 文 献

[1] Lamb LE. Incidence of loss of consciousness in 1980 air force personnel. Aerosp Med,1960,31:973-988.

[2] Ruwald MH,Hansen ML,Lamberts M,et al. The relation between age,sex,comorbidity and pharmacotherapy and the risk of syncope:Danish nationwide study,2012,1506-1514.

[3] Moya A,et al. Guidelines for the diagnosis and management of syncope(version 2009). The taskforce for the diagnosis and management of syncope of the European Societyof Cardiology(ESC). Eur Heart J,2009,30:2631-2671.

[4] Brignole M,Moya A,de Lange FJ,et al. ESC Scientific Document Group. 2018 ESC Guidelines for the diagnosis and management of syncope. Eur Heart J,2018.

[5] Benditt DG,Brignole M. Syncope:is a diagnosis a diagnosis? J Am Coll Cardiol,2003,41:791-794.

[6] Savage DD,et al. Epidemiologic features of isolated syncope:the Framingham Study. Stroke,1985,16:626-629.

[7] Soteriades ES,et al. Incidence and prognosis of syncope. N Engl J Med,2002,347:878-885.

[8] Kerr SR,Pearce MS,Brayne C,Davis RJ,et al. Carotid sinus hypersensitivity in asymptomatic older persons:implications for diagnosis of syncope and falls. Arch Intern Med,2006,166:515-520.

[9] Puggioni E,Guiducci V,Brignole M,et al. Results and complications of the carotid sinus massage performed according to the "method of symptoms". Am J Cardiol,2002,89:599-601.

[10] Wieling W,Krediet CT,Solari D,et al. At the heart of the arterial baroreflex:a physiological basis for a new classification of carotid sinus hypersensitivity. J Intern Med,2013,273:345-358.

[11] Ricci F,De Caterina R,Fedorowski A. Orthostatic hypotension:epidemiology,prognosis,and treatment. J Am Coll Cardiol,2015,66:848-860.

[12] Gibbons CH,Freeman R. Clinical implications of delayed orthostatic hypotension:a 10-year follow-up study. Neurology,2015,85:1362-1367.

[13] Sheldon RS,Grubb BP,Olshansky B,et al. 2015 Heart Rhythm Society expert consensus statement on the diagnosis and treatment of postural tachycardia syndrome, inappropriate sinus tachycardia, and vasovagal syncope. Heart Rhythm, 2015, 12:

e41-e63.

［14］Bartoletti A,Alboni P,Ammirati F,et al. 'The Italian Protocol':a simplified head-up tilt testing potentiated with oral nitroglycerin to assess patients with unexplained syncope. Europace,2000,2:339-342.

［15］Tannemaat MR,van Niekerk J,Reijntjes RH,et al. The semiology of tilt-induced psychogenic pseudosyncope. Neurology,2013,81:752-758.

［16］Novak P. Assessment of sympathetic index from the valsalva maneuver. Neurology,2011,76:2010-2016.

［17］Fanciulli A,Strano S,Ndayisaba JP,et al. Detecting nocturnal hypertension in Parkinson's disease and multiple system atrophy:proposal of a decision-support algorithm. J Neurol,2014,261:1291-1299.

［18］Saal DP,Thijs RD,van Zwet EW,et al. Temporal relationship of asystole to onset of transient loss of consciousness in tilt-induced reflex syncope. JACC:Clinical Electrophysiology,2017,3:1592-1598.

［19］Flammang D,Church TR,De Roy L,et al. ATP Multicenter Study. Treatment of unexplained syncope:a multicenter,randomized trial of cardiac pacing guided by adenosine 5'-triphosphate testing. Circulation,2012,125:31-36.

［20］Ng Kam Chuen MJ,Kirkfeldt RE,Andersen HR,et al. Syncope in paced patients with sick sinus syndrome from the DANPACE trial:incidence,predictors and prognostic implication. Heart,2014,100:842-847.

［21］Donateo P,Brignole M,Alboni P,et al. A standardized conventional evaluation of the mechanism of syncope in patients with bundle branch block. Europace,2002,4:357-360.

［22］Elliott PM,Anastasakis A,Borger MA,et al. 2014 ESC Guidelines on diagnosis and management of hypertrophic cardiomyopathy:the task force for the diagnosis and management of hypertrophic cardiomyopathy of the European Society of Cardiology (ESC). Eur Heart J,2014,35:2733-2779.

［23］Liu JF,Jons C,Moss AJ,McNitt S,et al. Goldenberg I,International Long QT Syndrome Registry. Risk factors for recurrent syncope and subsequent fatal or near-fatal events in children and adolescents with long QT syndrome. J Am Coll Cardiol,2011,57:941-950.

［24］Giustetto C,Cerrato N,Ruffino E,et al. Etiological diagnosis,prognostic significanceand role of electrophysiological study in patients with Brugada ECG and syncope. Int J Cardiol,2017,241:188-193.

［25］Jansen S,Kenny RA,de Rooij SE,et al. Self-reported cardiovascular conditions are associated with falls and syncope in community-dwelling older adults. Age Ageing,2015,44:525-529.

［26］Chen Li,Zhang Qingyou,Ingrid Sumou,et al. Aetiologic and clinical characteristics of syncope in Chinese children. Acta Paediatrica,2007,96(10):1505-1510.

［27］中华医学会儿科学分会心血管学组,《中华儿科杂志》编辑委员会,北京医学会儿科学分会心血管学组,中国医师协会儿科医师分会儿童晕厥专业委员会. 儿童晕厥诊断指南(2016年修订版). 中华儿科杂志,2016,54(4):246-250.

［28］Zhao J,Han Z,Zhang X,et al. A cross-sectional study on upright heart rate and BP changing characteristics:basic data for establishing diagnosis of postural orthostatic tachycardia syndrome and orthostatic hypertension. BMJ Open,2015,5(6):e007356.

［29］Qingyou Z,Junbao D,Chaoshu T. The efficacy of midodrine hydrochloride in the treatment of children with vasovagal syncope ［J］. J Pediatr,2006,149(6):777-780.

［30］刘晓燕,王成,吴礼嘉,等. 盐酸米多君对儿童血管迷走性晕厥的干预效果. 中华医学杂志,2009,89(28):1951-1954.

［31］张清友,杜军保,甄京兰,等. 血管迷走性晕厥儿童在直立倾斜试验中血流动力学变化及其对美托洛尔疗效的预测. 中华医学杂志,2007,87(18):1260-1262.

［32］Sanatani S,Chau V,Fournier A,et al. Canadian Cardiovascular Society and Canadian Pediatric Cardiology Association Position Statement on the Approach to Syncope in the Pediatric Patient. Can J Cardiol,2017,33(2):189-198.

［33］Wenjun Deng,Yanling Liu,Angie Dong Liu,et al. Difference between supine and upright blood pressure associates to the efficacy of midodrine on postural orthostatic tachycardia syndrome(POTS) in children. Pediatr Cardiol,2014,35:719-725.

［34］Parry SW,Frearson R,Steen N,et al. Evidencebased algorithms and the management of falls and syncope in the acute medical setting. Clinical Medicine,2008,8:157-162.

［35］Brignole M,Ungar A,Bartoletti A,et al. Standardized-care pathway vs usual management of syncope patients presenting as emergencies at general hospitals. Europace,2006,8:644-650.

［36］Petkar S,Cooper P,Fitzpatrick AP. How to avoid a misdiagnosis in patients presenting with transient loss of consciousness. Postgrad Med J,2006,82:630-641.

［37］Shen WK,Decker WW,Smars PA,et al. Syncope evaluation in the emergency department study(SEEDS):a multidisciplinary approach to syncope management. Circulation,2004,110:3636-3645.

[38] Brignole M,Ungar A,Bartoletti A,et al. Evaluation of Guidelines in Syncope Study 2(EGSYS-2)GROUP. Standardized care pathway vs usual management of syncope patients presenting as emergencies at general hospitals. Europace,2006,8:644-650.

[39] Brignole M,Menozzi C,Bartoletti A,et al. A new management of syncope:prospective systematic guideline-based evaluation of patients referred urgently to general hospitals. Eur Heart J,2006,27:76-82.

[40] Brignole M,Moya A,de Lange FJ,et al. ESC Scientific Document Group. 2018 ESC Guidelines for the diagnosis and management of syncope. Eur Heart J,2018.

[41] 中国生物医学工程学会心律分会,中国老年学和老年医学学会心血管病专业委员会,《中华心血管病杂志》编辑委员会. 晕厥诊断与治疗中国专家共识(2018). 中华心血管病杂志,2019,47(2):96-107.

[42] 刘文玲. 中国晕厥中心建设专家建议. 中国循环杂志,2019,34(01):29-31.

第十九章 心脏瓣膜疾病

心脏瓣膜病（valvular heart disease）是由于先天性畸形或后天获得性因素（如炎症、退行性变、黏液样变性、缺血性坏死、创伤等）引起的单个或多个瓣膜元件（包括瓣叶、瓣环、腱索或乳头肌）的结构异常，或者继发于心腔及血管的非瓣膜源性机械阻塞或腔室扩张等，所导致的原发或继发性瓣口狭窄或/和关闭不全。

在不同的地区和国家，不同的年龄段，以及不同的病损瓣膜，心脏瓣膜病的病因构成比存在明显不同。在我国，风湿性心瓣膜病所占比例已明显下降，而黏液样变性和老年退行性瓣膜钙化日益增多。

第一节 二尖瓣狭窄

二尖瓣狭窄（mitral stenosis）是由于炎症、先天性畸形或退行性变等导致的二尖瓣开放受限，从而引起血流动力学改变，最终产生相应的症状和体征。

【病因】

绝大多数二尖瓣狭窄是由于风湿热所致。有研究报道，行二尖瓣置换的患者中99%的二尖瓣表现为风湿性改变，40%的风湿性二尖瓣狭窄患者同时合并二尖瓣关闭不全。风湿性二尖瓣狭窄女性多见，男女比例约1:2。由其他原因所致的二尖瓣狭窄，如先天性二尖瓣狭窄、结缔组织疾病或胸部放疗所致二尖瓣狭窄比较少见。在老年人群中也可由于二尖瓣瓣环的钙化限制瓣环的活动从而引起二尖瓣狭窄。

【发病机制】

风湿热急性期时，链球菌感染会引起瓣叶免疫和炎症反应，病变始于沿瓣叶接合部位微小结节的形成，随后瓣叶纤维增生、新生血管形成和胶原增多会引起瓣叶结构的改变，引起瓣叶增厚、瓣叶联合处粘连以及腱索短缩和粘连，从而造成二尖瓣狭窄和反流。先天性二尖瓣狭窄主要表现为瓣膜降落伞畸形，缩短的腱索会聚插入一个单独巨大的乳头肌，或者大多数腱索插入一个优势乳头肌，较少腱索插入第二个较小的乳头肌，从而形成降落伞样畸形。发生退行性病变的部分老年患者，二尖瓣瓣环大量的钙化可能会限制瓣环的大小和活动度甚至会延伸至二尖瓣瓣叶底部，从而造成二尖瓣狭窄。

【病理生理】

舒张期时，成年人正常的二尖瓣瓣口面积为 $4\sim6cm^2$，$1.5\sim2.0cm^2$ 为轻度狭窄，$1\sim1.5cm^2$ 为中度狭窄，$<1cm^2$ 为重度狭窄。轻中度狭窄患者，左心房的压力在静息状态下只有轻微增加，然而在心率增快的情况下（如运动、房颤、贫血、感染、甲状腺功能亢进等），左心房压力可能会急剧增加甚至产生症状。然而重度二尖瓣狭窄患者，为了维持静息状态下正常的心输出量，静息状态下的左心房压力会明显增加（常超过 25mmHg），左心房压力增高会导致肺静脉和肺毛细血管压的被动性升高，升高的肺静脉压力也会引起肺动脉收缩，肺动脉压力主动性升高。另外，长期的肺循环容量增加及肺动脉收缩会引起肺血管床器质

性闭塞改变,这些都导致了肺动脉压力增高。严重肺动脉高压时会引起右心室功能受损,导致右心衰竭,造成右心室扩大并继发三尖瓣瓣环扩张,产生继发性的三尖瓣关闭不全,严重肺动脉高压时,由于肺动脉和瓣环扩张,导致相对性的肺动脉瓣关闭不全。二尖瓣狭窄合并肺静脉压力明显增高时,可造成肺静脉向支气管静脉的反流,从而引起支气管静脉丛的曲张充血,甚至破裂出血,造成大咯血的临床表现。

慢性的压力负荷会使左心房发生适应性改变,包括心房肌肥厚、间质纤维化和结构性重构,逐渐导致左心房增大和房颤的发生,增大的左心房可能会压迫气管、食管和喉返神经等,产生相应的临床症状。房颤在二尖瓣狭窄患者中很常见,且随着年龄增大发生率进一步增高。30岁以下的二尖瓣狭窄患者约10%合并房颤,而50岁以上的二尖瓣狭窄约50%合并房颤。由于房颤常会使心率加快,使舒张期时间降低,从而使左心室充盈降低约20%。因此当二尖瓣狭窄患者发生快室率房颤时,常会出现症状。同时,二尖瓣狭窄合并房颤也是左心房血栓形成的主要原因。

由于左心室充盈受限,二尖瓣狭窄患者的左心室大小常正常或偏小。当肺血管床阻力明显增加时,流入肺循环血量会有减少,也可能在静息状态时因为心输出量的降低从而出现乏力和疲劳。

【临床表现】

二尖瓣狭窄进展比较缓慢,部分重度二尖瓣狭窄患者并无明显症状,有时只有仔细询问患者才发现有活动耐量的降低等症状。

1. **呼吸困难**　由于二尖瓣狭窄常会导致左心房压力、肺循环压力增加以及心输出量降低,引起肺循环淤血,因此二尖瓣狭窄常有呼吸困难和活动耐量降低。呼吸困难往往是二尖瓣狭窄最常见且是唯一的症状,70%的有症状的二尖瓣狭窄患者表现为呼吸困难。早期为劳力性呼吸困难,随着二尖瓣狭窄进展,可出现静息状态下呼吸困难、阵发性呼吸困难和端坐呼吸,严重者在劳累、情绪激动、呼吸道感染、妊娠或快室率房颤等情况下会出现急性肺水肿。当患者肺动脉压力明显增高时,常出现右心功能不全,此时便会有食欲缺乏、腹胀和下肢水肿等右心衰竭的表现。

2. **咯血**　二尖瓣狭窄合并肺静脉压力明显增高时,可造成肺静脉向支气管静脉的反流,从而引起支气管静脉丛的曲张充血,甚至破裂出血,造成大咯血。急性肺水肿发作时常伴有肺毛细血管破裂,出现粉红色泡沫痰。二尖瓣狭窄晚期由于严重右心心力衰竭合并房颤,可引起深静脉血栓及右心血栓,血栓脱落可导致肺梗死,从而出现咯血。

3. **胸痛**　胸痛不是二尖瓣狭窄的典型症状,但是约15%的患者可出现胸痛。表现类似心绞痛,可能是由于严重的右心室压力负荷增加、肺动脉高压压迫冠状动脉,或者由于房颤导致的冠脉栓塞所致。

4. **心悸和动脉栓塞表现**　有些患者是因为出现房颤和栓塞事件才诊断二尖瓣狭窄。由于二尖瓣狭窄常伴随左心房增大、纤维化和重构,所以二尖瓣狭窄常会出现房颤,年龄越大,发生率越高。由于房颤的发生,患者常出现心悸。同时快室率房颤会进一步增加左心房压力和减弱左心室充盈,从而会加重患者的症状。由房颤导致的左心房血栓,脱落后导致动脉栓塞会引发相应的临床表现,如脑血管栓塞、冠状动脉栓塞和肠系膜动脉栓塞等所致的相应表现。

5. **其他症状**　左心房扩大和左肺动脉扩张压迫到左喉返神经会引起声音嘶哑,压迫到左主支气管则可能会出现咳嗽。当二尖瓣狭窄发生感染性心内膜炎时,也会出现相应的症状。

6. **体征**　二尖瓣狭窄体格检查最常见的体征是心律不齐和左、右心功能不全的相应体征(如双肺底湿啰音、颈静脉怒张、肝大、肝颈静脉回流征阳性和下肢水肿)。严重的二尖瓣狭窄患者由于心输出量降低和全身血管收缩,可表现出二尖瓣面容,即双颧部绀红。心输出量降低时,脉搏也会减弱。心尖区触诊有可能会有舒张期震颤。当肺动脉和右心室明显扩大时,心脏浊音界扩大呈梨形。

7. **心脏听诊**　当瓣叶活动度较好时第一心音往往增强。然而当二尖瓣瓣叶明显钙化和增厚时,由于活动受限第一心音则变得柔和。第二心音开始比较正常,当肺动脉压力增加时肺动脉瓣第二心音亢进、分裂,然而严重肺动脉高压时,肺血管阻力增加,肺动脉瓣关闭提前,第二心音分裂则消失为亢进的一个声音。严重肺动脉高压时,由于肺动脉和瓣环扩张,导致相对性的肺动脉瓣关闭不全,在胸骨左缘第2~3肋间可闻及舒张期杂音(Graham-Steell杂音)。此外,严重肺动脉高压时会伴随右心室明显扩大,引起三尖瓣瓣环扩大,导致相对性三尖瓣关闭不全,可在三尖瓣区闻及全收缩期杂音,吸气时增强。

　　当二尖瓣活动度及弹性较好时,可闻及二尖瓣开瓣音(opening snap,OS),膜型听诊器心尖区最易闻及。二尖瓣开瓣音是二尖瓣狭窄时,弹性尚好的二尖瓣在开放时突然受限而发生振动时所致,紧随第二心音。一般情况下第二心音与开瓣音间隔越近则二尖瓣狭窄程度越重。

　　心尖区舒张期、低调、隆隆样杂音是二尖瓣狭窄听诊特征性的体征。左侧卧位、钟型听诊器心尖区最易闻及,常在开瓣音之后,呼气末增强。当心室率增快时,杂音有时不易听清。虽然舒张期杂音强度与二尖瓣狭窄程度并无密切相关性,但是杂音的音调和持续时间能够反映二尖瓣狭窄程度。当左房室压力差超过3mmHg时,血流流过二尖瓣便会产生杂音。轻度二尖瓣狭窄时,杂音在舒张早期出现,紧随开瓣音之后,杂音随着左心房压力和跨瓣压力下降逐渐变柔和,如果患者处于窦性心律,在心房收缩时会引起左心房压力增加从而导致杂音再次增强(收缩前增强)。对于严重的二尖瓣狭窄,整个舒张期都存在连续压力阶差,杂音贯穿整个舒张期。然而,当二尖瓣狭窄程度导致流过二尖瓣血流很慢时杂音会消失。

【诊断】

　　1. **诊断方法**　具有人口统计学特征和风湿性心脏病风险以及可疑二尖瓣狭窄的症状和体征的患者,应怀疑风湿性二尖瓣狭窄的诊断。

　　2. **超声心动图**　超声心动图是诊断和评估二尖瓣狭窄最准确的方式。所有二尖瓣狭窄患者在最开始评估病情时、症状和体征改变时的再次评估以及监测疾病进展时的定期评估都应该进行超声心动图检查。M型超声示二尖瓣后叶于舒张期与前叶呈同向运动,即城垛样改变。二维和多普勒超声可以评估二尖瓣狭窄程度(如瓣口面积和跨瓣压差)、瓣膜及附属器形态(瓣叶增厚融合,腱索短缩、增厚及融合)、肺动脉压力、左心房大小、右心室大小及左(右)心室功能。同时还可以评估有无合并其他瓣膜病变,如二尖瓣关闭不全、主动脉瓣狭窄,以及继发性的三尖瓣关闭不全、肺动脉瓣反流等。三维超声心动图在评估二尖瓣形态和二尖瓣狭窄程度中具有越来越重要的地位,对于预测经皮球囊二尖瓣成形术(percutaneous balloon mitral valvuloplasty,PBMV)的临床和血流动力学结果具有重要帮助。Wilkins评分包括评估瓣叶厚度、活动度、钙化和瓣下结构增厚钙化,分值越低越适合行经皮球囊二尖瓣成形术,反之分值越高越不适合(表2-19-1)。同时Wilkins评分能够预测经皮球囊二尖瓣扩张成形术后的远期结果。当经胸超声心动图评估瓣膜情况以及合并其他瓣膜病变不理想时,可以选择经食管超声心动图。若患者考虑行经皮球囊二尖瓣成形术,经食管超声心动图对于评估二尖瓣病变和排除左心房血栓至关重要。当静息状态下超声心动图的发现与临床症状的严重程度不符合时,可以行运动多普勒测试。

表 2-19-1　Wilkins 评分表

分值	瓣叶活动度	瓣膜厚度	瓣膜钙化	瓣下结构增厚
1	活动度好	接近正常	单个区域回声增强	腱索轻微增厚
2	活动度降低	瓣尖增厚	瓣叶边缘散在回声增强	腱索增厚累及近端1/3
3	仅基底部活动	整个瓣叶增厚	回声增强扩展至瓣叶中部	腱索增厚累及远端1/3
4	轻微活动	所有瓣叶均明显增厚	大部分瓣叶回声增强	增厚累及乳头肌

　　3. **心电图**　轻度二尖瓣狭窄时心电图可正常,中重度二尖瓣狭窄时心电图会有所改变。左心房增大时,P波增宽(Ⅱ导联P>0.12秒)且呈双峰,称二尖瓣型P波。当合并肺动脉高压时,会出现右心室肥厚,电轴右偏。二尖瓣狭窄进展过程中,会出现房颤。

　　4. **X线检查**　二尖瓣狭窄时,会出现左心房、肺动脉、右心室和右心房的扩大,后前位X线胸片的心影呈梨形,呈二尖瓣型心。肺部X线的改变可以间接反映二尖瓣狭窄程度,间质性肺水肿是二尖瓣重度狭窄的征兆,此时可以发现Kerley B甚至Kerley A线。长期肺淤血后含铁血黄素沉着,双肺野可出现散在的点状阴影。

　　5. **心导管检查**　心导管检查可以判断二尖瓣狭窄程度、血流动力学情况,以及左心房和左心室的压力。一般情况下心导管检查不作为二尖瓣狭窄的常规检查手段,当无创的超声心动图检查不能明确诊断或检查结果与临床表现不符时才需要行心导管检查帮助诊断。目前在行经皮球囊二尖瓣成形术时,会通过心导管检查在手术过程中监测各项压力指标。

【并发症】

1. **房颤**　二尖瓣狭窄最常见的并发症是房颤。房颤的发生率和二尖瓣狭窄的严重程度以及年龄有关。既往研究发现,二尖瓣狭窄患者房颤发生率在21~30岁为17%,31~40岁为45%,41~50岁为60%,51岁以上患者为80%。左心房压力和容量负荷的变化、左心房重构及其所导致的左心房的电生理特性改变,是心房颤动发生的病理基础。由于房颤可降低心室充盈,会诱发或加重临床症状。此外房颤可进一步增加左心房血栓风险,导致栓塞事件的发生。

2. **栓塞**　10%~20%的二尖瓣狭窄患者可发生栓塞事件。栓塞的风险与年龄、房颤和左心房大小相关,与心输出量呈负相关。虽然发生栓塞事件的二尖瓣狭窄患者大多存在房颤,但是有20%的患者是窦性心律。如果窦性心律的二尖瓣狭窄患者发生栓塞事件,需要注意是否合并阵发性房颤和感染性心内膜炎。栓子大多来自扩大的左心耳,体循环栓塞以脑梗死最常见,右心房来源的栓子可造成肺栓塞。

3. **急性肺水肿和充血性心力衰竭**　由于二尖瓣狭窄致左心房压力增高,当劳累、情绪激动、呼吸道感染、房颤等情况下会诱发急性肺水肿,若处理不及时,死亡率较高。二尖瓣狭窄后期往往伴随右心功能衰竭,出现体循环淤血的症状和体征。

4. **感染性心内膜炎**　二尖瓣狭窄患者有发生感染性心内膜炎的潜在风险,感染性心内膜炎患者中仅不到1%为二尖瓣狭窄,较二尖瓣关闭不全和主动脉瓣疾病风险较低。

【鉴别诊断】

1. **与其他非风湿性病音导致的二尖瓣狭窄鉴别**

(1) 先天性二尖瓣狭窄:主要见于幼儿和儿童,超声心动图可发现其特征性二尖瓣降落伞样畸形。

(2) 老年性二尖瓣瓣环或环下钙化:多见于老年患者,超声心动图可见二尖瓣瓣环以及环下钙化致使二尖瓣活动受限,常可见主动脉瓣钙化,无瓣叶、腱索及乳头肌粘连。

2. **与其他有舒张期杂音的疾病鉴别**

(1) 左心房黏液瘤:是临床上最常见的心脏肿瘤。当瘤体部分阻塞二尖瓣瓣口时可引起舒张期杂音。但杂音随体位变化,可闻及肿瘤扑落音,无开瓣音。超声心动图可发现左心房内占位性病变且具有一定的活动度。

(2) 功能性二尖瓣狭窄:任何引起通过二尖瓣瓣口血流增多的情况都可能会引起舒张期短暂的杂音,如室间隔缺损。另外严重主动脉瓣关闭不全时,也可在心尖部闻及舒张期杂音(Austin-Flint杂音)。功能性二尖瓣狭窄杂音较轻,时间短,不伴震颤,超声心动图可发现二尖瓣结构正常无病变。

(3) 二尖瓣生物瓣术后:二尖瓣生物瓣功能正常的一些患者可以在舒张期闻及杂音,当生物瓣膜功能衰败(如血栓和钙化等)也可闻及舒张期杂音。超声心动图可以发现二尖瓣区生物瓣膜,从而诊断。

【治疗】

1. **药物治疗**　二尖瓣狭窄的关键问题在于二尖瓣水平的血流机械性受阻,目前没有任何药物可以缓解二尖瓣的固定狭窄。二尖瓣狭窄的药物管理主要包括三方面:①预防风湿热的反复发作;②预防和治疗二尖瓣的并发症;③监测疾病进展,以便在最佳时机进行干预。

(1) 无症状二尖瓣狭窄:对于无症状轻中度风湿性二尖瓣疾病需要每年进行病史询问和体格检查。轻度二尖瓣狭窄每3~5年复查超声心动图;中度二尖瓣狭窄每1~2年复查超声心动图;重度二尖瓣狭窄每年复查超声心动图。当患者有症状或体征变化时,需要更频繁地随访检查评估。应建议所有二尖瓣明显狭窄的患者避免剧烈运动。

(2) 预防风湿热反复发作:目前认为对于预防风湿热反复发作肌内注射给予青霉素预防效果优于口服,给药频率越高预防效果越好。虽然目前WHO建议每3~4周肌内注射长效青霉素,但是有研究表明每2周给予长效青霉素的预防效果优于每4周1次。对于二级预防青霉素用药的持续时间,目前缺乏较高质量的证据,大部分来自于观察性研究。二级预防持续时间应根据患者有无心脏炎症和瓣膜疾病等情况,同时尚需考虑社会经济状况和暴露在链球菌感染中的风险等因素共同决定(表2-19-2)。

表 2-19-2　预防风湿热反复发作二级预防持续时间

患者特点	预防给药持续时间
没有明确心脏炎	最后一次风湿热后持续 5 年或者直到满 18 岁
有心脏炎(轻度二尖瓣关闭不全或者治愈的心脏炎)	最后一次风湿热后持续 10 年或者直到满 25 岁
严重的瓣膜疾病	终身
瓣膜术后	终身

（3）预防栓塞：血栓栓塞是二尖瓣狭窄的严重并发症，同时也是部分二尖瓣狭窄患者的首发事件。对于二尖瓣狭窄患者，若合并房颤、既往有栓塞病史以及左心房或左心耳血栓的患者，应使用维生素 K 拮抗剂（华法林）进行抗凝，维持国际标准化比值（INR）为 2～3。对于窦性心律的重度二尖瓣狭窄患者，如果左心房增大（>55mm）或者有左心房自发显影是否需要抗凝目前仍存在争议。是否可以使用新型口服抗凝药进行抗凝尚缺乏研究。

（4）房颤的治疗：治疗二尖瓣狭窄患者的房颤与其他类型的房颤相似，但是二尖瓣狭窄患者的房颤更难恢复和维持窦性心律。此外由于房颤会加剧血流动力学紊乱，尤其是快室率房颤，因此适当的药物治疗是必要的。对于血流动力学不稳定的患者，应紧急实施电复律。电复律前、中、后应静脉给予肝素抗凝。对于血流动力学稳定的患者，使用控制心室率的药物和口服维生素 K 拮抗剂。控制心室率的药物可先静脉使用 β 受体拮抗药和非二氢吡啶类钙通道阻滞药，后续可口服此类药物长期控制心室率。如果上述药物控制不佳，可考虑使用洋地黄制剂和胺碘酮。如果患者合并左心室功能不全时，单独使用地高辛长期控制心室率是可以考虑的。

（5）心力衰竭的治疗：重度二尖瓣狭窄患者出现症状是手术干预的适应证。手术干预后仍有心力衰竭症状或者无法手术干预的二尖瓣狭窄患者可通过口服利尿药和限制钠盐摄入改善症状。急性肺水肿时，与通常急性左心衰竭处理略有不同，不同之处在于洋地黄制剂对窦性心律二尖瓣狭窄患者的肺水肿无益，但对于快室率房颤患者和右心功能不全患者有帮助。

2. **手术治疗**　轻中度二尖瓣狭窄患者的无症状期可以维持很多年，这些患者的预后与年龄等匹配的正常人群无明显差异。然而，重度或者有症状的二尖瓣狭窄患者如果狭窄不解除预后较差。经皮二尖瓣球囊成形术是治疗单纯二尖瓣狭窄的首选方式，若需要手术干预但不能行经皮二尖瓣球囊成形术的患者则需考虑外科手术（图 2-19-1）。可以通过 Wilkins 评分判断瓣膜形态是否合适经皮二尖瓣球囊成形术，当 Wilkins 评分≤8 分则认为适合做经皮二尖瓣球囊成形术，然而外科手术高危的患者即使瓣膜形态不佳也可先尝试经皮二尖瓣球囊成形术。目前指南认为当行其他心脏手术时，需要同时处理重度二尖瓣狭窄，无论二尖瓣狭窄是否产生症状；也可考虑同时处理中度二尖瓣狭窄。

（1）经皮二尖瓣球囊成形术适应证：有症状的中重度二尖瓣狭窄患者，瓣膜形态适合，轻度以下二尖瓣关闭不全，左心房没有血栓；无症状重度二尖瓣狭窄患者如果合并房颤也可考虑；对于外科手术高危的患者（如高龄、虚弱、严重冠心病、严重的肺、肾等疾病及外科分离术后再狭窄患者）、有生育要求的育龄女性患者以及合并妊娠的患者，即使瓣膜形态不理想也可考虑；对于轻度二尖瓣狭窄患者，如果无其他原因可解释发生的症状，活动下肺毛细血管楔压（左心房压）超过 25mmHg 也可考虑。

（2）外科手术：外科手术方式包括二尖瓣分离术和二尖瓣置换术。二尖瓣分离术包括闭式二尖瓣分离术和直视二尖瓣分离术，闭式分离术已很少用。外科手术适用于有症状但不适合经皮二尖瓣球囊成形术的中重度二尖瓣狭窄患者，如合并左心房血栓、中度以上二尖瓣关闭不全以及外科手术低危的二尖瓣钙化患者。如果可以行瓣膜修复手术，首选的外科方式是直视分离术，然而选择外科手术的二尖瓣狭窄患者其瓣膜形态通常较差，外科换瓣术常是最好的选择。

【预后及二级预防】

二尖瓣狭窄病情进展缓慢，一旦出现症状，未经手术治疗的患者预后较差。NYHA 心功能Ⅲ级的二尖瓣狭窄患者 5 年生存率为 62%；NYHA 心功能Ⅳ级的二尖瓣狭窄患者 5 年生存率只有 15%。目

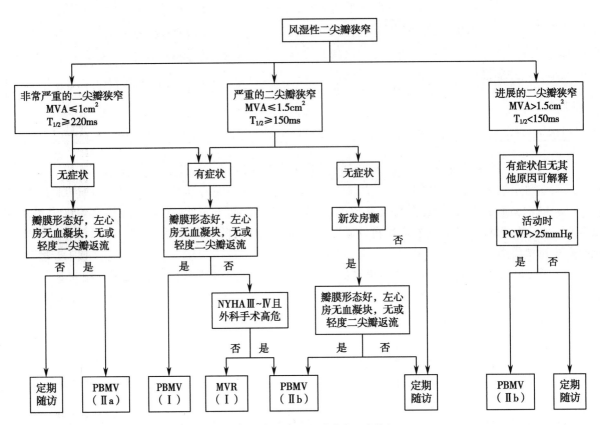

图 2-19-1　风湿性二尖瓣狭窄手术指征

注:MVA.二尖瓣面积;$T_{1/2}$.压差减半时间;PCWP.肺毛细血管楔压;PMBV.经皮二尖瓣球囊成形术;MVR.二尖瓣置换。

前公认介入及手术治疗能够明显消除症状,也能够预防并发症,改善预后。然而由于疾病的并发症(如房颤、栓塞事件、肺动脉高压等)及治疗的不良反应(如人工瓣相关问题、抗凝药物等),这类患者的预期寿命仍然有所缩短。二尖瓣狭窄患者的二级预防,主要是包括预防风湿热的反复发作和预防栓塞事件。

【指南与共识】

目前比较认可的指南为《2014 年 AHA/ACC 心脏瓣膜病患者管理指南》、《2017 年 AHA/ACC 心脏瓣膜病患者管理指南》和《2017 年 ESC/EACTS 心脏瓣膜病患者管理指南》。

第二节　二尖瓣关闭不全

二尖瓣关闭不全(mitral insufficiency)是由于二尖瓣的 4 个组成部分(瓣叶、瓣环、腱索和乳头肌),以及左心室结构或功能异常造成的二尖瓣关闭不全。

【病因】

1. **急性二尖瓣关闭不全病因**　①二尖瓣瓣环功能障碍:如创伤、手术损伤、感染性心内膜炎瓣周脓肿;②二尖瓣瓣叶功能障碍:如感染性心内膜炎瓣叶穿孔、创伤、心房黏液瘤样变性、系统性红斑狼疮;③腱索断裂:如特发性腱索断裂、黏液瘤样变性(二尖瓣脱垂、马方综合征)、感染性心内膜炎、创伤;④乳头肌功能不全:如冠心病、浸润性疾病(淀粉样变、结节病)、创伤。

2. **慢性二尖瓣关闭不全病因**　①炎性疾病:如风湿性心脏病、系统性红斑狼疮;②退行性疾病:如黏液瘤样变性、马方综合征、二尖瓣瓣环钙化;③感染性心内膜炎;④结构性改变:如心肌缺血所致乳头肌或腱索功能障碍、各种疾病引起的左心室和/或左心房显著扩大所致的相对性二尖瓣关闭不全;⑤先天性二尖瓣功能障碍。

【发病机制】

发病机制因导致二尖瓣关闭不全的病因不同而有所不同。通常将二尖瓣关闭不全分为原发性二尖瓣关闭不全和继发性二尖瓣关闭不全。原发性关闭不全主要是由于二尖瓣本身病变所致,功能性二尖瓣关闭不全主要是由左心室/左心房或者二尖瓣瓣环扩大所致。

瓣叶功能障碍时可以导致二尖瓣关闭不全,如黏液瘤样变性会引起二尖瓣瓣膜间质细胞向肌成纤维细胞转化,从而分泌大量的糖胺聚糖、基质金属蛋白酶,引起二尖瓣瓣叶拉伸强度降低,导致瓣叶脱垂发生关闭不全。感染性心内膜炎可直接导致瓣叶穿孔损伤,从而导致二尖瓣关闭不全。风湿性心脏病导致的二尖瓣关闭不全是由于瓣叶短缩、僵硬、活动度降低,或者腱索乳头肌的短缩和融合所致。腱索功能障碍可能是先天性,或疾病所致腱索纤维弹性降低,从而发生腱索增长或断裂。乳头肌是由冠状动脉血管床终末支供应,当发生缺血时乳头肌功能障碍从而引起二尖瓣关闭不全。一般来说后乳头肌由右冠状动脉或回旋支的后降支供应,前侧乳头肌由前降支或回旋支的分支供应。还有一些先天畸形可导致一侧乳头肌缺失,从而引起二尖瓣关闭不全。

二尖瓣瓣环的异常,如各种疾病引起的左心室和/或左心房显著扩大可引起二尖瓣瓣环扩大从而导致相对性二尖瓣关闭不全;此外二尖瓣瓣环的钙化也会限制二尖瓣瓣环的活动,甚至会累及瓣环下结构,从而引起二尖瓣关闭不全。二尖瓣瓣环钙化的危险因素与粥样硬化性疾病有着相似的危险因素,包括高血压、糖尿病、高脂血症,发病机制也类似。

【病理生理】

二尖瓣关闭不全导致收缩期部分血流流向左心房,使左心房压力和左心室前负荷增加。急性二尖瓣关闭不全反流量较多时,由于起病急,左心室代偿不及,左心室前向心搏血量减少。同时反流入左心房的血液使左心房压力增加,左心房压力增加会导致肺淤血甚至急性肺水肿。慢性二尖瓣关闭不全时,左心室可以代偿,根据 Frank-Starling 机制,左心室前向心搏量和射血分数增加,可以维持较长的代偿期,此时可无肺淤血及相应临床症状。后期失代偿时持续严重的过度容量负荷引起左心室衰竭,前向心搏量和射血分数下降,左心室舒张末期容量和压力、收缩末期容量和压力以及左心房压力明显增加,此时可出现肺淤血和体循环灌注降低的表现,晚期也可出现肺动脉高压和右心衰竭的表现。

【临床表现】

二尖瓣关闭不全的临床表现与其病因、反流程度、进展速度等有关。

急性二尖瓣关闭不全的症状与反流程度有关。轻度反流时可仅有轻微劳力性呼吸困难,重度二尖瓣关闭不全时,由于左心室不能适应急性的血流动力学变化,可发生左心房和肺循环压力骤增,导致急性左心衰竭,甚至出现急性肺水肿或心源性休克。同时还可能会有导致急性二尖瓣关闭不全的基础疾病的临床症状。

慢性二尖瓣关闭不全的临床表现及其严重程度与二尖瓣关闭不全的严重程度、进展速度、肺循环压力、心律失常(如房颤)和相关心脏疾病以及引起二尖瓣关闭不全的基础疾病有关。风湿性二尖瓣关闭不全从最开始风湿热到出现症状往往比二尖瓣狭窄的时间要长,常超过 20 年。单纯轻至中度二尖瓣关闭不全患者由于左心室代偿,前向心输出量可保持正常,常无症状,或开始仅有导致瓣膜损伤基础疾病的症状。大多数患者一直到左心室腔增大伴收缩功能障碍、肺高压或出现房颤时才有症状。最常见的症状是劳力性呼吸困难和乏力,这是前向心输出量下降、跨二尖瓣反向血流引起左房压力上升和肺循环高压的综合结果。另一常见临床表现是阵发性或持续性房颤,但是房颤对二尖瓣关闭不全症状的影响通常要轻于二尖瓣狭窄。重度二尖瓣关闭不全合并左心室增大的患者最终进展为有症状的心力衰竭,伴肺淤血和肺水肿。疾病后期同样可存在右心衰竭的表现,如肝淤血性肿大、下肢水肿和腹水。

【体征】

急性二尖瓣关闭不全时左心室无扩大,心界可正常,心尖搏动呈高动力状态。严重时可出现肺水肿和组织灌注不良的体征,如皮肤苍白、双肺底闻及湿啰音。有时可有引起二尖瓣急性关闭不全基础疾病的体征。

急性二尖瓣关闭不全常闻及 S_3,由于左室射血时间缩短,可出现 S_2 分裂。肺高压时 P_2 亢进,甚至可闻及肺动脉瓣反流和三尖瓣关闭不全的杂音。急性二尖瓣关闭不全的杂音可出现在收缩早期、中期或者全收缩期。然而,由于左心房压力在心室收缩期显著增加,在收缩末期左心房与左心室之间的压力梯度减少或消失,所以收缩期杂音通常较柔和、低调并呈递减型,常在 S_2 之前结束。慢性二尖瓣关闭不全左心室增大引起心尖搏动左移,常呈抬举样。疾病后期可出现右心衰竭的表现,如双下肢水肿、颈静脉充盈等。可闻及 S_1 减弱,有肺动脉高压时引起 P_2 延迟,可出现 S_2 分裂。由于通过二尖瓣瓣口流入左心室的血流速度增加,可闻及 S_3 心音。二尖瓣关闭不全的心脏杂音为收缩期杂音,但杂音的出现时间、持续时长、性质、强度、部位和传导取决于病因和二尖瓣累及的部分。杂音常为全收缩期杂音,紧随 S_1 之后出现,一直持续甚至超出 A_2,并影响 A_2。杂音于心尖部听诊最佳。如果二尖瓣关闭不全束朝向后外侧,则杂音向腋窝传导,杂音非常响亮时可传导至左后胸。如果二尖瓣关闭不全束朝向前内侧,则杂音向心底和颈部放射。杂音性质大多数为高调吹风样。腱索断裂时的杂音可呈海鸥鸣或音乐性,二尖瓣脱垂时可闻及收缩中期喀喇音。

【诊断】

对于在心尖部闻及全收缩期或收缩中晚期杂音的患者,应怀疑二尖瓣关闭不全。大多数二尖瓣关闭不全患者无症状,症状往往是此病的晚期表现。

1. 超声心动图检查　超声心动图是诊断二尖瓣关闭不全、确认其病因、评估二尖瓣严重程度和确定其血流动力学后果的首选无创性诊断方法。可以确定左心室大小和功能、右心室大小和右心房大小以及肺动脉压力的初始评估。同时还可用于评估二尖瓣修复术或置换术后二尖瓣和左心室大小及功能。此外,随着经导管二尖瓣关闭不全介入治疗技术的兴起,超声心动图在术前可分析二尖瓣关闭不全的病因、定量反流程度、分析二尖瓣解剖情况,判断患者是否适合行介入手术。术后超声心动图则可评估有无残余二尖瓣反流及程度、跨瓣压差、器械的稳定性、并发症,以及心脏形态及功能的变化。

2. 心脏磁共振检查　目前不推荐将心脏磁共振检查用于常规诊断或监测,但如果超声心动图不能充分评价二尖瓣关闭不全的严重程度或左室功能,或者超声心动图评价指标相互矛盾,则可在经验丰富的中心行心脏磁共振检查。有研究表明心脏磁共振检查在量化二尖瓣关闭不全方面更准确,在指导手术干预方面可能也更准确。

3. 心导管检查　不推荐通过侵入性心导管检查测量心内压力和/或左心室造影来评估二尖瓣关闭不全,除非无创性检查评估二尖瓣关闭不全严重程度、左心室功能与症状不符。对疑似冠心病(包括心绞痛症状或客观缺血证据)、左心室收缩功能下降或者有冠心病危险因素(包括 40 岁以上男性和绝经后女性)的患者,在进行瓣膜干预前需行冠脉造影。由于冠脉疾病是慢性功能性二尖瓣关闭不全的病因之一,所以慢性重度功能性二尖瓣关闭不全患者应行冠脉造影。

4. X 线检查　急性二尖瓣关闭不全心影多正常,常表现为明显肺淤血、肺水肿征象。慢性二尖瓣关闭不全时左心室和左心房增大,左心衰竭时也有肺淤血、肺水肿征象。

5. 心电图　除基础疾病相关的心电图异常外,急性二尖瓣关闭不全时心电图多正常,慢性二尖瓣关闭不全可有左心房增大、左心室增大的表现。

【鉴别诊断】

任何可引起心前区收缩期杂音的疾病均需要进行鉴别诊断。

1. 室间隔缺损　胸骨左缘第 4 肋间粗糙的全收缩期杂音,常伴有震颤,超声心动图可鉴别。

2. 三尖瓣关闭不全　胸骨左下缘 4、5 肋间全收缩期杂音,吸气时增强,超声心动图可鉴别。

3. 左或右心室流出道梗阻　收缩期杂音呈喷射样,于 S_2 前终止,主动脉瓣狭窄杂音位于胸骨右缘第 2 肋间;梗阻性肥厚型心肌病的杂音位于胸骨左缘第 3 肋间;肺动脉瓣狭窄的杂音位于胸骨左缘第 2 肋间。超声心动图可鉴别。

【治疗】

轻度和中度二尖瓣关闭不全不需要手术治疗,但应定期随访复查,观察疾病进展。重度二尖瓣关闭不全的有效治疗方式是手术治疗。手术指征见图 2-19-2。

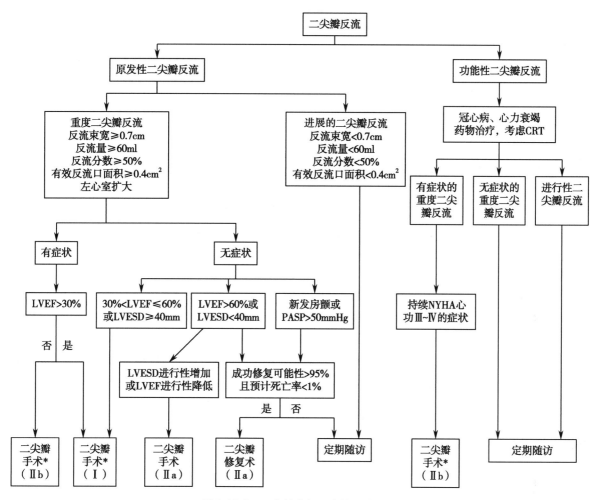

图 2-19-2 二尖瓣关闭不全的手术指征

注:LVEF. 左室射血分数;CRT. 心脏再同步化治疗;LVESD. 左心室收缩末径;PASP. 肺动脉压力;*. 若可以行二尖瓣修复术,则优选二尖瓣修复术,次选二尖瓣置换术。

1. 药物治疗 急性重度二尖瓣关闭不全时药物治疗的主要目标是稳定患者情况为手术做准备,使用药物减少二尖瓣反流量,增加前向血流、减轻肺淤血。血压正常或增高的患者静脉使用硝普钠可降低体循环血管阻力,从而减少二尖瓣反流。二尖瓣反流减轻后,前向心输出量和肺循环淤血均可能得到改善。低血压时,硝普钠不宜单独使用,应联合应用多巴胺等药物。主动脉内球囊反搏(intra-aortic balloon counterpulsation,IABP)可改善急性重度二尖瓣关闭不全患者的前向心输出量,暂时稳定病情,为急诊外科手术做准备。对于由左心室扩大和功能不全导致的慢性功能性二尖瓣关闭不全,应积极使用指南推荐的药物,如 ARNI/ACEI/ARB、β 受体拮抗药、醛固酮拮抗剂等。此外,对于部分扩张型心肌病和缺血性心肌病导致的功能性二尖瓣关闭不全,心脏再同步化治疗可逆转左心室重构,从而减轻二尖瓣关闭不全。对于原发性二尖瓣关闭不全患者,药物治疗的价值仍然存在争议。对于有症状者,如不适合或不考虑外科手术或经导管介入治疗,可以考虑使用指南推荐的治疗心力衰竭的药物。在不合并高血压的情况下,目前无证据表明应用血管扩张药物对无症状且左心室收缩功能保留的二尖瓣关闭不全患者有效。

2. 手术治疗 手术指征包括以下几点。

(1)急性重度二尖瓣关闭不全。

(2)有症状的慢性重度二尖瓣关闭不全。

(3)无症状的重度慢性二尖瓣关闭不全,但是左室射血分数≤60% 或左室收缩末内径≥40mm。

(4)无症状原发性二尖瓣关闭不全患者若左室射血分数>60% 或左室收缩末径<40mm,但左室收缩

末内径进行性增加或左室射血分数进行性降低。

（5）无症状原发性二尖瓣关闭不全患者若左室射血分数>60%或左室收缩末径<40mm或新发房颤或肺动脉压力>50mmHg,但是二尖瓣修复术成功率超过95%且死亡率<1%可以考虑二尖瓣修复术（图2-19-2）。

手术治疗方式包括外科手术和经导管介入治疗,后者目前主要用于经心脏团队评估认为无法进行外科手术或风险高的患者。外科手术的方式包括二尖瓣修复术和二尖瓣置换术。与二尖瓣置换术相比,二尖瓣修复术的优点是:①能最大限度地保留原有二尖瓣解剖,有助于左心室收缩和维持左心室有效的长椭圆形形状,更好维持左心室功能;②避免了人工心脏瓣膜的风险,如抗凝风险和瓣膜血栓栓塞的风险。因此在选择外科手术时,应尽可能行修复手术。经导管治疗包括经导管二尖瓣修复术和经导管二尖瓣置换术,后者尚处于临床研究阶段,而经导管二尖瓣修复术,尤其是经导管二尖瓣钳夹术已经较为成熟,EV-EREST Ⅱ研究和COAPT研究已分别在特定选择的原发性和继发性二尖瓣关闭不全患者中证实了基于MitraClip的经导管二尖瓣钳夹术良好的临床效果。随着器械的发展和手术经验的积累,经导管二尖瓣介入治疗技术可能会为广大患者带来更大的福音。

【预后及二级预防】

各种原因导致乳头肌、腱索及瓣叶异常引起的急性严重二尖瓣关闭不全伴血流动力学不稳定患者,如不及时手术干预,死亡率极高。但该类患者即使手术治疗,风险也非常高,死亡率高达50%。慢性重度二尖瓣关闭不全一旦出现症状,提示左心室功能失代偿,病情迅速恶化,死亡风险远高于无症状患者。对于风湿性二尖瓣关闭不全,需要预防风湿热反复发作;若合并房颤,需要预防栓塞事件。对于功能性二尖瓣关闭不全,则需要积极治疗引起左心室和/或左心房扩大的疾病,延缓二尖瓣关闭不全的进展。

【指南与共识】

目前比较认可的指南为《2014年AHA/ACC心脏瓣膜病患者管理指南》、《2017年AHA/ACC心脏瓣膜病患者管理指南》和《2017年ESC/EACTS心脏瓣膜病患者管理指南》。

第三节　主动脉瓣狭窄

主动脉瓣狭窄(aortic valve stenosis)是由于先天性、风湿性、退行性变等因素导致的主动脉瓣开放受限,是儿童和成年人左心室流出道梗阻最常见的原因。

【病因】

先天性主动脉瓣畸形可能是单叶式、二叶式或三叶式,也可能是圆顶形隔膜。单叶式畸形在婴儿期便可引起严重梗阻,也是引起1岁以下儿童致命性主动脉瓣狭窄最常见的畸形。基于超声心动图的流行病学研究显示,先天性主动脉瓣二叶式畸形在欧美人群中的发生率为0.5%～2%,我国尚缺乏人群发病率的数据,但基于超声心动图数据报道的二叶式畸形的发生率与西方国家接近。一组因主动脉瓣狭窄进行外科换瓣的患者资料显示,932例患者中（年龄为26～91岁）单叶式畸形占4.9%,二叶式畸形占49.1%。风湿性主动脉瓣狭窄的发生率逐渐下降,在发达国家尤为显著。有研究显示,风湿性主动脉瓣狭窄的构成比由1977—1979年的100%下降到1995—1999年的30%。随着人口老龄化进程的加剧,退行性主动脉瓣狭窄的发生率逐渐升高。有研究表明在65岁以上人群中退行性主动脉瓣狭窄的发生率为2%～7%。退行性主动脉瓣狭窄的危险因素同动脉粥样硬化性疾病,包括高脂血症、糖尿病、吸烟和高血压等。

【发病机制】

1. 先天性主动脉瓣狭窄　单叶式畸形在婴儿期便可引起严重梗阻,因此在成年人中该类患者很少见。先天性主动脉瓣二叶式畸形在瓣叶交界处易产生融合,但是在儿童时期并不会导致严重的主动脉瓣口狭窄,往往在成年后随着血流剪切应力变化、瓣叶纤维化以及钙化改变等系列病理生理过程的叠加效应才会产生严重的狭窄。也有一部分先天性二叶式畸形会因为瓣叶僵硬或者感染性心内膜炎发展成为单纯的严重的主动脉瓣关闭不全。

2. 风湿性主动脉瓣狭窄 主要与甲组乙型溶血性链球菌感染有关。炎症反应引起瓣叶交界处和瓣尖粘连融合,从而导致瓣叶游离缘的回缩和僵硬,并在瓣叶表面和瓣口处形成钙化结节。因此,风湿性主动脉瓣病变常常表现为狭窄和反流共存。

3. 退行性主动脉瓣狭窄 目前认为,退行性主动脉瓣狭窄并非自然衰老的结果,而是由脂质沉积、炎性细胞浸润、氧化应激、肾素血管紧张素系统激活和主动成骨钙化等病理过程所导致。瓣膜炎症反应激活瓣膜肌成纤维细胞释放细胞因子,从而刺激瓣膜肌成纤维细胞表达基质金属蛋白酶和成骨蛋白,最终引起肌成纤维细胞向成骨细胞样细胞形态转化,继而导致成骨钙化。同时,研究表明退行性主动脉瓣狭窄的危险因素和动脉粥样硬化性疾病相似,包括高脂血症、糖尿病、吸烟和高血压等。

【病理生理】

成年人罹患主动脉瓣狭窄后,通常需要经过相对较长的时间主动脉瓣的瓣口面积才会缩小至正常的1/3或以下,从而对前向血流产生阻塞。血流受阻引起左心室压力增高、左室射血时间延长和主动脉压力降低。左心室收缩压和后负荷的增加可使左心室质量增加,引起左心室舒张功能不全。左心室质量和射血做功增加引起心肌耗氧量增加。左心室射血时间延长会使左心室舒张时间缩短以及左心室舒张压升高,加上主动脉舒张压降低,导致冠状动脉灌注压降低,引起继发性心肌供氧量下降。心肌氧耗增加和氧供减少会导致心肌缺血,加剧左心室衰竭的发生。

主动脉瓣狭窄显著影响血流动力学时,会导致左心室射血阻抗增加。由于狭窄是逐渐出现和进展的,左心室可发生适应性改变。因此疾病早期,左心室向心性肥厚,左心室游离壁和室间隔增厚,可以维持正常的左室收缩功能。随着疾病进展,左心室顺应性下降,即使大小仍维持正常,其舒张末期压力增加。舒张功能异常可引发症状,并且由于持续性的间质纤维化,狭窄解除后症状仍可持续存在。同时节段性室壁运动异常、纤维化或心内膜下缺血会加剧左室收缩功能恶化,最终导致左心室功能衰竭。

常规情况下根据最大前向血流速度、平均跨瓣压差和瓣口面积将主动脉瓣狭窄严重程度分为轻度、中度和重度三个级别(表2-19-3)。然而平均跨瓣压差与血流量有关,因此在使用平均跨瓣压差评估狭窄程度时需要考虑到心搏量。

表 2-19-3 主动脉瓣狭窄严重程度的分类标准

主动脉狭窄	严重程度		
	轻度	中度	重度
最大前向血流速度/$(m \cdot s^{-1})$	<3.0	3.0~4.0	>4.0
平均跨瓣压差/mmHg	<25	25~40	>40
瓣口面积/cm^2	<1.5	1.0~1.5	<1.0

然而在疾病的进展过程中,主动脉瓣狭窄会有不同的表型。重度主动脉瓣狭窄根据血流量、跨瓣压差以及左室射血分数可以分为:①正常左室射血分数正常血流高跨瓣压差,占50%~70%;②正常射血分数低血流低跨瓣压差,占10%~15%;③低射血分数低血流低跨瓣压差,占5%~10%。

低血流低跨瓣压差的重度主动脉瓣狭窄特点为瓣口面积<1.0cm^2和平均跨瓣压差<40mmHg。低血流低跨瓣压差的重度主动脉瓣狭窄需要与假性重度主动脉瓣狭窄鉴别,前者主要原因是瓣膜病变,左室功能衰竭是继发或者伴随的现象;而后者主要原因为心肌病变,主动脉瓣狭窄的严重程度因为低血流导致瓣膜不能完全打开从而被高估。采用小剂量巴酚丁胺负荷试验以及心脏增强CT评估瓣膜钙化情况可以区别低血流低跨瓣压差的重度主动脉瓣狭窄和假性重度主动脉瓣狭窄(图2-19-3,彩图见书末)。

【临床表现】

主动脉瓣狭窄患者最初较长一段时间可保持无症状。一般说来,在发展至严重狭窄(瓣口面积<1cm^2,射流速度超过4m/s和/或平均跨瓣压力阶差≥40mmHg)之前,左心室收缩功能正常的主动脉瓣狭窄患者很少出现症状。临床症状出现时间因病因不同而有所差别,典型的症状为劳力性呼吸困难、心绞痛和晕厥。

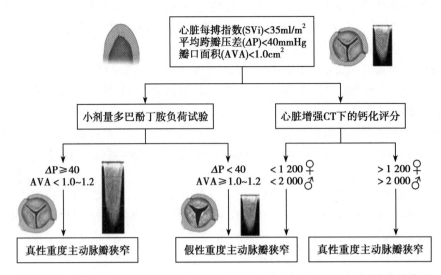

图 2-19-3　低血流低跨瓣压差的重度主动脉瓣狭窄和假性重度主动脉瓣狭窄的鉴别

1. 呼吸困难　主动脉瓣狭窄最常见的临床表现为进行性活动耐量下降、疲乏和劳力性呼吸困难。在疾病初期，劳力性呼吸困难的机制可能是左室舒张末压增高导致肺淤血，而伴随疾病发展出现的左心室收缩功能不全可加重肺淤血。严重者可出现端坐呼吸、夜间阵发性呼吸困难和肺水肿。

2. 心绞痛　约 60% 的重度主动脉瓣狭窄患者有心绞痛的发作，部分患者合并明显的冠状动脉狭窄。心绞痛的发作和冠心病的稳定型心绞痛发作相似，常由运动诱发，休息后缓解。心绞痛发生机制主要是由左心室心肌肥厚引起的需氧量增加和继发性冠状动脉氧供下降。

3. 晕厥　多发生于运动时，运动时全身血管扩张，心肌收缩力随之增强。对于严重主动脉瓣狭窄患者，由于狭窄瓣膜的阻塞，左心室内压力骤升，引起减压反射，重要脏器（包括脑）供血量不增反降，引起晕厥。而休息时发生的晕厥可能是由于短暂性的快速心律失常导致心输出量降低，也有可能是由于瓣膜钙化累及传导系统引起短暂的房室传导阻滞。

【体格检查】

1. 心音　第一心音（S_1）正常。轻度主动脉瓣狭窄第二心音（S_2）可正常，重度主动脉瓣狭窄由于主动脉瓣钙化僵硬使 S_2 的主动脉瓣成分减弱，此时 S_2 减弱或被收缩期杂音掩盖。左心功能不全和继发肺动脉高压的患者 P_2 可亢进。S_4 可闻及，可能是由于左心室心肌肥厚导致心房强烈收缩和收缩前二尖瓣部分关闭所致。而对于儿童或者青少年先天性主动脉瓣狭窄患者，由于瓣叶活动度良好，可以听见增强的 A_2。

2. 收缩期喷射性杂音　在 S_1 稍后开始，终止于 S_2 之前，杂音呈吹风样、粗糙、递增递减型，在胸骨右缘第 2 肋间隙最响，主要向颈动脉传导。有时钙化型主动脉瓣狭窄患者，收缩期杂音在心底部最响，高调成分可传导至心尖区（Gallavardin 现象），易被误认为二尖瓣关闭不全的杂音。一般情况，狭窄越重，杂音持续时间越长，高峰出现时间越晚。当左心室衰竭或者心搏量减少时（如 Valsalva 动作和站立），杂音减弱或消失。

【诊断】

主动脉瓣狭窄的诊断通常是在体格检查发现典型的收缩期喷射性杂音时做出，或因其他指征行超声心动图检查时意外发现主动脉瓣狭窄。

1. 超声心动图检查　超声心动图是评价、随访主动脉瓣狭窄和选择合适手术患者重要的检查方法。超声心动图可以较准确地判断主动脉瓣狭窄的病因、瓣膜钙化的严重程度、瓣口面积，同时也可以评估左心室肥厚程度和收缩功能，以及肺动脉压力。多普勒超声心动图可以测量主动脉瓣前向血流速度和跨瓣压差，从而评估瓣膜狭窄程度。

2. 心脏增强 CT 检查　经导管主动脉瓣置换术已成为主动脉瓣狭窄的重要治疗手段，而心脏增强 CT

是经导管主动脉瓣置换术前评估必不可少的检查。CT 检查不仅可以定性及定量评估钙化程度,帮助鉴别真性低血流低跨瓣压差重度主动脉瓣狭窄和假性主动脉瓣狭窄,还可以确定瓣叶类型并获得主动脉根部多个部位的尺寸,包括左室流出道、瓣环、窦部、窦管交界、冠状动脉高度以及升主动脉宽度等,为经导管主动脉瓣置换术的策略选择提供依据。

3. **心电图检查**　最主要的心电图改变是左心室肥厚。轻度主动脉瓣狭窄心电图可正常,严重者心电图呈现左心室肥厚,约85%的重度主动脉瓣狭窄患者会出现左心室肥厚,常见 ST 段压低和 T 波倒置。超过80%的单纯重度主动脉瓣狭窄患者存在左心房增大。10%～15%的主动脉瓣狭窄患者会合并房颤。由于瓣膜的钙化可累及传导系统,约5%的钙化型主动脉瓣狭窄患者会出现各种形式的房室或室内传导阻滞。当合并二尖瓣瓣环钙化时,传导阻滞则更常见。

4. **X 线检查**　左心缘圆隆,心影正常或轻度增大。在主动脉瓣二叶式畸形患者中常见到扩张的升主动脉。严重主动脉瓣狭窄的患者,左心房可轻度增大,也可有肺循环高压的征象,如肺动脉主干突出、肺静脉增宽和肺淤血。

5. **左心导管检查**　由于在大部分患者中,超声心动图可以提供重要的血流动力学信息,因此在超声心动图结果不明确、质量差,或与临床表现矛盾时可考虑左心导管检查。对怀疑合并冠状动脉病变的患者,应行冠脉造影。

【鉴别诊断】

主动脉瓣狭窄应与下列情况的主动脉瓣区的收缩期杂音鉴别。

1. **梗阻性肥厚型心肌病**　收缩期杂音在胸骨左缘第 3、4 肋间可闻及,主动脉瓣区第二心音正常。超声心动图大多显示左心室壁不对称性肥厚,室间隔明显肥厚,与左室后壁之比≥1.3。变窄的左心室流出道血流速度加快,形成的负压吸引作用导致二尖瓣前叶前移,靠近室间隔,形成相对的二尖瓣关闭不全,即 SAM 现象。

2. **环上或者环下主动脉瓣狭窄**　环上主动脉瓣狭窄收缩期杂音在胸骨右缘第 1 肋间明显;环下主动脉瓣狭窄收缩期杂音在胸骨右缘第 2 肋间明显,心脏听诊以及杂音区别见表 2-19-4。可通过超声心动图鉴别,必要时左心室导管检查也可帮助鉴别。

表 2-19-4　几种左室流出道梗阻的疾病的鉴别

特点	主动脉瓣狭窄	环上主动脉瓣狭窄	环下主动脉瓣狭窄	肥厚性梗阻型心肌病
部位	胸骨右缘第二肋间	胸骨右缘第一肋间	胸骨右缘第二肋间	胸骨左缘第三、四肋间
Valsalva 动作	杂音降低	杂音降低	杂音降低	杂音增强
主动脉瓣关闭不全杂音	40 岁后常见	很少见	经常	无
S_4	严重时会有	不常见	不常见	常见
反常 S_2 分裂	有时	无	无	常见

3. **升主动脉扩张**　见于各种原因引起的升主动脉扩张,如高血压和梅毒等。可在胸骨右缘第 2 肋间隙闻及短促的收缩期杂音,可通过超声心动图鉴别。

4. **肺动脉瓣狭窄**　可在胸骨左缘第 2 肋间隙闻及粗糙、响亮的收缩期杂音,肺动脉瓣区第二心音减弱并分裂,X 线下可见肺动脉主干成狭窄后扩张,可通过超声心动图鉴别。

5. **二尖瓣关闭不全**　心尖区全收缩期吹风样杂音,向左腋下或胸骨旁传导,第一心音减弱。可通过超声心动图鉴别。

【治疗】

有症状的主动脉瓣狭窄患者若不行瓣膜置换术,预后较差。主动脉瓣狭窄患者在出现相关症状后,死亡率大幅增加。据研究报道,出现心力衰竭症状的患者平均生存时间是 0.5～2.8 年,出现晕厥者平均生存时间为 0.8～3.8 年,出现心绞痛者平均生存时间为 2～4.7 年。

主动脉瓣狭窄治疗策略的选择需要根据主动脉瓣狭窄的严重程度、有无症状、手术风险以及是否需要行其他心脏手术共同决定(图2-19-4)。随着经导管主动脉瓣置换术的发展和证据的积累,手术方式的选择更强调由心脏瓣膜团队(包括心脏科医生、心脏介入医生、心脏外科医生、影像科医生和麻醉科医生)和患者共同决定。

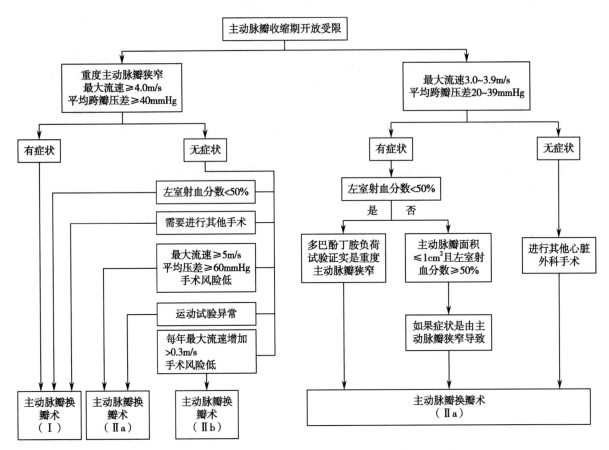

图 2-19-4　主动脉瓣狭窄的治疗策略

1. 非侵入性治疗

(1) 一般治疗:轻度主动脉瓣狭窄通常无症状,无须治疗。大多数主动脉瓣狭窄是逐步加重的,在此过程中虽然可长期无症状,但是应定期密切随访检查,主要是进行超声心动图检查,关注左心室功能的改变。轻度狭窄患者每2年复查1次,中度以上狭窄患者每6~12个月复查1次。一旦出现症状或左心室功能明显恶化,应考虑行外科或经导管主动脉瓣置换。

(2) 药物治疗:目前没有任何一种药物被证实能缓解主动脉瓣狭窄的进展,对于针对危险因素(如高血压等)的药物干预能否延缓钙化型主动脉瓣狭窄的发生发展目前也不清楚。若出现症状,应尽早、及时进行外科手术或介入治疗,对于等待或无法进行上述治疗者,利尿药等药物可能有助于缓解患者症状。对于重度主动脉瓣狭窄的患者原则上应慎用血管扩张药物。合并高血压的主动脉瓣狭窄患者,首选利尿药控制血压。若血压控制不理想,可酌情加用肾素-血管紧张素抑制剂(如 ACEI 或 ARB)。合并左心室收缩功能不全的患者,可使用利尿药改善症状,可慎重使用洋地黄等强心药物。在使用血管扩张药物或强心药物的过程中,需要密切监测血压,警惕严重低血压的发生。至少有 10% 的重度主动脉瓣狭窄患者合并房颤或者房扑,当出现房颤或者房扑时,尤其是症状加重或血流动力学不稳定时,应积极复律治疗,必要时电复律。

2. 侵入性治疗　凡是出现临床症状的成年主动脉瓣狭窄患者,应积极考虑进行换瓣治疗。如预期寿命不超过1年或者生存质量不太可能改善,则推荐采用姑息性内科治疗。而对于儿童先天性重度主动脉瓣狭窄,只要有症状、在休息或运动时跨瓣压差超过 60mmHg 或者心电图呈现 ST 段改变,应考虑行主动脉瓣球囊成形术。

（1）传统外科开胸主动脉瓣置换手术：外科主动脉瓣置换过去被认为是重度主动脉瓣狭窄的标准治疗方法，可以解除主动脉瓣狭窄，降低跨瓣压力阶差，提高患者生存率，改善生活质量。根据目前指南，对于手术风险低或年轻的患者，传统外科主动脉瓣置换仍是主动脉瓣狭窄的首选治疗方案。

（2）经导管主动脉瓣置换术（TAVR）：从2002年全球首例TAVR至今，全世界超过35万患者接受了经导管主动脉瓣置换术，而我国从2010年开始，累计已有超过3 000例患者接受经导管主动脉瓣置换术。目前指南推荐对于无法进行外科手术或外科中、高危患者，可选择经导管主动脉瓣置换术。随着PART-NER 3、NOTION和Evolut Low Risk等临床研究结果的公布，低危患者在未来指南中也将成为TAVR的适应人群。

【预后和二级预防】

发生心力衰竭后自然病程明显缩短，若不行手术治疗，50%的患者于2年内死亡。10%~20%的患者发生心脏性猝死，多发生于之前有症状者，无症状者发生猝死少见，仅见于1%~3%患者。猝死前常有晕厥、心绞痛或心力衰竭。部分患者可出现胃肠道出血，多见于老年患者，常合并胃肠道血管发育不良（多位于右半结肠）或其他血管畸形，常在主动脉瓣置换术后得到改善。感染性心内膜炎不常见，年轻患者薄弱的畸形瓣膜比老年患者坚硬的钙化瓣膜更容易发生感染性心内膜炎。对风湿热的一级预防是预防风湿性主动脉瓣狭窄发生的重要手段，预防风湿热反复发作可能可以延缓风湿性主动脉瓣狭窄的进展。既往RCT研究显示，他汀调脂治疗对于延缓钙化型主动脉瓣狭窄进展无效，但该治疗在疾病早期（如主动脉瓣硬化）的潜在作用尚有待评估。关于肾素-血管紧张素-醛固酮系统抑制剂能否延缓钙化型主动脉瓣狭窄患者瓣叶钙化进展目前仍有争议。干预影响主动脉瓣狭窄进展的危险因素可能有助于延缓疾病进展，如戒烟、控制血压和血糖等。

【指南与共识】

目前比较认可的指南为《2014年AHA/ACC心脏瓣膜病患者管理指南》、《2017年AHA/ACC心脏瓣膜病患者管理指南》和《2017年ESC/EACTS心脏瓣膜病患者管理指南》。

第四节　主动脉瓣关闭不全

主动脉瓣关闭不全（aortic insufficiency）是指因各种原因导致主动脉瓣、瓣环或者主动脉根部病变所致主动脉瓣闭合不严，使血液从主动脉反向流入左心室。据报道，65岁以上人群中，中度以上主动脉瓣关闭不全的发生率超过2%，且男性多见。

【病因】

感染性心内膜炎、主动脉夹层和创伤等可引起急性主动脉瓣关闭不全，主动脉夹层和高血压及一些遗传因素有一定关系。风湿热可导致慢性主动脉瓣关闭不全。主动脉根部扩张所致主动脉瓣关闭不全可由马方综合征、梅毒性主动脉炎、二叶式主动脉瓣畸形、强直性脊柱炎、特发性升主动脉扩张、严重高血压或动脉粥样硬化等造成。

【发病机制】

1. 急性主动脉瓣关闭不全

（1）感染性心内膜炎可以破坏瓣膜，引起瓣叶穿孔，导致主动脉瓣关闭不全。此外，瓣环周围脓肿可以破裂入左心室，也可引起主动脉瓣关闭不全。

（2）主动脉夹层引起主动脉瓣关闭不全主要通过以下四个方面：①窦部扩张使瓣叶无法完全闭合；②累积瓣膜交界处，使瓣叶缺乏足够支持；③夹层延伸到瓣叶基底部，引起瓣叶脱垂；④夹层内膜片破裂入左室流出道，妨碍瓣叶闭合。

（3）创伤伤及主动脉根部、瓣叶、瓣叶支持结构可引起反流。

（4）医源性主动脉瓣关闭不全可见于主动脉瓣球囊扩张术后、主动脉瓣修复失败、人工生物瓣膜破损、机械瓣血栓或故障等情况。

2. 慢性主动脉瓣关闭不全

（1）风湿性病变导致的慢性主动脉瓣关闭不全的比例逐年下降，但仍然是主动脉瓣原发病变引起主动脉瓣关闭不全的常见原因。瓣尖纤维化而挛缩，导致舒张期瓣尖不能闭合，从而发生反流。

（2）某些先天性畸形可导致主动脉瓣关闭不全，如二叶式主动脉瓣、室间隔缺损伴主动脉瓣脱垂等。

（3）感染性心内膜炎，除引起急性主动脉瓣关闭不全外，还可以引起亚急性或慢性关闭不全，是引起单纯主动脉瓣关闭不全的常见病因。主要机制为瓣叶支持结构受损而脱垂，或者瓣膜赘生物介于瓣叶间妨碍瓣叶闭合。即使感染得到控制，但瓣叶可出现纤维化和挛缩，从而引起关闭不全。

（4）退行性主动脉瓣狭窄患者中75%合并关闭不全。有研究表明，在65岁以上重度主动脉瓣关闭不全患者中，因退行性主动脉瓣病变引起的关闭不全的比例超过40%。

（5）主动脉瓣黏液样变性，可致瓣叶脱垂，引起关闭不全。

（6）在单纯主动脉瓣关闭不全行瓣膜置换手术的患者中，由于主动脉根部扩张引起的主动脉瓣关闭不全的比例逐渐升高，甚至超过因为瓣膜本身病变引起的关闭不全。有研究表明，在65岁以上重度主动脉瓣关闭不全患者中，因主动脉根部扩张引起的关闭不全的比例超过50%。引起主动脉根部扩张的病因包括：①马方综合征；②梅毒性主动脉炎；③二叶式主动脉瓣畸形；④强直性脊柱炎；⑤特发性升主动脉扩张；⑥严重高血压或动脉粥样硬化等。

【病理或病理生理】

风湿热所致风湿性主动脉瓣关闭不全的病理改变类似风湿性二尖瓣疾病，主要表现为瓣叶纤维化、增厚短缩，影响瓣叶舒张期对合。先天性主动脉瓣二叶畸形可有一叶边缘有缺口或大而冗长的一叶脱垂入左心室。退行性主动脉瓣关闭不全的病理改变为瓣叶增厚、钙化、短缩和活动受限，导致舒张期关闭不全。马方综合征、强直性脊柱炎、梅毒性主动脉炎、特发性升主动脉扩张等可引起主动脉根部扩张、瓣环扩大，导致瓣叶舒张期不能完全对合发生反流。

急性主动脉瓣关闭不全时，舒张期主动脉血流反流入左心室，使左心室舒张末压力迅速升高。收缩期，左心室难以将左心室的血液排空，前向每搏量下降；舒张期，由于升高的舒张压，使二尖瓣提前关闭，左心室充盈时间减少，使前向每搏量进一步降低，可引起低血压和心源性休克。此外，迅速增加的左心室舒张压会引起左心房压力和肺静脉压力的增高，引起肺淤血和肺水肿。

慢性主动脉瓣关闭不全时，舒张期主动脉内血流大量反流入左心室，使左心室舒张末容量增加。左心室通过左心室肥厚和扩大对慢性容量负荷增加进行代偿反应，常常为离心性肥厚。这种代偿反应可以维持前向每搏量和心输出量。虽然左心室容积增加，但由于代偿，左心室舒张末压力可以维持正常。随着病情进展，左心室的肥厚和扩张不能长期适应左心室负荷的增加，出现失代偿，左心室舒张末压力升高，每搏量、心输出量和左室射血分数下降，出现心力衰竭。

【临床表现】

1. 症状

（1）急性主动脉瓣关闭不全：轻者可无明显症状。严重者因为前向每搏量的降低和左心室舒张末压力的突然增高，可出现血流动力学崩溃，出现急性左心衰竭或肺水肿的症状，严重时可出现神志模糊和休克。其他症状和引起急性主动脉瓣关闭不全的病因有关，如感染性心内膜炎和主动脉夹层的症状。

（2）慢性主动脉瓣关闭不全：可在较长时间内无症状，甚至可耐受体力劳动。心功能储备减少或心肌缺血症状的出现多见于40~50岁，常在心脏明显长大和心肌功能不全时才出现。部分患者早期症状可表现为心动过速或期前收缩引起的心悸、心脏搏动增强的不适感（尤其是平躺或者左侧卧位），以及由于长大的心脏与胸壁之间机械摩擦引起的不典型胸痛。当出现心功能失代偿时，病情常迅速恶化。单纯重度主动脉瓣关闭不全患者较少出现心绞痛，但如果伴发冠心病，或者左心室明显肥厚存在心内膜下缺血，亦可发生心绞痛。心绞痛可在夜间发作，与心率变缓和主动脉舒张压力降到较低水平引起心内膜下缺血有关。部分患者可出现恶性心律失常，约10%的重度主动脉瓣关闭不全患者可能猝死。晚期可出现左心衰竭的症状，如夜间阵发性呼吸困难和端坐呼吸等。部分患者可出现肝淤血肿大、腹水、腹痛和双下肢水肿等右心室衰竭的表现。

2. 体格检查

（1）急性主动脉瓣关闭不全：严重急性主动脉瓣关闭不全患者，可有心源性休克的表现，如明显血压降低、面色苍白、唇甲发绀、脉搏细速等。由于二尖瓣提前关闭，S_1 变弱或消失；肺动脉压增高，P_2 亢进；S_3 常常可以听见。左心室舒张压急剧升高，主动脉和左心室压力阶差下降，舒张期杂音较柔和、短促，且紧跟第二心音。如果主动脉和左心室压力阶差明显下降，可听不见杂音。此外，周围血管征常为阴性。而肺部听诊可闻及哮鸣音、水泡音等肺水肿的征象。

（2）慢性主动脉瓣关闭不全

1）触诊：心尖搏动向左下移位，范围广，可见抬举样搏动。心搏量增加，可在心底部、胸骨柄切迹和颈动脉触及收缩期震颤，而在胸骨左下缘可触及舒张期震颤。

2）心音：S_1 减弱、柔和，A_2 减弱或消失，心尖区常可闻及 S_3。

3）心脏杂音：主动脉瓣区可闻及舒张期杂音，为高调递减型叹气样杂音，舒张早期出现，坐位前倾位呼气末明显。反流严重程度与杂音强度相关性不强，但是与杂音出现和持续时间可能相关。在轻度反流时，杂音仅出现在舒张早期，呈叹气样，有时只有患者取前倾坐位呼气末才可闻及；当反流程度加重时，杂音可延伸于整个舒张期，呈现全舒张期、粗糙的杂音。当严重主动脉瓣关闭不全使左心室舒张末压力与主动脉压力阶差明显降低时，杂音反而变得柔和，甚至消失。若出现乐音性杂音，提示瓣叶脱垂、撕裂或穿孔。心脏杂音最明显的部位和主动脉瓣关闭不全的原因有关，如主动脉瓣关闭不全是由瓣膜病变导致，则听诊最佳部位在胸骨左缘第 3、4 肋间隙；若主动脉瓣关闭不全是由主动脉根部疾病所致，则最佳听诊部位在胸骨右缘或者心尖区。严重主动脉瓣关闭不全时，由于通过主动脉瓣的血流显著增加，引起相对性狭窄，常可在主动脉瓣区闻及递增递减型收缩期杂音，出现在 S_1 之后。此外，严重主动脉瓣关闭不全患者，常可在心尖区闻及低调、柔和的舒张期隆隆样杂音，称为 Austin-Flint 杂音，需要和器质性二尖瓣狭窄的杂音进行鉴别。Austin-Flint 杂音的产生机制可能是由于左心室血容量以及舒张末压力增高，使二尖瓣前侧叶处于较高位置引起相对性二尖瓣狭窄，也可能是左心房流入的前向血流与主动脉流入的逆向血流发生冲击、涡流所致。

4）周围血管征：动脉收缩压增高，舒张压降低，脉压增宽，可出现周围血管征，如点头征（De Musset 征）、水冲脉（water-hammer）、股动脉枪击音（Traube 征）、毛细血管搏动征（Quincke 征）和听诊器压迫股动脉时可闻及的双期杂音（Duroziez 双重音）。

【诊断】

诊断主要依据病史、体征和超声心动图检查。当有典型的主动脉瓣关闭不全的舒张期杂音和周围血管征，超声心动图明确主动脉瓣关闭不全，可诊断。诊断明确后应分析主动脉瓣关闭不全的病因，从而做出全面的诊断。

1. 超声心动图　有助于鉴别主动脉瓣关闭不全的原因，可发现主动脉瓣二叶式畸形、瓣叶增厚、瓣膜脱垂、赘生物和主动脉根部大小及形态。此外，超声心动图可以测量左室收缩/舒张末尺寸、容积，左室射血分数和左心室质量。M 型超声显示舒张期二尖瓣前叶快速高频地振动，为主动脉反流的血流冲击二尖瓣前叶的运动所致，甚至可见于轻度主动脉瓣关闭不全患者。多普勒超声心动图和彩色多普勒图像是诊断和评估主动脉瓣关闭不全最敏感和准确的非侵入性检查，同时可以定量分析主动脉瓣关闭不全的严重程度。

2. 心电图　急性主动脉瓣关闭不全常见窦性心动过速和非特异性 ST-T 段改变。慢性主动脉瓣关闭不全患者常见左心室肥厚伴电轴左偏、室内传导阻滞、室性和房性心律失常。

3. X 线检查　急性主动脉瓣关闭不全患者心脏大小多正常或稍有增大，因左心室舒张末压力明显升高，常有肺淤血和肺水肿征象。慢性主动脉瓣关闭不全患者心脏长大明显，左心室向左下扩大，致左心室长轴明显增加，但横径增加不明显，呈"靴型心"。瘤样扩张的升主动脉提示有主动脉根部病变，如马方综合征等。

4. 主动脉造影　一般情况下不需要行此项检查，当超声心动图检查结果和临床表现不符合时可考虑此项检查。可半定量评估主动脉瓣关闭不全的程度,若怀疑合并冠心病可同时行冠脉造影。

5. 心脏增强 CT　目前有小样本研究显示经导管主动脉瓣置换术用于部分经过选择的、无法耐受传统外科开胸手术或手术风险高的患者是安全有效的,对于该类患者可行心脏增强 CT 检查,判定是否合适做经导管主动脉瓣置换术。

6. 心脏磁共振　可准确评估主动脉瓣关闭不全患者反流量和反流口面积,也可评估左室收缩和舒张末容积以及心室质量,可作为超声心动图等检查的补充手段。

【鉴别诊断】

1. 肺动脉关闭不全　肺动脉瓣区闻及舒张期杂音,肺动脉瓣区第二心音亢进。超声心动图可鉴别。

2. 二尖瓣狭窄　当主动脉瓣关闭不全的杂音在胸骨左缘明显时,需要与二尖瓣狭窄伴明显肺动脉高压引起的肺动脉扩张导致肺动脉瓣相对性关闭不全的杂音(Graham-steel 杂音)鉴别。同时主动脉瓣关闭不全的 Austin-Flint 杂音需要与二尖瓣狭窄的舒张期杂音鉴别。超声心动图可明确诊断。

3. 主动脉窦瘤破裂　杂音与主动脉瓣关闭不全相似,超声心动图和主动脉造影可明确诊断。

【治疗】

药物治疗主动脉瓣关闭不全效果有限,主动脉瓣手术是治疗主动脉瓣关闭不全的主要方法。

1. 急性主动脉瓣关闭不全　急性重度主动脉瓣关闭不全的危险性远比慢性重度主动脉瓣关闭不全大,对于该类患者,应积极考虑手术治疗,行外科换瓣或瓣膜修复术。而药物治疗一般仅为术前准备过渡治疗以维持血流动力学稳定,包括镇静、静脉应用血管活性药物(如硝普钠)、正性肌力药物(如多巴胺或多巴酚丁胺)和利尿药。根据动脉血压选择药物的种类和剂量,最好在 Swan-Ganz 导管床旁血流动力学检测下使用药物,主要目的是维持前向每搏量和降低左室舒张末压力。禁用主动脉内球囊反搏。

2. 慢性主动脉瓣关闭不全　治疗策略根据患者症状、反流的严重程度、左心室大小和功能以及是否进行其他心脏手术决定(图 2-19-5)。

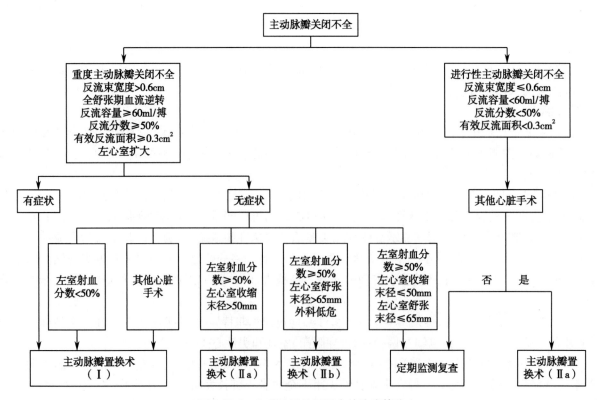

图 2-19-5　主动脉瓣关闭不全的治疗策略

（1）非手术治疗：无症状且左心室功能正常者无须治疗，但需要密切随访。轻中度主动脉瓣关闭不全患者，每1~2年随访1次；重度主动脉瓣关闭不全患者，每半年随访1次，通过超声心动图评估左心室大小和左室射血分数。无症状、左室射血分数正常的重度主动脉瓣关闭不全患者，心脏猝死率小于0.5%/年，仅6%的患者会出现症状或左心室功能不全，随访10年后仍有45%的患者没有症状且左室射血分数正常。轻或中度主动脉瓣关闭不全、重度主动脉瓣关闭不全但左室射血分数正常且仅有轻度左心室扩张的患者应参加有氧运动；但心脏功能储备受限或左心室功能下降的患者，不应参加剧烈运动或者重体力劳动。可采用血管扩张剂如钙通道阻滞药或者ACE抑制剂等药物减少反流量。合并房颤和缓慢性心律失常的患者，症状耐受差，应尽可能预防并积极治疗。对于大多数主动脉瓣关闭不全的患者，指南不推荐常规使用抗生素预防感染性心内膜炎。

（2）手术治疗：手术治疗的最佳时机在左心室功能尚无严重受损、左心室尚未发生不可逆改变前，手术策略选择见图2-19-5。对于重度主动脉瓣关闭不全的患者，当出现明显症状、左心功能不全（左室射血分数<50%）或左心室明显长大（舒张末期内径>65mm或收缩末期内径>50mm）时应考虑外科手术。此外，对于不能耐受传统外科开胸手术或手术风险高、解剖条件合适的患者，经导管主动脉瓣置换术也是一种有效的、可供选择的替代治疗方案。

继发于主动脉根部病变的主动脉瓣关闭不全其手术指征与原发性主动脉瓣关闭不全相同，必要时应考虑升主动脉置换术。但对于二叶式主动脉瓣或者合并结缔组织疾病的患者，若出现主动脉根部进行性扩张和/或内径>50mm，无论主动脉瓣关闭不全的程度如何均应推荐手术。

【预后和二级预防】

严重的急性主动脉瓣关闭不全如出现左心衰，早期死亡率高。慢性主动脉瓣关闭不全一般进展缓慢，有很长的无症状代偿期，逐渐出现左心室扩张、左心室收缩功能障碍和心力衰竭。NYHA心功能Ⅱ级的严重主动脉瓣关闭不全患者年死亡率大约为6%，NYHA心功能Ⅲ级或Ⅳ级者年死亡率近25%。感染性心内膜炎和室性心律失常也较常见，但心脏性猝死少见。

【指南与共识】

目前比较认可的指南为《2014年AHA/ACC心脏瓣膜病患者管理指南》《2017年AHA/ACC心脏瓣膜病患者管理指南》和《2017年ESC/EACTS心脏瓣膜病患者管理指南》。

第五节　三尖瓣狭窄

三尖瓣狭窄（tricuspid stenosis）是各种原因导致的三尖瓣开放受限，单纯三尖瓣狭窄不常见，大多合并其他瓣膜疾病。

【病因和发病机制】

风湿性心脏病是三尖瓣狭窄最常见的原因。风湿性三尖瓣狭窄的发病机制同风湿性二尖瓣狭窄。大多数患者同时存在患有三尖瓣狭窄和关闭不全，单纯的狭窄或反流少见，且常合并其他瓣膜的病变。其他少见原因包括先天性瓣膜闭锁或狭窄，起搏器相关三尖瓣纤维化伴或不伴感染，感染性心内膜炎或结缔组织疾病（系统性红斑狼疮患者的疣状心内膜炎）导致的三尖瓣狭窄等。

【病理或病理生理】

风湿性三尖瓣狭窄的病理改变与风湿性二尖瓣狭窄相似，瓣膜纤维化增厚，粘连和挛缩，瓣尖边缘融合。病变也可累及腱索和乳头肌，但相对于二尖瓣病变其程度较轻。由于三尖瓣狭窄，右心房与右心室之间存在持续性的舒张期压差。吸气和运动时跨瓣血流增加，压差也增大；呼气时血流减少，压差也降低。由于跨瓣压差存在，右心房压升高，导致颈静脉怒张、腹水和下肢水肿等。同时血液从右心房进入右心室受阻，右心室容量减少，心输出量降低。

【临床表现】

1. **症状**　三尖瓣狭窄时三尖瓣血流受阻，心输出量下降，导致乏力和体循环静脉高压表现，如肝大、腹水等引起的腹部不适。除了体循环淤血外，三尖瓣狭窄的临床表现主要取决于是否合并二尖瓣或主动脉瓣病变及其严重程度。有些患者可能感到颈部有扑动样不适,这可能是由三尖瓣狭窄致颈静脉搏动引发。

2. 体征 由于右心房和颈静脉压力升高,常可见颈静脉怒张、肝大、腹水和下肢水肿。有时可观察到 Kussmaul 征,即吸气时颈静脉压不降或者升高。听诊可能闻及三尖瓣开瓣音,胸骨左缘第 4、5 肋间可闻及低频率的舒张期杂音,该杂音比二尖瓣狭窄的杂音更柔和、音调更高且持续时间更短,吸气时杂音增强。

【诊断】

有体循环静脉高压和典型听诊表现时应考虑三尖瓣狭窄。长期植入起搏器患者出现右心衰竭时,要考虑起搏器导线相关三尖瓣狭窄的可能。

1. 超声心动图 超声心动图可以帮助确定病因,如风湿性三尖瓣狭窄时可显示三尖瓣瓣叶增厚、挛缩、活动受限等表现。超声心动图还可以评估狭窄程度、右心房大小,以及是否合并三尖瓣关闭不全和其他瓣膜病变。

2. 心电图 心电图上可仅有右心房扩大的表现。

3. X 线检查 三尖瓣狭窄患者的胸部 X 线可能观察到右心房增大以及上下腔静脉和奇静脉扩张。

4. 心导管检查 大多数患者不需要做此项检查,除非临床表现与超声心动图检查不符。心导管检查可以评估右心房压力、跨瓣压差,吸气时压差增加。

【鉴别诊断】

可通过超声心动图确定三尖瓣狭窄的病因,协助鉴别。

【治疗】

重度三尖瓣狭窄是一种机械障碍,外科手术或介入治疗最有效的治疗手段,药物治疗效果有限。严格限盐和利尿治疗可以减轻症状,但利尿药长期使用效果不佳。合并房颤时,控制心室率有助于右心室舒张期充盈。

外科手术或介入治疗:对于有症状的重度三尖瓣狭窄建议行三尖瓣手术或经皮球囊三尖瓣成形术。此外,如果重度三尖瓣狭窄患者因左心瓣膜疾病需行手术治疗,建议同期行三尖瓣手术。虽然仍有争议,但多数观点认为生物瓣置换优于机械瓣置换。因为机械瓣的栓塞风险较高,而在三尖瓣位置生物瓣的耐久性较好。经皮球囊三尖瓣成形术可能导致或加重反流,可考虑用于单纯三尖瓣重度狭窄或仅伴有轻、中度三尖瓣关闭不全的患者。

【预后和二级预防】

单纯三尖瓣狭窄罕见。因此大多数三尖瓣狭窄干预都是与二尖瓣和/或主动脉瓣疾病干预同期进行的。重度三尖瓣狭窄患者手术后的结局尚不明确,围术期死亡率约 10%。对于风湿性三尖瓣疾病患者应预防风湿热反复发作。

第六节 三尖瓣关闭不全

三尖瓣关闭不全(tricuspid insufficiency)是一种相对常见的瓣膜疾病,因各种原因导致三尖瓣闭合不严,从而出现反流。因该病通常无症状,常仅通过超声心动图发现并诊断。

【危险因素】

大约 70% 的正常人有轻度以下的三尖瓣关闭不全。三尖瓣关闭不全可分为原发性和功能性,成年人原发性三尖瓣关闭不全相对较少,可能由风湿热、感染性心内膜炎、先天性畸形(Ebstein 畸形)、起搏器导线、黏液瘤样变性、结缔组织疾病等累及所致。功能性三尖瓣关闭不全相对多见,通常继发于右心室收缩压增高或肺动脉高压所致的右心室增大和三尖瓣瓣环扩张。一般来说右心室收缩压超过 55mmHg 就可以导致功能性三尖瓣关闭不全。如左心衰竭、二尖瓣疾病、原发性肺疾病引起的肺动脉高压、左向右分流先天性心脏病、艾森门格综合征、肺动脉瓣狭窄等均可导致。

【发病机制】

原发性三尖瓣关闭不全是由于瓣膜本身的病变所致,相对少见。风湿热所致三尖瓣关闭不全发病机制同风湿性二尖瓣疾病。感染性心内膜炎直接损伤三尖瓣瓣膜导致关闭不全,先天性三尖瓣下移畸形(Ebstein 畸形)可使三尖瓣关闭不全引起反流。功能性三尖瓣关闭不全常因各种疾病导致右心室或三尖瓣瓣环扩张,从而导致三尖瓣关闭不全,引起反流。

【病理或病理生理】

风湿热致三尖瓣关闭不全的病理同风湿性二尖瓣疾病,表现为瓣叶及腱索增厚、短缩、活动受限。三尖瓣关闭不全的特点是收缩期血液流入右心房,由于右心房的顺应性相对较好,因此轻度或中度三尖瓣关闭不全通常没有明显的血流动力学改变。重度三尖瓣关闭不全时右心房和体循环静脉压升高,与此同时右心室容量负荷增加常导致右心室收缩功能障碍,最终发生右心衰竭。

【临床表现】

在不伴有肺动脉高压或右心衰竭时,三尖瓣关闭不全通常无症状。当有肺动脉高压或右心衰竭时,患者可有低心输出量的表现(如乏力、虚弱、活动耐量降低)和右心衰竭的表现(肝淤血性肿大、腹水和下肢水肿)。三尖瓣重度关闭不全患者进行体格检查时可有体重降低、恶病质、发绀和黄疸。如果三尖瓣关闭不全是由于左心室功能障碍导致,也可伴有左心衰竭的体征。重度三尖瓣关闭不全颈静脉明显充盈,右心室扩大,可能在胸部触诊到右心室抬举性搏动。严重三尖瓣关闭不全时可闻及 S_3,吸气时增强。肺动脉高压时 S_2 亢进,可有 S_2 分裂。三尖瓣关闭不全通常引起全收缩期杂音,在胸骨中部左缘或右缘或剑突下区域听诊最佳。当右心室明显扩张时,甚至可能在心尖部听到杂音。杂音通常极少放射,并且通常不能触及震颤。杂音通常柔和或缺失。三尖瓣脱垂有收缩期喀喇音。

【诊断与鉴别诊断】

有外周静脉高压表现和典型的杂音应考虑三尖瓣关闭不全。可通过超声心动图检查明确三尖瓣关闭不全的程度和病因等。

1. **超声心动图**　是识别和评估三尖瓣关闭不全的主要诊断工具,常可发现三尖瓣关闭不全的病因如原发性瓣膜病变所致反流,如 Ebstein 畸形、类癌综合征、风湿性瓣膜病、瓣叶脱垂、连枷样瓣叶和感染性心内膜炎;若为功能性三尖瓣关闭不全,则可发现瓣膜本身正常,但右心室或三尖瓣瓣环扩大,同时可发现导致右心室或三尖瓣瓣环扩大的病因,如肺动脉高压、先天性心脏病、左心功能不全等。

2. **心电图**　三尖瓣关闭不全往往缺乏特异性的心电图改变,有时可存在右心室肥厚和右心房扩大的证据,以及右束支阻滞。

3. **X 线检查**　胸片检查可发现增大的右心室和右心房,偶尔可能观察到胸腔积液和腹水导致的膈肌上抬。如果三尖瓣关闭不全是由肺动脉高压引起,则可以发现突出的左、右肺动脉肺门段。

4. **心导管检查**　大多数患者不需要进行心导管检查,只有当无创检查结果与临床表现不符合时才需要进行。心导管检查可以明确反流的严重程度、右心房和右心室的压力。

【治疗】

多数成人三尖瓣关闭不全患者有明显的左心系统疾病,治疗应针对原发病。若存在左心室收缩功能障碍所致的心力衰竭,应遵循指南推荐的标准治疗。定期随访,预防感染性心内膜炎的发生。重度三尖瓣关闭不全患者合并右心衰竭时,建议使用利尿药治疗,通常使用袢利尿药。醛固酮受体拮抗药可能提供额外的获益,尤其是对于肝淤血伴继发性醛固酮增多症的患者。不伴有肺动脉高压的三尖瓣关闭不全患者通常可以耐受,可能不需要手术治疗。但是当三尖瓣关闭不全持续存在和进展,最终造成右心衰竭时,需要评估手术时机(图 2-19-6)。

成人三尖瓣关闭不全大多为功能性,部分继发于左心瓣膜疾病,然而临床发现仅处理左心瓣膜疾病后三尖瓣重度反流不一定会得到改善,因此指南推荐接受左心瓣膜手术同时伴有重度三尖瓣关闭不全患者应行三尖瓣手术。对于拟行左心瓣膜手术同时伴有轻度、中度或更严重的功能性三尖瓣关闭不全患者,如果有以下任一情况,建议同期行三尖瓣修复:①三尖瓣环扩张[经胸超声心动图显示直径>40mm(或瓣环直径与体表面积之比>21mm/m²)或者术中测定直径>70mm];②既往有右心衰竭的证据。单纯三尖

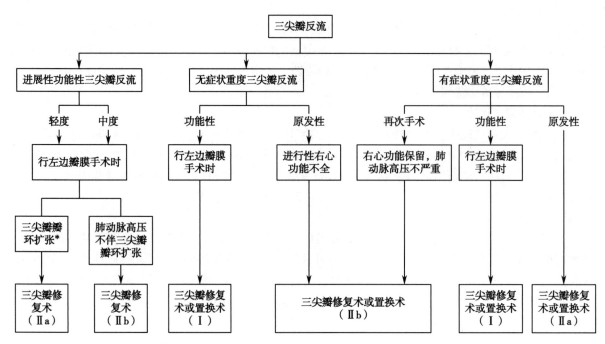

图 2-19-6   三尖瓣关闭不全手术指征

瓣手术的最佳手术时机尚不明确,对于内科治疗无效、有症状的重度原发性三尖瓣关闭不全患者,指南建议最好在出现明显的右心室功能障碍前行三尖瓣手术。对于无症状或症状轻微的重度原发性三尖瓣关闭不全,如合并进行性中度或以上右心室扩张和/或收缩功能障碍的患者,可考虑行三尖瓣手术。三尖瓣关闭不全的手术方式包括外科瓣膜修复术和三尖瓣置换术。虽然可比数据有限,但较于三尖瓣置换术,一般优选三尖瓣修复术,仅在三尖瓣修复术不可行的情况下才进行三尖瓣置换术。虽然仍有争议,但多数观点认为生物瓣置换优于机械瓣置换。因为机械瓣的栓塞风险较高,而在三尖瓣位置生物瓣的耐久性较好。近年来出现的经导管三尖瓣修复或置换术在某些特定患者取得了一定的疗效,但其效果仍有待进一步验证。

【预后及二级预防】

由于三尖瓣关闭不全常继发于或合并其他心血管疾病,关于三尖瓣关闭不全的自然病程尚不清楚,但是三尖瓣关闭不全是死亡的独立预测因素。因此需要积极治疗导致三尖瓣关闭不全的其他心血管疾病,同时需要预防感染性心内膜炎的发生。

(陈　茂)

参 考 文 献

[1] Chambers J, Bridgewater B. Epidemiology of valvular heart disease. In: Otto CM, Bonow RO, eds. Valvular Heart Disease: A Companion to Braunwald's Heart Disease. Philadelphia: Saunders, 2013, 1-13.

[2] Pressman GS, Agarwal A, Braitman LE. Muddassir SM. Mitral annular calcium causing mitral stenosis. Am J Cardiol, 2010, 105: 389-391.

[3] Tsang W, Freed BH, Lang RM. Three-dimensional anatomy of the aortic and mitral valves. In: Otto CM, Bonow RO, eds. valvular heart disease: A companion to braunwald's heart disease. Philadelphia: Saunders, 2013, 14-29.

[4] Nishimura RA, Otto CM, Bonow RO, et al. 2014 AHA/ACC Guideline for the management of patients with valvular heart disease: A report of the american college of cardiology/American heart association task force on practice guidelines. J Am Coll Cardiol, 2014, 63: e57.

[5] Rowe JC, Bland EF, Sprague HB, et al. The course of mitral stenosis without surgery: ten-and twenty-year perspectives. Ann Intern Med, 1960, 52: 741.

[6] Chiang CW, Lo SK, Ko YS, et al. Predictors of systemic embolism in patients with mitral stenosis. A prospective study. Ann In-

tern Med,1998,128:885.

[7] Dreyfus J,Brochet E,Lepage L,et al. Real-time 3D transesophageal measurement of the mitral valve area in patients with mitral stenosis. Eur J Echocardiogr,2011,12:750-755.

[8] Min SY,Song JM,Kim YJ,et al. Discrepancy between mitral valve areas measured by two-dimensional planimetry and three-dimensional transoesophageal echocardiography in patients with mitral stenosis. Heart,2013,99:253-258.

[9] Schlosshan D,Aggarwal G,Mathur G,et al. Real-time 3D transesophageal echocardiography for the evaluation of rheumatic mitral stenosis. JACC Cardiovasc Imaging,2011,4:580-588.

[10] Weyman AE. Assessment of mitral stenosis:role of real-time 3D TEE. JACC Cardiovasc Imaging,2011,4:589-591.

[11] Wunderlich NC,Beigel R,Siegel RJ. Management of mitral stenosis using 2D and 3D echo-Doppler imaging. JACC Cardiovasc Imaging,2013,6:1191-1205.

[12] Jorge E,Pan M,Baptista R,et al. Predictors of very late events after percutaneous mitral valvuloplasty in patients with mitral stenosis. Am J Cardiol,2016,117:1978-1984.

[13] Laufer-Perl M,Gura Y,Shimiaie J,et al. Mechanisms of effort intolerance in patients with rheumatic mitral stenosis:combined echocardiography and cardiopulmonary stress protocol. JACC Cardiovasc Imaging,2017,10:622-633.

[14] Wilkins GT,Weyman AE,Abascal VM,et al. Percutaneous balloon dilatation of the mitral valve:an analysis of echocardiographic variables related to outcome and the mechanism of dilatation. Br Heart J,1988,60:299-308.

[15] Bonow RO,Mann DL,Zipes DP,et al. The eleventh edition of Braunwald's heart disease:A textbook of cardiovascular medicine. Published by Elservier Inc,2019.

[16] 胡大一,黄俊,马长生等. 心血管内科高级教程,北京:人民军医出版社,2009.

[17] 葛均波,徐永健. 内科学. 7 版. 北京:人民卫生出版社,2013.

[18] Uretsky S,Gillam L,Lang R,et al. Discordance between echocardiography and MRI in the assessment of mitral regurgitation severity:a prospective multicenter trial. J Am Coll Cardiol,2015,65:1078.

[19] Sasayama S,Takahashi M,Osakada G,et al. Dynamic geometry of the left atrium and left ventricle in acute mitral regurgitation. Circulation,1979,60:177.

[20] Nishimura RA,Otto CM,Bonow RO,et al. 2017 AHA/ACC focused update of the 2014 AHA/ACC guideline for the management of patients with valvular heart disease:A Report of the American college of cardiology/American heart association task force on clinical practice guidelines. Circulation,2017,135:e1159-e1195.

[21] Nordrum IS. Skallerud B. Smooth muscle in the human mitral valve:extent and implications for dynamic modelling. APMIS,2012,120:484-494.

[22] Chinitz JS,Chen D,Goyal P,et al. Mitral apparatus assessment by delayed enhancement CMR:relative impact of infarct distribution on mitral regurgitation. JACC Cardiovasc Imaging,2013,6:220-234.

[23] Rosenhek R,Rader F,Klaar U,et al. Outcome of watchful waiting in asymptomatic severe mitral regurgitation. Circulation,2006,113:2238.

[24] Chevalier P,Burri H,Fahrat F,et al. Perioperative outcome and long-term survival of surgery for acute post-infarction mitral regurgitation. Eur J Cardiothorac Surg,2004,26:330.

[25] Feldman T,Kar S,Elmariah S,et al. Randomized comparison of percutaneous repair and surgery for mitral regurgitation:5-year results of EVEREST Ⅱ. J Am Coll Cardiol,2015,66:2844-2854.

[26] Stone GW,Lindenfeld J,Abraham WT,et al. Transcatheter mitral-valve repair in patients with heart failure. N Engl J Med,2018,379:2307-2318.

[27] Baumgartner H,Falk V,Bax JJ,et al. 2017 ESC/EACTS Guidelines for the management of valvular heart disease. Eur Heart J. 2017 Sep 21;38(36):2739-2791.

[28] Pibarot P,Dumesnil JG. Low-flow,low-gradient aortic stenosis with normal and depressed left ventricular ejection fraction. J Am Coll Cardiol,2012,60:1845-1853.

[29] Matsumura T,Ohtaki E,Misu K,et al. Etiology of aortic valve disease and recent changes in Japan:A study of 600 valve replacement cases. Int J Cardiol,2002,86:217-223.

[30] Elmariah S,Mohler ER 3rd. The pathogenesis and treatment of the valvulopathy of aortic stenosis:Beyond the SEAS. Curr Cardiol Rep,2010,12:125-132.

[31] 盛燕辉,孔祥清. 主动脉瓣狭窄的流行病学. 中国医刊,2015,50:10-11.

[32] Li Y,Wei X,Zhao Z,et al. Prevalence and Complications of Bicuspid Aortic Valve in Chinese According to Echocardiographic Database. Am J Cardiol,2017,120:287-291.

[33] Eveborn GW,Schirmer H,Heggelund G,et al. The evolving epidemiology of valvular aortic stenosis. The tromso study. Heart (British Cardiac Society),2013,99:396-400.

[34] 葛均波,周达新,潘文志等. 经皮主动脉瓣植入术一例及其操作要点. 中国介入心脏病学杂志,2010,18:243-246.

[35] Tutar,E,Ekici,F,Atalay,S. et al. The prevalence of bicuspid aortic valve in newborns by echocardiographic screening. Am Heart J,2005,150:513-515.

[36] Roberts WC,Ko JM. Frequency by decades of unicuspid,bicuspid,and tricuspid aortic valves in adults having isolated aortic valve replacement for aortic stenosis,with or without associated aortic regurgitation. Circulation,2005,111:920-925.

[37] Deeb GM,Reardon MJ,Chetcuti S,et al. 3-year outcomes in high-risk patients who underwent surgical or transcatheter aortic valve replacement. J Am Coll Cardiol,2016,67:2565-2574.

[38] Mack MJ,Leon MB,Smith CR,et al. 5-year outcomes of transcatheter aortic valve replacement or surgical aortic valve replacement for high surgical risk patients with aortic stenosis(PARTNER 1):a randomized controlled trial. Lancet,2015,385:2477-2484.

[39] Kapadia SR,Leon MB,Makkar RR,et al. 5-year outcomes of transcatheter aortic valve replacement compared with standard treatment for patients with inoperable aortic stenosis (PARTNER 1):a randomized controlled trial. Lancet,2015,385:2485-2491.

[40] Leon MB,Smith CR,Mack MJ,et al. Transcatheter or surgical aortic-valve replacement in intermediate-risk patients. N Engl J Med,2016,374:1609-1620.

[41] Cowell SJ,Newby DE,Prescott RJ,et al. A randomized trial of intensive lipid-lowering therapy in calcific aortic stenosis. N Engl J Med,2005,352:2389-2397.

[42] Rossebø AB,Pedersen TR,Boman K,et al. Intensive lipid lowering with simvastatin and ezetimibe in aortic stenosis. N Engl J Med,2008,359:1343-1356.

[43] Thyregod HGH,Ihlemann N,Jorgensen TH,et al. Five-year clinical and echocardiographic outcomes from the Nordic Aortic Valve Intervention(NOTION)randomized clinical trial in lower surgical risk patients. Circulation,2019,139:2714-2723.

[44] Popma JJ,Deeb GM,Yakubov SJ,et al. Transcatheter aortic-valve replacement with a self-expanding valve in low-risk patients N Engl J Med,2019,380:1706-1715.

[45] Mack MJ,Leon MB,Thourani VH,et al. Transcatheter aortic-valve replacement with a balloon-expandable valve in low-risk patients N Engl J Med,2019,380:1695-1705.

[46] Thyregod HGH,Ihlemann N,Jorgensen TH,et al. Five-year clinical and echocardiographic outcomes from the Nordic Aortic Valve Intervention(NOTION)randomized clinical trial in lower surgical risk patients. Circulation,2019,139:2714-2723.

[47] Stout KK,Verrier ED. Acute valvular regurgitation. Circulation,2009,119:3232-3241.

[48] Roberts WC,Ko JM,Moore TR,et al. Causes of pure aortic regurgitation in patients having isolated aortic valve replacement at a single US tertiary hospital(1993 to 2005). Circulation,2006,114:422-429.

[49] Zoghbi WA,Enriquez-Sarano M,Foster E,et al. Recommendations for evaluation of the severity of native valvular regurgitation with two-dimensional and Doppler echocardiography. J Am Soc Echocardiogr,2003,16:777-802.

[50] Evangelista A,Tornos P,Sambola A,et al. Long-term vasodilator therapy in patients with severe aortic regurgitation. N Engl J Med,2005,353:1342-1349.

[51] Pan W,Zhou D,Cheng L,et al. Aortic regurgitation is more prevalent than aortic stenosis in Chinese elderly population:Implications for transcatheter aortic valve replacement. Int J Cardiol,2015,201:547-548.

[52] Dujardin KS,Enriquez-Sarano M,Schaff HV,et al. Mortality and morbidity of aortic regurgitation in clinical practice. A long-term follow-up study. Circulation,1999,99:1851.

[53] Yousof AM,Shafei MZ,Endrys G,et al. Tricuspid stenosis and regurgitation in rheumatic heart disease:a prospective cardiac catheterization study in 525 patients. Am Heart J,1985,110:60.

[54] McCarthy PM,Bhudia SK,Rajeswaran J,et al. Tricuspid valve repair:durability and risk factors for failure. J Thorac Cardiovasc Surg,2004,127:674-685.

[55] Orbe LC,Sobrino N,Arcas R,et al. Initial outcome of percutaneous balloon valvuloplasty in rheumatic tricuspid valve stenosis. Am J Cardiol,1993,71:353-354.

[56] Yeter E,Ozlem K,Kilic H,et al. Tricuspid balloon valvuloplasty to treat tricuspid stenosis. J Heart Valve Dis,2010,19: 159-160.

[57] Arsalan M,Walther T,Smith RL 2nd,et al. Tricuspid regurgitation diagnosis and treatment. Eur Heart J,2017,38:634.

[58] Nath J,Foster E,Heidenreich PA. Impact of tricuspid regurgitation on long-term survival. J Am Coll Cardiol,2004,43:405.

[59] Dreyfus GD,Corbi PJ,Chan KM,et al. Secondary tricuspid regurgitation or dilatation:which should be the criteria for surgical repair? Ann Thorac Surg,2005,79:127.

第二十章　感染性心内膜炎

感染性心内膜炎（infective endocarditis，IE）是指由细菌、真菌和其他微生物（如病毒、立克次体、衣原体、螺旋体等）直接感染而产生心瓣膜、心室壁内膜或邻近大动脉内膜并伴有赘生物形成的炎症反应。感染性心内膜炎的发生是一个复杂过程，包括受损的心瓣膜内膜上可形成非细菌性血栓性心内膜炎；瓣膜内皮损伤处聚集的血小板形成赘生物；菌血症时血液中的细菌黏附于赘生物并在其中繁殖；病原菌与瓣膜基质分子蛋白及血小板相互作用等。

根据病情和病程可将感染性心内膜炎分为急性和亚急性，前者常伴有严重全身中毒症状，后者病情相对较轻，病程较长。但由于两者在基础病因、致病菌、临床表现等均有相当大的重叠性，故而此分类存在一定的局限性，不能单纯地依据上述的某一因素判断为急性或亚急性感染性心内膜炎。因此目前多采用感染的病原体或者感染的部位分类。根据病原学可分为细菌性、衣原体性、真菌性或其他病原体性心内膜炎等；根据累及瓣膜性质分为自体瓣膜、人工瓣膜性心内膜炎；根据发病部位分为左心或右心感染性心内膜炎。

【危险因素】

近十余年，随着我国人口的老龄化和老年退行性心瓣膜病患者增加，人工心瓣膜置换术、静脉药物依赖、植入器械术以及各种血管内检查、介入操作的增加，感染性心内膜炎呈显著增长趋势。我国尚缺乏感染性心内膜炎患病率确切的流行病学数据，各国或地区资料存在差异。亚洲人的发病率约为每年（1.7~6.2）/10万；欧洲人的发病率约为每年（3~10）/10万。70~80岁老年人发病率约为每年14.5/10万。男女之比≥2∶1。最常见细菌类型由链球菌转变为葡萄球菌，美国则以葡萄球菌感染增长率最高。我国从病例报告来看，链球菌和葡萄糖球菌感染居最前列。其病死率高、预后差，2006年美国有29 000名因感染性心内膜炎就诊入院并经治疗康复出院的患者，但是仍有2 370名患者死于感染性心内膜炎。

值得注意的是，在日益增多的创伤性检查和介入性治疗使医源性获得性感染性心内膜炎发病率增加的同时，由于抗生素不合理应用也导致相关致病菌谱随之发生相应的转变。

【发病机制】

感染性心内膜炎的病因包括基础心血管病以及病原微生物两方面。近来大量研究表明：血流动力学因素、切变力以及其他机械因素造成的原始损伤、非细菌性血栓性心内膜炎、暂时性菌血症以及血液中致病微生物的数量、毒力、侵袭性和黏附于黏膜的能力均与感染性心内膜炎的发病有关。

1. 心脏病因学　感染性心内膜炎60%~80%都有原发瓣膜病变，如二尖瓣脱垂、主动脉瓣与二尖瓣的退行性病变、先天性心脏病、风湿性心脏瓣膜病。既往常见病变主要为风湿性心脏瓣膜病，目前发达国家导致感染性心内膜炎的最常见病因是二尖瓣脱垂，我国2001年阜外医院的回顾性研究表明，215例感染性心内膜炎患者基础病因中风湿性心脏病占 30.2%，先天性心脏病占为 34.9%，无基础心脏病占 16.7%。

总体而言，急性感染性心内膜炎通常累及正常心瓣膜，尤其见于长时间静脉治疗、静脉注射成瘾、免疫功能障碍及接受创伤性检查和介入性治疗的患者。亚急性感染性心内膜炎多发生于原已有基础心脏疾病的患者。由于在心瓣膜病损处存在一定的血液压力阶差，容易引起局部心内膜的内皮受损，可形成非细菌性血栓性心内膜炎，涡流可使细菌沉淀于低压腔室的近端、血流异常流出处受损的心内膜上，使之转换为心内膜炎。在单个病变中，二叶式主动脉瓣狭窄最容易发生，瓣膜脱垂（主动脉瓣、二尖瓣）也是罹患本病的重要病因；各种先天性心脏病中，动脉导管未闭、室间隔缺损、法洛四联症最常发生。

2. **病原微生物**　过去认为草绿色链球菌是感染性心内膜炎，尤其是亚急性感染性心内膜炎的最主要致病菌，但是目前金黄色葡萄球菌已经取代草绿色链球菌成为感染性心内膜炎的主要致病菌，主要原因之一为静脉药物依赖者相关性及医源性心内膜炎的增加。值得关注的是，院内感染所致的感染性心内膜炎与社区获得性感染性心内膜炎的致病菌明显不同，社区获得性感染性心内膜炎致病菌仍以链球菌为主，而院内感染性心内膜炎的致病菌以金黄色葡萄球菌和肠球菌为主。另外的一些研究则认为医源性感染性心内膜炎的增加，如经皮、血管内、胃肠道、泌尿生殖道的手术操作明显增多，以及需要长期透析的慢性肾衰竭患者的增多使得金黄色葡萄球菌、肠球菌、牛链球菌、革兰氏阴性杆菌感染比例升高。

目前几乎所有已知的致病微生物都可引起本病。且同种病原体既可以引起急性病程，也可产生亚急性病程。少数无心脏基础病变的可能是由于口腔、鼻咽部、牙龈的检查操作或手术等病原菌侵入伤口引起菌血症，虽然大多为暂时性，很快为机体清除，但是反复的暂时性菌血症可使得机体产生循环抗体，尤其是凝集素，它可促使少量的病原体聚集成团，易黏附在血小板纤维素血栓上面引起感染。

【病理或病理生理】

赘生物的形成是本病的特征性病理改变。

1. **心脏**　急性感染性心内膜主要侵犯二尖瓣或主动脉瓣；亚急性感染性心内膜炎多侵犯已有病变的瓣膜。急性感染性心内膜炎可引起化脓性病变，导致瓣膜溃烂、穿孔或破裂，炎症累及根部的心肌时可产生环形脓肿，造成心脏瓣膜和腱索的急剧损害，产生严重的临床症状。心脏瓣膜表面形成的单个或多个较大且大小不一、愈合程度不一的菜花状或息肉状疣状赘生物。赘生物呈污秽灰黄色，质地松脆，易破碎、脱落。光镜下，疣状赘生物由纤维蛋白、血小板、中性粒细胞、坏死物组成，其根部有细菌团，溃疡底部可见肉芽组织及淋巴细胞、单核细胞浸润。赘生物脱落后形成的栓子，经肺循环或体循环到达肺脏、脑、心脏、肾和脾脏等，引起相应器官的缺血或梗死，临床表现与栓子的大小、是否含病原体、阻塞的血管口径、器官的侧支循环是否丰富等有关。小的栓子在尸检时发现。栓塞较大的血管可导致器官缺血或梗死。感染性栓子可引起栓塞部位的局部感染，蔓延并形成脓肿；还可引起感染性血管炎或血管瘤，通常感染发生在脑动脉、肠系膜动脉、脾动脉、冠状动脉或肺动脉。

2. **血管**　瓣膜表面常形成巨大的、松脆的含有大量细菌的疣状赘生物，破碎后形成含菌性栓子，引起远处器官的含菌性栓塞。栓塞最多见于脑，其次为肾、脾、心脏，可引起相应部位的感染性梗死和继发性脓肿，栓塞阻碍血流，或使血管壁破坏，管壁囊性扩张形成细菌性动脉瘤，常为致命的并发症。由于毒素和/或免疫复合物的作用，微小血管壁受损，可发生漏出性出血。

3. **肾**　可因微栓塞发生灶性肾小球肾炎，或因抗原抗体复合物的作用发生弥漫性肾小球肾炎。

4. **免疫系统**　病原体在血液中繁殖可引起菌血症或败血症，持续性菌血症刺激细胞和体液介导的免疫系统，引起脾大、肾小球肾炎、关节炎、腱鞘炎、心包炎和微血管炎。

【临床表现】

感染性心内膜炎的发病率较低，但临床表现多样，容易造成误诊、漏诊。如果不及时治疗，导致病死率较高。感染性心内膜最常见表现是发热，多伴寒战、食欲减退和消瘦等，其次为心脏杂音，其他表现包括血管和免疫学异常，脑、肺或脾栓塞等。老年患者及免疫抑制状态患者的临床表现常不典型，发热的发生率较低。

感染性心内膜炎的体征主要包括以下几点。

1. **发热**　感染性心内膜最常见的症状,除有些老年人或心、肾衰竭重症患者外,几乎均有发热。

2. **心脏杂音**　大部分患者可闻心脏杂音,可由基础心脏病和/或心内膜炎导致瓣膜损害所致。

3. **周围体征**　多为非特异性,包括①瘀点:可出现于任何部位,以锁骨以上皮肤、口腔黏膜和睑结膜常见,病程长者较多见;②指(趾)甲下线状出血;③Roth 斑:为视网膜的卵圆形出血斑,其中心呈白色,多见于亚急性感染;④Osler 结节:指和趾垫出现豌豆大小红或紫色痛性结节,较常见于亚急性者;⑤Janeway损害:手掌和足底处直径 1~4mm 无痛性出血红斑,主要见于急性患者。引起这些周围体征的原因可能是微血管炎或微栓塞。

4. **脾大**　以往主要见于病程较长的亚急性感染性心内膜炎。近年来,由于大部分患者得到及时有效治疗,已不常见。

5. **贫血**　多见于病程较长的亚急性感染性心内膜炎,为正细胞正色素性贫血。

感染可造成瓣叶溃疡或穿孔,导致瓣膜关闭不全,还可影响瓣叶的韧性,形成朝向血流方向的瘤样膨出,若瘤壁穿孔则更加重反流。感染向邻近组织蔓延,可产生瓣环脓肿。主动脉瓣根部脓肿压迫冠状动脉可导致心绞痛或心肌梗死。二尖瓣瓣环脓肿近端可蔓延至左心房壁、房间隔,或左心室,甚至更远。

【诊断与鉴别诊断】

发热伴以下表现应考虑感染性心内膜:①心脏内人工材料(如人工瓣膜、起搏器、置入式除颤器、外科修补片或导管等);②感染性心内膜病史;③瓣膜性或先天性心脏病史;④其他感染性心内膜炎易感因素(如免疫抑制状态或静脉药物依赖者等);⑤高危患者近期曾接受导致菌血症的操作;⑥慢性心力衰竭证据;⑦新出现的传导障碍;⑧典型感染性心内膜病原体血培养阳性或慢性 Q 热血清学检验阳性(微生物学表现可早于心脏表现);⑨血管或免疫学表现:栓塞、Roth 斑、线状出血、Janeway 损害或 Osler 结节;⑩局部或非特异性神经学症状和体征;⑪肺栓塞和/或浸润证据(右心感染性心内膜);⑫不明原因的外周脓肿(肾、脾、脑或脊柱)。

1. **血培养**　是诊断感染性心内膜炎的重要方法,也是药敏试验的基础。血样本应在抗生素治疗开始前在严格无菌操作下采集。可疑患者应在入院 24 小时内分别采取 3 个独立血培养标本进行需氧及厌氧培养,具体流程见图 2-20-1。

如血培养阴性,感染性心内膜炎的发生率为 2.5%~31%,因此常延误诊断和治疗,并对预后造成重大影响。最常见原因是血培养前应用抗生素,建议停用抗生素并复查血培养,另一类常见的原因是病原体为非典型病原体,易见于人工瓣膜、留置静脉导管、置入起搏器、肾衰竭或免疫抑制状态的患者。

2. **超声心动图**　经胸超声心动图(transthoracic echocardiography,TTE)及经食管超声心动图(transesophageal echocardiography,TEE)对感染性心内膜炎诊断的敏感性分别为 40%~63% 和 90%~100%,主要诊断依据为赘生物、脓肿及新出现的人工瓣瓣周漏。

3. **组织学、免疫学及分子生物学技术**　瓣膜或栓子的病理学检查是诊断感染性心内膜炎的金标准,还可指导药物治疗。电子显微镜检查敏感性高,但耗时且昂贵。直接免疫荧光及酶联免疫吸附测定法也可检测病原体,但有待进一步试验确定其诊断意义。

4. **感染性心内膜炎诊断标准**　根据不同的检出结果,目前感染性心内膜炎诊断标准推荐使用改良的 Duke 诊断标准。

(1) 主要标准

1) 血培养阳性:①2 次独立血培养检测出感染性心内膜炎典型致病微生物:草绿色链球菌、牛链球菌、HACEK 族、金黄色葡萄球菌、无原发灶的社区获得性肠球菌;②持续血培养阳性时检测出感染性心内膜炎致病微生物:间隔 12 小时以上取样时,至少 2 次血培养阳性;首末次取样时间间隔至少 1 小时,至少 4 次独立培养中大多数为阳性或全部 3 次培养均为阳性;③单次血培养伯纳特立克次体阳性或逆相 I IgG 抗体滴度>1:800。

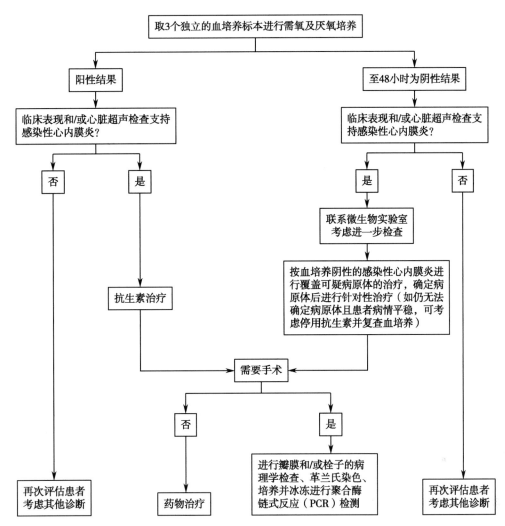

图 2-20-1 感染性心内膜血培养微生物学诊断流程

2）心内膜感染证据：①心脏超声表现：赘生物、脓肿或新出现的人工瓣膜开裂；②新出现的瓣膜反流。

（2）次要标准

1）易发因素：易于患病的心脏状况、静脉药物依赖者。

2）发热：体温>38℃。

3）血管表现：重要动脉栓塞、脓毒性肺梗死、霉菌性动脉瘤、颅内出血、结膜出血或 Janeway 损害。

4）免疫学表现：肾小球肾炎、Osler 结节、Roth 斑或类风湿因子阳性。

5）微生物学证据：血培养阳性但不符合主要标准或缺乏感染性心内膜炎病原体感染的血清学证据。

明确诊断须满足下列 3 条之一：①符合 2 条主要标准；②符合 1 条主要标准和 3 条次要标准；③符合 5 条次要标准。

疑似诊断须有下列 2 条之一：①符合 1 条主要标准和 1 条次要标准；②符合 3 条次要标准。

【治疗】

1. **抗生素治疗** 感染性心内膜炎治愈的关键在于清除赘生物中的病原微生物。抗感染治疗基本要求是：①应用杀菌剂；②联合应用 2 种具有协同作用的抗菌药物；③大剂量：需高于一般常用量，使感染部位达到有效浓度；④静脉给药；⑤长疗程：一般为 4~6 周，人工瓣膜心内膜炎需 6~8 周或更长，以降低复发率。抗菌药物应根据药代动力学给药，大剂量应用青霉素等药物时，宜分次静脉输注，避免高剂量给药后可能引起的中枢神经系统毒性反应，如青霉素脑病等。部分患者需外科手术，移除已感染材料或脓肿引流,以清除感染灶。

（1）经验治疗方案:在血培养获得阳性结果之前采用,适用于疑似感染性心内膜炎、病情较重且不稳定的患者。经验治疗方案应根据感染严重程度,受累心瓣膜的类型、有无少见或耐药菌感染危险因素等制订,分为自体瓣膜心内膜炎(native valve endocarditis,NVE)及人工瓣膜心内膜炎(prosthetic valve endocarditis,PVE)。治疗应覆盖感染性心内膜炎最常见的病原体。经验治疗推荐的治疗方案见表2-20-1。

表2-20-1　感染性心内膜炎的经验治疗(等待血培养结果)

抗生素	剂量及给药途径	备注
NVE,轻症患者		
阿莫西林[a] 或氨苄西林 或青霉素	2g,1 次/4h 静脉输注 3g,1 次/6h 静脉输注 1 200 万~1 800 万 U/d,分 4~6 次静脉输注	如患者病情稳定,等待血培养结果 对肠球菌属和许多 HACEK 微生物的抗菌活性优于青霉素 如青霉素过敏,可选用头孢曲松 2.0g/d,静脉输注,亦可采用方案 2
联合庆大霉素[a]	1mg/kg 实际体质量静脉输注	在获知培养结果前,庆大霉素的作用存在争论
NVE,严重脓毒症(无肠杆菌科细菌、铜绿假单胞菌属感染危险因素)		
万古霉素[a]	15~20mg/kg,1 次/8~12h 静脉输注	需覆盖葡萄球菌属(包括甲氧西林耐药菌株)。如万古霉素过敏,改用达托霉素 6mg/kg,1 次/12h,静脉输注
联合庆大霉素[a]	1mg/kg 理想体质量,1 次/12h 静脉输注	如担心肾毒性或急性肾损伤,改为环丙沙星
NVE,严重脓毒症,并有多重耐药肠杆菌科细菌、铜绿假单胞菌感染危险因素		
万古霉素[a]	15~20mg/kg,1 次/q8~12h 静脉输注	需覆盖葡萄球菌属(包括甲氧西林耐药菌株)、链球菌属、肠球菌属、HACEK、肠杆菌科细菌和铜绿假单胞菌
联合美罗培南[a]	1g,1 次/8h 静脉输注	
PVE,等待血培养结果或血培养阴性		
万古霉素[a] 联合庆大霉素[a] 和利福平[a]	万古霉素 1g,1 次/12h 静脉输注,庆大霉素 1mg/kg,1 次/12h 静脉输注,利福平 300~600mg,1 次/12h 口服或静脉输注	在严重肾损伤患者中使用小剂量利福平

注:a. 根据肾功能调整剂量。

（2）葡萄球菌心内膜炎:推荐治疗方案见表2-20-2。治疗方案宜根据病原菌是否属甲氧西林耐药株而定。由于青霉素耐药葡萄球菌已达90%以上,故在获知细菌药敏前经验治疗宜首选耐酶青霉素类,如苯唑西林或氯唑西林等联合氨基糖苷类。

（3）链球菌心内膜炎:推荐治疗方案见表2-20-3。按照草绿色链球菌对青霉素的敏感程度,治疗方案略有差异。青霉素对草绿色链球菌最低抑菌浓度(MIC)≤0.125mg/L 者为敏感株,MIC>0.125mg/L 而≤0.5mg/L 者系相对耐药株,MIC>0.5mg/L 为耐药株。

耐药株所致感染性心内膜炎:无论 NVE 或 PVE 均按肠球菌心内膜炎治疗方案,予以万古霉素或替考拉宁联合庆大霉素。

（4）肠球菌心内膜炎:推荐治疗方案见表2-20-4。肠球菌属细菌对多种抗菌药物呈现固有耐药,一些有效药物单用仅具抑菌作用,须联合用药,达到杀菌作用并减少复发机会。粪肠球菌可对氨苄西林和青霉素呈现敏感,但其敏感性较草绿色链球菌差,屎肠球菌敏感性更低。

表 2-20-2　葡萄球菌心内膜炎的治疗

制剂	剂量及给药途径	疗程(周)	备注
NVE,甲氧西林敏感			
氟氯西林	2g,1 次/4~6h 静脉输注	4	如体质量>85kg,采用 1 次/4h 方案
NVE,甲氧西林耐药,万古霉素敏感(MIC≤2mg/L),利福平敏感或青霉素过敏			
万古霉素	1g,1 次/12h 静脉输注	4	根据肾功能调整剂量,并且维持谷浓度 15~20mg/L
联合利福平	300~600mg,1 次/12h 口服	4	如肌酐清除率<30ml/min,采用小剂量利福平
NVE,甲氧西林、万古霉素耐药(MIC>2mg/L)、达托霉素敏感(MIC≤1mg/L)或不能耐受万古霉素者			
达托霉素	6mg/kg,1 次/24h 静脉输注	4	每周监测磷酸肌酸激酶。根据肾功能调整剂量
联合利福平或庆大霉素	利福平 300~600mg,1 次/12h 口服,或庆大霉素 1mg/kg,1 次/12h 静脉输注	4	如肌酐清除率<30ml/min,采用小剂量利福平
PVE,甲氧西林、利福平敏感			
氟氯西林联合利福平和庆大霉素	氟氯西林 2g,1 次/4~6h 静脉输注,利福平 300~600mg,1 次/12h 口服,庆大霉素 1mg/kg,1 次/12h 静脉输注	6	如体质量>85kg,采用 1 次/4h 方案 如肌酐清除率<30ml/min,采用小剂量利福平
PVE,甲氧西林耐药、万古霉素敏感(MIC≤2mg/L)或青霉素过敏			
万古霉素	1g,1 次/12h 静脉输注	6	根据肾功能调整剂量并且维持谷浓度 15~20mg/L
联合利福平	300~600mg,1 次/12h 口服	6	如肌酐清除率<30ml/min,采用小剂量利福平
联合庆大霉素	1mg/kg,1 次/12h 静脉输注	≥2	如无毒性症状或体征,继续完整疗程
PVE,甲氧西林耐药、万古霉素耐药(MIC>2mg/L)、达托霉素敏感(MIC≤1mg/L)葡萄球菌或不能耐受万古霉素者			
达托霉素	6mg/kg,1 次/24h 静脉输注	6	如肌酐清除率<30ml/min,延长达托霉素给药间隔至每 48 小时
联合利福平	300~600mg,1 次/12h 口服	6	如肌酐清除率<30ml/min,采用小剂量利福平
联合庆大霉素	1mg/kg,1 次/12h 静脉输注	≥2	如无毒性的症状或体征,继续完整疗程

注:MIC:minimum inhibitory concentration,最低抑菌浓度。

表 2-20-3　链球菌心内膜炎的治疗

方案	抗生素	剂量及给药途径	疗程(周)	备注
敏感菌株				
1	青霉素单药治疗	1.2g,1 次/4h 静脉输注	4~6	首选窄谱治疗方案,尤其是有艰难梭菌感染风险或肾毒性高风险患者
2	头孢曲松单药治疗	2g,1 次/d 静脉输注或肌内注射	4~6	有艰难梭菌感染风险的患者,不建议使用;适用于门诊治疗
3	青霉素[a] 庆大霉素	1.2g,1 次/4h 静脉输注 1mg/kg,1 次/12h 静脉输注	2 2	有心外感染病灶、有手术指征、肾毒性高风险,或有艰难梭菌感染风险的患者,不建议使用

方案	抗生素	剂量及给药途径	疗程(周)	备注
4	头孢曲松联合庆大霉素	头孢曲松 2g,1 次/d 静脉输注或肌内注射,庆大霉素 1mg/kg,1 次/12h 静脉输注	2	有心外感染病灶、有手术指征、肾毒性高风险,或有艰难梭菌感染风险的患者,不建议使用
相对敏感菌株				
5	青霉素[a]	2.4g,1 次/4h 静脉输注	4~6	首选治疗方案,尤其是有艰难梭菌感染风险的患者
	联合庆大霉素	1mg/kg,q12h 静脉输注	2	
营养不足和苛养颗粒链菌的治疗(营养变异链球菌)				
6	青霉素[a]	2.4g,1 次/4h 静脉输注	4~6	首选治疗方案,尤其是有艰难梭菌感染风险的患者
	联合庆大霉素	1mg/kg,1 次/12h 静脉输注	4~6	
耐药菌株,青霉素过敏患者				
7	万古霉素	1g,1 次/12h 静脉输注	4~6	根据当地建议给药
	联合庆大霉素	1mg/kg,1 次/12h 静脉输注	≥2	
8	替考拉宁	10mg/kg,1 次/12h×3 剂,继以 10mg/kg,1 次/d 静脉输注	4~6	肾毒性高危患者首选
	联合庆大霉素	1mg/kg,1 次/12h 静脉输注	≥2	

注:所有药物剂量根据肾损伤调整;应监测庆大霉素、万古霉素和替考拉宁血药浓度;a. 阿莫西林 2g,1 次/4~6h 给药可用于替代青霉素 1.2~2.4g,1 次/4h 给药;请参见肠球菌心内膜治疗方案。

表 2-20-4 肠球菌心内膜炎的治疗

方案	抗生素	剂量/给药途径	疗程(周)	备注
1	阿莫西林	2g,1 次/4h 静脉输注	4~6	用于阿莫西林敏感(MIC≤4mg/L),青霉素 MIC≤4mg/L 和庆大霉素敏感(MIC≤128mg/L)菌株
	或青霉素	2.4g,1 次/4h 静脉输注	4~6	PVE 疗程 6 周
	联合庆大霉素[a]	1mg/kg,1 次/12h 静脉输注	4~6	
2	万古霉素[a]	1g,1 次/12h 静脉输注	4~6	用于青霉素过敏的患者或阿莫西林或青霉素耐药菌株,保证万古霉素 MIC≤4mg/L
	庆大霉素[a]	1mg/kg 理想体质量,1 次/12h 静脉输注	4~6	PVE 疗程 6 周
3	替考拉宁[a]	10mg/kg,1 次/24h 静脉输注	4~6	方案 2 的替换方案,参见方案 2 的评价
	庆大霉素[a]	1mg/kg,1 次/12h 静脉输注	4~6	保证替考拉宁 MIC≤2mg/L
4	阿莫西林[ab]	2g,1 次/4h 静脉输注	≥6	用于阿莫西林敏感(MIC≤4mg/L)和高水平庆大霉素耐药(MIC 128mg/L)菌株

注:a. 根据肾功能调整剂量,b. 如菌株敏感,可增加链霉素 7.5mg/kg,1 次/12h 肌内注射。

(5)需氧革兰阴性杆菌心内膜炎:应选用具抗假单胞菌活性的青霉素类或头孢菌素类联合抗假单胞菌氨基糖苷类,如哌拉西林联合庆大霉素或妥布霉素,或头孢他啶联合氨基糖苷类。革兰氏阴性杆菌对抗菌药的敏感性在菌株间差异甚大,宜根据细菌药敏结果选择用药。疗程至少 6 周,常需 6~8 周或更长。

心内膜炎也可由 HACEK 组细菌引起,早年此组细菌对氨苄西林敏感,近年来该细菌中产 β 内酰胺酶菌株渐增多,宜选用头孢曲松或头孢噻肟等第三代头孢菌素治疗。对非产酶株也可选用阿莫西林、氨苄西林联合氨基糖苷类抗生素,疗程应为 4 周,如为 PVE 者疗程至少 6 周,治疗初始联合庆大霉素 2 周。环丙沙星可考虑作为替换药物。

(6) 其他病原体所致心内膜炎

1) Q 热(query fever):Q 热是由贝纳柯克斯体(coxiella burnetii)感染所致的一种人兽共患的自然疫源性疾病,又称 Q 热柯克斯体。以急性发热、头痛、肌痛、间质性肺炎等为主要表现。少数呈慢性经过,感染性心内膜炎是慢性 Q 热最主要的临床表现形式。患者多存在细胞免疫缺陷或基础心瓣膜损害及人工瓣膜等。Q 热心内膜炎血培养常为阴性,可有瓣膜赘生物形成。对于治疗过程中 I 相抗体降低较缓慢的患者,建议提高药物剂量。

治疗建议:①抗生素应用:多西环素 100mg,1 次/12h 联合氯喹 200mg,1 次/8h 口服,至少 18 个月,能够有效杀菌并预防复发,有人推荐治疗≥3 年。或多西环素 100mg,1 次/12h 和环丙沙星 200mg,1 次/12h 口服,至少 3 年。②贝纳柯克斯体抗体滴度监测:治疗期间应该每 6 个月 1 次,治疗停止后每 3 个月 1 次,至少 2 年。③治愈标准:贝纳柯克斯体的 1 相 IgG 抗体滴度<1:800 和 1 相 IgM 和 IgA 抗体滴度<1:50,提示治愈。

2) 巴尔通体心内膜炎(Bartonella endocarditis):巴尔通体是一种兼性细胞内革兰氏阴性短小杆菌,是引起血培养阴性感染性心内膜炎的另一种常见病原体。最常见的巴尔通体心内膜炎是由 5 日热巴尔通体引起,其次是汉塞巴尔通体。前者可引起战壕热和感染性心内膜炎,通过体虱传播。感染的高危因素包括缺乏家庭关怀、免疫力低下、吸毒、嗜酒等。后者较少引起感染性心内膜炎。感染性心内膜炎是慢性巴尔通体感染的一种常见表现。

治疗建议:联合庆大霉素和一种 β 内酰胺类抗生素或多西环素治疗至少 4 周,通常 6 周以上。庆大霉素 1mg/kg,1 次/8h×4 周,联合阿莫西林 2g,1 次/4h 或头孢曲松 2g,1 次/d×6 周,均静脉输。若青霉素过敏则可使用多西环素 100mg,1 次/12h,口服 6 周。注意监测庆大霉素浓度。

3) 真菌性心内膜炎:相对少见(1%~6%)。以念珠菌属、曲霉属多见。其他真菌包括组织胞浆菌、隐球菌、芽生菌等。真菌性心内膜炎的诊断相当困难,如临床疑为感染性心内膜炎,但连续血培养阴性,应考虑真菌性心内膜炎可能。念珠菌心内膜炎患者血培养阳性率可高达 83%~95%,其他如隐球菌、红酵母等酵母菌血培养阳性率也较高。真菌心内膜炎相对疗程长,预后差,易复发。

①念珠菌心内膜炎:初始治疗选用棘白菌素类药物,剂量适当增加可获得更好疗效。或选用两性霉素 B 脂质体,或两性霉素 B 去氧胆酸盐,还可联合氟胞嘧啶,每日 4 次,提高疗效。初始治疗疗程应 6~10 周,待病情稳定、血培养阴性后,敏感菌株给予氟康唑每天 400~800mg(6~12mg/kg)降阶梯治疗,并建议尽早行瓣膜置换术,术后治疗至少 6 周,有瓣周脓肿或其他并发症者,疗程更长。

②曲霉菌心内膜炎:初始治疗首选伏立康唑,疗程 4 周以上。治疗中需监测血药浓度,保证达到足够血药浓度;不能耐受或伏立康唑耐药者,可选用两性霉素 B 脂质体。病情稳定后应长期口服伏立康唑维持治疗,疗程至少 2 年以上。瓣膜置换术对于曲霉菌心内膜炎的成功治疗至关重要。

③其他真菌性心内膜炎:其他真菌也可导致真菌性心内膜炎,药物选择可参照上述治疗方案及体外药物敏感试验。

2. 手术治疗 经过积极抗生素的治疗,患者病情可稳定,但仍有约一半患者存在严重并发症需要做外科手术,外科手术主要适用于左心瓣膜感染性心内膜炎。

(1) 心力衰竭:心力衰竭是多数感染性心内膜炎患者的手术适应证,并且是亚急诊手术的首要适应证。

(2) 感染无法控制:包括持续性感染(>7 天)、耐药菌株所致感染及局部感染失控是第二类常见的手术原因。

(3) 体循环栓塞的预防:抗生素治疗的第 1 周是栓塞发生风险的最高时期,行外科手术治疗来预防栓塞的发生获益最大。应权衡外科手术治疗的获益与风险,并个体化评价患者的一般状况及合并症。

术后急性并发症常见的有:需应用补充凝血因子治疗的凝血障碍、因出血或心包填塞导致的二次开胸、需要血液透析的急性肾衰竭、卒中、低心排综合征、肺炎、因切除主动脉根部脓肿导致房室传导阻滞需行起搏器置入。术前心电图显示左束支传导阻滞的，术后常需要置入埋藏起搏器。

【并发症】

1. **神经系统并发症**　感染性心内膜炎患者约 20%~40% 可发生神经系统并发症，大部分由赘生物脱落所致。临床表现包括缺血性或出血性卒中、短暂性脑供血不足、无症状性脑栓塞、感染性动脉瘤、脑脓肿、脑膜炎、中毒性脑病及癫痫。

金黄色葡萄球菌性感染性心内膜炎易出现神经系统并发症。对于无症状性脑栓塞或短暂性脑缺血发作术后病情恶化者少见，存在手术指征时应及时手术治疗。缺血性卒中并非手术禁忌证，但最佳手术时机存在争议。未昏迷患者排除脑出血后，心力衰竭、脓肿、不能控制的感染以及持续高栓塞风险均是手术指征。发生脑出血，预后极差，1 个月后方可考虑心脏手术。颅内动脉瘤若有增大或破裂迹象，应考虑外科手术或血管内介入治疗。

2. **急性肾衰竭**　发生率约 30%。常见原因：①免疫复合物及血管炎性肾小球肾炎；②肾动脉梗死；③心脏术后、心力衰竭或严重败血症所致的血液动力学障碍；④抗生素毒性：常见有氨基糖苷类、万古霉素类（尤其二者联用时毒性增强），以及高剂量青霉素类抗生素；⑤影像学检查时所用对比剂的肾毒性等。

3. **风湿性并发症**　有肌肉骨骼症状如关节痛、肌痛及后背痛，可为感染性心内膜炎的首发症状。外周性关节炎发生率约 14%，脊柱炎发生率约 3%~15%。研究证实，化脓性脊柱炎患者中约 30.8% 有感染性心内膜炎。因此，感染性心内膜炎患者出现后背疼痛时应及时行脊柱 CT 或 MRI 检查。

4. **脾脓肿**　左心感染性心内膜炎脾梗死发生率约 40%，仅 5% 脾梗死患者会进展为脾脓肿。血培养最常见为草绿色链球菌或金黄色葡萄球菌（各约 40%），亦可见肠球菌（15%），革兰氏阴性需氧菌及真菌少见（<5%）。约 30% 感染性心内膜炎患者有脾大，但不是诊断脾梗死或脾脓肿的可靠依据。长期持续或反复高热，菌血症提示脾脓肿，应尽早行腹部 CT、MRI 或超声检查。

抗生素治疗效果不佳的巨大脾脓肿或脓肿破裂，可考虑脾切除。外科手术风险较高者，可考虑经皮脓肿引流术替代治疗。

5. **心肌心包炎**　心肌炎可导致心力衰竭。心包炎常与金黄色葡萄球菌感染所致的脓肿、心肌炎或菌血症相关。当感染累及二尖瓣及三尖瓣环并继续扩大时，可累及心包。化脓性心包炎亦可继发于主动脉近端假性动脉瘤、心肌脓肿、心肌炎或冠状动脉菌栓栓塞。化脓性心包炎少见，通常需外科手术引流。假性动脉瘤破裂或瘘管形成后可与心包相通，常导致严重并发症，病死率高。

【预后及二级预防】

近年来随着抗生素的广泛应用及风湿性瓣膜病发病率的下降，感染性心内膜炎的基础病因、致病菌谱等均有所改变，其预后也获得显著改善。

1. **入院后的预后评估**　感染性心内膜炎院内病死率在 9.6%~26%，尽快确认高危患者有助于更加密切地监测和更积极治疗。影响预后的主要因素：患者的临床基础状态、是否存在并发症以及感染的微生物种类。

（1）临床基础状态：既往存在心脏病、瓣膜置换术后、心腔存在植入性装置、胰岛素依赖糖尿病、肾疾病和肺部疾病、老年、自身免疫性疾患（系统性红斑性狼疮等）、肿瘤（结肠癌等），常规抗生素治疗后仍持续发热以及血培养阳性持续 10 天以上等患者预后差。

（2）并发症：伴心力衰竭、心脏局部结构毁损、肾衰竭、卒中、多器官栓塞、动脉瘤、菌血症性休克、局部无法控制的感染（心肌或瓣周脓肿，假性动脉瘤）以及巨大的赘生物（>10mm）等，预后不良。

（3）微生物类型：金黄色葡萄球菌、霉菌、革兰氏阴性杆菌、血培养不易发现的某些少见微生物、人类免疫缺陷病毒（HIV）合并感染等往往病情严重，预后差。

如果在上述 3 个方面各有 1 个以上危险因子，死亡或致残的风险高达 70% 以上。例如，感染性心内膜炎合并心力衰竭、瓣周脓肿，致病菌是金黄色葡萄球菌，死亡的风险最高，即使在感染未控制的情况下也需要手术挽救生命。

2. **出院后的转归随访**　患者出院后转归与是否出现晚期并发症有关，主要并发症和转归包括感染再发、心力衰竭、需外科换瓣手术及死亡。

（1）感染再发：再发的概率为 2.7%~22.5%，分为复发和再感染。复发是指导致感染性心内膜炎的病原体和上次感染性心内膜炎相同；而再感染是指感染性心内膜炎的病原体和上次感染的病原体不同。再发患者在检测到病原体和上次感染性心内膜炎相同时，常难确定是上次感染性心内膜炎的复发还是病原体的再感染，菌株分型技术有助于区分。当两次感染病原体无法确定或分子技术不可行时，可以根据第 2 次发病时间来做区分，一般而言，复发间隔时间要短于再感染，初次感染后 6 个月内再发的多为复发，6 个月后再发的多为再感染，建议感染性心内膜炎菌株保存至少 1 年。

增加复发的相关因素包括：①抗感染治疗不恰当（类型、剂量、疗程）；②耐药菌，如布鲁氏菌、军团菌、衣原体、支原体、结核分枝杆菌、巴尔通体、贝氏柯克斯体、真菌；③静脉吸毒者多重微生物感染；④培养阴性行经验性抗感染治疗；⑤感染沿瓣周进展；⑥人工瓣膜感染性心内膜炎；⑦持续出现感染转移灶（脓肿）；⑧常规抗感染方案抵抗；⑨瓣膜培养阳性等。如复发是由疗程不足或抗生素选择不佳所致，应根据致病菌和药敏试验选择抗生素，并需额外延长抗感染时间 4~6 周。

再感染多见于静脉吸毒者（尤在初次感染后 1 年内）、PVE、持续血液透析患者及有感染性心内膜炎多个危险因素者。再感染患者病死率较高，常需要心瓣膜置换术。

（2）心力衰竭及需要心瓣膜手术：在感染得到控制的患者，如果因心瓣膜破坏导致心力衰竭进行性加重，手术指征和传统瓣膜病相同。

（3）长期死亡率：出院后长期死亡率的主要决定因素包括年龄、合并症和心力衰竭，尤其在未手术患者，以上因素对死亡率的影响甚于感染本身。晚期死亡患者中仅 6.5% 是由于感染再发。

（4）随访：应教育患者，了解感染性心内膜炎的相关症状和体征。如出现发热、寒战及其他感染征象时，要考虑到感染性心内膜炎复发可能，需及时就诊。抗感染前行血培养。对高危患者需采取预防措施。为了监测心力衰竭的发生，需要在抗感染完成后进行临床心功能评估和经胸超声心动图检查，并定期随访，尤其在第 1 年随访期内。一般建议抗感染结束后第 1、3、6、12 个月进行临床评估、血液检查（白细胞计数、C 反应蛋白）及经胸超声心动图检查。

（5）预防措施：主要针对菌血症和基础心脏病两个环节。菌血症是感染性心内膜炎发生的必要条件，器质性心脏病患者为感染性心内膜炎高危易感人群。

1）预防和减少菌血症发生：一般措施是强调口腔、牙齿和皮肤的卫生，防止皮肤黏膜损伤后的继发性感染。尽可能避免有创医疗检查和操作，如必须进行，要遵循严格的无菌操作规范。

2）预防性应用抗生素：对高危人群如各种心脏瓣膜病、先天性心脏病、梗阻性肥厚型心肌病，以及风湿免疫性疾病而长期服用糖皮质激素治疗，以及注射毒品的吸毒者，在做有创医疗检查和操作时需预防性应用抗生素。

适用的人群和手术：①有人工瓣膜或人工材料进行瓣膜修复的患者；②患过感染性心内膜炎的患者；③发绀型先天性心脏病未经手术修补者，或虽经手术修补但仍有残余缺损、分流或瘘管，先天性心脏病经人工修补或人工材料修补 6 个月以内者，以及经外科手术和介入方法植入材料或器械后仍有残余缺损者。

适用的检查和操作：口腔科操作菌血症的发生率为 10%~100%，故操作前 30 分钟需预防性应用抗生素。其他操作时的抗生素应用参考卫生健康委相关规定。呼吸道的气管镜、喉镜、经鼻内镜；消化系统的胃镜、经食管心脏超声检查、结肠镜；泌尿生殖系统的膀胱镜、阴道镜等检查，目前没有相关证据表明可引起感染性心内膜炎，不推荐预防性使用抗生素。

【特殊类型感染性心内膜炎】

1. 人工瓣膜心内膜炎（PVE） 这是发生在部分人工心脏瓣膜或再造成形的自体瓣膜上的一种心内微生物感染性疾病。发生率为每年 0.3%~1.2%，机械瓣和生物瓣的感染性心内膜炎发生率相似。欧洲的资料显示，PVE 占所有感染性心内膜炎患者的 10%~30%。我国临床研究资料显示，PVE 在确诊感染性心内膜炎患者中占 2%~4%，近年达 13.9%。与 NVE 相比，PVE 在致病微生物、病理改变、诊断和临床转归等方面有所不同。

（1）致病微生物：国内主要为凝固酶阴性葡萄球菌、革兰氏阴性杆菌和真菌。

（2）病理表现：早期 PVE 如在围术期感染的病例中，感染常累及缝线环和瓣环的连接处，形成瓣周脓肿、导致缝合处开裂、假性动脉瘤和瘘管等，晚期 PVE 如晚期生物瓣 PVE 中，感染经常位于人工瓣的瓣叶，形成赘生物，导致瓣尖破裂和穿孔。

（3）诊断：临床表现多不典型，赘生物检出率较低，感染的基本表现和超声心动图所见机械瓣结构和功能异常是确诊 PVE 的重要依据，TEE 对 PVE 更有诊断价值。

（4）预后：住院死亡率国外为 20%～40%，我国为 13.5%。出现心力衰竭、卒中等并发症和葡萄球菌感染是预后不良的最强预测因素。

2. 心脏置入电子装置相关感染性心内膜炎 心脏置入电子装置相关感染性心内膜炎主要是由于装置置入过程中致病菌直接污染引起，其次是致病菌沿电极导管逆行感染，也可能是其他感染病灶的血性传播累及至心内膜和电极头端所致。

（1）致病微生物：金黄色葡萄球菌和凝固酶阴性葡萄球菌多见。但随着广谱抗生素的广泛应用，静脉药物依赖、高龄及免疫力低下人群增加，革兰氏阴性菌、多重耐药菌、真菌感染亦有报道。感染病灶可位于皮下、囊袋、血管内、右心房、右心室、三尖瓣、电极导管尖端或腔静脉系统。

（2）诊断：TTE 尤其是 TEE 和血培养检查是明确诊断的基石，肺 CT 和肺核素扫描有助于发现脓毒性肺栓塞灶。

（3）抗菌素治疗见相关章节描述。

（4）心脏置入电子装置系统的移除

1）应尽可能移除整个心脏置入电子装置系统（脉冲发射器和电极导管）；

2）推荐采用经静脉拔除电极导管的方法。如难以完成、三尖瓣存在严重破坏或赘生物>25mm，可考虑外科手术。

（5）囊袋局部处理

1）尽可能彻底清除坏死组织及局部新生的肉芽组织，必要时可全麻下进行。

2）彻底止血，最好使用电刀，对于局部渗血多者可以在伤口内涂抹凝血酶。

3）囊袋冲洗，在彻底清创及止血后进行，顺序可为：双氧水→甲硝唑液→庆大霉素→生理盐水，每种液体至少冲洗 2～3 遍。如出血少或止血彻底一般不需放置引流条。

3. 右心感染性心内膜炎 右心感染性心内膜炎占感染性心内膜炎总数的 5%～10%，主要见于静脉药物滥用者。

（1）致病微生物：金黄色葡萄球菌占 60%～90%，其他包括铜绿假单胞菌、革兰氏阴性杆菌、真菌及肠球菌等。病变主要侵及三尖瓣，也可见于肺动脉瓣，较少累及左心瓣膜。

（2）诊断：临床表现为持续发热、菌血症及多发性肺菌栓。多继发于肺动脉高压、严重瓣膜反流或狭窄。TTE 较易发现三尖瓣病变，TEE 则对肺动脉瓣病变敏感。预后相对较好，预后不佳的因素为赘生物>20mm、真菌感染，以及 HIV 者伴严重免疫抑制（CD_4^+<200 个/ml）。

（3）治疗：经验性选择抗菌素取决于拟诊的微生物种类、成瘾者使用的药物和溶剂，以及心脏受累部位。符合下列条件时抗菌治疗可缩短至 2 周：甲氧西林敏感的金黄色葡萄球菌、对治疗反应好、无迁移感染或脓肿、无心内及心外并发症、无人工或左心系统瓣膜累及、赘生物<20mm、无严重免疫抑制（CD_4^+>200 个/ml）。右心感染性心内膜炎一般避免手术，如出现下列情况可以考虑外科手术：①严重三尖瓣反流致右心衰竭，利尿药效果不佳；②病原菌难以根除（如真菌）或足量抗生素治疗 7 天仍存在菌血症；③三尖瓣赘生物>20mm 致反复肺栓塞，无论是否合并右心衰竭。

4. 先天性心脏病合并感染性心内膜炎 我国资料显示：感染性心内膜炎病因中先天性心脏病占 8%～15%，男性较女性稍高（2%～18%）。先天性心脏病是青壮年感染性心内膜炎的主要病因。

（1）先天性心脏病类型与发生感染性心内膜炎的危险程度：危险性较高的类型有：动脉导管未闭、主动脉瓣畸形、二尖瓣关闭不全、室间隔缺损、主动脉缩窄、马方综合征并主动脉瓣关闭不全和法洛四联症。其次为：二尖瓣脱垂、单纯二尖瓣狭窄、梗阻性肥厚型心肌病、原发孔房间隔缺损、人工心内植入物和曾有感染性心内膜炎史。单纯肺动脉瓣疾病、继发孔型房间隔缺损及手术纠正的心脏疾病(无人工植入物,术后6个月以上)危险性较小。若患者同时罹患多种心脏异常则感染性心内膜炎的危险性也会升高。

(2) 致病微生物:病原微生物与后天性疾病相同。葡萄球菌及链球菌感染最常见。多见右心感染性心内膜炎。

(3) 诊断和处理:诊断、治疗及手术指征等均与其他原因导致的感染性心内膜炎完全相同。

(4) 预防:①提高对高危先天性心脏病的筛查意识。②保持良好的口腔卫生习惯,保持皮肤清洁。③在任何静脉导管插入或其他有创性操作过程中严格无菌操作。④预防性地使用抗生素仅限于高危患者及高危操作。⑤先天性心脏病完全的外科修补术可以降低感染性心内膜炎的风险。

5. 妊娠合并感染性心内膜炎　妊娠期感染性心内膜炎的发病率约0.006%;伴心脏瓣膜病或者先天性心脏病孕妇中,发病率为0.5%。患病孕妇及其胎儿的病死率均较高,分别为33%及29%。最常见并发症为瓣膜关闭不全导致的心功能不全,其次为动脉栓塞。

(1) 诊断:妊娠孕妇感染性心内膜炎的诊断标准与非妊娠人群相同。高危孕妇在接受口腔科治疗时需预防性使用抗生素。在诊断过程中,如对孕妇进行药物镇静下的TEE检查,必要时宜监护胎心状况。

(2) 治疗:孕妇感染性心内膜炎的治疗原则与非妊娠患者相同,但须考虑抗生素对胎儿的影响:除基于病原学检查的病原学药敏结果选择抗生素外,须考虑药物对胎儿的毒性。在药物治疗无法控制病情后才建议对孕妇进行外科瓣膜手术及终止妊娠。最佳手术时机是妊娠13~28周;而对于妊娠26周以上的孕妇,拟进行体外循环下的瓣膜手术,建议在剖宫产后再施行外科手术。

(李新立)

参 考 文 献

[1] Wilson W,Taubert KA,Gewitz M,et al. Prevention of infective endocarditis:guidelines from the American Heart Association:a guideline from the American Heart Association Rheumatic Fever,Endocarditis,and Kawasaki Disease Committee,Council on Cardiovascular Disease in the Young,and the Council on Clinical Cardiology,Council on Cardiovascular Surgery and Anesthesia,and the Quality of Care and Outcomes Research Interdisciplinary Working Group. Circulation,2007,116(15):1736-1754.

[2] 中华医学会心血管病学分会,中华心血管病杂志编辑委员会. 成人感染性心内膜炎预防、诊断和治疗专家共识. 中华心血管病杂志,2014,42(10):806-816.

[3] Habib G,Lancellotti P,Antunes MJ,Bongiorni MG,et al. 2015 ESC Guidelines for the management of infective endocarditis:The Task Force for the management of infective endocarditis of the European Society of Cardiology(ESC). Endorsed by:European Association for Cardio-Thoracic Surgery(EACTS),the European Association of Nuclear Medicine(EANM). EUR HEART J,2015,36(44):3075-3128.

第二十一章 心 肌 病

心肌病是一组不同表型心肌疾病的总称,临床表现包括从早期无症状到严重心力衰竭或恶性心律失常,甚至猝死,心脏大小可以轻度异常或明显扩大/肥厚等,存在显著的异质性和多样性。该病可局限于心脏本身,也可为系统性疾病的部分表现。由其他心血管疾病继发的心肌病理性改变不属于心肌病范畴,如心脏瓣膜病、高血压性心脏病、先天性心脏病、冠心病等所致的心肌病变。

"心肌病"这一专用医学名词最早是由英国心脏病专家 Bregden 于 1957 年首先创建的,用来描述当时一些不常见的、非冠状动脉病变导致的、特发性心肌疾病。1961 年另一位英国心脏病专家 Goodwin 根据心脏结构和功能的改变,初步将心肌病分为三种类型,即肥厚型心肌病(hypertrophic cardiomyopathy,HCM)、扩张型心肌病(dilated cardiomyopathy,DCM)和限制型心肌病(restrictive cardiomyopathy,RCM)。

1995 年世界卫生组织和国际心脏病学会(world health organization/international society and federation of cardiology,WHO/ISFC)工作组根据病理生理学将心肌病分为 HCM、DCM、RCM,致心律失常性右心室心肌病(arrhythmogenic right ventricular cardiomyopathy,ARVC)和未分类心肌病。2006 年美国心脏协会(American heart association,AHA)发表了心肌病新的分类,以基因/遗传和分子生物学为基础、首先根据器官受累范围将心肌病分为原发性和继发性两组。原发性心肌病又根据病因和发病机制分为遗传性、获得性和混合性三种类型,其中遗传性心肌病中除了 HCM、ARVC、左心室心肌致密化不全(left ventricular noncompaction,LVNC)等以外,还新增了具有大致正常心脏结构的离子通道病(包括长 QT 综合征、Brugada 综合征、短 QT 综合征、儿茶酚胺敏感性室速等);混合性心肌病包括 DCM 和 RCM;获得性心肌病主要包括感染性心肌病、应激性心肌病、围生期心肌病以及心动过速性心肌病等。继发性心肌病中包括浸润性、中毒性、内分泌性、炎症性等因素导致的心肌病。

我国在 2007 年以前一直借鉴使用 1995WHO/ISFC《心肌病的定义和分类》。2007 年在注意到 2006AHA 新的定义和分类中的基因/遗传因素重要性后,制订的《心肌病诊断和治疗建议》仍然是从临床实用性出发,将原发性心肌病分为 DCM、HCM、RCM、ARVC 和未定型心肌病(即未分类心肌病)五种类型。随着 2008 年和 2016 年欧洲心脏病学会(European society of cardiology,ESC)和 2016 年 AHA 先后发表心肌病分类声明,以及 2017 年《中国成人肥厚型心肌病诊断与治疗指南》和 2018 年《中国扩张型心肌病诊断和治疗指南》的发布,目前心肌病的具体分类包括 HCM、DCM、RCM、ARVC 和未分类心肌病(表 2-21-1)。

表 2-21-1 心肌病的主要特征和分类

心肌病分类	主要特征和常见疾病
肥厚型心肌病（HCM）	心室非对称性肥厚
扩张型心肌病（DCM）	心室扩张伴收缩功能障碍，主要包括： （1）家族性 DCM （2）获得性 DCM 免疫性 DCM、酒精性心肌病、围生期心肌病、心动过速性心肌病、特发性 DCM 等 （3）继发性 DCM 自身免疫性心肌病、克山病、尿毒症性心肌病、贫血性心肌病等
限制型心肌病（RCM）	心室舒张功能减低并充盈受限，主要包括： （1）特发性 RCM （2）继发性 RCM 浸润性心肌病如淀粉样变等、贮积性心肌病如含铁血色素沉着病等以及心内膜心肌疾病如心内膜纤维化等
致心律失常性右心室心肌病（ARVC）	右心室心肌逐渐被脂肪及纤维组织替代
未分类心肌病	左心室心肌致密化不全（LVNC）和应激性心肌病等

第一节 肥厚型心肌病

肥厚型心肌病（hypertrophic cardiomyopathy，HCM）是一种以心室非对称性肥厚为特征的心肌疾病。通常表现为左心室壁增厚，不伴有左心室腔的扩大，需排除负荷增加如高血压、主动脉瓣狭窄和先天性主动脉瓣下隔膜等引起的左心室室壁增厚。根据左心室流出道有无梗阻又可分为梗阻性和非梗阻性 HCM。

美国成年人群 HCM 患病率为 200/10 万，中国成年人群 HCM 患病率为 83/10 万，粗略估算中国成人患者超过 100 万。儿童患病率不明，有注册研究发现儿童年发病率在（0.3~0.5）/10 万。

【危险因素】

绝大部分 HCM 呈常染色体显性遗传，大约 60% 的成年 HCM 患者可检测到明确的致病基因突变，目前分子遗传学研究已证实，至少 24 个致病基因与 HCM 的发病有关（*MYL3*、*TPM1*、*TNNI3*、*TNNT2*、*MYH7* 和 *MYBPC3* 等），这些基因编码粗肌丝、细肌丝、Z 盘或者钙调节蛋白，其中 40%~60% 为编码肌小节结构蛋白的基因突变。HCM 的表型呈多样性，与致病的突变基因、基因修饰及不同的环境因子有关。

【发病机制】

基因突变引起 HCM 的发病机制仍不明确。有研究者推测基因突变导致肌纤维的收缩功能受损，从而代偿性地出现心肌肥厚和舒张功能障碍；也有研究提出基因突变导致钙循环或者钙敏感性受到干扰，能量代谢受到影响，从而出现心肌肥厚、纤维化、肌纤维排列紊乱以及舒张功能改变。这些学说虽然互为补充地阐释了 HCM 的致病机制，但均难以完全阐明该病的机制。

【病理或病理生理】

HCM 心脏重量增加，可达正常心重的两倍（约 600g），甚至 1 000g 以上。大体病理可见心脏肥大、心壁不规则增厚、心腔狭小，一般左心室壁肥厚程度重于右心室。90% 为非对称性肥厚，其他可表现为左心室向心性肥厚、左心室后壁肥厚、心尖部肥厚等。组织病理可见心肌纤维排列紊乱及形态异常，也称为心肌细胞紊乱或心肌细胞无序排列。其他表现包括心肌细胞肥大、间质纤维化和心肌间质小冠状动脉异常（管壁增厚、管腔严重缩小）。HCM 心肌亚微结构改变包括肌小节结构异常、肌原纤维排列紊乱和多种细胞器数量增多等。

在梗阻性 HCM 患者，左心室收缩时快速血流通过狭窄的流出道产生负压，引起二尖瓣前叶前向运动从而加重梗阻。有些患者静息时梗阻不明显，运动后明显。静息或运动负荷心脏超声显示左心室流出道压力阶差≥30mmHg 者,属梗阻性 HCM,这部分患者约占 2/3。HCM 患者胸痛气短等症状的出现与左心室流出道梗阻、左心室舒张功能下降、冠状动脉小血管病变造成心肌缺血等因素有关。

【临床表现】

1. **症状**　HCM 的临床症状变异性大,一些患者可长期无明显不适,而有些患者首发症状就是猝死。与成年期才确诊的患者相比,儿童或青年期确诊的 HCM 患者症状更多、预后更差。HCM 临床症状受多种情况相互影响,包括左心室流出道梗阻、心功能受损、快速或缓慢型心律失常、舒张功能不全等。这些状态在 HCM 的不同阶段发挥的作用亦有所不同。具体症状主要包括劳力性呼吸困难、乏力、心悸、非典型或典型的心绞痛样的胸痛、晕厥或先兆晕厥(尤其在运动过程中或运动开始时)等,严重的心力衰竭症状如端坐位呼吸、夜间阵发性呼吸困难相对少见。

(1) 劳力性呼吸困难:是 HCM 患者最常见的症状,有症状患者中超过 90% 有此表现。

(2) 胸痛:25% ~ 30% 的 HCM 患者会有胸痛不适的症状,多呈劳力性胸痛,也有不典型的疼痛持续发生且发生于休息时及餐后,但冠脉造影正常。

(3) 心悸:与心功能减退或者心律失常发生有关。心房颤动是 HCM 患者最常见的心律失常,发生率约为 22.5%。左心房内径与 HCM 患者发生心房颤动及脑卒中的关系密切。

(4) 晕厥或者先兆晕厥:约有 15% ~ 25% 的 HCM 患者至少出现过一次晕厥,另有 20% 的患者有先兆晕厥,一般见于活动时。近半年内发生晕厥者,尤其是年轻患者,提示有发生心脏性猝死的风险,应当特别重视。

(5) 心脏性猝死:心脏性猝死、心力衰竭和血栓栓塞是 HCM 死亡三大主要原因。心脏性猝死是 HCM 最为严重的并发症,并有可能是其第一临床表现。猝死的原因多与致命性心律失常有关,这些心律失常多为室性心动过速(持续性与非持续性)、心室颤动,也有停搏、房室传导阻滞及电-机械分离。

(6) HCM 扩张期:为 HCM 终末阶段表现之一。大约 10% 的患者出现左心室扩张,心肌组织缺失和纤维替代是其机制之一。后者是由供应心肌的小动脉的病变而引起的心肌缺血所致。其他可能机制包括:透壁心肌梗死、酗酒和经皮室间隔心肌消融术后左心室几何形状扭曲等,遗传因素也参与其中。

2. **体征**　HCM 体格检查所见与患者疾病状态有关,典型体征与左心室流出道梗阻有关。没有或梗阻很轻的患者可没有明显的阳性体征。左心室流出道梗阻通常由室间隔局部肥厚以及二尖瓣收缩期前向运动(systolic anterior motion,SAM)引起,导致第一心音(S_1)后出现明显的递增递减型杂音,在心尖和胸骨左缘之间最清晰。左心室流出道梗阻加重可使心脏杂音增强,常见于患者从蹲、坐、仰卧等姿势变换为直立姿势时,以及 Valsalva 动作、室性期前收缩后代偿性搏动的心肌收缩力增强或使用硝酸甘油后。杂音减弱多由梗阻缓解引起,常见于患者由站姿变换至坐姿或蹲姿或被动抬高下肢后。HCM 患者左心室流出道梗阻时的收缩期杂音常与主动脉瓣狭窄或主动脉瓣下狭窄的杂音类似,常规听诊很难区分。可嘱患者变换姿势和体位,以便鉴别。HCM 患者还可以伴随其他体征,但都不是特征性的。常有心脏轻度增大,弥散而增强的左心室心尖搏动和心尖区或左胸骨下缘触及收缩期震颤。年轻患者听诊可闻及第四心音,但年老患者中少见。

【辅助检查】

1. **心电图**　HCM 患者心电图变化出现较早,可早于临床症状。所有患者都应进行心电图检查。超过 90% 的 HCM 患者有心电图改变,多表现为复极异常。心电图改变包括明显的病理性 Q 波,尤其是下壁导联(Ⅱ、Ⅲ、aVF)和侧壁导联(Ⅰ、aVL 或 V_4 ~ V_6);异常的 P 波;电轴左偏;心尖肥厚者常见 V_2 ~ V_4 导联 T 波深倒置。

2. **超声心动图**　所有 HCM 患者均应进行全面的经胸超声心动图检查,包括二维超声、彩色多普勒、频谱多普勒、组织多普勒等。成人 HCM 超声心动图诊断标准:左心室心肌任何节段或多个节段室壁厚度≥15mm,并排除引起心脏负荷增加的其他疾病,如高血压、瓣膜病等。推荐经胸超声心动图检查指征:推荐采用 2D 短轴观检测左心室节段从基底至心尖最大舒张期室壁厚度;推荐对左心室舒张功能进行综合评价,包括二尖瓣流入血流的脉冲多普勒检查、二尖瓣环组织多普勒速度成像、肺静脉血流速率、肺动脉收缩压和左心房大小和容积测定;对于静息或激发后左心室流出道压力阶差瞬时峰值<50mmHg 的有症

状患者,推荐在患者站立位、坐位和半仰卧位的运动过程中进行 2D 和多普勒超声心动图检查,以检测左心室流出道梗阻和运动诱导的二尖瓣反流;推荐所有计划酒精消融的患者行经冠脉超声心动图声学造影,以确定酒精消融位置。经食管超声心动图检查建议:对接受室间隔心肌切除术的患者,推荐进行围术期经食管超声心动图检查,以确认左心室流出道梗阻机制,指导制定手术策略,评价手术效果和术后并发症,并检测残余左心室流出道梗阻的程度。

3. 动态心电图监测　所有 HCM 患者均应行 24~48 小时动态心电图监测,以评估室性心律失常和猝死的风险,有助于判断心悸或晕厥的原因。

4. 运动负荷检查　对静息时无左心室流出道梗阻而有症状的患者,可做运动负荷检查,以排除隐匿性梗阻。运动负荷检查方法有限制 Bruce 方案,如果无法行该方案,则替代的方法包括药物激发(即亚硝酸异戊酯、多巴酚丁胺、异丙肾上腺素)试验和 Valsalva 试验。

5. 心脏磁共振成像　钆对比剂延迟强化(late gadolinium enhancement,LGE)是识别心肌纤维化最有效的方法,LGE 与死亡、心脏性猝死等风险正相关。约 65% 的 HCM 患者出现 LGE,多表现为肥厚心肌内局灶性或斑片状强化,以室间隔与右心室游离壁交界处局灶状强化最为典型。

6. X 线胸片　HCM 患者 X 线胸片可见左心室增大,亦可在正常范围,可见肺部淤血,但严重肺水肿少见。

7. 冠状动脉计算机断层成像或冠状动脉造影　适用于有明显心绞痛症状,冠状动脉的情况将影响下一步治疗策略的患者或拟行心脏手术的患者;对于有心脏停搏的成年幸存者,或合并持续性室性心律失常的患者也建议行冠状动脉评估。

8. 心内导管检查　疑诊 HCM,存在以下一种或多种情况,可行心内导管检查:需要与限制型心肌病或缩窄性心包炎鉴别;怀疑左心室流出道梗阻,但临床表现和影像学检查之间存在差异;需行心内膜活检鉴别不同病因的心肌病;拟心脏移植的患者术前评估。

【诊断】

根据病史、症状、体征和辅助检查,超声心动图示舒张期室间隔或左心室壁厚度超过 15mm 或舒张期室间隔厚度与后壁厚度比值≥1.3;有明确家族史患者,室间隔或左心室壁厚度超过 13mm 即可诊断。诊断 HCM 时需排除引起心脏负荷增加的其他疾病,如高血压、瓣膜病等。

基因诊断对于医生、HCM 患者及其家属非常重要,目前认为基因突变是导致绝大部分 HCM 的最根本原因。建立 HCM 及可疑患者、家系患者的基因诊断程序有助于临床诊断、鉴别诊断、预后判断、治疗指导以及家族的遗传阻断等。另一方面,HCM 致病基因的外显率(即携带致病基因患者最终发生 HCM 的比率)在 40%~100%,即携带致病基因不一定发生 HCM,且 HCM 的发病年龄也存在很大的异质性。因此,对于基因诊断的结果解释,应当十分谨慎。

根据超声心动图检查时测定的左心室流出道与主动脉峰值压力阶差,HCM 患者分为梗阻性、非梗阻性及隐匿梗阻性三种类型。安静时左心室流出道与主动脉峰值压力阶差超过 30mm Hg 为梗阻性;安静时压力阶差正常,负荷运动时压力阶差超过 30mmHg 为隐匿梗阻性;安静或负荷时压力阶差均低于 30mmHg 为非梗阻性。另外有约 3% 的患者表现为左心室中部梗阻性 HCM,可能没有左心室流出道梗阻,也没有 SAM 征象。这类患者的临床表现以及预后与梗阻性 HCM 相同,甚至更差。梗阻性、隐匿梗阻性和非梗阻性 HCM 患者比例约各占 1/3。这种分型有利于指导患者治疗方案的选择,是目前临床最常用的分型方法,主要是针对临床最常见的非对称性室间隔肥厚的 HCM。此外,临床上也有表现为对称性心肌肥厚、心尖心肌肥厚、右心室心肌肥厚和孤立性乳头肌肥厚的 HCM。

2013 年世界心脏基金会针对心肌病采用了新的综合分型系统,称为 MOGE(S)分型。该分型保留了对心脏形态功能的识别,同时强调了疾病的遗传基础。考虑到 HCM 的临床特点和遗传学规律逐步明确,MOGE(S)用于 HCM 的分型将有助于临床医生快速全面地掌握 HCM 患者的临床和遗传学特征,因此在 HCM 诊治中心对 HCM 患者及其家属进行诊断和病历书写的时候可以尝试使用 MOGE(S)分型系统。该系统由五个部分组成,即 M+O+G+E+S。

1. M（morphofunctional phenotype）　心肌病的形态功能表型描述:如单纯 HCM(H)、肥厚伴梗阻

（H+O）、肥厚伴扩张（H+D）、肥厚伴致密化不全（H+NC）、未受累（O）。

2. O（organ/system involvement）　器官或系统受累情况描述：如单纯心脏受累（H）、骨骼肌受累（M）、神经系统受累（N）、皮肤受累（C）、眼部受累（E）、听觉受累（A）、肾受累（K）、消化系统受累（G）、骨骼系统受累（S），未受累（O）。

3. G（genetic）　遗传学模式描述：家族史阴性（N）、家族史不详（U）、常染色体显性遗传（AD）、常染色体隐性遗传（AR）、X 连锁显性遗传（XD）、X 连锁隐性遗传（XR）、X 连锁遗传（XL）、线粒体遗传（M）、De novo 新发突变（DN）。

4. E（etiological annotation）　病因学注释：遗传学病因（G）需要包括突变基因及突变位点描述：遗传检测阴性结果（NC）、确定的致病基因携带者（OC）、确定的无致病基因携带者（ONC）、De novo 新发突变（DN）、复合突变（C）需要注释清楚所有的致病基因及致病突变、尚未进行基因检测（O）、遗传性淀粉样变性（如 *TTR* 基因突变）（A-TTR）、血色病（HFE）。非遗传学病因：心肌炎（M）、病毒感染（V）需注明在心脏中检测到的病毒类型、自身免疫性疾病（IM）、非遗传性淀粉样变性（注明类型 A-K、A-L、A-SAA）、其他感染（I）注明感染病原类型、中毒或药物（T）注明毒素或药物类型、嗜酸性粒细胞心肌病（Eo）。

5. S（stage）　心功能等级描述：美国心脏病学会（American college of cardiology，ACC）/AHA 心脏病分期（A B C D）或者纽约心脏协会（New York heart association，NYHA）心功能分级（NYHA）的心脏分级（Ⅰ~Ⅳ）。

【鉴别诊断】

鉴别诊断需要除外左心室负荷增加导致的心肌肥厚，包括高血压引起的心肌肥厚、主动脉瓣狭窄、先天性主动脉瓣下隔膜和强化运动引起的心肌肥厚等。

此外，还需要排除糖原贮积病［Danon 病和单磷酸腺苷激活蛋白激酶 γ2 亚基编码基因（*PRKAG2*）突变心脏综合征等］、Anderson-Fabry 病、Friedreich 共济失调、线粒体疾病、畸形综合征、系统性淀粉样变、含铁血黄素沉积、冠心病合并心肌肥厚、内分泌异常导致的心肌肥厚（肢端肥大症和嗜铬细胞瘤等）以及药物导致的心肌肥厚等。

【治疗】

1. 左心室流出道梗阻的治疗

（1）药物治疗：对于静息时或刺激后出现左心室流出道梗阻的患者，推荐一线治疗方案为给予无血管扩张作用的 β 受体拮抗药（剂量可加至最大耐受剂量），以改善患者症状；若患者无法耐受 β 受体拮抗药或有禁忌证，推荐给予非二氢吡啶类钙通道阻滞药以改善症状（小剂量开始，剂量可加至最大耐受剂量），但对压力阶差严重升高（≥100mmHg）、严重心力衰竭或窦性心动过缓的患者，维拉帕米应慎用；除 β 受体拮抗药外（或合并非二氢吡啶类钙通道阻滞药），推荐给予丙吡胺以改善静息或刺激后出现左心室流出道梗阻患者症状（剂量可加至最大耐受剂量）。治疗急性低血压时对液体输入没有反应的梗阻性 HCM 患者，推荐静脉用肾上腺素（或其他单纯血管收缩剂）。

静息时或刺激后左心室流出道梗阻的患者应避免使用动静脉扩张剂（包括硝酸盐类药物和磷酸二酯酶抑制剂）和地高辛；对有梗阻性 HCM 的患者，用多巴胺、多巴酚丁胺、去甲肾上腺素和其他静脉应用的正性肌力药治疗急性低血压可能是有害的。

（2）经皮室间隔心肌消融术：经皮室间隔心肌消融术是通过导管将酒精注入前降支的一或多支间隔支中，造成相应肥厚部分的心肌梗死，使室间隔基底部变薄，减轻左心室流出道压差和梗阻的方法。经皮室间隔心肌消融术虽是很有潜力的治疗方法，但有关经验和长期安全性随访资料均有限。因为毕竟是造成了局部的心肌瘢痕，所以术中、术后均会有室性心律失常发生，建议最好局限于一些有经验的医院和专家，以便将治疗危险性降到最低，避免造成不必要的心肌损伤和医源性心律失常。

（3）外科室间隔心肌切除术：分经典 Morrow 手术和目前临床应用较多的改良扩大 Morrow 手术。经典的 Morrow 手术切除范围：主动脉瓣环下方 5mm，右冠窦中点向左冠窦方向 10~12mm，向心尖方向深达二尖瓣前叶与室间隔碰触位置，切除长约 3cm 的心肌组织，切除厚度为室间隔基底部厚度的 50%。改良扩大 Morrow 手术是心肌切除的范围扩大至心尖方向，切除约长 5~7cm 的心肌组织，包括前和后乳头肌周围的异常肌束和腱索;此外,还需要对左前侧游离壁肥厚的心室肌进行切除,从而有效扩大左心室的容积。与经典的 Morrow 手术相比,切除范围更广泛。国内外大量的队列研究证实,HCM 患者接受外科手术治疗后,其远期生存率接近于正常人群水平。

(4)安置永久起搏器:植入双腔 DDD 起搏器对有严重症状的梗阻性 HCM 可能有用,但其确切的疗效仍有待证实。有研究发现永久起搏缓解梗阻的效果与安慰组相同。起搏器的原理是使用短的房室间期(A-V 间期)改变了左心室的激动顺序,室间隔激动和收缩提前,减少二尖瓣前向运动,左心室流出道梗阻随之减轻,起搏治疗的疗效与选择合适的 A-V 间期有关。对于部分静息或刺激时左心室流出道梗阻 ≥50mmHg、窦性心律且药物治疗无效的患者,若合并有经皮室间隔心肌消融术或外科室间隔切除术禁忌证,或术后发生心脏传导阻滞风险较高,应考虑房室顺序起搏并优化 AV 间期,以降低左心室流出道压力差,并促进 β 受体拮抗药和/或非二氢吡啶类钙通道阻滞药物治疗的疗效。另外当房性心律失常药物无法满意控制心律时,可考虑房室结消融加永久起搏器植入治疗。

2. 合并心力衰竭的治疗 NYHA 功能分级Ⅱ~Ⅳ且左心室射血分数(EF)≥50% 的患者:若在静息时和刺激时没有左心室流出道梗阻,应考虑 β 受体拮抗药、维拉帕米或地尔硫䓬治疗,以改善心力衰竭症状;此类患者血管紧张素转化酶抑制剂(angiotensin converting enzyme inhibitor,ACEI)或血管紧张素Ⅱ受体拮抗药(angiotensin receptor blocker,ARB)治疗控制症状(心绞痛或呼吸困难)的有效性尚未确定,故这些药物应慎用于有静息或可激发的左心室流出道梗阻的患者。

NYHA 功能分级Ⅱ~Ⅳ且 EF<50% 的有症状的患者:应考虑小剂量袢利尿药和盐皮质激素受体拮抗药(如螺内酯)治疗,以改善心力衰竭症状降低心力衰竭住院率和死亡风险;对于无左心室流出道梗阻且 EF<50% 的患者,应考虑应用 β 受体拮抗药及 ACEI,若 ACEI 不耐受,可考虑 ARB 治疗,以降低心力衰竭住院率和死亡的风险;对于无左心室流出道梗阻的永久性心房颤动患者,可考虑应用小剂量地高辛控制心室率。

3. 合并胸痛的治疗 对于出现心绞痛样胸痛且无左心室流出道梗阻的患者,应考虑给予 β 受体拮抗药、钙通道阻滞药或硝酸盐类药物治疗以改善症状。对于胸痛合并左心室流出道梗阻的患者治疗同缓解左心室流出道梗阻药物治疗部分。

4. 合并心房颤动的治疗 心房颤动是 HCM 最常见的心律失常,并发血栓栓塞(包括脑卒中和外周血管栓塞事件)的患病率为 27.1%,年发生率为 3.8%,均显著高于普通心房颤动患者,因此值得重视。对于所有伴发持续性、永久性或阵发性心房颤动的 HCM 患者,在没有禁忌证的前提下,均建议抗凝治疗。对于心房扑动的患者,建议采取与心房颤动患者一致的抗凝治疗。永久性或持续性心房颤动患者建议采用 β 受体拮抗药、维拉帕米和地尔硫䓬控制心室率。心房颤动的介入治疗:若抗心律失常药物无效,或无法服用抗心律失常药物,在未出现严重左心房扩张的情况下,可考虑导管消融术治疗;若抗心律失常药物无效或不良反应无法耐受,或是药物无法控制心室率,可考虑进行房室结消融控制心率,房室结消融后,建议对 EF≥50% 的阵发性心房颤动患者植入带模式调节功能的双腔起搏器,而对持续性或永久性心房颤动患者植入单腔起搏器。

5. 心脏性猝死的预防 心脏性猝死是 HCM 最为严重的并发症,每年约 1% 患者发生,HCM 也是年轻人和运动员猝死的最常见原因。因此,HCM 心脏性猝死的危险分层和预防是临床上最为重要的问题。目前认为预防 HCM 患者心脏性猝死的可靠方法只有安装植入式心脏转复除颤器(implanted cardiac defibrillator,ICD)。HCM 患者避免参加竞技性体育运动可能有助于猝死的预防。药物预防心脏性猝死效果不明确,胺碘酮可能有效。

目前临床上预测心脏性猝死风险的指标,阳性预测值在 10%~20%,阴性预测值可达 90%,即没有携带这些危险因素,有 90% 的把握患者不会发生心脏性猝死。对所有 HCM 患者在初始评估时,都应进行综合的心脏性猝死危险分层,确定是否存在下述情况:①心室颤动、持续性室性心动过速、心搏骤停(未遂心性猝死)的个人史;②早发心脏性猝死的家族史,包括对室性快速心律失常的 ICD 治疗史;③不明原因的晕厥;④Holter 证实的非持续性室性心动过速(nonsustained ventricular tachycardia,NSVT);⑤左心室壁最大厚度 ≥30mm。也可应用 HCM 预测模型(HCM Risk-SCD)对患者进行个体化的 5 年风险评估,5 年心脏性猝死风险分≥6%建议ICD植入、<4%不建议ICD植入、4%~6%者根据患者的具体情况而定。方程式如下:5年心脏性猝死风险=1-0.998exp(预后指数),预后指数=[0.159 398 58×最大室壁厚度(mm)]-[0.002 942 71×最大室壁厚度²(mm²)]+[0.025 908 2×左房内径(mm)]+[0.004 461 31×最大(静息/Valsalva动作)左心室流出道压力阶差(mmHg)]+[0.458 308 2×心脏性猝死家族史]+[0.826 391 95×NSVT]+[0.716 503 61×不能解释晕厥]-[0.017 999 34×临床评估年龄(岁)]。对没有进行ICD植入的患者,定期(每12~24个月)进行一次心脏性猝死危险分层是合理的。

6. 终末期治疗-心脏移植 在美国,HCM患者约占所有需要接受心脏移植人群的1%~5%,在欧洲约为7%。左心室扩大和收缩功能不全是终末期HCM最常见的临床表现,年轻患者更容易发展成难治性心力衰竭。大约5%考虑行心脏移植的HCM患者患有难治性室性心律失常。心脏移植的适应证包括终末期心脏病,尤其是NYHA心功能Ⅲ或Ⅳ级,对于所有常规治疗无反应的患者。

【预后及预防】

HCM是青少年和运动员猝死的主要原因之一。心脏性猝死常见于10~35岁年轻、无其他异常的患者和运动员,相反心力衰竭死亡多发生于中年患者,HCM有关的心房颤动导致的脑卒中则以老年患者多见。心脏性猝死的危险性随年龄增长而逐渐下降,但不会消失,直至晚年仍会出现,但明显低于年轻患者。在三级医疗中心就诊的患者年病死率为2%~4%,儿童患者甚至高达6%,心脏性猝死是最为常见的死亡方式,每年约1%。目前认为预防HCM患者心脏性猝死的可靠方法只有安装ICD。

【指南与共识】

HCM越来越受到心血管病专科医师的重视,尤其是近年来,国内外对HCM有了更深入和广泛的认识。欧美医学领域十几年之前就开始规范HCM的诊治,从2003年的专家共识形成至近年来HCM指南制订就是其具体体现,这包括《2003 ACC/ESC HCM专家共识》、《2011ACC/AHA HCM诊断与治疗指南》和《2014 ESC HCM诊断与治疗指南》。在我国,2007年中华医学会心血管病学分会中国心肌病诊断与治疗工作组发布了中国的心肌病诊断与治疗建议,2012年发表了肥厚型梗阻性心肌病室间隔心肌消融术中国专家共识。基于此,2017年中华医学会心血管病学分会组织长期从事HCM研究和诊治的专家编写了《中国成人肥厚型心肌病诊断与治疗指南》,供临床专业人士在临床决策时参考。

第二节　扩张型心肌病

扩张型心肌病(dilated cardiomyopathy,DCM)是一种异质性心肌病,以心室扩大和心肌收缩功能降低为特征,发病时除外高血压、心脏瓣膜病、先天性心脏病或缺血性心脏病等。

【病因和发病机制】

伴随着分子遗传学的发展,新的分类方案基于遗传学将心肌病分为两组:原发性和继发性。原发性DCM包括,①家族性扩张型心肌病(familial dilated cardiomyopathy,FDCM):约60% FDCM患者显示与DCM相关的60个基因之一的遗传学改变,其主要方式为常染色体遗传。②获得性DCM:指遗传易感与环境因素共同作用引起的DCM。③特发性DCM:原因不明,需要排除全身性疾病,据文献报道约占DCM的50%。基于国内基层医院诊断条件限制,建议保留此诊断类型。继发性DCM指全身性系统性疾病累及心肌,心肌病变仅是系统性疾病的一部分,其病因和发病机制各不相同。

1. 感染 病原体直接侵袭和由此引发的慢性炎症和免疫反应是造成心肌损伤的机制,导致获得性扩张型心肌病。以病毒最为常见,常见为RNA家族中的小核糖核酸病毒,包括柯萨奇病毒B、巨细胞病毒、肠道病毒B19、ECHO病毒、肝炎病毒、小儿麻痹症病毒、流感病毒、腺病毒和人类免疫缺陷病毒等。

2. 炎症 肉芽肿性心肌炎,见于结节病和巨细胞性心肌炎,也可见于过敏性心肌炎。心肌活检淋巴细胞、单核细胞和大量嗜酸性粒细胞浸润。此外,多发性肌炎和皮肌炎也可以伴发心肌炎;多种结缔组织病及血管炎均可直接或间接地累及心肌,引起DCM。

3. 中毒、内分泌和代谢异常 嗜酒是我国DCM的常见病因。化疗药物或某些心脏毒性药物和化学品(多柔比星等蒽环类抗癌药物等)、分子靶向药物(曲妥珠单抗、舒尼替尼和硼替佐米等)、毒品(可卡因和冰毒麻黄碱类）、锂制剂、依米丁等，可导致药物性中毒性心肌病。嗜铬细胞瘤、甲状腺疾病等内分泌疾病也是继发性 DCM 的常见病因。某些维生素或微量元素如硒缺乏是导致克山病的主要原因。

4. 遗传 25%~50% 的 DCM 病例有基因突变或家族遗传背景，遗传方式主要为常染色体显性遗传，X 染色体连锁隐性遗传及线粒体遗传较为少见。目前已发现超过 30 个染色体与常染色体显性遗传的 DCM 有关，2/3 的致病基因位于这些位点，这些基因负责编码多种蛋白，包括心肌细胞肌节蛋白、肌纤维膜蛋白、细胞骨架蛋白、闰盘蛋白及核蛋白。

5. 其他 妊娠可以导致心肌损伤和心脏扩大，可能与病毒感染、炎症、自身免疫、凋亡、内皮功能损伤、氧化应激、基因变异等有关。神经肌肉疾病如 Duchenne 型肌营养不良、Bacher 型肌营养不良等也可以伴发 DCM。有些 DCM 和其他类型心肌病存在重叠，如限制型心肌病、血色病、心肌淀粉样变和肥厚型心肌病扩张期等。

【病理或病理生理】

以心腔扩大为主，肉眼可见心室扩张，室壁多变薄，纤维瘢痕形成，且常伴有附壁血栓。瓣膜、冠状动脉多无改变。组织学为非特异性心肌细胞肥大、变性，特别是程度不同的纤维化等病变混合存在。

病变的心肌收缩力减弱将触发神经-体液机制，产生水钠潴留、加快心率、收缩血管以维持有效循环，但是这一代偿机制将使病变的心肌雪上加霜，造成更多心肌损害，最终进入失代偿阶段。

【临床表现】

1. 症状 本病起病隐匿，早期可无症状。临床主要表现为活动时呼吸困难和活动耐量下降。随着病情加重可以出现夜间阵发性呼吸困难和端坐呼吸等左心功能不全症状，并逐渐出现食欲下降、腹胀及下肢水肿等右心功能不全症状。合并心律失常时可表现为心悸、头晕、黑矇甚至猝死。持续顽固性低血压通常是 DCM 终末期的表现。发生栓塞时出现相应脏器受累表现。

2. 体征 主要体征为心界扩大，听诊心音减弱，常可及第三或第四心音，心率快时呈奔马律，有时可于心尖部闻及收缩期杂音。肺部听诊可及湿啰音，可以仅局限于两肺底，随着心力衰竭加重和出现急性左心衰竭时湿啰音可以遍布两肺或伴哮鸣音。颈静脉怒张、肝大及外周水肿等液体潴留体征也较为常见。长期肝淤血可以导致肝硬化、胆汁淤积和黄疸。心力衰竭控制不佳的患者常常出现四肢湿冷。

【辅助检查】

1. 胸部 X 线检查 心影向左侧或双侧扩大，心胸比>0.5。常伴有肺淤血、肺水肿、肺动脉高压或胸腔积液等表现。

2. 心电检查 心电图、动态心电图是常用检查方法。可见多种心电异常（如各类期前收缩、心房颤动、传导阻滞及室性心动过速等）；此外还有 ST-T 改变、低电压、R 波递增不良，少数可见病理性 Q 波，多系心肌广泛纤维化所致，但需与心肌梗死相鉴别。

3. 超声心动图 是诊断和评估 DCM 常用重要检查方法。主要表现为：①心脏扩大：早期左心室扩大，后期各心腔均有扩大、常合并有二尖瓣和三尖瓣反流、肺动脉高压。②左心室壁运动减弱：绝大多数左心室壁运动弥漫性减弱、室壁相对变薄，可合并右心室壁运动减弱。③左心室收缩功能下降：左心室射血分数（left ventricular ejection fraction，LVEF）<45%，左心室短轴缩短率（left ventricular fractional shortening，LVFS）<25%；合并有右心室收缩功能下降时，三尖瓣环位移距离（tricuspid annular plane systolic excursion，TAPSE）<1.7cm、右心室面积变化分数（fractional area change，FAC）<35%。④其他：附壁血栓多发生在左心室心尖部。

DCM 患者通常合并舒张功能不全，超声心动图还可用于评价左心室舒张功能并对其分级。主要包括：①e′速度（e′ velocity）：组织多普勒（tissue doppler imaging，TDI）显示左心室侧壁侧和室间隔侧的二尖瓣环运动频谱，分别测量间隔侧或侧壁侧 e′，间隔侧 e′<7cm/s 或侧壁侧 e′<10cm/s 提示异常；二尖瓣环运动早期舒张速度 e′的主要决定因素是左心室松弛。②平均室间隔-侧壁 E/e′比值（average septal-lateral E/e′ratio，AS-L E/e′ratio）：TDI 显示左心室侧壁侧和室间隔侧二尖瓣环运动频谱，分别测量间隔侧和侧壁侧 e′，取二者平均值 AS-Le′，脉冲多普勒显示二尖瓣口血流频谱，测量 E 峰，得到 AS-LE/e′比值，AS-L E/e′≥15 提示异常；二尖瓣 E/e′比值与左心室僵硬度和纤维化相关，E/e′比值可用来估测左心室充盈压。

③三尖瓣反流峰值速度(tricuspid regurgitation peak velocity,TRPV):连续多普勒显示三尖瓣反流频谱,测量反流峰值速度,TRPV>2.8m/s 提示异常;三尖瓣反流峰值速度>2.8m/s 提示增加收缩期肺动脉压和左心室舒张功能障碍。④左心房容积指数(left atrial diameter,LAVI):LAVI>34ml/m²(窦律)或 LAVI>40ml/m²(心房颤动)提示异常;左心房容积指数是左心室充盈压缓慢增加的标志。⑤二尖瓣 E/A 比值(mitral E/A ratio):左心室舒张功能异常患者需要进一步评估二尖瓣 E/A 比值,进行左心室舒张功能分级。E/A 比值≤0.8 而 E 峰≤50cm/s,提示左心室舒张功能减低Ⅰ级;E/A 比值>2,提示左心室舒张功能减低Ⅲ级。二尖瓣 E/A 比值≤0.8 而 E 峰>50cm/s,或 E/A 比值在 0.8～2.0 的患者,若 AS-LE/e′比值在 10～14 且 TRPV>2.8m/s,提示舒张功能减低Ⅱ级;若 AS-LE/e′比值<10 且 TRPV<2.8m/s,提示舒张功能正常。

4. 心脏磁共振（cardiac magnetic resonance，CMR）检查 CMR 平扫与延迟增强成像(late gadolinium enhancement,LGE)技术不仅可以准确检测 DCM 心肌功能,而且能清晰识别心肌组织学特征(包括心脏结构、心肌纤维化瘢痕、心肌活性等),是诊断和鉴别心肌疾病的重要检测手段,LGE+T1mapping(定性)+ECV(定量)技术在识别心肌间质散在纤维化和心肌纤维化定量方面更有优势,对 DCM 风险评估及预后判断具有重要价值。

5. 心脏放射性核素扫描（emission computed tomography，ECT）检查 核素血池扫描可见舒张末期和收缩末期左心室容积增大,射血分数降低。运动或药物负荷心肌显像可用于排除冠状动脉疾病引起的缺血性心肌病。

6. 冠状动脉造影检查 冠状动脉造影或冠状动脉 CT 血管成像(computed tomography angiography,CTA)检查主要用于排除缺血性心肌病。

7. 血液检测 DCM 血液检测包括 B 型利钠肽(brain natriuretic peptide,BNP)或 N 末端 B 型利钠肽原(N-terminal pro-brain natriuretic peptide,NT-proBNP)、心肌肌钙蛋白 I、遗传标志物和免疫标记物。BNP 或 NT-proBNP 的升高有助于鉴别呼吸困难的原因。部分患者可以出现心肌肌钙蛋白轻度升高,但缺乏诊断特异性。

遗传标志物的检测利用的二代测序技术(next generation sequencing,NGS)是近年出现的一项革命性测序技术。价效比适中,且彻底摆脱了传统测序通量低的缺点。一些平台已经建立商业化心脏 NGS 检测设备,作为公共平台用于检测 FDCM 的基因。DCM 仍然归类于与许多基因相关的病理学和存在不同遗传方式的复合疾病。

免疫标志物抗心肌抗体(anti-heart autoantibody,AHA)是机体产生的针对自身心肌蛋白分子抗体的总称,常见的五种抗体为抗线粒体腺嘌呤核苷异位酶(ANT)抗体(即抗线粒体 ADP/ATP 载体抗体)、抗肾上腺素能 $β_1$ 受体($β_1$AR)抗体、抗胆碱能 M_2 受体(M_2R)抗体、抗肌球蛋白重链(MHC)抗体和抗 L-型钙通道(L-CaC)抗体。这些抗体均具有致病作用。AHA 检测阳性反映患者体内存在自身免疫损伤,常见于病毒性心肌炎(viral myocarditis,VMC)及其演变的 DCM 患者。

8. 心内膜心肌活检 DCM 心肌病变主要是心肌纤维化,心内膜心肌活检和组织病理学检查有助于心肌病的病因诊断与鉴别诊断。

【诊断】

1. 临床诊断标准 DCM 的临床诊断标准为具有心室扩大和心肌收缩功能降低的客观证据:①左心室舒张末内径(left ventricular end diastolic dimension,LVEDd)>5.0cm(女性)和 LVEDd>5.5cm(男性)(或大于年龄和体表面积预测值的 117%,即预测值的 2 倍 SD+5%);②LVEF<45%(Simpsons 法),LVFS<25%;③发病时除外高血压、心脏瓣膜病、先天性心脏病或缺血性心脏病。

2. 病因诊断

(1) 家族性 DCM:符合 DCM 临床诊断标准,具备下列家族史之一者即可诊断:①一个家系中包括先证者在内有≥2 例 DCM 患者;②在 DCM 患者的一级亲属中有尸检证实为 DCM,或有不明原因的 50 岁以下猝死者。

(2) 获得性 DCM:我国常见的获得性 DCM 有如下几种类型。

1) 免疫性 DCM:符合 DCM 临床诊断标准,血清免疫标志物 AHA 检测为阳性,或具有以下三项中的一项证据:①存在经心肌活检证实有炎症浸润的 VMC 病史;②存在心肌炎自然演变为心肌病的病史;③肠病毒 RNA 的持续表达。对于心脏扩大的心力衰竭患者,推荐常规检测 AHA,可提供 DCM 免疫诊断、指导选择针对性治疗策略和预测 DCM 猝死和死亡风险。

2)酒精性心肌病(alcoholic cardiomyopathy,ACM):符合 DCM 临床诊断标准,长期大量饮酒(WHO 标准:女性>40g/d,男性>80g/d,饮酒>5 年),既往无其他心脏病病史,早期发现并戒酒 6 个月后 DCM 的临床症状得到缓解。饮酒是导致心功能损害的独立因素,建议戒酒 6 个月后再作临床状态评价。

3)围生期心肌病(peripartum cardiomyopathy,PPCM):符合 DCM 临床诊断标准,多发生于妊娠期的最后 1 个月或产后 5 个月内。

4)心动过速性心肌病(tachycardiomyopathy,TCM):符合 DCM 临床诊断标准,具有发作时间≥每天总时间的 12%~15%的持续性心动过速,包括窦房折返性心动过速、房性心动过速、持续性交界性心动过速、心房扑动、心房颤动和持续性室性心动过速等,心室率多>160 次/min,少数可能只有 110~120 次/min,其与个体差异有关。

5)特发性 DCM:符合 DCM 临床诊断标准,病因不明。AHA 在 41%~85%特发性 DCM 患者中被检测为阳性,推荐检测。

(3)继发性 DCM:我国常见有以下几种类型。

1)自身免疫性心肌病:符合 DCM 临床诊断标准,具有系统性红斑狼疮、胶原血管病或白塞氏病等证据。

2)代谢内分泌性和营养性疾病继发的心肌病:符合 DCM 临床诊断标准,具有嗜铬细胞瘤、甲状腺疾病、肉毒碱代谢紊乱或微量元素(如硒)缺乏导致心肌病等证据。

3)其他器官疾病并发心肌病:如尿毒症性心肌病、贫血性心肌病或淋巴瘤浸润性心肌病等,符合 DCM 临床诊断标准。

【鉴别诊断】

鉴别诊断主要应该除外引起心脏扩大、收缩功能减低的其他继发原因,包括心脏瓣膜病、高血压性心脏病、冠心病、先天性心脏病等。可通过病史、查体及超声心动图、心肌核素显像、心脏磁共振、冠状动脉造影或 CTA 等检查,必要时行心内膜心肌活检。

【治疗】

DCM 的防治宗旨是阻止基础病因介导心肌损害,有效控制心力衰竭和心律失常,预防猝死和栓塞,提高患者的生活质量及生存率。国内多中心临床试验资料将 DCM 分为三期,即早期阶段(NYHA 心功能Ⅰ级)、中期阶段(心功能Ⅱ~Ⅲ级)和晚期阶段(心功能Ⅳ级)。DCM 初次诊断时患者的心功能状态各异,DCM 的早期诊断和治疗可明显改善患者预后。

1. 心力衰竭的药物治疗

(1)早期阶段:应针对 DCM 病因治疗;针对心室重构进行早期药物干预,包括 β 受体拮抗药和 ACEI/ARB,可减少心肌损伤和延缓病变发展,显著改善成年人心力衰竭患者和 DCM 患者的预后。

(2)中期阶段:针对心力衰竭病理生理机制的三大系统(交感神经系统、肾素-血管紧张素-醛固酮系统、利钠肽系统)的异常激活,采用三大类神经激素拮抗剂[β 受体拮抗药、ACEI/ARB/血管紧张素受体-脑啡肽酶抑制剂(angiotensin receptor-neprilysin inhibitor,ARNI)、醛固酮受体拮抗药(mineralocorticoid receptor antagonist,MRA)]治疗被证实能够降低心力衰竭患者的患病率和病死率。

1)ACEI/ARB/ARNI:所有无禁忌证者都应积极使用 ACEI/ARB/ARNI,它们均能降低心力衰竭患者的发病率和病死率。

2)β 受体拮抗药:对无禁忌证、病情稳定且 LVEF<45%的患者应积极使用 β 受体拮抗药。

3)MRA:中、重度心力衰竭且无肾功能严重受损的患者可使用 MRA;对合并肾功能不全的患者建议谨慎使用或不使用,注意血钾监测,避免高钾血症。

4)利尿药:存在体液潴留的患者应限制钠盐摄入和合理使用利尿药。使用利尿药治疗疗效欠佳患者推荐超滤治疗清除体液潴留。

5）地高辛：主要适用于心力衰竭合并快速心房颤动患者，可减慢心室率，但应注意监测患者体内地高辛浓度。

6）对经β受体拮抗药治疗后心率>70次/min的患者，可使用伊伐布雷定，不提倡首先用伊伐布雷定控制患者心率，更强调β受体拮抗药治疗DCM的多种药理作用及其临床获益。

（3）晚期阶段：经利尿药、ACEI/ARB/ARNI、β受体拮抗药、螺内酯、地高辛等药物治疗后心力衰竭症状仍然不能缓解的患者，可考虑静脉输注正性肌力药物、血管扩张剂或萘西立肽（重组人B型脑钠肽）作为姑息疗法短期治疗以缓解症状。药物仍未能改善症状者，建议进行超滤治疗、左心室机械辅助装置或心脏移植等非药物治疗。

2. 心力衰竭的心脏再同步化治疗（cardiac resynchronization therapy，CRT）　DCM心力衰竭患者心电图显示QRS波时限延长>150ms则提示存在心室收缩不同步，可导致心力衰竭的病死率增加。对于存在左、右心室显著不同步的心力衰竭患者，CRT可恢复正常的左、右心室及心室内的同步激动，减轻二尖瓣反流，增加心输出量，改善心功能。CRT适用于窦性心律且QRS≥150ms伴左束支传导阻滞，经标准和优化的药物治疗后仍持续有症状且LVEF≤35%的患者。DCM患者心室壁变薄，建议安装CRT电极前先进行心脏超声评价。

3. 心律失常和猝死的防治

（1）药物治疗：室性心律失常和猝死是DCM的常见临床表现，预防猝死主要是控制诱发室性心律失常的可逆性因素：①纠正心力衰竭，降低室壁张力；②纠正低钾低镁；③改善神经激素功能紊乱，选用ACEI和β受体拮抗药（有直接抗心律失常作用）；④避免药物因素如洋地黄、利尿药的不良反应。

（2）ICD：恶性心律失常及其导致的猝死是DCM的常见死因之一。ICD能降低猝死率，可用于心力衰竭患者猝死的一级预防；亦可降低心脏停搏存活者和有症状的持续性室性心律失常患者的病死率，即作为心力衰竭患者猝死的二级预防。

4. 栓塞的防治　DCM患者的心房、心室扩大，心腔内常见有附壁血栓形成。栓塞是本病常见的并发症，对于已经有附壁血栓形成和血栓栓塞并发症发生的患者必须接受长期抗凝治疗。由于多数DCM心力衰竭患者存在肝淤血，口服华法林时须调节剂量使国际标准化比值（international standardized ratio，INR）保持在1.8~2.5，或使用新型口服抗凝药。对于合并心房颤动的患者CHA_2DS_2-VASc评分≥2分者，应考虑接受口服抗凝治疗，可使用华法林或新型口服抗凝药，预防血栓形成及栓塞。单纯DCM患者如无其他适应证，不建议常规应用抗血小板及抗凝治疗。

5. 扩张型心肌病的免疫学治疗　免疫性DCM是获得性DCM最常见的类型，国内外研究证实，DCM的发病机制与自身免疫反应（尤其是抗心肌自身抗体）有关。基础研究证实DCM患者抗$β_1$AR抗体和抗L-CaC抗体可引起心肌细胞钙电流增加和早期后除极，引发心肌细胞损害及室性心动过速。中国临床观察性研究证明，抗$β_1$AR抗体和抗L-CaC抗体是DCM患者死亡和猝死的独立预测因子。

（1）阻止抗体致病作用的治疗：适应于DCM早期、抗$β_1$AR抗体和/或抗L-CaC抗体阳性、合并有室性心律失常者，治疗目的是尽早保护心肌、预防猝死。针对抗$β_1$AR抗体阳性选择β受体拮抗药；针对抗L-CaC抗体阳性选择地尔硫䓬。

（2）免疫吸附治疗：近20年来，免疫吸附和免疫球蛋白补充（IA/IgG）治疗DCM的模式逐渐成熟，开展了大量单中心小样本和多中心临床试验，研究显示清除AHA获得良好结果，IA/IgG治疗可用于AHA阳性的DCM患者。

（3）免疫调节治疗：中药芪苈强心胶囊治疗新近诊断的DCM患者具有免疫调节和改善患者心功能的作用，中药党参、黄芪和葛根等具有降低DCM血浆炎性因子表达和改善心功能的作用，推荐用于DCM早期的免疫调节治疗。DCM患者的免疫调节治疗还需要继续探索。

6. 心肌代谢药物治疗　家族性DCM由于存在与代谢相关酶的缺陷，可应用能量代谢药改善心肌代谢紊乱。曲美他嗪能抑制游离脂肪酸β氧化，促进葡萄糖有氧氧化，利用有限的氧产生更多ATP，优化缺血心肌能量代谢作用，有助于心肌功能的改善。辅酶Q10参与氧化磷酸化及能量的生成过程，并有抗氧自由基及膜稳定作用，能够显著改善运动耐量、心功能和病死率。

7. 心力衰竭的超滤治疗　床边超滤技术可以充分减轻 DCM 失代偿性心力衰竭患者的容量负荷,缓解心力衰竭的发生发展,特别是对利尿药抵抗或顽固性充血性心力衰竭患者,疗效更为显著,可减少心力衰竭患者的住院时间、降低患者再住院率。主要适应证:①利尿药抵抗;②近期液体负荷明显增加,体液潴留明显,心力衰竭症状进行性加重。禁忌证:①低血压;②合并全身性感染,有发热、全身中毒症状、白细胞升高等表现;③血肌酐≥3mg/dl(265μmol/L);④需要透析或血液滤过治疗;⑤有肝素抗凝禁忌证。对于 DCM 合并有难治性心力衰竭和肾功能不全者,可使用床边肾替代疗法(透析)。

8. 左心室辅助装置治疗　近年来,随着药物和非药物治疗的广泛开展,多数 DCM 患者生活质量和生存率得到提高,但部分患者尽管采用了最佳治疗方案仍发展至心力衰竭晚期,在等待心脏移植期间可考虑使用左心室辅助装置(left ventricular assist device,LVAD)进行短期过渡治疗。

9. 心脏移植　DCM 患者出现难治性心力衰竭(对常规内科或介入等方法治疗无效)时,心脏移植是目前唯一已确立的外科治疗方法。心脏移植的适应证:①心肺运动测试峰耗氧量:对于不能耐受 β 受体拮抗药的患者,峰耗氧量<14ml/(kg·min)则应考虑行心脏移植;对于正在使用 β 受体拮抗药的患者,峰耗氧量<12ml/(kg·min)则应考虑心脏移植。②对年龄>70 岁的患者进行慎重选择后,可以考虑心脏移植。③术前体重指数(body mass index,BMI)>35kg/m² 的患者心脏移植术后预后更差,因此此类肥胖患者建议在术前将 BMI 降至≤35kg/m²。

10. 扩张型心肌病特殊类型的治疗要点

(1) 家族性 DCM:基因治疗方法的探索将有助于寻找治疗家族性 DCM 的方法。家族性 DCM 的治疗可参照 DCM 的治疗,建议应用心肌能量代谢药物(如辅酶 Q10)。

(2) 肥厚型心肌病扩张期:该病发病率较低,一旦从 HCM 进展到扩张期,则较 DCM 更为严重,病死率明显增加,其治疗可参照 DCM 的治疗,多数肥厚型心肌病扩张期患者需进行心脏移植。

(3) 免疫性 DCM:免疫性 DCM 常见于病毒性心肌炎演变所致的 DCM,符合 DCM 诊断标准,且患者的 AHA 阳性检出率高。通过治疗心力衰竭来改善症状是基本措施,包括利尿药、ACEI/ARB/ARNI、β 受体拮抗药和螺内酯;针对病因的早期治疗更为重要,如病毒阳性者使用黄芪口服液和心肌代谢药物等;早期应用药物阻止抗体致病作用的治疗可延缓免疫性 DCM 的发生发展,在疾病较早期阶段对于抗 β₁AR 抗体和/或抗 L-CaC 抗体阳性,且合并有室性或房性心律失常患者,应首选推荐 β 受体拮抗药和/或地尔硫草缓释剂治疗,可预防猝死,其他抗心律失常药物作为备选;对抗体滴度高的患者推荐免疫吸附治疗;芪苈强心胶囊是治疗心力衰竭及免疫调节的药物。重视 DCM 的早期防治,有利于提高 DCM 患者的生存率。

(4) 酒精性心肌病:戒酒是治疗 ACM 的关键。早期戒酒及标准化心力衰竭治疗可以改善或逆转大多数 ACM 患者的心脏结构和功能,同时应补充维生素 B₁(20mg,每日 3 次)。如未及时戒酒,ACM 患者的 5 年病死率可高达 40%~50%。

(5) 围生期心肌病:PPCM 是一种发生于妊娠晚期或产后数个月的特发性心肌疾病。早期治疗可使≥50% 的 PPCM 患者心脏在半年内恢复正常。尽早使用标准化心力衰竭治疗有利于 PPCM 患者的心脏逆转,但是妊娠期及产后体内的生理变化限制了药物的使用:①ACEI/ARB 有致畸作用,禁用于妊娠期,在哺乳期使用存在风险;②β 受体拮抗药有可能降低胎儿心率、延缓胎儿发育的作用,慎用于妊娠期,在哺乳期使用存在风险;③MRA 有可能影响胎儿性征发育,慎用于妊娠期,在哺乳期使用存在风险;④心力衰竭急性发作时,可根据病情临时使用利尿药、硝酸酯、多巴胺和洋地黄类药物;⑤抗凝治疗:产前及产后体内的高凝状态易引起外周血栓形成,而合并有 PPCM 的心腔内易形成血栓。因此在建议患者适当肢体活动的同时,应进行抗凝治疗。由于华法林可通过胎盘屏障导致胎儿畸形或出血,分娩前应禁用,可使用低分子肝素代替,但是分娩前应停用,以减少出血风险。PPCM 患者的心脏结构和功能恢复后,其停药时机尚不确定,应至少稳定 1 年后再考虑逐渐停药。

(6) 药物性中毒性心肌病:①对化疗患者应评价其基线心功能(如 LVEF),在完成化疗时或治疗间歇期出现心力衰竭症状时便于评价和比较心功能;②如提示化疗导致心功能恶化,应仔细评价继续化疗的获益是否会产生不可逆的心脏损害;③伴有收缩性心力衰竭的肿瘤患者应接受规范心力衰竭治疗;④心脏毒性高危患者建议给予右雷佐生(dexrazoxane)治疗,减少多柔比星的心脏毒性反应;⑤化疗期间建议使用细胞能量代谢药(如辅酶 Q10 20mg,每日 3 次);⑥发生心力衰竭患者,启用心力衰竭的标准药物治疗。

(7) 心动过速性心肌病:尽早使用药物或导管消融术治疗控制心室率和维持正常窦性心律对 TCM 的防治至关重要。治疗目标静息心室率<80 次/min,β 受体拮抗药是控制快速心律失常和改善心肌重构的首选用药。大多数 TCM 患者在心室率被控制后预后良好,且在心室率控制的第 1 个月其心脏结构和功能恢复最为明显,有些患者在半年内可以完全恢复正常。难治性快速性心律失常并发的 TCM 预后较差,且有发生心源性休克或猝死的可能。ICD 和 CRT 的植入对 TCM 患者的疗效和必要性目前尚不明确。

(8) 地方性心肌病:本病应采用综合治疗,抢救心源性休克,控制心力衰竭和纠正心律失常等。克山病急型治疗可参照急性重症心肌炎的救治;亚急型治疗类似可参照急性心肌炎的治疗;慢型治疗可参照 DCM 的长期治疗。

(9) 继发性 DCM:继发性 DCM 是指全身性系统性疾病累及心肌,心肌病变仅仅是系统性疾病的一部分。该病的治疗主要是针对心力衰竭的治疗和针对全身性系统性疾病的治疗。

11. 扩张型心肌病的心脏康复治疗

(1) 注意休息:DCM 失代偿性心力衰竭阶段应注意卧床休息,减少心脏做功;但可以在床上进行适当肢体运动,以防止血栓形成。

(2) 限制钠盐和水的摄入:一般钠盐摄入量<3g/d,液体入量 1.0~1.5L/d,以减轻心脏前负荷。

(3) 控制和去除可能导致心力衰竭加重的外在因素:控制体重(BMI 30~35kg/m^2),避免肥胖或恶病质;控制可能的并发症,如病毒感染、高血压、糖尿病、贫血等。

(4) 适当运动:心力衰竭稳定后可在医护人员监测下进行适当的有氧运动,增加运动耐量和提高生活质量是心脏康复治疗的核心内容。当患者运动耐量>5 个代谢当量(METs)时可以进行常规有氧运动;如运动耐量≤5 个 METs,只能进行最大耐受量 50%的运动强度,以后根据医生的评估再考虑逐渐增加。

(5) 改善睡眠:作息时间规律,保证充足睡眠,避免神经功能失调。

(6) 加强心理辅导:正视 DCM 和心力衰竭、配合治疗,减轻精神压力等。

【预后及二级预防】

DCM 是引起心力衰竭、心律失常和猝死的常见疾病之一。1985 年美国部分地区流行病学调查 DCM 患病率为 36.5/10 万。2002 年中国分层整群抽样调查 9 个地区 8 080 例正常人群,DCM 患病率为 19/10 万。1990 年欧洲报道 DCM 的 5 年病死率为 15%~50%。2014 年中国一项报道显示,767 例 DCM 随访 52 个月病死率为 42.24%,给社会和家庭带来沉重负担。

扩张型心肌病早期阶段治疗,主要是针对 DCM 病因治疗即免疫学治疗,针对心室重构进行早期药物干预。扩张型心肌病抗心肌抗体阳性患者,应用药物阻止抗体(地尔硫䓬、β 受体拮抗药)、免疫吸附抗体、免疫调节治疗,可以早期防止心肌损害,保护心肌,阻止心脏扩大进程。心室重构早期药物干预包括 β 受体拮抗药和 ACEI/ARB,可减少心肌损伤和延缓病变发展,显著改善成年心力衰竭患者和 DCM 患者的预后。这些早期治疗措施可以降低扩张型心肌病患者的病死率。

DCM 患者的心房、心室扩大,心腔内常见有附壁血栓形成。栓塞是本病常见的并发症,对于已经有附壁血栓形成和血栓栓塞并发症发生的患者以及合并心房颤动的患者 CHA$_2$DS$_2$-VASc 评分≥2 分者,应考虑接受抗凝治疗,预防血栓形成及栓塞。

恶性心律失常及其导致的猝死是 DCM 的常见死因之一。ICD 能降低猝死率,可用于心力衰竭患者猝死的一级预防;亦可降低心脏停搏存活者和有症状的持续性室性心律失常患者的病死率,即作为心力衰竭患者猝死的二级预防。

【指南与共识】

1995 年 WHO/ISFC 将心肌病定义为伴有心肌功能障碍的心肌疾病,并分为原发性和继发性两类。2007 年,中国从事心肌炎心肌病工作的专家组参考 1995 年 WHO/ISFC 和 2006 年美国心脏协会(AHA)

的主要文件,制订了《心肌病诊断与治疗建议》。为了更有利于临床实践,2008 年欧洲心脏病学会(ESC)又发表了新的心肌病分类标准,这种分类方法与 1995 年 WHO/ISFC 的分类方法相近,更简化和贴近临床,并且也突出了现代心肌病发展的遗传学机制。然而近十年来,中国《心肌病诊断与治疗建议》在我国心肌病临床医疗和科学研究中发挥了重要作用。在国家"十二五"支撑项目的支持下,中国心肌炎心肌病协作组开展了病毒性心肌炎与 DCM 的前瞻性研究,在 2007 年《心肌病诊断与治疗建议》中 DCM 部分的基础上,引用国内外临床研究资料,借鉴国外指南和科学声明的优点,制订了 2018 年《中国扩张型心肌病诊断和治疗指南》。

第三节　其他心肌病

一、限制型心肌病

限制型心肌病(restrictive cardiomyopathy,RCM)是以心室壁僵硬增加,舒张功能减低,充盈受限产生临床右心力衰竭症状为特征的一类心肌病。

【病因和发病机制】

心肌纤维变性、心肌浸润或心内膜心肌瘢痕是限制型心肌病的主要原因。限制型心肌病的病因分类:

1. **特发性限制型心肌病**　病因不明。编码心脏肌节蛋白的基因突变可能是特发性 RCM 的重要原因。

2. **继发性限制型心肌病**　全身因素累及心肌,包括以下三种类型。

(1) 浸润性心肌病是指心肌细胞间异常物质沉积,如淀粉样变、结节病、血色病、肉瘤样病和恶性肿瘤转移等。

(2) 贮积性心肌病是指心肌细胞内贮积异常物质,如血色素沉着病和 Fabry 病等。

(3) 心内膜心肌疾病如心内膜纤维化、嗜酸细胞性心内膜炎、心内膜纤维弹力增生症以及心内膜心肌同时受损(放射线或药物)等均可以导致 RCM。

【病理或病理生理】

患者心房明显扩张,但早期左心室不扩张,收缩功能多正常,室壁不增厚或仅轻度增厚。随着病情进展左心室收缩功能受损加重,心室腔可以扩张。主要病理变化为心肌纤维化、炎性细胞浸润和心内膜瘢痕形成。这些病理改变使心室壁僵硬、充盈受限,心室舒张功能减低,心房后负荷增加使心房逐渐增大,静脉回流受阻,静脉压升高。

【临床表现】

1. **症状和体征**　临床表现可分为左心室型、右心室型和混合型。以左心室型最常见。在早期阶段,患者可无症状,随着病情进展可出现运动耐量降低、倦怠、乏力、劳力性呼吸困难和胸痛等症状,这主要是由于限制型心肌病患者心输出量不能随着心率加快而增加。左心室型早期可出现左心功能不全表现,如易疲劳、呼吸困难、咳嗽及肺部湿性啰音等。右心室型及混合型则以右心功能不全为主,如颈静脉怒张、吸气时颈静脉压增高(Kussmaul 征)、肝大、腹水、下肢或全身浮肿。心脏可闻及第三心音奔马律。当二尖瓣或三尖瓣受累时,可出现相应部位的收缩期反流性杂音,心房压力增高和心房扩大可导致心房颤动。发生栓塞者并非少见。此外,血压常偏低,脉压小。除有心力衰竭和栓塞表现外,可发生心脏性猝死。

2. **辅助检查**

(1) X 线检查:心脏轻到中度扩大,以心房扩大为主。肺血增加。可见心内膜钙化。

(2) 心电图:主要表现为心房扩大,ST-T 段改变,低电压。

(3) 超声心动图:左、右心房明显增大,心室正常大小或减小为特征。收缩功能通常正常,舒张功能显著异常,二尖瓣血流谱提示限制型充盈障碍,二尖瓣舒张早期充盈速度增加,而心房充盈速度降低,E/A 大于 2。心内膜可增厚。二尖瓣、三尖瓣常见反流。可有少量心包积液。

(4) 心脏磁共振:双心房扩大,上下腔静脉及门静脉扩张;双心室舒张功能受限,心室腔大小正常或略缩小,心室壁厚度正常或增厚,心室收缩功能正常或轻度减低。心肌延迟增强检查时可出现弥漫性内膜下心肌的延迟强化。

（5）心导管检查:腔静脉和心房压增高,心室舒张末压升高。冠状动脉造影常无明显异常。

（6）心内膜心肌活检:早期心内膜心肌纤维化,心内膜心肌活检可见血管周围嗜酸细胞浸染、空泡样或脱颗粒改变,心肌溶解、变性,心内膜上有血栓覆盖;晚期心内膜心肌纤维化,或瘢痕形成,纤维化的内膜广泛增厚,房室瓣常受累牵拉变形。可能发现淀粉样物质沉积、含铁血黄素沉积、嗜酸性粒细胞浸染。

【诊断】

根据运动耐力下降,水肿病史和右心力衰竭检查结果,如果患者心电图肢体导联低电压、超声心动图见双房大、室壁增厚或不增厚、左心室不扩大而充盈受限;同时需除外缺血性心肌病、瓣膜性心脏病和先天性心脏病后可考虑 RCM。

1. **病因诊断**　RCM 可继发于全身系统疾病,如淀粉样变性、类肉瘤病、血色病、糖原累积症、黏多糖贮积症、色素沉着症、硬皮病、类癌综合征、癌转移、放射性损伤等。

2. **基因诊断**　RCM 常具有常染色体显性遗传的特点,*MYH7*、*TNNT2*、*TNNI3* 及 *ACTC* 均与 RCM 发病相关。另外,锚定肌丝蛋白的纤维蛋白 Desmin 的基因突变也可导致 RCM。

【鉴别诊断】

鉴别诊断主要应该除外缩窄性心包炎,两者临床表现和血流动力学改变十分相似。

（1）病史:继发性 RCM 可提供心肌淀粉样变性等病史,特发性 RCM 则无特殊病史。缩窄性心包炎既往有急性心包炎,有结核杆菌、细菌、寄生虫、病毒等感染病史。

（2）体征:心前区搏动明显,可及 S_3（疾病晚期）/S_4（疾病早期）,通常有反流性杂音。缩窄性心包炎心前区搏动通常不能触及,可有心包叩击音,偶可闻及心包摩擦音,反流性杂音不常见。

（3）胸片和胸部 CT:RCM 可见心内膜钙化。缩窄性心包炎常伴有心包钙化。

（4）超声心动图:RCM 可见左心室腔小,心房明显增大,时有室壁增厚、颗粒状闪烁（淀粉样变）,可见心内膜增厚。缩窄性心包炎心房增大,常伴心包增厚、钙化,室壁厚度正常,明显的舒张早期充盈,室间隔突然移位。

（5）心导管检查:RCM 患者右心室/左心室收缩面积指数较低（0.92±0.19）,左、右心室舒张期压力差>5mmHg,右心室舒张末期压/右心室收缩压较低（0.35±0.14）。缩窄性心包炎患者右心室/左心室收缩面积指数较高（1.4±0.2）,左、右心室舒张期压力差<5mmHg,右心室舒张末期压/右心室收缩压较高（0.5±0.13）。

（6）心内膜心肌活检:可以显示 RCM 的特殊病因,而缩窄性心包炎仅仅可见正常或有心肌肥厚或心肌纤维化的非特异性改变。

【治疗】

对于有明确继发因素的 RCM,首先应治疗其原发疾病。针对 RCM 本身的治疗,目前尚缺乏非常有效的治疗手段。利尿治疗是缓解患者心力衰竭症状的重要手段,适当的利尿药可以改善患者生活质量和活动耐量,但是 RCM 患者由于心肌僵硬度增加,左心前负荷的细小变化可能引起血压的较大变化,利尿后患者会出现血压的下降,需要注意不要因为过度利尿而影响血压和器官灌注。β 受体拮抗药尽管在心肌病中的使用越来越多,但是在 RCM 治疗中的作用并不确定。使用 β 受体拮抗药可能有助于减少这类患者出现恶性心律失常的风险。控制后负荷的治疗在一些轻度射血分数下降或者中重度二尖瓣反流的 RCM 患者中可能有效,但对于仅仅表现为限制性舒张功能障碍的患者作用并不肯定。

【预后及二级预防】

RCM 预后较差。在儿童患者中该疾病进行性加重,诊断后 2 年的生存率约50%。即使患者心力衰竭的症状不严重,也可能合并发生心律失常、栓塞甚至猝死。除外某些有特殊治疗方法的病例,确诊后 5 年生存期仅约 30%。儿童 RCM 患者在并无严重心力衰竭症状的情况下,仍可能有发生猝死的风险,有学者认为对于儿童患者应早期进行心脏移植。抗心律失常药物对于预防 RCM 患者猝死无效,而早期安装置入式心脏转复除颤器（ICD）的疗效不确定。对于淀粉样变所致 RCM,有研究报道心脏移植或心脏联合肝移植可能有效。

【指南与共识】

1995 年 WHO/ISFC 将心肌病定义为伴有心肌功能障碍的心肌疾病,并分为原发性和继发性两类。2006 年美国心脏协会(AHA)对心肌病的定义和分类进行更新。2008 年欧洲心脏病学会(ESC)又发表了新的心肌病分类标准,突出了现代心肌病发展的遗传学机制。该疾病目前暂无指南及专家共识更新。

二、致心律失常性右心室心肌病

致心律失常性右心室心肌病(arrhythmogenic right ventricular cardiomyopathy,ARVC)又称右心室心肌病、致心律失常性右心室发育不良,是一种右心室发育不良导致的心肌疾病。ARVC 是一种以心律失常、心力衰竭及心脏性猝死为主要表现的非炎性非冠状动脉性心肌疾病,多见于青少年时期。患者右心室常存在功能及结构异常,以右心室心肌,特别是右心室游离壁心肌逐渐被脂肪及纤维组织替代为特征。

【病因和发病机制】

ARVC 是一种原因不明的心肌疾病。病变主要累及右心室,以右心室心肌不同程度地被脂肪或纤维脂肪组织代替为特征。ARVC 常表现为家族性,家族性发病约占 30% ~ 50%,由于疾病常常无临床症状,因此需要亲属接受心血管系统的检查以排除家族史,避免得出散发的错误结论。家系研究已经证实 9 种不同的染色体显性遗传与本病相关。炎症反应在 ARVC 的发病中起相当大的作用,显示约 2/3 患者的心肌细胞内存在散发或弥漫性炎性细胞浸润,纤维脂质浸润可能是慢性心肌炎症的修复现象。

ARVC 发病机制包括,①个体发育异常学说:该学说认为右心室心肌病心肌缺损是右心室先天性发育不良所致,形态学上呈羊皮纸样外观。②退变或变性学说:该学说认为右心室心肌缺损是由于代谢或超微结构缺陷导致的进行性心肌细胞变性坏死的结果。③炎症学说:该学说认为心肌被脂肪组织代替是慢性心肌炎引起的炎症、坏死和修复过程演进的结果,其发病机制可能与感染和免疫反应有关。④凋亡学说:该学说认为右心室心肌细胞坏死可能是一种由遗传决定的程序性细胞凋亡,可导致心肌细胞进行性丧失而被纤维脂肪组织代替。

【病理或病理生理】

典型病理变化呈现透壁的脂肪或纤维脂肪组织替代了右心室心肌细胞。脂肪或纤维脂肪组织主要位于流出道、心尖或在前下壁即所谓的发育不良三角区。也可以发现瘤样扩张或膨胀,瘢痕及室壁变薄等病理改变。病理表现主要可分为两种:单纯脂肪组织和纤维脂肪组织,孤立的脂肪浸润较为罕见,心室扩张也较为常见。

【临床表现】

1. **症状** ARVC 症状表现复杂多变,约半数以上患者有不同程度的心悸,1/3 患者发生过晕厥,近 10% 的患者以恶性心脏事件为首发症状,家系患者中半数左右可出现心脏性猝死,心力衰竭较为少见,发生率不足 10%。部分患者可出现胸痛和呼吸困难等非特异性症状,所有症状易出现于运动时。

2. **体征** 本病主要体征为右心室增大,部分病例出现肺动脉瓣听诊区 S_2 固定性分裂、相对性三尖瓣关闭不全收缩期杂音、右心室性 S_3。

【辅助检查】

1. **常规及 24 小时动态心电图** 主要心电图特征包括除极异常和复极异常。除极异常的表现有:①不完全性右束支传导阻滞或完全性右束支传导阻滞。②无右束支传导阻滞患者右胸导联($V_1 \sim V_3$)QRS 波增宽,超过 110ms,此项标准由于具有较高的特异性,已作为主要诊断标准之一。③右胸导联 R 波降低,出现率较低。④部分患者常规心电图可以出现 Epsilon 波,是由部分右心室纤维延迟激活形成,使用高倍放大及校正技术心电图可以在 75% 的患者中记录到 Epsilon 波。ARVC 患者常存在室性心律失常,严重程度可存在个体差异。多数患者 Holter 检查有频发室性期前收缩(大于 1 000 个/24 小时),伴有非持续性和/或持续性室性心动过速,多呈左束支传导阻滞形态,但这并非 ARVC 的特征,许多其他的疾病也呈左束支阻滞形态。室性心律失常由儿茶酚胺刺激引起,半数患者运动试验可诱发室性心动过速,应用异丙肾上腺素后诱发率增加到 85%。

2. **超声心动图** 超声心动图通常作为疑似患者的筛查,对中度以上病变效果最佳,结合脉冲组织多普勒技术可以提高诊断的准确性。

3. **心脏磁共振**　较早应用于 ARVC 的诊断,该检查可揭示右心室流出道的扩张,室壁的厚薄程度,发现舒张期膨隆以及左、右心室游离壁心肌脂质浸润,在临床广泛应用。心脏 MRI 被证实能准确描述诊断标准中各种形态及功能异常。但对于脂质浸润特别是孤立脂肪组织的判断须谨慎,50% 以上的健康老年人也可以出现类似表现,且心脏磁共振由心电图门控,频发室性期前收缩同样会使得图像的质量降低。所有影像学检查在诊断 ARVC 中均有一定的局限性,正常的影像学检查结果并不能排除 ARVC。

4. **心导管检查**　右心室造影可以发现多种异常包括弥漫或局限性扩张、舒张期膨隆、室壁运动异常以及其他非特异性表现。冠状动脉造影可排除缺血性心肌病变。

5. **心内膜心肌活检**　对于证实脂质的存在具有较好特异性,但敏感性较低,活检时需要采集到异常的区域,往往错过了小的纤维脂肪组织,且活检多在室间隔上取样,该部位少有病变累及,而右心室游离壁活检易引起穿孔及心脏压塞,右心室游离壁活检的敏感性约为 67%,特异性约为 92%。

【临床分期】

本病多见于青中年,男性多见,可有家族史。临床表现与右心室病变范围有关。根据长期的临床资料观察,致心律失常性右心室心肌病的病程可分为四个时期:

1. **隐匿期**　少数患者在常规 X 线检查时发现右心室扩大。右心室结构仅有轻微改变,室性心律失常可以存在或不存在,突发心脏性猝死可能是首次表现,且多见于剧烈活动或竞争性体育比赛的青年人群。

2. **心律失常期**　以右心室折返性室性心动过速多见,反复晕厥或猝死为首发征象。因心律失常患者可诉心悸、胸闷、头晕。少数病例有窦结功能障碍、房室传导阻滞和室内传导阻滞等心律失常。症状性右心室心律失常可以导致猝死,同时伴有明显的右心室结构功能异常。

3. **右心功能障碍期**　多见于右心室病变广泛者。由于进行性及迁延性心肌病变导致症状进一步加重,左心室功能相对正常。临床表现为颈静脉怒张,肝颈静脉回流征阳性,淤血性肝大,下垂性浮肿和浆膜腔积液等体循环淤血征象。

4. **终末期**　由于累及左心室导致双室泵功能衰竭,终末期患者较易与双室扩张的扩张型心肌病相混淆。左心室受累与年龄、心律失常事件及临床出现的心力衰竭相关,病理研究证实大多数患者均存在不同程度左心室内脂质纤维的浸润现象。

【诊断】

ARVC 符合两项主要标准,或一项主要标准加两项次要标准,或四项次要标准时可诊断本病,具体诊断标准如下。

1. **家族史**　①主要标准:外科或尸检证实为家族性疾病。②次要标准:家族史早年有猝死者(<35 岁),临床疑似 ARVC 导致。

2. **心电图除极/传导异常**　①主要标准:右胸导联($V_1 \sim V_3$)的 QRS 波群终末部分出现 Epsilon 波,或 QRS 波群局部性增宽(>110ms)。②次要标准:平均信号心电图提示晚电位阳性。

3. **心电图复极异常**　次要标准:右胸导联(V_2,V_3)T 波倒置(年龄 12 岁以上,且无右束支传导阻滞)。

4. **心律失常**　次要标准:室性心动过速伴持续或非持续左束支阻滞形态,可为体表心电图、动态心电图或运动试验记录;频发室性期前收缩,动态心电图>1 000 个/24h。

5. **普遍性及/或局限性功能障碍与结构改变**　①主要标准:右心室严重扩张,右心室射血分数降低,无或仅有轻度左心室异常,右心室局限性室壁瘤(运动丧失或运动障碍呈舒张期膨出);右心室严重节段性扩张。②次要标准:右心室轻度普遍性扩张及/或射血分数减低,左心室正常;右心室轻度节段性扩张;右心室节段性活动减弱。

6. **心室壁组织学特征**　主要标准:心内膜活检显示心肌被纤维脂肪组织取代。

【鉴别诊断】

诊断 ARVC 应排除右心室心肌梗死、心脏瓣膜病、左向右分流、其他先天性疾病如三尖瓣下移畸形及心脏结节病等罕见疾病。ARVC 还需与 Uhl 畸形及特发性右心室流出道室性心动过速鉴别,特别是早期

ARVC 患者。起源于右心室流出道的特发性室性心动过速多数预后良好,十二导联心电图、信号平均心电图及超声心动图均正常,应用 β 受体拮抗药及钙通道阻滞药可能有效。Uhl 畸形较为少见,临床表现为充血性心力衰竭,病程进展快,病理上右心室游离壁呈羊皮纸样改变,尚无证据表明有家族性倾向。Brugada 综合征多见于东南亚地区,男性多见,常于夜间发病,心电图有特征性改变,心脏组织学检查无异常,与 ARVC 不难鉴别。此外,尚需与侵犯右心室的 DCM 相鉴别。

【治疗】

ARVC 由于病因不明,尚无有效治疗方法。目前主要是针对右心力衰竭和室性心律失常进行对症治疗。内科治疗无效的终末期患者建议外科心脏移植治疗。

心力衰竭可用利尿药治疗,ACEI/ARB、β 受体拮抗药、螺内酯治疗可以改善心力衰竭症状及疾病进展。

抗心律失常药物治疗的主要目的在于减轻症状,例如频发室性期前收缩导致的反复性心悸。室性心律失常通常出现于快速心室率之后,提示交感神经的兴奋是一个重要的参与因素,临床常使用 β 受体拮抗药,可能是通过抑制交感神经发挥作用。如果 β 受体拮抗药无效,可以应用或加用胺碘酮以抑制室性心律失常。索他洛尔对于治疗室性心律失常的效果也较好。但应用胺碘酮和索他洛尔均需要监测 QT 间期,有专家认为索他洛尔效果可能优于胺碘酮及 β 受体拮抗药。少数患者可考虑应用 I 类抗心律失常药物或几种抗心律失常药物联用,应在有经验的专家指导下进行,不推荐常规使用。置入式心脏转复除颤器(ICD)治疗可以增加生存率,是目前唯一明确有效预防心脏性猝死的治疗措施。建议在高危患者,特别是存在室性心动过速或晕厥证据的患者中安装 ICD。ARVC 患者的 ICD 在参数设置中应注意区分室上性心动过速及接近正常窦性心律的室性心动过速。射频消融可以用于治疗 ARVC 室性心动过速,但成功率多数不到 50%,通常易复发或形成新的室性心动过速,因此不作为首选治疗措施。由于相关研究病例数少,缺乏统一的入选标准及前瞻对照随机研究,目前推荐仅在有经验的大中心应用,高危患者在安装 ICD 下行射频消融术,以减少 ICD 放电次数,延长 ICD 使用寿命。

【预后及二级预防】

ARVC 年发病率为 5%,病死率为 0.08%~3.6%,是导致年轻人心脏性猝死的主要原因之一,猝死率超过 20%,占年轻运动员死亡事件的 25%。ARVC 为一种进展性器质性心肌病,随着病程进展可出现心力衰竭或猝死,所以对早期 ARVC 患者的及时诊断和干预至关重要。危险度分层用于评估 ARVC 患者心脏性猝死的危险度,以下情况属于高危患者:①以往有心脏性猝死事件发生。②存在晕厥或记录到伴血流动力学障碍的室性心动过速。③QRS 波离散度增加。④经超声心动图或心脏磁共振证实的严重右心室扩张。⑤累及左心室如局限性左心室壁运动异常或扩张伴有收缩功能异常。⑥疾病早期即有明显症状,特别是有晕厥前症状者。ICD 植入是目前唯一明确有效预防心脏性猝死的治疗措施。

【指南与共识】

1995 年 WHO/ISFC 将心肌病定义为伴有心肌功能障碍的心肌疾病,并分为原发性和继发性两类。2007 年,中国从事心肌炎心肌病工作的专家组参考 1995 年 WHO/ISFC 和 2006 年美国心脏协会(AHA)的主要文件,制订了《心肌病诊断与治疗建议》。2008 年欧洲心脏病学会(ESC)又发表了新的心肌病分类标准,突出了现代心肌病发展的遗传学机制。2010 年 ARVC 国际专家组纳入了新的心电图指标、量化的心脏影像学和形态学标准等,增加了该病的临界诊断和可疑诊断。2015 年 ARVC 国际专家组又发布了该病治疗的专家共识,首次系统地阐述了 ARVC 的危险分层和治疗措施。2019 年澳大利亚和新西兰心脏学会(cardiac society of Australia and New Zealand,CSANZ)更新发布了 ARVC 的立场声明,主要内容涉及 ARVC 的临床诊断标准、分子基因、管理等。2019 年心律协会发布致心律失常性心肌病的专家共识,该共识提出致心律失常性心肌病包括但不限于:致心律失常性右心室/左心室心肌病,心肌淀粉样变性和结节病,南美锥虫病以及左心室致密化不全;该专家共识为临床医生提供了 ARVC 的评估和管理指南以及关于遗传学和疾病机制的相关信息。

三、应激性心肌病

应激性心肌病(stress cardiomyopathy,SCM)由日本学者 Sato 等于 1990 年首次报道。该病是一种以短暂的左心室收缩功能障碍为特征的急性可逆性心肌病,因发病时心脏形态与日本捕章鱼的鱼篓相似,故也被称为章鱼篓(takotsubo)样综合征。应激性心肌病的诱因、症状和临床表现与急性心肌梗死极为相似,但冠状动脉造影常无明显狭窄病变,因此初诊为急性心肌梗死的患者中有 2%~3% 为应激性心肌病,易被误诊。

【病因和发病机制】

应激性心肌病的发病机制目前尚不明确。可与以下几种机制有关:交感神经过度兴奋诱发儿茶酚胺的毒性作用、心肌顿抑、雌激素缺乏、冠状动脉血管结构异常、基因突变和遗传易感性等。其中,目前最被认可的机制是交感神经过度兴奋导致儿茶酚胺的心脏毒性作用。

【临床表现】

精神应激后出现类似于急性冠脉综合征的剧烈胸痛、呼吸困难、晕厥等,也可表现为背部疼痛、心悸、恶心、呕吐等;急性阶段可出现急性肺水肿、心源性休克、呼吸衰竭、心律失常等;左心室血栓形成的同时可伴有频繁的短暂性脑缺血发作、脑梗死或肾梗死;可有致命性的左心室破裂;部分患者可出现轻中度二、三尖瓣关闭不全。

实验室检查中大部分患者有心肌坏死标志物心肌肌钙蛋白和心肌肌酸激酶同工酶(creatine kinase-MB,CK-MB)的升高,但通常仅为轻度升高。儿茶酚胺及其代谢产物水平可升高。疾病早期 BNP 水平明显升高,随后迅速下降,这与左心室收缩功能的快速恢复相一致。12 导联心电图通常表现为缺血性 ST 段及 T 波改变,T 波深大倒置,以及显著的 QT 延长;约 40% 的患者出现 ST 段抬高。超声心动图检查可见部分患者有明显的左心室功能减低,室壁运动障碍,但数天至数周后,左心室功能均有明显改善;疾病早期常表现为基底部收缩功能良好,心室中部中至重度受损,心尖部运动消失或呈现反向运动。心导管检查提示大多数患者冠状动脉造影检查未发现明显的阻塞性病变或显示轻度的冠状动脉狭窄。左心室造影的典型表现在发病前期,显示心尖部运动消失并呈球样扩张,心底部代偿性收缩增强,左心室收缩期呈典型的章鱼篓样改变。

【诊断与鉴别诊断】

应激性心肌病诊断标准如下:①频繁出现短暂的左心室或右心室功能障碍,表现为心尖球形或心室中段、基底部或者局部室壁运动异常,但不总是出现;通常有前驱的情绪或生理性应激。②室壁运动异常的区域超过单一心外膜血管供应的区域,常导致周围涉及的心肌节段功能异常。③不能用冠心病,包括急性斑块破裂、血栓形成、冠脉夹层,或者其他的病理改变解释左心室的一过性功能障碍。④在急性期(3 个月)内出现新发的、可逆性的心电图异常(ST 段抬高、ST 段压低、完全性左束支传导阻滞、T 波倒置和/或 QT 间期延长)。⑤急性期显著升高的 BNP 或 NT-proBNP。⑥肌钙蛋白阳性但升高幅度较小(肌钙蛋白的水平和受累的心肌范围不一致)。⑦随访 3~6 个月期间心脏影像学显示心脏的收缩功能恢复。该病主要与急性心肌梗死、急性心肌炎和嗜铬细胞瘤等疾病相鉴别。

【治疗】

目前无标准化治疗方案。主要包括:去除诱因如精神应激及生理应激(剧烈运动情绪波动、手术、血流动力学障碍、神经系统疾病等)。未确定诊断之前,应按急性冠脉综合征处理,可使用抗血小板、抗凝、控制血压、控制心率、抑制心肌重构以及扩血管等治疗。确定诊断的患者,除常规治疗以外,可使用 β 和 α 受体拮抗药抑制儿茶酚胺的毒性作用,有冠状动脉痉挛者可考虑应用钙离子通道阻滞药。严重患者如伴心力衰竭、血流动力学不稳定或血压降低等,可酌情应用利尿药,血管活性药物包括血管扩张剂和正性肌力药物,可使用主动脉内球囊反搏(IABP)。严重室壁运动障碍患者有并发血栓栓塞症危险,可考虑应用抗凝治疗,以预防附壁血栓形成和继发性血栓栓塞性并发症。β 受体激动药和儿茶酚胺类正性肌力药物(多巴胺、多巴酚丁胺)不建议使用。疾病恢复后,仍推荐长期应用(通常为 6 个月)ACEI/ARB 以及 β 受体拮抗药等。

【预后及二级预防】

在发病初期病情凶险,可以出现低血压、呼吸困难、急性肺水肿、心室颤动、心源性休克、心搏骤停、心室破裂等导致死亡的发生。预后相对较好,只要尽早采用有效的治疗手段,患者多可以逐渐康复。

【指南与共识】

1995 年 WHO/ISFC 将心肌病定义为伴有心肌功能障碍的心肌疾病,并分为原发性和继发性两类。2006 年美国心脏协会(AHA)对心肌病的定义和分类进行更新。2008 年欧洲心脏病学会(ESC)又发表了新的心肌病分类标准,突出了现代心肌病发展的遗传学机制。该疾病目前暂无指南及专家共识更新。

(程 翔)

参 考 文 献

[1] 葛均波、徐永健、王辰. 内科学. 9 版. 北京:人民卫生出版社,2018,261-270.

[2] 廖玉华. 心肌炎和心肌病廖玉华 2019 观点. 北京:科学技术文献出版社,2019,001-133.

[3] 宋雷,邹玉宝,汪道文,等. 中国成人肥厚型心肌病诊断与治疗指南. 中华心血管病杂志,2017,45(12):1015-1032.

[4] O'Mahony C,Tome-Esteban M,Lambiase PD,et al. A validation study of the 2003 american college of cardiology/european society of cardiology and 2011 american college of cardiology foundation/american heart association risk stratification and treatment algorithms for sudden cardiac death in patients with hypertrophic cardiomyopathy. Heart,2013,99(8):534-541.

[5] Gersh BJ,Maron BJ,Bonow RO,et al. 2011 ACCF/AHA guideline for the diagnosis and treatment of hypertrophic cardiomyopathy:executive summary:a report of the American college of cardiology foundation/American heart association task force on practice guidelines[J]. Circulation,2011,124(24):2761-2796.

[6] Elliott P M,Anastasakis A,Borger MA,et al. 2014 ESC Guidelines on diagnosis and management of hypertrophic cardiomyopathy:the Task Force for the Diagnosis and management of hypertrophic cardiomyopathy of the European Society of Cardiology (ESC)[J]. Eur Heart J,2014,35(39):2733-2779.

[7] 中华医学会心血管病学分会,中华心血管病杂志编辑委员会,中国心肌病诊断与治疗建议工作组. 心肌病诊断与治疗建议. 中华心血管病杂志,2007,35(1):5-16.

[8] 肥厚型梗阻性心肌病室间隔心肌消融术中国专家共识组. 肥厚型梗阻性心肌病室间隔心肌消融术中国专家共识. 中国心血管病研究,2012,10(1):1-7.

[9] 葛均波,徐永健,王辰. 内科学. 9 版. 北京:人民卫生出版社,2018,261-270.

[10] 廖玉华. 心肌炎和心肌病廖玉华 2019 观点. 北京:科学技术文献出版社,2019,001-133.

[11] Richardson P,McKenna W,Bristow M,et al. Report of the 1995 World Health Organization/international society and federation of cardiology task force on the definition and classification of cardiomyopathies. Circulation,1996,93(5):841-842.

[12] Maron BJ,Towbin JA,Thiene G,et al. Contemporary definitions and classification of the cardiomyopathies:an American Heart Association Scientific Statement from the Council on Clinical Cardiology,Heart Failure and Transplantation Committee;Quality of Care and Outcomes Research and Functional Genomics and Translational Biology Interdisciplinary Working Groups;and Council on Epidemiology and Prevention. Circulation,2006,113(14):1807-1816.

[13] 中华医学会心血管病学分会,中华心血管病杂志编辑委员会,中国心肌病诊断与治疗建议工作组. 心肌病诊断与治疗建议. 中华心血管病杂志,2007,35(1):5-16.

[14] Elliott P,Andersson B,Arbustini E,et al. Classification of the cardiomyopathies:a position statement from the European Society of Cardiology Working Group on Myocardial and Pericardial Diseases. Eur Heart J,2008,29(2):270-276.

[15] Ponikowski P,Voors AA,Anker SD,et al. 2016 ESC Guidelines for the diagnosis and treatment of acute and chronic heart failure:The Task Force for the diagnosis and treatment of acute and chronic heart failure of the European Society of Cardiology (ESC). Developed with the special contribution of the Heart Failure Association(HFA)of the ESC. Eur J Heart Fail,2016,18(8):891-975.

[16] 中华医学会心血管病学分会,中国心肌炎心肌病协作组. 中国扩张型心肌病诊断和治疗指南. 临床心血管病杂志,2018,34(5):421-434.

[17] 中国心肌炎心肌病协作组. 舒张性心力衰竭诊断和治疗专家共识. 临床心血管病杂志,2020,36(1):1-10.

[18] 徐永健,王辰. 内科学. 9 版. 北京:人民卫生出版社,2018,261-270.

[19] 廖玉华. 心肌炎和心肌病廖玉华 2019 观点. 北京:科学技术文献出版社,2019,001-133.

[20] Richardson P,McKenna W,Bristow M,et al. Report of the 1995 World Health Organization/International society and federation of cardiology task force on the definition and classification of cardiomyopathies. Circulation,1996,93(5):841-842.

[21] Maron BJ,Towbin JA,Thiene G,et al. Contemporary definitions and classification of the cardiomyopathies:an American Heart

Association Scientific Statement from the Council on Clinical Cardiology, Heart failure and transplantation committee; Quality of care and outcomes research and functional genomics and translational biology interdisciplinary working groups; and council on epidemiology and prevention. Circulation, 2006, 113(14):1807-1816.

[22] Elliott P, Andersson B, Arbustini E, et al. Classification of the cardiomyopathies: a position statement from the European Society of Cardiology Working Group on Myocardial and Pericardial Diseases. Eur Heart J, 2008, 29(2):270-276.

[23] 中华医学会心血管病学分会, 中华心血管病杂志编辑委员会, 中国心肌病诊断与治疗建议工作组. 心肌病诊断与治疗建议. 中华心血管病杂志, 2007, 35(1):5-16.

[24] Corrado D, Wichter T, Link MS, et al. Treatment of arrhythmogenic right ventricular cardiomyopathy/dysplasia: an international task force consensus statement. Eur Heart J, 2015, 36(46):3227-3237.

[25] Hamilton-Craig C, McGavigan A, Semsarian C, et al. The Cardiac Society of Australia and New Zealand Position Statement on the Diagnosis and Management of Arrhythmogenic Right Ventricular Cardiomyopathy (2019 Update). Heart Lung Circ, 2020, 29(1):40-48.

[26] Towbin JA, McKenna WJ, Abrams DJ, et al. 2019 HRS expert consensus statement on evaluation, risk stratification, and management of arrhythmogenic cardiomyopathy. Heart Rhythm, 2019, 16(11):e301-e372.

[27] Marcus F, McKenna WJ, Sherrill D, et al. Diagnosis of arrhythmogenic right ventricular cardiomyopathy/dysplasia: proposed modification of the task force criteria. Circulation, 2010, 121(13):1533-1541.

第二十二章　心肌炎和心包疾病

第一节　心　肌　炎

心肌炎(myocarditis)是指由多种原因引起的心肌炎性损伤导致心脏功能受损,包括收缩、舒张功能降低和心律失常。其致病原因可分为三类,即感染、自身免疫性疾病(如巨细胞心肌炎、结节病、Churg-Strauss 综合征、川崎病等)和毒素/药物毒性作用。其中感染的病原体以病毒最为常见,包括肠道病毒(尤其是柯萨奇 B 病毒)、腺病毒、巨细胞病毒、EB 病毒和流感病毒等。临床上可以分为急性期、亚急性期和慢性期。急性期一般持续 3~5 天,主要以病毒侵袭、复制,对心肌造成损害为主;亚急性期以免疫反应为主要病理生理变化,少数患者进入慢性期,表现为慢性持续性及突发加重的炎症活动,心肌收缩力减弱、心肌纤维化、心脏扩大。

一、急性心肌炎

【发病机制及病理生理学】

病毒感染被认为是急性心肌炎的主要病因。但仅在 10%~20% 的急性心肌炎患者心肌组织中检测到病毒基因,主要包括科萨奇病毒、腺病毒和流感病毒。近些年流感病毒尤其是高致病性流感病毒较常见。心肌炎导致心肌损伤的病理生理机制包括病毒直接损伤和免疫介导的组织损伤。在新生儿,病毒直接损伤多见;在成年人,免疫损伤较为严重。

导致心肌损伤的机制:

1. **直接损伤**　病毒侵蚀心肌细胞及其他组织细胞并在细胞内复制,引起心肌变性、坏死和功能失常;细胞裂解释放出的病毒继续感染其他心肌细胞及组织,同时释放细胞因子造成损害。

2. **免疫介导的损伤**　由于病毒侵蚀组织损伤而释放的细胞因子,一方面导致炎症水肿,另一方面趋化炎性细胞包括单核巨噬细胞、淋巴细胞和中性粒细胞在间质中浸润,引起细胞毒性反应和抗原抗体反应,对心肌产生损伤作用。机体对病毒产生的细胞免疫反应和体液免疫反应,浸润的炎性细胞和组织细胞释放出的大量细胞因子和炎症介质,如白介素-1/6、内皮黏附分子、肿瘤坏死因子等,可导致心肌及全身器官组织损伤;细胞因子激活白细胞和血小板形成复合物,造成微血栓及血管内凝血,进一步损伤组织器官。

【临床表现】

病毒性心肌炎大多为人体感染噬心肌性病毒引起的心肌非特异性炎症。其主要为病毒直接侵犯心肌和毒素直接作用于心肌所致。同时感染所诱发的全身机体免疫反应,主要是 T 淋巴细胞介导的抗原-抗体复合物所产生的溶细胞毒性作用。心肌炎的临床表现差异很大,从轻度的胸痛、心悸、短暂心电图改变到威胁生命的心源性休克、恶性心律失常等都可见到,但是没有特异性症状。常见的临床表现如下。

1. 症状

（1）病毒感染前驱症状:感染的症状在早期可能出现于上呼吸道感染或肠道感染的症状期或恢复期。如果在原发病的症状期出现,其表现可被这些原发病掩盖,容易造成漏诊。多数患者在发病前以鼻塞、流涕、咽痛、咳嗽、恶心、呕吐、腹泻等为首发症状。

1）以呼吸道症状为主:各种导致全身或呼吸道局部防御功能降低的原因,如受凉、淋雨、气候突变、过度疲劳等,可使原已存在于上呼吸道的或从外界侵入的病毒或细菌迅速繁殖,从而诱发本病。另外,长期使用免疫抑制剂等药物治疗的个体,同样有发生急性心肌炎的可能。老幼体弱,免疫功能低下或患有慢性呼吸道疾病的患者易感。在一项日本人的国家研究中显示暴发性心肌炎患者约有21.2%的患者存在上呼吸道感染症状(表2-22-1)。

需要注意的是这些症状的表现个体差异较大,许多患者早期仅有低热、明显乏力、不思饮食或伴有轻度腹泻等。也曾有报道继发于结核的心肌炎患者,该类患者同样以低热、乏力为首诊症状。这些症状可持续3~5天,多由于原发病症状不显著,常为患者忽视,也是患者不就诊的主要原因。但却是诊断心肌炎的重要线索,故此详细询问病史至关重要。严重的症状会出现心功能不全甚至休克的现象,症状轻的患者可能很快能治愈,但症状重未及时治疗者会致死。

表 2-22-1　心肌炎患者最早的临床表现分布表

临床症状	（n=52）
发热	32(61.5%)
疲劳	12(23.1%)
咳嗽	11(21.2%)
恶心/呕吐	8(15.4%)
关节痛/肌痛	8(15.4%)
头痛	6(11.5%)
胸痛	3(5.8%)
晕厥/抽搐	3(5.8%)
腹泻	3(5.8%)
食欲减退	3(5.8%)
咽痛	2(3.8%)
心悸	2(3.8%)
腹痛	1(1.9%)
胃痛	1(1.9%)
悲痛	1(1.9%)
呼吸困难	1(1.9%)
胸部不适	1(1.9%)
普通感冒	1(1.9%)

2）以消化道症状为主要表现:①消化道感染:消化功能低下、消化不良、食欲下降,进食减少,恶心、呕吐、胃灼热、胃痛、腹胀、腹痛;②急慢性腹泻、流行性腹泻、病毒性腹泻、中毒性腹泻、出血性腹泻、细菌性或肠道功能紊乱性腹泻、大肠杆菌性腹泻等。

3）全身症状为主要表现:发热、乏力、肌肉酸痛。病毒性感染热势低,一般不超过38.5℃,故能取得暂时而明显的退热效果,全身症状亦有所改善,伴随高热者通常精神状态不佳,嗜睡,疲倦,可伴有全身酸痛。

（2）心肌受损表现:病毒感染前驱症状后的数日或1~3周,发生气短、呼吸困难、胸闷或胸痛、心悸、头昏、极度乏力、食欲明显下降等症状,是患者就诊的主要原因。欧洲的一项统计提示72%患者发生呼吸困难,32%患者发生胸痛,18%患者出现心律失常。

1）胸痛:大多数的患者在发病的时候疼痛剧烈,难以忍受,有濒临死亡的感觉,这种疼痛会持续一段时间,服用一些药物及休息难以缓解。疼痛表现有各种各样的疼痛,难以忍受,疼痛常出现在心前区、胸骨后及前胸部两侧,左手腕部及手指也可产生麻木感或刺痛感。有些患者,特别是老年人,表现为胸部紧缩感、急性左心衰竭等症状。另有来自日本的一份病历报道显示嗜酸性粒细胞心肌炎患者可以胸闷不适为首诊症状。

2）无痛性心肌炎:该类患者占少数部分,特别是老年人、糖尿病患者,也可出现在手术后,大多数合并心源性休克、严重心律失常或心力衰竭,可引起猝死。还有一些患者的疼痛会被充血性心力衰竭、极度虚弱、恐惧和精神紧张、急性消化不良、脑血管意外、晕厥、躁狂等症状所掩盖。

3）心律失常:临床上诊断的心肌炎中,常见以心律失常为主诉症状,其中少数患者可由此而发生晕厥或阿-斯综合征,极少数患者起病后发展迅速,会出现心力衰竭或心源性休克。因此,病毒性心肌炎有其特异性的心脏症状如心慌、胸闷、胸痛、心律失常,严重的可出现晕厥、气短和呼吸困难等。因而对于前期有感冒或肠道感染的患者,如出现上述心肌病症状应警惕是否继发病毒性心肌炎。无论是急性心肌炎还是慢性心肌炎均可累及心脏传导系统,引起传导阻滞和各种心律失常。甚至累及心包和瓣膜等,产生相应的症状和心电图表现。

2. 体征

(1) 发热:部分患者可有体温升高。原发的病毒感染一般体温不会太高,但并发肺部或其他部位的细菌感染时体温可达 39℃ 以上,在极少数患者还可发生体温不升的情况(低于 36℃),是病情危重的表现。

(2) 心音改变:因心肌受累心肌收缩力减弱导致心尖搏动弥散、听诊心音低钝,常可闻及第 3 心音及第 3 心音奔马律;心尖区第一心音可减低或分裂。心音可呈胎心样。心包摩擦音的出现可能存在心包炎。

(3) 心功能不全:左心功能不全和合并肺炎时可出现肺部啰音;右心功能不全时可出现颈静脉怒张、肝大、肝颈回流征阳性、双下肢水肿等,这些常不显著。心界通常不大。

(4) 心脏扩大:有心脏扩大者,可致二尖瓣或三尖瓣关闭不全,心尖部或胸骨左下缘收缩期杂音。心肌损害严重或心力衰竭者,可闻及舒张期奔马律,第一心音减弱,合并心包炎者可闻及心包摩擦音。

(5) 心脏杂音:心尖区可能有收缩期吹风样杂音或舒张期杂音,前者为发热、贫血、心脏扩大所致,后者因左心室扩大造成的相对性二尖瓣狭窄。杂音响度一般都不超过三级,心肌炎好转后即消失。

(6) 其他表现:①合并肺炎。不同类型的肺炎症状表现不同。具体如下:细菌性肺炎占成人各类病原体肺炎的 80%,在儿童、老年人和免疫抑制患者中病死率极高。多有畏寒、发热、咳嗽、咳痰、胸痛等症状,少数咯血和呼吸困难,其他症状有恶心呕吐,周身不适,肌肉酸痛等。病毒性肺炎是由多种病毒感染引起的支气管肺炎,多发生于冬春季节。临床表现一般较轻,主要症状为干咳、发热、呼吸困难、发绀和食欲减退。支原体肺炎是由肺炎支原体引起的肺炎,该病起病缓慢,有发热、阵发性刺激性咳嗽、少量黏液性或浓痰,偶有血痰。肺炎衣原体常在儿童和成人中产生上呼吸道感染;②合并甲状腺炎。合并有甲状腺炎有多种类型,且多有起病隐匿,常不被察觉,有时体检时偶然发现,或出现相关临床症状时就诊发现。最常见为桥本甲状腺炎,可有甲状腺弥漫性肿大,质地硬,无痛或轻压痛,表面光滑,可有结节,局部压迫和全身症状不明显,偶有咽部不适,甲状腺功能正常或异常。合并有甲亢者会有怕热、多汗、手抖、体重下降等甲亢高代谢症状;甲状腺肿大,可有血管杂音。

【辅助检查】

1. 实验室检查

(1) 心肌损伤标志物/心肌酶谱:包括肌钙蛋白、肌酸激酶及其 MB 同工酶、乳酸脱氢酶、天门冬氨酸氨基转移酶及肌红蛋白等增高,其中以肌钙蛋白最为敏感和特异。心肌酶谱改变与心肌梗死差别在于:①无明显酶峰,提示病变为渐进性改变;②持续性增高说明心肌持续进行性损伤,提示预后不良。

(2) 脑钠肽(brain natriuretic peptide,BNP 或 NT-proBNP)水平:脑钠肽水平通常显著增高,提示心肌损伤严重,是本病诊断和判断心功能不全及其严重性、判断病情发展及转归的重要指标,尤其是对于合并重症肺炎者有重要鉴别诊断价值。但 BNP 的升高与心肌损伤相比有一定滞后性,因此发病早期检查正常者,短期内需要复查。

(3) 血常规检查:中性粒细胞早期常不升高,但 2~3 天可升高,另外合并细菌感染时也增高。如果中性粒细胞降低则是预后不良的表现;如果血小板持续性降低提示骨髓功能抑制,与中性粒细胞减低一样是预后不良的征象。

(4) 其他:合并感染时白细胞增高;可出现血沉增快、C 反应蛋白升高,但是无特异性;炎症因子包括肿瘤坏死因子、白细胞介素-10、白细胞介素-6、白细胞介素-1 和内皮黏附分子等浓度增加。部分暴发性心肌炎患者出现多器官损伤和功能衰竭,特别是肝功能和肾功能损伤,是病毒感染、免疫损伤和休克等综合作用的结果。

2. **心电图**　对本病诊断敏感性较高,但特异性低,应多次重复检查,比较其变化。窦性心动过速最为常见;频发房性期前收缩或室性期前收缩是心肌炎患者住院的原因之一。监测时可能发现短阵室性心动过速;出现束支阻滞或房室传导阻滞提示预后不良;肢体导联特别是胸前导联低电压提示心肌受损广泛且严重;ST-T 改变非常常见,代表心肌复极异常,部分患者心电图甚至可表现类似急性心肌梗死图形,呈现导联选择性的 ST 段弓背向上抬高,单纯从心电图上两者难以鉴别。心室颤动较少见,为猝死/晕厥的原因。值得注意的是心电图变化可非常迅速,应持续心电监护,有变化时记录 12 导或 18 导心电图。所有患者应行 24 小时动态心电图检查。

3. **胸部 X 线/CT**　大部分患者心影不大,部分患者心影稍增大。因左心功能不全而有肺淤血或肺水肿征象,如肺门血管影增强、上肺血管影增多、肺野模糊、Kerley B 线(肺野外侧的水平线状影,提示肺小叶间隔内积液)等。急性肺泡性肺水肿时肺门呈蝴蝶状,肺野可见大片融合的阴影。合并有病毒性肺炎可出现严重弥漫性病变或整个肺部炎症浸润而表现为白肺。部分患者还可见胸腔积液和叶间胸膜增厚及胸腔积液。

4. **超声心动图**　心脏彩超可以辅助排除非炎症性心脏病如瓣膜性疾病,同时可以检测心腔大小的改变、室壁厚度的改变、心室功能以及有无心包积液。心肌炎患者一般会表现全心功能异常、局部室壁运动异常以及射血分数保留性舒张功能异常等。

5. **冠状动脉造影**　部分心肌炎患者以急性胸痛就诊,查 ECG 有相邻导联 ST 段抬高,并心肌酶谱增高等,与急性心肌梗死难以鉴别,需行冠状动脉造影鉴别诊断。冠脉造影检查建议尽早进行,因为两种疾病的治疗方案完全不同。虽然冠状动脉造影存在风险,但现有资料回顾显示,急诊造影不增加病死率。行冠脉造影时要尽可能减少造影剂用量。

6. **心脏磁共振检查**　为一种无创性的检查方法。不仅能够对心脏结构进行扫描,还能对心脏功能进行判定,更为重要的是能够直接观察心肌组织的病理改变,提供包括心肌细胞水肿、充血、坏死及纤维化等在内的多种病理图像证据。近年来在心肌炎诊断中越来越受到重视。此检查方法对急性心肌炎阳性预测值达到 90% 以上,但阴性预测值不高。但是对于暴发性心肌炎患者,由于病情受限和检查不便,临床诊断意义有限。病情许可且在诊断上存在一定疑问时,可考虑心脏磁共振检查。

7. **经皮心内膜心肌活检**　对于暴发性心肌炎来说,患者病情一般不允许做心肌活组织检查。不过,心肌活检目前仍是确诊的客观标准,若病情稳定应尽早行心肌活检,进行病理分型,指导治疗。

8. **病原学检测**　病毒性心肌炎常由呼吸道或肠道病毒感染所致,常见的病毒为柯萨奇 B 组 RNA 病毒,其 IgM 抗体检测有助于早期诊断。采用宏基因组及目标基因测序技术对提高检出率和明确病原体有帮助。

综上所述,在临床疑诊心肌炎/暴发性心肌炎时,上述相关检查的使用及诊断流程的推荐见表2-22-2。

表 2-22-2　临床疑诊心肌炎/暴发性心肌炎行实验室检查及特殊检查相关建议

检查	相关建议
实验室检查	1. 所有疑诊患者均须检测心肌损伤标志物浓度和血常规并动态监测,是评价心脏受损和及治疗转归的重要标志 2. 所有疑诊患者均须检测 BNP 或 NT-proBNP 水平并动态监测,是心脏受损和评价受损程度及治疗转归的重要标志 3. 推荐检查血沉,C 反应蛋白等炎症标志物 4. 在有条件的医院可以检测心肌自身抗体
心电图	所有疑诊患者均须行常规 12 或 18 导联心电图检查并动态监测

续表

检查	相关建议
胸部 X 线/CT	1. 所有疑诊患者均须行胸部 X 线检查;血流动力学不稳定或不宜搬动患者行床边胸片、稳定者行胸部 CT 检查 2. 有阳性发现或危重患者应动态监测
超声心动图	1. 所有疑诊患者均须行超声心动图检查 2. 应动态监测,早期可一日多次床边复查,对于观察心脏功能变化、病情进展和预后判断有重要帮助
冠脉造影	对临床疑似心肌炎但心电图有缺血或梗死改变需排除急性心肌梗死患者应立即行冠脉造影以明确诊断
血流动力学监测	经初步药物治疗仍有血流动力学不稳定者应进行 PICCO 或有创监测,对于观察病情和判断疗效有重要意义
心脏磁共振检查	1. 疑诊患者在血流动力学稳定等条件许可时检查 2. 提供无创检查诊断依据,有代替心肌活检可能
经皮心肌活检	1. 对临床疑似心肌炎的患者需考虑行心肌活检 2. 心肌活检目前仍是心肌炎诊断的金标准
病原学检查	1. 病毒血清学检查有助于早期诊断 2. 有条件下可进行病毒基因检测,有助于明确病原体

【诊断】

1. **心内膜心肌活检诊断心肌炎**　目前诊断心肌炎的金标准仍为心内膜心肌活检(EBM),达拉斯标准(Dallas criteria)将心肌炎分为两种类型:①活动性心肌炎:光镜下心肌组织中发现炎性细胞浸润和附近具有心肌细胞的损害,包括明确的细胞坏死,或空泡、细胞外形不整,和细胞崩解;②临界性心肌炎:心肌组织炎症细胞浸润稀疏,而光镜下未见明显细胞损伤。若没有出现淋巴细胞浸润和心肌细胞溶解,则认为结果为阴性。

2. **临床疑诊心肌炎**　由于 EMB 操作要求较高,目前尚未成为常规操作。为了早期识别心肌炎患者,2013 年欧洲心血管病协会(ESC)心肌炎管理指南中,提出了临床疑似心肌炎诊断标准,具体内容如表 2-22-3。

表 2-22-3　临床疑似心肌炎诊断标准

临床表现:

a. 急性胸痛、心包炎或假性缺血。

b. (3 个月内)新发或恶化的:静息或运动时出现呼吸困难,和/或疲倦乏力,和/或心力衰竭的症状。

c. 亚急性/慢性(>3 个月)或者恶化的:呼吸困难、疲乏以及心力衰竭。

d. 心悸,和/或无法解释的心律失常症状和/或晕厥,和/或猝死。

e. 无法解释的心源性休克。

诊断标准:

Ⅰ. 心电图/动态心电图/运动心电图
新发的心电图异常,包括一度~三度房室传导阻滞或束支阻滞,ST-T 波改变(ST 抬高或 ST 压低,T 波倒置),窦性停搏,室性心动过速或心室颤动及心搏骤停,心房颤动,R 波丢失,室内传导阻滞(QRS 波增宽),异常 Q 波,低电压,频发期前收缩,室上性心动过速

Ⅱ. 心肌损伤标志物:TnT/TnI 升高

Ⅲ. 心脏影像学(心脏彩超、血管造影、心脏磁共振检查)提示心脏功能和结构异常:新发或无法解释的左心室和/或右室结构和功能异常:局部室壁运动或心室收缩或舒张功能异常,伴或不伴心室扩张,伴或不伴室壁增厚,伴或不伴心包积液,伴或不伴腔内血栓

Ⅳ. 心脏磁共振检查提示的心脏组织特征:水肿和/或典型的心肌钆延迟成像(LGE)

注:临床疑诊心肌炎满足至少 1 条临床表现以及至少 1 条诊断标准,同时满足:①冠脉造影未发现冠脉狭窄>50% 的冠状动脉疾病;②排除可以解释症状的既往心血管疾病(如瓣膜性疾病、先天性心脏病等)。无症状患者至少>2 条诊断标准可以临床疑诊心肌炎。

【鉴别诊断】

在考虑病毒性心肌炎诊断时,应除外甲状腺功能亢进、二尖瓣脱垂综合征及影响心肌的其他疾病,如风湿性心肌炎、中毒性心肌炎、结缔组织病、代谢性疾病以及克山病等。

【治疗】

这里讨论血流动力学稳定的急性心肌炎治疗内容,暴发性心肌炎的治疗方案在相应部分论述,根据《2013ESC 心肌炎的病因、诊断、管理和治疗共识》,急性心肌炎的治疗包括常规药物治疗、免疫调节治疗、免疫抑制治疗和随访四个部分。

1. 常规药物治疗　对于无症状或轻微症状的临床疑诊心肌炎患者,由于心肌炎可以突然进展成难以预料的心血管急症(严重的房室传导阻滞或者危及生命的心律失常),即使入院时心脏功能是正常的,需要住院进行严密的临床观察。所有患者无论年龄、性别、症状程度以及治疗方案,都需要避免运动,充分休息。心肌炎患者出现血流动力学稳定的心力衰竭症状时,需要予以利尿药、血管紧张素转化酶抑制剂(ACEI)或者血管紧张素受体拮抗药(ARB)以及 β 受体拮抗药。经上述最佳药物方案治疗后,心力衰竭症状仍持续存在的患者,可加用醛固酮拮抗药。非甾体抗炎药物尤其是阿司匹林需慎用,因为在试验中发现其有升高心肌炎患者病死率的风险。

2. 免疫调节治疗

(1) 抗病毒治疗

1) 理论上,病毒感染是引发病毒性心肌炎病理过程的始动因素,抗病毒治疗抑制病毒复制应该对疾病转归有所裨益。并且还有证据表明 H1N1 感染所致病毒性心肌炎患者,早期使用抗病毒治疗较晚期使用能降低病死率和改善预后。值得注意的是,病毒侵犯、复制以及所引发的心肌直接损伤均发生在疾病早期,故抗病毒治疗应早期应用。目前对于心肌炎患者抗病毒治疗的大型临床研究尚缺乏,特别是阿昔洛韦、更昔洛韦等一线抗病毒药物在心肌炎中的疗效仍需要进一步研究。同样,对于心肌炎疫苗的研究仍有待进一步深入。目前对于心肌炎患者可使用的抗病毒药物主要有以下几种,可根据患者不同的个体差异而作不同的选择。奥司他韦(oseltamivir)、帕拉米韦(peramivir)等药物抑制流感病毒的神经氨酸酶(neuraminidase),从而抑制新合成病毒颗粒从感染细胞中的释放及病毒在人体内复制播散,对 A 型和 B 型流感病毒有作用。磷酸奥司他韦胶囊(达菲胶囊)推荐在需要时使用,用法为 75mg 口服,每日 2 次;帕拉米韦注射液是我国首个静脉给药的神经氨酸酶抑制剂,用法为 300~600mg 静脉滴注,每日 1 次,连续使用 1~5 天。

2) 鸟苷酸类似物阿昔洛韦(acyclovir)对 EB 病毒等 DNA 病毒有效,更昔洛韦(ganciclovir)0.5~0.6g/d,静脉滴注,则对巨细胞病毒有效。由于大部分患者并不知道病毒种类,可考虑抗病毒药物联合使用。

3) 干扰素可以试用,特别是对肠道病毒(enterovirus)感染的患者。来自于一项德国的小样本研究显示持续性地应用干扰素治疗(18×10^6U/周)共 24 周后,患者心脏大小及心功能情况得到有效的改善。

4) 目前对替比夫定(telbivudine)治疗细小病毒 B19 的研究尚在进行中。

(2) 免疫球蛋白:免疫球蛋白不但能中和病毒等致病原,而且还能可中和 Fc 受体,故具有抗病毒和抗炎双重作用。一方面通过提供被动免疫,帮助机体清除病毒;另一方面通过调节抗原提呈细胞及 T 辅助细胞功能,抑制细胞免疫过度活化,降低细胞毒性 T 细胞对心肌细胞的攻击,并减少细胞因子产生,从而减轻心肌细胞损伤,改善左心室功能、减少恶性心律失常发生和死亡。对 21 例儿童急性心肌炎患者应用大剂量 IVIG 治疗(2g/kg,24 内小时应用)的对照性研究结果显示,与 26 例对照组比较,治疗组左心室舒张末直径(LVEDD)随访期间均有显著性改善(3~6 个月,$P = 0.008$;6~12 个月,$P = 0.072$)。左心室功能在 6 个月后改善效果明显。IVIG 治疗宜足量并尽早应用。

3. 免疫抑制治疗　糖皮质激素具有抑制免疫反应、抗炎、抗休克、抗多器官损伤等多种作用,消除变态反应,抑制炎性水肿,减轻毒素和炎症因子对心肌的不良影响。既往 Cochrane Meta 分析总结了应用糖皮质激素治疗病毒性心肌炎 4 个有效的临床试验共计 719 例患者,统计结果显示,虽然死亡率在治疗组和对照组间没有差别,但在 1~3 个月的随访中,治疗组的左心室功能(LVEF)明显高于对照组(表 2-22-4)。

表 2-22-4　部分心肌炎患者应用糖皮质激素的随机对照临床研究荟萃

实验设计	主要终点	结果
102 个原发性扩心病患者的随机对照研究（泼尼松 *vs* 安慰剂）	3 个月 LVEF 和 LVDD 变化	泼尼松组 LVEF 值较对照组增加 4.3% ± 1.5%（*P*<0.054）
111 个心肌炎患者随机对照研究（泼尼松 *vs* 传统疗法）	28 周后 LVEF 值变化	没有统计学意义
84 个炎症性扩心病患者的随机对照研究（泼尼松 *vs* 安慰剂）	2 年的死亡，心脏移植，再住院	两组数据均无明显统计学意义
85 个炎症但病毒阴性的扩心病患者随机对照研究（泼尼松 *vs* 安慰剂）	6 个月 LVEF 值变化	泼尼松组 LVEF 值较对照组显著增加

值得注意的是，糖皮质激素治疗组并未发生病毒复制增加、病情变得更为严重的情况。因此，糖皮质激素治疗的安全性至少能得以肯定。

4. **随访**　心肌炎患者度过急性期后可完全恢复，仍有部分患者迁延不愈，缓慢进展为扩张型心肌病。心肌炎患者症状好转、冠状动脉正常、心功能良好可以出院，但需要长期非侵入性心脏功能随访，包括心电图、心脏彩超等。对于心肌酶长期未降至正常或者心室功能下降明显的患者，需要返院行心内膜心肌活检进一步指导治疗。

二、暴发性心肌炎

暴发性心肌炎（fulminant myocarditis）是心肌炎的一种极其重要和特殊类型。主要特点是起病急骤，病情进展极其迅速，患者很快出现血流动力学异常（循环衰竭以及严重心律失常），并可伴有呼吸衰竭和肝、肾衰竭，早期病死率极高。暴发性心肌炎通常由病毒感染引起，在组织学和病理学上和普通病毒性心肌炎并没有特征性差别，更多的是一项临床诊断。一般认为，当心肌炎发生突然且进展迅速，很快出现严重心力衰竭、低血压或心源性休克，需要应用正性肌力药物、血管活性药物或机械循环辅助治疗时，可以诊断为暴发性心肌炎。值得注意的是，本病症早期病死率虽高，但患者一旦度过急性危险期，长期预后则良好。一项长达 11 年的随访研究显示，暴发性心肌炎生存率（93%）显著高于普通急性心肌炎（45%），长期生存率与普通人群几乎没有差别。另外，患者多为平素身体健康，无基础器质性疾病的青壮年。因此，一旦怀疑或拟诊本病，需高度重视，尽早识别，快速反应，多学科合作，全力救治，帮助患者度过危险期。由于暴发性心肌炎随机研究资料极少，目前尚无规范的救治方案，鉴于其极高的病死率和严重的危害性，迫切需要系统分析和总结现有文献和诊治经验，为临床医师提供推荐意见，以大力提高我国暴发性心肌炎的救治水平。

【**发病机制及病理生理学**】

暴发性心肌炎的基础病因和病理生理机制与急性、非暴发性心肌炎类似。

对于暴发性心肌炎，病毒对心肌的直接损伤严重，但异常的免疫系统激活、过度的巨噬细胞极化和在组织中聚集导致的间接损伤是患者病情急剧恶化的重要病理生理机制。需要特别指出的是，暴发性心肌炎不仅仅是心肌受损，也是病毒侵蚀、免疫损伤介导的包括心肌在内的全身多组织器官的病变，因此是一种以心肌受累为主要和突出表现的全身性疾病。作为一种全身性疾病，心脏损伤最为严重，并且是引起血流动力学障碍，导致患者死亡的主要原因。心脏泵衰竭在现阶段尚缺乏简便有效的替代治疗方法，而一定程度上其他器官损伤有临床简便易行的替代方式（例如血液透析、呼吸机辅助通气等）可帮助患者度过急性损伤期。也就是说，心脏损害导致泵功能障碍是患者病情严重程度的决定性因素，对心泵功能和循环的机械支持（如 IABP、ECMO、左心室辅助装置等）是患者转归的决定因素。此外，绝大多数患者上述损伤在数日或数周内消失，因此暴发性的另一个重要特点是其发生发展具有一定的自限性，无论急性期病情多严重，度过急性期的患者预后良好，这也是本病与其他心脏疾病的重要区别之一。

暴发性心肌炎的病理学改变主要为心肌细胞水肿、凋亡和坏死、心肌溶解，以及炎性细胞浸润。根据浸润的细胞不同,可分为淋巴细胞性、嗜酸性或巨细胞性心肌炎等类型。一般认为,暴发性心肌炎时可见大量心肌坏死和多于 $50/mm^2$ 的炎性细胞浸润,但值得注意的是病理学改变与心肌炎临床表现严重程度并不呈对应关系,少数临床呈暴发性进程的心肌炎患者心肌病理学改变并不严重。因此,暴发性心肌炎更多是一项临床诊断。

【临床表现】

1. **症状** 暴发性心肌炎的临床症状与急性心肌炎相似,血流动力学障碍为暴发性心肌炎的重要特点。部分患者迅速发生急性左心衰或心源性休克,出现肺循环淤血或休克表现。具体临床表现为:①急性心力衰竭:患者可出现严重的呼吸困难、端坐呼吸、咳粉红色泡沫痰,同时有呼吸急促、焦虑不安、大汗、少尿或无尿、水肿、肝迅速增大等;②心源性休克:如患者病情进展迅速可出现皮肤湿冷、苍白、发绀,可呈现皮肤花斑样改变、四肢肢端凉、脉搏细弱、血压低,甚至意识障碍等休克症状;③阿-斯综合征:少数发生晕厥或猝死。这其中多伴有严重的心律失常发生。暴发性心肌炎可引起多器官功能损害或衰竭,包括肝功能异常(转氨酶的升高可达2万~3万 U/L,严重时出现胆/酶分离)、肾功能损伤(血肌酐水平升高、少尿,甚至无尿)、凝血异常(出血、DIC)以及呼吸系统受累等(肺部感染,甚至 ARDS)。这种多器官功能的异常除了继发于心脏损害外,病毒侵蚀及免疫损伤导致的损害也起着十分重要的作用。部分患者肺损害严重而表现出严重气体交换障碍导致低氧血症、呼吸困难被诊断为重症肺炎而忽略了心肌炎的诊断。

2. **体征** 血压、呼吸、心率这些指标异常提示血流动力学不稳定,是暴发性心肌炎最为显著的表现,也是病情严重程度的指征;暴发性心肌炎可合并肝肾功能损害及凝血功能异常。

(1) 低血压:暴发性心肌炎患者因严重的心功能不全,及全身毒性反应引起血管活性异常导致低血压,严重时血压测不出。

(2) 呼吸急促(频率常>30次/min)或呼吸抑制(严重时频率<10次/min),以及血氧饱和度低于90%;部分表现为呼吸困难费力。

(3) 心动过速(常>120次/min)或心动过缓(可低于50次/min):窦性心动过速是暴发性心肌炎患者显著的特点之一,通常在100次/min以上,甚至可达160次/min。与体温升高不相称的心动过速(>10次/℃)虽然并不特异,但为考虑急性心肌炎诊断的重要临床线索,需要高度重视。除窦性心动过速外,可以出现各种类型心律失常,包括室性或室上性期前收缩,室性和室上性心动过速、心室颤动等,也可由于传导系统损害而出现心动过缓和传导阻滞,其中以室性心动过速和心室颤动最为严重。

(4) 合并肝功能异常:由于肝损害可以出现黄疸;蛋白合成减少出现低蛋白血症导致全身水肿,甚至多浆膜腔积液;凝血因子合成减少出现凝血功能障碍等。

(5) 合并肾功能异常:暴发性心肌炎患者多由于严重的感染以及心输出量的不足和肾的灌注不足引起急性肾损伤。部分患者在全身症状得到有效控制后,经过少尿期、多尿期,肾功能逐步恢复至正常水平,但仍有部分患者肾功能可演变为慢性肾功能不全。

(6) 合并有 DIC 的临床表现复杂多样,但主要表现是出血、休克、器官功能障碍和贫血。

【辅助检查】

暴发性心肌炎的辅助检查与心肌炎相似,以下检查与急性心肌炎有所不同。

1. **心脏彩超** 心脏超声检查对于暴发性心肌炎的诊断和评估病情变化有极其重要意义。可见以下变化:①弥漫性室壁运动减低:表现为蠕动样搏动,为心肌严重弥漫性炎症导致心肌收缩力显著下降所致;②心肌回声异常:心肌水肿及炎性细胞浸润等可导致心肌回声降低;③心脏舒张及收缩功能异常:可见射血分数显著降低、A峰大于E峰;④心腔大小变化:少数患者心脏稍扩大,多数患者心腔大小正常;⑤室间隔或心室壁轻度增厚:因心肌炎性水肿而出现。心脏超声检查的意义还在于帮助排除心脏瓣膜疾病、肥厚型或限制型心肌病等,典型的室壁节段性运动异常有助于心肌梗死诊断,心包积液提示病变累及心包。此外,心脏超声检查简单、方便,建议每天观察,甚至每天多次动态观察。

2. **有创血流动力学监测** 暴发性心肌炎患者血流动力学经初步治疗未能改善者,推荐行漂浮导管监测右心房、右心室、肺动脉以及肺动脉楔压,或行 PICCO 监测。推荐常规作有创动脉压检测,作为判断病情及治疗反应的标志。

【诊断】

一般将暴发性心肌炎定义为急骤发作且伴有严重血流动力学障碍的心肌炎症性疾病。暴发性心肌炎更多是一个临床诊断而非是一个组织学或病理学诊断,故此诊断需要结合临床表现、实验室以及影像学检查结果,综合分析。当出现发病突然,有明显的病毒感染前驱症状,继而迅速出现严重的血流动力学障碍,实验室检测显示心肌严重受损,心脏超声见弥漫性室壁运动减弱及非扩张性的心肌稍增厚,即可临床诊断暴发性心肌炎。

【鉴别诊断】

暴发性心肌炎由于可累积多器官系统,临床表现具有多样性、严重性,进展迅速,在病程早期常常需要使用一些检查排除其他疾病,包括心血管系统的疾病(冠心病、心肌病、心瓣膜病),以及其他可以引起相应临床表现的疾病。

1. 冠心病急性大面积心肌梗死　可出现肺淤血水肿导致循环衰竭、休克,心肌标志物可显著升高,需要与暴发性心肌炎鉴别。心脏彩超可见明显的局限性运动异常,最重要的是冠脉造影可鉴别。

2. 病毒性肺炎　重症肺炎合并脓毒血症休克时也可出现心肌标志物轻度一过性增高,但随休克及血氧饱和度的纠正而显著改善。

3. 脓毒血症性心肌炎　严重细菌感染休克时毒性损害也可致心肌损伤而加重休克,并且可以出现明显心脏抑制性表现。早期出现的感染灶及血白细胞早期即显著增高及其他全身表现可以帮助鉴别。

4. 应激性心肌病(Tako-Tsubo 综合征)　又称心尖球形综合征。好发于绝经期后女性人群,有胸痛、心电图 ST-T 改变以及心肌损伤标志物升高,常有严重精神刺激等诱因。左心室造影可见节段性室壁运动异常,超过单一冠脉供血范围,最常见的是心尖部室壁运动异常,呈特征性章鱼嘴样改变。冠脉造影结果阴性或轻度冠状动脉粥样硬化。左心室功能恢复快,通常仅需要支持治疗。

【治疗】

对于暴发性心肌炎患者,根据专家共识经验提出按照"以生命支持为依托的综合救治方案"救治原则进行及时有效的救治。

1. 救治原则　因暴发性心肌炎发病急骤,病情进展迅速,早期病死率高,而患者一旦度过危险期,长期预后反而较好,故此对于暴发性心肌炎的治疗,应高度重视,采用各种可能手段,尽力挽救患者生命。临床上应尽早采取积极的综合治疗方法,除一般治疗(如严格卧床休息、营养支持)和普通药物治疗(包括营养心肌、减轻心脏负荷、护胃、护肝等)外,还包括抗感染、大剂量糖皮质激素、丙种球蛋白、血浆和血液净化、主动脉内球囊反搏(IABP)及其他对症支持治疗(如临时起搏器植入、呼吸机辅助呼吸和体外膜式氧合等),必要时可行心脏移植。

2. 救治方法

(1) 严密监测:收入心脏重症监护病房,24 小时特别护理,主要包括:①严密监测和控制出入水量,应每小时记录和报告作为治疗补液参考;②严密监护心电、血氧饱和度和血流动力学各项指标;③监测血常规、心肌酶谱、血气分析、肝肾功能、血乳酸、电解质、凝血功能等各项实验室指标;④每日 1 次或隔日 1 次床边胸部平片、床边心脏 B 超,可一日多次;⑤进行无创或有创血流动力学检测,根据中心静脉压、肺毛细血管楔压进行血容量、心功能的监测,调整输液量及出量,并且做动脉血压监测。

(2) 积极的支持治疗:支持治疗对暴发性心肌病患者极其重要,包括:①绝对卧床休息,减少探视,减少情绪刺激与波动;②高流量吸氧和正压给氧;③清淡、易消化且富含营养的饮食,并且少食多餐,补充各种水溶性和脂溶性维生素;④改善心肌能量代谢(磷酸肌酸;辅酶 Q10);⑤发热时可物理降温,或糖皮质激素治疗,不建议应用非甾体消炎类药物降温;⑥由于病情危重而出现应激和使用糖皮质激素,给予质子泵抑制剂保护胃黏膜,防止出血。与其他原因所致的休克不同,暴发性心肌炎患者心脏泵功能严重受损,所以治疗过程中应根据心肾功能计算出入量,切忌液体快进快出,尤其是没有循环支持的时候。

(3) 抗病毒治疗:治疗内容与急性心肌炎相同,可参考上文。

(4) 免疫治疗:暴发性心肌炎时心肌损伤的病理生理机制包括病毒直接损伤、大量细胞因子释放以及免疫介导的间接损伤等几个方面。针对免疫反应病理生理环节采用免疫抑制治疗,理论上可阻断发病环节、缓解症状、挽救心肌、改善预后。目前虽然没有大规模多中心的临床研究结果,但已有的成果提示其有效性及安全性。

1) 免疫球蛋白(immunoglobulin,IVIG):对于暴发性心肌炎患者,建议每天 20~40g 共使用 2 天,此后每天 10~20g,持续应用 5~7 天。虽然尚缺乏大样本量的前瞻性随机对照临床研究,一些小样本的研究证实 IVIG 对于暴发性重症心肌炎良好的治疗效果。早期美国一项对 LVEF<30% 的 6 例暴发性心肌炎患者予以大剂量 IVIG 治疗的观察性研究结果显示,左心室射血分数可由治疗前的 21.7%±7.5% 上升至治疗后的 50.3%±8.6%(P=0.005);平均随访 13.2 个月后 LVEF 仍可维持在 53%±6%,且随访期间无 1 例需再次住院治疗。2015 年发表的一项回顾性分析研究并未发现对暴发性心肌炎患者应用 IVIG 治疗能改善住院期间的病死率。仔细分析发现,首先,治疗组多数患者使用 IVIG 剂量未能达到 2g/kg,剂量不足可能是导致疗效不佳的一个原因;此外,该研究仅纳入了机械循环支持后才应用 IVIG 治疗的患者,而将在机械循环支持应用之前已应用 IVIG 治疗的患者排除在外。显然,当临床上需要应用机械辅助支持治疗时,患者病情已经相当严重,此时再启动 IVIG 治疗可能为时已晚而疗效不佳。故此,IVIG 应用的剂量和时机可能是目前对其疗效结论不能统一而有所争论的关键所在,需要高质量大样本的临床试验进一步证实。

2) 糖皮质激素:建议开始每天 200mg 甲泼尼龙静脉滴注,连续 3~5 天后依情况减量,可用 1~2 周。理论上,糖皮质激素应在病毒性心肌炎的第二阶段即免疫损伤阶段使用,而应避免在第一阶段即病毒复制和病毒损伤阶段使用,原因是糖皮质激素可能导致病毒复制增加。但对于暴发性心肌炎,第一阶段短而第二阶段的免疫损伤发生早而严重,故对于重症患者,推荐早期、足量使用。可以选用地塞米松 10~20mg 静脉注射后,立即给予甲泼尼龙静脉注射使其尽快发挥作用。对于糖皮质激素应用于暴发性心肌炎尚无大规模临床研究而仅有一些病例报道。新近 2016 年 Bjelakovic 等报道两例儿童暴发性心肌炎患者应用大剂量甲泼尼龙治疗成功的病例,两例患儿均已发生心源性休克,存在代谢性酸中毒、低氧血症和高乳酸血症,需要大剂量多巴胺和多巴酚丁胺治疗但病情仍继续恶化。在应用大剂量甲泼尼龙[10mg/(kg·h)]后病情显著改善,用药后 10 个小时血压和氧饱和度均恢复正常,左心室功能在 2 周完全恢复正常。

(5) 生命支持治疗:对于暴发性心肌炎治疗极其重要,是重中之重。因为暴发性心肌炎患者心肌受到广泛弥漫性严重损伤,泵功能严重受损,加之肺淤血和肺部炎症损伤,难以支撑全身血液和氧供应。首选治疗是通过生命支持使心脏能够充分休息,在系统治疗情况下恢复其功能,强心或儿茶酚胺类药治疗是在缺乏生命支持治疗条件,采用其他药物维持循环后脑组织等仍明显低灌注时的次选且短时间使用的治疗。因此特别提出"以生命支持为依托的综合救治方案"。生命支持治疗包括呼吸支持(呼吸机使用)和循环支持[(包括主动脉内球囊反搏(intra-aortic balloon pump,IABP)、体外膜氧合器(extracorporeal membrane oxygenation,ECMO,impella 和左心室辅助装置)]两方面。

1) 主动脉球囊反搏(IABP):通过由动脉系统置入一根带气囊的导管到左锁骨下动脉开口下方和肾动脉开口上方的降主动脉内,经反复节律性地在心脏舒张期球囊不断充气和放气,达到辅助心脏减轻心脏负担的作用。在心脏舒张期球囊充气时,球囊占据主动脉内空间,可升高舒张压力,增加心脑等重要脏器循环灌注;在球囊于收缩期前瞬间放气时,主动脉内压力降低,可减少心脏收缩时面临的后负荷,减少心脏做功,增加每搏量,增加前向血流,增加体循环灌注。对暴发性心肌炎血流动力学不稳定患者,可减少血管活性药物使用及使用剂量,帮助患者度过急性期。我们和国外的临床实践证明对暴发性心肌炎心肌严重损伤时产生明显的辅助治疗作用。

2) 体外膜氧合器(ECMO):通常与 IABP 结合使用,可让心肺得到休息,为其功能恢复赢得时间。暴发性心肌炎患者虽比普通心肌炎患者危重,但一旦度过急性危险期,心功能大都恢复正常,长期预后较好。故此危重患者,如出现心源性休克、心脏指数<2.0L/(min·m²)、血乳酸>2mmol/L 的患者,更能从 ECMO 治疗中获益。对于此类患者,应积极而且尽早使用 ECMO 治疗,能挽救部分危重症患者生命。

ECMO 对暴发性心肌炎的救治,已得到大量临床数据支持,报道中位 ECMO 治疗天数为 5~9 天,治愈出院率为 55%~66%。一项对 2003 年 1 月到 2013 年 12 月共 3 846 例心源性休克患者应用静脉-动脉模式(V-A)ECMO 的统计分析表明,慢性肾衰竭、低血压、低碳酸氢根等是高病死率相关因子。对暴发性心肌炎患者应用 V-A ECMO 治疗的回顾性研究表明,患者预后不良的预测因子有老年、出血和多器官功能衰竭。此外,在多器官功能衰竭治疗中,有 ECMO 和呼吸机支持心肺功能、血液透析维持肾功能,但肝功能衰竭在目前却无很好的处理办法,故此当出现肝功能不良,特别是总胆红素和直接胆红素增高时,通常提示多器官功能的持续恶化,预后不良。有学者提出在应用 ECMO 时当出现胆红素急剧增高或其浓度超过 3.0mg/dl 时,应考虑将 ECMO 支持转为应用心室辅助装置(ventricular assist device,VAD)支持。

3)机械通气:呼吸机可作为急性左心衰竭的辅助治疗手段,能改善肺功能,降低患者劳力负荷和心脏做功。根据上述原则,并非像其他疾病那样必须在普通吸氧仍然低氧血症时才使用,建议在患者呼吸急促或呼吸频率快、心率快时即给予正压给氧,以减轻患者负担和心脏做功。有下列两种方式:①无创呼吸机辅助通气:分为持续气道正压通气和双相间歇气道正压通气两种模式。推荐患者呼吸困难或呼吸频率>20 次/min,能配合呼吸机通气的患者;②气道插管和人工机械通气:应用指征为心肺复苏时、呼吸衰竭,尤其是出现明显的呼吸性和代谢性酸中毒并影响到意识状态的患者必须使用。鼓励在上述呼吸急促、呼吸频率快、心率快时积极使用。总之,呼吸机的使用应尽早给予,即使血氧饱和度正常但呼吸频率快而且费力者也应使用,以减轻患者负荷、减轻心脏负担。

(6)休克和急性左心衰的药物治疗:暴发性心肌炎合并休克非常常见,急性左心衰或全心衰竭几乎见于每一位患者。休克机制涉及泵功能衰竭、全身毒性作用和容量不足等。其中泵功能严重受损是其与其他休克的最根本的不同,这也决定了治疗方法的差异。因此,如果条件允许,依托生命支持治疗,仍不足时加用药物治疗。

休克药物治疗:根据休克的原因进行治疗,暴发性心肌炎合并大量出汗、恶心呕吐、腹泻等导致容量不足时,可适当补液。根据动力学监测指标决定补液速度和剂量,首先给予多巴胺和碳酸氢钠治疗,必要时加用间羟胺治疗,以维持基本生命体征,为进一步治疗争取时间。除了明显失液外,补液治疗需要渐进,切忌太快。α 受体激动药仅能够短暂使用,长期使用可导致组织缺氧加重甚至不可逆组织器官功能损害及患者死亡,使用多巴胺也容易导致心率明显增快和室性心律失常如期前收缩、室性心动过速甚至心室颤动,增加心脏负担,应予注意,尽量减少使用。作为抗休克治疗的一部分,应尽早使用糖皮质激素。

急性左心衰竭的治疗包括正压呼吸、血液超滤、利尿药使用,在心率明显增快时少量使用洋地黄类药物,尽量少用单胺类强心剂,以免增加心脏耗氧和心律失常。由于血压低,所以血管扩张剂应该谨慎使用。为了减少急性左心衰竭的发生,每天应根据液体平衡和血流动力学状况决定液体进出量。对于心力衰竭严重甚至心源性休克患者,需要积极使用生命支持治疗,维持血流动力学稳定,保证心脑肾等重要脏器的灌注,心脏本身得到充分的休息,以帮助患者度过急性期。

(7)心律失常的治疗:暴发性心肌炎患者通常存在低血压或休克,如发生严重心律失常将加重血流动力学障碍,以致威胁患者生命。其处理原则应遵循现有的心律失常指南,同时亦应充分考虑患者的心脏功能和血压状况下,选择合适的药物或处理策略。

1)恶性心律失常的预测:窦性心动过缓、QRS 波增宽、超声心动图显示左心室功能恶化、心肌肌钙蛋白水平持续升高或波动,或出现非持续性室性心动过速常常预示着恶性心律失常的发生。

2)总体治疗原则:①快速识别并纠正血流动力学障碍。因心律失常导致严重血流动力学障碍者,需立即纠正心律失常,对快速心律失常者应立即除颤(心室颤动时)或同步电复律,电复律不能纠正或纠正后复发,需兼用药物。如心律失常无法终止时,以稳定血流动力学、改善症状为目标;②血流动力学相对稳定者,根据临床症状、心功能状态以及心律失常性质,选用适当治疗策略及抗心律失常药物;在心律失常纠正后应采取预防措施,尽量减少复发;③积极改善心脏功能、低血压情况,纠正与处理电解质紊乱、血气和酸碱平衡紊乱等内环境紊乱;④心肌炎患者通常合并心功能不全、心源性休克和组织器官低灌注,快速心律失常患者不宜使用 β 受体拮抗药、非二氢吡啶类钙通道阻滞药等负性肌力、负性频率抗心律失常药物;胺碘酮静脉泵入为首选,但亦不宜快速静脉注射;心房颤动患者可给予洋地黄类药物控制过快的心室率;⑤心动过缓者首先考虑置入临时起搏器,无条件时可用提高心率的药物如异丙基肾上腺素或阿托品;⑥大多数心肌炎患者度过急性期后可以痊愈。发生心动过缓患者,急性期不建议植入永久起搏器。需观察 1~2 周以上,全身病情稳定后传导阻滞仍未恢复者,再考虑植入永久起搏器;急性期发生室性心动过速和心室颤动患者,急性期及病情恢复后均不建议植入式心律复律除颤器(ICD)。

（8）血液净化：主要目的是持续过滤去除毒素和细胞因子。合并肾功能损伤时，应早期积极使用。血液净化治疗还可以通过超滤减轻心脏负荷，保证体内水、电解质及酸碱平衡，恢复血管对血管活性药物的反应来治疗心力衰竭，对暴发性心肌炎的患者有较大帮助。值得注意的是：①由于是为了清除有毒性物质，因此血液净化需要持续进行，每天至少8~12小时或更长时间；②由于此时患者心脏功能极其脆弱，起始和终止时放血和血液回输必须很缓慢，以免诱发心力衰竭。

因病毒感染激活细胞免疫和体液免疫，单核细胞和淋巴细胞浸润，细胞黏附分子表达增加，大量抗体形成等在疾病的发生发展过程中发挥了重要作用，而病毒持续存在状态引起的免疫反应异常是心肌炎发展成扩张型心肌病的主要原因。因此血液净化治疗对暴发性心肌炎患者具有至关重要的意义。有研究表明，早期有效的稳定暴发性心肌炎患者的血流动力学，并减轻继发免疫损伤可明显改善预后。

1）连续性静脉-静脉血液透析滤过（continuous veno-venous hemodiafiltration，CVVHDF）：肾脏替代治疗（renal replacement therapies，RRTs）广泛应用于慢性心力衰竭，其中的一种方式CVVHDF常用于危重症患者。CVVHDF利用血泵驱动血液从静脉端引出，流经滤器后仍由静脉回流体内，它通过可控的方式连续、缓慢、等渗地平衡体内钠和水，将炎性递质从血液中清除出去。其主要作用包括：①通过对流、弥散、吸附作用，清除各种小分子毒素，迅速清除各种水溶性炎性递质，下调炎症反应，降低器官损伤程度；②纠正水、电解质及酸碱平衡紊乱，降低血液温度，维持内环境的稳定；③有效清除组织水肿，改善组织氧供和器官功能；④提供足够液体量，保证其他必要药物治疗和肠外营养支持。CVVHDF治疗过程中，因患者的容量及胶体渗透压变化程度小，可维持足够的组织灌注，因此在减少肺及外周组织水肿，改善肺功能的过程中并不影响血流动力学，但仍有少数研究表明在RRTs过程中出现过低血压和血流动力学不稳定的情况。

虽然肾替代治疗传统适应证为少尿、无尿、高血钾（>6.5mmol/L）、严重代谢性酸中毒（pH<7.1）、氮质血症（血尿素氮>30mmol/L）等，但是对于暴发性心肌炎特别是伴有急性左心功能不全的患者，应尽早考虑使用，循环衰竭和休克不是此项治疗的禁忌证。相反提示病情严重，更需要及早使用。美国一项针对急性心力衰竭患者使用CVVHDF或利尿药治疗的对比研究显示，CVVHDF能显著减轻体重、缩短ICU内治疗时间、增加心输出量及每搏量、降低肺毛细血管楔压，以及能降低30天内病死率的趋势。研究还显示，CVVHDF与利尿药相比，对患者的心率、血压、右心房压、平均肺动脉压、体循环血管阻力、肺血管阻力等血流动力学参数并无明显影响。

2）免疫吸附（immunoadsorption，IA）：IA疗法是近15年发展起来的一种血液净化技术。是将高度特异性的抗原、抗体或有特定物理化学亲和力的物质（配体）与吸附材料（载体）结合制成吸附剂（柱），选择性或特异地清除血液中的致病因子，从而达到净化血液、缓解病情的目的。暴发性心肌炎病理生理过程中均存在体液免疫和细胞免疫过程，而免疫吸附的目标就是选择性地清除血浆中的致病因子。目前虽尚无大规模临床试验的循证证据，但小样本的临床研究结果表明，IA疗法可以改善患者的心脏功能、临床表现、血流动力学参数（心输出量、每搏量、外周血管阻力）等，并降低评判心力衰竭严重程度指标（如运动耐力、NT-proBNP等）。此外，IA还可减少心肌炎症反应，心肌炎患者在运用蛋白A免疫吸附的治疗手段后，左心室收缩功能得以改善。有条件时推荐尝试使用。

总之，暴发性心肌炎作为心肌炎中发病迅速、病情危重的一种特殊类型，其血流动力学不稳定，药物难以维持，相比于其他危重病，机械辅助治疗对于协助患者度过急性期具有极其重要的意义，临床医师应做到高度重视，及早识别和预判，及早实施全方位救治，严密监护，不应轻言放弃，将最新的抢救措施如CRRT和ECMO等应用到位，即"以生命支持为依托的综合救治方案"施治，争分夺秒，以期提高救治存活率，挽救患者生命。

【指南与共识】

1. 2017年《成人暴发性心肌炎诊断与治疗中国专家共识》

2. 2013 ESC《心肌炎的病因、诊断、管理和治疗共识》

3. 2018年《心源性休克诊断和治疗中国专家共识》

第二节 心 包 疾 病

心包为双层囊袋结构。脏层心包为浆膜,与纤维壁层之间形成的心包腔内有 15~50ml 浆膜液起润滑作用。心包对心脏解剖位置起固定作用,能防止由于心脏收缩对周围血管的冲击。心包也能防止由于运动和血容量增加而导致的心腔迅速扩张。心包对肺部和胸腔感染的扩散起到阻止作用,但心包先天缺如或手术切除通常并不会产生临床严重后果。

心包疾病是由感染、肿瘤、代谢性疾病、尿毒症、自身免疫病、外伤等引起的心包病理性改变。临床上可按病程分为急性、亚急性及慢性,按病因分为感染性、非感染性、过敏性或免疫性。

一、急性心包炎

急性心包炎(acute pericarditis)为心包脏层和壁层的急性炎症性疾病。可以单独存在,也可以是某种全身疾病累及心包的表现。

【病因】

最常见病因为病毒感染。其他包括细菌、自身免疫病、肿瘤侵犯心包、尿毒症、急性心肌梗死后心包炎、主动脉夹层、胸壁外伤及心脏手术后。有些患者经检查仍无法明确病因,称为特发性急性心包炎或急性非特异性心包炎。约 1/4 患者可复发,少数甚至反复发作。

病因总结如下:

1. **急性非特异性**
2. **感染**　病毒、细菌、真菌、寄生虫、立克次体。
3. **肿瘤**　原发性、继发性。
4. **自身免疫**　风湿热及其他结缔组织疾病,如系统性红斑狼疮、结节性多动脉炎、类风湿性关节炎、贝赫切特病、艾滋病、心肌梗死后综合征、心包切开后综合征及药物性如普鲁卡因胺、青霉素等。
5. **代谢疾病**　尿毒症、痛风。
6. **物理因素**　外伤、放射性。
7. **邻近器官疾病**　急性心肌梗死、胸膜炎、主动脉夹层、肺梗死等。

5 种常见心包炎的鉴别与治疗见表 2-22-5。

表 2-22-5　5 种常见心包炎的鉴别与治疗

	急性非特异性	结核性	化脓性	肿瘤性	心脏损伤后综合征
病史	发病前数日常有上呼吸道感染,起病多急骤,常反复发作	常伴原发性结核病或与其他浆膜腔结核并存	常有原发感染病灶,伴明显败血症表现	转移性肿瘤多见,并可见于淋巴瘤及白血病	有手术、心肌梗死、心脏创伤等心脏损伤史,可反复发作
发热	持续发热	常无	高热	常无	常有
心包摩擦音	明显,出现早	有	常有	少有	少有
胸痛	常剧烈	常无	常有	常无	常有
白细胞计数	正常或增高	正常或轻度增高	明显增高	正常或轻度增高	正常或轻度增高
血培养	阴性	阴性	可阳性	阴性	阴性
心包积液量	较少	常大量	较多	大量	一般中量
性质	草黄色或血性	多为血性	脓性	多为血性	常为浆液性

续表

	急性非特异性	结核性	化脓性	肿瘤性	心脏损伤后综合征
细胞分类	淋巴细胞占多数	淋巴细胞较多	中性粒细胞占多数	淋巴细胞较多	淋巴细胞较多
细菌	无	有时找到结核分枝杆菌	能找到化脓性细菌	无	无
治疗	非甾体抗炎药	抗结核药	抗生素及心包切开	原发病治疗,心包穿刺	糖皮质激素

【发病机制】

心包腔是由壁层和脏层构成的一个封闭囊袋,正常心包腔内约含 50ml 液体,心包液来自脏层心包,通过壁层心包经胸导管和右淋巴导管排出。急性炎症反应时,心包的壁层与脏层之间产生由纤维蛋白、白细胞及少许内皮细胞组成的渗出物,此时为急性纤维蛋白性心包炎。当渗出物中的水分增多时,称为渗液性心包炎,多为浆液纤维蛋白性呈黄而清的液体,渗出液也可为脓性或血性。液量 100~500ml,可多达 2~3L。当渗液迅速积聚和/或渗液量超过一定水平时,心包内压力即急剧上升,影响心室舒张期充盈,使心搏量降低,动脉收缩压下降。同时,心包内压力增高也影响血液回流到右心,使静脉压升高,从而出现急性心脏压塞的临床表现。

【临床表现】

病毒感染者多于感染症状出现 10~12 天后有胸痛等症状,部分患者可伴有肺炎和胸膜炎临床表现。

1. **症状**　胸骨后、心前区疼痛为急性心包炎的特征,常见于炎症变化的纤维蛋白渗出期。疼痛可放射到颈部、左肩、左臂,也可达上腹部,疼痛性质尖锐,与呼吸运动相关,常因咳嗽、深呼吸、变换体位或吞咽而加重。部分患者可因心脏压塞出现呼吸困难、水肿等症状。感染性心包炎可伴发热。

2. **体征**　急性心包炎最具诊断价值的体征为心包摩擦音,呈抓刮样粗糙的高频音。多位于心前区,以胸骨左缘第 3、4 肋间最为明显。典型的摩擦音可听到与心房收缩、心室收缩和心室舒张相一致的三个成分,称为三相摩擦音。身体前倾坐位、深吸气或将听诊器胸件加压后可能听到摩擦音增强。心包摩擦音可持续数小时、数天甚至数周。当积液增多将二层心包分开时,摩擦音即消失。

【辅助检查】

1. **血清学检查**　取决于原发病,如感染性心包炎常有白细胞计数及中性粒细胞增加、红细胞沉降率增快等炎症反应,自身免疫病可有免疫指标阳性,尿毒症患者可见肌酐明显升高等。

2. **胸部 X 线检查**　可无异常发现,如心包积液较多,则可见心影增大,通常成人液体量少于 250ml、儿童少于 150ml 时,X 线难以检出其积液。

3. **心电图**　主要表现:①除 aVR 和 V_1 导联以外的所有常规导联可能出现 ST 段呈弓背向下型抬高,aVR 及 V_1 导联 ST 段压低,这些改变可于数小时至数日后恢复;②一至数日后,随着 ST 段回到基线,逐渐出现 T 波低平及倒置,此改变可于数周至数月后恢复正常,也可长期存在;③常有窦性心动过速。积液量较大的情况可以出现 QRS 电交替。

4. **超声心动图**　可确诊有无心包积液,判断积液量,协助判断临床血流动力学改变是否由心脏压塞所致。超声引导下行心包穿刺引流可以增加操作的成功率和安全性。

5. **心脏磁共振显像(CMR)**　能清晰显示心包积液容量和分布情况,帮助分辨积液的性质,可测量心包厚度。延迟增强扫描可见心包强化,对诊断心包炎较敏感。对于急性心肌炎、心包炎,还有助于判断心肌受累情况。

6. **心包穿刺**　主要指征是心脏压塞,对积液性质和病因诊断也有帮助,可以对心包积液进行常规、生化、病原学(细菌、真菌等)、细胞学相关检查。

【诊断与鉴别诊断】

1. **诊断标准**　诊断根据急性起病、典型胸痛、心包摩擦音、特征性的心电图表现。超声心动图检查可以确诊并判断积液量。结合相关病史、全身表现及相应的辅助检查有助于对病因做出诊断。

2. **鉴别诊断** 诊断急性心包炎应注意与其他可引起急性胸痛的某些疾病相鉴别。胸痛伴心电图 ST 段抬高的需要与急性心肌梗死鉴别,后者抬高 ST 段弓背向上,ST-T 改变的演进在数小时内发生,改变导联与梗死血管相对应,范围通常不如心包炎时广泛。有高血压史的胸痛患者需要除外夹层动脉瘤破裂,后者疼痛为撕裂样,程度较剧烈,多位于胸骨后或背部,可向下肢放射,破口入心包腔可出现急性心包炎的心电图改变,超声心动图有助于诊断,增强 CT 有助于揭示破口所在。肺栓塞可以出现胸痛、胸闷,甚至晕厥等表现,心电图典型表现为 $S_I Q_{III} T_{III}$,也可见 ST-T 改变,D-二聚体通常升高,确诊需增强肺动脉 CTA。

【治疗】

包括病因治疗、解除心脏压塞及对症支持治疗。

患者宜卧床休息,直至胸痛消失和发热消退。疼痛时给予非甾体抗炎药如阿司匹林(2~4g/d),效果不佳可给布洛芬(400~600mg,每日 3 次)或吲哚美辛(25~50mg,每日 3 次)或秋水仙碱(0.6mg,每日 2 次)。必要时可使用吗啡类药物。

对其他药物治疗积液吸收效果不佳的患者,可给予糖皮质激素治疗(泼尼松 40~80mg/d)。心包渗液多引起急性心脏压塞时需立即行心包穿刺放液。顽固性复发性心包炎病程超过 2 年、激素无法控制的患者,或伴严重胸痛的患者可考虑外科心包切除术治疗。

二、心包积液及心脏压塞

心包疾病或其他病因累及心包可以造成心包渗出和心包积液(pericardial effusion),当积液迅速或积液量达到一定程度时,可造成心脏输出量和回心血量明显下降而产生临床症状,即心脏压塞(cardiac tamponade)。

【病因】

各种病因的心包炎均可能伴有心包积液。最常见的三个原因:肿瘤、特发性心包炎和肾衰竭。严重的体循环淤血也可产生漏出心包积液;穿刺伤、心室破裂等可造成血性心包积液;迅速或大量心包积液可引起心脏压塞。

【病理生理】

正常时心包腔平均压力接近于零或低于大气压,吸气时呈轻度负压,呼气时近于正压。心包内少量积液一般不影响血流动力学。但如果液体迅速增多即使仅达 200ml 时,也因为心包无法迅速伸展而使心包内压力急剧上升,即可引起心脏受压,导致心室舒张期充盈受阻,周围静脉压升高,最终使心排血量显著降低,血压下降,产生急性心脏压塞的临床表现,而慢性心包积液则由于心包逐渐伸展适应,积液量可达 2 000ml。

【临床表现】

心脏压塞的临床特征为 Beck 三联征:低血压、心音低弱、颈静脉怒张。

1. **症状** 呼吸困难是心包积液时最突出的症状,可能与支气管、肺、大血管受压引起肺淤血有关。呼吸困难严重时,患者可呈端坐呼吸,身体前倾、呼吸浅速、面色苍白,可有发绀;也可因压迫气管、食管而产生干咳、声音嘶哑及吞咽困难;还可出现上腹部疼痛、肝大、全身水肿、胸腔积液或腹水,重症患者可出现休克。

2. **体征** 心尖搏动减弱,位于心浊音界左缘的内侧或不能扪及;心脏叩诊浊音界向两侧增大,皆为绝对浊音区;心音低而遥远。积液量大时可于左肩胛骨下出现叩浊音,听诊闻及支气管呼吸音,称心包积液征(Ewart 征),此乃肺组织受压所致。少数病例可于胸骨左缘第 3、4 肋间闻及心包叩击音(见缩窄性心包炎)。大量心包积液可使收缩压降低,而舒张压变化不大,故脉压变小。依心脏压塞程度,脉搏可减弱或出现奇脉。大量心包积液影响静脉回流,出现体循环淤血表现,如颈静脉怒张、肝大、肝颈静脉回流征、腹水及下肢水肿等。

3. **心脏压塞** 短期内出现大量心包积液可引起急性心脏压塞,表现为窦性心动过速、血压下降、脉压变小和静脉压明显升高。如果心排血量显著下降,可造成急性循环衰竭和休克。如果液体积聚较慢,则出现亚急性或慢性心脏压塞,产生体循环静脉淤血征象,表现为颈静脉怒张、Kussmaul 征,即吸气时颈静脉充盈更明显;还可出现奇脉,表现为桡动脉搏动呈吸气性显著减弱或消失、呼气时恢复。奇脉也可通过血压测量来诊断,即吸气时动脉收缩压较吸气前下降 10mmHg 或更多。

【辅助检查】

1. **X 线检查**　可见心影向两侧增大呈烧瓶状,心脏搏动减弱或消失。特别是肺野清晰而心影显著增大常是心包积液的有力证据,有助于鉴别心力衰竭。

2. **心电图**　心包积液时可见肢体导联 QRS 低电压,大量渗液时可见 P 波、QRS 波、T 波电交替,常伴窦性心动过速。

3. **超声心动图**　对诊断心包积液简单易行,迅速可靠。心脏压塞时的特征为:舒张末期右心房塌陷及舒张早期右心室游离壁塌陷。此外,还可观察到吸气时右心室内径增大,左心室内径减少,室间隔左移等。超声心动图可用于引导心包穿刺引流。

4. **心包穿刺**　主要目的为迅速缓解心脏压塞,同时可以对心包积液进行相关检查,以明确病因。

【诊断与鉴别诊断】

1. **诊断标准**　对于呼吸困难的患者,如查体发现颈静脉怒张、奇脉、心浊音界扩大、心音遥远等典型体征,应考虑此诊断,超声心动图见心包积液可确诊。心包积液病因诊断可根据临床表现、实验室检查、心包穿刺液检查以及是否存在其他疾病进一步明确。

2. **鉴别诊断**　主要鉴别引起呼吸困难的临床情况,尤其是与心力衰竭鉴别。根据心脏原有的基础疾病如冠心病、高血压、瓣膜病、先天性心脏病或心肌病等病史,查体闻及肺部湿啰音,并根据心音、心脏杂音和有无心包摩擦音进行判断,心脏超声有助于明确。

【治疗】

心包穿刺引流是解除心脏压塞最简单有效的手段,对所有血流动力学不稳定的急性心脏压塞,均应紧急行心包穿刺或外科心包开窗引流,解除心脏压塞。对伴休克患者,需扩容治疗,可增加右心房及左心室舒张末期压力。对于血流动力学稳定的心包积液患者,应设法明确病因,针对原发病进行治疗同时应注意血流动力学情况,必要时心包减压并将引流液送实验室检查。

三、缩窄性心包炎

缩窄性心包炎(constrictive pericarditis)是指心脏被致密增厚的纤维化或钙化心包所包围,使心室舒张期充盈受限而产生一系列循环障碍的疾病,多为慢性。

【病因】

我国缩窄性心包炎的病因以结核性为最常见,其次为急性非特异性心包炎、化脓性或由创伤性心包炎后演变而来。近年来,放射性心包炎和心脏手术后引起者逐渐增多。其他少见的病因包括自身免疫性疾病、恶性肿瘤、尿毒症、药物等。

【病理生理】

心包缩窄使心室舒张期扩张受阻,充盈减少,心搏量下降,为维持心排血量,心率必然代偿性增快。由于回流受阻,可出现静脉压升高、颈静脉怒张、肝大、腹水、下肢水肿等。由于吸气时周围静脉回流增多,而已缩窄的心包使心室无法适应性扩张,致使吸气时颈静脉压进一步升高,静脉扩张更明显,称 Kussmaul 征。

【临床表现】

1. **症状**　患者常有急性心包炎、复发性心包炎或心包积液等病史。主要症状与心输出量下降和体循环淤血有关,表现为劳力性呼吸困难、活动耐量下降、疲乏等,以及肝大、腹水、胸腔积液和周围水肿等。

2. **体征**　心尖搏动减弱或消失,多数患者收缩期心尖呈负性波动,心浊音界可不增大或稍增大,心音轻而遥远,通常无杂音,可闻及心包叩击音;后者系额外心音,发生在第二心音后,呈拍击样,因舒张期血流突然涌入舒张受限的心室引起心室壁振动所致。心率常较快,心律可为窦性,也可为房性、室性或有期前收缩。可有 Kussmaul 征。

可见颈静脉怒张、肝大、腹水、下肢水肿。缩窄性心包炎的腹水常较下肢水肿出现得早且程度重,此与一般的心力衰竭患者不同,产生的机制不明确。

【辅助检查】

1. **X线检查**　可见心影偏小、正常或轻度增大,左、右心缘变直,主动脉弓小或难以辨认,上腔静脉常扩张,多数患者可见心包钙化。

2. **心电图**　可见 QRS 低电压、T 波低平或倒置。有时可见心房颤动等。心律失常,尤其见于病程长和高龄患者中。

3. **超声心动图**　诊断缩窄性心包炎的敏感性较低。典型的超声表现为心包增厚,室壁活动减弱,室间隔的异常运动,即室间隔抖动征,下腔静脉增宽且不随呼吸变化。

4. **CT 和 CMR**　对慢性缩窄性心包炎的诊断价值优于超声心动图,前者可用于积液定位及定量,心包增厚程度和部位,了解是否存在心包肿瘤。

5. **右心导管检查**　特征性表现为肺毛细血管压力、肺动脉舒张压力、右心室舒张末期压力、右心房压力和腔静脉压均显著升高且趋于同一水平;右心房压力曲线呈 M 或 W 波形,右心室收缩压轻度升高,呈舒张早期下陷及高原形曲线。

【诊断与鉴别诊断】

典型缩窄性心包炎多可根据典型的临床表现及实验室检查诊断,主要应与限制型心肌病相鉴别,具体见限制型心肌病一节。此外,还应与心力衰竭相鉴别,心力衰竭常有心界扩大、双下肺湿啰音等体征,胸部 X 线可见心影增大、肺淤血,超声心动图可帮助明确诊断。当本病以腹水为主要表现时,应注意与肝硬化、结核性腹膜炎等相鉴别。

【治疗】

缩窄性心包炎为进展性疾病,大多数患者会发展为慢性缩窄性心包炎,此时心包切除术是唯一有效的治疗方法。应早期施行心包切除术,以避免出现心源性恶病质、严重肝功能不全、心肌萎缩等并发症。通常在心包感染控制后即应手术,对于结核患者应在术后继续抗结核治疗 1 年。

【指南与共识】

1.《成人暴发性心肌炎诊断与治疗中国专家共识(2017)》

2.《ESC 心包疾病诊断和管理指南(2015)》

（汪道文）

参 考 文 献

[1] 陈灏珠,林果为. 实用内科学. 13 版. 北京:人民卫生出版社,2009.

[2] 葛均波. 现代心脏病学. 上海:复旦大学出版社,2011.

[3] 中华医学会心血管病学分会精准医学学组,中华心血管病杂志编辑委员会,成人暴发性心肌炎工作组. 成人暴发性心肌炎诊断与治疗中国专家共识. 中华心血管病杂志,2017,45(09):742-752.

[4] 中华医学会心血管病学分会心血管急重症学组,中华心血管病杂志编辑委员会. 心源性休克诊断和治疗中国专家共识(2018). 中华心血管病杂志,2019,(04):265-277.

[5] Aoyama N,Izumi T,Hiramori K,et al. National survey of fulminant myocarditis in Japan:therapeutic guidelines and long-term prognosis of using percutaneous cardiopulmonary support for fulminant myocarditis(special report from a scientific committee). Circ J,2002,66:133-144.

[6] Cowley A,Dobson L,Kurian J,et al. Acute myocarditis secondary to cardiac tuberculosis:a case report. Echo Res Pract,2017,4:K25-K29.

[7] Hufnagel G,Pankuweit S,Richter A,et al. The European Study of Epidemiology and Treatment of Cardiac Inflammatory Diseases(ESETCID). First epidemiological results. Herz,2000,25:279-285.

[8] Moriwaki K,Dohi K,Omori T,et al. A Survival Case of Fulminant Right-Side Dominant Eosinophilic Myocarditis. Int Heart J,2017,58:459-462.

[9] Kühl U,Pauschinger M,Schwimmbeck PL,et al. Interferon-beta treatment eliminates cardiotropic viruses and improves left ventricular function in patients with myocardial persistence of viral genomes and left ventricular dysfunction. Circulation,2003,

107:2793-2798.

［10］Fung G,Luo H,Qiu Y,et al. Myocarditis. Circ Res,2016,118:496-514.

［11］Isogai T,Yasunaga H,Matsui H,et al. Effect of intravenous immunoglobulin for fulminant myocarditis on in-hospital mortality: propensity score analyses. J Card Fail,2015,21:391-397.

［12］Kishimoto C,Shioji K,Hashimoto T,et al. Therapy with immunoglobulin in patients with acute myocarditis and cardiomyopathy:analysis of leukocyte balance. Heart Vessels,2014,29:336-342.

［13］Yu DQ,Wang Y,Ma GZ,et al. Intravenous immunoglobulin in the therapy of adult acute fulminant myocarditis:A retrospective study. Exp Ther Med,2014,7:97-102.

［14］Bjelakovic B,Vukomanovic V,Jovic M. Fulminant Myocarditis in Children Successfully Treated with High Dose of Methyl-Prednisolone. Indian J Pediatr,2016,83:268-269.

［15］Goland S,Czer LS,Siegel RJ,et al. Intravenous immunoglobulin treatment for acute fulminant inflammatory cardiomyopathy: series of six patients and review of literature. Can J Cardiol,2008,24:571-574.

［16］Drucker NA,Colan SD,Lewis AB,et al. Gamma-globulin treatment of acute myocarditis in the pediatric population. Circulation,1994,89:252-257.

［17］Schmidt M,Burrell A,Roberts L,et al. Predicting survival after ECMO for refractory cardiogenic shock:the survival after veno-arterial-ECMO(SAVE)-score. Eur Heart J,2015,36:2246-2256.

［18］Nakamura T,Ishida K,Taniguchi Y,et al. Prognosis of patients with fulminant myocarditis managed by peripheral venoarterial extracorporeal membranous oxygenation support:a retrospective single-center study. J Intensive Care,2015,3:5.

［19］Badawy SS,Fahmy A. Efficacy and cardiovascular tolerability of continuous veno-venous hemodiafiltration in acute decompensated heart failure:a randomized comparative study. J Crit Care,2012,27:106. e7-e13.

［20］Felix SB,Beug D,Dörr M. Immunoadsorption therapy in dilated cardiomyopathy. Expert Rev Cardiovasc Ther,2015,13:145-152.

［21］Jensen LD,Marchant DJ. Emerging pharmacologic targets and treatments for myocarditis. Pharmacol Ther,2016,161:40-51.

［22］European Society of Cardiology Working Group on Myocardial and Pericardial Diseases. Current state of knowledge on aetiology,diagnosis,management,and therapy of myocarditis:a position statement of the European Society of Cardiology Working Group on Myocardial and Pericardial Diseases. Eur Heart J. 2013;34(33):2636-2648.

［23］Habib G,Lancellotti P,Antunes MJ,et al. 2015 ESC Guidelines for the management of infective endocarditis:The Task Force for the Management of Infective Endocarditis of the European Society of Cardiology(ESC). Endorsed by:European Association for Cardio-Thoracic Surgery(EACTS),the European Association of Nuclear Medicine(EANM). Eur Heart J,2015,36(44):3075-3128.

第二十三章 成人先天性心脏病

第一节 房间隔缺损

房间隔缺损(atrial septal defect,ASD)为临床上常见的先天性心脏畸形,简称房缺,是原始房间隔在胚胎发育过程中出现异常,致左、右心房之间残留未闭的房间孔,心房水平的分流可引起相应的血流动力学异常。房间隔缺损可单独发生,也可与其他类型的心血管畸形同时存在。

【流行病学】

房间隔缺损是最常见的一种先天性心脏病。根据 Abbott 1 000 例单纯性先天性心脏病的尸体解剖,房间隔缺损居首位,占 37.4%。我国的研究数据不一,不同地区房间隔缺损占先天性心脏病的比率从 31.9%~48.4% 不等。发病率在我国为 0.24%~0.28%。女性多见,男女患病比例为 1:(2~3),且有家族遗传倾向。成人房缺以继发孔型多见,占 65%~75%,原发孔型占 15%~20%。

【解剖学】

根据房间隔缺损的发生的部位,分为原发孔房间隔缺损和继发孔房间隔缺损。

1. **原发孔型房间隔缺损** 在发育的过程中,原发房间隔停止生长,不与心内膜垫融合而遗留间隙,即成为原发孔(或第一孔)缺损。位于心房间隔下部,其下缘缺乏心房间隔组织,而由心室间隔的上部和三尖瓣与二尖瓣组成;常伴有二尖瓣前叶的裂缺,导致二尖瓣关闭不全,少数有三尖瓣隔瓣叶的裂缺。

2. **继发孔型房间隔缺损** 继发孔型房间隔缺损系胚胎发育过程中,原始房间隔吸收过多,或继发性房间隔发育障碍导致左、右房间隔存在通道所致。继发孔型房间隔缺损可分为四型(图 2-23-1)。

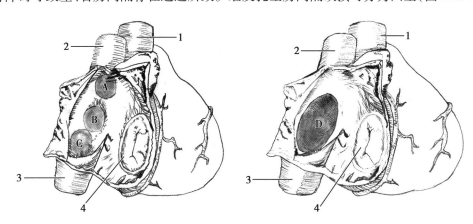

图 2-23-1 继发孔房间隔缺损解剖结构分型

注:1. 主动脉;2. 上腔静脉;3. 下腔静脉;4. 三尖瓣;A. 上腔型房间隔缺损,3.5%;B. 中央型房间隔缺损,70%~76%;C. 下腔型房间隔缺损,10%~12%;D. 混合型房间隔缺损,8.5%。

（1）中央型房缺：或称卵圆孔型房缺。缺损位于卵圆窝的部位，四周有完整的房间隔结构，约占76%。

（2）上腔型房缺：也称静脉窦型缺损，缺损位于卵圆孔上方，上界缺损，与上腔静脉通连，约占3.5%。

（3）下腔型房缺：缺损位置较低，呈椭圆形，下缘缺如和下腔静脉入口相延续，左心房后壁构成缺损的后缘，约占12%。

（4）混合型房缺：兼有上述两种以上的缺损，缺损一般较大，约占8.5%（图2-23-1）。15%~20%的继发孔房间隔缺损可合并其他心内畸形，如肺动脉瓣狭窄、部分型肺静脉畸形引流、二尖瓣狭窄（Lutembacher综合征）等。房间隔缺损一般不包括卵圆孔未闭，后者不存在房水平的左向右分流，而是与逆向栓塞有关。

临床上还有一类房间隔缺损称获得性房间隔缺损，为治疗其他疾病后遗留的缺损，如Fonton手术后为稳定血流动力学而留的房间隔窗，二尖瓣球囊扩张术后遗留的房间隔缺损等。此类房间隔缺损一般在卵圆窝位置，其临床意义与继发孔房间隔类似。

【胚胎学与发病机制】

约在胚胎发育的28天时，心房的顶部背侧壁正中发出第一房间隔，向心内膜垫方向生长，将心房分为左、右心房，到达心内膜垫前的孔道称第一房间孔。心内膜垫在生长过程中逐渐与第一房间隔下缘接触、融合，最后两者之间残留的间隙第一房间孔（也叫原发孔）关闭。在第一房间孔关闭以前，第一房间隔中上部逐渐退化、吸收，形成一新的通道即第二房间孔（继发孔）。在原发孔关闭之前，在继发孔形成后、第一房间隔右侧出现向下生长的间隔即第二房间隔，形成一单瓣逐渐遮盖第二房间孔（继发孔），但两者之间并不融合，形成卵圆孔，其可被第一房间隔覆盖，覆盖卵圆孔的第一房间隔称为卵圆孔瓣。此后胎儿期血流可通过卵圆孔从右心房向左心房分流。出生后，左房压力增大，两个房间隔合二为一，卵圆孔闭锁，成为房间隔上的卵圆窝，在约20%的成人中可遗留细小间隙，由于有左心房面活瓣组织覆盖，正常情况下可无分流。在胚胎发育过程中，如第一房间隔下缘不能与心内膜垫接触，则在房间隔下部残留一间隙，形成原发孔房间隔缺损。如第一房间隔上部吸收过多、第二房间孔（继发孔）过大或第二房间隔生长发育障碍，则两者之间不能接触，出现继发孔房间隔缺损。

【分子生物学】

房间隔缺损发病机制正在研究中，目前对于其遗传学发病机制并不清楚，近年的研究提示T-BX5、NKX2.5、GATA4转录因子与房间隔缺损的发生高度相关。此外，房间隔缺损患者心肌Wnt信号通路发育不良，多条信号转导通路中的信号分子在房缺心肌组织中呈现较低的基因表达，如MAPK通路中的MAP3K12、MAP4K1、MAP4K3，还与细胞周期调控异常、胎儿转录程序的启动及细胞骨架紊乱和心肌收缩力降低有关。

【病因】

房间隔缺损是多因素遗传和环境因素相互作用导致的，难以用单一原因解释。母亲妊娠早期患风疹、服用沙利度胺及长期酗酒都是干扰胚胎正常心血管发育的不良环境刺激。动物实验表明缺氧、缺少或摄入过多维生素，摄入某些药物，接受离子放射线是心脏畸形的常见原因。大多数房间隔缺损不是单基因遗传病，而是多基因，多因素的共同作用结果。

【病理生理】

正常情况下，左心房压力比右心房压力高约0.667kPa。因此，有房间隔缺损时，血液自左向右分流，临床无发绀出现。分流量大小与左、右房间压及房间隔缺损大小成正比，与右心室排血阻力（如合并有肺动脉瓣狭窄、肺动脉高压）高低成反比。由于左向右分流，右心容量增加，发生右心房、右心室扩大，室壁变厚，肺动脉不同程度扩张，肺循环血量增多，肺动脉压升高。

随病情发展，肺小动脉壁发生内膜增生、中膜增厚、管腔变窄，因而肺血管阻力增大，肺动脉高压从动力型变为阻力型，右心房、右心室压力增高，左向右分流逐渐减少，病程晚期右心房压力超过左心房，心房水平发生右向左分流，形成艾森门格综合征（Eisenmenger综合征），出现临床发绀、心力衰竭。这种病例改变较晚，通常在45岁以后。

【临床表现】

1. **症状**

（1）根据缺损大小及分流量的多少不同,症状轻重不一。缺损小,长期无症状,一直潜伏到老年。缺损大,症状出现早,婴儿期发生充血性心力衰竭和反复发作性肺炎。

（2）一般继发孔房间隔缺损的儿童易疲劳,易发生呼吸道感染,容易发育不良,随病情进展,可有气急、心悸、乏力等。

（3）儿童时期,房性心律失常、肺动脉高压、肺栓塞和心力衰竭极少见。随病程延长,右心容量负荷加重,成年后容易出现心房颤动、心房扑动等心律失常和充血性心衰表现,也是死亡的重要原因。

2. **体征**

（1）房间隔缺损较小者,发育不受影响;缺损较大者,可有发育迟缓、消瘦等。

（2）视诊可发现多数儿童体形瘦弱,并常表现左侧前胸壁稍有隆起,心脏搏动增强,触诊可触及右心室抬举感等。听诊典型表现为胸骨左缘第2、3肋间闻及Ⅱ～Ⅲ级收缩期吹风样杂音,伴有第二心音亢进和固定分裂,收缩期杂音为肺动脉瓣血流量增加引起收缩中期肺动脉喷射性杂音。少数患者还可扪及收缩期震颤。分流量大者三尖瓣区可听到三尖瓣相对狭窄产生的舒张期隆隆样杂音,伴随二尖瓣脱垂的患者可闻及心尖区全收缩期杂音或收缩晚期杂音,向腋下传导,但收缩中期喀喇音常难闻及。

（3）随着年龄增长,肺血管阻力不断提高,左向右分流减少,肺动脉瓣和三尖瓣杂音强度均减弱。第二心音的肺动脉瓣成分加强。如右心室抬举感增强,肺动脉瓣区收缩期杂音减弱,但第二心音更加亢进、分裂,提示存在肺动脉高压。病变晚期右向左分流,出现发绀和杵状指,并将发展为充血性心力衰竭,颈静脉怒张,肝脏增大。

【辅助检查】

1. **影像学检查**

（1）X线检查:缺损小时,分流量少,X线可大致正常或心影轻度增大。缺损较大者,肺野充血,肺纹理增多,肺动脉段突出,在透视下有时可见到肺门舞蹈。主动脉正常或主动脉结缩小,右心房、右心室扩大,一般无左心室扩大。

（2）超声心动图及彩色多普勒:一般可明确诊断,可显示ASD大小、位置、数目、残余房间隔组织的长度及厚度,以及与毗邻解剖结构的关系,而且还可以全面了解心内结构和血流动力学变化(图2-23-2,2-23-3,彩图见书末)。经胸超声显示右心房、右心室扩大、肺动脉增宽,M超可见室间隔与左心室后壁同向运动等右心负荷过重表现,二维可见房间隔中部连续性中断,彩色多普勒可以显示左向右分流的部位、明确血液分流方向、速度并估计分流量。肺动脉压可通过三尖瓣反流束的高峰血流来评估。对于静脉窦型缺损超声显像可能有一定困难,双氧水造影有助于发现分流部位,而经食管超声检查可获得十分清晰

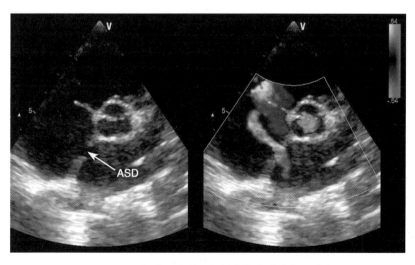

图2-23-2　超声心动图显示缺损部位在房间隔中部

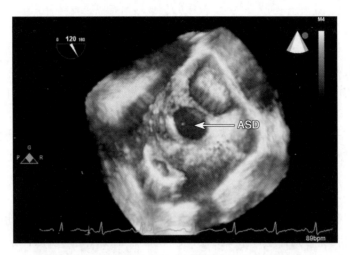

图 2-23-3　3D 超声心动图显示缺损部位在房间隔中部

的图像。

2. **心电图**　在继发孔缺损患者心电图常示电轴右偏,不完全性右束支传导阻滞和右心室肥大(图 2-23-4)。右胸导联 QRS 间期正常,但呈 rSR' 或 rsR' 型。右心室收缩延迟的具体机制尚不明。房间隔缺损课件 PR 间期延长,可能与心房扩大和由于缺损本身引起结内传导距离增加有关。表现为电轴右偏、成年患者可有心律失常,以心房纤颤和心房扑动最为常见。

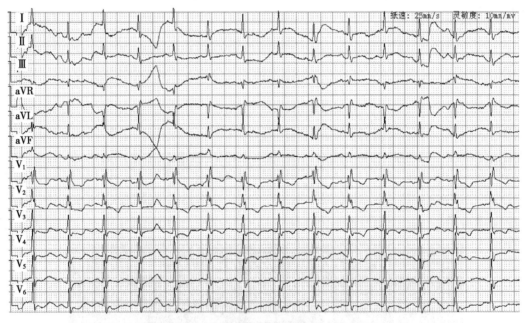

图 2-23-4　心电图显示不完全性右束支传导阻滞

3. **右心导管检查**　年轻患者经非介入方法确诊缺损存在,无须心导管检查。除此以外可能需要介入的方法来准确定量分流,测量肺血管阻力,排除冠状动脉疾病。右心导管也可经过缺损进入左心房。右心导管检查可计算肺循环与体循环血流量,确定心内分流情况和测量肺动脉压。

右心导管检查重复取血标本测量血氧饱和度,证实从腔静脉到右心房血氧饱和度逐步增加。一般来说,肺动脉血氧饱和度越高分流越大;在诊断大的分流时,其价值>90%。肺循环和体循环的比率可通过下列公式计算: $Qp/Qs = SAO_2 - MVO_2/PVO_2 - PAO_2$。$SAO_2$、$MVO_2$、$PVO_2$、$PAO_2$ 分别代表大动脉、混合静脉、肺静脉、肺动脉的血氧饱和度。肺血管阻力超过体循环阻力的 70% 时,提示严重的肺血管疾病,最好避免外科手术。

【诊断及鉴别诊断】

1. **诊断** 根据临床症状、典型的体征,结合心电图、胸部 X 线和心脏超声检查,可得出明确诊断。尤其是超声心动图检查结果,可确定缺损类型、肺动脉压力高低及有无合并其他心内畸形等。对于非典型的患者或疑有其他合并畸形者,心导管检查可提供帮助。需与房间隔缺损相鉴别的病症主要有单纯肺动脉瓣狭窄、原发性肺动脉扩张等。

2. **鉴别诊断**

(1)较大的室间隔缺损:因为左向右的分流量大,心电图表现与本病极为相似,可能造成误诊。但心室间隔缺损心脏听诊杂音位置低,左心室常有增大。对小儿患者,不易鉴别时可做右心导管检查明确诊断。

(2)特发性肺动脉高压:其体征、心电图和 X 线检查结果与本病相似,但心导管检查可发现肺动脉压明显升高而无左向右分流证据。

(3)部分肺静脉畸形:其血流动力学改变与房间隔缺损极为相似,但临床上常见的是右侧肺静脉畸形引流入右心房与房间隔缺损合并存在,肺部 X 线断层摄片可见畸形肺静脉的阴影。右心导管检查有助于确诊。

(4)瓣膜型单纯肺动脉瓣狭窄:其体征、X 线和心电图表现与本病有许多相似之处,有时可造成鉴别上的困难。但瓣膜型单纯肺动脉口狭窄时杂音较响,超声心动图见肺动脉瓣异常,右心导管检查可确诊。

(5)原发性肺动脉扩张:其 X 线和心电图表现与本病有许多相似之处,体征也有相似之处,超声心动图有助鉴别诊断。

【治疗】

房间隔缺损的治疗包括外科开胸和介入治疗两种。房间隔缺损一经确诊,应尽早开始接受治疗。

1. **手术治疗**

(1)对于原发孔型房间隔缺损、静脉窦型房间隔缺损、下腔型房间隔缺损和合并需外科手术的先天性心脏病畸形,外科手术是最佳选择。

(2)外科修补继发孔房间隔缺损已有 40 多年历史。方法是在体外循环下,对较小缺损直接缝合,较大缺损需补新薄片或人造补片,同时纠正合并的其他先天畸形,术后症状改善,心脏大小恢复正常。

(3)手术时机应选在儿童或青少年期(5~15 岁)。

(4)当房缺存在,且分流量达肺循环 40% 以上时,或有明显症状应早期治疗。

(5)40 岁以上患者手术死亡率可达 5%,有显著肺动脉高压,当肺动脉压等于或高于体动脉压发生右-左分流者,不宜手术。

(6)原发孔型房缺手术修补可造成希氏束损伤或需同时修复二尖瓣,病死率较高。

2. **内科介入治疗** 1956 年,King 和 Miller 首先采用介入方法用双伞状堵塞装置关闭继发孔房间隔缺损取得成功。1985 年,Rashikind 等应用单盘带钩闭合器封堵继发孔房间隔缺损获得成功。我国 1995 年开始引进该技术。1997 年,Amplatzer 封堵器治疗继发孔型 ASD 应用于临床,是目前全球应用最广泛的方法。由于经皮介入封堵 ASD 创伤小、无须开胸、无须输血等优点,随着国产封堵器的成功上市得到了更广泛的应用。3 岁以上患者,继发孔型房缺在 5~36mm 者没有介入治疗禁忌证者可以选用该方法治疗。

房间隔缺损的介入治疗的基本原理是穿刺股静脉送入导管,从右心房经房间隔缺损处进入左心房,在房间隔缺损的部位送入一个双盘结构的堵闭器(图 2-23-5,彩图见书末),双盘中的一个盘在左心房而另一个在右心房,两个盘由一腰相连,而该腰正好通过房间隔缺口,双盘夹住房间隔,一方面关闭房间隔缺损,一方面固定住封堵器(图 2-23-6,图 2-23-7)。动物实验研究证实,房间隔缺损关闭手术后 1 天就开始有血小板和纤维素聚集在堵闭器内,3~10 天可以填满整个堵闭器,并可以见到胶原组织的沉积,7~10 天后内皮细胞开始覆盖在堵闭器的表面并形成肉芽组织,逐渐将堵闭器覆盖。3 个月后内皮细胞和肉芽组织完全包埋堵闭器,其内的血小板和纤维素也逐渐机化,最后形成致密的组织结构,从解剖上完全关闭房间隔缺损。决定堵闭器堵闭疗效的两个因素:堵闭器植入到房间隔缺损部位后能否快速地在堵闭器内部形成血栓,但在堵闭器表面不能形成血栓;能否快速内皮化,在堵闭器表面形成类似心脏内膜层。介入

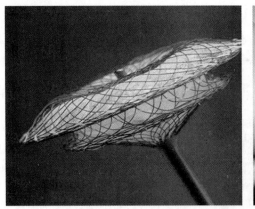
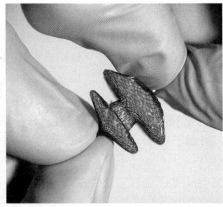

图 2-23-5　房间隔缺损介入封堵器

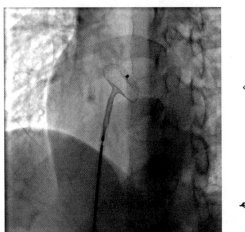
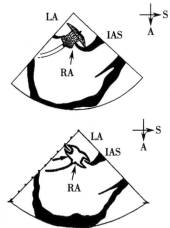

图 2-23-6　封堵器输送和放置

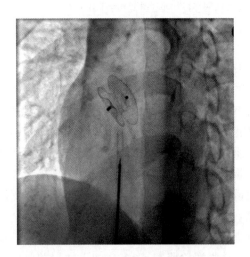
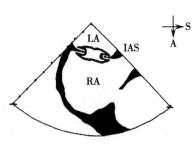

图 2-23-7　封堵器释放

治疗中需超声心动图协助评估封堵伞位置及封堵效果。

（1）房间隔缺损介入治疗适应证

1）年龄>3 岁,<60 岁,体重>5kg。

2）继发孔型房间隔缺损,其局部解剖结构必须满足以下条件:①最大伸展直径<40mm;②继发孔型

房间隔缺损边缘,特别是离上腔静脉、下腔静脉、冠状静脉窦和肺静脉开口至少4mm;③房间隔直径大于房间隔缺损14~16mm。

3)复杂先天性心脏病功能矫治术后遗留的房间隔缺损。

4)继发孔型房间隔缺损经外科手术修补后残余分流或再通。

5)二尖瓣球囊扩张术后的明显心房水平左向右分流。

6)临床有右心室容量负荷过重的表现。

(2)房间隔缺损介入治疗并发症:包括封堵器脱落、心脏压塞、房室传导阻滞、冠状动脉空气栓塞、瓣膜关闭不全、封堵器脱载等,其他的还包括远期残余分流以及血栓栓塞,随着技术进步并发症发生率逐渐降低。

(3)房间隔缺损介入治疗禁忌证

1)原发孔型房间隔缺损及肺静脉窦型房间隔缺损。

2)感染性心内膜炎及出血性疾病。

3)封堵器安置处有血栓存在,导管插入处有静脉血栓形成。

4)严重肺动脉高压。

5)伴有与房间隔缺损无关的严重心肌疾病及瓣膜性疾病。

6)近1个月内患感染性疾病或感染性疾病未能控制。

7)患有出血性疾病及未治愈的胃、十二指肠溃疡。

【预后】

未矫治的继发孔型房间隔缺损患者通常可以生存到成年,但生存期并不能达到正常,只有50%的患者可活到40岁。40岁后每年的病死率约为6%。小的房间隔缺损[肺血流与体循环血流比率<(1.5~2):1]可能在若干年后才出现问题,当高血压和冠状动脉疾病引起左心室顺应性降低时可导致左向右分流增加、房性心律失常、潜在的左、右心力衰竭。

没有其他获得性心脏疾病的房间隔缺损患者可发展至左心室舒张功能异常。只有5%~10%分流量大的患者(>2:1)可在成年时出现严重的肺动脉高压。尽管大多数成年房间隔缺损的患者有轻到中度的肺动脉高压,但到老年发展为严重肺动脉高压的比率很少。

妊娠时没有肺动脉高压的房间隔缺损患者通常不会出现并发症。另一个成年房间隔缺损患者的潜在并发症(包括很小的卵圆孔未闭)是逆向栓塞。房间隔缺损患者很少出现心内膜炎,通常并不主张预防用药,除非存在损伤的高危因素。

房间隔缺损患者无论介入或手术治疗,均能改善患者远期预后、改善生存质量,年龄不是治疗的禁忌证。对于那些合并肺动脉高压、心律失常及合并缺血性心脏病、瓣膜性心脏病或高血压的患者进行正确、及时有效的处理才是提高生存率,改善预后的关键所在。继发孔型房间隔缺损手术病死率低于1%。手术后由于血流动力学的改善,患者症状明显减轻或消失,其长期生存率与正常人对比无显著差异。成年患者特别是合并有心功能不全、心律失常或肺动脉高压者,手术死亡率相对较高,有时尽管成功接受了手术修补,已有的肺动脉高压和右心室肥大依然存在,但患者心脏功能可得以改善,其长期存活率也明显高于未手术病例。

(马依彤 黄 莺)

参 考 文 献

[1] Stout KK, Daniels CJ, Aboulhosn JA, et al. 2018 AHA/ACC Guideline for the Management of Adults With Congenital Heart Disease. J Am Coll Cardiol. 2019,73(12):e81-e192.

[2] 朱鲜阳. 常见先天性心脏病介入治疗中国专家共识一、房间隔缺损介入治疗. 介入放射学杂志,2011,20(1):3-9.

[3] Oster M, Bhatt A, Zaragoza-Macias E, et al. Interventional therapy versus medical therapy forsecundum atrial septal defect: a systematic review(part 2)for the 2018 AHA/ACC guideline for themanagement of adults with congenital heart disease;a report of the American College of Cardiology/American Heart Association Task Force on Clinical Practice Guidelines. J Am Coll Cardiol. 2019,73(12):1579-1595.

［4］秦永文,赵仙先,李卫萍,等.应用自制封堵器经导管闭合膜部室间隔缺损.介入放射学杂志,2002,11(2):130.

［5］Edward B. Clark, Evolution, genetics, and the etiology of congenital cardiovascular malformations. J Pediatr. 2004 Apr;144(4): 416-417.

［6］Randolph GR, Hagler DJ, Connolly HM, et al. Intraoperative transesophageal echocardiography during surgery for congenital heart defects. JThorac Cardiovasc Surg, 2002, 124:1176-1182.

［7］Moore JW, Vincent RN, Beekman RH 3rd, et al. Procedural results and safety of common interventional procedures in congenital heart disease:initial report from the National Cardiovascular Data Registry. J Am Coll Cardiol, 2014, 64:2439-2451.

第二节 室间隔缺损

室间隔缺损(ventricular septaldefect, VSD)也是一种常见的先天性心脏畸形,是指胚胎时期室间隔发育不全造成的左、右心室之间的异常交通,并在心室水平产生左向右血液分流的先天性心血管畸形。室间隔缺损可单独存在,但也可与其他类型的心血管畸形同时存在。缺损常在0.1~3cm,位于膜部者则较大,肌部者则较小,后者又称Roger病。缺损若<0.5cm则分流量较小,多无临床症状。缺损小者心脏大小可正常,缺损大者左心室较右心室增大明显。

【流行病学】

室间隔缺损是儿童最常见的先心病,在我国约占小儿先心病的50%,VSD可单独存在,亦可合并其他畸形。小型肌部和膜周部VSD(<0.5cm)有自然闭合的可能(20%~50%),一般在5岁以内,尤其在1岁以内。干下型缺损未见自然闭合者。按国内统计,在成人先天性心脏病中,本病仅次于房间隔缺损占第二位。

【解剖学】

室间隔由膜部、漏斗部和肌部三部分组成。根据室间隔缺损的发生的部位,分为膜部缺损,最常见;漏斗部缺损,又可分为干下型和嵴内型;肌部室缺。也有根据缺损解剖位置分为五型者(图2-23-8)。

1. 干下型缺损位于室上嵴上方,也称室上嵴上缺损,位于右心室流出道、室上嵴上方,以及主、肺动脉瓣之下,少数病例合并主、肺动脉瓣关闭不全,占8%。

2. 膜周部缺损位于室上嵴下,又称室上嵴下缺损,缺损于右心室侧可延至三尖瓣隔瓣下,位于室间隔膜部,此型最多见,占60%~70%。

3. 隔瓣后缺损位于右心室流入道,三尖瓣隔瓣后方,约占20%。

4. 肌部缺损位于心尖部,为肌小梁缺损,收缩期室间隔心肌收缩使缺损变小,所以左向右分流量小。包括光滑肌部和小梁化肌部,常为多个。

5. 共同心室室间隔膜部及肌部均未发育,或为多个缺损,较少见。

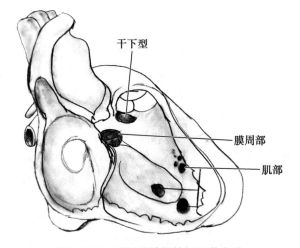

图2-23-8 室间隔缺损的解剖学分型

【胚胎学与发病机制】

单腔的管型心脏于胚胎期第1个月之末,即有房、室之分。至第2个月初,原始心腔方开始分割,于是在心房间隔形成时,心室底部就出现了原始的室间隔肌部,其沿着心室前缘和后缘向上生长,逐渐把心室腔分割为二,但于其上部中央尚未与房室心内膜垫下缘融合,而保留有半月形心室间孔,沟通左、右两个心室。

随着心腔发育,心室间孔将相对地变小,正常时于第7周末,由向下伸长的圆锥间隔、扩大的背侧心内膜垫右下结节以及窦部间隔的发育相互融合,使心室间孔完全关闭,成为室间隔的膜部。此时,左、右心室完全隔开,右心室与心球的肺动脉部分相沟通,而左心室与心球的主动脉部分相连接。心脏胚胎发育的关键时期是在妊娠的第 2~8 周,在此阶段如存在染色体易位和畸变,或孕妇有先天性心血管病家族史,或者合并宫内感染,均有可能影响心室发育导致室间隔缺损发生。

【分子生物学】

室间隔缺损发病机制正在研究中,目前对于其遗传学发病机制并不清楚,与房间隔缺损的发生高度相关的 T-BX5、NKX2.5、GATA4 转录因子也与室间隔缺损及其他合并室间隔缺损的先天性心脏病相关。

【病因】

室间隔缺损与房间隔缺损一样大多数都是多因素遗传的,部分可为单基因遗传或染色体畸变所致。在胎儿心脏和相关组织发育的期间,子宫内环境变化可能导致心脏发育缺陷或障碍。如妊娠早期宫内病毒感染,如风疹、腮腺炎、流行性感冒及柯萨奇病毒等;其他如妊娠期接触大剂量射线、使用某些药物、患代谢性疾病或慢性病、缺氧、母亲高龄(接近更年期)等导致宫内缺氧,都可干扰胚胎正常心血管发育导致先天性心脏疾病发生。

【病理生理】

分流量大小与缺损大小及肺循环阻力有关。由于左心室向右心室分流,右心室容量增加,发生右心室扩大,心肌肥厚,肺动脉扩张,肺循环血量增多,肺动脉压升高。随病情发展,肺小动脉壁发生内膜增生,中膜增厚,管腔变窄,因而肺血管阻力增大,肺动脉高压从动力型变为阻力型,当肺动脉压显著增高有右至左分流时可有发绀;肺循环阻力升高导致左心房负荷增大,左心房扩大,最终导致左心室扩大,最终出现体循环血量不足表现。根据缺损大小不同对病理生理学的影响不同。

1. **小型缺损(缺损直径为 0.2~0.5cm)**　分流量很小,一般不造成明显的血流动力学紊乱。

2. **中等缺损(0.5~1.5cm)**　常有明显的左向右分流,分流量为肺循环血量的 40%~60%,肺循环血量增加,左心房、左心室扩大或双心室扩大,右心室和肺动脉压力高于正常。

3. **大型缺损(1.5~3cm)**　分流量占肺循环血量 60% 以上,常有左、右心室明显扩大和肺动脉高压,双向分流甚至右向左分流,最后发展为重度器质性肺动脉高压即艾森门格综合征。

【临床表现】

1. **症状**　缺损小、分流量小的成人室间隔缺损患者可无症状,生长发育不受影响。缺损大的成人室间隔缺损患者可有发育不良、劳累后心悸、气喘、咳嗽、乏力、肺部感染等症状,后期可有心力衰竭。当肺动脉压显著增高而有右至左分流时可有发绀。成人室间隔缺损患者易于发生感染性心内膜炎,个别患者伴有心脏传导阻滞。

2. **体征**

(1)心尖搏动增强并向左下移位,心界向左下扩大。

(2)典型体征为胸骨左缘Ⅲ~Ⅳ肋间有 4~5 级粗糙收缩期杂音,向心前区传导,伴收缩期细震颤。

(3)若分流量大时,心尖部可有功能性舒张期杂音,肺动脉瓣第二音亢进及分裂。

(4)有严重的肺动脉高压时,肺动脉瓣区有相对性肺动脉瓣关闭不全的舒张期杂音,原间隔缺损的收缩期杂音可减弱或消失。

3. **分型**　根据血流动力学受影响的程度,症状轻重等,临床上分为大、中、小型室间隔缺损。

(1)小型室间隔缺损此类患者通常无症状,沿胸骨左缘第 3~4 肋间可闻及Ⅳ~Ⅵ级全收缩期杂音伴震颤,P₂心音可有轻度分裂,无明显亢进。

(2)中型室间隔缺损部分患者有劳力性呼吸困难。听诊除在胸骨左缘可闻及全收缩期杂音伴震颤外,并可在心尖区闻及舒张中期反流性杂音,P₂心音可轻度亢进。

(3)大型室间隔缺损因血流动力学影响严重,存活至成人者较少见,且常因出现右向左分流出现发绀,并有呼吸困难及负荷能力下降。胸骨左缘收缩期杂音常减弱至Ⅲ级左右,P₂心音亢进;还可闻及因继发性肺动脉瓣关闭不全而致的舒张期杂音。

【辅助检查】

1. **影像学检查**

(1)X 线检查

1）小量分流者:心肺无明显改变或只有轻度左心室增大或肺血轻度增多。

2）中至大量分流者:心脏明显扩大,双心室扩大以左心室为主,肺血明显增多,肺门阴影增大、增浓,可见肺门舞蹈症;肺动脉段凸出,主动脉结缩小。

3）伴重度肺动脉高压者:肺血减少,肺动脉段凸出更加明显,呈瘤样突出;肺野中,内带纹理粗乱扭曲,并出现纹理突然中断,扩大的断端呈鼠尾状或残根状,心脏外形似有缩小趋势,表现以右心室增大为主,主动脉结多较小。

（2）超声心动图及彩色多普勒:一般可明确诊断,可显示 VSD 大小、位置、数目,以及与毗邻解剖结构的关系,而且还可以全面了解心内结构和血流动力学变化(图 2-23-9,彩图见书末)。二维超声:取胸骨旁长轴位或四腔位、心尖或剑下四腔位,均可探及室间隔回声中断,左心房、左心室扩大,右心室也可扩大,室间隔增厚并有活动幅度增大。彩色多普勒:除探及缺损口大小及部位外,还可探测跨隔压差,并计算出肺动脉压力,右心室压力、肺阻力和分流血量。

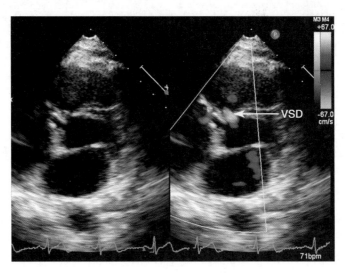

图 2-23-9　超声心动图显示室间隔缺损部位

2. 心电图（图 2-23-10）

（1）小型缺损:可正常或电轴左偏,也可有轻度左心室肥厚。

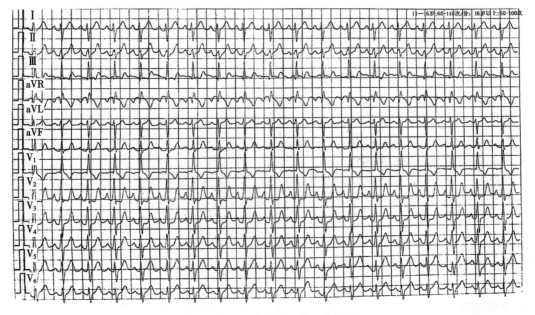

图 2-23-10　心电图显示右心室肥厚

（2）中、大型缺损：随分流量增大和肺动脉高压可提示左心室高电压、肥厚或双心室肥厚。

（3）肺动脉压力明显增高时可出现右心室肥大或伴劳损。

3. 心导管检查　除干下型缺损外，右心导管可由右心室进入左心室并到达升主动脉，右心室水平血氧含量高于右心房0.9%容积以上，提示心室水平由左向右分流。监测肺动脉压力和肺小动脉嵌顿压，肺动脉高压时，这些指标常是确定能否手术依据，依分流量的多少，肺动脉或右心室压力有不同程度的增高。左心导管检查及选择性左心室造影，可根据造影剂通过室间隔的位置、造影剂射流束测量出VSD的部位及直径。

【诊断及鉴别诊断】

1. 诊断　根据临床症状、典型的体征、结合心电图、胸部X线和心脏超声检查，可得出明确诊断，尤其是超声心动图检查结果，可确定缺损类型、肺动脉压力高低及有无合并其他心内畸形等。需与室间隔缺损相鉴别的病症主要有房间隔缺损、肺动脉瓣狭窄、主动脉瓣狭窄、肥厚梗阻性心肌病、动脉导管未闭及主肺动脉隔缺损等。

2. 鉴别诊断

（1）房间隔缺损：原发孔缺损与室间隔大缺损不容易鉴别，尤其伴有肺动脉高压者。原发孔缺损的杂音较柔和，常是右心室肥大，伴有二尖瓣分裂的可出现左心室肥大。心电图常有PR间期延长，心向量图额面QRS环逆钟向运行，最大向量左偏，环的主体部移向上向左，有鉴别价值。但最可靠的是心导管检查，应用超声心动图检查也有鉴别诊断意义。对左心室-右心房缺损的鉴别诊断应予注意。继发孔缺损收缩期吹风样杂音较柔软，部位在胸骨左缘第2肋间，多半无震颤。心电图示不完全右束支传导阻滞或右心室肥大，而无左心室肥大，额面QRS环多为顺钟向运行，主体部向右向下。

（2）肺动脉瓣狭窄：瓣膜型的肺动脉瓣狭窄的收缩期杂音位于胸骨左缘第2肋间，一般不至与室间隔缺损的杂音混淆。漏斗部型的肺动脉瓣狭窄，杂音常在胸骨左缘第3、4肋间听到，易与室间隔缺损的杂音相混淆。但前者肺X线检查示肺循环不充血，肺纹理稀少，右心导管检查可发现右心室与肺动脉间的收缩期压力阶差，而无左至右分流的表现，可确立前者的诊断。室间隔缺损与漏斗部型的肺动脉瓣狭窄可以合并存在，形成所谓非典型的法洛四联症，且可无发绀。

（3）主动脉瓣狭窄：主动脉瓣狭窄的收缩期杂音位于胸骨右缘第2肋间，并向颈动脉传导，不致与室间隔缺损的杂音混淆。但主动脉瓣下狭窄，则杂音位置较低，且可在胸骨左缘第3、4肋间听到，又可能不向颈动脉传导，需与室间隔缺损的杂音相鉴别。

（4）梗阻性肥厚型心肌病：有左心室流出道梗阻者，可在胸骨左下缘听到收缩期杂音，其位置和性质与室间隔缺损的杂音类似，但此杂音在下蹲时减轻，半数患者在心尖部有反流性收缩期杂音，脉搏呈双峰状。另外，X线示肺部无充血，心电图示左心室肥大和劳损的同时有异常深的Q波，超声心动图见室间隔明显增厚、二尖瓣前瓣叶收缩期前移，心导管检查未见左向右分流，而左心室与流出道间有收缩期压力阶差，选择性左心室造影示左心室腔小，肥厚的室间隔凸入心腔等有助于肥厚梗阻型原发性心肌病的诊断。

（5）动脉导管未闭：有两种情况不容易鉴别：一是高位室间隔缺损合并主动脉瓣脱垂和关闭不全者，易与典型动脉导管未闭混淆。前者杂音为双期，后者为连续性；前者主动脉结不明显，后者增大；二是动脉导管未闭伴有肺动脉高压，仅有收缩期震颤和杂音者，与高位室间隔缺损鉴别较为困难。前者脉压较大，杂音位置较高，主动脉结显著。较可靠的方法是左心室或逆行性主动脉造影。

（6）主动脉-肺动脉间隔缺损：室间隔缺损伴有主动脉瓣关闭不全杂音与本病高位缺损主动脉瓣关闭不全者很容易混淆，超声心动图可以区别。

【并发症】

1. 肺炎　由于左向右分流，肺循环血量增加，肺充血加剧，容易合并肺部感染。

2. 心力衰竭或肺水肿　约10%的患儿发生充血性心力衰竭，尤其是1岁以内的大型缺损患儿。由于大量分流，肺循环血量增加，肺充血加剧，左心房、左心室容量负荷加重，导致心力衰竭。

3. 肺动脉高压　是先天性室间隔缺损常见的合并症之一，肺动脉高压严重时手术风险大，病死率较高,完善的围术期处理亦是防止成人室间隔缺损肺动脉高压危害的关键。

4. 细菌性心内膜炎　在 1 岁以下婴儿很少见。Corone 等的一组患者中,以 15~29 岁发生率最高。一般说来,生存时间愈长,并发感染性心内膜炎的机会愈大。根据文献统计,发生率达 25%~40%。但从抗生素和化学疗法广泛应用以来发生率大为降低,由 5%~6% 低到 2%~3.7%。不过其患者年发生率仍为 0.15%~0.3%。小型至中等大小的室间隔缺损较大型者较易发生室间隔缺损的并发症感染性心内膜炎。此种室间隔缺损的并发症主要发病原因是室间隔缺损引起血流改变,产生涡流,心内膜受冲击,细菌在该部停留,在损伤的心内膜上繁殖而致病。手术关闭缺损不能预防心内膜炎的发生,甚至可构成心内膜炎的起因,并发心内膜炎治愈后不宜以预防再发而行手术。

5. 右心室流出道梗阻　多发生于嵴下型室间隔缺损合并有主动脉瓣关闭不全者。右室流出道梗阻主要是漏斗部肌肉肥厚所造成,发生率为 6%~13%。随年龄增长而升高,新生儿和儿童很少见,30 岁以上的发生率达 21%。梗阻发生后,其程度随年龄增长而加重。

6. 主动脉瓣关闭不全　肺动脉瓣下型室间隔缺损易发生主动脉瓣关闭不全。造成关闭不全的原因主要为主动脉瓣环缺乏支撑,高速的左向右分流使室间隔缺损上缘主动脉瓣叶向右室侧脱垂,大部分为右冠瓣。早期表现为瓣叶边缘延长,逐渐产生脱垂。如不及时修补缺损,随着年龄增长,脱垂的瓣叶进一步延长,最终导致关闭不全。如为膜部室间隔缺损伴主动脉瓣关闭不全,常为主动脉瓣叶先天性畸形引起。

7. 传导阻滞　膜部缺损边缘的心内膜继发性纤维化,压迫邻近传导束,产生完全性或不完全性传导阻滞。

【治疗】

室间隔缺损的治疗包括外科开胸和介入治疗两种。室间隔缺损一经确诊,应尽早开始接受治疗。

1. 手术治疗　直视下行缺损修补术。由于 VSD 有自然闭合的趋势,直径在 5mm 以下的小型缺损对心功能无明显影响,不一定要手术。但考虑到有并发心内膜炎的可能性,也可择期手术。缺损小、X 线与心电图正常者不需手术。中型缺损以 3~5 岁手术较为适当;大型 VSD,婴儿期可致顽固的心力衰竭,肺部反复感染,生长迟缓及肺动脉高压等,故应早期手术(6 个月内)若有或无肺动脉高压,以左向右分流为主,手术以 4~10 岁效果最佳;若症状出现早或有心力衰竭,也可在婴幼儿期手术;显著肺动脉高压,有双向或右向左分流为主者,不宜手术。

手术方法:在气管插管全身麻醉下行正中胸骨切口,建立体外循环。阻断心脏循环后,切开右心室流出道前壁,虽可显露各类型室间隔缺损,但对心肌有一定损伤,影响右心功能和损伤右束支。目前多采用经右心房切开途径,这对膜部缺损显露更佳。高位缺损,则以经肺动脉途径为宜。对边缘有纤维组织的较小缺损可直接缝合,缺损<1cm 者则用涤纶织片缝补。

2. 介入治疗　2002 年 Hijazi 等首先采用 Amplatzer 封堵器治疗膜部室间隔缺损获得成功。2003 年以后 Amplatzer 室间隔缺损封堵器的成功率达到 97.1%,比其他装置高。Amplatzer 封堵器具有操作简便,适应范围广和回收方便等优点。用 Amplatzer 封堵器治疗 VSD,术后效果良好,但该封堵器价格昂贵,在国内广泛应用有一定的限制。为此,国内积极探索国产封堵器治疗膜部室间隔缺损的可行性和治疗效果。封堵器市面上有两种,一种是黑色的,是最早的技术,到现在有 30 年历史。另一款是金色的,是纳米陶瓷膜(Cera)封堵器(图 2-23-11,彩图见书末)。这款带陶瓷膜的封堵器比普通的更柔软,不容易压迫到心脏里的神经纤维,其适应证为:VSD 直径 2~14mm,距主动脉瓣 2mm 以上,手术成功率高,并发症少。

国产镍钛合金室间隔缺损封堵器,用镍钛合金丝编织而成,经热处理,定形为双盘状。有多种规格(4~12mm)可供选用。上海交通大学附属第六人民医院心内科采用国产双盘状仿 Amplatzer 室间隔缺损封堵器修补膜周部室间隔缺损也获得成功。

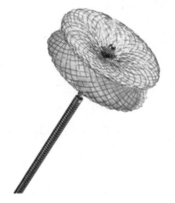

图 2-23-11　室间隔缺损介入封堵器

（1）室间隔缺损介入治疗适应证。直径：膜周部左心室面 3~12mm，右心室侧成多孔时大孔大于2mm；伴膜部瘤时左心室面 13~18mm，右到出口要小且粘连牢靠；肌部左心室面<14mm。膜周部缺损缘距主动脉右冠瓣距离：对称>2mm，偏心>1.5mm。距三尖瓣距离：对称>1.5mm，偏心>2mm。有外科手术适应证，合并可以介入治疗的心血管畸形，AMI 室间隔穿孔，外伤，轻到中度肺动脉高压无右向左分流；年龄>3 岁，体重>10kg。

（2）室间隔缺损介入治疗禁忌证：有自然闭合趋势的 VSD，严重的肺动脉高压和右向左分流者；解剖结构不适合介入治疗或缺损过大；合并其他先心病不能进行介入治疗者。

（3）介入治疗步骤：先进行左心室造影：左前斜 45°~60°，头位 20°~30°。建立动静脉轨道，导入输送长鞘，选择合适的封堵器，经之前建立的轨道送至缺损处，释放封堵伞，封堵室间隔缺损（图 2-23-12~图 2-23-15）。

（4）室间隔缺损介入治疗并发症：常见的介入治疗并发症包括心律失常、传导阻滞、封堵器移位、残余分流、溶血、主动脉瓣关闭不全、三尖瓣关闭不全以及封堵器脱落等。

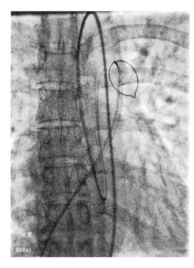

图 2-23-12　室间隔缺损介入封堵圈套器套住导丝建立轨道

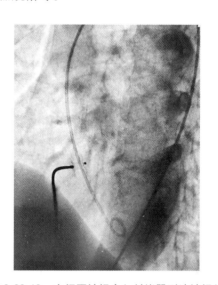

图 2-23-13　室间隔缺损介入封堵器到达缺损处

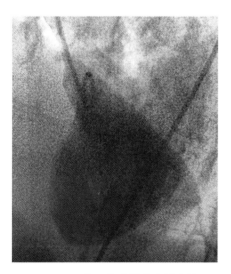

图 2-23-14　左心室造影确认封堵效果

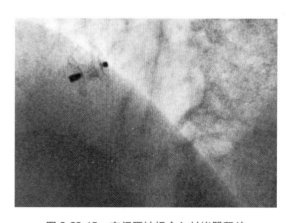

图 2-23-15　室间隔缺损介入封堵器释放

【预后】

本病为先天性疾病，无有效预防措施，应做到早发现、早诊断、早治疗。对于室间隔缺损不大者预后良好,其自然寿命甚至可达70岁以上;缺损小的甚至有可能在10岁以前自行关闭。缺损大者1~2岁时即可发生心力衰竭,有肺动脉高压者预后差。及时地进行手术治疗一般可以达到和正常人无异的效果。

（马依彤 黄 莺）

参 考 文 献

［1］中国医师协会心血管内科医师分会.常见先天性心脏病介入治疗中国专家共识二、室间隔缺损介入治疗.介入放射学杂志.2011,20(02):87-92.

［2］秦永文,赵仙先,李卫萍,等.应用自制封堵器经导管闭合膜部室间隔缺损.介入放射学杂志,2002,11(2):130.

［3］赵仙先,秦永文,王尔松,等.自制双盘状室间隔缺损封堵器经导管闭合小儿膜周部室间隔缺损.第二军医大学学报,2003,24(10):1124-1126.

［4］Nishimura RA,Otto CM,Bonow RO,et al. 2014 AHA/ACC guideline for the management of patients with valvular heart disease:a report of the American College of Cardiology/American Heart Association Task Force on Practice Guidelines. Circulation,2014,129:e521-e643.

［5］Kidd L,Driscoll DJ,Gersony WM,et al. Second natural history study of congenital heart defects:results of treatment of patients with ventricular septal defects. Circulation,1993,87(suppl Ⅰ):I-38-3-51.

第三节 动脉导管未闭

动脉导管未闭(patent ductus arteriosus,PDA)一种较常见的先天性心血管畸形,占先天性心脏病10%~21%,多见于女性。动脉导管未闭是胎儿时期肺动脉与主动脉间的正常血流通道。胎儿出生后的,肺膨胀并承担气体交换功能,肺循环和体循环各司其能。导管可在数月内因失用而闭合。如1岁后持续不闭合,即为动脉导管未闭。可单独存在或与其他任何形式的先天性心脏病并存。动脉导管未闭最常合并室间隔缺损及房间隔缺损。成人中等直径(直径4~10mm)动脉导管未闭,存在左心室容量负荷升高或者肺动脉高压的趋势。成人大直径(直径≥10mm)动脉导管未闭可发展为艾森门格综合征。

【危险因素】

动脉导管未闭受到许多血管活性物质,如乙酰胆碱、缓激肽、内源性儿茶酚胺等释放的影响,但主要是血氧张力和前列腺素,后两者作用相反,血氧张力的升高使导管收缩,而前列腺素则使血管舒张,且随不同妊娠期而有所改变、成熟。胎儿的导管对血压张力相当敏感,未成熟的婴儿则对前列腺素反应强。这些因素复杂的相互作用是早产婴儿有较多动脉导管未闭的原因。

1. **遗传因素** 在胎儿期任何影响心脏胚胎发育的因素均可能造成心脏畸形。如孕母患风疹、流行性感冒、腮腺炎、柯萨奇病毒感染、糖尿病、高钙血症等。孕母接触放射线,服用抗癌药物或甲苯磺丁脲等药。

2. **胚胎学** 胎儿的动脉导管从第六主动脉鳃弓背部发育而来,构成胎儿血循环主动脉,肺动脉间的生理性通道,胎儿期肺小泡全部萎陷,不含有空气且无呼吸活动,因而肺血管阻力很大,故右心室排出的静脉血,大都不能进入肺内循环进行氧合,由于肺动脉压力高于主动脉,因此进入主动脉的大部分血液将经动脉导管流入主动脉,因此进入肺动脉的大部分血液将经动脉导管流入主动脉,再经脐动脉而到达胎盘,然后纳入脐静脉回流入胎儿血循环。

【发病机制】

动脉导管未闭分为两期:①生理闭合期。婴儿出生后第一口吸气肺泡即膨胀,肺血管阻力随之下降,肺动脉血流开始直接进入肺,建立正常的肺循环,不流经动脉导管,促进其闭合,动脉导管的组织学结构与两侧的主动脉、肺动脉不同。管壁主要由平滑肌组成,中层含黏性物质,足月婴儿出生后血氧张力升高,作用于平滑肌,使之环形收缩,同时管壁黏性物质凝固。内膜垫突入管腔,造成血流阻滞,营养障碍和细胞分解性坏死,因而导管发生生理性闭合。一般在出生后10~15小时完成。但在7~8天有潜在性再开放的可能。②以后内膜垫弥漫性纤维增生完全封闭管腔,最终形成导管韧带。导管纤维化一般起始于肺动脉侧,向主动脉延伸,但主动脉端可以不完成,因而呈壶腹状。纤维化解剖性闭合,88%的婴儿于8

周内完成。如闭合过程延迟,称为动脉导管延迟未闭。动脉导管出生后 6 个月未能闭合,将终身不能闭合,则称持续动脉导管未闭,临床简称动脉导管未闭。

【病理生理】

由于在整个心动周期,主动脉压总是明显高于肺动脉压,所以通过未闭的动脉导管持续有血流从主动脉进入肺动脉,即左向右分流。使肺循环血流量增多,肺动脉及其分支扩张,回流至左心系统的血流量也相应增加,致使左心负荷加重,左心随之增大,由于舒张期主动脉分流至肺动脉,故使周围动脉舒张压下降,脉压增大。

随着肺循环压力升高造成肺动脉压力增大导致右心室肥大,当肺动脉压力大于主动脉压力,使血流反向流入主动脉降部,使下半身发绀造成差异性发绀。大量血进入肺动脉使舒张期血压下降,脉压增大,从而出现枪击音、水冲脉、毛细血管搏动征等。

1. **病理分型**　①管型:外形如管状或圆柱,最为常见。导管长度多在 1cm 左右,直径粗细不等;②漏斗形:长度与管型相似,但其近主动脉端粗大,向肺动脉端逐渐变窄,因而呈漏斗状,也较多常见;③窗型:管腔粗大但缺乏长度,酷似主肺动脉吻合口,肺动脉与主动脉紧贴,两者之间为一孔道,直径通常较大;④哑铃状:导管中断细,主、肺动脉两侧扩大,外形像哑铃,很少见;⑤动脉瘤状:导管本身呈瘤状膨大,壁薄而脆,张力高,容易破裂,极少见。

2. **血管造影术分型**　漏斗型(a 型)、短管型(b 型)、长管型(c 型)、狭窄型(d 型)、怪异型(e 型)。

【临床表现】

1. **症状**　轻者无症状,中大型者可有肺充血和心律失常引起的气短、咳嗽、咳痰、心悸、胸闷,咳嗽时出现发绀,可有心动过速、出汗、活动受限、屡犯上呼吸道感染、肺炎、消瘦、轻度胸廓畸形的症状,少数病例可发生感染性动脉性内膜炎。晚期患者出现心力衰竭、肺动脉高压,发展为右向左分流时出现发绀。肺动脉压迫喉返神经造成声音嘶哑。

2. **体征**　典型体征是在左侧前胸第 1～2 肋间闻及响亮的连续性机器样杂音。占据几乎整个收缩期与舒张期,在收缩末期最响,此杂音可向左上胸及颈背部传播,个别最响部位可在第 3 肋间,但在中度肺动脉高压者,因舒张期主动脉压力减小,舒张期分流减少而表现为只有收缩期杂音,而非连续性杂音,绝大多数杂音伴有震颤,以收缩期明显,呈连续性者则舒张期震颤较轻。肺动脉瓣第二听诊区心音增强或分裂,且多被杂音所掩盖而不易听到。肺动脉压显著升高时,可因相对性肺动脉瓣关闭不全,在肺动脉瓣听诊区听到舒张期吹风样杂音。患者可因二尖瓣相对性狭窄,而在心尖部闻及舒张期隆隆样杂音。脉压增大时,可出现周围血管征,如水冲脉、颈动脉搏动、点头运动、毛细血管搏动征、枪击音和双重杂音等,其他体征尚有左前胸隆起、心浊音界扩大、心尖搏动增强并左移等。周围血管征:水冲脉、甲床毛细血管搏动征、股动脉枪击音、下半身发绀、杵状指。

3. **并发症**　支气管肺炎、感染性心内膜炎、充血性心力衰竭、感染性动脉炎,少见的并发症有肺动脉和动脉导管瘤样扩张,动脉导管钙化及血栓形成。

【辅助检查】

1. **心电图检查**　应做标准 12 导联心电图,其改变反映分流量的大小和肺动脉压力的变化。导管细的心电图可完全正常,一般为窦性心律,仅成年人有大量左向右分流时可发生心房颤动。肺血流量增多而使左心房增大时在某些肢体导联和左心前导联,P 波可有切迹、双峰和增宽。如肺动脉高压右心房亦可显示增大。肺动脉压力轻度增高时心电图常显示左心室容量负荷过重图形。在 Ⅱ、Ⅲ、avF、V_5、V_6 导联上 R 波高耸,Q 波深及 T 波高尖,ST 段抬高呈弯钩状尤为特异,V_1 上的 S 波也深。大量左向右分流伴肺动脉高压时心电图常显示双室增大。V_1~V_6 上可表现上下幅度几乎相等的 RS 波。在肺动脉高压无逆向分流,右心室显著增大,肢体导联电轴偏右。

2. **胸部 X 线检查**　这种方法简单、经济。表现为肺血增多,肺门血管影增粗,搏动明显,主动脉和心室收缩期搏动较正常增强。肺动脉段凸起,主动脉影不缩小或增大,左心室增大,显著肺动脉高压时,右心室可增大。漏斗征:由于主动脉增宽,X 线上主动脉结增大,主动脉导管开口处因一部分从主动脉来的血液分流入肺动脉,所以导管后的降主动脉血流量突然减少,管径趋小,状似漏斗故称漏斗征,为本病特征性 X 线表现,一般正位片显示清楚。肺动脉血流量增多时,显示肺动脉较突出,右下肺动脉扩张(成人男性右下肺动脉直径正常<1.6cm,女性<1.4cm)。肺实质内动脉血管纹理增多、增粗,扩张的血管边缘清楚,肺野透亮度正常,为肺充血表现。当肺动脉高压明显时,肺动脉段突出明显,而周围血管突然变细,此时肺野充血反而不明显,肺血管影像似枯树枝状。小型动脉导管未闭,胸部 X 线变化可不明显。

3. 超声心动图　左心室、左心房扩大,室间隔活动增强,肺总动脉增宽,二维 UCG 可显示未闭的动脉导管未闭,彩色多普勒超声可显示动脉导管及肺动脉干内连续性高速湍流。

4. 心导管检查　当患者杂音不典型,合并有肺动脉高压,或怀疑并发其他畸形时,应做右心导管检查或血管压力测定,右心导管检查是将一不透明质地坚韧的塑料导管,通过穿刺或切开皮肤,经上肢贵要静脉或下肢大隐静脉或股静脉进入心内。主要作用是借心导管所经途径,显示心脏和大血管畸形;通过右心腔和肺血管压力测定了解心脏、血管畸形的血流动力学变化;测定肺动脉和分支及右心室、右心房、上下腔静脉中所取得的血液标本的含氧量,推测出心脏和大血管水平有无自左向右分流存在,并结合动脉血氧含量和每分钟氧耗量,计算心排血量和分流量以及体、肺血管阻力。肺动脉血氧含量高于右心室0.5% 容积或血氧饱和度>20%,说明肺动脉部位由左向右分流。肺动脉和右心室压力可正常、轻度升高或显著升高。有时导管可从肺总动脉通过动脉导管进入主动脉。左侧为降主动脉造影时可见未闭导管。

升主动脉造影检查:左侧位造影示升主动脉和主动脉弓部增宽,降主动脉削狭,峡部内缘凸出。造影剂经此处分流入肺动脉内,并显示出导管的外形、内径和长度。

5. 心血管造影　通过观察心腔、大血管的充盈情况及显影顺序,可了解心脏大血管的形态、大小、位置及相应关系等解剖情况、有无异常分流、反流存在,结合临床、超声及心导管检查结果,对心血管畸形做出全面准确的判断。动脉导管未闭造影时肺动脉和主动脉同时显影,在左侧位连续摄片时可见主动脉增宽而降主动脉细。在主动脉峡部下缘呈现一隆起,即为导管主动脉端。可见造影剂在此分流入肺动脉内。

【诊断】

根据临床症状、典型的体征,结合心电图、胸部 X 线和超声结果,大部分可明确诊断。必要时进一步行心导管检查和心血管造影。

【鉴别诊断】

有许多从左向右分流心内畸形在胸骨左缘可听到同样的连续性机器样杂音或接近连续的双期心脏杂音,难以辨识。

1. 先天性主肺动脉瓣间隔缺损　本病较为罕见,症状重,此病与较大的动脉导管未闭极为相似,不同点在于此病的分流部位位置较低,因而在临床上杂音最响的位置较动脉导管未闭的患者低 1 个肋间且向右。X 线胸片示主动脉结小或无明显扩大。超声心动图见肺总动脉和主动脉均增宽,其间有缺损沟通,右心导管检查时导管可经肺动脉进入升主动脉,而不是直接到降主动脉,必要时行升主动脉逆行造影。逆行动脉造影时,心导管顶端送到主动脉根部注射造影剂,可见主动脉与肺动脉同时显影。

2. 主动脉窦部动脉瘤破入右心系统　是先天性、梅毒或感染性心内膜炎等原因,形成主动脉窦动脉瘤,侵袭并传播至肺动脉,右心房和右心室,引起左向右分流,其临床表现酷似动脉导管未闭,同样有连续性机械性杂音,但此病有突然发病的病史,如突然心悸,胸部不适,并感觉左胸有声响,发生心力衰竭速度快,多在体力活动后出现心力衰竭症状。此病杂音位置较动脉导管未闭者低,其舒张期的部分较小。若窦瘤破入右心,则右心导管检查右心房或右心室血氧含量增加。升主动脉造影可以明确诊断。

3. 主动脉瓣关闭不全并心室间隔缺损　此病可在胸骨左缘第 3~4 肋间听到收缩期和舒张期杂音。而动脉导管未闭在左前胸第 1~2 肋间听到连续性杂音,两者在听诊上须仔细判别。右心导管检查心室水平由左向右分流。心脏超声等辅助检查可明确诊断。

4. 冠状动脉瘘　这种冠状动脉畸形并不多见。可听到与动脉导管未闭相同的连续性杂音伴震颤,但部位较低,且偏向内侧。多普勒彩超能显示动脉瘘口所在和其沟通的房室腔。逆行性升主动脉造影更能显示扩大的病变冠状动脉主支,或分支走向和瘘口。

5. 冠状动脉开口异位　右冠状动脉起源于肺动脉是比较罕见的先天性心脏病。其心杂音亦为连续性,但较轻,且较表浅。多普勒超声检查有助于鉴别诊断。逆行性升主动脉造影连续摄片显示冠状动脉异常开口和走向以及迂回曲张的侧支循环,当可明确诊断。

6. 其他疾病　如冠状动脉肺动脉瘘、左上叶肺静脉瘘、胸壁的动静脉瘘等。

【治疗】

目前多认为动脉导管未闭,一经诊断就必须进行治疗,而且大多数能够通过介入方法治愈。

1. 介入治疗　我国于 1983 年开展 PDA 介入治疗,1998 年引进 Amplatzer 封堵器,目前 PDA 介入封堵术因其创伤小、疗效好、恢复快,已逐渐成为治疗 PDA 的首选方案。

(1) PDA 介入治疗适应证:PDA 合并左心房和/或左心室扩大(ⅠC),存在 PAH,PAP<体循环压力的 2/3 或 PVR<SVR 的 2/3(ⅠC),存在 PAH,PAP>体循环压力的 2/3 或 PVR>SVR 的 2/3,但表现为单纯左向右分流(ⅡaC),合并感染性心内膜炎,但已控制 3 个月(ⅡaC)。有连续性杂音的小直径 PDA(ⅡaC),无杂音的小直径 PDA(ⅡbC),PAH 表现为单纯右向左分流(ⅢC)。合并需外科手术矫正的心脏畸形(ⅢC)依赖 PDA 生存的心脏畸形(ⅢC)。

(2) 封堵器选择:常用的封堵器如 Amplatzer 封堵器、国产蘑菇形封堵器、第Ⅱ代 Amplatzer 封堵器、弹簧圈、成角形封堵器、血管塞封堵器(第Ⅰ代和第Ⅱ代)。PDA 直径≤2.0mm 可以选用弹簧圈,PDA 直径≤4.0mm 的短管型可选用第Ⅱ代 Amplatzer 封堵器,选择的弹簧圈直径至少为 PDA 最窄处的 2 倍。第Ⅱ代 Amplatzer 封堵器可通过 4F 或 5F 输送鞘管,适合婴儿及管形、不规则形 PDA 的封堵。直径>2.0mm 的漏斗形 PDA 可选用 Amplatzer 封堵器,选择的封堵器直径比 PDA 最窄处大 2~6mm。因外科手术后及中老年人导管处管壁弹性差,应选择直径偏小的封堵器,一般比 PDA 最窄处直径大 2~3mm。大直径 PDA 患者(成人 PDA 直径≥10mm)选择的封堵器应偏大,应比最窄处直径大 1 倍以上。管形 PDA 可选择成角形封堵器、血管塞封堵器,以避免封堵后造成主动脉或左肺动脉狭窄。

(3) 术后处理:血管穿刺部位加压包 6 小时,患者平卧 20 小时。需观察以下几方面内容:心脏杂音、心率、血压。如果出现连续性心脏杂音,提示封堵器移位、脱落或存在残余分流,应及时行超声心动图检查,观察穿刺局部组织是否出血或血肿;足背动脉搏动情况;患者尿液颜色,如果发现洗肉水或酱油色尿液,提示有溶血发生,应该密切观察及相应处理。无肺动脉高压的患者术后运动不受限制,合并肺动脉高压患者术后可进行低强度运动。术后定期随访,复查超声心动图、心电图等。术后定期随访,复查超声心动图、心电图等。超声心动图检查应包括左心房、左心室大小、左心室功能、肺动脉压、是否存在参与分流或相关病变。封堵术阻断了动脉水平的左向右分流,使左心室系统的血流量迅速,明显减少,大多数患者心室大小在短期内恢复正常,成人 PDA 接受介入治疗后,左心室射血分数(left ventricle ejection fraction,LVEF)、左心室舒张末期容积(left ventricular end-diastolic volume,LVEDV)于 6 个月随访时出现明显改善。在心功能恢复的时间方面,未成年人和成人之间存在差异的可能原因为:行封堵术前,长期左向右分流导致前负荷过大而促使左心室显著扩大,甚至出现因心肌纤维过度拉伸而导致无法恢复的不可逆改变。此外,行封堵术后,导管处分流消失及肺循环阻力下降导致左心室后负荷突然增加可能影响左心室收缩功能。因此,对于封堵术后左心室仍然明显增大,尤其是术后半年左心室大小仍未恢复正常的患者,建议长期使用降低心脏后负荷,改善心肌重构的药物治疗,直至其心脏大小完全恢复正常,以改善其预后。

(4) 并发症及其处理:只要严格选择适应证,规范手术操作,熟练掌握导管操作技术,严格进行术前、术中及术后监护,可将并发症发生率降至最低。

1) 残余分流:介入治疗后可发生残余分流,根据残余分流直径大小分为三类:烟雾状、无喷射分流,直径<2mm 的小分流,直径≥2mm 的大分流。在术后 10 分钟通过超声心动图进行评估,弹簧圈和 Amplatzer 封堵器均可能有残余分流发生。置入 Amplatzer 封堵器后即刻 24%~30% 有残余分流,随访 1~3 个月,99.8%~100% 患者可自行闭合。残余分流是使用弹簧圈的固有限制,如果置入第 1 个弹簧圈后 CT 血管造影(CTA,CT angiography)发现存在残余分流,应置入第 2 个弹簧圈。若残余分流仍较大,不宜继续行封堵,可考虑外科手术。

2) 溶血:溶血与置入封堵器后存在残余分流及封堵器突入主动脉过多造成主动脉狭窄有关,由于残余分流时血液流速较快且呈湍流状态可造成红细胞破坏而发生溶血,常发生于术后 24 小时内。患者可出现洗肉水样或酱油色尿液,伴发热、黄疸、血红蛋白降低等症状,应立即给予止血、控制血压,补液治疗,激素、碳酸氢钠、利尿药(预防肾小管堵塞)等药物治疗,保护肾功能,必要时输血。若经上述治疗仍无效或残余分流较大,可考虑采用可控弹簧栓子再次封堵,必要时行外科手术。

3)封堵器移位、脱落:封堵器移位或脱落是由于封堵器选择偏小造成的,术中推送封堵器切忌旋转钢缆以免发生封堵器脱落。一旦发生封堵器脱落,可应用抓捕器或异物钳及时取出,取出困难时应行急诊外科手术。

4)三尖瓣腱索断裂:沿导丝送入输送鞘管过程中,如鞘管通过三尖瓣后有阻力不能顺利到达肺动脉,考虑其已穿过三尖瓣腱索,应重新建立轨道,切忌强行通过损伤三瓣腱索。

5)降主动脉狭窄或左肺动脉狭窄:降主动脉或左肺动脉狭窄主要是由于封堵器突入降主动脉或左肺动脉过多引起,轻度狭窄可密切观察,若狭窄严重应及时收回封堵器,或必要时行外科手术取出。

6)一过性高血压:常见于较大的左向右分流的 PDA 患者,由于术后体循环血量增加,使血压升高,可适当应用硝普钠、硝酸甘油等扩血管药物,密切观察血压变化。

7)血小板减少:主要见于大直径(直径≥10mm)PDA 封堵术后,由于血小板消耗、破坏过多所致,可使用糖皮质激素冲击治疗,有出血倾向者可输注血小板。

8)导丝嵌顿:在 PDA 介入操作过程中送入加硬导丝时需要注意导丝远端不要送入过深,避免进入腹主动脉分支。当出现导丝不能回撤的情况时,可应用解痉药物,切忌强行撤出,否则容易导致导丝折断,甚至撕裂血管壁形成血管夹层其他可能出现与穿刺相关的血管损伤、假性动脉瘤、动静脉瘘等并发症,其他罕见并发症包括感染性心内膜炎、心律失常、主动脉瓣反流、主动脉/肺动脉夹层、颅内出血等。

(5)特殊情况下的 PDA 介入治疗

1)继发重度肺动脉高压:PDA 继发重度肺动脉高压患者,封堵之前确定肺动脉高压是否可逆至关重要。需完成完整的右心导管术,了解肺动脉及肺小动脉的压力、阻力,必要时结合急性血管反应试验、试封堵术等。介入治疗过程中行试封堵术是至关重要的,可用来评价封堵效果及肺动脉高压逆转情况,相比于其他方法,试封堵术更加方便、简易且安全、有效。如试封堵后肺动脉压力、阻力升高或主动脉压力下降,患者出现心悸气短、心前区不适、烦躁等全身症状,应立即收回封堵器。一旦患者出现 ES 的相关表现,肺动脉高压几乎不可逆转,介入治疗的成功率微乎其微。建议对无手术适应证的患者给予靶向药物治疗 12 个月后以肺血管阻力指数(pulmonary vascular resistance index,PVRI)分流直径的 1 倍,若 PDA 术后残余分流直径≥2PVRI)<6Wood U/m,肺动脉阻力/全身血管阻力(pulmonary resistance/systemic resistance,Rp/Rs)<0.3 作为界限,如果达到上述标准,则可行手术治疗,而未达标患者不宜再实施手术。

2)巨大 PDA:PDA 直径/主动脉直径(PDA/AO)>0.5 为巨大 PDA,常合并重度肺动脉高压。既往有报道称特制的 Amplatzer 封堵器几乎可以 100%封堵巨大 PDA 直径。通常情况下,球囊测量的直径要较术中是运用弹簧圈或 ADO Ⅱ封堵器封堵小直径影估测值大 2~3mm。Amplatzer 肌部 VSD 封堵器由于双盘结构可使其自身固定于动脉导管处,避免封堵器掉入主动脉内导致栓塞,肌部 VSD 封堵器适用于巨大PDA 的封堵。新型封堵器以其个性化的柄形设计能够适应肺动脉压力增高的巨大 PDA。

3)老年 PDA 患者:年龄在 60 岁以上的老年 PDA 患者由于病程长,均有不同程度的左心室功能损伤、肺小动脉内膜增生和血管壁增厚等病理生理改变,从而使心功能不全和肺动脉压力升高。同时,老年患者导管壁弹性差,易纤维化或钙化,感染性心内膜炎或合并其他心内畸形,所以手术治疗的风险大大增加,易发生出血、心律失常等严重并发症,因此老年 PDA 患者首选介入治疗。老年患者心肺功能差,难以耐受长时间手术及相关并发症,故在术前应做好充分的准备,尽可能缩短操作时间,减少对心脏的刺激。在术前评估中,正确地判断肺动脉压力尤为重要。介入手术过程中,操作动作应轻柔并避免反复多次释放和回收封堵器,以免引起动脉夹层或破裂。

4)外科术后 PDA 再通:外科结扎术后参与分流发生率为 6%~23%,经皮导管介入治疗是外科结扎术后残余分流的理想补救治疗方案。一般 PDA 术后残余分流直径<2mm,可采用 Cook 可控弹簧栓子,所选弹簧栓子直径要大于残余分流直径的 1 倍,若 PDA 术后残余分流直径≥2mm,可采用 Amplatzer 封堵器或国产蘑菇形封堵器。因 PDA 外科术后局部组织粘连、纤维化及瘢痕形成,动脉导管的弹性降低、可伸展性变小,所选择封堵器的直径不宜过大,一般较残余分流直径大 1~2mm 即可。

2. **手术治疗**　外科手术采用结扎术或切断缝合术。

【预后】

除少数病例已发展至晚期失去手术介入治疗机会外,总体预后良好,本病易合并感染性心内膜炎。动脉导管闭合术中大出血所致的手术死亡率,视导管壁质地、采用闭合导管的手术方式以及手术者技术的高低等而异,一般应在 1% 以内。导管单纯结扎术或钳闭术有术后导管再通的可能,其再通率一般在 1% 以上。加垫结扎术后复通率低于前两者。动脉导管闭合术的远期效果,视术前有否肺血管继发性病变及其程度。在尚未发生肺血管病变之前接受手术的患者可完全康复,寿命如常人。肺血管病变严重呈不可逆转者,术后肺血管阻力仍高,右心负荷仍重,效果较差。

（杨毅宁）

参 考 文 献

[1] 葛均波,徐永健. 内科学. 9 版. 北京:人民卫生出版社,2018.

[2] 万学红,陆雪峰. 诊断学. 9 版. 北京:人民卫生出版社,2018.

[3] 中华医学会心血管病学分会结构性心脏病学组,中国医师协会心血管内科医师分会结构性心脏病专业委员会. 中国动脉导管未闭介入治疗指南 2017. 中国介入心脏病学杂志,2017,25(5):2.

[4] Qureshi SA,Hildick-Smith D,De Giovanni J,et al. Adult congenital heart disease interventions:recommendations from a Joint Working Group of the British Congenital Cardiac Association,British Cardiovascular Intervention Society,and the British Cardiovascular Society. Cardiology in the Young,2013,23(01):68-74.

第四节　其他成人先天性心脏病

一、单纯肺动脉瓣狭窄

【发病机制】

在人体心脏胚胎发育的第 6 周,在肺动脉腔内膜开始形成 3 个瓣膜的原始结节,并向腔内生长,继而吸收变薄形成 3 个肺动脉瓣。当孕妇发生宫内感染尤其是风疹病毒感染时,肺动脉瓣膜则容易在成长发育过程发生障碍,3 个瓣叶的交界处发生融合。当右心室收缩时,它们成为一个圆顶状突出的鱼嘴状口,即形成肺动脉瓣狭窄的多数病例为 3 个瓣叶互相融合,少数为双瓣叶融合,瓣缘常增厚,有疣状小结节,偶尔可形成钙化斑。严重的肺动脉瓣狭窄可以引起右心排血受阻、右心室肥厚以及肺动脉主干扩张。

【临床表现】

1. **症状**　轻度狭窄患者可无明显症状,严重肺动脉瓣狭窄的患者主要症状包括劳累后气短、乏力、心悸,甚至部分患者在剧烈活动后出现晕厥。

2. **体征**　轻、中度狭窄患者的发育不受影响,故可无明显的体征。而严重狭窄者其发育较差,可见身材瘦小,在胸骨左缘第 2 肋间可听到粗糙的收缩期杂音,常伴细震颤。肺动脉瓣区第 2 心音减弱。在伴卵圆孔未闭或房间隔缺损的患者,当右心房压力升高,心房水平出现右向左分流时可有发绀及低氧血症。伴有右心衰竭的患者可出现颈静脉怒张,肝大及腹水等征象。

【辅助检查】

1. **X 线检查**　轻度狭窄患者的 X 线表现可能无异常,重度狭窄的患者可见肺血管影细小,整个肺野异常清晰,肺动脉总干弧凸出,心室增大,重度狭窄的患者心影可呈球形。

2. 心电图检查　轻症患者可无异常表现,重度狭窄患者的心电图,可有不完全性右束支传导阻滞、右心室肥大或者右心室肥大伴心前区广泛性 T 波倒置,部分患者还可出现右心房肥大。

3. 超声心动图表现　二维超声心动图可见肺动脉瓣在收缩期呈顶状膨大肺动脉,多数患者还伴有瓣叶不同程度增厚、缩短、回声增强,活动变小,严重患者伴有右心室壁增厚。在 M 型超声,可见肺动脉瓣曲线显示 a 波加深,>7mm。彩色多普勒血流显像见肺动脉瓣口出现收缩期射流速,呈五彩斑点状。并可根据简化的伯努利方程估测压力阶差。

4. 心导管检查　轻度狭窄的病例一般不需进行右心导管检查。中重度狭窄的患者在进行球囊扩张术前或排除是否合并其他畸形时,可行右心导管检查,检查可见右心室压力升高,肺动脉压力正常或降低,右心室和肺动脉之间存在压差。将导管由肺动脉退至右心室可记录连续测压。

【诊断与鉴别诊断】

临床上的一些体征会提示该病的存在,如体检发现肺动脉瓣区的收缩期杂音、X 线胸片上的右心室肥大等。超声心动图和右心导管检查可明确诊断。但心前区的杂音需与房间隔缺损、室间隔缺损相鉴别。与房间隔缺损相比,肺动脉瓣狭窄的杂音较响,P$_2$ 减低或缺如:X 线见肺纹理稀少,肺野清晰。与室间隔缺损相比,肺动脉瓣狭窄的杂音最响部位在肺动脉瓣区,呈喷射性,P$_2$ 减弱或消失,右心室增大,肺血管影变细等。

【单纯肺动脉狭窄介入治疗的适应证】

1. 右心导管检查发现右心室收缩压>60mmHg 或跨瓣压差>40mmHg。

2. 心电图和胸部 X 线检查均提示肺动脉瓣狭窄合并右心室肥大或伴有劳损等。

二、Ebstein 畸形

Ebstein 畸形又称三尖瓣瓣叶下移畸形,是一类少见的先天性心脏病。该畸形是在胚胎发育的过程中,原始瓣膜内的肌肉和结缔组织退化和挛缩等发育障碍所致。

【病理生理】

因右心室部分功能被右心房替代,故右心房腔显著扩大,有功能的右心室明显变小,同时三尖瓣存在关闭不全,心脏收缩时,右心室充盈不足血液大量反流入右心房,长期可导致右心衰竭。部分该畸形患者还可合并严重心律失常,甚至心室颤动而死亡。

【临床表现】

1. 症状　轻型者无症状,畸形严重者在婴儿期发生右心衰竭而不能存活。中等程度畸形者常经过较长的无症状期,直至成年早期开始出现症状,通常表现为运动不耐受(劳力性呼吸困难、虚弱乏力)、心悸(常为室上性心律失常)80%患者有发绀(心房水平右向左分流导致)以及右心衰竭所致的腹胀、恶心、水肿等,偶有反常栓塞导致一过性脑缺血发作或卒中。

2. 体征　可有发育不良、发绀、杵状指,颈静脉怒张,心脏显著扩大呈球形,心脏搏动减弱,第一心音分裂(三尖瓣延迟关闭所致)。可有第二心音分裂(右束支传导阻滞所致),有时可闻及第三或第四心音。胸骨左缘下端可闻及来自三尖瓣反流的吹风样收缩期杂音,有时可有舒张期杂音,右心衰竭时肝大并有收缩期搏动感。

【辅助检查】

1. 心电图检查　常显示右心房肥大,可有完全性或不完全性右束支传导阻滞、预激综合征、房扑、心房颤动等心律失常表现。

2. 胸部 X 线检查　心脏明显扩大呈球形或烧瓶状,肺血流量正常或减少。轻度三尖瓣下移者心影可正常或轻度扩大。

3. 超声心动图检查　超声发现三尖瓣隔瓣向右心室心尖方向移位≥8mm/m^2,隔瓣和后瓣下移而靠近心尖,三尖瓣前叶附着位置正常但呈帆样增大可诊断。此外,可见右心房显著扩大,心房化的右心室与右心室同步收缩,三尖瓣较二尖瓣延迟关闭 0.06~0.17 秒,多普勒超声心动图示三尖瓣收缩期反流,部分病例可有心房水平右向左分流。

4. **右心导管检查**　右心房压明显升高,α 波与 V 波均高大。右心室和肺动脉压基本正常。右心房造影可示巨大右心房和畸形的三尖瓣。右心室造影可显示三尖瓣下移程度,功能性右心室大小以及右心室流出道结构形态。血气分析可示心房水平有右向左分流。

【鉴别诊断】

1. **心包积液**　常有引起心包积液的原发病表现。发绀不明显,无杵状指(趾);颈静脉怒张而搏动消失;心音低而遥远,常无心脏杂音及心音分裂;心脏超声示心包积液。

2. **三尖瓣闭锁**　绝大多数患者自幼有发绀病史。体检以左心室扩大为主,右心室搏动不明显,第二心音呈单一性,可于前胸后背闻及连续性杂音(主动脉与肺动脉间的侧支循环)。X 线胸片示肺血减少,右心房和左心室明显扩大,右心室无扩大。心脏超声示三尖瓣闭锁或缺损、房间隔缺损、右心室缩小、左心室肥厚等基本病变,部分患者可伴有室间隔缺损、肺动脉闭锁或狭窄、动脉导管未闭等。

3. **右心室流出道梗阻伴右心衰竭**　表现为劳力性心悸、气短、乏力、晕厥,若有心房水平右向左分流则有晚发性发绀。体检示右心扩大,P_2 减弱或消失,胸骨左缘可闻及 3 级以上收缩期杂音。X 线胸片示右心室扩大,瓣膜型病变者于狭窄后肺动脉扩张,肺动脉段突出,心脏超声显示右心室流出道或肺动脉狭窄,右心室显著肥厚与扩张。

【药物治疗】

对于右心衰竭者酌情使用血管扩张药、利尿药和强心药治疗。心律失常者酌情选择抗心律失常药物治疗。对于右向左分流、有反常栓塞史或心房颤动的患者选用口服抗凝剂预防血栓并发症。

Ebstein 畸形的手术治疗指征:明显发绀、右心衰竭、反常栓塞。无症状的心脏扩大(心胸比率>65%)、反复发生药物不能控制或消融治疗无效的室上性心律失常为手术治疗的相对适应证。

三、主动脉缩窄

【临床表现】

1. **症状**　轻型患者可无症状,重型患者可有三组症状:①由于颈部及上肢血压高产生的症状:如头痛、头晕、耳鸣、失眠、鼻出血等,严重者可有脑血管意外和心力衰竭;②由于下肢血液供应不足而产生的症状:如下肢无力、发冷、酸痛、麻木,甚至间歇性跛行等;③由于侧支循环而增粗的动脉压迫附近器官产生的症状:如压迫脊髓致下肢瘫痪,压迫臂神经丛引起上肢麻木与瘫痪等,这些症状均在疾病发展到严重程度时方才出现。

2. **体征**　上肢脉搏波动增强,股动脉及足背动脉搏动减弱或消失。上肢血压明显高于下肢及肩胛骨附近、腋窝、胸骨旁和中上腹部可见到持续性杂音或触到震颤。此外,由于广泛的侧支循环,有的患者在背部肩胛骨周围可扪到搏动及震颤。

【辅助检查】

1. **X 线检查**　肺血管阴影正常,左心室扩大,升主动脉扩张并略向右凸出,由于长期受增粗的肋间动脉压迫,可在部分肋骨后段的下缘形成切迹。

2. **心电图**　可正常或出现左心室肥厚及劳损。

3. **心脏超声**　二维超声可直接探及主动脉缩窄征象;多普勒超声于缩窄部位可见高速喷射的湍流,并可判断是否合并心内其他畸形。

4. **CT 和磁共振血管成像**　可见主动脉缩窄的部位、长度和形态,还可显示扩张的侧支循环血管。

5. **左心导管检查**　缩窄段的上方主动脉腔内压力增高,脉压增大。缩窄段内或缩窄段下方的主动脉腔内压力减低,脉压减小如进行逆行性胸主动脉造影,可使缩窄段的动脉显影,以了解缩窄段的位置、长短及程度,近端和远端主动脉扩张和侧支循环血管情况,以供手术治疗参考。

【诊断与鉴别诊断】

本病的临床表现及各项检查均有一定的特征性改变,诊断一般无困难,先应与原发性高血压及多发性大动脉炎相鉴别。凡年轻患者患高血压均应考虑本病的可能性,应检查下肢动脉搏动、测量下肢血压、听诊心脏等寻找诊断线索。

【手术治疗】

主动脉缩窄患者若上、下肢无创血压检查显示上、下肢血压差>20mmHg、上肢血压升高(成人>140/90mmHg),运动时血压呈病态反应或有显著左心室肥厚者,无论有无症状,均应考虑外科手术或介入治疗。与膈肌水平主动脉内径比较,经 CMR、CT 或侵入性血管造影评价主动脉缩窄达到 50% 以上者,上肢高血压,无论压力阶差如何,应考虑外科手术或介入治疗。

主动脉缩窄外科手术治疗的时机:手术在青年期施行较好,最合适年 10~20 岁,30 岁以上因主动脉弹性减弱,可能影响端-端吻合;10 岁以下因主动脉尚在发育期,吻合口或植入的血管可能在以后两端的主动脉逐渐长大后显得狭窄,影响手术的长远疗效。但如心脏进行性增大,反复心力衰竭等症状明显,则应在儿童施行手术。近年主张 4~6 岁即可手术。

(杨毅宁)

参 考 文 献

[1] 葛均波,徐永健.内科学.9 版.北京:人民卫生出版社,2018.

[2] 万学红,陆雪峰.诊断学.9 版.北京:人民卫生出版社,2018.

[3] 中华医学会心血管病学分会结构性心脏病学组,中国医师协会心血管内科医师分会结构性心脏病专业委员会.中国动脉导管未闭介入治疗指南 2017.中国介入心脏病学杂志,2017,25(5):2.

[4] Qureshi SA,Hildick-Smith D,De Giovanni J,et al. Adult congenital heart disease interventions:recommendations from a Joint Working Group of the British Congenital Cardiac Association,British Cardiovascular Intervention Society,and the British Cardiovascular Society. Cardiology in the Young,2013,23(01):68-74.

[5] 郑景浩,刘锦纷,苏肇伉,等.婴幼儿室间隔完整的重度肺动脉瓣狭窄手术方案探讨.中华胸心血管外科杂志,2004,20(6):321-323.

[6] 金梅,王霄芳,郑可,梁永梅,等.经皮球囊肺动脉瓣成形术治疗婴儿重度肺动脉瓣狭窄及室间隔完整的肺动脉瓣闭锁.心肺血管病杂志,2013,(2):130-133.

[7] 李虹,李渝芬,李俊杰,张旭,等.新生儿危重肺动脉瓣狭窄及闭锁的经导管介入治疗.中华儿科杂志,2008,46(11):860-863.

[8] 朱鲜阳,韩秀敏,邓东安,等.房间隔缺损并肺动脉瓣狭窄介入治疗的临床分析.中国介入心脏病学杂志,2002,10(4):221-222.

[9] Hijazi ZM,Ruiz CE,Zahn E,et al. SCAI/AATS/ACC/STS Operator and Institutional Requirements for Transcatheter Valve Repair and Replacement,Part Ⅲ:Pulmonic Valve. J Am Coll Cardiol,2015,65(23):2556-2563.

[10] 丘玲,刘豫阳.埃布斯坦畸形的研究进展.国际儿科学杂志,1993,(6):20,294-297.

[11] Warnes CA,Williams RG,Bashore TM,et al. ACC/AHA 2008 Guidelines for the Management of Adults with Congenital Heart Disease:a report of the American College of Cardiology/American Heart Association Task Force on Practice Guidelines(writing committee to develop guidelines on the management of adults with congenital heart disease). Circulation,2008,118:e714.

[12] Atz AM,Munoz RA,Adatia I,et al. Diagnostic and therapeutic uses of inhaled nitric oxide in neonatal Ebstein's anomaly. Am J Cardiol,2003,91:906.

[13] Wilson W,Taubert KA,Gewitz M,et al. Prevention of infective endocarditis:guidelines from the American Heart Association:a guideline from the American Heart Association Rheumatic Fever,Endocarditis,and Kawasaki Disease Committee,Council on Cardiovascular Disease in the Young,and the Council on Clinical Cardiology,Council on Cardiovascular Surgery and Anesthesia,and the Quality of Care and Outcomes Research Interdisciplinary Working Group. Circulation. 2007,116:1736-1754.

[14] Mair DD. Ebstein's anomaly:natural history and management. J Am CollCardiol,1992,19:1047.

[15] Greenberg SB,Balsara RK,Faerber EN. Coarctation of the aorta:diagnostic imaging after corrective surgery. J Thorac Imaging,

1995,10:36.

[16] Lu CW,Wang JK,Chang CI,et al. Noninvasive diagnosis of aortic coarctation in neonates with patent ductus arteriosus. J Pediatr,2006,148:217.

[17] Nielsen JC,Powell AJ,Gauvreau K,et al. Magnetic resonance imaging predictors of coarctation severity. Circulation,2005,111:622.

[18] Muzzarelli S,Meadows AK,Ordovas KG,et al. Prediction of hemodynamic severity of coarctation by magnetic resonance imaging. Am J Cardiol,2011,108:1335.

[19] Marek J,Skovránek J,Ucín B,et al. Seven-year experience of noninvasive preoperative diagnocs in children with congenital heart defects:comprehensive analysis of 2,788 consecutive patients. Cardiology,1995,86:488.

第二十四章 肺高血压

肺高血压(pulmonary hypertension,PH)指各种原因导致的肺动脉压力升高,包括毛细血管前性肺高血压、孤立毛细血管后性肺高血压和混合毛细血管后性肺高血压(肺动脉和肺静脉压力均升高)。PH 是一个血流动力学概念,任何疾病只要肺动脉压力升高超过一定程度均属于肺高血压范畴。尽管成年普通人群中约 1% 合并肺高血压,但不同类型肺高血压的病因、流行病学特点、临床表现、诊断、治疗和预后均存在明显差异。

肺动脉高压(pulmonary arterial hypertension,PAH)指肺动脉压力升高,而左心房与肺静脉压力正常。主要由肺小动脉本身病变导致肺血管阻力(pulmonary vascular resistance,PVR)增加引起,且排除慢性呼吸系统疾病、慢性肺动脉阻塞性疾病及其他未知因素等导致的肺高血压。

特发性肺动脉高压(idiopathic pulmonary arterial hypertension,IPAH)指无明确原因,以肺血管阻力进行性升高为主要特征的恶性肺血管疾病。为 PAH 中预后恶劣的亚类之一。

【血流动力学分类】

1973 年第一届世界肺高血压大会(world symposium on pulmonary hypertension,WSPH)将 PH 定义为:静息时、仰卧位右心导管测量肺动脉平均压(mean pulmonary artery pressure,mPAP)≥25mmHg。这个标准的提出主要基于当时专家的临床经验,并没有研究证据支持。近年来研究发现,健康人安静状态下 mPAP 正常值为(14.0±3.3)mmHg。根据均数±2 个标准差的原则,将正常人 mPAP 的正常上限定义为 20mmHg。因此,2022 年欧洲心脏病学会和呼吸学会联合制订的指南建议 PH 血流动力学诊断标准为:海平面状态下、静息时、右心导管测量 mPAP>20mmHg;建议的 PAH 血流动力学诊断标准为右心导管测量 mPAP>20mmHg,同时肺小动脉楔压(pulmonary artery wedge pressure,PAWP)≤15mmHg 及 PVR>2Wood 单位(WU)。新的毛细血管前性 PH 定义将使肺高血压患者数量增加 2%~6%,但对这些新增患者仍需深入研究及密切随访。肺高血压血流动力学分类见表 2-24-1。

表 2-24-1 肺高血压的血流动力学分类

定义	血流动力学特征	临床分类
PH	mPAP>20mmHg	所有肺高血压
毛细血管前性 PH	mPAP>20mmHg PAWP≤15mmHg PVR>2WU	PAH 呼吸系统疾病和/或缺氧所致 PH 肺动脉阻塞性疾病所致 PH 未知原因所致 PH
孤立毛细血管后性 PH	mPAP>20mmHg,PAWP>15mmHg,PVR≤2WU	左心疾病所致 PH 未知因素所致 PH
混合毛细血管后性 PH	mPAP>20mmHg,PAWP>15mmHg,PVR>2WU	左心疾病所致 PH 未知因素所致 PH
运动后 PH	静息与运动时 mPAP/CO 差>3mmHg/(L·min)	

注:PH. 为肺高血压;mPAP.肺动脉平均压;PAWP.肺小动脉楔压;PVR.肺血管阻力;WU.Wood 单位,CO.心排血量。

注意：左心疾病、间质性肺疾病或慢性阻塞性肺疾病等如果 mPAP>20mmHg，则死亡风险相应地增加，但并无研究证实降低这些患者的 mPAP 可改善患者预后，因此 mPAP 升高可能仅仅是原发疾病严重程度的一个标志物(marker)，不能孤立地根据 mPAP>20mmHg 或≥25mmHg 来判断肺血管病变的严重程度。

【临床分类】

PH 的临床分类主要根据相似的病理生理机制、临床表现、血流动力学特点和治疗策略来进行，是临床诊治的重要依据。1973 年第一届 WSPH 首次制订肺高血压的诊断分类标准，1998 年第二届 WSPH 将肺高血压分为五大类，随后历届 WSPH 对分类不断更新。

2022 年 PH 临床分类仍延续既往五大类分类原则，详见表 2-24-2。

表 2-24-2 肺高血压最新临床分类

1. 肺动脉高压(PAH)	2.3 先天性/获得性心血管病导致的毛细血管后性肺高血压
1.1 特发性	3. 肺病和/或缺氧所致肺高血压
1.1.1 急性肺血管扩张试验阴性	3.1 阻塞性肺疾病或肺气肿
1.1.2 急性肺血管扩张试验阳性	3.2 限制性肺疾病
1.2 遗传性	3.3 其他混合性限制/阻塞性肺疾病
1.3 药物和毒物相关	3.4 肺泡低通气综合征
1.4 相关因素	3.5 不合并肺病的低氧(如高原)
1.4.1 结缔组织病	3.6 肺发育异常性疾病
1.4.2 人类免疫缺陷病毒(HIV)感染	4. 肺动脉阻塞性疾病所致肺高血压
1.4.3 门脉高压	4.1 慢性血栓栓塞性肺高血压(CTEPH)
1.4.4 先天性心脏病	4.2 其他肺动脉阻塞性病变
1.4.5 血吸虫病	5. 未知因素和/或多种因素所致肺高血压
1.5 PAH 合并肺静脉/肺毛细血管受累(PVOD/PCH)	5.1 血液系统疾病
1.6 新生儿持续性肺高血压(PPHN)	5.2 系统性疾病
2. 左心疾病所致肺高血压	5.3 代谢性疾病
2.1 心力衰竭	5.4 慢性肾衰竭，合并或不合并血液透析
2.1.1 射血分数保留	5.5 肺肿瘤栓塞性微血管病
2.1.2 射血分数下降或轻度下降	5.6 纤维纵隔炎
2.2 心脏瓣膜病	

最新肺高血压临床诊断分类有两个重要更新点：①增加急性肺血管扩张试验阳性亚类：尽管 PAH 主要病理改变以肺小动脉重构为主，但肺血管痉挛仍在 PAH 病理生理机制中发挥重要作用，这部分患者可通过急性肺血管扩张试验筛选出来。急性肺血管扩张试验长期阳性的患者对大剂量钙通道阻滞药敏感，远期预后良好，所以将该类患者单独列为一个亚类；②肺静脉闭塞病/肺毛细血管瘤(PVOD/PCH)由 1'亚类更新为肺动脉高压的一个亚类：既往由于 PVOD/PCH 给予 PAH 靶向药物治疗后有导致肺水肿风险，故将其列为一个单独的亚类 1'。此后研究发现 PVOD/PCH 主要与 EIF2AK4 双等位基因突变有关，并且合并肺静脉和肺毛细血管受累的征象(表 2-24-3)，因此本次分类将其由 1'更新为 PAH 的一个亚类。

表 2-24-3　PVOD/PCH 导致肺静脉和肺毛细血管受累的征象

肺功能检查	DLco 下降（通常<50%），严重的低氧血症
胸部高分辨 CT（HRCT）	间隔线、小叶中央型磨玻璃影或结节、纵隔淋巴结肿大
PAH 靶向药物治疗后	可能发生肺水肿
遗传学检测	EIF2AK4 双等位基因突变
职业暴露	有机溶剂（三氯乙烯）

【危险因素】

肺动脉高压的危险因素研究自 20 世纪 60 年代开始得到重视，以食欲抑制剂类药物如阿米雷司、芬氟拉明及右芬氟拉明等为主。随着研究的不断深入，越来越多的药物和毒物得以发现（表 2-24-4）。近年来新明确的两个危险因素是甲基苯丙胺和达沙替尼。尽管吸食甲基苯丙胺的人群极少，但注册登记研究中甲基苯丙胺相关 PAH 患者数量与 IPAH 相当，患病率远远高于普通人群，预后也比 IPAH 更差。另外一个是酪氨酸激酶抑制剂达沙替尼，是慢性粒细胞白血病的二线治疗药物，大剂量服用者中 PAH 发病率约为 0.45%，目前临床报道超过 100 例，部分患者停药后 PAH 可部分甚至完全逆转，但超过 1/3 患者仍有持续性 PAH。

表 2-24-4　确定和可能导致 PAH 的药物和毒物

确定	可能
阿米雷司	烷基化药物，如丝裂霉素 C、环磷酰胺等
苯氟雷司	安非他明
达沙替尼	博舒替尼
右芬氟拉明	可卡因
芬氟拉明	氯甲苯噻嗪
甲基苯丙胺	直接抗丙肝病毒药物（索非布韦）
毒性菜籽油	靛玉红（中药青黛）
	干扰素 α、干扰素 β
	来氟米特
	L-色氨酸
	苯丙醇胺
	帕纳替尼
	选择性蛋白酶体抑制剂（卡非佐米）
	有机溶剂（三氯乙烯）
	贯叶连翘

【流行病学】

1. 国外流行病学和预后特点　普通人群中肺高血压患病率约为 1%，年龄>65 岁人群中更是高达 10%，以左心疾病所致肺高血压和呼吸系统疾病和/或缺氧所致肺高血压最为常见，其次为先天性心脏病和感染性疾病等。PAH 发病率和患病率分别为（5~10）/（百万人口·年）和（15~60）/百万人口，约半数为 IPAH、遗传性 PAH 或药物相关 PAH；相关因素 PAH 则以结缔组织病最为常见，其中系统性硬化症约占结缔组织病相关 PAH 的 2/3。最近研究报道 IPAH 平均诊断年龄为 50~65 岁，较 20 世纪 80 年代平均年龄 36 岁显著增高。原因尚不明确。

传统治疗时代美国原发性肺高血压的 1 年、3 年和 5 年生存率分别为 68%、48% 和 34%。2010 年法国 PAH 靶向药物治疗时代新发 IPAH、遗传性 PAH 及阿米雷司相关 PAH 患者的 1 年、2 年和 3 年生存率分别达到 89%、68% 和 55%，较传统治疗时代明显改善。

2. 国内流行病学和预后特点　我国缺乏普通人群肺高血压及 PAH 的流行病学数据。最常见的病因为先天性心脏病相关 PAH，其次为 IPAH 和结缔组织病相关 PAH。我国 IPAH 以中青年女性为主，老年患者相对少见。结缔组织病相关 PAH 最常见病因为系统性红斑狼疮和干燥综合征。

2006 年以前我国传统治疗时代 IPAH 和家族性 PAH 的 1 年、3 年和 5 年生存率分别为 68.0%、38.9% 和 20.8%，2007 年以后我国逐步进入靶向药物治疗时代。2011 年我国 IPAH 的 1 年、3 年生存率分别为 92.1%、75.1%，基本达到西方发达国家水平。

【发病机制及病理学】

PAH 的发病机制与肺血管结构和/或功能异常（即肺血管重构）密切相关。肺血管床内膜损伤、中层肥厚、外膜增殖/纤维化导致肺动脉管腔进行性狭窄甚至闭塞,肺血管阻力不断升高,进而导致右心衰竭甚至死亡。PAH 的病理学特点与肺血管重构有关,可累及各级肺血管:弹力肺动脉、叶及段一级肺动脉中膜肥厚,外膜胶原纤维增生;直径 70~500μm 肺小动脉的特征性病理改变包括肺动脉中膜肥厚、内膜向心性或偏心性增殖和纤维化、外膜增厚纤维化、血管周围炎症细胞浸润及管腔内原位血栓形成等;直径 20~70μm 毛细血管前肺小动脉的特征性病理改变包括肺小血管狭窄或闭塞、异常肌型化、血管周围炎症;毛细血管床亦可出现不同程度的重构;各种类型 PH 均可合并毛细血管后肺静脉(间隔肺静脉)不同程度受累。晚期 PAH 患者可见复合病变,如丛样病变、扩张型病变等。

【遗传学】

目前已知与 PAH 高度相关的致病基因有 *BMPR2*、*EIF2AK4*、*TBX4*、*ATP13A3*、*BMP9*、*SOX17*、*AQP1*、*ACVRL1*、*SMAD9*、*ENG*、*KCNK3* 和 *CAV1*,可能相关的致病基因包括 *SMAD4*、*SMAD1*、*KLF2*、*BMPR1B* 和 *KCNA5*。*BMPR2* 是最早发现也是最主要的 PAH 致病基因,西方人群中 70%~80% 的遗传性 PAH 患者和 10%~20% 的 IPAH 患者携带 *BMPR2* 基因突变。中国人群中 *BMPR2* 突变比例在遗传性 PAH 和 IPAH 分别为 53% 和 15%。*BMPR2* 基因突变的外显率(即致病基因突变携带者最终发生 PAH 的比率)约为 20%。与不携带突变的患者相比,携带 *BMPR2* 突变的 IPAH/遗传性 PAH 患者发病更早,临床表型更重,预后更差。

BMP9 基因突变使 IPAH 发病风险上升 22 倍,可解释中国 6.7% IPAH 患者的遗传病因。*BMP9* 突变的强烈致病性使其成为仅次于 *BMPR2* 排名第 2 的 IPAH 致病基因。我国学者新近发现 IPAH 人群 *PTGIS* 基因突变(6.1%),合并该基因突变者对伊洛前列环素反应更敏感。遗传性出血性毛细血管扩张症相关 PAH 为单基因常染色体显性遗传,其中 *ACVRL1* 和 *ENG* 是最主要的致病基因,可解释中国 71% 患者的病因;PVOD 和 PCH 为常染色体隐性遗传病,主要由 *EIF2AK4* 基因突变引起。

基因诊断对患者临床诊断、治疗及患者家属的早期预警非常重要,应建立 IPAH、遗传性 PAH、遗传性出血性毛细血管扩张症相关 PAH 可疑患者的基因诊断程序,首先对家族中 PAH 先证者进行遗传检测,如发现明确的致病突变,则其直系亲属均应检测此致病突变,并对携带致病突变的亲属再次进行临床评估并长期随访。对疑诊 PVOD/PCH 的患者及其父母同时进行 *EIF2AK4* 基因检测,以便及早确诊。

【临床表现】

由于肺高血压首发症状至确诊时间在过去 20 年并未明显缩短,因此临床医师应加强肺高血压的早期诊断意识,接诊可疑肺高血压患者后及时转诊到肺血管疾病区域医疗中心明确诊断,并制订相应治疗策略。危重患者不宜转诊时,应请肺血管疾病专家指导诊治。

1. **症状**　肺高血压早期没有特异性临床表现,绝大多数患者就诊时间明显延迟,至少 1/5 患者从症状出现至确诊时间超过 2 年。最常见症状为活动后气促,其他症状包括乏力、头晕、胸痛、胸闷、咳嗽、黑矇甚至晕厥等。合并严重右心功能不全时可出现下肢水肿、腹胀、胃纳差和肝区疼痛等。少见症状包括咯血、声音嘶哑及心律失常等。

2. **体征**　右心扩大可导致心前区隆起,肺动脉压力升高可出现肺动脉瓣听诊区第二心音亢进,三尖瓣听诊区可闻及收缩期杂音。严重右心功能不全时可出现颈静脉充盈或怒张、肝颈静脉回流征阳性、肝大和/或脾大、下肢水肿、多浆膜积液、黄疸和发绀等体征。右心室肥厚可导致剑突下抬举性搏动,部分患者可闻及右心室第三心音奔马律。

3. **既往史及个人史**　应重点询问有无先天性心脏病、结缔组织病、左心疾病、慢性肺部疾病、静脉血栓栓塞症、人类免疫缺陷病毒(HIV)感染、慢性肝病、血液系统疾病、甲状腺疾病、血吸虫感染和鼻出血病史等。儿童还需询问有无生长发育异常或代谢性疾病史。个人史需注意有无危险因素接触史、高原居住史、特殊用药史(食欲抑制剂类减肥药、达沙替尼、来氟米特和干扰素等)及吸毒史(甲基苯丙胺和可卡因)等。

4. 婚育史和家族史　需询问肺高血压患者有血缘关系的亲属中有无确诊或可疑肺高血压患者,有无反复鼻出血和皮肤毛细血管扩张史,有助于判断是否为遗传性 PAH 或遗传性出血性毛细血管扩张症相关 PAH。女性 CTEPH 患者要注意有无习惯性流产史,有助于判断是否存在抗磷脂抗体综合征等。

【实验室及影像学检查】

1. 心电图　可为肺高血压提供诊断、鉴别诊断和预后判断的重要信息,但不能作为诊断或排除肺高血压的依据。肺高血压患者典型心电图表现为电轴右偏、右心房扩大和右心室肥厚征象。肺高血压常合并心律失常,尤其是快速型房性心律失常,如阵发性房性心动过速、心房扑动、心房颤动等,5 年累积发病率为 25.4%。PAH 患者发生快速型室性心律失常相对少见。

2. 血液学检查及自身免疫抗体检测　血液学检查可用于肺高血压病因鉴别及判定器官损害情况。血液学检查异常需警惕结缔组织病、血液系统疾病、慢性缺氧性疾病和其他系统性疾病。肝功能异常需考虑肝病、门静脉疾病、血液系统疾病、心力衰竭或药物不良反应等情况。甲状腺功能、自身免疫抗体、肝炎及艾滋病毒抗体也应作为肺高血压患者常规检查项目。对于儿童肺高血压患者,推荐进行同型半胱氨酸和血、尿有机酸代谢检测,用于排除甲基丙二酸尿症。对于 CTEPH 患者应常规进行遗传性易栓症和获得性易栓症筛查,包括蛋白 S、蛋白 C 和抗凝血酶Ⅲ活性检测,以及抗磷脂抗体、狼疮抗凝物、同型半胱氨酸和肿瘤标志物检测。所有肺高血压患者均推荐在基线评估和后续随访过程中进行 NT-proBNP 或 BNP 检测,用于评估病情并指导治疗。

3. 胸部 X 线平片　PAH 患者胸部 X 线平片常见征象有肺动脉段凸出及右下肺动脉扩张,伴外周肺血管稀疏(肺野透过度增加),右心房、室扩大,但胸部 X 线平片正常并不能排除肺高血压。

4. 超声心动图　是临床上最常用的肺高血压筛查诊断及病情评价方法,主要从以下三方面进行评估:①判断肺高血压:通过三尖瓣反流峰速估测右心室收缩压;②发现心内结构、功能异常或血管畸形等;③右心功能评估如三尖瓣环收缩期位移(TAPSE)、心包积液等。

5. 胸部 CT　高分辨率 CT 可为诊断肺实质、肺间质疾病和 PVOD/PCH 提供重要依据。CT 肺动脉造影是诊断肺血管畸形(肺动静脉瘘、肺动脉瘤、肺动脉夹层)和肺动/静脉阻塞性疾病(急性肺栓塞、CTEPH、大动脉炎、肺动脉肿瘤、纤维纵隔炎、肺静脉狭窄等)的关键技术手段之一。有时需结合肺通气灌注显像或直接肺动脉造影进行诊断。此外,心脏结构 CT 可准确评估患者是否合并先天性心脏病,尤其对那些易被超声心动图漏诊的先天性心脏病类型。

6. 肺通气灌注显像　是筛查 CTEPH 的重要手段。

7. 睡眠呼吸监测　有可疑睡眠呼吸暂停症状、存在不明原因二氧化碳潴留以及合并唐氏综合征的患者,应常规进行睡眠呼吸监测检查。

8. 6 分钟步行试验　是一种相对客观评价患者运动耐量的方法,首次住院的患者 6 分钟步行距离与预后明显相关,而 6 分钟步行试验后 1 分钟心率恢复绝对值也已成为预测预后的重要指标。建议肺高血压患者首诊时均进行 6 分钟步行试验,并定期复查。Borg 呼吸困难分级指数与 6 分钟步行距离结合可评价肺高血压患者的心肺功能及尽力程度。6 分钟步行试验模板及 Borg 呼吸困难分级分别见表 2-24-5 和表 2-24-6。

9. 心导管检查　右心导管检查是确诊肺高血压的"金标准"。也是进行鉴别诊断、评估病情和治疗效果的重要手段。有经验中心右心导管检查的安全性良好,并发症发生率仅为 1.1%,病死率仅为 0.055%。

右心导管检查操作要点及监测指标详见第三十九章　血流动力学监测及左、右心导管术,右心导管检查报告模板见表 2-24-7。

表 2-24-5 6 分钟步行试验记录单

_____医院

姓名		性别		年龄		病区		住院号		
ID 号		主要诊断					心功能分级			

6 分钟步行距离(m)	试验前	试验后(即刻~7min)							
		即刻	1min	2min	3min	4min	5min	6min	7min
心率(次/min)									
血压(mmHg)									
氧饱和度(%)									
试验后(8~16min)	8min	9min	10min	11min	12min	13min	14min	15min	16min
心率(次/min)									
血压(mmHg)									
氧饱和度(%)									

试验前 Borg 呼吸困难分级		试验前吸氧	L/min
试验后 Borg 呼吸困难分级		试验后吸氧	L/min
末次月经日期			
试验过程中患者出现症状			

联系方式,请正确工整填写,如有新药上市,为我们能及时联系您提供方便,谢谢!

家庭地址		邮编	
工作单位			
固定电话		电子邮箱	
移动电话			
备注			
试验日期:		报告者:	

表 2-24-6 Borg 呼吸困难分级

0 分	一点也不觉得呼吸困难或疲劳	4 分	略严重的呼吸困难或疲劳
0.5 分	非常非常轻微的呼吸困难或疲劳,几乎难以察觉	5 分	严重的呼吸困难或疲劳
1 分	非常轻微的呼吸困难或疲劳	6~8 分	非常严重的呼吸困难或疲劳
2 分	轻度的呼吸困难或疲劳	9 分	非常非常严重的呼吸困难或疲劳
3 分	中度的呼吸困难或疲劳	10 分	极度的呼吸困难或疲劳,达到极限

表 2-24-7 右心导管检查模板

_____医院 心导管检查报告

一般情况					
患者姓名:		病案号:		导管号:	
检查日期:		上台时间:		下台时间:	
性别:		年龄(岁):		血红蛋白(Hb,g/L):	
身高(cm):		体重(kg):		体表面积(m^2):	
术前诊断:					
术者:					
麻醉方法:		穿刺路径:			
主要耗材:					
导管径路:					
操作内容:					

续表

血流动力学参数及血氧饱和度		
	基础	吸入伊洛前列素(20μg)后
血流动力学参数		
心率(HR,次/min)		
血压(BP,mmHg)		
上腔静脉压(SVC,mmHg)		—
右心房压(RAP,mmHg)		
右心室压(RVP,mmHg)		
肺动脉压(PAP,mmHg)		
肺小动脉楔压(PAWP,mmHg)		
心输出量(CO,L/min)		
心指数[CI,L/(min·m²)]		
肺血管阻力(PVR,Wood 单位)		
全肺阻力(TPR,Wood 单位)		
体循环阻力(SVR,Wood 单位)		
血氧饱和度		
上腔静脉($SsvcO_2$,%)		—
右心房($SraO_2$,%)		—
右心室($SrvO_2$,%)		—
肺动脉($SpaO_2$,%)		
桡动脉(SaO_2,%)		—

肺动脉造影				
对比剂:		对比剂总量(ml):		
导管位置	造影体位	对比剂剂量(ml)	注射速度(ml/s)	压力上限(PSI)
左肺动脉				
右肺动脉				

操作过程及所见:

导管诊断

报告医师:		校对医师:

10. 急性肺血管扩张试验　少数 PAH 由肺动脉痉挛引起,单独应用大剂量钙通道阻滞药可显著改善症状、血流动力学和长期预后。急性肺血管扩张试验是筛选此类患者的有效方法,有关药物选择及判断标准详见第三十九章　血流动力学监测及左、右心导管术。特别强调的是,只有急性肺血管扩张试验阳性的患者方可给予大剂量钙通道阻滞药治疗。服药 1 年后应再次复查右心导管和急性肺血管扩张试验,长期阳性的患者可继续单用钙通道阻滞药治疗;而转阴患者建议给予 PAH 靶向药物治疗。

11. 肺动脉造影　是评价肺血管形态及血流分布的重要手段,可结合 CT 肺动脉造影、肺通气灌注显像等其他影像技术对肺血管畸形或肺动脉/静脉狭窄性疾病进行诊断。潜在风险包括造影剂过敏、造影剂肾病、右心衰竭加重、肺动脉高压危象甚至猝死。因此,对血流动力学不稳定的患者行肺动脉造影应谨慎。

【诊断及诊断流程】

建议对疑诊肺高血压的患者首先考虑常见疾病如第二大类左心疾病和第三大类呼吸系统疾病导致的肺高血压,然后考虑肺动脉阻塞性因素导致的肺高血压如 CTEPH、肺血管炎和纤维纵隔炎等,最后考虑 PAH 和未知因素所致 PH。疑诊 PAH 的患者应考虑相关疾病和/或危险因素导致的可能,仔细查找有无家族史、先天性心脏病、结缔组织病、HIV 感染、门静脉高压、与肺动脉高压有关的药物服用史和毒物接触史等。超声心动图是疑诊肺高血压的重要无创筛查手段,但不是确诊手段。一旦临床疑似肺高血压,建议行右心导管检查,血流动力学诊断标准见表 2-24-1。肺高血压的临床诊断应由肺血管病专科医师结合临床及实验室检查包括右心导管检查结果综合判断,必要时请相应专科医师会诊,尽可能减少误诊漏诊。肺高血压的鉴别诊断可以参考肺高血压的诊断流程(图 2-24-1)。

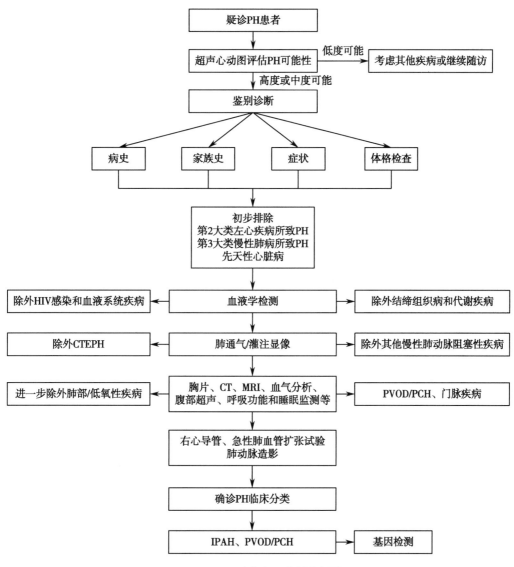

图 2-24-1 肺高血压诊断流程图

【PAH 危险分层与随访】

第 6 届 WSPH 及《中国肺高血压诊断和治疗指南 2018》均推荐使用简化的危险分层量表(表 2-24-8),通过评估基线状态和短期治疗(3~6 个月)后的关键临床指标来预测患者的 1 年预后。需强调,目前推荐的危险分层量表仅适用于成人 PAH 患者。其他类型肺高血压和儿童 PAH 尚缺乏统一的危险分层量表。病情稳定的 PAH 患者建议每 3~6 个月随访 1 次。

表 2-24-8 成人 PAH 患者危险分层

	预计 1 年死亡风险		
	低风险<5%	中等风险 5%~10%	高风险>10%
WHO 功能分级	I,II	III	IV
6 分钟步行距离(m)	>440	165~440	<165
NT-proBNP(pg/ml)	<300	300~1 400	>1 400
RAP(mmHg)	<8	8~14	>14
CI[L/(min·m^2)]	≥2.5	2.0~2.4	≤2.0
SvO$_2$(%)	>65	60~65	<60
	至少三种低风险指标且没有高风险指标	介于低风险和高风险之间	至少两个高风险指标,包括 CI 或 SvO$_2$

【治疗】

本节治疗建议主要适用于 PAH 和 CTEPH 患者,其他类型 PH 应根据临床具体情况给予相应治疗。

1. **一般性治疗** 肺高血压患者妊娠期病死率显著升高,生育期女性患者应严格避孕;病情相对稳定的患者应适度运动和康复训练,运动量以不引起明显气短、眩晕、胸痛为宜;如需择期手术应尽可能采用局部或区域阻滞麻醉,避免全身麻醉,尤其是需气管插管的全身麻醉手术;感染可导致肺高血压患者病情加重,推荐在秋冬交替季节接种流感疫苗和肺炎链球菌疫苗,降低肺部感染发生风险;肺高血压患者应避免前往高海拔(1 500~2 000m 以上)地区或低氧环境等。

2. **支持性治疗**

(1) 抗凝药:除 CTEPH 患者需终身抗凝外,合并矛盾性栓塞的艾森门格综合征以及肺动脉原位血栓形成的患者需酌情抗凝,其余类型肺高血压应根据患者具体情况个体化权衡抗凝治疗的获益和风险。

(2) 利尿药:失代偿右心衰竭通常合并水钠潴留,常用利尿药包括袢利尿药、醛固酮受体拮抗药及血管加压素 V$_2$ 受体拮抗药等。应用利尿药时应避免引起肾前性肾功能不全。

(3) 吸氧:当外周血氧饱和度<91% 或动脉血氧分压<60mmHg 时建议吸氧,使氧饱和度>92%。

(4) 地高辛和其他心血管药物:地高辛可改善 PAH 患者心输出量,但长期疗效尚不清楚。除左心疾病所致肺高血压外,不建议对其他类型肺高血压应用血管紧张素转换酶抑制剂(ACEI)/血管紧张素 II 受体拮抗药(ARB)、β 受体拮抗药、硝酸酯类药物和伊伐布雷定等药物。

3. **钙通道阻滞药** 只有急性肺血管扩张试验阳性的 PAH 患者可单独使用大剂量钙通道阻滞药治疗,心率偏快首选地尔硫䓬,心率偏慢则首选硝苯地平或氨氯地平。治疗此类 PAH 患者所需靶剂量通常较大:硝苯地平 120~240mg/d,地尔硫䓬 240~720mg/d,氨氯地平 20mg/d。先给予常规起始剂量,观察患者血压、心律、心率、心电图及症状变化,逐渐增加至最大耐受剂量,并定期随访。至少每 3 个月 1 次超声心动图检查。建议服药 1 年后复查右心导管及急性肺血管扩张试验,如仍为阳性可判断该患者对钙通道阻滞药持续敏感,可继续治疗。如转为阴性,需考虑逐渐转换为 PAH 靶向药物治疗。

4. **抗肺高压药物** 治疗流程见图 2-24-2,彩图见书末。

5. **PAH 靶向药物治疗** 肺动脉高压靶向药物的类型及推荐用法详见附录中的心血管疾病常用药物。

(1) 单药治疗:急性肺血管扩张试验长期阳性患者;长期(>5 年)单药治疗危险分层为低危的患者;年龄>75 岁且合并多种危险因素(高血压、糖尿病、冠心病、心房颤动及肥胖等)的 IPAH 患者;疑诊 PVOD/PCH 患者;HIV、门静脉高压或未手术的先心病相关 PAH 患者;病情极轻 PAH 患者;联合治疗无法获得或有禁忌证的 PAH 患者等。

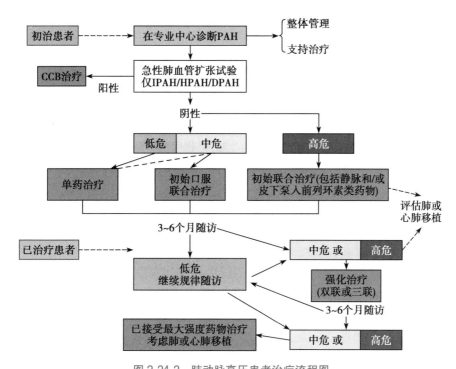

图 2-24-2　肺动脉高压患者治疗流程图

注:PAH. 肺动脉高压;CCB. 钙通道阻滞药;IPAH. 特发性肺动脉高压;HPAH. 遗传性肺动脉高压;DPAH. 药物相关肺动脉高压。

（2）靶向药物联合治疗:PAH 靶向药物联合治疗有序贯联合治疗和起始联合治疗两种策略,均可显著减少 PAH 患者临床恶化事件发生。对于部分危险分层为低危或中危的 PAH 患者,建议给予口服起始联合治疗;对危险分层为高危的 PAH 患者,建议先给予静脉或皮下前列环素为基础的联合治疗。序贯联合治疗方案是先给予单药治疗,随访过程中如病情改善不满意可增大剂量或增加一种或多种靶向药物。无论哪种联合治疗方案,均应根据患者病情和经济情况做出选择,并密切随访,如病情仍进展甚至恶化应考虑肺移植或心肺联合移植治疗。根据 PAH 患者危险分层推荐的中危患者起始联合治疗方案见表2-24-9,也可根据临床具体情况选择其他类型的联合治疗方案。

表 2-24-9　根据 PAH 患者危险分层推荐靶向药物起始联合治疗方案

起始联合治疗方案	PAH 危险分层					
	低危		中危		高危	
	推荐类别	证据水平	推荐类别	证据水平	推荐类别	证据水平
安立生坦+他达拉非	I	B	I	B	Ⅱb	C

【右心衰竭病理生理特点和临床表现】

肺高血压患者由于各种诱因出现右心衰竭进展或接受外科手术时需转入重症监护病房治疗。右心衰竭的临床特点是由于右心室收缩和/或舒张功能下降导致心排量降低和/或右心充盈压升高;如果导致肝、肾或肠道等脏器功能紊乱,则意味着病情进入严重阶段。右心衰竭的病理生理特点:①收缩性右心衰竭可导致左心室充盈减少和心排量下降,舒张性右心衰竭则导致体循环静脉压升高,均可引起外周组织灌注和氧供应减少;重症患者通常同时合并收缩性和舒张性右心衰竭;②随着后负荷增加,右心室室壁张力增加,心肌先肥厚后扩张,左、右心室收缩不同步,室间隔左移,心肌收缩力下降,三尖瓣反流增加,进一步减少有效心排量;③右心衰竭导致静脉压升高时可影响几乎所有脏器功能,尤其是肝肾和消化道。消化道灌注障碍和淤血可降低胃肠道屏障功能,细菌和毒素入血可导致全身炎症反应或败血症,甚至死亡。

右心衰竭症状和体征异质性较大,心动过速较常见,低血压通常发生在晚期阶段,皮肤苍白,有时出现发绀,患者通常乏力和焦虑,体征通常有颈静脉怒张、腹水或水肿等。

【右心衰竭的监测和治疗】

重症右心衰竭建议转重症监护病房治疗。除监测常规生命体征外,还应监测中心静脉压、中心静脉血氧饱和度和血乳酸水平。若患者中心静脉氧饱和度<60%、血乳酸水平上升和尿量减少,预示右心衰竭恶化。部分患者需进行床旁漂浮导管监测,以便对血流动力学进行全面评估。

治疗应首先处理诱发因素(如感染、贫血、心律失常、甲状腺功能紊乱、肺栓塞及其他合并症),如合并房扑或心房颤动等室上性心律失常应尽早转复为窦性心律;感染是导致病情恶化甚至死亡的重要诱因,即使没有明显感染征象,为避免肠道细菌迁移进入循环系统诱发全身炎症反应或败血症,给予广谱抗生素治疗是合理的。持续吸氧维持患者血氧饱和度>90%,如果不达标或合并二氧化碳潴留可给予无创通气,尽可能避免气管插管和有创呼吸机治疗,必须气管插管时也应首先维持血压稳定,将麻醉风险降到最低。

重症右心衰竭患者的容量管理十分重要,对合并低血压或休克患者适当补液是合理的。但绝大多数患者右心室充盈压明显升高,心排量降低,此时补液可导致室间隔进一步左移及三尖瓣反流量增加,从而左心室充盈减少及心排量下降,甚至诱发严重后果。此时应维持出入量负平衡(可应用袢利尿药甚至血液滤过)。合并低心排的重症患者可给予正性肌力药物,首选多巴酚丁胺或米利酮(米力农),左西孟旦也可考虑。血压明显偏低的患者可给予肾上腺素或去甲肾上腺素以维持体循环血压及保证体循环阻力大于肺循环阻力。病情危重或疗效不佳时可考虑ECMO或肺移植。

肺动脉高压靶向药物首选静脉或皮下注射前列环素类药物,可联合其他PAH靶向药物治疗。

重症右心衰竭的治疗策略见图2-24-3。

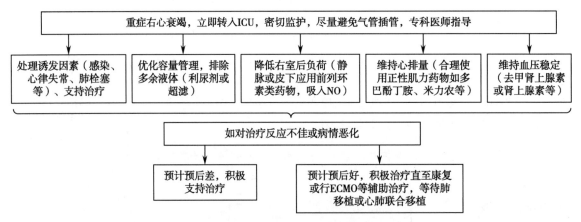

图 2-24-3 重症右心衰竭的治疗策略

注:ICU.重症监护病房;NO.一氧化氮;ECMO.体外膜式氧合。

【重要肺高血压亚类】

1. 先天性心脏病相关 PAH

(1) 流行病学:先天性心脏病相关PAH是PAH的一个重要亚类,目前缺乏可靠的流行病学数据。欧洲一项注册登记研究提示,成年先天性心脏病患者中PAH患病率为5%~10%。我国由于医疗水平所限,相当多的先天性心脏病未能及时诊断和治疗,部分患者甚至进展为艾森门格综合征,因而先天性心脏病相关PAH已成为我国PAH患者中最常见的疾病亚类。

(2) 分类:根据先天性心脏病相关PAH的解剖和病理生理学特点进行临床分类,可分为四类:

1) 艾森门格综合征:包括所有初始为体循环到肺循环心内或心外分流,后因肺血管阻力升高而转为肺循环到体循环分流或双向分流的先天性心脏病,常合并发绀、继发性红细胞增多症和多器官受累。

2) 体肺分流性先天性心脏病:分为可矫治和不可矫治两个亚类。可矫治指中到大型缺损,肺血管阻力轻到中度升高,以体循环向肺循环分流为主,是否合并发绀不是主要特征;不可矫治指目前无介入封堵或外科手术修补的适应证。

3）PAH 并发先天性心脏病：小缺损合并肺血管阻力显著升高，且单用缺损无法解释其升高，临床特征与 IPAH 相似。禁忌关闭此类缺损。

4）先天性心脏病术后 PAH：缺损修补或介入封堵后 PAH 仍持续存在，或数月或数年内再发 PAH。此型病情易进行性加重。

（3）治疗：先天性心脏病相关 PAH 的治疗应根据缺损性质、大小和血流动力学特点判断。对有矫治适应证的患者应及早进行缺损的修补或介入封堵治疗，避免长期大量分流导致不可逆的肺血管重构。

1）手术可行性判断：左向右分流型先天性心脏病相关 PAH 手术时间窗相对较宽，需根据缺损的大小和性质综合判断。决定患者术后结局的两个关键因素为手术年龄和术前肺血管阻力。肺血管阻力和肺血管阻力/体循环阻力比值是临床常用的判断可行性指标，这两个指标越高，术后残余 PAH 的风险越高。但目前尚缺乏国际统一的判断标准。

2）PAH 治疗：不能修补的先天性心脏病相关 PAH 或术后残余 PAH 患者推荐使用 PAH 靶向药物治疗。治疗目标主要为缓解症状和改善预后。

（4）预后：PAH 是先天性心脏病患者预后不佳的独立危险因素，可使全因死亡、心力衰竭、猝死和心血管死亡风险增加 4 倍以上。接受 PAH 靶向药物治疗的艾森门格综合征患者长期预后明显优于不治疗者。因此，无论艾森门格综合征患者是否存在临床症状，均推荐给予 PAH 靶向药物治疗。

2. 结缔组织病相关 PAH 中国系统性红斑狼疮患者中 PAH 的患病率约 3.8%，PAH 也是继神经精神性狼疮、狼疮性肾炎之后系统性红斑狼疮患者第 3 位常见死亡原因。系统性硬化症患者中 PAH 患病率约 11%；另外，原发性干燥综合征、混合性结缔组织病、皮肌炎、类风湿关节炎亦可导致 PAH。

（1）早期诊断：风湿科医师应定期对结缔组织病患者进行 PAH 相关筛查，心内科或呼吸科医师也应对已诊断 PAH 患者常规进行结缔组织病相关指标筛查，并在风湿科医师参与下确诊合并的结缔组织病。早期诊断意义在于：①及时给予 PAH 靶向治疗；②尽早启动结缔组织病免疫抑制治疗，对阻止乃至逆转 PAH 进展十分重要。

（2）全面评估：结缔组织病相关 PAH 确诊后不仅应评估 PAH 的严重程度，也应对结缔组织病活动性进行评估，并在治疗过程中密切随访，根据随访结果指导调整治疗方案。

（3）达标治疗：结缔组织病相关 PAH 的治疗目标是提高患者生活质量，最大程度地改善患者预后。短期目标是延缓到达临床恶化时间，推荐双重达标：①结缔组织病病情缓解，以医师整体评估疾病活动评分（physician global assessment，PGA）<1 分表示结缔组织病病情处于临床缓解状态；②PAH 治疗达标（即低危状态），2015 年 CSTAR 发表的《中国成人系统性红斑狼疮相关肺动脉高压诊治共识》率先提出双重达标理念，就是希望风湿免疫科医师、心内科、呼吸科医师能够同时重视结缔组织病基础疾病及 PAH 的治疗。

结缔组织病相关 PAH 基础病治疗十分重要，对改善和稳定 PAH 患者病情至关重要。另外，针对 PAH 的治疗亦十分重要，分为一般治疗和肺动脉高压靶向药物治疗。几乎所有 PAH 靶向药物临床试验中均纳入了相当比例的结缔组织病相关 PAH，且结缔组织病相关 PAH 亚组分析亦获得阳性结果。

3. CTEPH 目前认为，CTEPH 是由于未溶解的血栓发生机化导致肺血管床阻塞所致。这种纤维机化血栓可造成不同级别肺动脉分支血管的完全阻塞或不同程度的狭窄，并在血管腔内形成条索和分隔。CTEPH 不仅存在肺血管腔的机械性狭窄和梗阻，在非机化血栓梗阻区还存在与 PAH 类似的肺小动脉病变。

（1）CTEPH 的诊断标准：充分抗凝治疗至少 3 个月；CT 肺动脉造影或肺通气灌注显像或直接肺动脉造影提示存在肺栓塞征象；右心导管测定肺循环血流动力学参数符合肺动脉高压诊断标准，这三个标准必须同时符合即可诊断。CTEPH 的治疗方法主要包括肺动脉内膜剥脱术、药物治疗和球囊肺动脉成形术。根据 CTEPH 患者肺动脉受累情况分级（表 2-24-10），Ⅰ 或 Ⅱ 级的患者首选肺动脉内膜剥脱术，而 Ⅲ 或 Ⅳ 级则首选改良经皮肺动脉球囊成形术，但也应根据具体临床情况选择合适的治疗策略。

表 2-24-10　慢性血栓栓塞性肺高血压肺动脉受累情况分级

分级	血栓栓塞位置	分级	血栓栓塞位置
0 级	无明显机化血栓征象	Ⅲ级	机化血栓仅起自段一级肺动脉开始
Ⅰ级	机化血栓自主肺动脉开始或一侧肺动脉完全闭塞	Ⅳ级	机化血栓仅起自亚段一级肺动脉开始
Ⅱ级	机化血栓自叶一级肺动脉开始		

（2）药物治疗：对无抗凝禁忌证的患者建议长期充分抗凝治疗。PAH 靶向药物治疗的适应证：无法手术治疗的患者；为适当改善血流动力学状态而行术前准备治疗；肺动脉内膜剥脱术后症状性残余/复发的肺高血压。目前，鸟苷酸环化酶激动药利奥西呱是唯一具有 CTEPH 治疗适应证的药物。

（3）肺动脉内膜剥脱术：部分 CTEPH 患者可通过肺动脉内膜剥脱术剥离阻塞在肺动脉内的机化血栓和增生内膜，从而显著改善患者症状和血流动力学状态，甚至接近完全治愈。因此，推荐对所有确诊 CTEPH 患者首先进行肺动脉内膜剥脱术可行性评估。影响手术开展及效果的主要因素：①肺动脉阻塞部位：越靠近近端血管越容易剥离，目前手术可以剥离到段一级甚至亚段一级肺动脉水平；②肺循环血流动力学状态：术前评价需考虑肺动脉阻塞面积和肺循环血流动力学参数是否匹配，肺血管阻力显著升高患者围术期病死率也相应增加；③合并症情况：有经验的中心肺动脉内膜剥脱围术期病死率可低至 2.2% ~ 3.5%。长期随访结果显示，术后患者的长期生存率明显改善，5 年生存率为 82%，10 年生存率可达 75%。建议有条件开展肺动脉内膜剥脱术的中心积极开展此项工作。

（4）改良经皮肺动脉球囊成形术：对不适合行肺动脉内膜剥脱术的 CTEPH 患者（Ⅲ/Ⅳ级病变为主、合并手术禁忌证、拒绝手术或术后残余肺高血压）可行改良经皮肺动脉球囊扩张治疗。研究显示，逐步、多次经皮肺动脉球囊扩张治疗不但能显著改善 CTEPH 患者的血流动力学参数和症状，还能有效减少围术期并发症。长期随访结果显示，改良经皮肺动脉球囊扩张治疗后 5 年生存率可达 95% 以上。术中最常见并发症为肺血管机械损伤所致的咯血或夹层，术后常见并发症为肺损伤、再灌注性肺水肿和对比剂肾病等。

（荆志成）

参 考 文 献

［1］ 中华医学会心血管病学分会肺血管病学组,中华心血管病杂志编辑委员. 中国肺高血压诊断和治疗指南 2018. 中华心血管病杂志,2018,46(12):933-964.

［2］ Galiè N,Humbert M,Vachiery JL,et al. 2015 ESC/ERS Guidelines for the diagnosis and treatment of pulmonary hypertension: The Joint Task Force for the Diagnosis and Treatment of Pulmonary Hypertension of the European Society of Cardiology(ESC) and the European Respiratory Society(ERS):Endorsed by:Association for European Paediatric and Congenital Cardiology (AEPC),International Society for Heart and Lung Transplantation(ISHLT). Eur Heart J. 2016,37(1):67-119.

［3］ Simonneau G,Montani D,Celermajer DS,et al. Haemodynamic definitions and updated clinical classification of pulmonary hypertension. Eur Respir J. 2019,53(1):1801913.

［4］ Frost A,Badesch D,Gibbs JSR,et al. Diagnosis of pulmonary hypertension. Eur Respir J. 2019,53(1):1801904.

［5］ Hoeper MM,Benza RL,Corris P,et al. Intensive care,right ventricular support and lung transplantation in patients with pulmonary hypertension. Eur Respir J. 2019,53(1):1801906.

［6］ Galiè N,Channick RN,Frantz RP,et al. Risk stratification and medical therapy of pulmonary arterial hypertension. Eur Respir J. 2019,53(1):1801889.

［7］ Kim NH,Delcroix M,Jais X,et al. Chronic thromboembolic pulmonary hypertension. Eur Respir J. 2019,53(1):1801915.

［8］ Wang XJ,Lian TY,Jiang X,et al. Germline BMP9 mutation causes idiopathic pulmonary arterial hypertension. Eur Respir J. 2019,53(3):1801609.

［9］ Mizoguchi H,Ogawa A,Munemasa M,et al. Refined balloon pulmonary angioplasty for inoperable patients with chronic thromboembolic pulmonary hypertension. Circ Cardiovasc Interv. 2012,5(6):748-755.

［10］ Benza RL,Miller DP,Gomberg-Maitland M,et al. Predicting survival in pulmonary arterial hypertension:insights from the

Registry to Evaluate Early and Long-Term Pulmonary Arterial Hypertension Disease Management(REVEAL). Circulation. 2010,122(2):164-172.

[11] Galiè N,Barberà JA,Frost AE,et al;AMBITION Investigators. Initial Use of Ambrisentan plus Tadalafil in Pulmonary Arterial Hypertension. N Engl J Med. 2015,373(9):834-844.

[12] Jing ZC,Xu XQ,Han ZY,et al. Registry and survival study in chinese patients with idiopathic and familial pulmonary arterial hypertension. Chest. 2007,132(2):373-379.

[13] Zhang R,Dai LZ,Xie WP,et al. Survival of Chinese patients with pulmonary arterial hypertension in the modern treatment era. Chest. 2011,140(2):301-309.

[14] Jing ZC,Jiang X,Han ZY,et al. Iloprost for pulmonary vasodilator testing in idiopathic pulmonary arterial hypertension. Eur Respir J. 2009,33(6):1354-1360.

[15] Sitbon O,Gaine S. Beyond a single pathway:combination therapy in pulmonary arterial hypertension. Eur Respir Rev. 2016,25(142):408-417.

[16] 荆志成.六分钟步行距离的临床应用.中华心血管病杂志,2006,34:183-186.

第二十五章 肺动脉栓塞

急性肺栓塞(pulmonary embolism, PE)是常见心血管系统疾病, 也是常见三大致死性心血管疾病之一。PE 是由内源性或外源性栓子阻塞肺动脉引起肺循环和右心功能障碍的临床综合征, 包括肺血栓栓塞、脂肪栓塞、羊水栓塞、空气栓塞、肿瘤栓塞等。其中肺血栓栓塞症(pulmonary thromboembolism, PTE)是最常见 PE 类型, 由来自静脉系统或右心的血栓阻塞肺动脉或其分支所致, 以肺循环和呼吸功能障碍为主要病理生理特征和临床表现, 占 PE 绝大多数, 通常所称 PE 即 PTE。深静脉血栓形成(deep venous thrombosis, DVT)是引起 PTE 的主要血栓来源, DVT 多发于下肢或骨盆深静脉, 脱落后随血流循环进入肺动脉及其分支, PTE 常为 DVT 的并发症。由于 PTE 与 DVT 在发病机制上存在相互关联, 是同一种疾病病程中两个不同阶段的临床表现, 因此统称为静脉血栓栓塞症(venous thromboembolism, VTE)。

【易患因素】

VTE 的易患因素包括患者自身因素(多为永久性因素)与获得性因素(多为暂时性因素)。6 周到 3 个月的暂时性或可逆性危险因素可诱发 VTE。重大创伤、外科手术、下肢骨折、关节置换和脊髓损伤是 VTE 的强诱发因素, 肿瘤、妊娠、口服避孕药、激素替代治疗、中心静脉置管等也是 VTE 公认的易患因素。随着研究深入, 不断发现新易患因素:VTE 与动脉疾病尤其动脉粥样硬化有着共同的危险因素, 如吸烟、肥胖、高脂血症、高血压、糖尿病等;3 个月内发生过心肌梗死或因心力衰竭、心房颤动或心房扑动住院患者 VTE 风险显著增高;体外受精进一步增加妊娠相关 VTE 的风险, 尤其妊娠初期 3 个月;感染是住院期间 VTE 的常见诱发因素, 输血和促红细胞生成因子也增加 VTE 风险。但在缺少任何已知获得性危险因素的情况下仍可发生 PE。这些患者中部分可检测到遗传缺陷, 涉及血管内皮、凝血、抗凝、纤溶等系统相关基因的变异都可能易发 VTE, 称为遗传性血栓形成倾向, 或遗传性易栓症(inherited thrombophilia)。目前研究中, 较为肯定的基因变异如蛋白 C、蛋白 S 和抗凝血酶Ⅲ缺乏以及凝血因子 V Leiden 突变和凝血酶原 G20210A(PTG20210A)突变为明确的 VTE 危险因素。此外, β_2 肾上腺素能受体(ADRβ$_2$)、脂蛋白酯酶(LPL)基因多态性、纤维蛋白原 Thr312Ala 及 G-455A 多态性、亚甲基四氢叶酸还原酶(MTHFR)C677T 及 A1298C 多态性都有报道与 VTE 相关。常见易患因素见表 2-25-1。

【病理生理】

急性 PE 导致肺动脉管腔阻塞, 血流减少或中断, 引起不同程度的血流动力学和气体交换障碍。轻者几无任何症状, 重者因肺血管阻力突然增加, 肺动脉压升高, 压力超负荷导致右心室衰竭, 是 PE 死亡的主要原因。

1. 血流动力学改变 PE 可导致肺循环阻力增加, 肺动脉压升高。肺血管床面积减少 25% ~ 30% 时

表 2-25-1　静脉血栓栓塞的易患因素

强易患因素（OR>10）	感染（尤其呼吸系统、泌尿系统感染或 HIV 感染）
下肢骨折	炎症性肠道疾病
3 个月内因心力衰竭、心房颤动或心房扑动入院	肿瘤
髋关节或膝关节置换术	口服避孕药
严重创伤	卒中瘫痪
3 个月内发生过心肌梗死	产后
既往 VTE	浅静脉血栓
脊髓损伤	遗传性血栓形成倾向
中等易患因素（OR 2~9）	弱易患因素（OR<2）
膝关节镜手术	卧床>3 天
自身免疫疾病	糖尿病
输血	高血压
中心静脉置管	久坐不动（如长时间乘车或飞机旅行）
化疗	年龄增长
慢性心力衰竭或呼吸衰竭	腹腔镜手术（如腹腔镜下胆囊切除术）
应用促红细胞生成因子	肥胖
激素替代治疗	妊娠
体外受精	静脉曲张

注：OR. odds ratio，相对危险度。

肺动脉平均压轻度升高，肺血管床面积减少 30%~40%，肺动脉平均压可达 30mmHg 以上，右心室平均压可升高；肺血管床面积减少 40%~50%，肺动脉平均压可达 40mmHg，右心室充盈压升高，心指数下降；肺血管床面积减少 50%~70%，可出现持续性肺动脉高压；肺血管床面积减少>85%，可导致猝死。此外，PE 时血栓素 A_2 等物质释放可诱发血管收缩。解剖学阻塞和血管收缩导致肺血管阻力增加，动脉顺应性下降。

2. **右心功能改变**　肺血管阻力突然增加导致右心室压力和容量增加、右心室扩张，使室壁张力增加、肌纤维拉伸，通过 Frank-Starling 机制影响了右心室的收缩性，使右心室收缩时间延长；神经体液激活引起右心室变力和变时效应。上述代偿机制与体循环血管收缩共同增加了肺动脉压力，以维持阻塞肺血管床的血流，暂时稳定体循环血压，但这种即刻的代偿程度有限，未预适应的薄壁右心室无法产生 40mmHg 以上的压力以抵抗增高的肺动脉阻力，最终可发生右心功能不全。右心室壁张力增加使右冠状动脉相对供血不足，同时右心室心肌氧耗增多，可导致心肌缺血，进一步加重右心功能不全。

3. **心室间相互作用**　右心室收缩时间延长，室间隔在左心室舒张早期突向左侧，右束支传导阻滞可加重心室间不同步，引起左心室舒张早期充盈受损，加之右心功能不全导致左心回心血量减少，使心输出量降低，造成体循环低血压和血流动力学不稳定。

4. **呼吸功能改变**　PE 时呼吸衰竭主要是血流动力学紊乱的结果。心输出量降低引起混合静脉血氧饱和度降低。此外，阻塞血管和非阻塞血管毛细血管床的通气/血流比例失调，导致低氧血症。由于右心房与左心房之间压差倒转，约 1/3 的患者超声可检测到经卵圆孔的右向左分流，引起严重的低氧血症，并增加反常栓塞和卒中的风险。

【临床表现】

1. **症状**　缺乏特异性，表现取决于栓子的大小、数量、栓塞的部位及患者是否存在心、肺等器官的基础疾病。多数患者因呼吸困难、胸痛、先兆晕厥、晕厥和/或咯血而被疑诊 PE。胸痛是 PE 常见症状，多因远端 PE 引起的胸膜刺激所致。中央型 PE 胸痛表现可类似典型心绞痛，多因右心室缺血所致，需与急性冠脉综合征（acute coronary syndrome，ACS）或主动脉夹层鉴别。呼吸困难在中央型 PE 急剧而严重，而在小的外周型 PE 通常短暂且轻微。既往存在心力衰竭或肺部疾病的患者,呼吸困难加重可能是 PE 的唯一症状。咯血提示肺梗死,多在肺梗死后 24h 内发生,呈鲜红色,数日内发生可为暗红色。晕厥虽不常见,但无论是否存在血流动力学障碍均可发生,有时是急性 PE 的唯一或首发症状。PE 也可完全无症状,仅在诊断其他疾病或尸检时意外发现。

2. **体征**　主要表现为呼吸系统和循环系统的体征,特别是呼吸频率增加(超过 20 次/min)、心率加快(超过 90 次/min)、血压下降及发绀。低血压和休克罕见,但通常提示中央型 PE 和/或血流动力学储备严重降低。颈静脉充盈或异常搏动提示右心负荷增加;下肢静脉检查发现一侧大腿或小腿周径较对侧增加超过 1cm,或下肢静脉曲张,应高度怀疑 VTE。其他呼吸系统体征有肺部听诊湿啰音及哮鸣音、胸腔积液等。肺动脉瓣区可出现第二心音亢进或分裂,三尖瓣区可闻及收缩期杂音。急性 PE 致急性右心负荷加重,可出现肝大、肝颈静脉反流征和下肢水肿等右心衰竭的体征。

分析 1 880 例 PE 患者临床表现显示,上述症状和体征出现频度分别为:呼吸困难(50%)、胸膜性胸痛(39%)、咳嗽(23%)、胸骨后胸痛(15%)、发热(10%)、咯血(8%)、晕厥(6%)、单侧肢体肿胀(24%)和单侧肢体疼痛(6%)。

【诊断】

PE 不仅临床表现不特异,常规检查如胸片、心电图、血气分析、超声心动图等也缺乏特异性。多排螺旋 CT、放射性核素肺通气灌注扫描、肺动脉造影常能明确诊断,但费用高,尤其肺动脉造影具有侵入性,许多基层医院尚不具备检查条件。结合我国实际情况,参照欧洲心脏病学会(ESC)急性 PE 诊疗指南和我国急性肺栓塞诊断与治疗中国专家共识,推荐对怀疑急性 PE 的患者采取"三步走"策略,首先进行临床可能性评估,再进行初始危险分层,然后逐级选择检查手段明确诊断。

1. **临床可能性评估**　常用的临床评估标准有加拿大 Wells 评分和修正的 Geneva 评分。这两种评分标准简单易懂,所需临床资料易获得,适合基层医院。最近,Wells 和 Geneva 法则都进一步简化,更增加了临床实用性,有效性也得到证实(表 2-25-2,表 2-25-3)。

表 2-25-2　Wells 评分

Wells	原始版	简化版
既往 PE 或 DVT 病史	1.5	1
心率≥100bpm	1.5	1
过去 4 周内有手术或制动史	1.5	1
咯血	1	1
肿瘤活动期	1	1
DVT 临床表现	3	1
其他鉴别诊断的可能性低于 PE	3	1
临床可能性		
三分类法(简化版不推荐三分类法)		
低	0~1	
中	2~6	
高	≥7	
两分类法		
PE 可能性小	0~4	0~1
PE 可能	≥5	≥2

表 2-25-3　Geneva 评分

Geneva	原始版	简化版
既往 PE 或 DVT 病史	3	1
心率		
75~94bpm	3	1
≥95bpm	5	2
过去 1 个月内手术史或骨折史	2	1
咯血	2	1
肿瘤活动期	2	1
单侧下肢痛	3	1
下肢深静脉触痛和单侧肿胀	4	1
年龄>65 岁	1	1
临床可能性		
三分类法		
低	0~3	0~1
中	4~10	2~4
高	≥11	≥5
两分类法		
PE 可能性小	0~5	0~2
PE 可能	≥6	≥3

2. 初始危险分层　对急性 PE 的严重程度进行初始危险分层,以评估 PE 早期死亡风险(包括住院死亡率或 30 天死亡率)。初始危险分层主要根据患者当前的临床状态,只要发生心搏骤停、存在休克或持续低血压即为血流动力学不稳定和高危 PE(表 2-25-4)。此分层方法对诊断和治疗策略都有非常重要意义,由此决定下一步诊疗策略。

表 2-25-4　血流动力学不稳定和高危肺栓塞定义

心搏骤停	梗阻性休克	持续性低血压
需要进行心肺复苏	即使具备足够的充盈状态,收缩压仍<90mmHg 或需要通过使用血管加压剂以达到收缩压≥90mmHg 和终末器官灌注不足(精神状态改变;皮肤湿冷;少尿/无尿;血清乳酸水平升高)	收缩压<90mmHg,或收缩压降低≥40mmHg,持续时间超过 15 分钟,且并非由新发心律失常、低血容量或脓毒症所致

3. 逐级选择检查手段明确诊断

(1)伴血流动力学不稳定的疑似 PE:该类患者临床可能性评估分值通常很高,属随时危及生命的可疑高危 PE。诊断首选 CT 肺动脉造影,鉴别诊断包括急性血管功能障碍、心脏压塞、ACS 和主动脉夹层。如因患者和医院条件所限无法行 CT 肺动脉造影,首选床旁超声心动图检查,以发现急性肺高压和右心室功能障碍的证据。对于病情不稳定不能行 CT 肺动脉造影者,超声心动图证实右心室功能障碍就足以立即启动再灌注治疗,无须进一步检查,如发现右心血栓更支持 PE 诊断。如果经胸超声心动图检查时声窗不理想,可选择经食管超声心动图,以查找肺动脉血栓进一步支持 PE 诊断。床旁辅助影像学还推荐 CUS 检查下肢静脉。一旦患者病情稳定应考虑 CT 肺动脉造影最终确诊。对疑诊 ACS 直接送往导管室的不稳定患者,冠脉造影排除 ACS 后,如考虑 PE 可行肺动脉造影。推荐诊断策略见图 2-25-1。

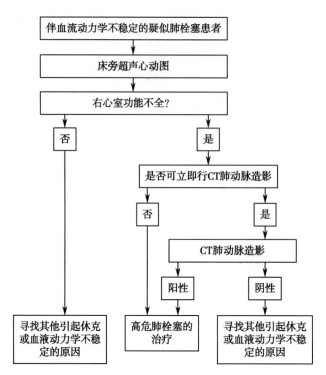

图 2-25-1　伴血流动力学不稳定的疑似肺栓塞患者诊断流程图

（2）不伴血流动力学不稳定的疑似 PE：首先进行临床可能性评估，在此基础上决定下一步诊断策略。对于临床概率为低、中或 PE 可能性小的患者，进行血浆 D-二聚体检测，可减少不必要的影像学检查和辐射，建议使用高敏法检测。临床概率为低或 PE 可能性小的患者，如高敏或中敏法检测 D-二聚体水平正常，可排除 PE；临床概率为中的患者，如中敏法检测 D-二聚体阴性，需进一步检查；临床概率为高的患者，需行 CT 肺动脉造影明确诊断。推荐诊断策略见图 2-25-2。

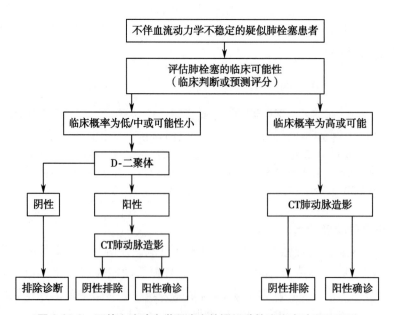

图 2-25-2　不伴血流动力学不稳定的疑似肺栓塞患者诊断流程图

【鉴别诊断】

PE 缺乏特异性的临床症状和体征，易误诊、漏诊。呼吸困难、咳嗽、咯血、呼吸频率增快等呼吸系统表现为主的患者多被诊断为其他的胸肺疾病如肺炎、胸膜炎、支气管哮喘、支气管扩张、肺不张、肺间质病等。以胸痛、心悸、心脏杂音、肺动脉高压等循环系统表现为主的患者,易被诊断为其他的心脏疾病如冠心病(心肌缺血、心肌梗死)、风湿性心脏病、先天性心脏病、原发性高血压、肺源性心脏病、心肌炎、主动脉夹层等和内分泌疾病如甲状腺功能亢进。以晕厥、惊恐等表现为主的患者有时被诊断为其他心脏,或神经及精神系统疾病如心律失常、脑血管病、癫痫等。因此,诊断时必须注意与上述疾病鉴别,尤其应与肺炎、胸膜炎、慢性阻塞性肺疾病急性加重、急性心肌梗死、主动脉夹层、急性心力衰竭相鉴别。

1. **肺炎、胸膜炎**　患者可有胸痛、咳嗽、发热、肺部阴影等,可与肺梗死混淆,但这些患者通常有感染病史,血常规检查白细胞计数及白细胞分类百分比增高,血气分析无低碳酸血症和低氧血症,心电图也多无改变,抗感染治疗后吸收较快,肺通气灌注扫描、胸部增强 CT 扫描有助于鉴别。

2. **慢性阻塞性肺疾病急性加重**　慢性阻塞性肺疾病患者短期内咳嗽、咳痰、气促、喘息加重,痰量增多,呈脓痰或黏液性痰,可伴发热等炎症明显加重表现,但咯血少见,并且患者有明确的慢性病史。肺通气灌注扫描、胸部增强 CT 扫描可明确诊断。

3. **急性心肌梗死**　肺栓塞患者出现胸痛、呼吸困难及心电图改变时应与急性心肌梗死鉴别。急性心肌梗死患者多伴有高血压、高脂血症、糖尿病等冠心病危险因素,既往可有心绞痛病史,胸痛时有心电图动态演变过程及相应的心肌损伤标志物水平升高。

4. **主动脉夹层**　急性肺栓塞出现胸痛、上纵隔增宽(上腔静脉扩张)应与主动脉夹层进行鉴别,主动脉夹层患者多有高血压病史、发病时血压水平较高、胸痛剧烈呈撕裂样,两侧上肢血压、脉搏不对称,超声心动图或 CTA 检查有助于两者鉴别。

5. **急性心力衰竭**　突发呼吸困难的患者在考虑肺栓塞诊断时,应与心力衰竭进行鉴别。但心力衰竭患者通常有明确的基础心脏病,听诊肺部可闻及啰音,血 BNP 及 NT-proBNP 水平明显增高,仔细询问病史、细致的体格检查多数情况下可以鉴别,超声心动图有助于两者鉴别。

【治疗】

PE 的治疗方案根据病情严重程度而定,必须迅速准确对患者进行危险度分层,制订相应的治疗策略(图 2-25-3)。

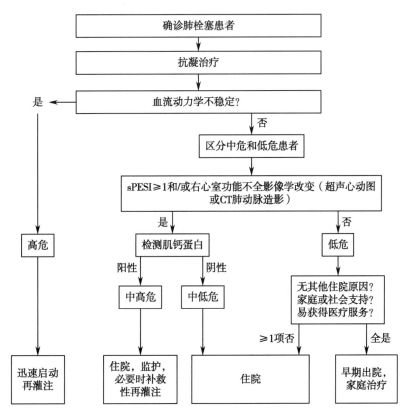

图 2-25-3　急性肺栓塞治疗策略

1. 危险度分层　首先根据是否出现休克或持续性低血压对疑诊或确诊 PE 进行初始危险度分层,识别早期死亡高危患者。出现休克或低血压的血流动力学不稳定患者为高危患者,立即进入紧急诊断流程(图 2-25-1),一旦确诊 PE,迅速启动再灌注治疗。

对不伴休克或低血压的非高危患者,需进行有效临床预后风险评分,采用肺栓塞严重指数(pulmonary embolism severity index,PESI),或其简化版本 sPESI,以区分中危和低危患者。原始版 PESI 较烦琐,建议采用简化版 sPESI(表 2-25-5)。对中危者,需进一步评估风险。超声心动图或 CT 血管造影证实右心室功能障碍,同时伴有心肌损伤生物标志物肌钙蛋白升高者为中高危,对这类患者应严密监测,以早期发现血流动力学失代偿,必要时启动补救性再灌注治疗。右心室功能和/或血肌钙蛋白正常者为中低危。

表 2-25-5　肺栓塞严重指数(PESI)及其简化版本 sPESI

指标	原始版本	简化版本
年龄	以年龄为分数	1 分(若年龄>80 岁)
男性	+10 分	–
肿瘤	+30 分	1 分
慢性心力衰竭	+10 分	1 分
慢性肺部疾病	+10 分	
脉搏≥110 次/min	+20 分	1 分
收缩压<100mmHg	+30 分	1 分
呼吸频率>30 次/min	+20 分	–
体温<36℃	+20 分	–
精神状态改变	+60 分	–
动脉血氧饱和度<90%	+20 分	1 分

注:①PESI 分级:≤65 分为Ⅰ级,66~85 分为Ⅱ级,86~105 分为Ⅲ级,106~125 分为Ⅳ级,>125 分为Ⅴ级;②危险度分层:PESI 分级Ⅰ~Ⅱ级或 sPESI=0 为低危,PESI 分级Ⅲ~Ⅳ级或 sPESI≥1 为中危。

2. 急性期治疗

(1) 血流动力学和呼吸支持:急性右心衰竭导致的心排血量不足是 PE 患者死亡的首要原因。PE 合并右心衰竭患者的支持治疗极其重要。临床证据表明,积极扩容不仅无益,反而有可能因过度机械牵张或反射机制抑制心肌收缩力而恶化右心功能。对心脏指数低、血压正常的 PE 患者,给予适度的液体冲击(500ml)有助于增加心输出量。

在药物、外科或介入再灌注治疗的同时,通常需使用升压药。去甲肾上腺素通过直接正性变力性作用能改善右心室功能,同时通过刺激外周血管 α 受体升高体循环血压,也能改善右心室冠状动脉灌注,但应限于低血压患者。多巴酚丁胺和/或多巴胺对心脏指数低、血压正常的 PE 患者有益,但心脏指数超过生理范围可导致血流由阻塞血管向未阻塞血管的进一步重新分配,从而加重通气/血流比失调。肾上腺素兼具去甲肾上腺素和多巴酚丁胺的优点,而无体循环扩血管效应,可能对 PE 伴休克患者有益。

血管扩张剂降低肺动脉压力和肺血管阻力,但这些药物缺乏肺血管特异性,经体循环给药后可能导致体循环血压进一步降低。吸入一氧化氮可能改善 PE 患者的血流动力学状态和气体交换。

PE 患者常伴中等程度的低氧血症和低碳酸血症,低氧血症通常在吸氧后好转。当给予机械通气时胸腔内正压会减少静脉回流,恶化血流动力学不稳定 PE 患者的右心功能。因此,机械通气时呼气末正压要慎用,应给予较低的潮气量(约 6ml/kg 去脂体重)以保持吸气末平台压力<30cmH$_2$O,尽量减少其不良的血流动力学效应。

(2) 抗凝:急性 PE 患者接受抗凝治疗的目的在于预防早期死亡和 VTE 复发。

1）肠外抗凝剂:对于高或中等临床可能性 PE 患者,在等待诊断结果的同时应给予肠外抗凝剂。肠外抗凝剂普通肝素、低分子量肝素或磺达肝癸钠均有即刻抗凝作用。初始抗凝治疗,低分子量肝素和磺达肝癸钠优于普通肝素,发生大出血和肝素诱导血小板减少症(heparin-induced thrombocytopenia,HIT)的风险也低。而普通肝素具有半衰期短,抗凝效应容易监测,可迅速被鱼精蛋白中和的优点,推荐用于拟直接再灌注的患者,以及严重肾功能不全(肌酐清除率<30ml/min),或重度肥胖患者。低分子量肝素和普通肝素主要依赖抗凝血酶系统发挥作用,如有条件,建议使用前和使用中检测抗凝血酶活性,如果抗凝血酶活性下降,需考虑更换抗凝药物。

2）口服抗凝药:尽早给予口服抗凝药,最好与肠道外抗凝剂同日给予。50 多年来,维生素 K 拮抗药(vitamin K antagonist,VKA)一直是口服抗凝治疗的"金标准",包括华法林、硝苄丙酮香豆素、苯丙香豆素、苯茚二酮等,其中华法林国内最常用。为达到快速抗凝目的,华法林应与普通肝素、低分子量肝素或磺达肝癸钠重叠应用 5 天以上,当 INR 达到目标范围(2.0~3.0)并持续 2 天以上,停用普通肝素、低分子量肝素或磺达肝癸钠。

3）非维生素 K 依赖的新型口服抗凝药:近年来大规模临床试验为非维生素 K 依赖的新型口服抗凝药(Non-vitamin K-dependent new oral anticoagulants,NOACs)用于 PE 或 VTE 急性期治疗提供了证据,包括达比加群、利伐沙班、阿哌沙班和依度沙班。其疗效不劣于甚或优于标准的肝素/华法林方案,且更安全。目前,NOACs 可替代华法林用于初始抗凝治疗。除非患者对此类药物有禁忌证,否则应优先使用 NOAC 进行抗凝治疗,而不是"传统"的 LMWH-VKA 方案。

(3)溶栓治疗:可迅速溶解血栓和恢复肺组织灌注、逆转右心衰竭、增加肺毛细血管血容量及降低病死率和复发率。欧美多项随机临床试验证实,溶栓治疗能够快速改善肺血流动力学指标,提高患者早期生存率。国内一项大样本回顾性研究证实,对急性 PE 患者用尿激酶或重组组织型纤溶酶原激活剂(rt-PA)溶栓治疗联合抗凝治疗,总有效率达 96.6%,显效率为 42.7%,病死率为 3.4%,疗效显著优于对症治疗组和单纯抗凝治疗组。

1）临床常用溶栓药物及用法:我国临床上常用的溶栓药物有尿激酶(UK)和重组组织型纤溶酶原激活剂阿替普酶(rt-PA)。①尿激酶:我国"急性肺栓塞尿激酶溶栓、栓复欣抗凝治疗多中心临床试验"采用 20 000U/(kg·2h)静脉滴注,总有效率 86.1%,无大出血发生,安全、有效,简便易行。建议我国尿激酶治疗急性 PE 的用法为:UK 20 000U/(kg·2h)静脉滴注。②目前我国大多数医院采用的方案是 rt-PA 50~100mg 持续静脉滴注,无须负荷量。我国 VTE 研究组 rt-PA 治疗急性 PE 的临床研究,入选 118 例急性 PE 患者,其中 65 例采用半量(50mg)持续静脉输注 2 小时,53 例采用全量(100mg)持续静脉输注 2 小时,结果显示半量 rt-PA 溶栓治疗 PE 与全量相比有效性相似且更安全,尤其体重<65kg 的患者出血事件明显减少。关于 50mg 和 100mg 两个剂量的疗效比较,目前尚无定论。推荐用法:50~100mg 持续静脉输注 2 小时,体重<65kg 的患者给药总剂量不超过 1.5mg/kg。

2）溶栓时间窗:肺组织氧供丰富,有肺动静脉、支气管动静脉、肺泡内换气三重氧供,肺梗死的发生率低,即使发生也相对较轻。PE 溶栓治疗的目的主要是尽早溶解血栓疏通血管,减轻血管内皮损伤,减少慢性血栓栓塞性肺高压的发生。急性 PE 起病 48 小时内开始行溶栓治疗,能够取得最大疗效,但对于有症状的急性 PE 患者在 6~14 天溶栓治疗仍有一定作用。

(4)外科血栓清除术:1924 年,成功实施第 1 例外科肺动脉血栓清除术。近来,包括心脏外科医生在内的多学科综合团队再次将血栓清除术引入高危 PE 和选择性的中高危 PE 的治疗,尤其对于溶栓禁忌或失败的患者。在血流动力学失稳前,多学科迅速干预并实施个体化血栓清除术,可使围术期的死亡率降低至 6% 或更低。术前溶栓增加出血风险,但不是外科血栓清除术的绝对禁忌证。研究表明,术后患者存活率、WHO 功能分级和生活质量均获提高。

(5)经皮导管介入治疗:可去除肺动脉及主要分支内的血栓,促进右心室功能恢复,改善症状和存活率,适用于溶栓绝对禁忌证的患者。介入方法包括:①猪尾导管或球囊导管进行血栓碎裂;②液压导管装置进行血栓流变溶解;③抽吸导管进行血栓抽吸;④血栓旋切:对没有溶栓禁忌证的患者,可同时经导管溶栓或机械捣栓基础上药物溶栓。

汇总 35 项介入治疗的非随机研究资料表明,在纳入的 594 例患者中,介入治疗的临床成功率 87%。由于 67% 的患者同时接受辅助局部溶栓治疗,单纯导管机械性干预本身的作用尚难以确定。介入相关并发症发生率约 2%,主要包括右心功能恶化导致的死亡、远端栓塞、肺动脉穿孔并肺出血、体循环出血、心脏压塞、心脏传导阻滞或心动过缓、溶血、对比剂肾病以及穿刺并发症。

(6) 静脉滤器:不推荐 PE 患者常规植入下腔静脉滤器。在有抗凝药物绝对禁忌证以及接受足够强度抗凝治疗后仍复发的 PE 患者,可选择静脉滤器植入。观察性研究表明,静脉滤器植入可减少 PE 急性期病死率,但增加 VTE 复发风险。尚无证据支持对近端静脉有漂浮血栓的患者常规植入静脉滤器。

永久性下腔静脉滤器的并发症很常见,但较少导致死亡,早期并发症包括植入部位血栓,发生率可达 10%。上腔静脉滤器植入有导致严重心脏压塞风险。晚期并发症包括约 20% 的 DVT 复发和高达 40% 的血栓后综合征。无论是否应用抗凝剂及抗凝时程的长短,5 年后下腔静脉堵塞的发生率约 22%,9 年后堵塞率约 33%。

非永久性下腔静脉滤器分为临时性和可回收性,临时性滤器必须在数天内取出,而可回收性滤器可放置更长时间。植入非永久性滤器后,一旦抗凝剂可安全使用,应尽早取出。长期留置滤器的晚期并发症发生率 10% 以上,包括滤器移位、倾斜、变形、腔静脉穿孔、滤器断裂、碎片栓塞以及装置本身血栓形成。

(7) 早期出院和家庭治疗:应筛选不良事件风险低的急性 PE 患者早期出院和行院外治疗。PESI 是迄今最有效的多风险预测模型。低 PESI 分级(Ⅰ 级或 Ⅱ 级)可作为急性 PE 患者接受家庭治疗的标准。简化版的 PESI(sPESI)对于鉴别低危 PE 具有很高的敏感性,但在选择早期出院和家庭治疗患者方面的价值尚缺乏直接证据。NT-proBNP 可用于选择适宜家庭治疗患者,临床评估为低危 PE、同时 NT-proBNP 水平<500pg/ml 的 152 例患者中,经 3 个月随访,无 1 例发生死亡、VTE 复发或大出血。

(8) 治疗策略:急性 PE 治疗策略的推荐流程见图 2-25-3。

1) 合并血流动力学不稳定的 PE(高危 PE):PE 患者出现休克或低血压时住院期间死亡风险极高,尤其易出现在入院后最初数小时。应及时给予血流动力学和呼吸支持;起始抗凝首选静脉普通肝素;直接再灌注治疗是高危 PE 患者治疗的最佳选择;有溶栓禁忌或溶栓失败伴血流动力学不稳定的患者,可行外科血栓清除术;对全量全身溶栓有禁忌或溶栓失败者,也可行经皮导管介入治疗。

2) 不伴血流动力学不稳定的 PE(中危或低危 PE):不推荐常规全身溶栓治疗。除合并严重肾功能不全患者外,皮下注射低分子量肝素或磺达肝癸钠是大多数不伴血流动力学障碍的急性 PE 患者治疗的最佳选择。PE 确诊后,应采用有效的临床评分评估风险(推荐 sPESI,表 2-25-5)和危险分层。对中危患者,应行超声心动图或 CT 肺动脉造影评估右心室功能,并进行血肌钙蛋白检测,以进一步危险分层。对中高危者,应严密监测,以及早发现血流动力学失代偿,一旦出现即启动补救性再灌注治疗;对中低危患者,建议给予抗凝治疗。PESI 分级为 Ⅰ 级或 Ⅱ 级以及 sPESI 评分为 0 的低危患者,可考虑早期出院和家庭治疗。

3. 抗凝治疗时程 PE 患者抗凝治疗的目的在于预防 VTE 复发。目前证据表明 PE 患者应接受至少 3 个月的抗凝治疗;抗凝治疗 6 个月或 12 个月与 3 个月相比,PE 复发风险相似;长期抗凝降低约 90% 的 VTE 复发风险,但这一获益被每年 1% 以上的大出血风险所抵消,长时程抗凝治疗应因人而异。

(1) 诱发型 PE:VTE 可被一些暂时性或可逆性危险因素,如手术、创伤、制动、妊娠、口服避孕药或激素替代治疗所诱发,称为诱发型 PE。对此类 PE 患者,如暂时性危险因素已去除,推荐口服抗凝治疗 3 个月。

(2) 无诱因 PE:无诱因 PE 患者的复发风险高于诱发型 PE,应给予口服抗凝治疗至少 3 个月。此后,根据复发和出血风险决定抗凝治疗时程。可根据以下列情况鉴别患者是否具有长期高复发风险:①既往有 1 次以上 VTE 发作;②抗磷脂抗体综合征;③遗传性血栓形成倾向;④近端静脉残余血栓;⑤出院时超声心动图检查存在持续性右心室功能障碍。此外,VKA 停用 1 个月后 D-二聚体阴性预示 VTE 不易复发。目前,尚无评价接受抗凝治疗的 VTE 患者出血风险评分体系。基于现有证据,出血危险因素主要有:①高龄(尤其>70 岁);②既往胃肠道出血史;③既往出血性或缺血性卒中史;④慢性肾病或肝病;⑤联用抗血小板治疗;⑥其他严重急性或慢性疾病;⑦抗凝治疗管理不善;⑧未严格监测凝血功能。

对于首次发作的无诱因 PE 且出血风险低者,可考虑长期抗凝治疗。对于复发的无诱因 DVT 或 PE 患者,建议长期抗凝治疗。血栓形成倾向分子携带者、狼疮患者、蛋白 C 或蛋白 S 缺陷者、纯合型凝血因子 *V Leiden* 突变或纯合型凝血酶原 *G20210A*(*PTG20210A*)突变者,在首次无诱因 VTE 发作后均需长期抗凝治疗。目前尚无对杂合型凝血因子 *V Leiden* 突变或杂合型 *PTG20210A* 突变者长期抗凝治疗的临床获益证据。长期抗凝并不意味终身抗凝,仅指抗凝治疗时程不限于急性发作后 3 个月,对于这些患者需定期评估,根据复发和出血风险决定是否停用抗凝治疗。

(3)肿瘤合并 PE:活动期肿瘤是 VTE 复发的重要危险因素,最初 12 个月的复发率约 20%,肿瘤患者发生 PE 后应接受长期抗凝治疗。随机试验显示,DVT 合并肿瘤患者给予达肝素(前 4~6 周 200U/kg,每日 1 次,随后减量为 75% 初始剂量维持至 6 个月)比华法林更能有效预防 VTE 复发,建议给予 VTE 合并肿瘤患者至少 3~6 个月的低分子量肝素治疗。目前认为只要肿瘤仍处于活动期,即应长期给予低分子量肝素或华法林治疗。对于未合并胃肠道肿瘤的患者,可以考虑利伐沙班或依度沙班作为低分子量肝素的替代药物。

(4)长期抗凝治疗药物选择:大部分患者可长期应用华法林,肿瘤患者长期应用低分子量肝素更安全有效。RE-MEDY 研究、RE-SONATE 研究、EINSTEIN 研究和 AMPLIFY 扩展研究分别评估新型口服抗凝剂达比加群、利伐沙班和阿哌沙班用于 VTE 患者的长期抗凝效果,结果显示它们有效,且较常规华法林治疗更安全,可替代后者用于长期抗凝治疗。近期两项纳入 1 224 例患者的临床试验结果显示,标准口服抗凝治疗结束后,长期阿司匹林治疗可使无诱因 DVT 或 PE 患者复发风险降低 30%~35%。虽然降低复发风险不及口服抗凝剂效果的一半,但阿司匹林相关的出血发生率很低,对不能耐受或拒绝服用任何口服抗凝药者,可考虑口服阿司匹林。

4. 关注长期并发症　慢性血栓栓塞性肺高压(chronic thromboembolic pulmonary hypertension, CTEPH)是以呼吸困难、乏力、活动耐力减低为主要表现的一组综合征,是急性 PE 的远期并发症。症状性 PE 发生 2 年内其累计发生率为 0.1%~9.1%。对于急性 PE 抗凝治疗 3 个月后仍合并呼吸困难、体力减退或右心衰竭的患者,均应评估是否存在 CTEPH。

CTEPH 的诊断需满足以下两个条件:①肺动脉平均压≥25mmHg,肺小动脉楔压≤15mmHg;②肺灌注扫描至少一个肺段灌注缺损,或肺动脉 CT 成像或肺动脉造影发现肺动脉闭塞。核素肺通气/灌注(V/Q)扫描是诊断 CTEPH 的首选影像学检查,敏感度和特异度分别为 96%~97%、90%~95%。CT 肺动脉造影和右心导管术也是 CTEPH 诊断的必要检查,前者可确定机化血栓位置,后者可评估肺动脉高压严重程度。肺动脉造影是明确肺血管解剖结构的“金标准”,可判断是否存在慢性血栓栓塞、栓塞位置及外科手术可行性,并排除其他诊断。

肺动脉血栓内膜剥脱术仍是 CTEPH 首选治疗方法,死亡率目前低至 4.7%,可使大部分患者症状缓解,血流动力学接近正常。CTEPH 患者是否可行手术决定于多种因素,通常的标准为术前 NYHA 心功能分级 Ⅱ~Ⅳ 级以及手术可达位于主干、叶或段肺动脉的血栓部位;高龄不是外科手术的禁忌证,也不受肺动脉阻力阈值或右室功能障碍程度限制。未行手术治疗的 CTEPH 患者,或者肺动脉内膜剥脱术后持续或残留肺高压的患者,预后差。肺动脉球囊扩张术是部分无法外科手术治疗 CTEPH 患者的替代治疗。CTEPH 的内科治疗包括抗凝、利尿和吸氧。无论是否行肺动脉内膜剥脱术,均建议终身抗凝。现有证据不支持常规植入静脉滤器。对于不能手术、术后持续存在或复发的 CTEPH,可使用利奥西呱或其他已批准的肺高压靶向药物治疗。

（黄　岚　于世勇）

参 考 文 献

［1］Konstantinides SV，Meyer G，Becattini C，et al. 2019 ESC Guidelines for the diagnosis and management of acute pulmonary embolism developed in collaboration with the European Respiratory Society（ERS）. Eur Heart J，2019，40（42）：3453.

［2］中华医学会心血管病学分会肺血管病学组. 急性肺栓塞诊断与治疗中国专家共识（2015）. 中华心血管病杂志，2016，44（3）：197-211.

［3］中华医学会呼吸病学分会肺栓塞与肺血管病学组，中国医师协会呼吸医师分会肺栓塞与肺血管病工作委员会，全国肺栓塞与肺血管病防治协作组. 肺血栓栓塞症诊治与预防指南. 中华医学杂志，2018，（1）：1060-1087.

［4］Kearon C，Akl EA，Ornelas J，et al. Antithrombotic Therapy for VTE Disease：CHEST Guideline and Expert Panel Report. Chest，2016，149：315-352.

第二十六章　主动脉疾病

第一节　急性主动脉综合征

急性主动脉综合征(acute aortic syndrome,AAS)是一组具有相似病理改变及临床症状的主动脉疾病,主要包括主动脉夹层(aortic dissection,AD)、壁内血肿(intramural hematoma,IMH)和穿透性动脉粥样硬化性溃疡(penetrating atheromatous ulcer,PAU)。三者之间在病理生理机制上有差异也有共同点,可以互相转化或合并存在。同时三者的临床表现也有着相似点,即典型的主动脉性疼痛(aortic pain)。

近年来,人们越来越多地使用 AAS 来描述此类主动脉疾病的病理生理改变,同时也突出了此类疾病的急危重性。以主动脉夹层为例,有文献报道:若不经治疗,急性升主动脉夹层每小时的病死率增加 1%,3 天病死率可达 50%,2 周病死率可达 80%;而急性降主动脉夹层的病死率稍低,但 30 天的病死率仍可达10%,若合并有其他并发症则病死率也可高达 70%,甚至更高。易定华等人对国内 19 家大型医院中心的1 812 名急性主动脉夹层患者进行分析后得出其院内总病死率为 17.7%。可以看出,AAS 是一种具有高病死率的心血管急症。对于 AAS 的诊治依然任重而道远。

主动脉夹层(aortic dissection,AD)是指因各种原因导致的主动脉内膜局部撕裂,血流从内膜破口处进入中膜,使得主动脉内膜和中膜分离,并沿其长轴方向扩展,从而形成真假双腔结构的一种病理改变。

壁内血肿(intramural hematoma,IMH)指血管壁中层发生血肿,而没有明显的内膜的破裂,因此影像学检查时无明显的主动脉内膜片,无真假两腔,仅仅表现为主动脉增宽、增厚。

穿透性动脉粥样硬化性主动脉溃疡(penetrating atheromatous ulcer,PAU)是动脉粥样硬化出现溃疡病变,继而穿孔导致主动脉内弹力膜被破坏而形成,大多数患者有长期的高血压和动脉粥样硬化病史。

【流行病学】

目前为止,关于 AAS 的流行病学调查研究仍然较少,且数据主要是关于 AD,关于 IMH 和 PAU 的资料较少。来自牛津血管病研究的数据显示:AD 每年的发病率大约为 6/100 000。美国明尼苏达州和匈牙利的流行病学研究估计 AD 每年的发病率为 2.9/100 000~3.5/100 000。实际上,其真实发病率可能被低估,因为小部分患者发病后即死亡或未被诊断前已死亡。一项来自瑞典的研究数据显示,870 万例尸检病例中发现有 4 425 例为 AD 导致的死亡。在发病男女比例上,男性明显高于女性,约占 65%。而因为症状的不典型和就诊与诊断的延迟,女性 AD 患者的预后通常更差。国外文献报道的总体发病年龄为 63 岁,且随着年龄的增长发病率也随之增高。我国的平均发病年龄为(51.1±10.9)岁,较国外更年轻,考虑与我国原发性高血压的知晓率、控制率和达标率低有关。

【危险因素】

对于 AAS 的病因,目前仍不十分清楚。多数认为其与高血压、动脉粥样硬化、结缔组织病、免疫炎症反应、创伤等多种因素相关。

1. 高血压　血压控制不佳,长期处于升高状态是 AAS 的重要危险因素,有 62%~90% 的 AD 患者合并有高血压。在长期高血压的作用下,导致主动脉内皮功能紊乱,内膜受损,粥样斑块形成,压迫中层滋养动脉,导致营养失衡,从而促进中膜的平滑肌细胞凋亡和弹力纤维变性。与此同时,对血管壁的横、纵向切应力也会明显增加,纵向切应力增大会增加主动脉分层的风险,而横向切应力可通过影响信号转导途径引起一系列变化最终导致血管壁的重塑而增加僵硬度,从而使主动脉易于发生 AAS。

2. 动脉粥样硬化　可因压迫主动脉中层滋养动脉而使得管壁营养不良,增加 AAS 患病风险。而炎症性主动脉穿透性溃疡与动脉粥样硬化关系更加密切,从而易于出现壁内血肿、夹层的发生。而动脉粥样硬化随着年龄增长,发病率也在增加,这与老年人的穿透性溃疡伴壁内血肿发病率高相符合。

3. 遗传性结缔组织病　所有的通过血管壁微出血而使得主动脉中膜强度减弱,以及造成血管壁应力增高的许多不同疾病,都可以导致主动脉扩张和动脉瘤的形成。从而可能导致如 AD、壁内血肿和动脉粥样硬化性穿透性溃疡等的形成。目前已知的可以影响主动脉壁的主要遗传性结缔组织疾病包括马方综合征(Marfan syndrome,MFS)、Ehlers-Danlos 综合征(Ehlers-Danlos syndrome,EDS)、Tuner 综合征(Tuner syndrome,TS)、家族性无症状 AD 分离等,其中以 FMS 最为常见。此类疾病也是年轻、危险因素少的 AD 患者最为常见的病因。

4. 炎症性疾病　被认为与 AAS 的发生密切相关。主要包括大动脉炎、强直性脊柱炎、巨细胞性动脉炎、梅毒性主动脉炎等。炎症反应在 AAD 的形成过程中的具体作用机制是多方面的。一方面,树突细胞在细胞免疫反应中发挥了关键作用。它可以激活 T 淋巴细胞,并通过分泌大量炎症因子和细胞毒性作用从而引起中层平滑肌的凋亡;另一方面,聚集的炎症细胞还会分泌大量的基质金属蛋白酶(matrix metallo-proteinases,MMPs),MMPs 可以降解细胞外基质中的弹性蛋白、层粘连蛋白及胶原蛋白等结构蛋白,从而引起血管壁结构破坏最终导致 AD 的发生。

5. 创伤和医源性损伤　15%~20% 的高速交通事故死亡与主动脉创伤有关。95% 的损伤发生在应力最大的位置——主动脉峡部,而只有 5% 的死亡事故损伤发生在升主动脉。根据严重程度,可以发生主动脉钝挫伤、主动脉夹层甚至主动脉破裂。慢性患者多形成主动脉瘤,且多在 5 年内出现症状或发生破裂。此外,医源性 AD 也是不容忽视的问题,其主要与近年来越来越多的导管介入治疗有关,包括冠脉介入治疗、主动脉内球囊反搏术等。其次,主动脉手术甚至心肺复苏、体外冲击波碎石术也可能造成主动脉的损伤。

【病理生理】

AD 形成的病理生理机制并不十分明确。目前为止,多数认为是多种因素综合作用的结果。主动脉中层结构退行性变合并血流动力学异常,两者相互作用促使 AD 发生。血管顺应性下降使血流对血管壁的切应力增加,血管壁受损,最终造成内膜撕裂、假腔形成甚至血管破裂。而 IMH 主要是由于主动脉中层的滋养血管破裂出血或者主动脉内膜的微小破口引起的。

【分型】

目前按照病理解剖学对 AD 进行分型的方法包括 DeBakey 分类法、Stanford 分类法、Lansman 分类法和欧洲工作组分类法。因篇幅有限,文本只介绍前两种(图 2-26-1)。在 DeBakey 分型中,Ⅰ 型表示夹层原发破口在升主动脉,夹层病变两端可向顺向和/或逆向扩展,顺向扩展经过主动脉弓,一直到达降主动脉;而逆向撕裂可引起主动脉瓣关闭不全或冠状动脉的阻塞。Ⅱ 型指夹层破口和累及范围仅限于升主动脉者,此型常见于马方综合征患者。Ⅲ 型指夹层范围从左锁骨下动脉开始到膈上降主动脉(Ⅲa 型)或是到膈下降主动脉者(Ⅲb 型)。在 1970 年,Daily 等人根据治疗方案和预后的不同,将 DeBakey 分型简化为 A、B 两型,即所谓的 Stanford 分型。A 型指只要累及到升主动脉的夹层,即 DeBakey 分型中的 Ⅰ 和 Ⅱ 型;而 B 型累及的是左锁骨下动脉以远的主动脉。对于不累及升主动脉的主动脉弓部夹层一直也被默认为归于 B 型,尽管之前认为这种类型属于近端夹层。IMH 和 PAU 的分型参照 AD 的分型。

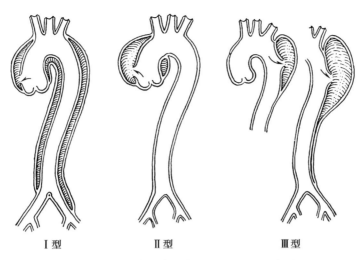

Ⅰ型　　　　　Ⅱ型　　　　　Ⅲ型

图 2-26-1　主动脉夹层的分型（DeBakey 分型）

【临床表现和并发症】

急性 AAS 的症状因病变累及主动脉的部位和分支血管的不同而表现多样化，可与其他疾病的症状有很多的相似之处。除典型的胸背部撕裂样疼痛外，部分患者表现的症状常不典型，故其也被人称为"伪装大师"。

1. **疼痛**　突发的、剧烈、撕裂样疼痛是 AD 最主要的症状。国际主动脉注册研究（IRAD）早期报道了来自全球 12 个医学中心的 464 例急性 AD 患者的临床资料，其中 96% 的患者具有不同部位的疼痛表现。以前胸部（80%）、背部（40%）、腹部（25%）居多，少数患者也可表现颈部放射痛或腿部疼痛，常呈一过性。据研究发现，有大约 16% 的患者疼痛呈转移性。疼痛的部位通常与夹层病变的起源部位密切相关。A 型夹层患者以胸痛表现最多，而 B 型夹层患者多表现为腹痛或背痛，但也有大约 4% 的夹层患者无明显疼痛表现，多在体检中无意发现，称为无痛性 AD。

2. **心脏相关症状和体征**　包括两侧肢体血压不对称、主动脉瓣反流、心脏压塞、心肌缺血或梗死以及充血性心力衰竭等。AD 引起一侧远端肢体血流减少，可能导致两侧肢体的血压不对称。在 A 型 AD 中有约 30% 患者，而 B 型中约 15% 的患者两侧肢体血压不对称，是具有价值的临床线索。主动脉瓣反流是由于主动脉根部扩张造成相对性的主动脉关闭不全，或是因为夹层逆向撕裂致主动脉瓣受累所致，以 A 型夹层多见。另据报道，有<20% 的 A 型夹层患者出现心脏压塞，此类患者的病死率远高于普通患者。有 10%~15% 的急性 AD 患者可能表现为心肌的缺血或梗死，其原因主要包括夹层撕裂累及冠状动脉口、假腔血肿压迫、撕裂内膜漂浮物阻塞以及夹层致冠脉痉挛所致。此多为 A 型夹层的继发性影响，本文作者报道过一例急性 B 型 AD 合并急性前壁心肌梗死的病例，较为罕见。

3. **晕厥**　是 AD 重要的首发症状之一。据国外数据报道有 15% 的 A 型夹层和<5% 的 B 型夹层患者首发症状有晕厥的表现，而本中心的 894 例连续性 AD 患者中仅有 1.3%（12 例）的患者有晕厥表现，较国外的数据低。究其原因可能与以往我们对于以晕厥为表现的夹层的认识不足有关，可能存在漏诊的情况。急性 AD 患者首发症状表现为晕厥可能的原因主要包括：升主动脉夹层血肿破入心包致心脏压塞、疼痛引起的血管神经反射、夹层累及脑部血管的供血以及假腔破裂致容量减少等，故对于首发症状为晕厥入院的患者，临床医师应考虑存在 AD 的可能。

4. **神经系统、胃肠道以及肾等相关脏器缺血症状**　部分 AD 患者常以神经系统症状表现为主要临床表现，以致影响对于原发病的诊断，易于误诊和漏诊。此多为夹层累及脑血管而导致脑部灌注不良、低血压、远端栓塞或周围神经受压所致。且一半左右的患者的症状为一过性表现，主要表现为脊髓缺血所致截瘫、偏瘫等，如夹层撕裂累及肠系膜上动脉、左（右）肾动脉等，也可引起胃肠道缺血甚至坏死、肾衰竭等。

【辅助检查】

1. 实验室检查

（1）因为 AD 主要是影响主动脉的中层，许多的生物标志物被用于检测关于主动脉内皮细胞或平滑肌细胞（平滑肌肌球蛋白）损伤，血管间质（钙调节蛋白、基质金属蛋白酶 8），主动脉弹性薄片（可溶性弹性蛋白片段）以及炎症标志物（肌糖蛋白）或血栓等，其中部分标志物已经用于临床。

（2）D-二聚体是单体纤维蛋白经活化的ⅩⅢ因子交联后，再被纤溶酶水解所生成的降解产物。夹层患者因主动脉内膜受损导致组织因子的释放继而进入血液循环，以激活外源性凝血途径使纤维蛋白原形成纤维蛋白，而后纤溶系统激活致纤维蛋白降解。当患者发生急性 AD 时，D-二聚体在短时间急剧上升。据报道，D-二聚体在夹层发病的 1 小时内具有最高的诊断价值，敏感性达 96.6%，特异性为 46.6%。因此，D-二聚体具有较好的阴性预测价值，其结果阴性可基本排除 AD 可能。但如果 D-二聚体阴性，不能排除主动脉壁内血肿和穿透性动脉粥样硬化性主动脉溃疡的可能。

（3）转化生长因子-β 和平滑肌肌球蛋白重链对于急性 AD 的诊断具有一定的意义。

2. 影像学检查　对于急性 AD 来说，影像学检查的目的除了诊断之外，更重要的是综合评估整个主动脉，包括主动脉的直径、形态、弓部的角度、破口的位置、主要分支血管的受累情况等，以更好地指导下一步治疗。主动脉 CTA、MRI 以及经食管心脏超声（TOE）对于确认或排除 AD 的诊断具有同等的可靠性，然而主动脉 CTA 和 MRI 比 TOE 能够更好地了解主动脉的形态和分支受累情况，但 TOE 对于病情不稳定的、需要多次检查的患者具有更好的适用性。

（1）主动脉 CTA：是目前最常用、最重要的诊断 AD 的影像学检查手段，快速、高效且敏感性高（>95%）。主动脉 CTA 可观察到夹层真假双腔的结构表现，且可与壁内血肿和穿透性溃疡进行准确地鉴别，特异性接近 100%。多层螺旋主动脉 CTA 还可后期三维重建，能够更加清晰地显示主动脉结构，包括真假腔大小、破口数量和位置及主要分支受累情况。此外，近期兴起的 CT 三联成像（CT triple-rule out，TRO CT）技术只需行一次检查即可完成对急性主动脉夹层、急性肺栓塞和急性冠脉综合征三种致命的心血管疾病的诊断评估。但缺点是为了获得高质量的图像，需要使用大剂量的对比剂和大范围的双期扫描。

（2）超声心动图：M 型或二维超声诊断 AD 的主要标准是发现漂浮的内膜片。对于累及升主动脉的夹层，经胸壁超声心动图（TTE）的敏感性和特异性分别是 77%~80% 和 93%~96%，但对降主动脉夹层诊断的成功率仅为 70%。TTE 具有安全、无创、可重复性好以及廉价的特点，尤其是对于血流动力学不稳定的患者可直接在床边进行检查，以减少搬运时夹层破裂的风险。但缺点是诊断的准确性因操作者而异，且透声窗狭窄，图像受肥胖、肺气肿以及胸廓畸形等因素的影响。而 TOE 不受上述因素的影响，对于评估原发破口和真假腔具有更好的图像质量和空间分辨率，敏感性和特异性更高。

（3）主动脉 MRI：据报道，主动脉 MRI 对于诊断 AD 的敏感性和特异性达 98%。主动脉 MRI 可以很好地显示夹层内膜破口的位置、血肿累及范围、真假腔的大小以及主要分支血管的受累情况，从而对主动脉进行全面的评估。其特异性和敏感性均优于 TOE。主要优点是无须使用对比剂且不受电离辐射的影响；缺点是检查时间过长，不宜用于病情不稳定的急性期患者。另外，也不能用于有体内置入金属物的患者。

（4）数字减影血管造影（DSA）：基于 DSA 诊断 AD 的直接征象是可见漂浮的内膜片或主动脉双腔结构。另外，可以看到如主动脉直径增宽、分支血管受压等间接征象。但主动脉 DSA 的特异性和敏感性均不如 CT、MRI 等检查手段。目前，主动脉 DSA 已不再用于 AD 的诊断，主要是在进行腔内介入治疗时应用。

【治疗】

1. 一般治疗　一旦怀疑 AAS，应立即送入心脏监护病房，严密监测血压、心率等各项生命体征。绝对卧床休息，保持大便通畅避免用力，烦躁不安者还需要予以制动，必要时给予镇静治疗。血流动力学参数不稳定的患者应该做好气管插管和呼吸机辅助通气的准备。原则上禁用抗凝、抗血小板和溶栓药物。

2. 药物治疗　积极的药物治疗是所有 AAS 患者治疗的基石。AAS 急性期，在镇静、镇痛的前提下，药物治疗的主要目的是降低左心室收缩力及收缩速率（dp/dt）和收缩压，预防急性主动脉夹层破裂及其他并发症,使心率降至 60~70 次/min,并在可耐受的前提下,尽快(20~30 分钟)将收缩压降至 100~120mmHg(平均压 60~70mmHg)。

(1) 镇静、镇痛:吗啡 5~10mg 静脉推注,哌替啶(杜冷丁)50~100mg 肌内注射,布桂嗪 50~100mg 肌内注射。但此类药物应避免频繁使用,导致成瘾现象;也可使用冬眠合剂(异丙嗪+氯丙嗪+哌替啶),但长期使用应注意其相关的精神不良反应。如上述药物效果不佳或考虑其成瘾的不良反应,还可考虑使用口服强效止痛剂,如抗癌性疼痛药物等。

(2) 降低左心室收缩力及收缩速率(dp/dt):β 受体拮抗药的应用是急性主动夹层药物治疗的核心。2010 年美国心脏病学会发布的《胸主动脉疾病诊断和管理临床实践指南》指出:在没有禁忌证的情况下,应初始静脉使用 β 受体拮抗药以降低 dp/dt。静脉用美托洛尔、艾司洛尔应用较广泛,普萘洛尔也可作为选择。对于 β 受体拮抗药使用的剂量可以参照具体的用药说明,但不能照搬。剂量应根据患者的心率进行调节,直到出现令人满意的 β 受体拮抗效应,即 AD 患者的心率能够控制在 60~70 次/min 为止。如有对 β 受体拮抗药有禁忌的患者,可换用非二氢吡啶类钙拮抗药:地尔硫䓬或维拉帕米。两者均同时具有扩张血管和负性肌力的作用,适用于急性 AAS 的治疗。

(3) 降压:迅速有效地控制血压可以降低主动脉腔内血流对主动脉壁的冲击力,是防止夹层撕裂进展、预防夹层破裂的基础保证。国内外有关的权威指南均指出,对于 AAS 的治疗必须高度关注血压的控制。在心率控制达标后,如收缩压仍高于 120mmHg,应在能维持终末器官灌注前提下进一步降低血压,可选择强效血管扩张剂(硝普钠)、α 受体拮抗药(乌拉地尔)和钙通道阻滞药(尼卡地平)等相关的静脉制剂泵入,以快速将血压降至目标值。值得注意的是,对于肾功能不全的患者硝普钠应慎用,长期使用硝普钠还可致氰化物中毒。当 AAS 累及一侧或双侧肾动脉时,可引起肾素大量分泌而致顽固性高血压,此时静脉使用血管紧张素转换酶抑制剂对血压控制十分有效。降压药物的作用机制和不良反应见表 2-26-1。

表 2-26-1　具体降压药物的作用机制和不良反应

降压药	起效时间	半衰期	作用机制	临床常见不良反应
乌拉地尔	0.5 分钟	2~4.8 小时	α_1 受体拮抗药(外周+中枢)	头痛、头晕等
硝普钠	1~2 分钟	<10 分钟	血管扩张药	低血压、心动过速、氰化物和硫氰酸盐中毒、恶心、潮红、呕吐、肌肉痉挛
硝酸甘油	2~5 分钟	1~3 分钟	血管扩张药	低血压、头痛、头晕、呕吐,快速耐受,高铁血红蛋白血症
尼卡地平	5~10 分钟	2~4 小时	钙通道阻滞药	心动过速、头痛、外周性水肿、心绞痛、恶心、麻痹性肠梗阻、房室传导阻滞、低氧血症
艾司洛尔	1~2 分钟	9 分钟	β 受体拮抗药	动脉低血压、支气管痉挛、心脏传导阻滞、心力衰竭
地尔硫䓬	2~7 分钟	3~4 小时	钙通道拮抗药	心动过缓、房室传导阻滞、低血压、心力衰竭、外周水肿、便秘、肝毒性

(4) 其他:近年来有越来越多的证据支持他汀类药物应用于主动脉疾病中,在降脂的同时,还可以降低急性期主动脉壁的炎症反应,稳定斑块;另外,他汀还可以改善主动脉疾病,尤其是主动脉瘤患者的远期预后。一项来自 Yale 大学的回顾性研究发现:使用他汀的主动脉瘤患者的长期总体生存率和无事件生存率均明显高于未服用他汀的主动脉瘤患者($P<0.05$)。

3. **外科手术**　目前为止,外科手术仍然是大部分 Stanford A 型夹层的主要治疗方式。少数解剖结构不适宜行介入治疗的 B 型 AD 也需要行外科手术治疗,但外科手术治疗 AD 的死亡率仍然较高。据研究报道,即使在经验丰富的心脏中心,外科手术治疗 AD 的院内死亡率仍达到 25%~50%。近年来,以传统外科手术(主动脉置换加人工血管旁路移植术)联合腔内介入修复治疗为基础而发展起来的复合(hybrid)手术为 AD 的治疗提供了新的方向。复合手术对于降低夹层患者围术期死亡和并发症的发生率等方面均优于传统的外科手术治疗。

4. 介入治疗 1999年Dake等首次对1例急性B型AD患者行腔内介入治疗取得了良好的疗效,开创了AD介入治疗的先河。其主要原理是使用覆膜的支架封闭主动脉近段原发破口,以避免血流进入假腔,致使假腔内血流静止并逐渐血栓化,同时支撑扩张真腔,以达到治疗目的。腔内介入治疗AD已近20年,各种器械不断发明,制作工艺不断改进,介入医师的技术水准也不断提高,介入治疗已由最初单纯的腔内隔绝发展到开窗技术、联合分支技术、烟囱技术等,不断改进并完善。目前对此统称为胸主动脉腔内修复术(thoracic endovascular aortic repair,TEVAR)。TEVAR作为一种新兴的治疗技术,其优势的体现主要在于手术的微创性。与传统的外科手术相比,TEVAR的创伤小、术后恢复快、围术期并发症更少且死亡率更低。然而,微创并不等同于手术操作的简单化。相反,它更要求介入医师与心内科、心胸外科、麻醉科、放射科、肾内科等各科形成更加紧密的协同合作关系,其主要体现在对于夹层具体病变的评估、患者的全身状况评估、具体手术方案的制订及合理的围术期管理。故对于TEVAR手术的患者选择和时机的判断有着严格的筛选标准。

(1) 适应证和禁忌证:目前,TEVAR主要适应于B型AD,少数的A型AD(破口较小、远离冠脉窦口且位于升主动脉内侧)也可行介入治疗,但中、远期疗效尚不明确。《2014年ESC主动脉疾病诊疗指南》主要推荐对于复杂的B型夹层应该考虑行腔内介入治疗(Ⅰ/C),具体情况包括有夹层破裂或具有破裂的征象、主要脏器或肢体的缺血、难以控制的疼痛或高血压、早期假腔的持续性扩张以及血流动力学不稳定等。对于病情相对稳定的非复杂型B型AD,也可考虑行TEVAR治疗(Ⅱa/B)。除了与临床症状相关的适应证外,还需考虑与AD解剖结构是否适合行腔内介入治疗,包括支架锚定区的长度需≥1.5cm、股髂动脉无重度迂曲或闭塞、股动脉直径大于覆膜支架输送系统的外径以及主动脉弓角度不能过于锐利等。随着技术的发展和认识的提高,TEVAR手术的适应证不断扩展。如近端锚定区不足1.5cm可以通过直接封闭左锁骨下动脉或搭桥的方式等技术来拓展锚定区。目前来说,TEVAR手术没有绝对的禁忌证,但一些情况也需要慎重考虑,如预计存活寿命不足1年的、对比剂过敏或金属过敏者、有凝血功能障碍或出血性疾病的患者,属于相对禁忌证。

(2) 术前准备与评估

1) 术前应积极完善相关检查,包括血常规、肝肾功能、心电图等。心脏超声检查以评估心脏功能,并判断主动脉瓣反流及是否受累及情况。胸腹主动脉CTA并行三维重建,测量左锁骨下动脉开口至AD原发破口的长度、近端锚定区的直径、主动脉迂曲度、股髂动脉直径大小等。另外,要明确主要内脏动脉供血的情况、判断真假腔。

2) 会阴部备皮。

3) 术前应做好家属的沟通,签署知情同意书,告知相关风险。对患者做好安抚工作,如精神焦虑紧张者,可以适当给予镇静治疗。

4) 术前建立静脉通道,一般情况应预置留置针在右手,左手预留行穿刺并送入导管标记左锁骨下动脉位置,可在术前给予抗生素预防感染。如评估患者对比剂肾病风险高,应给予水化治疗以预防对比剂肾病。

5) 抢救药品和器械的准备,包括阿托品、多巴胺、硝普钠、肾上腺素,各种导管、导丝、合适尺寸的覆膜支架输送系统等。

(3) 手术步骤:手术在心导管室进行,患者取平卧位。双侧腹股沟和左侧手腕部消毒、铺无菌巾。术前给予哌替啶50～100mg肌内注射。根据患者术前主动脉CTA评估的结果,选择健侧股动脉作为入路口,2%利多卡因局部麻醉,切开腹股沟处皮肤及皮下组织,分离股动脉并用皮条圈套住股动脉两端,采用Slendinger法直视下穿刺股动脉,置入8F鞘管,静脉给予3 000～5 000U肝素。经股动脉鞘管沿导丝送入标记猪尾导管,多角度投照,从而判断导管所在主动脉的真假腔,经真腔送黄金标记导管至升主动脉。穿刺左桡动脉,送普通猪尾导管从左桡动脉-左锁骨下动脉至升主动脉,此可作为左锁骨下动脉开口处的标记以协助覆膜支架定位。经标记导管尾端连接高压注射器行胸主动脉造影,一般选择左前斜位45°,如无法清晰地显示主动脉和弓上分支结构也可选择正位或其他体位。造影时应包括部分的头臂干、左颈总动脉和左锁骨下动脉。造影后可根据标记导管上的刻度测量近端主动脉的直径、破口距左锁骨下动脉的长度以及血肿的累及范围等,以便于选择合适尺寸的覆膜支架。0.038inch×260cm 的超硬导丝经标记猪尾导管送入以交换标记猪尾导管,退出股动脉鞘管后经超硬导丝送入覆膜支架输送系统至主动脉原发破口部位,精确定位以确保覆膜支架充分覆盖病变。使用硝普钠静脉泵入将收缩压迅速降至 100mmHg 以下后释放覆膜支架,以防止主动脉内高压血流冲击覆膜支架致支架移位,支架释放后再次行主动脉造影,以明确破口封闭的情况、是否存在内漏及支架是否贴壁等(图 2-26-2)。如存在近端或远端的 Ⅰ 型内漏或者 Ⅲ 型内漏可加用支架以覆盖,如贴壁不良可使用球囊行扩张以使其贴壁;再次行胸主动脉造影,如一切良好则可结束手术,退出覆膜支架输送系统及导管、导丝,血管线缝合股动脉,逐层缝合腹股沟皮下组织和皮肤,无菌纱布覆盖;拔除桡动脉血管鞘,局部加压包扎,送返病房。术后使用抗生素至少 3 天以预防术中感染。

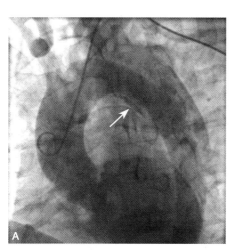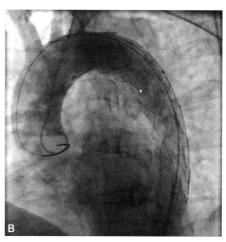

图 2-26-2　主动脉覆膜支架置入术

注:A. Stanford B 型 AD,主动脉造影可见破口(白色箭头)位于降主动脉起始部;B. 覆膜支架置入术后,支架贴壁良好,未见明显内漏。

(4) 术后并发症及其处理原则

1) 内漏:此为腔内介入治疗独有的并发症,是指 TEVAR 术后主动脉内血流经各种途径继续流入假腔的现象。其危害主要是可以致使夹层假腔继续扩大甚至假腔的破裂。《2014 年 ESC 主动脉疾病诊疗指南》将内漏分为五种类型:Ⅰ 型,血液经覆膜支架的近端或远端与锚定区血管之间的间隙流入假腔的现象,从近端流入即为 Ⅰa 型,从远端流入即为 Ⅰb 型;Ⅱ 型,血流经分支血管(多为左锁骨下动脉、肋间动脉或腰动脉等)反流入夹层假腔的现象;Ⅲ 型,血液经覆膜支架的连接处、裂隙或者小洞漏入假腔的现象;Ⅳ 型,是指血液经覆膜支架材料渗入假腔的情况;Ⅴ 型,指不明原因的内漏。Ⅰ 型和 Ⅲ 型内漏需立即行介入治疗,即再次置入支架以覆盖内漏处,而其余类型内漏则可先行随访观察,如 Ⅱ 型内漏有 50% 左右的患者可在随访观察中自行闭合,如反流加重可再行介入治疗。

2) 偏瘫/截瘫、脑卒中:在解剖上,左锁骨下动脉发生三个重要分支包括左乳内动脉(LIMA)、左椎动脉和肋颈干。椎动脉不仅是脑基底动脉血供来源,还同时发出脊髓前动脉和脊髓后动脉以供应脊髓。一旦因覆膜支架锚定区的需要而封闭左锁骨下动脉时,即有可能导致左臂缺血致左侧上肢偏瘫、脊髓缺血致截瘫或椎基底动脉卒中的发生。除此之外,截瘫发生的主要原因还与覆膜支架覆盖过长所致根大(Adamkiewicz)动脉被封闭有关。据报道,脊髓的很大一部分血供由 Adamkiewicz 动脉供给。然而,75% 的 Adamkiewicz 动脉起源于 $T_9 \sim T_{12}$,故覆膜支架覆盖此区域致截瘫的风险较大。

3) 腔内隔绝术后综合征(post-implantation syndrome,PIS):PIS 是指 TEVAR 术后患者出现体温升高(以低热为主,最高也可达 39℃)以及白细胞计数和 C 反应蛋白的升高。与此同时,也可能伴有血红蛋白和血小板数量的下降。目前,多认为 PIS 是一种系统性的炎症反应,其机制可能与假腔内血肿吸收、支架的异物反应以及覆膜支架对红细胞的机械性破坏有关。使用非甾体抗炎药物(NSAID)或小剂量的糖皮质激素治疗大多具有良好的疗效,多数患者可在 1~2 周恢复,预后良好。PIS 尤其需要与感染所导致的发热相鉴别,后者多因为介入术中未严格遵循无菌操作规则或覆膜支架输送系统本身消毒不合格而造成。患者通常出现高热、寒战等菌血症症状,血培养可见阳性,抗生素治疗效果明显。

4）支架移位:支架移位的发生较为少见,为 1%~3%。多数由于锚定区长度不够或选择植入支架的直径较小,与主动脉贴合不牢固造成。少数也可由于 TEVAR 术后主动脉重塑或病变的进展而造成支架相对较小而移位。支架移位的风险主要是造成内漏、假腔内血栓脱落造成动脉血管栓塞等,多数需要再次行腔内介入或手术治疗。

5）逆向撕裂致 A 型主动脉夹层:B 型夹层行 TEVAR 术后继发 A 型夹层是腔内介入治疗最严重的并发症,也是患者围术期死亡的首要原因。目前,国内外对此仍缺乏系统性的研究。根据相关的单中心的临床研究报道,其发生率在 1.40%~2.48%,术中至术后数年内均可发病。虽然其发生率较低,然而一旦发病,死亡率却高达 25% 以上。逆向撕裂致 A 型夹层的原因主要与主动脉病变致管壁脆弱有关。Dong 等人报道的 11 例逆向撕裂致 A 型夹层的患者中就有 3 例为马方综合征。而除此主要原因之外,覆膜支架近端金属结构对锚定区的损伤以及介入过程中粗暴的操作手法也是造成此并发症的重要外部因素。对此问题的解决,预防是关键。严格的患者筛选、支架制作和设计的优化以及术者规范的操作手法是预防此并发症发生的关键。

对于 IMH 和 PAU 的治疗原则上参照 AD。目前多数观点认为,A 型 IMH 和 PAU 有指征行紧急外科手术。而 B 型 IMH 和 PAU,推荐严密监测下行优化的药物治疗。对有并发症的 B 型 IMH 和 PAU 可以考虑行经皮腔内修复术。对高龄或者伴有严重并发症的 A 型 IMH 患者,可优先考虑药物治疗,除非伴有严重的主动脉增宽(≥50mm)或 IMH 厚度≥11mm。

【术后管理及预后】
无论是行 TEVAR 治疗还是外科手术,患者术后规范的管理尤为重要。首次的随访时间应在术后 1 个月,其目的是排除早期的并发症。之后的 6 个月、12 个月以及往后每年均应随访观察。内容主要包括临床随访和影像学随访,最终目的为规范患者的管理、减少术后患者的死亡、提高患者的长期生存率并改善远期的预后。

1. 临床随访

(1) 生活方式的管理:在生活上,应避免推、拉、提重物等动作,不推荐进行力量的训练。因为这些动作可能使得血压瞬间急剧地升高,而致主动脉疾病的复发。提倡适量的有氧运动,目前发现有氧运动仅平缓地增高血压和心率,且在有氧运动时再发主动脉综合征的概率很低,但前提是药物可良好地控制血压和心率。如有吸烟习惯的患者应尽早戒烟,并避免吸食二手烟,限酒。对于肥胖的患者应适当的减肥,排查是否有合并阻塞性睡眠呼吸暂停综合征。

(2) 心率和血压的监控:TEVAR 治疗术后血压和心率的良好控制是患者长期生存的保障。>50% 的 AAS 患者术后仍存在持续性的高血压,故密切关注并控制血压显得尤为重要。由于目前缺乏专门针对主动脉夹层患者长期降压治疗的循证证据,故多沿用高血压指南的降压目标推荐。血压控制在 140/90mmHg(无糖尿病)以下,对于合并糖尿病或慢性肾病的夹层患者,血压不应高于 130/80mmHg。各中心应该建立相应的随访机制以完善对于 TEVAR 术后的管理,尤其是患者的药物的依从性和心率、血压的达标情况,进行长期的跟踪随访。

(3) 症状和并发症:新发的声音嘶哑和呼吸困难表明假腔可能进一步扩张。对于慢性 AAS 患者可能出现慢性外周血管灌注不足综合征,包括间歇性跛行、腹痛等。而胸痛或背痛可能提示主动脉疾病的进展,甚至夹层破裂。

2. 影像学随访　CTA 是 AAS 患者 TEVAR 术后随访的首要影像学检查方式。目前,最新的指南推荐 TEVAR 术后,主动脉 CTA 应该在术后 1 个月、6 个月、12 个月以及之后每年复查。而对于行外科手术治疗的 AAS 患者来说,如果患者病情稳定在 1 年以上,影像学随访的间隔可延长。

第二节　腹主动脉瘤

腹主动脉瘤(abdominal aortic aneurysm, AAA)是指腹主动脉局限性扩张,当扩张的腹主动脉直径超过正常腹主动脉的 1.5 倍时,称为腹主动脉瘤。男女发病率之比为 4:1。随着人口老龄化的进展、生活水平的提高,我国发病率逐年增加。一旦破裂,病死率极高。

【病因及发病机制】

导致 AAA 形成的主要原因是动脉壁弹力蛋白的降解,使得腹主动脉壁的机械强度显著下降,致使动脉壁局限性膨出而成瘤。引起弹力纤维损伤的因素很多,传统的观点认为 AAA 绝大多数是由于动脉粥样硬化引起。动脉粥样硬化引起动脉壁缺血将导致中层坏死,进而损伤弹力纤维。但是,随着相关技术的进步及对 AAA 研究的深入,传统的动脉粥样硬化病因理论不断受到来自临床学、遗传学、生物化学等最新研究成果的冲击。现在普遍认为 AAA 的发病是一个相当复杂的过程,涉及解剖、血流动力学、遗传、生物化学、炎症反应及环境等多种因素共同作用的结果。

【临床表现】

AAA 是最常见的动脉瘤,也是一种老年病。发病年龄一般在 50 岁以后,平均年龄在 60 岁以上。大多数患者缺少明显的与病变直接有关系的症状,常于体检时发现。而有症状者可表现为:

1. **腹部搏动性肿物**　部分患者自述脐周有异常搏动感,有人自觉有心脏下降至腹腔或胸腹腔内有两颗心脏同时跳动。体格检查可发现脐部或左上腹可触及球形搏动性肿物,搏动与心跳一致,并可扪及震颤或听到收缩期杂音。

2. **疼痛**　主要为腹部、腰背部疼痛。疼痛性质不一,多为胀痛或刀割样疼痛等。巨大瘤体可以压迫、侵蚀椎体,引起神经根性疼痛。突发剧烈疼痛多为瘤体急剧扩张甚至破裂的前兆。

3. **压迫症状**　胃肠道压迫症状最为常见。表现为上腹胀、食欲下降;压迫肾盂、输尿管可出现泌尿系梗阻等相关症状;压迫下腔静脉或髂静脉可引起下肢深静脉血栓形成;压迫胆管可致梗阻性黄疸。

4. **栓塞症状**　瘤腔内的血栓或粥样斑块在动脉血流冲击下脱落,可致下肢动脉栓塞,产生肢体缺血甚至坏死。

5. **破裂**　是该病最严重的临床表现,也是其主要的死亡原因。破裂的主要表现是突发剧烈的疼痛以及失血性休克。AAA 可直接破入腹腔,多于短期内死亡;如破入腹膜后,则形成限制性血肿,血肿一旦破裂也可导致死亡。

【辅助检查】

1. **超声**　具有无创、无痛、价廉、便捷、重复性强、灵敏度高等特点,可作为 AAA 的首选检查。B 型超声波及彩色多普勒超声检查对于腹主动脉瘤的诊断标准:从膈肌到分叉处主动脉管腔缺乏逐步变细的征象;腹主动脉局限性扩张,其外径>3.0cm;病变处外径与远侧段之比>1.5:1.0。

2. **电子计算机断层技术(CT)**　CT 平扫及增强扫描能准确显示动脉瘤的形态及其与周围脏器的毗邻关系,判断有无解剖学异常,发现有无伴发的其他腹内疾病。螺旋 CT 是普通 CT 技术的延伸,其快速而大范围的扫描、图像的高分辨率及三维重建提高了对 AAA 的诊断准确率,能更准确地显示瘤体的三维形态特征、大小及腹主动脉主要分支受累的情况并能精准测量瘤体各部位参数,为手术和腔内修复术提供重要参考,已成为腹主动脉内支架植入术前、术后评价的首要检查方法。

3. **磁共振成像(MRI)**　普通的 MRI 和普通的 CT 一样,可以明确诊断 AAA,但不能整体显示 AAA 形态及与周围血管及其分支的关系,所提供的影像信息有限。MRA 特别是三维增强磁共振血管造影(3D CEMRA)利用多种后处理技术,同时参照原始图像及常规 MR 图像能清楚显示 AAA 形态、近端瘤颈及远端流出道情况,还可观察 AAA 与腹腔脏器、门静脉系统、下腔静脉及肾动脉的关系,基本可以满足手术的需要。同时它不需接受 X 线照射,所用对比剂量少而对人体创伤更小。缺点是检查耗时较长。

4. **经皮腹主动脉造影**　不作为诊断或术后随访的常规检查,更多情况下为在行腔内介入治疗时实施。

【诊断】

AAA 发生破裂之前大多数是无症状的隐匿存在。然而,一旦破裂病死率高达 60%~70%。因此,建议所有 65 岁以上男性接受 AAA 超声筛查。目前,尚无证据支持女性进行 AAA 筛查,但是合并外周动脉瘤的女性可以选择性筛查。超声筛查诊断为 AAA 的患者,推荐进一步行 CT 检查或磁共振成像检查,以更好地显示腹主动脉瘤的直径大小,与邻近组织的关系,为下一步的治疗做准备。

【治疗】

1. **药物治疗**　腹主动脉瘤的药物治疗 AAA 是一种慢性退行性病变,药物治疗必然是一个长期的过程。目前国外学者正在开展的药物研究包括各种蛋白水解酶抑制剂、免疫抑制剂、非甾体抗炎药、NF-κB 抑制剂和多种抗高血压药等。

(1) MMPs 抑制剂:MMPs 在 AAA 的发展中起关键作用,导致中层破坏,细胞外基质降解。1996 年,Petrinec 发现多西环素可以抑制大鼠 AAA 的形成,随后同样的作用在多种动物 AAA 模型中被证实。Baxter 等人开展了一个小样本前瞻性随机Ⅱ期临床试验,给予多西环素 200mg/d,持续 6 个月,AAA 的扩张率显著降低,但有 13.9% 的受试者出现了较明显的不良反应,包括皮肤光过敏反应、牙齿变色、真菌感染等。提示对于 AAA 患者长期服用多西环素是安全有效的,但仍需大规模长期临床试验加以验证。总之,多西环素是目前 AAA 治疗最有希望的药物。

(2) β 受体拮抗药:早在 20 世纪 80 年代国外就将普萘洛尔用于治疗 AAA,目前已经是治疗 AAA 最常用的药物之一,多用于抑制马方综合征及 AAA 病变的血管进一步扩张。

(3) 血管紧张素转换酶抑制剂(ACEI):这类药物已作为一线首选药物广泛应用于多种心血管疾病,并取得了良好的效果。这类药物不仅有降压作用,还可以直接抑制心血管病理性重塑过程。加拿大一项大规模 AAA 回顾性研究发现,在排除偏倚的情况下曾服用 ACEI 的 AAA 患者,破裂的发生率显著低于未服用者。而其他抗高血压药如 β 受体拮抗药、钙通道阻滞药、α 受体拮抗药、利尿药和 ARB 均无此作用,提示 ACEI 抑制 AAA 破裂的作用与其抗高血压机制无关。

(4) 羟甲基戊二酰辅酶 A 还原酶抑制剂:以辛伐他汀等降血脂药物为代表治疗 AAA 的作用机制可能为抗炎、抗蛋白质水解及抗氧化,抑制 MMP-9,保护动脉壁内的弹性蛋白及平滑肌细胞等,可以降低 AAA 患者的病死率。但长期服用有发生横纹肌溶解的报道。

(5) 其他:如免疫抑制剂、非甾体类抗炎药(NSAIDs)以及 NF-κB 抑制剂都在一些动物实验中证实可以抑制 AAA 的扩张,但临床应用前景尚不明朗,仍需进一步研究。

2. **传统外科手术**　适应证:①AAA 的直径>6cm;②动脉瘤伴有疼痛和压痛;③随访中证实动脉瘤在继续增大者;④动脉瘤有引起远端血管栓塞者;⑤动脉瘤压迫胃肠道或有其他症状;⑥动脉瘤瘤体直径虽<6cm,但局部瘤体壁菲薄,有破裂的倾向。然而,外科手术创伤大、围术期风险高,尤其对于高龄、合并症多的患者难以耐受。

3. **主动脉腔内隔绝术(EVAR)**　1991 年自阿根廷的血管外科医师 Parodi 施行了全球首例腹主动脉瘤覆膜支架腔内隔绝术,使 AAA 进入了全新的微创时代。1997 年 3 月,上海长海医院景在平教授也成功实施了我国首例腹主动脉腔内隔绝术。EVAR 的基本原理是在 DSA 动态监测下,将合适尺寸的覆膜支架经股动脉导入至腹主动脉瘤部位,使得动脉瘤壁与血液隔绝,降低或消除瘤腔内的压力,防止瘤体进一步增大和破裂。EVAR 的创伤小、术后恢复快、围术期并发症更少且死亡率更低,尤其为高龄、合并症多的 AAA 患者提供了新的治疗选择。

(1) 适应证:直径为 5.0~5.5cm 的无症状 AAA,直径在 4.0~5.0cm 但瘤体快速增大的 AAA,半年内瘤体直径增加>0.5cm,以及所有症状明显或已破裂的 AAA;对高龄或伴有严重内科疾病不能耐受传统手术的高危患者。同时应满足以下条件:肾下端瘤颈距最低肾动脉开口>15mm;瘤体和瘤颈的角度>120°。

(2) 禁忌证:①动脉瘤破裂,生命体征不稳定;②对对比剂过敏,或肝、肾功能不全,不能耐受对比剂;③孕妇或血液病患者等;④瘤体的位置、形态不适合于腔内介入治疗,如近端瘤颈直径>28mm;瘤颈长度<15mm;瘤颈角度>60°等;⑤导入通路病变使腔内隔绝术难以完成,如髂动脉硬化闭塞或者严重扭曲,导丝、导管不能通过;⑥并存晚期恶性肿瘤或者其他疾病预期寿命不超过 1 年者。

（3）腔内治疗效果的判定标准

1）技术成功：即覆膜支架导入顺利并释放、固定位置准确，无移位，术后即刻造影显示覆膜支架周围无持久渗漏（<48 小时）。覆膜支架形态正常，无扭曲、折角、狭窄（直径缩小<20%）及闭塞，术后 30 天内无死亡或无须传统外科手术处理。如果未能将覆膜支架导入腹主动脉内、内漏持续 48 小时以上或者需通过传统外科手术处理，则视为技术失败。

2）临床成功：不考虑内漏有无，只要求术后 6 个月内无死亡、无须传统外科手术处理、CT 或者多普勒彩超随访瘤腔无增大。这种标准的意思在于一部分小内漏不经治疗 6 个月内可闭合。如果内漏持续 6 个月以上或者动脉瘤腔继续增大，则属于临床失败。

3）持久成功：即在技术和临床成功的基础上不出现支架血栓形成、移位、感染、直接扩张>20%，移植物近、远端再形成动脉瘤，瘤腔直径增大 0.5cm 以上和必须改换传统外科手术治疗。如果出现任何上述情况或者需要传统外科手术置换移植物则为失败。

【随访】

腔内修复术患者出院前及术后第 3 个月、9 个月、12 个月复查 CTA，了解覆膜支架有无移位、变形，腹主动脉瘤体大小有无变化及有无内漏等。

【预后】

选择性 AAA 传统手术的 5 年生存率>60%，与同龄人一致，10 年生存率>50%。腔内隔绝术的即时成功率为 95%，手术并发症和手术死亡率较传统手术明显降低，术后恢复时间较传统手术缩短，远期疗效有待进一步随访观察。

【指南和共识】

《2014 ESC 主动脉疾病诊断和治疗指南》

（曾和松）

参 考 文 献

［1］ Erbel R，Aboyans V，Boileau C，et al. 2014 ESC Guidelines on the diagnosis and treatment of aortic diseases：Document covering acute and chronic aortic diseases of the thoracic and abdominal aorta of the adult. The Task Force for the Diagnosis and Treatment of Aortic Diseases of the European Society of Cardiology（ESC）. Eur Heart J，2014，35：2873-2926.

［2］ Howard DP，Banerjee A，Fairhead JF，et al. Population-based study of incidence and outcome of acute aortic dissection and premorbid risk factor control：10-year results from the Oxford Vascular Study. Circulation，2013，127：2031-2037.

［3］ Hagan PG，Nienaber CA，Isselbacher EM，et al. The International Registry of Acute Aortic Dissection（IRAD）：new insights into an old disease. JAMA，2000，283：897-903.

［4］ Tendra M，Aboyans V，Bartelink ML，et al. ESC Guidelines on the diagnosis and treatment of peripheral artery diseases：Document covering atherosclerotic disease of extracranial carotid and vertebral，mesenteric，renal，upper and lower extremity arteries：the Task Force on the Diagnosis and Treatment of Peripheral Artery Diseases of the European Society of Cardiology（ESC）. Eur Heart J，2011，32（22）：2851-2906.

第二十七章　外周血管病

第一节　周围动脉疾病

周围动脉疾病(peripheral artery disease,PAD)是指除冠状动脉和颅内动脉以外的主动脉及其分支动脉的狭窄、闭塞以及动脉瘤疾病。动脉粥样硬化是 PAD 的主要原因,其他如炎症性、遗传性发育不良和创伤性动脉疾病仅占所有周围动脉疾病病例的 5%~10%。本章内容将主要介绍动脉粥样硬化性外周血管疾病。根据部位进一步可分为颈动脉疾病、四肢动脉疾病、肾动脉疾病、肠系膜动脉疾病(也称缺血性肠病)。

一、颈动脉粥样硬化性疾病

颈动脉粥样硬化性疾病(carotid artery disease,CAD)是指颈动脉由于动脉粥样硬化造成狭窄或闭塞性疾病。病变程度分四级:<50% 为轻度狭窄;50%~69% 为中度狭窄,70%~99% 为重度狭窄,100% 为闭塞。

【流行病学】

CAD 是缺血性卒中和短暂性脑缺血发作(transient ischemic attack,TIA)的重要原因,占全部缺血性卒中的 15%~20%,其最常见的原因是动脉粥样硬化。CAD 的危险因素包括不可干预的危险因素(如性别、年龄、遗传因素)和可干预的危险因素(如高血压、糖尿病、血脂异常、吸烟、代谢综合征、肥胖、高同型半胱氨酸血症)等。CAD 患者发生心肌梗死、其他外周动脉疾病及死亡的风险均明显增加。

【病理生理特点】

CAD 的病理表现与其他部位血管粥样硬化相似,粥样斑块病变早期呈正性重构(外向增生),逐渐进展为负性重构(内向增生)侵犯动脉管腔、引起狭窄。通常斑块易形成于颈总动脉分叉处。斑块的体积增大、斑块破裂引发血栓形成或血栓脱落与 TIA 及脑卒中的发生密切相关。

【临床表现】

CAD 临床表现复杂多样,如果侧支循环代偿良好,可无症状;若侧支循环不良,可引起 TIA 或脑卒中发生。

1. TIA 发作　多发生于年龄 50~70 岁的人群,男性多于女性。约 90% 的 TIA 发生在颈动脉供血区,7% 的 TIA 在椎基底动脉供血区,3% 的 TIA 两者均有。临床特征:起病突然;迅速出现对侧肢体无力或偏身感觉障碍,同侧黑矇;持续时间短暂,一般 10~15 分钟,多在 1 个小时内恢复,最长不超过 24 个小时;恢复完全,不遗留神经功能缺损体征;常反复发作,每次发作时症状基本相似。

2. 缺血性卒中　表现为大脑中动脉和/或大脑前动脉缺血症状,或分水岭梗死(位于大脑前、中动脉或大脑中、后动脉之间)。可有同侧 Horner 征、对侧偏瘫、偏身感觉障碍,双眼同向性偏盲伴双眼向病灶侧凝视,优势半球受累可出现失语;严重者甚至出现意识障碍;当眼动脉受累时,可有单眼一过性失明。

3. **眼部缺血综合征**　由颈内动脉狭窄或闭塞所致的眼前后节缺血综合征。一过性黑矇是同侧颈动脉狭窄的特征性表现,眼部缺血综合征主要发生在老年患者,平均年龄 65 岁,男女比例为 2：1,病变可累及任意一只眼,双眼受累约占 20%。当颈内动脉狭窄>90%,患者才会有明显症状。根据颈动脉狭窄的严重程度不同,眼部缺血综合征的临床表现依照颈动脉狭窄的程度分为三类:①一过性黑矇:为眼部缺血综合征最常见的临床表现,占颈动脉狭窄的 30%~40%。临床特点是突发无痛性单眼视力丧失,可持续数秒或数分钟,发作后视力可恢复正常。除眼部症状外,患者还可伴有 TIA 等脑部症状;②低灌注视网膜病变:眼部长期慢性灌注不足引起的视网膜病变,患者自觉视力下降。眼底改变包括:视网膜动脉变窄、视网膜静脉扩张但不迂曲(与中央静脉阻塞鉴别)。视网膜中周部点状出血和微血管瘤形成,黄斑区樱桃红点,也可见视网膜动脉自发性搏动,视盘或视网膜新生血管形成棉絮斑;严重时可出现视网膜脱离或玻璃体积血等;③眼前节缺血综合征:临床可见角膜上皮水肿,当发生缺血性色素膜炎时可见前房浮游细胞、闪光阳性,房角新生血管形成;晚期可出现晶状体混浊。

4. **体征**　CAD 患者可在颈部闻及血管杂音,但严重狭窄的患者,检测不到杂音。听诊部位:锁骨上窝、下颌角水平胸锁乳头肌内缘。由于 CAD 常与其他心血管疾病并存,应注意相关体征以免遗漏。

【辅助检查】

1. **实验室检查**　主要目的是对患者动脉粥样硬化的危险因素和预后进行评估,同时也是预防性治疗的观察指标。包括血糖、糖化血红蛋白、血脂、同型半胱氨酸、尿酸和肌酐等血液生化检查及血液常规、尿常规、心电图等。

2. **影像学检查**　方法包括以下几种。

(1) 超声检查:包括颈动脉彩色多普勒血流成像(carotid color doppler flow imaging,CDFI)及经颅多普勒超声(transcranial doppler ultrasound,TCD)。CDFI 可以根据斑块表面的纤维帽完整性以及血流信号充盈缺损来判断是否存在溃疡性斑块。TCD 可提供血流动力学变化和侧支循环是否建立的客观信息,有助于帮助选择治疗方法和判断病变预后等。超声检查可较全面、客观、重复地评价颅内外血流动力学变化,是重要的临床检查方法。颈动脉狭窄和闭塞的超声诊断标准(2009 年)(表 2-27-1)。

表 2-27-1　颈动脉狭窄和闭塞的超声诊断标准

狭窄程度	$PSV/(cm \cdot s^{-1})$	$EDV/(cm \cdot s^{-1})$	PSV_{ICA}/PSV_{CCA}
<50%	<125	<40	<2
50%~69%	125~230	40~100	2~4
70%~99%	≥230	≥100	≥4
闭塞	无血流信号	无血流信号	无血流信号

注:PSV. 峰值流速;EDV. 舒张末期流速;PSV_{ICA}/PSV_{CCA}. 颈内动脉与颈总动脉峰值流速的比值。

(2) CT 或 MRI:动脉高分辨 MRI 可用于评估动脉粥样硬化斑块的组成、易损性、管壁厚度、管腔狭窄程度及药物疗效等。头颅 CT 或 MRI 可检测散在的小梗死灶或大面积梗死,根据梗死部位可推测评估责任血管。

(3) 磁共振血管成像(MRA)或 CT 血管造影(CTA):MRA 可提供主动脉弓、颈动脉和颅内动脉的解剖影像,也可用于血管重建术的术前检查。CTA 可提供主动脉弓至 Willis 环的解剖图像,多层重建后可用来评价每条迂曲的血管。

(4) 数字减影血管造影(digital subtraction angiography of artery,DSA):DSA 是对 CAD 患者进行临床和影像学评估的金标准,但血管造影不能判断斑块成分,且不能直视观察斑块处纤维帽是否完整。由于 DSA 有创、费用高及存在一定风险,不推荐用于 CAD 的一线筛查。

【诊断及鉴别诊断】

1. **临床诊断**　临床上出现与 CAD 相关的 TIA 或缺血性卒中的症状或体征;影像学检查结果提

示 CAD。

2. 高危因素评估　CAD 的危险因素包括不可干预的危险因素(如性别、年龄、遗传因素)和可干预的危险因素(如高血压、糖尿病、血脂异常、吸烟、代谢综合征、肥胖、高同型半胱氨酸血症等)。

3. 冠心病评估　颈动脉狭窄>50% 被视为冠心病的等危症,因此对于影像学检查有明显颈动脉狭窄的患者,应同时评估是否患有冠心病。

4. 鉴别诊断　CAD 需要与大动脉炎、颈动脉肌纤维发育不良、颈动脉自发和继发夹层、先天性颈动脉闭塞、烟雾病等相鉴别。

【治疗】

1. 治疗原则　CAD 的治疗包括基础病因治疗和针对局部变的治疗。基础病因治疗又分为非药物治疗和药物治疗。非药物治疗主要有戒烟、运动和合理膳食。药物治疗包括抗血小板、控制血压、控制血脂、控制血糖、降低高同型半胱氨酸血症等。药物治疗贯穿 CAD 治疗的全过程,特别是用于早期患者以延缓病变的进展。手术治疗通常指颈动脉内膜剥脱术(carotid endarterectomy,CEA)和血管内介入治疗指颈动脉支架成形术(carotid angioplasty stenting,CAS)。

CAD 治疗方法选择建议:①最佳内科治疗应贯穿治疗全过程;②狭窄≥50% 有症状或狭窄≥70% 无症状且围术期风险低的患者推荐 CEA;③有以下高危因素之一者不建议行 CEA,可选择 CAS 作为潜在替代 CEA 的治疗手段:年龄≥80 岁、Ⅲ级或Ⅳ级(NYHA 分级)心力衰竭、慢性阻塞性肺病、行颈动脉内膜剥脱术或颈动脉支架置入术、既往行冠状动脉旁路移植术。

2. 非药物治疗　包括戒烟、运动、合理膳食。吸烟使缺血性脑卒中的相对风险升高 25%～50%。戒烟 5 年内脑卒中风险即显著下降。缺乏运动是脑卒中的危险因素,Meta 分析和观察性研究结果显示,中等至积极体育运动的人群,其脑卒中风险较低。目前推荐:吸烟的 CAD 患者应给予戒烟指导并努力戒烟;提倡适量和有规律的体育运动;饮食上应控制热量、低脂、低糖、低盐,注意补充纤维素和饮水。

3. 高危因素的处理

(1) 控制血压:无症状 CAD 合并高血压的患者,推荐降压治疗的靶目标在 140/90mmHg 以下;重度狭窄或有相关缺血症状且合并高血压的患者,初始降压目标值应不低于 150/90mmHg,降压靶目标要以改善或不加重相关脑缺血症状为前提;CAD 血管重建术围术期:收缩压>180mmHg 禁忌手术,建议术前将收缩压控制在 160mmHg 以下,以减少颅内出血风险和过度灌注综合征,术后 7 天内血压较术前下降 25%～30% 为宜,但以不发生低血压相关的脑缺血症状为前提;CAD 患者发生急性脑卒中时的降压原则参照急性脑卒中诊治指南进行。

(2) 控制血脂:缺血性脑卒中的 CAD 患者目标低密度脂蛋白胆固醇(LDL-C)为≤70mg/dl(1.8mmol/L)或较治疗前下降 50%;其他 CAD 患者目标 LDL-C≤100mg/dl(2.6mmol/L);未达标者,建议口服调脂药物,首选他汀类药物;如服用高剂量他汀类药物患者 LDL-C 仍不达标,或不耐受他汀类药物治疗者,加用或换用胆固醇吸收抑制剂、胆酸结合剂或烟酸可能有效,合用期间建议密切监测肝功能与肌酸激酶。

(3) 对合并糖尿病患者的建议:目标糖化血红蛋白≤7.5%,建议积极饮食控制、运动、降糖药物控制血糖;目标 LDL-C:接近或低于 70mg/dl(1.8mmol/L),建议无禁忌证的患者服用他汀类药物调脂治疗;在有效控制血糖过程中应避免大幅度血糖波动,特别应尽量避免低血糖,尤其在围术期。

(4) 控制其他危险因素:如高同型半胱氨酸血症,建议适当补充叶酸。

4. 抗血栓治疗

(1) 抗血小板治疗:诊断明确且无禁忌证的 CAD 患者,建议服用阿司匹林 75～150mg/d 或氯吡格雷 75mg/d 用于预防缺血性心脑血管事件。对于有频发的脑缺血或 TIA 症状的 CAD 患者,建议服用阿司匹林 75～300mg/d 和氯吡格雷 75mg/d。双抗应持续 21～90 天,之后选用单抗。抗血小板药物的选择应遵循个体化治疗原则,除按上述建议外,还需要考虑患者的危险因素、耐受性、药物费用及其他临床特征。

(2) 抗凝治疗:不论是否伴有症状均不建议抗凝治疗。合并急性缺血性脑卒中者,建议按照脑卒中相关指南治疗,早期不建议使用抗凝药治疗缺血性卒中。若有抗凝治疗适应证如心房颤动、人工心脏瓣膜植入术后等,建议服用直接口服抗凝剂(如利伐沙班、达比加群酯)或维生素 K 拮抗药华法林,目标国际标准比值(INR):<75 岁 2.0~3.0,≥75 岁 1.6~2.5,预防血栓形成。CAD 伴有急性冠状动脉综合征或 PCI 围术期患者,建议按照相关指南在抗凝基础上加用抗血小板药阿司匹林和/或氯吡格雷,并严密监控出血不良反应。正在口服抗凝药(如华法林)的 CAD 患者,如有频发脑缺血或 TIA 症状,建议加用一种抗血小板药(阿司匹林或氯吡格雷),并将 INR 调至 1.5~2.0,严密监控出血不良反应。

5. 血管重建术 包括 CEA 和 CAS。

(1) CEA:有关 CEA 治疗的 3 项具有里程碑意义的随机对照研究,即欧洲颈动脉外科试验(ECST)、北美有症状颈动脉内膜剥脱术试验(NASCET)和无症状颈动脉粥样硬化研究(ACAS),结果提示在随访 3 年时手术组发生脑卒中的危险比药物组低 5 倍,手术治疗组的 5 年内脑卒中发生率比药物治疗组低一半(手术组为 5.1%,药物组为 11.0%),证实 CEA 可有效降低症状性或无症状性的颈动脉重度狭窄患者的脑卒中风险。

1) 适应证:围术期手术风险低的中重度狭窄(>50%)的有症状患者,或无症状的重度狭窄(≥70%)患者。

2) 禁忌证:合并严重的心、肺、肝、肾功能障碍难以承受手术和/或麻醉;急性期脑卒中;重度脑卒中,伴有意识障碍;颈动脉闭塞>24 小时;颈动脉颅内段闭塞;颈动脉轻度狭窄(<50%);不能控制的高血压、糖尿病等。

3) 围术期处理:CEA 相关并发症包括脑缺血、高灌注综合征、血流动力学不稳定、脑神经损伤、术区血肿形成和感染、再狭窄等。围术期治疗建议:应控制患者可能存在的危险因素如高血压、糖尿病等;已行抗血小板或抗凝治疗者,继续用药;最晚在 CEA 术前 1 天开始服用阿司匹林(100mg/d),不能耐受者可用氯吡格雷(75mg/d)替代;做好术中监测相关准备;术后密切监护生命体征、神经系统及心肺功能,控制血压 110~130mmHg 或 60~80mmHg,心率 60~80 次/min 抗凝、抗血小板治疗,术后 24 小时内应用肝素 2 500U 静脉输注,1 次/6h,共 4 次,术后第 2 天开始长期口服应用一种抗血小板药物;术后 3 个月、6 个月、1 年行颈动脉无创检查(超声、CTA 或 MRA)评估颈动脉情况。随访颈动脉情况稳定,在严格控制危险因素情况下可延长随访间隔时间;双侧颈动脉狭窄需要行 CEA,在同侧 CEA 术后 6~8 周耳鼻喉科医生评估无声带麻痹、血流动脉学稳定时可考虑对侧行 CEA。

4) CEA 后再狭窄的防治建议:CEA 后严格控制高血压、糖尿病、高血脂、同型半胱氨酸,戒烟限酒、适当运动、控制体质量;按要求随访,发现再狭窄,优先考虑行 CAS 治疗(见 CAS 手术适应证)。

(2) CAS

1) 适应证:有症状、血管狭窄≥50%,内科治疗无效且介入治疗并发症风险中低度的患者;有症状、血管狭窄≥50%,CEA 围术期内科风险较高的患者;无症状、血管狭窄程度≥80% 且因颈部解剖高风险不适宜行 CEA 的患者;急性动脉溶栓后残余狭窄者。

2) 禁忌证:神经系统中严重神经功能障碍、显著认知功能障碍、4 周内脑卒中;临床因素中预期寿命<5 年、肝素和阿司匹林及噻氯吡啶类禁忌、肾功能不全不能安全使用造影剂、造影剂过敏;解剖因素中无安全血管径路、主动脉弓严重迂曲、颈总动脉或颈内动脉严重迂曲、需要治疗的颅内动脉瘤或动静脉畸形、病变部位严重钙化或血栓形成、完全闭塞。

3) 围术期的处理:CAS 相关并发症包括神经系统病变、血管损伤、支架装置失灵、内科疾病并发症、穿刺部位并发症、再狭窄、死亡等。CAS 围术期治疗建议:患者在 CAS 前和术后 90 天或至少 30 天联合服用阿司匹林(75~300mg/d)及氯吡格雷(75mg/d);术后长期应用一种抗血小板药物;高血压患者 CAS 围术期收缩压不应高于 150mmHg,≥180mmHg 不能进行手术;CAS 术前、术后 24 小时内进行神经系统相关检查并详细记录结果,当血管损伤风险较低且有条件,在行 CAS 时采用栓塞预防保护装置以降低脑卒中风险;CAS 术中常发生压力反射效应(如低血压、心动过缓、血管迷走神经反射、血管减压反射等),常需要使用药物来纠正血流动力学异常,必要时可经静脉临时心脏起搏器治疗;CAS 术后 1 个月、6 个月及术后每年行无创影像学检查,评估颅外段颈动脉通畅情况并了解是否有支架内再狭窄或对侧是否有病变。

4）CAS 支架后再狭窄的防治建议：在 CAS 术中避免多次、高压力的球囊扩张以便有效降低再狭窄的发生率，尤其是对于动脉钙化严重的病例；预防支架术后再狭窄同样需要控制高血压等动脉粥样硬化的危险因素；抗血栓治疗、戒烟、适量运动等，与动脉粥样硬化的二级预防措施相同；当发现颈动脉再狭窄发展迅速并可能完全闭塞时，可再次行 CAS；对于无症状、颈动脉狭窄<70% 并且病情长时间较为稳定的患者，可继续观察。

二、四肢动脉粥样硬化性疾病

四肢动脉粥样硬化性疾病是指四肢动脉粥样硬化导致动脉狭窄甚至闭塞，使四肢组织出现慢性或急性缺血症状的疾病。按部位分为：下肢动脉粥样硬化性疾病（lower extremity artery disease，LEAD）、上肢动脉粥样硬化性疾病（upper extremity artery disease，UEAD）。

【流行病学】

LEAD 是中老年人常见的临床综合征。其患病率取决于被调查对象的年龄、危险因素及基础疾病，国外为 3.6%~29%。国内报告显示，LEAD 的发生和严重程度与动脉粥样硬化的高危因素（如年龄、吸烟、血压、血糖、血脂等）密切相关。30% 的脑血管病患者及 25% 的缺血性心脏病患者并存 LEAD。因此，LEAD 是动脉硬化全身性疾病的重要窗口，其早期检出与有效干预对全身性动脉硬化对靶器官的防治有重要价值。LEAD 患者每年病死率较低，心肌梗死、卒中、血管性死亡的联合事件为每年 4%~5%，但是与非 PAD 患者比较，其心肌梗死的危险增加 20%~60%，冠心病事件导致的死亡危险增加 2~6 倍，卒中的危险增加约 40%。LEAD 患者中严重肢体缺血（critical limb ischemia，CLI）患者的 1 年病死率约为 25%，截肢者可达 45%。28.8% 的 LEAD 患者一旦出现症状后会有持续疼痛，8.2% 的患者需要行血运重建或截肢，1.4% 的患者进展为缺血性溃疡。

UEAD 最常见的部位为锁骨下动脉病，其流行病学资料较少，美国的研究数据显示，锁骨下动脉狭窄在总体人群中的患病率为 1.9%，并随增龄而增加，<50 岁人群的患病率为 1.4%，而>70 岁人群的患病率为 2.7%。

【临床表现】

1. LEAD　高危人群有下列临床特点：年龄<50 岁的糖尿病患者，伴有下列一项或多项动脉粥样硬化危险因素，如吸烟、高血压、血脂异常和高凝状态；年龄 50~64 岁，有心血管危险因素，尤其是吸烟或糖尿病；年龄≥65 岁；已知有冠状动脉、颈动脉或肾动脉粥样硬化疾病者，或所有 10 年冠心病风险达 10%~20% 的人群；运动后有下肢疲劳症状或有难以愈合的伤口。对上述高危人群需要进行下肢动脉功能检查。

LEAD 患者的临床表现如下。

（1）无症状型 LEAD：部分下肢周围动脉闭塞症患者无下肢局部缺血或跛行症状，称非典型症状或无症状，但是存在下肢运动功能受损的表现：①站立平衡能力减弱；②由坐姿起立的时间延长；③步行速度减缓，步行距离缩短。

（2）间歇性跛行：①步行一段距离时发生一侧或双侧下肢疼痛，疼痛总是累及一个功能肌肉单位（如小腿、臀部、大腿等），其中以腓肠肌、小腿肌群疼痛最常见；②疼痛持续存在，直到患者站立休息一段时间，表现为典型的"行走-疼痛-休息-缓解"的重复规律，每次疼痛出现前行走的距离亦大致相当；③病变越重，每次疼痛出现前行走的距离越短。

（3）严重肢体缺血（CLI）：由于动脉闭塞引起的慢性缺血性疼痛（静息疼痛）、溃疡或坏疽，可伴局部蜂窝织炎、骨髓炎甚至败血症。如不进行有效治疗，6 个月内常需进行截肢手术。①静息疼痛：休息时疼痛提示严重的动脉阻塞，常是肢体丧失运动功能的先兆；疼痛常发生于夜间，与平卧位丧失了重力性血流灌注作用有关；患者常于入睡后数小时因严重烧灼痛而疼醒，肢体下垂后疼痛可能减轻；病程晚期，休息时疼痛可持续存在，肢体下垂亦不能缓解；②溃疡或坏疽。

（4）急性肢体缺血（acute limb ischemia，ALI）：在动脉硬化狭窄的基础上合并血栓形成导致，表现为急性疼痛(可因感觉神经缺失而导致疼痛感缺失或减弱)、瘫痪、感觉异常、皮肤苍白、趾端凉。动脉栓塞的临床诊断为患肢症状突然加剧或恶化,可伴有其他周围动脉栓塞的表现,对侧肢体收缩压或动脉搏动正常。

(5)体征

1)一般体征:常表现为四肢血压不一致;下肢皮肤和趾甲颜色改变、水肿、皮温降低、肌肉萎缩;长期缺血伴有萎缩性改变(如皮肤干燥变薄、毛发脱落及趾甲变厚等),晚期足趾和角质突出部位可见缺血性溃疡。

2)患肢体位改变试验:将患肢上抬与水平成60°,在60秒内出现苍白提示动脉闭塞;再将肢体下垂,如肢体转红的时间>1秒,表浅静脉充盈的时间>15秒,亦提示有动脉闭塞,且延长的时间与缺血程度相关。

3)股部、腘部、足背部及胫后动脉搏动情况:如果股动脉、足背动脉或胫后动脉搏动显著减弱或消失,特别是两侧肢体的搏动有差别时,提示有动脉闭塞;部分下肢近端或远端间歇性跛行的患者可能由于侧支循环供血存在,使上述局部动脉搏动可接近正常。

4)病变血管近端杂音:股动脉和腘动脉常可闻及杂音,收缩期杂音提示动脉狭窄,伴有震颤提示动脉狭窄严重;未听到杂音并不代表无病变。

2. UEAD　最常见的部位是左锁骨下动脉,临床上患者常常因为无脉症和锁骨下动脉盗血综合征而就诊发现此病。症状明显的患者约占全部无名动脉或左锁骨下动脉闭塞患者的15%。一般认为,左锁骨下动脉闭塞后,从无症状到出现较为明显的椎基底动脉供血不足症状的疾病进展时间大多在2~5年。

锁骨下动脉盗血综合征的临床表现:①上肢动脉缺血的表现:包括无脉征、双上肢动脉血压相差>15mmHg、上肢间歇性疼痛、不全性麻痹、上肢末梢动脉栓塞性缺血表现;②椎基底动脉供血不足的表现:包括运动失调、复视、晕厥、乏力、头晕、恶心、呕吐等症状;③其他少见症状:如冠状动脉窃血,引发冠心病心肌缺血的临床表现。

无名动脉硬化性闭塞的临床表现:症状多数比较明显和严重,且常以脑部缺血性表现为主,包括运动失调、复视、晕厥、乏力、头晕、恶心、呕吐等,有些患者还同时伴有患侧上肢动脉缺血和末梢动脉栓塞的表现。

【辅助检查】

1. **踝肱指数**(ankle brachial index,ABI)

(1)方法:用袖带血压计分别测定双侧肱动脉和双侧踝动脉收缩压,并将两者进行比较,正常时踝动脉收缩压≥肱动脉收缩压。右侧ABI=右踝收缩压高值/双上肢收缩压高值,左侧ABI=左踝收缩压高值/双上肢收缩压高值。

(2)测定ABI的意义:判断从心脏到踝部之间是否存在严重循环阻塞性疾病;对阻塞严重程度提供初步评估的依据;有助于鉴别诊断,如患者存在其他原因引起的下肢疼痛,ABI可以正常或踝部动脉压力与症状不符;可用于预测肢体存活程度、伤口愈合情况和患者生存率;可用于检测无症状肢体的血管病变。

(3)ABI的诊断标准:正常值为1.00~1.40,≤0.90定义为异常,0.91~0.99为临界,>1.40表明血管严重钙化或弹性减低。

(4)ABI运动试验:①6分钟步行试验:可以合理地对跛行的功能缺陷、老年患者的治疗反应及不适宜作平板运动试验的人群提供客观的评估标准;②平板运动试验:用于静息ABI正常值或临界值的LEAD患者的诊断,帮助鉴别真假间歇性跛行;评估LEAD患者的下肢血流动力学变化,为病变程度提供客观证据和对治疗的反应;评估运动安全性和个体化运动治疗方案;结果判断:静息ABI为0.90以上,运动1分钟后ABI下降20%可诊断LEAD。

2. **趾肱指数**(toe brachial index,TBI)　TBI是快速、有效的确诊方法,也是对存在小动脉阻塞性疾病患者定量测量血流灌注的方法。可用于胫后动脉、足背动脉严重硬化的患者,需用专用袖带。右侧TBI=右趾收缩压高值/双上肢收缩压高值;左侧TBI=左趾收缩压高值/双上肢收缩压高值。TBI<0.60属

于异常,TBI<0.15(趾动脉压<20mmHg)见于静息疼患者。TBI可用于诊断血管弹性差、ABI可信度低(通常是因为长期糖尿病或高龄)的可疑LEAD患者。

3. 影像学检查

(1)二维及多普勒超声检查:简单、经济、可重复性好,对诊断LEAD的解剖定位和狭窄的严重程度很有帮助;常规监测静脉旁路行股-腘动脉和股-胫-足动脉旁路移植术后的患者;用于选择适合进行血管内介入治疗的患者和适合进行外科旁路手术的患者,并可以帮助选择外科手术吻合部位;可用于评估经皮血管内成形术后的血管通畅情况。

(2)CT血管成像(CTA):可诊断LEAD患者的病变部位和明显的狭窄。因需要用含碘造影剂,肾功能不全或高龄的患者使用受限。

(3)磁共振血管成像(MRA):可以诊断LEAD病变部位和狭窄程度;对选择有帮助;可用来选择血管内介入治疗的病例和适合外科旁路术的病例;可用于LEAD患者血运重建术后的监测。

(4)数字减影动脉造影(digital subtraction angiography,DSA):用于考虑行血运重建术的LEAD患者(评估主动脉及其分支);用于CTA仍未能明确诊断而临床上有明显动脉缺血症状的患者。

4. 血管功能检查　包括脉搏波速度(PWV)、脉搏容积描记及血管内皮功能检查,最新的研究技术包括动脉内膜追踪技术、速度向量成像技术及血管内超声,均有助于确定血管闭塞的部位、程度。

5. 实验室检查　患者初诊时需进行血尿常规、空腹血糖和/或糖化血红蛋白、血肌酐、血尿素、肌酐清除率、血脂、凝血功能、同型半胱氨酸水平等检查,以便检出可治疗的危险因素及诊断相关疾病。

【诊断及鉴别诊断】

1. LEAD诊断与临床分期

(1)诊断标准

1)LEAD:有下肢缺血症状或体征(间歇性跛行、下肢静息痛、足温低、毛发少或足部皮肤发绀)、股动脉闻及杂音、足背动脉或胫后动脉搏动减弱或消失;静息ABI≤0.90,或TBI<0.60,或运动后ABI下降20%;超声多普勒检查和其他影像学检查(CTA、MRA、DSA)显示下肢动脉硬化狭窄或闭塞性病变。

2)急性肢体缺血(ALI):在动脉硬化狭窄的基础上合并血栓形成导致,有提示肢体缺血的5P表现:疼痛(pain)、麻痹(paralysis)、感觉异常(paresthesias)、无脉(pulselessness)和苍白(pallor)。

(2)鉴别诊断

1)急性动脉栓塞:急性发病。多见于心源性或动脉源性血栓栓塞,如心房颤动并心脏附壁血栓、主动脉夹层动脉瘤血栓、动脉导管操作相关血栓、主动脉内球囊反搏及心脏辅助装置血栓等。

2)血栓闭塞性脉管炎:多见于男性青壮年。是一种慢性、周期性加重的全身中小型动、静脉的阻塞性疾病;约40%患者在发病早期或发病过程中,小腿及足部反复发生游走性血栓性浅静脉炎,脉管炎患者一般无高血压史、糖尿病、冠心病病史等。

3)多发性大动脉炎:多见于青年女性。主要侵犯主动脉及其分支的起始部,如颈动脉、锁骨下动脉、肾动脉等。病变引起动脉狭窄或阻塞,出现脑部、上肢或下肢缺血症状,肾动脉狭窄可出现肾性高血压,如并存双侧锁骨下动脉狭窄,可有上肢低血压、下肢高血压;胸腹主动脉狭窄则出现上肢高血压、下肢低血压。病变活动期有发热和血沉增快等现象。

4)结节性多动脉炎:皮肤常有散在的紫斑、缺血或坏死,常有发热、乏力、体质量减轻、红细胞沉降率增快等,并常伴有内脏器官病变,很少引起较大的动脉闭塞或动脉搏动消失,要确诊本病需行活检。

5)特发性动脉血栓形成:发病较急,多并发于其他疾病如结缔组织疾病(系统性红斑狼疮、结节性动脉周围炎、类风湿性关节炎等)和红细胞增多症,也可发生于手术或动脉损伤后。

6)其他疾病:需与可引起假性间歇性跛行(非血管性间歇性跛行)的其他疾病,包括神经根压迫、椎管狭窄、有症状的贝克氏囊肿、慢性肌筋膜综合征、神经性疼痛、髋关节炎等进行鉴别。

(3)临床分期:PAD严重程度临床分期以Fontaine分期最常用。

1)Fontaine Ⅰ期,轻微症状期:发病早期,多数患者无症状,或者仅有轻微症状,如患肢怕冷、行走易疲劳等。体格检查可扪及下肢动脉搏动,此时让患者行走一段距离再检查,常能发现患者下肢动脉搏动减弱甚至消失。

2）Fontaine Ⅱ期，间歇性跛行期：是周围动脉疾病特征性表现，即步行后病变动脉无法满足肌肉更多的血液灌注需求，代谢产物使小腿酸痛，患者被迫停下休息一段时间后再继续行走。病变的发展使间歇性跛行的距离越来越短，休息时间则越来越长。临床上常以跛行距离以 200m 作为间歇性期的分界，Ⅱ期常常被划分为Ⅱa 期（绝对跛行距离>200m）和Ⅱb 期（绝对跛行距离≤200m）。

3）Fontaine Ⅲ期，静息痛期：当病变动脉不能满足下肢静息状态下血供时即出现静息痛。疼痛部位多在患肢前半足或趾端，夜间及平卧时容易发生。疼痛时，患者喜欢屈膝，常整夜抱膝而坐，部分患者因长期屈膝，导致膝关节僵硬。此期患肢常有营养性改变，表现为皮肤呈蜡纸样，趾甲生长缓慢且变形增厚，患足潮红，但上抬时又呈苍白色，小腿肌肉萎缩。静息痛是患肢趋于坏疽的前兆。

4）Fontaine Ⅳ期，溃疡和坏死期：当患肢皮肤血液灌注连最基本的新陈代谢都无法满足时，连轻微的损伤也无法修复而出现肢端坏疽。坏疽不断扩大，导致肢体坏疽，合并感染将加速组织坏死。

2. UEAD 的诊断　除了仔细询问病史以外，详细的体检是发现和诊断 UEAD 最为实用的临床手段之一。通过对颈部和上肢血管的触诊、听诊可以明确病变血管的杂音、外周脉搏减弱或无脉、血压明显降低或双侧肢体血压明显不对称等。

影像学检查是确诊 UEAD 非常重要的无创性手段。采用多普勒超声检查肱动脉和头臂动脉血流可以发现来自对侧椎动脉的逆行血流，进而确诊锁骨下动脉盗血。磁共振成像和 CT 检查可以直接显示狭窄或闭塞的血管段。尽管如此，目前临床上确诊 UEAD 的金标准仍然是直接动脉造影。

【治疗】

1. LEAD

（1）治疗原则

1）无症状性 LEAD：治疗目标是控制危险因素、密切追随观察、综合抗动脉硬化治疗。

2）间歇性跛行：治疗目标是缓解症状、提高运动能力。应首先考虑药物治疗和运动锻炼，对药物治疗无效的严重间歇性跛行患者可考虑血运重建治疗。

3）严重肢体缺血（CLI）：治疗目标是减轻缺血疼痛、治疗神经缺血性溃疡及并发症、保存肢体、提高生活质量、延长寿命。主要疗效指标是无截肢生存率。

4）急性肢体缺血（ALI）：首要治疗目标是阻止血栓蔓延和恶化性缺血。需紧急进行处理，方法包括血管内抗凝治疗和血运重建，必要时考虑截肢手术。

（2）非药物治疗

1）患者教育：向患者讲授有关 LEAD 的基本知识；向患者解释治疗目标、控制危险因素的重要性，怎样通过步行训练改善症状，以及如何改善生活质量；告知患者，LEAD 患者冠心病和脑血管疾病死亡的风险（每年 5% ~10%）大于进展为 CLI 和截肢的风险（每年<1%），因此，应采取改善生活方式等综合治疗措施。

2）改善生活方式：戒烟，控制体重。患者的体重与出现跛行疼痛的距离直接相关，超重患者减肥后可延长行走距离（目标体重指数：18.5~23.9kg/m²）；低脂饮食。

3）步行锻炼：是最有效的治疗方法之一。可以增加步行距离、改善生活质量。有计划的辅导性锻炼是治疗间歇性跛行的基础。最有效的运动为平板运动或走步，强度达到引发间歇性跛行后休息，每次 30~60 分钟，每周 3 次，连续 3 个月后需进行 1 次疗效评估。

4）足部保健：教育患者及其家属，应保持患足干燥，注意保暖和预防外伤；选择合适宽松的鞋，足部畸形的患者需要穿加肥、加深或特制的鞋；袜子要软，每日更换，保持干燥清洁；每天用温水和无刺激性的肥皂洗脚后擦干，并涂护肤油，切忌洗脚水温过高造成烫伤。

（3）药物治疗

1）控制危险因素

①控制血压：LEAD 患者血压应控制至≤140/90mmHg，对老年患者，血压应控制于≤150/90mmHg，如能耐受可进一步降至≤140/90mmHg；LEAD 患者可应用高选择性 β 受体拮抗药，而非绝对禁忌；应用

ACEI 可减少心血管事件的风险;应避免收缩压下降过快,若药物造成收缩压迅速下降可引起部分患者的症状恶化。

②调节血脂:所有患者血脂控制基本目标均为 LDL-C≤2.0mmol/L,在饮食控制的同时服他汀类药物治疗;并存代谢综合征的 LEAD 患者应控制体重,增加运动量,治疗其他血脂异常。

③控制糖尿病:并存糖尿病的患者可进行适当的足部护理,皮肤破损和溃疡必须立即治疗;并存糖尿病的患者应严格控制血糖,基本目标为血糖<6.1mmol/L、糖化血红蛋白<7.5%。老年(>65 岁)患者可酌情放宽控制目标。

2) 抗血小板药物:①能够减少症状性 LEAD(包括间歇性跛行、CLI、既往下肢动脉重建或因缺血截肢)患者心肌梗死、脑卒中、血管性疾病死亡的风险;②阿司匹林 75~300mg/d 或氯吡格雷 75mg/d 可以减少症状性 LEAD 患者的心肌梗死、脑卒中、血管性疾病死亡的风险,疗效确切安全;③在无症状 ABI≤0.90 的患者中,抗血小板治疗可减少心肌梗死、脑卒中、血管性疾病死亡的风险。

3) 改善肢体缺血的药物。①西洛他唑:50~100mg 口服,2 次/d,该药兼有抗血小板的作用,用于无心力衰竭但活动受限的跛行患者;②沙格雷酯:100mg,3 次/d;③己酮可可碱:能够改善 CLI 患者症状;④凝血酶抑制剂阿加曲班:适用于改善四肢溃疡、静息痛及冷感症状;⑤草酸萘呋胺:可以增加间歇性跛行患者无痛行走距离并改善生活质量;⑥静脉应用前列腺素 E_1 或伊洛前列素:7~28 天可减轻缺血性疼痛,并有助于部分 CLI 患者溃疡的愈合。口服前列环素类似物,如贝前列素钠也可改善患者症状;⑦尿激酶、链激酶、阿替普酶等可用于 ALI 的经导管溶栓治疗,14 天之内的 ALI 经导管溶栓治疗有效、有益,且较手术治疗风险低;⑧活血化瘀中药:也有改善缺血症状的作用。

(4) 血运重建治疗:血运重建术的指征包括①严重间歇性跛行影响患者的生活质量,药物治疗无效;②有静息疼痛;③皮肤溃疡及坏疽。对于病变相对局限的患者首选经皮血管腔内成形术(percutaneous transluminal angioplasty,PTA)及支架植入术治疗。对于病变复杂且合并 Fontaine Ⅲ、Ⅳ期症状的患者则通常需要接受自体或人工血管动脉旁路移植术。常用的血运重建术类型有:PTA 合并支架术(stenting)、动脉旁路手术(采用人工血管或自体静脉)、血栓内膜切除术以及静脉动脉化手术。对出现患肢大片坏疽的患者,需要进行截肢手术治疗。

2. UEAD

(1) 药物治疗原则:可参照 LEAD 的药物治疗,主要是控制危险因素,预防疾病的发展。

(2) UEAD 的介入及手术治疗原则

1) 对于有症状的 UEAD,可采取血运重建。

2) 对于考虑行血运重建的上肢动脉粥样硬化疾病,血管内介入治疗应作为首选治疗方法;对于完全性右侧锁骨下动脉闭塞性病变,在选择介入治疗时应慎重。

3) 对于血管内介入治疗失败,且手术风险较低的患者,可考虑外科手术。

三、动脉粥样硬化性肾动脉狭窄

动脉粥样硬化性肾动脉狭窄(atherosclerotic renal arterial stenosis,ARAS)是指由于动脉粥样硬化引起的肾动脉管腔狭窄。目前普遍认为,当局限性管腔狭窄程度≥50% 时,才是有临床意义的肾动脉狭窄。ARAS 可进展至严重的肾动脉狭窄乃至肾动脉闭塞,是缺血性肾病、顽固性心绞痛和心力衰竭的主要病因之一。研究表明,ARAS 是近年来老年患者终末期肾病(end stage renal disease,ESRD)病因中增长最快的病变。ARAS 所致的 ESRD 患者预后较差,ARAS 也是心血管疾病全因死亡的独立预测因子。ARAS 患者的预后与狭窄的严重程度和肾功能恶化的程度明显相关。

【流行病学】

在 65 岁以上老年人群中,ARAS 患病率至少为 7%。在疑为冠心病的患者中,ARAS 患病率为 14%~17%;在确诊的冠心病患者中为 12.7%~27.9%;在脑血管疾病患者中为 30%;在 PAD 的 LEAD 患者中为 40%。尸检资料发现:在糖尿病患者中合并 ARAS 的比例为 8.3%(其中 43% 为双侧病变);在高血压合并糖尿病患者中为 10.1%;在 LEAD 合并糖尿病患者中则高达 50%。临床研究资料显示,在我国肾动脉狭窄病因中,动脉粥样硬化所致比例从1990年前的28.9%增至1990年后的64%~71.1%,成为目前肾动脉狭窄的首要病因。风险因素为年龄、体重指数、血肌酐、高血压史、糖尿病病史、缺血性脑血管病病史与顽固性高血压,其中年龄、高血压和冠状动脉多支血管病变为ARAS的独立危险因素。

【辅助检查】

1. **彩色多普勒超声**　是目前临床广泛应用的ARAS筛查方法,其主要根据肾动脉血流动力学的改变判断肾动脉狭窄程度。当肾动脉收缩期峰值流速(PSV)≥180cm/s,肾动脉收缩期峰值流速与肾动脉水平腹主动脉峰值流速比值(RAR)≥3.0~3.5,表明肾动脉狭窄程度>60%;肾内动脉收缩早期加速时间(AT)≥0.07秒往往提示肾动脉狭窄程度已超过70%,敏感性可达93%,特异性可达100%。另外,通过测量肾内动脉的阻力指数,能够预测血管重建术的临床效果。

2. **MRA**　诊断ARAS的敏感性和特异性均较高,使用含钆对比剂进行动态增强扫描可提高诊断的敏感性和特异性达97%和93%,有助于显示肾动脉分支的狭窄和副肾动脉、侧支循环的状况,并有助于评估肾实质损伤情况。在GFR<30ml/min患者尤其是透析患者中,含钆对比剂有可能导致致残性的肾源性系统性纤维化,故一般不推荐使用。如果必须使用,则尽可能采用低剂量。

3. **CTA**　诊断ARAS的敏感性和特异性较高,容易判断血管钙化的情况,还能使金属支架显像,可检测支架处再狭窄的情况,但导致对比剂肾病的危险性较大且不能应用于碘过敏者。

4. **肾动脉血管造影**　是诊断ARAS的金标准,其不仅能确定是否存在狭窄和阻塞,而且可判断血管狭窄的程度和部分病因,评估血运重建术的可行性。但考虑到对比剂肾病的风险,因此只有在需要行介入治疗的情况下,才推荐此项检查方法。在操作过程中,应慎重选择合适的对比剂种类和剂量,尽可能减少对比剂的使用剂量;对于已有肾功能不全的患者,两次造影(包括CTA增强扫描检查)间隔时间最好>2周。对于明确诊断冠心病伴有下列特征的患者,在冠状动脉造影后可考虑行肾动脉造影筛查ARAS:①伴有周围血管粥样硬化性疾病及脑血管病并有高血压者;②冠状动脉多支血管病变者;③冠状动脉单支血管病变合并有严重高血压者;④年龄>60岁、有顽固性高血压及轻度肾功能不全,临床高度怀疑有ARAS者。

【诊断】

ARAS起病隐匿,通常因出现顽固性高血压就诊而发现。当患者出现下列临床线索时高度提示有ARAS的可能:①55岁以后开始出现高血压,且无高血压家族史者;②发生急进性高血压、顽固性高血压和恶性高血压者,或以往得以控制良好的高血压突然加重并持续恶化者;③经血管紧张素转化酶抑制剂(ACEI)或血管紧张素受体拮抗剂(ARB)治疗后,发生肾功能恶化(特别是血肌酐升高幅度>30%)者;④出现无法解释的肾脏萎缩或双肾长径差异超过1.5cm者;⑤出现无法解释的突然加重和/或难治性肺水肿者;⑥伴有冠状动脉多支血管病变、脑血管病变或周围动脉粥样硬化性疾病者。

对临床上高度怀疑、具有明显临床特征线索的患者应进行ARAS的筛查,筛查首选肾动脉多普勒超声等非创伤性检查,同时依据患者具体情况考虑行MRA或CTA检查,如仍不能明确,可考虑进一步行肾动脉血管造影或腹主动脉造影等有创性检查明确诊断,并同时做好植入支架的准备,但对有创性检查应严格掌握适应证。

【治疗】

ARAS治疗的主要目标是保护肾功能,其次是控制血压,最终目标是降低心血管事件的病死率。目前主要治疗方法是药物治疗和介入治疗,需外科手术治疗的病例包括肾动脉分支病变、狭窄的肾动脉发自腹主动脉瘤以及介入治疗失败者。

1. **药物治疗**　主要目的是控制血压,稳定斑块,防止肾功能恶化,降低心、脑血管终点事件的发生。药物治疗对血管严重狭窄或闭塞无明显疗效。

(1) **控制血压**:治疗目标是将血压控制在140/90mmHg(1mmHg=0.133kPa)以下,如果患者伴糖尿病、蛋白尿或心脑血管病变,血压应控制在130/80mmHg以内。对于单侧ARAS患者,ACEI、ARB、长效二氢吡啶类钙通道阻滞药、β受体拮抗药和小剂量利尿药等均可以使用或联合使用;对双侧ARAS、孤立肾ARAS或伴有失代偿性的充血性心力衰竭的患者,使用ACEI或ARB类药物有可能会导致急性肾损伤,此时采用长效二氢吡啶类钙通道阻滞药更为安全、有效。

（2）降低心脑血管终点事件的发生：可应用他汀类药物纠正脂质代谢紊乱，稳定斑块，治疗目标是将低密度脂蛋白（LDL-C）控制在 2.6mmol/L 以内，对并存冠心病等高危因素者，LDL-C 应更加严格控制在 2.1mmol/L 以内；严格控制血糖，糖化血红蛋白应<7.0%；采用阿司匹林、氯吡格雷等药物抗血小板聚集治疗；劝诫患者控烟或戒烟。研究表明，心、脑血管并发症是 ARAS 患者死亡的主要原因，因此，即使在进行成功的肾动脉血管成形术后，患者仍需继续应用药物综合治疗。

（3）防止肾功能恶化：除了采用以上治疗措施外，在 ARAS 诊治过程中还应尽量避免损伤肾功能，如不使用肾毒性药物、避免发生对比剂肾病、及时纠正有效血容量不足和血压水平过低等因素，积极纠正心力衰竭等。

2. **介入治疗**　近年来，接受经皮介入治疗的 ARAS 患者迅速增加，目的是通过解除肾动脉狭窄，恢复肾血流量。方法主要有经皮肾动脉球囊扩张成形术（percutaneous renal artery balloon angioplasty，PTRA）和支架置入术（percutaneous renal artery balloon angioplasty and tenting，PTRAS）。

（1）介入治疗的适应证：一般认为，当血管直径狭窄≥70%，跨狭窄收缩压差>20mmHg 时有血运重建指征，尤其是双侧或单功能肾肾动脉血管直径狭窄≥70% 为血运重建的强力指征。但是术前最重要的步骤是评估肾动脉狭窄与临床症状之间是否存在因果关系，即除了有血流动力学异常的肾动脉狭窄外，还需要伴有以下一项以上的临床情况，才考虑行介入治疗：①高血压Ⅲ级；②突发或进行性的肾功能恶化，无法用其他原因解释；③短期内患侧肾脏出现萎缩；④使用降压药，尤其是应用 ACEI 或 ARB 类药物后肾功能出现恶化；⑤伴不稳定心绞痛；⑥反复发作的急性肺水肿与左室收缩功能不匹配。

下列情况不建议进行介入治疗：①患侧肾脏已明显萎缩，长径<7.0cm 和/或肾内段动脉阻力指数>0.8；②患者已有明确的对比剂过敏史或胆固醇栓塞病史；③伴随严重疾病，预期寿命有限或无法耐受经皮介入治疗；④病变肾动脉的解剖结构不适合经皮介入治疗；⑤病变肾动脉的解剖结构虽然适合经皮介入治疗，但支架置入后可能会严重影响其他重要的后续治疗者。

（2）主要并发症及防治：肾动脉介入除了导管介入的一般风险外，操作相关的肾严重并发症：①肾动脉栓塞；②肾动脉破裂；③肾动脉穿孔；④肾动脉夹层。在肾动脉介入治疗病例数多且有经验的医学中心，与肾动脉 PRTA 或 PTRAS 相关的总并发症发生率<10%，严重并发症的发生率<3%。对比剂肾病是介入治疗后肾功能损害加重的常见原因，在肾功能正常者，对比剂肾病的发生率仅为 0~5%，而在已有肾功能不全的高危患者中，对比剂肾病的发生率可高达 12%~27%。虽然多数患者在 2 周内能恢复，但少数患者可能发生永久性肾功能损害。因此，预防对比剂肾病的发生至关重要。对伴有危险因素的患者，应严格掌握使用对比剂的适应证，并在造影前积极纠正各种相关危险因素。公认的预防对比剂肾病的主要措施是水化治疗和应用低渗或等渗、低黏滞度的非离子型对比剂，并尽量减少对比剂的用量。其他药物（如 N-乙酰半胱氨酸、碳酸氢钠、非诺多泮、PGE-1 等）或血液净化方法的有效性仍在临床研究中。

（3）术后常规用药及监护：①抗血小板治疗及抗凝治疗在术前 1 周开始服用阿司匹林 100mg，每日 1 次和氯吡格雷 75mg，每日 1 次，术后联合用药维持 1~3 个月。此后，长期应用阿司匹林；术中可经动脉使用普通肝素 50~75mg；②肾动脉血运重建成功后，应密切观测患者血压变化，根据血压变化调整降压药物；③根据术中及患者情况决定是否需要预防性使用抗生素；④术后第 1、2、3 天复查血、尿常规及肾功能，密切监测尿量及肾功能变化，术后第 1、2、3 周随访复查尿常规及肾功能，以后每个月随访并复查 1 次尿常规及肾功能。

（4）介入治疗后再狭窄：肾动脉支架置入后 1 年的血管平均再狭窄率为 15%~17%。支架置入后最小腔径越大，则再狭窄可能性越小；短支架的再狭窄率明显低于长支架。肾动脉介入治疗后血管再狭窄的判定标准：①术后血压显著下降，但逐步回升，舒张压上升>15mmHg，或至术前水平；②肾动脉彩色多普勒或 CTA 检查提示介入部位管腔直径狭窄>50%；③肾动脉造影证实介入部位管腔直径狭窄程度>50%。以上②、③均为确诊标准。

3. **外科手术治疗**　外科开放式手术治疗肾动脉狭窄已有 50 余年的历史，开放式手术可以改变解剖形态、挽救创伤性损害，临床上仍然不可缺少，但存在手术创伤相对较大、术后恢复慢、并发症多、对患者重要脏器功能要求较高等限制,目前已非 ARAS 治疗的首选。开放手术的适应证:①肾动脉狭窄病变严重但肾动脉解剖学特征不适合行血管介入治疗者;②介入治疗失败或产生严重并发症者;③肾动脉狭窄伴发的腹主动脉病变需行开放手术治疗者。手术治疗主要分为两类:肾动脉重建手术(自体或人工血管主动脉-肾动脉旁路移植、肾动脉直接再植、肾动脉内膜剥脱、肾自体移植等)和肾切除手术(病变肾已无功能或几乎没有功能而导致难治性高血压,对侧肾正常或可以成功重建并维持功能患者)。手术方式应根据患者肾动脉病变的具体情况、腹主动脉是否并存动脉粥样硬化病变、患者全身状况等情况进行选择。

四、缺血性肠病

这里所述的缺血性肠病主要指肠系膜动脉疾病,是肠系膜动脉因粥样硬化或血栓形成引起的血管闭塞及狭窄,导致肠壁缺血、乏氧,最终发生梗死的疾病。分为急性肠系膜缺血(acute mesenteric ischemia,AMI)、慢性肠系膜缺血(chronic mesenteric ischemia,CMI)和缺血性结肠炎(ischemic colitis,IC)。

【流行病学】

1. **患病率**　随着人口老龄化,缺血性肠病的患病率也有所增加,但目前缺乏缺血性肠病患病率的大宗流行病学确切资料。国外研究表明,急诊监护病房每 1 000 例患者中就有 1 例患有 AMI;我国缺血性结肠炎患者中 90% 为老年患者(>60 岁)。

2. **危险因素**　静息状态下胃肠道动脉血流量占心排血量的 10%,而运动或进餐后消化道血流量变化较大。引起本病的主要病理基础是局部血管病变、血流量不足或血液的高凝状态。危险因素主要有心力衰竭、心律失常、心房颤动、各种原因所致的休克、动脉血栓形成、机械性肠梗阻等;医源性因素如动脉瘤切除术、主动脉手术、冠状动脉搭桥术、肠切除术、肠镜、钡灌肠、妇科手术等;药物因素如可卡因、达那唑、地高辛、雌激素、苯异丙胺、利尿药、非甾体抗炎药等,均可导致老年缺血性肠病的发生。

3. **预后**　对于年龄>70 岁,延迟诊断超过 24 小时,伴休克、酸中毒的患者,预后差。国外报告急性肠系膜炎的 90 天、1 年和 3 年累积生存率分别为 59%、43% 和 32%。缺血性结肠炎轻症多为一过性,通常在 1~3 个月恢复并不留后遗症。重症患者经积极处理,半数可在 24~8 小时缓解,1~2 周病变愈合,严重者 3~7 个月愈合。少数患者发生不可逆损害,如急性期快速发展为肠坏疽,甚至腹膜炎或广泛中毒性结肠炎,或溃疡延迟不愈进入慢性期,导致肠管严重狭窄,均需手术治疗。

【临床表现】

1. **AMI**　典型 AMI 的三联征:剧烈上腹痛或脐周痛而无相应的体征,器质性心脏病合并心房颤动,胃肠道排空障碍。AMI 常以突发剧烈腹痛,伴频繁呕吐和腹泻为主要症状,约 75% 患者大便潜血阳性,15%患者可伴血便;部分患者可出现肠梗阻;部分重症患者可出现溃疡及穿孔。本病起病急,早期无特异表现,病死率高。80% 肠系膜动脉阻塞是由动脉粥样硬化和风湿性心脏病引起的,其次是血管造影后动脉粥样硬化斑块脱落所致,该病不同类型具有各自临床特点。

2. **CMI**　典型症状为餐后腹痛、畏食和体质量减轻。主要表现为反复发生的与进食有关的腹痛,腹痛可为持续性钝痛,程度不一,定位不明确,以脐周或左下腹多见(与缺血的肠段有关),多发生于餐后15~30 分钟,1~2 小时达高峰,随后腹痛逐渐减轻,蹲坐位或卧位可使部分患者腹痛缓解。

3. **CI**　典型症状为腹痛,多位于左下腹,为突发性绞痛,轻重不一,进食后加重。腹痛时多伴便意,部分患者可在 24 小时内排出与粪便相混合的鲜红色或暗红色血便。其他症状有厌食、恶心、呕吐、低热等。体检可发现腹部轻中度压痛、低热、心率加快。发生肠梗死时可有腹部压痛、反跳痛、腹肌紧张、肠鸣音逐渐减弱甚至消失等腹膜炎的体征。

【辅助检查】

1. **实验室检查**　外周血白细胞增高,常超过 $10×10^9/L$,大便潜血常阳性。血清肌酸激酶(CK)、乳酸脱氢酶(LDH)、碱性磷酸酶(ALP)、D-二聚体也可见升高。

2. **腹部 X 线检查**　是 AMI 最基本的检查。最典型征象是指压痕征,为增厚的肠壁黏膜下水肿所致。肠腔气体在不同患者可少(肠痉挛致)可多(肠梗阻致)。钡灌肠检查可见受累肠段痉挛、激惹;病变后期由于黏膜下水肿、皱襞增厚等原因可使肠管僵硬似栅栏样;肠腔内钡剂充盈形成特征性的指压痕或扇形边缘。溃疡形成后,可见黏膜粗糙,呈齿状缺损。钡剂检查可能加重肠缺血甚至引起肠穿孔,腹膜刺激征阳性患者禁忌钡剂检查。

3. **超声检查**　为无创性影像学检查,操作简便,迅速而有效。B 型超声能显示腹腔动脉、肠系膜上动脉、肠系膜下动脉和肠系膜上静脉的狭窄和闭塞;脉冲多普勒超声能测定血流速度,对血管狭窄有较高的诊断价值。超声检查其他征象有:肠壁增厚、腹水、膈下积气、门静脉-肠系膜静脉内积气。

4. **计算机体层摄影术（CT）检查**　CT 增强扫描和 CT 血管成像(CTA)可观察肠系膜动脉主干及其二级分支的解剖情况,但对观察三级以下分支不可靠。AMI 直接征象为肠系膜上动脉不显影、腔内充盈缺损、平扫可为高密度(亚急性血栓);间接征象有肠系膜上动脉钙化、肠腔扩张、积气、积液;门静脉-肠系膜静脉内积气、肠系膜水肿、肠壁增厚。肠壁积气、腹水等则提示肠管坏死。CMI 直接征象为动脉狭窄、动脉不显影、腔内充盈缺损等;间接征象有血管壁钙化、侧支形成、肠腔扩张、肠系膜水肿、肠壁增厚。

5. **磁共振成像（MRI）检查**　一般不作为急诊检查方法。MRI 可显示肠系膜动、静脉主干及主要分支的解剖,但对判断狭窄的程度有一定假阳性率。MRI 对判断血栓的新旧、鉴别可逆性和不可逆性肠管缺血有很高价值。

6. **肠镜检查**　是 CI 的主要诊断方法。镜下表现为肠黏膜充血、水肿、淤斑,黏膜下出血,黏膜呈暗红色,血管网消失,可有部分黏膜坏死,继之黏膜脱落、溃疡形成。病变部与正常肠段之间界限清晰,一旦缺血改善,其症状消失快,病变恢复快,是与其他肠炎相鉴别的关键之一。镜下所见出血结节是缺血性结肠炎的特征性表现,由黏膜下出血或水肿形成所致。病理组织学可见黏膜下层有大量纤维素血栓和含铁血黄素细胞,为此病特征。AMI 如累及结肠,内镜改变与缺血性结肠炎大致相同;CMI 内镜检查无确切意义,但可排除其他疾病。

7. **DSA**　是 AMI 诊断的金标准,并可在诊断的同时直接进行血管内药物灌注治疗和介入治疗,但 DSA 正常不能除外非闭塞性血管缺血。

【诊断】

1. **AMI**　诊断较困难,表现为急性严重腹痛,但体征常不明显,症状和体征严重程度不成比例。临床观察中如出现腹部压痛逐渐加重、反跳痛及肌紧张等,强烈提示肠缺血加重,已发生肠坏死。腹部 X 线检查可见指压痕征、黏膜下肌层或浆膜下气囊征。CT 检查可见肠系膜上动脉不显影、腔内充盈缺损。动脉造影有助于鉴别诊断。肠黏膜组织病理学检查以缺血性改变为主要特点,如伴有血管炎、血栓形成及血管栓塞病变者即可确诊。

2. **CMI**　诊断主要依据临床特点和影像学检查。临床症状与体征:反复发作性腹痛,少数伴脂肪泻;消瘦,腹软无压痛,叩诊呈鼓音,上腹部常可闻及血管杂音。影像学检查(如上述)有助于诊断 CMI。

3. **CI**　老年人出现不明原因的腹痛、血便、腹泻或腹部急腹症表现者应警惕结肠缺血的可能。根据病情选择肠镜检查,必要时行血管造影。

【鉴别诊断】

1. **胆囊炎和胆石症**　常有胆绞痛的病史,疼痛位于右上腹,常放射到右肩部,墨菲(Murphy)征阳性,血及尿淀粉酶轻度升高。B 超、CT、MRI 或 X 线胆管造影可鉴别。

2. **消化性溃疡急性穿孔**　有典型的溃疡病史。腹痛突然加剧,腹肌紧张,肝浊音界消失,X 线透视下见膈下有游离气体等可鉴别。

3. **溃疡性结肠炎**　腹泻、多伴脓血便。内镜检查溃疡浅,充血,出血明显,可有假息肉,病变分布连续,绝大多数直肠受累。

4. **急性胰腺炎**　急性上腹痛、恶心、呕吐、发热,血清和尿淀粉酶显著升高。CT 检查有助鉴别。

5. **慢性胰腺炎**　反复发作或持续性腹痛、腹泻或脂肪泻、消瘦、黄疸、腹部包块和糖尿病等,行逆行性胰胆管造影(ERCP)和 CT 有助鉴别。

6. **胰腺癌**　临床表现为上腹痛、进行性消瘦和黄疸,上腹扪及肿块,影像学发现胰腺占位性病变可鉴别。

【治疗】

1. 一般治疗原则

（1）对怀疑肠系膜缺血的患者应立即禁食，必要时胃肠减压、静脉营养支持。

（2）抗休克，密切监测血压、脉搏、每小时尿量，必要时测中心静脉压或肺毛细血管楔压。

（3）积极治疗原发病，纠正水、电解质平衡紊乱。

（4）早期使用广谱抗生素预防菌血症。

2. 药物治疗

（1）AMI 的治疗

1）初期处理：复苏，包括纠正低血压、低血容量和心律失常，减轻并发症，如急性心力衰竭。

2）早期应用广谱抗生素：AMI 患者血培养阳性的比例高，应用抗生素以防肠缺血加重诱发或加速肠管坏死；慎用肾上腺糖皮质激素，以免坏死处毒素扩散。抗菌谱应该覆盖需氧及厌氧菌，尤其抗革兰氏阴性菌抗生素，常用喹诺酮类和甲硝唑，严重感染者可用三代头孢菌素。

3）应用血管扩张剂：AMI 一经诊断应立即用罂粟碱 30mg 肌内注射，继以 30mg/h 的速率经泵静脉输注，每日 1~2 次，疗程 3~7 天，少数患者可用至 2 周，同时尽可能避免使用血管收缩剂、洋地黄类药物。

4）抗栓治疗：急性期抗血小板治疗，可用阿司匹林 200~300mg/d 或氯吡格雷 150~300mg/d，密切观察防治出血。对于急性肠系膜动脉血栓，一旦诊断，有适应证者应尽早接受介入治疗。

（2）CMI 的治疗

1）轻症患者，应重新调整饮食，少食多餐，避免进食过多或进食不易消化的食物。

2）餐后腹痛症状明显的患者，亦可禁食，给予肠外营养。

3）应用血管扩张剂：如丹参 30~60ml 加入 250~500ml 葡萄糖注射液中，每日 1~2 次，可减轻症状，或输注低分子右旋糖酐 500ml，每 6~8 小时给 1 次，促进侧支循环的形成。

（3）CI 的治疗

1）禁食。

2）静脉营养。

3）应用广谱抗生素。

4）积极治疗心血管系统原发病，停用血管收缩药（肾上腺素、多巴胺等）。

5）应用肛管排气缓解结肠扩张。

6）应用血管扩张药物：如罂粟碱 30mg，肌内注射，1 次/8h，必要时可静脉滴注；前列地尔 10μg，静脉滴注，1 次/d；或丹参 30~60ml 加入 250~500ml 葡萄糖注射液，静脉输注，每日 1~2 次，疗程 3~7 天，少数患者需 2 周。

7）持续进行血常规和血生化监测，直到病情稳定。

8）若患者腹部触痛加重，出现肌紧张、反跳痛、体温升高及肠麻痹，表明有肠梗死，需立即行手术治疗。

3. 介入治疗

（1）AMI 的介入治疗

1）适应证：①肠系膜上动脉主干阻塞、无明确肠管坏死证据、血管造影能够找见肠系膜上动脉开口者；②存在外科治疗的高风险因素（如心脏病、慢性阻塞性肺气肿、动脉夹层等）、确诊时无肠管坏死证据者；③外科治疗后再发血栓、无再次手术机会者、有进一步治疗价值者。

2）禁忌证：①就诊时已有肠管坏死的临床表现；②导管不能找见肠系膜上动脉开口者；③存在不利血管解剖因素，如严重动脉迂曲、合并腹主动脉瘤-肠系膜上动脉瘤，预期操作难度大、风险高、技术成功率低；④存在肾功能不全，不是绝对禁忌证，但介入治疗后预后较差。

3）治疗方法：①导管溶栓治疗：可经导管选择性注入尿激酶 20 万 U、罂粟碱 30~120mg，同时配合全身抗凝及扩张血管药物的应用；②机械性清除栓子：可用导管抽吸栓子和血栓，或者用器械清除栓子和血栓;③其他:术中给予解痉剂、血管内保护器、置入支架等。

（2）CMI 的介入治疗:治疗的目的是解除腹痛、改善营养不良、预防突发肠梗死。

1）适应证:①腹腔动脉或肠系膜上动脉狭窄>70%,且有症状者;②两支及两支以上系膜动脉(腹腔动脉、肠系膜上动脉、肠系膜下动脉)病变,狭窄程度>50%者;③肠系膜动脉狭窄或阻塞,外科治疗后发生再狭窄;④无症状的腹腔动脉或肠系膜上动脉狭窄,存在胰十二指肠动脉瘤或瘤样扩张者;⑤肠系膜上动脉主干夹层造成管腔狭窄,具有血流动力学意义,无外科治疗指征者;⑥主动脉夹层内膜片或假腔累及肠系膜动脉开口,有肠缺血症状者;⑦对无症状的腹腔动脉、肠系膜上动脉狭窄患者是否需要治疗仍有争议。一般认为,对无症状的腹腔动脉狭窄多无须处理,而对无症状的肠系膜上动脉狭窄,特别是狭窄程度>50%,则应给予积极治疗,因为肠系膜上动脉狭窄是急性血栓形成的基础,最终有 15% ~ 20% 患者发生急性血栓形成。

2）禁忌证:①存在肠管坏死或腹腔炎症;②肠系膜动脉主干狭窄合并多发末梢分支病变;③肠系膜动脉狭窄,病变同时累及多支空、回肠动脉开口;④大动脉炎引起的肠系膜动脉狭窄,动脉炎处于活动期;⑤存在其他不适宜做血管造影和介入治疗的情况。

3）治疗方法:①单纯球囊扩张术:疗效有限,术后 6 个月内复发狭窄率达 60% ~ 70%;②置入支架:治疗腹腔动脉、肠系膜上动脉开口处狭窄宜首选球囊扩张式支架。

4）影响介入疗效的因素:介入治疗肠系膜动脉狭窄的技术成功率为 90% ~ 95%,临床有效率 80% ~ 95%,并发症发生率 0 ~ 10%,随访 3 年以上的通畅率为 82% ~ 89%。影响介入疗效的因素包括:是否严格选择适应证,是否有糖尿病合并肠系膜末梢血管病变,是否有其他可能导致腹痛的原因(如有腹部手术史、早期胰腺癌、系膜根部淋巴结转移等)。

4. 手术治疗　中重度肠系膜上动脉狭窄或闭塞内科疗效较差,常需借助外科手术的方法才能取得较好的效果。

（1）适应证:①急性肠系膜动脉栓塞;②急性肠系膜动脉血栓形成;③慢性肠系膜动脉闭塞性疾病,内科保守治疗无效;④任何形式的肠系膜动脉缺血性疾病出现剧烈腹痛、压痛、腹肌紧张、腹腔抽出血性液体者,均应急诊手术;⑤具有典型症状且动脉造影确定肠系膜上动脉或腹腔干动脉显著狭窄或闭塞者;⑥主动脉造影明确肾动脉和肠系膜上动脉狭窄同时存在,而施行肾动脉重建时,需预防性行主动脉-肠系膜上动脉旁路术以防肠梗死的发生。

（2）禁忌证:①年老体弱合并严重的心、脑、肺血管疾病,重要脏器的功能障碍不能耐受手术者,同时未发现肠坏死迹象者;②动脉造影显示主动脉、肠系膜上动脉和腹腔干动脉病变广泛,预计手术效果差者。

（3）手术方法

1）肠系膜上动脉切开取栓术。

2）肠系膜上动脉远端与右髂总动脉侧-侧吻合术。

3）动脉移位手术(如肠系膜上动脉远端与腹主动脉吻合)。

4）血管移植动脉搭桥手术(如肠系膜上动脉-腹主动脉搭桥手术)。

第二节　血栓性静脉炎

血栓性静脉炎(thrombophlebitis)是指静脉内腔的炎症,同时伴有血栓形成,包括血栓性浅静脉炎及深部静脉血栓形成(deep venous thrombosis,DVT)。血栓可以引起炎症,炎症也可以引起血栓,两者互为因果。病变主要累及四肢浅静脉和深静脉,是一种较为多见的周围血管病。DVT 多累及下肢静脉,并发肺栓塞可导致死亡。

【病因与病理生理】

血栓性静脉炎的病因主要由静脉管壁损伤、血流滞缓和血液高凝状态三大因素形成。

引起血栓性静脉炎的常见原因是:外科手术、外伤等因素导致静脉血管内膜损伤后,形成血栓,迅速导致整条浅静脉壁的炎症反应,甚至累及静脉周围组织;经静脉输入强刺激性、高浓度药物或使用时间较长,损伤静脉内皮细胞;浅表静脉曲张、血液淤滞;细菌感染。常见于孕妇、制动或者长期卧床者、肿瘤患者、近期外科手术者、严重感染及外伤者、口服避孕药者、既往有静脉血栓形成者、行硬化剂注射者等。

与临床治疗相关的静脉炎的常见原因有三类:①机械性静脉炎。见于不正确的固定方法如穿刺部位未固定牢靠,造成针管的滑动;选用的导管管径太粗,刺激血管壁;穿刺部位太靠近关节处,由于关节活动造成针管与血管壁不断地摩擦而产生发炎反应。②化学性静脉炎。药物稀释不足、输液酸、碱度过高、溶质的浓度过高、留置针材质的差异性皆是造成化学性静脉炎的原因。③细菌性静脉炎。通常与消毒方法不正确、穿刺技术不良、输液套管无菌状态的破坏、导管留置时间过长有关。

血栓性静脉炎 DVT 主要是由于血液淤滞及高凝状态所引起,所以血栓与血管壁仅有轻度粘连,容易脱落成为栓子而形成肺栓塞,同时深静脉血栓形成使血液回流受到明显的影响,导致远端组织水肿及缺氧,形成慢性静脉功能不全综合征。因此,临床重视程度较高。

血栓性浅静脉炎主要由于长时间或反复静脉输液,特别是输入刺激性较大的药物时发生,在曲张的静脉内也常可发生。静脉壁常有不同程度的炎热形成病变,腔内血栓常与管壁粘连而不易脱落。由于交通支的联系有时可同时形成深、浅静脉血栓。由于浅静脉血栓形成不易导致肺栓塞和慢性静脉功能不全,因此临床危害程度不如深静脉血栓严重。

【临床表现】

1. 血栓性浅静脉炎　多发于四肢或胸腹部的浅表静脉,沿浅静脉出现硬条索状肿痛,短的 2~5cm,长的如柳条,压痛明显,沿静脉周围有的伴发红肿灼热炎症反应。2~4 周后,急性症状逐渐减退,可与皮肤呈条状粘连,或条状灰褐色素沉着。一般患肢无水肿,全身无症状。

2. 血栓性静脉炎 DVT　好发于下肢的小腿、腘静脉及股髂静脉,前者为小腿肿胀,后者以大腿肿胀为主。患肢肿胀呈筒状,伴疼痛,行走加剧,远端有压迹,皮肤浅灰紫色,浅静脉扩张明显。1~2 个月后,患肢胀痛可渐缓和,但肿胀通常朝轻暮重,与活动有关。少数转为慢性的静脉回流障碍,患肢浅静脉曲张,血栓性浅静脉周围炎,后期出现局部营养障碍性改变,伴有下肢淤血性皮炎、色素沉着,甚至溃疡感染。由于锁骨下静脉穿刺及置入导管操作日益增多,上肢静脉血栓形成病例日渐增多,波及上肢其症状体征与下肢者相同。

3. 血栓性静脉炎的特殊临床表现　包括胸腹壁血栓性浅静脉炎、游走性血栓浅静脉炎、盆腔血栓性静脉炎、化脓性血栓性静脉炎等。胸腹壁血栓性浅静脉炎,指胸壁、乳房,两肋缘及上腹部出现静脉血栓形成,并同时有炎性病理改变的一种常见疾病,亦称 Monder 病。游走性血栓浅静脉炎,指浅静脉炎症发生部位不定,具有间歇性、游走性和全身各处交替发作特点的一种特殊类型,与恶性肿瘤关系密切,尤其是肺和胰腺恶性肿瘤。盆腔血栓性静脉炎常在产后 1~2 周出现持续高烧或发冷、发热交替发生;一侧下腹部可有较深的压痛或子宫触痛;抗生素与抗凝药物治疗有效。化脓性血栓性静脉炎是由于患者静脉导管留置感染所引起,表现为败血症,血培养往往可得到与静脉壁同样的菌株。

【诊断】

血栓性静脉炎的临床诊断并不难,结合病史、上述临床表现、血液学指标及超声等辅助检查即可明确。血栓性浅静脉炎诊断较容易,局部症状体征较明显,而血栓性静脉炎 DVT 的诊断常需借助仪器的检查。检查方法包括:

1. 超声检查　彩色多普勒超声检查是静脉疾病最常见的检查手段。血栓性静脉炎患者进行超声检查,主要目的是明确静脉炎是浅表静脉的疾病还是累及深静脉的疾病,因为是否累及深静脉在治疗上有较大的区别。二维超声显像可直接见到大静脉内的血栓,配合 Doppler 测算静脉内血流速度,并观察得呼吸和压迫动作的正常反应是否存在。此种检查对近端深静脉血栓形成的诊断阳性率可达 95%;对远端者诊断敏感性仅为 50%~70%,但特异性可达 95%。

2. 静脉压测定　患肢静脉压升高,提示侧压处近心端静脉有阻塞。

3. 阻抗容积描记法(IPG)和静脉血流描记法(PRG)　前者应用皮肤电极,后者采用充气袖带测量在生理变化条件下静脉容积的改变。静脉阻塞时,随呼吸和袖带充、放气而引起伏的容积波幅度小。这种试验对近端 DVT 诊断的阳性率可达 90%,对远端者诊断敏感性明显降低。

4. 深静脉造影　从足部浅静脉内注入造影剂,在近心端使用压脉带,很容易使造影剂直接进入到深静脉系统,如果出现静脉充盈缺损,即可做出定性及定位诊断。

5. 放射性核素检查　^{125}I 纤维蛋白原扫描偶用于本病的诊断。与超声检查相反,本检查对腓肠肌内的深静脉血栓形成的检出率可高达 90%,而对近端深静脉血栓诊断的特异性较差。本检查的主要缺点是注入放射性核素后需要滞后 48~72 小时才能显示效果。

【鉴别诊断】

血栓性静脉炎的鉴别诊断,主要包括丹毒、蜂窝织炎、莱姆病等。

1. 丹毒　为细菌感染所致。好发于小腿、面部,表现为局部界限清晰的红斑,呈进行性扩大,皮温升高,有触痛和灼痛,可有发热、寒战等全身表现,血白细胞升高,抗"O"抗体阳性,病变部位取材行革兰染色和细菌培养可能找到 A 组 β 溶血性链球菌。血栓性静脉炎和丹毒的区别主要在于:前者是累及静脉的炎症,多数为无菌性炎症,多无全身性反应,而后者是皮肤及其网状淋巴管的急性炎症,其病原菌是 A 族乙型溶血性链球菌,发病时多有全身不适、寒战、恶心等症状。

2. 蜂窝织炎　为细菌感染所致,表现为皮肤红肿,界限不清,疼痛明显,病变较深,其中心可有软化或破溃,系金黄色葡萄球菌、溶血性链球菌等感染所致。

3. 莱姆病　是一种螺旋体感染所致的疾病。多见于野外工作者、伐木工人等,疾病早期表现为慢性皮肤游走性红斑,随病情进展出现神经系统、心脏、关节等的病变,患者的血液、脑脊液、病变皮肤中可检出螺旋体,血液中可检出特异性抗体,血液、尿液、脑脊液、皮肤组织中可检出螺旋体 DNA。

【治疗】

血栓性静脉炎的治疗并无特效药,目前的治疗以缓解症状、避免发生并发症为主要目的,重在防止静脉血栓形成。

1. 静脉炎的一般治疗　首先是去除导致静脉炎的病因,如静脉导管等。在输注刺激性较大的液体时选用合适的溶剂,并适当放缓输液速度等;对静脉疾病引起的静脉炎首先处理治疗静脉病变。如合并细菌感染,可酌情给予抗生素。下肢病变在急性期需抬高患肢,避免久站、久坐等,同时可加用医用弹力袜,促进静脉血液回流。局部可采用热敷、物理治疗等促进炎症吸收、止痛。

2. 浅静脉血栓形成治疗　原则上采取保守支持疗法,如休息、患肢抬高、热敷。非甾体抗炎药可以止痛消炎缓解症状,并可防止血栓进展。有感染证据者可根据细菌培养及药敏结果应用针对性的抗感染药物。对于广泛性或者进行性的血栓性浅静脉炎患者,则应考虑抗凝治疗以防止深静脉血栓形成。对于下肢浅静脉血栓侵及深静脉的患者,有适应证者可行手术治疗,如病变侵及隐腘静脉交界或者隐股交界的患者可选择高位结扎或者剥脱隐静脉。

3. 血栓性静脉炎 DVT 治疗　根据 DVT 的防治指南,主要治疗目的是预防肺栓塞,特别是病程早期,血栓松软与血管壁粘连不紧,极易脱落,应采取积极的治疗措施。包括一般治疗:卧床,抬高患肢超过心脏水平,必要时加压治疗如弹力袜及弹力绷带,直至水肿及压痛消失;抗凝药物治疗,适用于存在深静脉血栓者;如因出血素质而不宜用抗凝治疗者,可用机械性阻隔方法(如下腔静脉滤器);有溶栓适应证者可以早期溶栓治疗,加速血栓溶解;严重 DVT 有手术适应证者应及时手术治疗,有利于减少后遗的静脉功能不全。

4. 中医辨证施治也是血栓性静脉炎的重要治疗方法。

【预防】

血栓性静脉炎的预防措施包括:

(1) 对于静脉曲张等引起的静脉炎,在日常活动中需要穿戴弹力袜改善下肢静脉曲张,促进静脉回流。

(2) 对于血液高凝状态的患者在积极纠正基础疾病的同时,应注意避免四肢、躯干等好发部位的外伤。

（3）静脉穿刺过程中避免同一部位反复穿刺及使用强刺激性药物。

（4）静脉导管置入时必须严格无菌操作防止造成感染。

（李小鹰）

参 考 文 献

［1］动脉粥样硬化性肾动脉狭窄诊治中国专家建议（2010）写作组,中华医学会老年医学分会,中华老年医学杂志编辑委员会.动脉粥样硬化性肾动脉狭窄诊治的中国专家建议（2010）.中华老年医学杂志,2010,29（4）:265-268.

［2］缺血性肠病诊治中国专家建议（2010）写作组,中华医学会老年医学分会,《中华老年医学杂志》编辑委员会.老年人缺血性肠病诊治中国专家建议（2011）.中华老年医学杂志,2011,30（1）:1-4.

［3］Tendera M,Aboyans V,Bartelink ML,et al. ESC guidelines on the diagnosis and treatment of peripheral artery diseases:document covering atherosclerotic disease of extracranial carotid and vertebral,mesenteric,renal,upper and lower extremity arteries. The Task Force on the Diagnosis and Treatment of Peripheral Artery Diseases of the European Society of Cardiology(ESC). Eur Heart J,2011,32:2851-2906.

［4］Anderson JL,Halperin JL,Albert NM,et al. Management of patients with peripheral artery disease(compilation of 2005 and 2011 ACCF/AHA Guideline Recommendations):a report of the American College of Cardiology Foundation/American Heart Association Task Force on Practice Guidelines. J Am Coll Cardiol,2013,61:1555-1570.

［5］《老年人颈动脉粥样硬化性疾病诊治中国专家建议》写作组,中华医学会老年医学分会,《中华老年医学杂志》编辑委员会.老年人颈动脉粥样硬化性疾病诊治中国专家建议.中华老年医学杂志,2013,32（2）:113-116.

［6］《老年人四肢动脉粥样硬化疾病诊治中国专家建议2012》写作组,中华医学会老年医学分会,中华医学会外科学分会血管外科专业组,等.老年人四肢动脉粥样硬化性疾病诊治中国专家建议（2012）.中华老年医学杂志,2013,32（2）:121-131.

［7］Aboyans V,Ricco J-B,Bartelink MEL,et al. 2017 ESC guidelines on the diagnosis and treatment of peripheral arterial diseases,in collaboration with the European Society for Vascular Surgery(ESVS):document covering atherosclerotic disease of extracranial carotid and vertebral,mesenteric,renal,upper and lower extremity arteries endorsed by:the European Stroke Organization(ESO),The Task Force for the Diagnosis and Treatment of Peripheral Arterial Diseases of the European Society of Cardiology(ESC) and the European Society for Vascular Surgery(ESVS). Eur Heart J,2018,39:763-816.

［8］《中国血栓性疾病防治指南》专家委员会.中国血栓性疾病防治指南.中华医学杂志,2018,98（36）:2861-2888.

［9］Virginia A,Moyer MD,MPH. Screening for Peripheral Artery Disease and Cardiovascular Disease Risk Assessment With the Ankle-Brachial Index US Preventive Services Task Force Recommendation Statement. JAMA,2018,320（2）:177-183.

［10］Misra S,Shishehbor MH,Takahashi EA,et al. Perfusion Assessment in Critical Limb Ischemia:Principles for Understanding and the Development of Evidence and Evaluation of Devices:A Scientific Statement From the American Heart Association. Circulation. 2019,140（12）:e657-e672.

［11］Hinchliffe RJ,Forsythe RO,Apelqvist J,et al. Guidelines on diagnosis,prognosis,and management of peripheral artery disease in patients with foot ulcers and diabetes(IWGDF 2019 update). Diabetes Metab Res Rev. 2020,36 Suppl 1:e3276.

［12］Farge D,Frere C,Connors JM,et al. 2019 international clinical practice guidelines for the treatment and prophylaxis of venous thromboembolism in patients with cancer. Lancet Oncol. 2019,20（10）:e566-e581.

［13］中国临床肿瘤学会肿瘤与血栓专家委员会.肿瘤相关静脉血栓栓塞症预防与治疗指南（2019版）.中国肿瘤临床,2019,46（13）:501-531.

［14］中国医药教育协会急诊医学分会,中华医学会急诊医学分会心脑血管学组,急性血栓性疾病急诊专家共识组.中国血栓基本中国急性血栓性疾病抗栓治疗共识.中国急救医学,2019,39（6）:653-660.

［15］Almeida MJ,Guillaumon AT,Miquelin D,et al. Guidelines for superficial venous thrombosis. J Vasc Bras,2019,18:e20180105.

第二十八章　特殊人群心血管疾病

第一节　老年心血管疾病的诊断和治疗

随着增龄,老年人各脏器的组织结构和生理功能发生退行性改变,老年人疾病的临床表现、治疗决策、药物治疗的反应和耐受性均不同于其他人群。因此,对于老年心血管疾病患者的诊断和治疗,在强调共性的同时,应格外关注特殊性和个体特征。

一、老年心血管系统改变

1. 老年心血管系统结构和功能的增龄变化　随着增龄,心脏的结构呈衰老性变化,窦房结起搏细胞、传导系统功能减退。心肌发生纤维化,顺应性降低。动脉硬化,血管弹性下降,心血管系统的代偿能力降低。肾素-血管紧张素-醛固酮系统(renin-angiotensin-aldosterone system,RAAS)和β肾上腺素为基础的交感神经活性随着增龄而增加。RAAS的激活和血循环中儿茶酚胺水平的升高,可导致心肌肥大、纤维化和心脏舒张功能减退。

2. 老年人增龄相关的药理学改变　随着增龄,老年人各器官的组织结构和功能都发生生理性老化,致使药物吸收、分布、代谢和排泄受到影响,更易发生药物不良反应。

老年人胃肠道黏膜萎缩,胃酸分泌减少,胃排空时间延长,肠蠕动减弱,可影响药物的吸收半衰期和达峰时间。老年人身体脂肪占体重的比例增加,使脂溶性药物在体内滞留的时间延长、清除半衰期延长。老年人肝脏血流量减少,药物代谢酶(P450)活性下降,经肝脏代谢药物容易蓄积而发生不良反应。老年人肾血流量减少,肾小球滤过率逐年下降,可影响药物从肾的排泄,使血药浓度增高,半衰期延长。

因此,应根据老年患者的年龄、体重、肝肾功能、基础疾病、合并用药等具体情况调整药物剂量和用药间隔时间等,制订个体化治疗方案,尽量减少用药种类、关注药物相互作用,小剂量起始并密切监测药物不良反应。

二、老年高血压

高血压是老年人最常见的心血管疾病,是导致老年人充血性心力衰竭、卒中、冠心病、肾衰竭主要危险因素之一。2015年统计资料显示,老年高血压控制率为18.2%,较2002年的7.6%有了显著提升。因此,老年高血压防控仍然任重而道远。老年高血压的临床表现与年轻患者相比,具有一定的特殊性。应重视老年高血压的病理生理特点及机制进行个体化降压治疗。

【诊断标准】

年龄在60岁以上,血压持续或3次以上非同日坐位收缩压(SBP)≥140mmHg和/或舒张压(DBP)≥90mmHg,定义为老年高血压。若收缩压(SBP)≥140mmHg,舒张压(DBP)<90mmHg,定义为老年单纯

收缩期高血压(老年 ISH)。

【临床特点】

老年高血压以收缩压增高为主,脉压增大,老年 ISH 占高血压的 60%~80%。血压波动大也是老年高血压的常见表现,老年人压力感受器敏感性降低,随季节、进餐、情绪和体位的变化易出现血压波动,发生不良心血管事件的危险增高。常见直立性低血压、餐后低血压等。老年高血压患者常见血压昼夜节律异常,表现为夜间血压下降幅度不足 10%(非杓型)或超过 20%(超杓型)。与年轻患者相比,老年人血压昼夜节律异常与靶器官损害关系更为密切。老年人常见清晨高血压、夜间高血压。高血压老年患者常合并多种疾病如冠心病、脑血管病、肾功能不全等,使治疗难度增加。老年高血压患者伴有严重动脉硬化时,袖带加压难以压缩肱动脉,所测血压值高于动脉内测压值,称为假性高血压。当血压测量值明显升高但未合并相关靶器官损害或降压治疗后出现低血压症状时,应排查是否存在假性高血压,避免过度降压治疗。

【治疗】

1. **治疗原则和目标** 老年人降压治疗强调收缩压达标,不应过分关注舒张压变化的意义。老年高血压的初始治疗遵循降压治疗的一般原则,降压药从小剂量开始,逐步降压,降压速度不宜过快。多数老年患者需联合应用两种以上药物才能降压达标。老年高血压患者常多种疾病并存,同时存在其他心血管病危险因素和/或靶器官损害,应慎重选择治疗药物。在治疗过程中应监测立卧位血压,避免直立性低血压。老年高血压强化降压(目标收缩压<140mmHg)荟萃分析结果显示强化降压可减少主要心血管事件、心血管死亡及心力衰竭,同时显示强化降压可能增加肾不良事件。我国《老年高血压的诊断与治疗中国专家共识(2017 版)》建议老年人降压目标:≥65 岁老年人推荐血压控制目标<150/90mmHg,若能够耐受可降低至 140/90mmHg 以下。对于收缩压 140~149mmHg 的老年患者,可考虑使用降压药物治疗,在治疗过程中需监测血压变化以及有无心、脑、肾灌注不足的表现。双侧颈动脉狭窄>75% 时,脑部血管灌注压下降,过度降压可能增加脑缺血风险,降压治疗应避免脑缺血症状,宜适当放宽血压目标值。衰弱的高龄老年人降压注意监测血压,降压速度不宜过快,降压水平不宜过低。《2018 ESC/ESH 动脉高血压管理指南》对老年人的降压治疗持积极的态度,老年患者启动药物治疗的阈值和治疗目标均降低。对于一般状况较好的 65~80 岁老年患者,收缩压为 140~160mmHg 时,推荐改善生活方式并进行药物治疗,可耐受情况下收缩压应控制在 130~140mmHg。对于收缩压>160mmHg 一般情况较好的老年患者(即使年龄>80 岁),推荐立即开始药物治疗。《2019 NICE 成人高血压诊断和管理指南》对老年人血压管理也有类似的推荐,<80 岁的高血压患者将诊室血压降至 140/90mmHg 以下,≥80 岁的高龄患者应将诊室血压降至 150/90mmHg 以下。

2. **治疗方法** 老年高血压的治疗包括非药物治疗和药物治疗。非药物治疗是高血压治疗的基本措施,主要包括改善生活方式,合理膳食(减少钠盐摄入、增加钾摄入),戒烟、限酒,坚持规律有氧运动,适度减轻体重,避免情绪波动和应激等。

药物治疗是高血压主要的治疗措施,常用的降压药物有钙通道阻滞药(CCB)、利尿药、血管紧张素转换酶抑制药(ACEI)、血管紧张素受体拮抗药(ARB)、β 受体拮抗药,以及上述药物组成的固定配比复方制剂。

利尿药推荐用于老年高血压患者的初始及联合降压治疗,尤其适用于合并心力衰竭、水肿的患者。老年高血压患者使用利尿药应从小剂量开始,密切监测不良反应,如低钾血症、高尿酸血症等。临床上使用的钙通道阻滞药主要为长效二氢吡啶类 CCB,不良反应包括头痛、外周水肿、面色潮红、增加交感神经兴奋性等。ACEI 适用于伴有冠心病、心功能不全、糖尿病、慢性肾疾病的老年高血压患者,主要不良反应是干咳、皮疹,偶见血管神经性水肿。ARB 降压作用与 ACEI 相似,咳嗽等不良反应较少。β-受体拮抗药适用于合并心肌梗死、心绞痛、心力衰竭的高血压患者。老年人常存在心动过缓、窦房结功能异常,应根据适应证使用 β-受体拮抗药。α-受体拮抗药常用于合并前列腺增生的老年高血压病患者。老年高血压患者服用 α-受体拮抗药易出现直立性低血压,应从小剂量开始,睡前服用,监测立位血压以避免直立性低血压。老年人常需联合应用降压药物治疗。

【特殊性】

老年人常见直立性低血压,指由卧位转为直立位时收缩压下降≥20mmHg 和/或舒张压下降≥10mmHg。直立性低血压可增加心血管死亡、全因死亡、冠心病事件、心力衰竭、卒中及跌倒的风险,严重影响患者的生活质量。老年高血压患者的诊疗过程中需要测量卧位、立位血压。治疗原则是应维持血压稳定,从小剂量降压药物起始,每隔 1~2 周增加剂量,避免降压过度。患者在起身站立时应动作缓慢,避免使用可加重直立性低血压的药物,如 α 受体拮抗药、利尿药、三环类抗抑郁药物等。患者可以通过双腿交叉站立、蹲位、下肢肌肉的紧张状态、穿戴弹力袜等改善症状。若治疗后症状仍持续存在,特别是神经源性直立性低血压,可以考虑药物治疗。米多君是美国食品药品监督管理局推荐治疗直立性低血压的一线用药。对于餐后低血压的老年患者,饮水疗法、少食多餐、减少碳水化合物摄入等非药物治疗可能有效。对于难治性高血压,《2018 ESC/ESH 动脉高血压管理指南》建议在原降压治疗的基础上增加小剂量螺内酯,如不能耐受可选用依普利酮、阿米洛利。

80 岁或以上老年人定义为高龄老年人。HYVET 研究结果提示,80 岁以上老年人群血压控制在 150/80mmHg 以内,可从降压治疗中获益。高龄老年人群,如果健康状态良好,建议将血压控制在 150/90mmHg,如果患者能够耐受,可降至<140/90mmHg。在强调降压达标的同时,需要注意伴随疾病的影响并加强靶器官的保护,避免过度降低血压。警惕直立性低血压与餐后低血压。由于高龄患者常合并多种疾病并联合使用多种药物,临床特征更为复杂,更易发生药物不良反应,可采取分层次、分阶段的降压治疗方案。常以小剂量单药作为初始治疗,逐步降低血压,尽量避免血压波动,在患者能耐受降压治疗的前提下,在数周内逐渐使血压达标;单药降压治疗血压常常不达标,推荐低剂量联合用药;在治疗过程中密切监测血压,若出现低灌注症状如心绞痛、头晕,应降低降压治疗强度。

老年高血压患者继发性高血压并不少见。常见病因包括肾实质性病变、肾动脉狭窄、原发性醛固酮增多症、嗜铬细胞瘤、睡眠呼吸暂停低通气综合征等,在临床工作中应注意识别。此外,老年人常因合并疾病而服用多种药物治疗,应注意药物(如非甾体抗炎药、甘草等)相关性高血压。

老年高血压患者经过有效降压治疗可显著降低心脑血管并发症,结合老年高血压的特点,在遵循指南基础上进行个体化治疗,能够使更多老年高血压患者获益。

三、老年冠心病

冠状动脉疾病是威胁老年人生命的严重疾病,主要包括急性冠脉综合征(acute coronary syndrome,ACS)和慢性冠脉综合征(chronic coronary syndromes,CCS)。高龄是冠心病发病的独立危险因素,也是 ACS 患者最强的死亡预测指标之一。规范诊治并提高老年冠心病患者的救治成功率、改善生活质量和长期生存率,是我国老龄化社会加速到来所面临的严峻挑战。

（一）老年人急性冠脉综合征

【临床表现】

ACS 包括急性心肌梗死(acute myocardial infarction,AMI)和不稳定型心绞痛(unstable angina,UA)。根据心电图 ST 段是否抬高,AMI 可分为 ST 段抬高心肌梗死(ST-elevation myocardial infarction,STEMI)和非 ST 段抬高心肌梗死(non-ST-elevation myocardial infarction,NSTEMI)。NSTEMI 是老年人 ACS 常见的类型,老年人常见冠脉多支血管病变、合并高血压和心室肥厚等。与年轻患者相比,老年患者 AMI 的病死率、充血性心力衰竭和其他合并症的发生率更高。2017 年我国一项纳入 19 000 余例患者的研究显示,75 岁以下 STEMI 患者住院病死率为 4.8%,而>75 岁的老年患者病死率可达 11.9%。

老年 ACS 的首发症状常不典型,出现典型症状者不足 40%。常见的症状是气短、呼吸困难,可出现恶心、呕吐、乏力、晕厥等症状。部分患者以上腹部疼痛、牙痛、肩背痛为首发症状。老年 ACS 患者胸痛症状不典型、认知功能障碍、与其他疾病并存时,可导致就诊及入院延迟。老年 ACS 患者合并陈旧心肌梗死、束支传导阻滞时常导致心电图改变不典型。女性首次心肌梗死平均发病年龄(71.9 岁)较男性晚,发生非 ST 段抬高型急性心肌梗死、非闭塞性冠脉病变、冠脉痉挛及微血管病变更常见。老年女性 ACS 患者症状常不典型,易合并致死性并发症,预后较差。老年人 ACS 也可能发生在患其他急性疾病或合并疾病恶化时(如肺炎、急性胆囊炎、髋部骨折、慢性阻塞性肺疾病急性加重),心肌氧耗量增加、应激状态诱发冠脉急性事件。高龄老年 ACS 患者因为症状不典型,易漏诊或误诊,早期及时诊断救治是有效降低住院病死率的关键。患者突然出现烦躁不安、面色苍白、冷汗、呼吸困难、头晕症状及神志改变时,应排除有无 ACS 的可能。

【危险分层】

对 ACS 患者的病情评估和危险分层是治疗策略选择的前提,GRACE 评分对 ACS 患者提供了较为准确的风险评估。高龄、女性、Killip Ⅱ~Ⅳ级、既往心肌梗死史、心房颤动、前壁心肌梗死、收缩压<100mmHg、心率>100 次/min、糖尿病、肌酐高、BNP 明显升高等是 STEMI 患者死亡风险增加的独立危险因素。高龄 NSTEMI 患者若出现血流动力学不稳定、心源性休克、药物难以缓解的心肌缺血、恶性心律失常、急性心力衰竭、ST 段一过性抬高等表现之一,均属极高危。

【治疗】

1. 再灌注治疗 老年 STEMI 的治疗关键是早期再灌注治疗。直接经皮冠脉介入治疗(percutaneous coronary intervention,PCI)可直接开通闭塞的梗死相关动脉(IRA),是目前 STEMI 再灌注治疗的首选方式。直接 PCI 治疗 STEMI 的短期临床效果和远期预后均优于溶栓治疗。TRIANA 研究为老年 AMI 患者接受直接 PCI 治疗提供临床证据,结果显示接受 PCI 治疗较溶栓治疗获益更大。高龄老年患者常为多支冠脉血管病变,病变弥漫、钙化、迂曲,左主干病变、慢性闭塞病变多,常伴随心肾功能异常、合并症多等情况,直接 PCI 更容易发生并发症,抗栓治疗的出血风险高。即使如此,直接 PCI 仍是高龄 STEMI 患者最佳的再灌注策略,对合并心源性休克的大面积心肌梗死老年患者的治疗更有优势。老年 STEMI 患者,直接 PCI 只开通 IRA,择期再干预其他血管的严重病变。

对于老年 UA/NSTEMI 患者,在强化药物治疗基础上,根据临床情况和风险评估(包括患者/家属的意愿、预期目标、合并症、一般情况、认知状态和预期寿命等),择期行 PCI。对于高危 UA/NSTEMI 血流动力学不稳定或经充分药物治疗仍反复发生心绞痛症状的患者,推荐早期进行介入治疗。低危 UA/NSTEMI 患者,建议药物保守治疗,根据危险评分和危险分层,择期行冠脉造影和血运重建治疗。术前加强抗栓治疗,降低血栓负荷和手术风险,提高手术成功率并增加安全性。

静脉溶栓治疗快速、简便,在不具备急诊 PCI 条件的医院,用于有溶栓适应证、颅内出血危险低的患者。老年患者可能存在脑血管病变、血管淀粉样变,溶栓治疗发生严重出血尤其是颅内出血并发症的风险明显增加。《2015 中国 STEMI 诊断和治疗指南》将≥75 岁列为溶栓相对禁忌证,高龄老年冠心病诊治中国专家共识不建议≥80 岁患者溶栓治疗。

老年 ACS 伴多支病变患者,成功完成罪犯病变的直接 PCI 后,后续可对严重狭窄病变行 PCI,采取部分血运重建策略。有机械并发症或择期 PCI 风险大的老年心肌梗死患者,可考虑择期行外科手术修补和冠状动脉旁路移植术(coronary artery bypass grafting,CABG)。对于存在大面积心肌缺血、严重心力衰竭或心源性休克而不适合行 PCI 的 STEMI 老年患者,应考虑是否需行急诊 CABG。

增龄是发生造影剂肾病的危险因素,合并肾功能异常、高血压、糖尿病等危险因素的老年患者造影剂肾病的发生风险增加。PCI 术前、术后应充分水化,尽量减少术中造影剂用量有助于预防造影剂肾病。

2. 药物治疗 对于老年 ACS 患者,积极的药物治疗是治疗的基石。药物治疗主要包括抗栓、改善心肌缺血、调脂治疗。

目前常用的抗血小板药物有阿司匹林、P2Y12 受体拮抗药(氯吡格雷、替格瑞洛)等。阿司匹林联合P2Y12 受体拮抗药的双联抗血小板治疗(DAPT)是无禁忌证的老年 ACS 及 PCI 患者标准治疗,出血低危患者需阿司匹林联合替格瑞洛或氯吡格雷 12 个月,高出血风险患者可缩短至 3~6 个月,需根据患者个体状态进行临床评估后确定疗程。普拉格雷、替格瑞洛用于老年 ACS 患者出血风险增高,应监测出血风险,75 岁以上老年患者慎用普拉格雷。老年 ACS 患者使用低分子肝素时,应根据年龄及肾功能调整剂量。

β 受体拮抗药有利于降低心肌耗氧量、缩小心肌梗死面积,预防再梗死、心室颤动及其他恶性心律失常,无禁忌证老年 ACS 患者,应予 β 受体拮抗药治疗。老年 ACS 患者伴有心功能异常或左心室射血分数降低,如无禁忌证应予 ACEI(不能耐受时选用 ARB)及醛固酮拮抗药治疗。老年患者应用 β 受体拮抗药和 ACEI 时应个体化、从小剂量开始,逐渐增加剂量达靶剂量。监测用药后患者的临床症状体征的变化并及时调整剂量和治疗方案,避免发生不良反应。老年人 ACS 早期使用他汀类药物降脂治疗可改善预后、减少终点事件,应尽早使用并尽快使血脂达标。

(二)老年慢性冠脉综合征

慢性冠脉综合征(Chronic coronary syndrome,CCS)指除急性冠脉综合征以外的冠心病的不同发展阶段,老年冠心病人群常见。应对 CCS 老年患者进行评估,筛查冠心病高危者,制订合理的治疗措施。危险分层有助于筛选 CCS 心血管事件高风险患者并使其从血运重建中受益。心电图运动试验可以作为 CCS 的无创评估手段,但部分老年人静息心电图异常、运动功能受限,运动时收缩压升高、心率不达标等影响运动心电图的判断。超声负荷试验诊断冠心病的特异性和敏感性均高于运动心电图负荷试验。冠状动脉 CT 是诊断冠心病常用的无创方法,对冠状动脉严重狭窄的诊断准确性较高。目前推荐对冠状动脉狭窄病变进行功能学评价,确定心肌缺血的严重程度和范围。老年患者的冠状动脉常存在重度钙化病变,影响 CTA 诊断的准确性。此外,CTA 对支架内病变严重程度的判断存在困难,需结合临床评估确定诊断。

老年 CCS 患者药物治疗的主要治疗目标是预防心血管事件,降低病死率,缓解心绞痛症状、减少心肌缺血,提高生活质量。

缓解症状及改善心肌缺血的药物包括 β 受体拮抗药、硝酸酯类药物和钙通道阻滞药。对于 CCS 患者,β 受体拮抗药和/或 CCB 可作为控制患者心率和症状、抗心肌缺血的一线药物,应使用高选择性 $β_1$ 受体拮抗药如美托洛尔及比索洛尔,老年人用药从小剂量开始、逐渐增量至靶剂量,使心率保持在 55~60 次/min,必要时需将心率控制在 50 次/min 左右才能缓解心绞痛症状。老年患者更多合并心功能不全、窦房结功能异常、房室传导阻滞、哮喘,应格外关注存在禁忌的老年人避免使用 β 受体拮抗药和非二氢吡啶类 CCB。长效硝酸酯类药物及尼可地尔、伊伐布雷定或曲美他嗪可作为抗心肌缺血的二线药物,用于对 β 受体拮抗药及 CCB 不耐受、存在禁忌证或症状未被充分控制的 CCS 患者。硝酸酯类可有效缓解心绞痛症状,长效硝酸酯制剂可减少心绞痛发作的频率和程度,用药时应保持 8~10 小时无药间期,以减少耐药。

改善 CCS 患者预后的药物包括抗血小板、调脂药物、β 受体拮抗药和血管紧张素转换酶抑制药(ACEI)或血管紧张素 Ⅱ 受体拮抗药(ARB)。抗血小板药物在预防缺血性心血管事件中起着重要作用,阿司匹林是 CCS 患者二级预防的基础药物。对于接受 PCI 的老年患者,建议至少双联抗血小板治疗(dual antiplatelet therapy,DAPT)6 个月,若存在危及生命的严重出血风险可缩短至 1~3 个月。基于 COMPASS 试验结果,《2019 ESC CCS 管理指南》推荐利伐沙班用于长期二级预防。调脂治疗首选他汀类药物,他汀类药物可抑制甚至逆转冠状动脉斑块的进展,降低冠心病的发病率和病死率。建议所有 CCS 患者给予他汀类药物治疗,推荐以 LDL-C 为首要干预靶点,极高危患者目标值 LDL-C<1.8mmol/L,或与基线比降低幅度 ≥50%。对于超极高危患者,建议 LDL-C<1.4mmol/L,LDL-C 基线值较高者可予他汀类药物和依折麦布联合治疗,仍不达标者,加用 PCSK9 抑制药。由于 PCSK9 抑制药费用高,缺乏老年人应用的大规模临床证据,其长期安全性证据尚待积累。《2019 年 ESC/EAS 血脂管理指南》未单独推荐老年人的血脂治疗目标,老年人应与中青年人群采取相同的调脂治疗策略,指南强调老年人使用高强度他汀药物治疗风险增加,应考虑使用中、低强度他汀类药物。优先推荐合并糖尿病的 CCS 患者口服钠-葡萄糖耦联转运体 2 抑制剂或胰高血糖素样肽-1(GLP-1)受体激动药用于降糖治疗并减少心血管病事件。

2019 年,AHA 公布的 ISCHEMIA 研究结果提示:尽管冠脉介入治疗不能减少 CCS 患者的心血管事件,但对于改善心肌缺血症状仍有积极作用。老年冠心病患者冠状动脉病变复杂,常为长病变、弥漫病变、严重钙化、多支血管病变、介入治疗的围术期风险,以及术中血管急性闭塞、穿孔、外周血管并发症、抗栓治疗出血的发生率高于年轻患者,应根据缺血范围、出血风险、预期寿命、合并疾病、患者意愿、风险评估及血管再通的获益决定是否行介入手术治疗。老年冠心病患者主要治疗引起心肌缺血的相关血管病变,不完全血运重建可改善心肌缺血症状使患者获益。多支血管病变的老年患者,应充分考虑手术的安全性,可选择分次、择期 PCI,不强求一次手术干预多支、多处血管病变,不追求完全血运重建。与金属裸支架相比,药物洗脱支架联合短程双联抗血小板治疗在老年患者中具有更好的疗效和安全性。老年冠心病患者 PCI 后需要认真坚持药物治疗,即使是不完全血运重建,如配合积极的药物治疗,多数患者能保持较好的生活质量。老年患者进行 CABG 治疗的手术风险、心肌梗死和卒中发生率均增加,术后并发症发生率更高。对强化药物治疗下仍有缺血症状及存在较大范围心肌缺血证据的稳定冠心病患者,如预判选择 PCI 或 CABG 治疗的潜在获益大于风险,可根据病变特点选择相应的治疗策略。对合并左主干和/或前降支近段病变、多支血管病变患者,选择 CABG 或 PCI 仍存在争议,可根据患者的个体情况结合 SYNTAX Ⅱ 评分对中、远期风险的评估,选择血运重建策略。EXCEL 研究 5 年随访结果提示,对于 SYNTAX≤32 的左主干病变患者,CABG 与 PCI5 年的心血管死亡、心肌梗死与卒中复合终点无显著差异。

老年冠心病患者的临床症状不典型,高龄患者的临床情况更为复杂,常因多种疾病并存而导致治疗矛盾,影响临床决策,介入治疗及外科手术治疗难度及风险增加。现有的临床随机研究多排除了老年和高龄老年患者,对于高危、高龄老年冠心病患者的诊疗策略,应重视老年冠心病患者的特殊性,充分评价患者的风险与获益,谨慎选择个体化诊治方案,使老年冠心病患者得到最大临床获益。

四、老年人血脂异常

血脂异常是老年人心血管病重要的独立危险因素。控制血脂异常能够延缓动脉粥样硬化发生、发展,并显著降低心血管病的发病率、病死率。根据我国老年人血脂异常的治疗率及达标率低的现状,建议积极干预老年患者的血脂异常,以期做好老年患者心血管疾病防治工作。

【流行病学】

流行病学研究显示,60 岁以前的总胆固醇(total cholesterol,TC)、低密度脂蛋白胆固醇(low-density lipoprotein cholesterol,LDL-C)和甘油三酯(triglyceride,TG)水平随年龄增加逐渐升高,至 60~69 岁时达高峰,70 岁以后逐渐下降。此外,老年人常见高 TG 血症,低 HDL-C 和小而密 LDL 增多。我国流行病学调查资料显示,男性在 65 岁以前,TC、LDL-C、TG 水平随增龄逐渐升高,以后随增龄逐渐降低。与欧美国家相比,我国老年人 TC、LDL-C 和 TG 水平低于西方人群,以轻、中度增高为主。

血脂异常的诊断主要依靠实验室检查,老年人血脂异常的诊断标准与普通人一致。根据血脂异常的特点进行临床分型:高胆固醇血症(血清 TC 水平升高)、高甘油三酯血症(血清 TG 水平升高)、混合型高脂血症(血清 TC 与 TG 水平均升高)、低 HDL-C 血症(血清 HDL-C 水平减低)。

【指南推荐】

《2019 ESC/EAS 血脂异常管理指南》较《2016 年欧洲血脂异常管理指南》更加重视老年人的血脂管理(表 2-28-1)。指南引用了 2019 年胆固醇治疗研究者(cholesterol treatment trialists,CTT)协作组关于 75 岁以上老年患者获益的证据,CTT 研究通过对不同年龄组患者使用他汀类药物的疗效进行荟萃分析,纳入 28 项试验的 186 854 名个体,其中 14 483 名(8%)年龄>75 岁,研究显示他汀类药物的疗效取决于 LDL-C 水平和基线 ASCVD 风险的绝对降低,使用他汀类药物治疗后,血管病患者主要血管事件减少,对于无明确血管病的老年人获益较小;LDL-C 每减少 1.0mmol/L,主要血管事件相对减少 21%(RR 0.79,95% CI 0.77~0.81)。《2019 ESC/EAS 血脂异常管理指南》把 SCORE 评分系统年龄从 65 岁延长至 70 岁,并增加了年龄与其他危险因素相互影响的评估,以避免高估老年人 SCORE 评分。《2019 ESC/EAS 血脂异常管理指南》推荐≤75 岁的老年人使用他汀类药物进行一级预防(Ⅰ,A),>75 岁心血管高危的老年人,考虑使用他汀类药物进行一级预防(Ⅱb,B)。强调尽管老年人受益于戒烟、控制高血压和高脂血症,但需临床判断避免过度用药带来的不良反应,在启动降脂治疗前,应仔细评估患者是否获益。同时强调老年患者使用高强度他汀类药物治疗的不良反应风险增加,应考虑使用低强度他汀类药物。对于动脉粥样硬化性心血管疾病(atherosclerotic cardiovascular disease,ASCVD)患者,新指南对 LDL-C 的控制目标更为积极,未单独界定老年人的调脂治疗目标,对于老年人使用他汀类药物的治疗建议与年轻患者相同,建议经最大耐受量他汀类药物治疗后,如 2 年内仍有血管事件复发,可考虑将 LDL-C 降至 1.0mmol/L(40mg/dl)以下(Ⅱb,B)。

表 2-28-1　2019 年 ESC/EAS 血脂异常管理指南对老年人的治疗建议

推荐	推荐级别	证据等级
患有 ASCVD 的老年人使用他汀类药物的治疗建议同年轻患者	I	A
推荐≤75 岁的老年人使用他汀类药物进行一级预防	I	A
>75 岁心血管高危的老年人,考虑使用他汀类药物进行一级预防	Ⅱb	B
有明显肾功能受损和/或潜在药物相互作用的老年人,推荐使用低剂量他汀类药物并根据目标 LDL-C 水平调整剂量	I	C

注:ASCVD. 动脉粥样硬化性心血管疾病;LDL-C. 低密度脂蛋白胆固醇。

2019 年中国胆固醇教育计划调脂治疗降低心血管事件专家建议(2019 CCEP)提出"超极高危"的概念,指在他汀类药物充分治疗基础上未来 10 年发生心血管事件风险>30% 的 ASCVD 患者,主要包括 ACS、ASCVD 合并糖尿病的患者。对不同 ASCVD 危险人群血脂异常调脂治疗的推荐目标如下表 2-28-2。

表 2-28-2　不同心血管病危

单位:mmol·L^{-1}(mg·dl^{-1})

险分层人群 LDL-C/非-HDL-C 治疗目标值危险分层	LDL-C(主要目标)	非-HDL-C(次要目标)
低危/中危	<3.4(130)	<4.2(160)
高危	<2.6(100)	<3.4(130)
极高危	<1.8(70)或较基线水平降低幅度≥50%	<2.6(130)
超极高危	<1.4(55)或较基线水平降低幅度≥50%	<2.2(85)

注:LDL-C. 低密度脂蛋白胆固醇;非-HDL-C. 非高密度脂蛋白胆固醇。

【治疗】

所有血脂异常的老年患者均应鼓励调整饮食结构、采取健康的生活方式。合理调整膳食结构包括控制饮食中胆固醇的摄入,增加蔬果、粗纤维食物及富含 ω-3 多不饱和脂肪酸的鱼类摄入。增加运动、适度控制体重、戒烟限酒。不提倡老年人过分严格地控制饮食和过快减轻体重。

LDL-C 是导致动脉粥样硬化的主要脂蛋白和评估心血管疾病风险的最重要指标,因此,控制 LDL-C 作为老年血脂管理的首要目标。应根据危险因素对老年患者进行危险分层,积极干预极高危、高危患者,使血脂达标。在 LDL-C 达标的前提下,ASCVD 高危和极高危患者应使非-HDL-C 达标(LDL-C 目标值+0.8mmol/L)。对极高危患者在生活方式干预的同时立即启动他汀类药物治疗。LDL-C 基线值较高不能达目标值者,至少降低至基线的 50%。对高危患者在生活方式干预的同时启动中等强度他汀治疗;对低、中危患者经生活方式干预 LDL-C 未达标者,启动低、中强度他汀治疗。多数老年患者的胆固醇水平呈轻、中度升高,使用中、小剂量的他汀类药物即可使血脂达标,老年人使用高强度他汀治疗风险增加,避免盲目使用大剂量他汀所带来的不良作用。急性冠脉综合征及极高危患者应给予强化降脂治疗,尽快使血脂达标。

常用调脂药物包括他汀类、贝特类、烟酸类、胆固醇吸收抑制药、ω-3 多不饱和脂肪酸等。

他汀类药物降低 LDL-C 水平并减少动脉粥样硬化心血管病(ASCVD)的发生率和总病死率,减少心血管事件,是首选的调脂药物。老年人同样从他汀类药物治疗中获益。2019 CCEP 专家建议推荐极高危患者 LDL-C<1.8mmol/L,使用最大耐受剂量的他汀治疗后,LDL-C 水平仍≥1.8mmol/L 不达标者,可加用建议联用依折麦布。如果使用最大耐受剂量的他汀和依折麦布治疗后,LDL-C 水平仍未达标≥1.8mmol/L,可考虑加用前蛋白转化酶枯草溶菌素 9(proprotein convertase subtilisin/kexin type 9 PCSK9)抑制药。对于超极高危患者,建议要求 LDL-C<1.4mmol/L,对于 LDL-C 基线值较高的患者可考虑直接启动他汀类药物和依折麦布联合治疗,仍不达标者如果使用他汀类药物联合依折麦布治疗 LDL-C≥1.4mmol/L,建议加用 PCSK9 抑制药。2019 CCEP 专家建议和《2019 ESC/EAS 血脂异常管理指南》均强调老年人对他汀类药物有良好的安全性,仅极少数老年患者出现肝功能异常、肌酶异常、肌病等不良反应。肝酶轻度升高一般无

须停药,建议每2~4周后复测肝功。肝酶升高达正常值上限3倍以上者,应停药或换用其他的他汀类药物,1~2周后复查肝功能,停用他汀的患者待肝酶恢复正常后,试用小剂量他汀类药物治疗。他汀类药物相关的肌肉不良反应会影响老年患者生活质量,并可能增加跌倒的风险。如果发生肌痛、肌炎等他汀相关肌肉不良反应,可以考虑更换为诱发肌病可能性较小的他汀,适当减少他汀用量,间断给药。《2019 ESC/EAS血脂异常管理指南》强调老年人常伴有合并症,服用多种药物并存在药代动力学和药效学的改变,应特别关注老年患者他汀类药物的安全性、不良反应和他汀类药物的相互作用。关注他汀相关的肌肉不良反应,如肌酸激酶(creatine kinase,CK)不升高的肌痛,CK升高的肌病和横纹肌溶解症。强调如有明显肾功能受损和/或潜在药物相互作用,推荐使用低剂量他汀类药物治疗并根据目标LDL-C水平调整剂量。建议使用调脂药物治疗前测定基线丙氨酸氨基转移酶(alanine aminotransferase,ALT)和CK,并评估是否存在治疗禁忌。肌病高危人群,如老年人应监测CK变化。尽管常规重复CK检测横纹肌溶解症无预测价值,对于出现肌肉疼痛和无力的患者,尤其是老年人,应立即检测CK并进行评估。如果CK超过基线的10倍,应停药并进行相应处理。

贝特类药物主要降低TG,还可升高HDL-C、降低LDL-C水平,不推荐首选用于血脂异常的治疗,可与他汀类药物合用治疗混合型高脂血症。贝特类药物可用于LDL-C已达标但TG≥2.3mmol/L的ASCVD患者二级预防。TG>5.6mmol/L时,需给予贝特药物治疗,预防急性胰腺炎。对于HDL-C<1.0mmol/L者,尚缺乏药物干预获益的证据。

ω-3多不饱和脂肪酸主要活性成分是鱼油中提取的二十碳五烯酸(EPA)和二十二碳己烯酸(DHA),3~5g/d降低TG达30%~40%,不良反应少,可安全用于老年患者,可与贝特类或他汀联合使用。REDUCE-IT研究纳入8 179名确诊心血管疾病或合并心血管病危险因素的糖尿病患者,在服用他汀类药物基础上随机分配到EPA组(每日剂量4g/d)或安慰剂组,随访4.9年。研究结果显示在联合应用他汀类药物基础上,EPA进一步降低首次发生主要心血管事件(major adverse cardiovascular events,MACEs)的相对风险25%。2019年AHA公布的EVAPORATE研究显示,在他汀类药物基础上加用高纯度鱼油4g/d治疗,校正基线斑块、年龄、性别、糖尿病等因素之后,与对照组相比,9个月后随访冠脉CT显示冠脉斑块的进展速度减慢。证实ω-3多不饱和脂肪酸可以抑制冠脉粥样硬化斑块进展。

PCSK9抑制药可大幅度降低LDL-C水平并抑制动脉粥样硬化进展,主要用于大剂量他汀类药物血脂未达标、家族性高胆固醇血症患者。老年人的应用及长期安全性需要积累更多的经验和证据。

《2019 ESC/EAS血脂异常管理指南》重视老年人的血脂管理,建议对具有心血管疾病危险因素的老年人,可考虑使用小剂量他汀类药物进行一级预防。年龄≤75岁的老年人使用他汀类药物进行一级预防;>75岁ASCVD高危或极高危的老年人,考虑使用他汀类药物进行一级预防。

调脂药物可安全有效地用于老年血脂异常人群。应根据老年人心血管疾病的危险分层及个体特点、肝肾功能、合并疾病和用药情况,充分衡量调脂治疗的利弊,积极、稳妥地选择调脂药物,并密切监测不良反应,尤其是肝功能、肌酶变化,以达到改善生活质量、降低病死率和减少心脑血管事件的目的。

五、老年心力衰竭

老年慢性心力衰竭(心衰)是各种心血管疾病终末阶段的临床表现,其发生发展是一个进行性的过程。老年人存在着心血管结构和功能的增龄变化,同时合并多种病因和其他脏器功能异常,使其临床表现具有隐匿性、复杂性、并发症多的特点。

【流行病学】

我国流行病调查结果显示心衰患者中≥60岁的占50%以上。慢性心衰是老年人的重要死亡原因,猝死率为普通人群的5倍。老年人慢性心衰常多病并存,两种以上心脏病并存的检出率达65%,多种诱因可导致老年人慢性心衰急性加重。老年人发生心肌缺血或小灶心肌梗死即可诱发心衰。快心室率房颤、感染、容量负荷过重以及药物(如抗肿瘤药物)也可诱发心衰。

【分类】

根据功能障碍分为收缩性心衰(systolic heart failure,SHF)、舒张性心衰(diastolic heart failure,DHF)。依

据左心室射血分数(left ventricular ejection fraction,LVEF),将心衰分为射血分数降低的心衰(LVEF<40%,heart failure with reduced ejection fraction,HFrEF)、射血分数保留的心衰(LVEF>50%,heart failure with preserved ejection fraction,HFpEF)和射血分数中间值的心衰(40%<LVEF<50%,heart failure with mid-range ejection fraction,HFmrEF)。

【临床表现】

与年轻患者相比,老年人发生心衰时心排血量下降更为明显,更易发生低氧血症,更易发生心室舒张功能障碍,不一定出现心率增快。心肾综合征在老年慢性心衰人群中常见。老年人基础疾病较多,部分患者进入失代偿期仍缺乏典型的临床表现或被其他疾病的症状所掩盖。老年人心衰可表现为疲倦、乏力、虚弱。有些老年慢性心衰患者的主要症状可为干咳,平卧或夜间卧床后加重,易误认为肺部感染而延误诊断,还可以恶心、呕吐、腹痛、腹胀等胃肠道症状为表现,主要与肝、胃肠瘀血有关。老年人通常有不同程度脑动脉硬化,心衰时低心排血量导致脑血流进一步减少,可引起较突出的精神神经症状和认知功能障碍,如神志不清、反应迟钝、嗜睡和烦躁不安等。周围性水肿不是老年人心衰的可靠体征,老年人踝部水肿可见于心衰、静脉功能不全回流障碍和低蛋白血症等。老年人心衰时因限盐、食欲减退、继发性醛固酮增加及利尿药等因素,容易发生低钾、低镁、低钠等电解质紊乱及代谢性碱中毒、酸中毒。

6分钟步行试验是预测心衰致残率和死亡率的独立因素,方法简便、易行、安全。可用于评价患者心脏储备功能,评价药物治疗的疗效,是老年慢性心衰患者适合的运动试验。血浆利钠肽(BNP)或N末端B型利钠肽原(NT-pro BNP)对慢性心力衰竭具有较好的诊断价值。与NT-proBNP相比,BNP受年龄、肾功能影响小,对于老年患者诊断心力衰竭更可靠。NT-proBNP更多受肾功能影响,由于老年人肾功能异常者居多,用于诊断老年患者心力衰竭时需关注肾功能的状态,尤其存在严重肾功能不全时难以准确判断心衰的严重程度,需要观察动态变化。2017年美国心脏病学会发表的《生物标志物在心衰预防、评估和管理中的作用》科学声明指出NT-proBNP初始水平较低的老年人,如升高>25%是发生心脏收缩功能障碍、心衰和心血管死亡的重要危险因素。

【药物治疗】

老年人慢性心衰的治疗原则是缓解症状,改善心功能及生活质量,延缓疾病进展,延长生存时间。

老年HFrEF患者几乎都有不同程度的水钠潴留,液体潴留明显的患者,首选袢利尿药,常用呋塞米、托拉塞米。托伐普坦对顽固性水肿或低钠血症者疗效更显著,用于常规利尿药治疗效果不佳、低钠血症的患者。所有LVEF值下降的心衰患者,都需终身使用ACEI,除非有禁忌证或不能耐受。老年人应从最小剂量开始,逐步递增至最大耐受剂量。血管紧张素Ⅱ受体拮抗药(ARB)推荐用于不能耐受ACEI的HFrEF患者。β受体拮抗药能够改善老年心衰患者临床症状、左室功能,防止心室重塑,降低死亡率。结构性心脏病,伴LVEF下降的无症状心衰患者,无论有无心肌梗死,均可应用。有症状或曾经有症状的NYHA Ⅱ~Ⅲ级、LVEF下降、病情稳定的慢性心衰患者必须终身应用,除非有禁忌证或不能耐受。老年人因肾上腺素能受体功能降低,β受体拮抗药代谢清除能力减弱,应严密观察,从小剂量开始,逐渐调整剂量。剂量滴定应以目标心率为准,静息心率55~60次/min。《2017 ACC/AHA/HFSA心力衰竭管理指南》推荐,对于已接受最大耐受剂量的β受体拮抗药治疗,窦性节律且静息心率≥70次/min,仍有症状的慢性HFrEF患者(NYHA Ⅱ~Ⅲ级,LVEF≤35%),应用伊伐布雷定治疗可减少心衰住院风险。

血管紧张素受体脑啡肽酶抑制药(angiotensin receptor-neprilysin inhibitor,ARNI)是近年来应用于心衰领域中的药物,其代表药物为沙库巴曲/缬沙坦片。ARNI是ARB和脑啡肽酶抑制药复合制剂,有排钠、利尿、扩张血管、抑制心肌重构的作用。多中心随机对照PARADIGM-HF研究纳入8 399名NYHA Ⅱ~Ⅳ级的心力衰竭患者,平均年龄64岁,随访27个月。研究结果显示,与对照组依那普利相比,沙库巴曲/缬沙坦能显著降低HFrEF患者心血管死亡风险、心衰住院风险。鉴于老年患者使用沙库巴曲缬沙坦应用时需进行剂量滴定,从低剂量起始,逐渐达到患者能够耐受的最大剂量。《2017 ACC/AHA/HFSA心力衰竭管理指南》推荐,对于心功能NYHA Ⅱ或Ⅲ级、能够耐受ACEI或ARB的慢性HFrEF患者,以ARNI替代ACEI或ARB,进一步降低发病率和死亡率。LVEF≤35%、使用ACEI/ARB/ARNI和β受体拮抗药治疗后仍有症状的HFrEF患者是应用醛固酮受体拮抗药适应证。

　　《2019 HFA/ESC 专家共识:心力衰竭的药物治疗、程序、设备以及患者管理(更新版)》建议,对于 LVEF>30%、NYHA 心功能Ⅰ/Ⅱ级的冠心病合并慢性心衰的门诊患者,可考虑在小剂量阿司匹林治疗的基础上加用利伐沙班 2.5mg b.i.d.,以降低卒中和心血管死亡风险。由于没有显著获益,对于近期加重或持续 NYHA Ⅲ~Ⅳ级的慢性 HFrEF 患者,不推荐利伐沙班治疗。

　　钠-葡萄糖耦联转运体 2 抑制剂(SGLT2i)是近年证实改善心衰患者预后的降糖药物。研究表明 SGLT2i 具有降糖之外的心血管保护作用。多中心随机对照 EMPA-REG OUTCOME 研究纳入平均年龄 63 岁,合并心血管疾病的 7 020 例 2 型糖尿病患者,随访 3.1 年,研究显示,与安慰剂组相比,常规治疗基础上加用 SGLT2i 恩格列净可使心血管死亡风险降低 38% ,心衰住院风险降低 35%。2019 ACC 公布的 DE-CLARE 研究显示 SGLT2i 达格列净可显著降低有心肌梗死病史的 2 型糖尿病患者的心衰恶化、心血管死亡风险。DAPA-HF 研究纳入 4 744 例 NYHA 心功能Ⅱ~Ⅳ级的心衰患者(58%患者无糖尿病病史),随访 18 个月,与安慰剂相比,无论是否合并糖尿病,达格列净均可显著降低心衰恶化、心血管死亡的风险。《2019 ESC/EASD 糖尿病、糖尿病前期和心血管疾病指南》建议合并心血管疾病或心血管高危因素的 2 型糖尿病患者,推荐使用 SGLT2i,以进一步降低心血管死亡和心衰恶化风险。应用 SGLT2i 过程中需监测酮症酸中毒、泌尿生殖系统感染等不良反应。尽管 SGLT2i 为合并心血管疾病的糖尿病患者带来明确的心血管方面获益,老年人群尤其是肾功能异常者[eGFR<60ml/(min·1.73m²)]更应格外关注发生低血容量、直立性低血压、肾损伤风险及酮症酸中毒、泌尿生殖系统感染等不良反应。

　　HFpEF 常见于老年患者,治疗重在寻找病因和缓解症状,应积极控制相关危险因素,如控制血压、改善心肌缺血。HFpEF 患者目标血压<130/80mmHg。利尿药可缓解肺淤血和外周水肿,改善症状,但老年患者对容量负荷的变化更敏感,常见低血容量引起的血压下降和心排血量明显减少。TOPCAT 研究提示螺内酯可降低 HFpEF 患者因心衰住院风险,对 LVEF≥45%,BNP 升高或 1 年内因心衰住院的 HFpEF 患者,推荐使用醛固酮受体拮抗药。不推荐地高辛用于 HFpEF 患者。

【小结】

　　老年心血管疾病患者治疗难度及风险增加。常因多种疾病并存导致治疗矛盾,因联合使用多种药物导致药物相互作用及不良反应增加。由于缺乏老年人尤其是高龄老年人的大规模临床研究证据,通用的诊疗规范或指南不一定完全适用老年患者。应根据老年人群及个体特点,充分评价风险与获益,确定个体化诊疗方案,使老年心血管病患者最大获益。

【指南与共识】

推荐读者参考以下指南或共识:

1.《老年高血压的诊断与治疗中国专家共识(2017 版)》

2.《2019 ESC/EAS 血脂异常管理指南》

(刘梅林)

参 考 文 献

［1］ Whelton PK, Carey RM, Aronow WS, et al. 2017 ACC/AHA/AAPA/ABC/ACPM/AGS/APhA/ASH/ASPC/NMA/PCNA Guideline for the Prevention, Detection, Evaluation, and Management of High Blood Pressure in Adults:A Report of the American College of Cardiology/American Heart Association Task Force on Clinical Practice Guidelines. Hypertension,2018,71(6): 1269-1324.

［2］ 中国老年学和老年医学学会心脑血管病专业委员会,中国医师协会心血管内科医师分会. 老年高血压的诊断与治疗中国专家共识(2017 版). 中华内科杂志,2017,56(11),885-892.

［3］ Williams B,Mancia G,Spiering W,et al. 2018 ESC/ESH Guidelines for the management of arterial hypertension. Kardiol Pol, 2019,77(2):71-159.

［4］ Knuuti J,Wijns W,Saraste A,et al. 2019 ESC Guidelines for the diagnosis and management of chronic coronary syndromes. Eur Heart J,2020,41(3):407-477.

［5］ Mach F,Baigent C,Catapano AL,et al. 2019 ESC/EAS Guidelines for the management of dyslipidaemias:lipid modification to reduce cardiovascular risk. Atherosclerosis,2019,290:140-205.

［6］Grundy SM,Stone NJ,Bailey AL,et al. 2018 AHA/ACC/AACVPR/AAPA/ABC/ACPM/ADA/AGS/APhA/ASPC/NLA/PC-NA Guideline on the management of blood cholesterol:a report of the American College of Cardiology/American Heart Association task force on clinical practice guidelines. Circulation,2019,139(25):1082-1143.

［7］Yancy CW,Jessup M,Bozkurt B,et al. 2017 ACC/AHA/HFSA Focused Update of the 2013 ACCF/AHA Guideline for the Management of Heart Failure:a Report of the American College of Cardiology/American Heart Association Task Force on Clinical Practice Guideline and the Heart Failure Society of America. Circulation,2017,136(6):137-161.

［8］Hollenberg SM,Warner S,tevenson L,Ahmad T,et al. 2019 ACC Expert Consensus Decision Pathwayon Risk Assessment,Management,and Clinical Trajectory of Patients Hospitalized With Heart Failure. J Am Coll Cardiol,2019,74(15):1966-2011.

［9］Petar MS,Piotr P,Stefan DA,et al. Clinical practice update on heart failure 2019:pharmacotherapy,procedures,devices and patient management. An expert consensus meeting report of The Heart Failure Association of the European Society of Cardiology. European Journal of Heart Failure,2019,21(10):1169-1186.

［10］Francesco,Peter JG,Victor A,et al. 2019 ESC Guidelines on diabetes,pre-diabetes,and cardiovascular diseases developed in collaboration with the EASD. European Heart Journal,2020,41(2):255-323.

［11］刘雯雯,刘梅林.心脏衰老相关疾病的发生发展机制.中国心血管杂志,2018,23(4):347-350.

［12］Jones NR,McCormack T,Constanti M,et al. Diagnosis and management of hypertension in adults:NICE guideline update 2019. Br J Gen Pract. 2020,70(691):90-91.

［13］Laxmi SM,Theresa MB,Holli AD,et al. Acute Myocardial Infarction in Women A Scientific Statement From the American Heart Association. Circulation,2016,133(9):916-947.

［14］中国胆固醇教育计划委员会,中国医疗保健国际交流促进会动脉粥样硬化血栓疾病防治分会,中国老年学和老年医学学会(CAGG),等.中国胆固醇教育计划调脂治疗降低心血管事件专家建议(2019).中华内科杂志,2020,59(1):18-22.

第二节　妊娠合并心血管疾病

随着中国二胎政策的放开,高龄孕产妇比例有增加趋势,其合并有基础心血管疾病或者新发心血管疾病的概率增加。其中高血压最常见,5%~10%的妊娠期妇女合并高血压。此外,风湿性瓣膜病、先天性心脏病也是比较常见的合并情况。围生期心肌病虽然发生率并不高,但可导致孕期严重并发症。

一、妊娠期孕妇生理变化

妊娠期,为了适应母体和胎儿代谢需求的增加,母体的心血管系统会发生一系列变化。在妊娠32周,母体的血容量和心输出量最高可增加基线的40%~50%,其中75%在妊娠前3个月就增加了。心输出量的增加在妊娠前半期主要是每搏输出量的增加之后是心率逐渐增快,心房和心室的直径增加。正常孕妇在这些变化过程中心室功能是保留的,但有心血管疾病的孕妇,心室不能很好地适应对妊娠的变化,可以出现心功能不全等表现。而母体心功能不全可导致子宫胎盘血流受损,使胎儿出现不良后果。妊娠时血液呈高凝状态,增加血栓栓塞的风险。肝酶活性、肾小球滤过率、血容量的增加,血浆白蛋白水平的下降等都可以导致许多药物代谢动力学的变化。子宫收缩、体位变化、疼痛、焦虑、用力、出血、子宫复位等可导致生产过程中和产后血流动力学变化。麻醉、出血和感染增加额外的心血管负担。总之,妊娠期孕妇会发生许多生理性的变化,大部分孕妇都能适应这些变化。但一旦合并心血管疾病,可能就无法适应,导致临床情况的加重,甚至危及胎儿。

二、妊娠前咨询

只要有心血管疾病史的育龄期妇女在怀孕前均应进行及时的孕前咨询。许多低危的妇女是可以顺利妊娠的。妊娠高危或者有禁忌的患者,医生应该在患者年轻时就和她讨论妊娠的危险或者妊娠的详细计划。在孕前危险评估中,至少要做心电图、超声心动图、运动试验。对于主动脉疾病,主动脉CT或者MRI扫描是必要的。运动时最高心率和峰值摄氧量能预测孕期心脏事件。医生需要与患者讨论几个方面问题:该心血管疾病本身的预后、生育率和流产率、药物治疗、估计的母亲风险和结局、预期的胎儿结局以及妊娠保健和分娩计划。应制订多学科管理计划,并与患者讨论。此外,要注意不健康的习惯,包括超重、吸烟和饮酒等,因为这些会对母婴结局产生明显的影响。怀孕是一个非常适合推荐健康生活方式的时间,包括戒烟。

1. 孕妇出现心血管并发症的风险　孕期出现并发症的风险取决于基础心脏病的诊断、心室和瓣膜功能、心功能分级、是否有发绀、肺动脉压力以及其他因素。同时,还要考虑是否合并其他系统疾病,如肌肉骨骼疾病、精神疾病。所以,风险评估应个体化。

为了评估育龄期心血管疾病患者在孕期出现心脏并发症的风险,需要了解其用药史、心功能分级、氧饱和度、BNP 水平、超声心动图中心室和瓣膜功能、肺动脉压、主动脉内径、活动耐力、心律失常情况。不同的基础心脏病,还要做相应的评估,可以使用改良版的世界卫生组织(mWHO)女性妊娠心血管风险分级进行评估(表 2-28-3)。属于 mWHO 分级Ⅳ级状态的女性是妊娠禁忌,而属于Ⅲ级或抗凝的女性要特别慎重,而且评估工作要动态进行,孕期每次就诊时都要进行评估,因为风险可能是动态变化的。

表 2-28-3　mWHO 女性妊娠心血管风险分级

	mWHO Ⅰ级	mWHO Ⅱ级	mWHO Ⅱ~Ⅲ级	mWHO Ⅲ级	mWHO Ⅳ级
诊断	1. 微小或轻度的肺动脉瓣狭窄、动脉导管未闭、二尖瓣脱垂 2. 成功修复后的简单先心病(房缺、室缺、动脉导管未闭、肺静脉异位引流) 3. 孤立性的房性或室性期前收缩	1. 未手术的房缺或室缺 2. 法洛四联症修复术后 3. 大部分心律失常(室上性) 4. 不伴有主动脉扩张的 Turner 综合征	1. 左心室功能轻度受损(EF>45%) 2. 肥厚型心肌病 3. 自身或生物瓣膜病变不属于 mWHO Ⅰ 或者Ⅳ级(轻度二尖瓣狭窄,中度主动脉瓣狭窄) 4. 不伴主动脉扩张的马凡或其他遗传性胸主动脉综合征 5. 二叶主动脉瓣病变且主动脉<45mm 6. 主动脉缩窄修复术后 7. 房室间隔缺损	1. 左心室功能中度受损(EF 30%~45%) 2. 既往围生期心肌病未遗留左心室功能异常 3. 机械瓣 4. 功能良好或者轻度下降的右心室疾病 5. Fontan 循环不合并其他异常情况 6. 未修复的发绀型心脏病 7. 其他复杂性心脏病 8. 二尖瓣中度狭窄 9. 无症状的重度主动脉瓣狭窄 10. 主动脉中度扩张(马凡或其他遗传性胸主动脉综合征:40~45mm;二叶主动脉瓣:45~50mm;Turner 综合征:ASI 20~25mm/m²;法洛四联症:<50mm) 11. 室性心动过速	1. 肺动脉高压 2. 严重的心室功能异常(EF<30%或 NYHA 分级Ⅲ~Ⅳ级) 3. 既往围生期心肌病遗留有左心室功能受损 4. 重度二尖瓣狭窄 5. 严重的症状性主动脉瓣狭窄 6. 右心室功能中重度下降 7. 重度主动脉扩张(马方或其他遗传性胸主动脉综合征:>45mm;二叶主动脉瓣:>50mm;Turner 综合征:ASI>25mm/m²;法洛四联症:>50mm) 8. Vascular Ehlers-Danlos 9. 重度主动脉缩窄 10. 有任何并发症的 Fontan
孕妇发生心血管事件的概率	2.5%~5%	5.7%~10.5%	10%~19%	19%~27%	40%~100%
咨询	是	是	是	是:专家级别	是:妊娠禁忌,如已经妊娠,要考虑终止
妊娠照护	当地医院	当地医院	指定医院	妊娠和心血管疾病经验丰富的医院	妊娠和心血管疾病经验丰富的医院
孕期少随访次数(至少)	1 或 2 次	早中晚孕各 1 次	2 个月 1 次	2 个月 1 次或 1 个月 1 次	1 个月 1 次
生产地点	当地医院	当地医院	指定医院	妊娠和心血管疾病经验丰富的医院	妊娠和心血管疾病经验丰富的医院

2. 妊娠心脏团队　mWHO 分级为 Ⅱ ~ Ⅲ 级、Ⅲ 级或者 Ⅳ 级的患者,妊娠咨询、孕期、生产的整个过程都应该在有经验的中心由多学科团队(即妊娠心脏团队)完成。该团队至少要包括有经验的心脏医生、产科医生和麻醉科医生,根据疾病不同,还可以加入不同其他科室的医生。

三、妊娠期心血管疾病诊断

因为妊娠期生理状态的变化可能会使孕期心血管的诊断变得困难,但通过仔细地采集病史和全面的体格检查,还是能发现许多疾病。当孕期出现不好解释的呼吸困难或者发现新的病理性杂音时,就要考虑进行超声心动图检查。要常规进行血压、尿蛋白的测量,有先天性心脏病的患者要进行血氧测定。

1. 心电图　大部分孕妇心脏向左转位,心电图上可出现电轴左偏 15°~20°;另外,心电图有时还会出现一过性的 ST-T 改变,Ⅲ 导 Q 波形成 T 波倒置,V_1、V_2 有时 V_3 出现 T 波倒置。有些改变会类似心室肥厚和其他结构性心脏病,需要鉴别。如果孕妇之前就有阵发性或者持续性心律失常或者主诉明显心悸可以考虑进行 Holter 检查。

2. 超声心动图　是孕期最推荐的心脏影像检查方法,可以放宽使用标准。孕期超声心动图有些参数的变化是正常的,如心室腔轻度扩张、左心室壁厚度变化、瓣膜压差变化。

3. 运动试验　生理性运动试验是成人先天性心脏病和瓣膜病的重要随访内容,在计划怀孕的心脏病患者应该进行此项检查。对于已经怀孕但怀疑有心脏病尚无症状者建议进行次极量运动试验(80% 预计最大心率)。

4. 胸片和 CT　虽然一次胸片胎儿接受的辐射剂量是很低的,但只要有其他办法就尽量不拍胸片。对于孕期心血管病的诊断,只有考虑肺栓塞或者主动脉病变如夹层而其他检查手段不能确诊时才能考虑 CT 检查,而做的时候尽量选择低辐射剂量的扫描方案。

5. 心导管检查　不是万不得已不会采取该检查方案。如药物无效的顽固性心律失常导致血流动力学异常时,只能采取射频消融进行治疗。但即便这样,也要尽量采用低辐射剂量的治疗方案。

6. MRI　如果其他检查方法无法确诊,MRI 是一个备选检查方法。但关于妊娠期钆对比价使用是否安全是有争议的,所以尽量避免使用,尤其在妊娠早期。

四、基因检测和咨询

当患有遗传倾向的心血管疾病时,可以先在产前进行基因检测和咨询,了解怀孕后胎儿患病的可能性,而一旦怀孕后,可以考虑做胎儿的产前诊断,优生优育。

五、胎儿评估

胎儿应该进行先天性心脏病的筛查,包括染色体、超声心动图等。如发现心脏异常,应该进一步详细地做其他部位发育异常的筛查。如有心脏异常,如果父母又决定生产,那需要去具有新生儿心脏监护室的中心进行生产。

六、妊娠期母亲的有创治疗干预

1. 经皮介入治疗　如果孕妇绝对需要介入治疗,那最好的时机是在孕中期 4 个月后。急性心梗推荐急诊 PCI 而不推荐溶栓。所有的介入治疗都要尽可能减少辐射,如能用超声引导的就不用射线;X 线源离患者尽量远,影像接收器离患者尽量近;尽量采用透视而不采用电影;尽量采用前后位;避免直接照射腹部;减少透视时间;由有经验的介入医生进行操作。

2. 心脏外科手术　只有孕妇药物治疗或介入治疗失败而病情危及生命时才考虑外科手术。手术的最佳时间是 13 ~ 28 周。如果胎龄已 >26 周,根据估计体重、是否已使用激素等再考虑是否在心脏外科手术前进行分娩。而如果胎龄 >28 周,手术前应该先进行分娩。而如果手术前没有分娩,则术前要用激素,术中要监测胎心和子宫张力。体外循环的时间要尽量短。

七、分娩时机和方式

1. **分娩时机**　所有患有心脏病的妇女在妊娠 40 周时都应考虑引产。引产时机将取决于心脏状况、产科评估(包括宫颈评估)、胎儿健康状况和胎儿肺成熟度。

2. **自然分娩还是剖宫产**　大部分患者还是推荐阴道分娩。以下情况要考虑剖宫产:有产科适应证;口服抗凝药;主动脉严重病变;急性严重心衰;肺高压的严重类型如艾森门格综合征。

八、孕期和哺乳期用药

总体原则:用药要兼顾母亲和胎儿/婴儿的获益和风险。下面就心内科常用的几类药物做简单总结。

1. **抗凝药**　华法林能够通过胎盘屏障,在孕早期使用可能会导致胎儿异常(肢体不全和鼻发育异常),在孕 6~12 周用低分子肝素替代华法林可以消除这一风险。如果孕妇正在使用华法林,经阴道分娩是禁忌的,因为可能造成胎儿颅内出血。不管哪种抗凝方式,目前都有出血风险。普通肝素不经过胎盘屏障,但容易引起肝素诱导的血小板减少症。一般普通肝素只在以下情况推荐使用:大面积肺栓塞或者分娩前后需要精准抗凝时。如分娩前 36 小时以上开始换成普通肝素,分娩前 4~6 小时停用,分娩后如无出血并发症,6 小时后恢复使用。相对新型的抗凝药,如磺达肝葵钠只在低分子肝素过敏或有严重不良反应时才考虑用,而直接 Xa 因子抑制剂孕期不考虑使用。

2. **溶栓药**　溶栓治疗是孕期和围生期的相对禁忌证,只有在高危患者伴有严重低血压或者休克时才能考虑。一旦给予溶栓治疗,不用给负荷量的普通肝素,而直接给维持量普通肝素 18U/(kg·h),根据 APTT 精细调节剂量,病情稳定后换成低分子肝素。

3. **β 受体拮抗药**　在孕期总体是安全的,但可能增加胎儿生产迟缓和低血糖。$β_1$ 高选择性的要优先考虑,如比索洛尔和美托洛尔。α/β 双阻滞的药物中,拉贝洛尔是孕期高血压常用的一个药物。对于心衰的患者,卡维地洛也是可以考虑选择的。

4. **肾素-血管紧张素-醛固酮系统抑制剂**　目前孕期均是禁忌。

5. **钙通道阻滞药**　二氢吡啶类 CCB 相对安全,但孕晚期使用有增加新生儿癫痫的风险。地尔硫䓬在动物上发现有致畸性,但人体数据有限,尽量不用。维拉帕米相对安全可以作为房扑心室率控制、原发性持续性室速治疗的二线药物。

6. **他汀类药物**　孕期和哺乳期尽量不用。

九、妊娠期高血压

妊娠合并的各种心血管疾病中,高血压是最常见的,结合我国最新发布的专家共识单独进行简单介绍。妊娠期高血压是指妊娠与高血压并存的一组疾病,包括妊娠前诊断为高血压或妊娠 20 周前新发现的高血压以及妊娠 20 周后发生的高血压。

1. **妊娠期高血压疾病的危险因素**　①年龄 ≥35 岁;②肥胖:孕前体重指数 >28kg/m²;③遗传:有妊娠期高血压疾病的家族史(尤其是母亲及姐妹);④既往妊娠期高血压疾病病史:既往有子痫前期、HELLP综合征;⑤既往妊娠期糖尿病;⑥孕前合并疾病:孕前合并抗磷脂综合征、系统性红斑狼疮、肾病、高血压、易栓症、妊娠前糖尿病、睡眠呼吸暂停低通气综合征等;⑦子宫张力过高:羊水过多、双胎、多胎或巨大儿及葡萄胎等;⑧情绪因素:孕期精神紧张、负面情绪;⑨初次妊娠:子痫前期更容易发生于无其他明显危险因素的健康初次妊娠者;⑩应用辅助生殖技术怀孕;⑪再次妊娠与上次妊娠间期 >10 年;⑫膳食因素:低镁低钙饮食。

2. **妊娠期高血压的诊断**　妊娠期高血压疾病定义为间隔至少 4 小时,2 次收缩压 ≥140mmHg(1mmHg = 0.133kPa)和/或舒张压 ≥90mmHg。若血压低于 140/90mmHg,但较基础收缩压升高 ≥30mmHg和/或舒张压升高 ≥15mmHg 时,虽不作为诊断依据却需要密切随访。妊娠期高血压的正确诊断有赖于规范的血压测量。妊娠期高血压疾病按照血压升高的程度还可分为:轻度:140~159/90~109mmHg;重度:≥160/110mmHg。

3. 妊娠期高血压疾病分类　可以根据高血压是否在妊娠 20 周前存在将其分为两大类 6 个亚型。第一类妊娠前诊断为原发性高血压或妊娠 20 周前(<20 周)新发现的高血压,包括以下 3 个临床亚型:慢性高血压(包括原发性和继发性)、白大衣高血压、隐匿性高血压。第二类为妊娠 20 周后(≥20 周)发生的高血压,包括以下三个临床亚型:一过性妊娠期高血压、妊娠期高血压、子痫前期。

4. 孕前管理　对无继发性因素不合并靶器官损害未经药物治疗的高血压女性,均建议行生活方式干预,包括减重、限盐,严格限盐应在备孕阶段实施。降压药物可选择拉贝洛尔、硝苯地平片及硝苯地平缓释片等,建议血压<140/90mmHg 时备孕。对于已经应用降压药物治疗的女性,应停用孕期禁用的降压药物,换成孕期相对安全的降压药物,治疗血压达标后观察 4~8 周再考虑备孕。高血压 2 级及以上(≥160/100mmHg)和伴有靶器官损害及继发性因素的女性建议于高血压专科规范诊断及治疗,3~6 个月后再次进行孕前评估。

5. 妊娠期高血压疾病的治疗与管理建议　①患妊娠期高血压疾病的孕妇应情绪放松,保证充足的休息和睡眠时间,但不建议绝对卧床,应保证一定的运动量。在饮食上应注意营养丰富均衡。患妊娠期高血压疾病的孕妇应该适度限盐,推荐每日食盐摄入量控制在 6g(尿钠排泄 100mmol/d),但对于全身水肿者应当限盐。体重指数的增长应保持在孕期推荐的合理范围。对于诊断为子痫前期的孕妇建议产科住院治疗;②血压目标:建议无危险因素的妊娠期高血压疾病孕妇将血压控制在 140/90mmHg 以下,合并靶器官损害的妊娠期高血压疾病孕妇根据合并临床情况,将血压控制在 135/85mmHg。为保证子宫-胎盘血流灌注,建议孕妇血压不可低于 130/80mmHg;③口服降压药物的选择:目前公认的妊娠期较为安全的常用口服降压药包括拉贝洛尔、硝苯地平、甲基多巴(国内暂未上市);利尿药和阿替洛尔要慎用;血管紧张素转换酶抑制剂(ACEI)/血管紧张素Ⅱ受体拮抗药(ARB)类药物禁用;④静脉降压药物的选择:妊娠合并重度高血压或子痫前期孕妇需应用静脉药物降压时,可使用拉贝洛尔、乌拉地尔、尼卡地平、酚妥拉明、硝普钠。静脉使用降压药物需从小剂量开始,严密监测孕妇血压及其他生命体征和胎儿宫内情况。子痫前期和重度高血压/高血压合并神经系统症状时建议静脉应用硫酸镁(但硫酸镁不作为降压药使用)。

6. 产后及哺乳期高血压的管理　妊娠期高血压疾病的产妇产后须规律监测血压,并至少监测 42 天。妊娠期高血压疾病的妇女产后哺乳期降血压药物使用推荐:除甲基多巴外,可继续应用妊娠期服用的降压药;如果在孕期服用甲基多巴治疗慢性高血压,应在分娩后 2 天内停用并换用其他降压药物。尽量避免使用利尿药或 ARB,如果单药控制不理想可硝苯地平(或氨氯地平)联合拉贝洛尔(或普萘洛尔),若两药控制仍不理想或对其中一种药物不耐受可联合依那普利或卡托普利。

十、指南与共识

国外的指南建议参阅《2018 ESC 妊娠期心血管疾病管理指南》。国内中华医学会心血管病学分会女性心脏健康学组及中华医学会心血管病学分会高血压学组组织编写了《妊娠期高血压疾病血压管理专家共识(2019)》。

(龚艳君)

参 考 文 献

[1] 中华医学会心血管病学分会女性心脏健康学组,中华医学会心血管病学分会高血压学组.妊娠期高血压疾病血压管理专家共识(2019).中华心血管病杂志,2020,48(03):195-204.

[2] Regitz-Zagrosek V,Roos-Hesselink JW,Bauersachs J,et al. ESC Guidelines for the management of cardiovascular diseases during pregnancy. Eur Heart J,2018,2018(39):3165-3241. doi:10.1093/eurheartj/ehy340.

第三节　心血管疾病合并出凝血异常

血液系统疾病对于心血管的影响最常见的是干扰出凝血机制,包括血栓形成倾向和出血倾向。血液系统疾病可出现血小板数量和或功能的改变以及凝血功能异常。心内科医生需要注意早期识别影响血小板和凝血的相关疾病(有些疾病较为隐匿),在基础疾病未能纠正的情况下个体化评估和采取恰当的抗栓治疗。合并血液系统异常的心血管疾病的临床研究证据较少,因研究大多除外该类患者,在临床处理中应该多学科讨论并个体化处理。

止血系统:①血管壁本身;②凝血和纤溶因子;③血小板(可能一些其他血液有形成分,如单核细胞和红细胞),三者之间有相互依存的关系。正常内皮细胞是一个强大的抗栓表面,它具有抗凝、促纤溶和抑制血小板特性。然而,一旦内皮被激活或干扰,它将迅速转化成层促栓表面,从而促进凝血、抑制纤溶和激活血小板。如果生理性抗栓作用被超越,结果就形成含有血小板和纤维蛋白的止血血栓。当血管受到机械损伤、炎症等刺激时,凝血系统被激活。凝血系统包括一系列蛋白酶和辅助因子,这些凝血和抗凝因子可能受到疾病的影响而发生功能异常。内皮功能异常是血栓形成的重要因素,抗凝作用也依赖于血管内皮的完整性。抗凝系统主要抑制纤维蛋白聚集,如抗凝血酶、C 蛋白/S 蛋白/血栓调节素系统和组织因子途径抑制物。血小板参与血栓形成的过程包括黏附、聚集和激活。血小板黏附(即血小板和血管壁相互作用)主要由 von Willebrand 因子介导。血小板激活过程是多种激活剂共同作用所致,包括血液中的体液介质(如去甲肾上腺素、凝血酶)、活化细胞释放的介质(如 ADP、血清素)和与黏附血小板接触的血管壁细胞外间质成分(如胶原、vWF)。血小板释放反应的产物,包括颗粒分泌物质和 TXA_2,介导血小板激活的最后步骤——聚集。血小板聚集时,更多的血小板从循环血液中集中到血管受损部位,形成阻塞性血小板血栓。

一、异常血栓形成倾向

异常血栓形成倾向(易栓症,thrombophilia)是指机体在遗传性、获得性(病理性、生理性或药物等)因素影响下,血液止血凝血各系统间功能失衡,产生高凝状态或血栓形成倾向。易栓症患者常在合并风险因素或无明显诱因的情况下发生血栓栓塞,且复发率高。遗传性易栓症患者终身携带血栓风险,通常需长期进行风险评估和/或药物预防。易栓症相关病因主要涉及抗凝血蛋白缺陷、凝血因子异常、纤溶蛋白异常和代谢异常等多个方面,多导致静脉血栓栓塞,少数患者亦可发生动脉血栓栓塞。

1. 遗传性血栓形成倾向　由于遗传性易栓症患者既往多有血栓病史,且有证据显示,一些临床特征(低龄发病、少见栓塞部位、复发性病理妊娠、特发性 VT 以及 VKAs 相关栓塞等)与遗传性缺陷存在关联,同时家族史中父系或母系的受累家属数量(≥2)和血栓类型(明确病因的/无诱因的静脉血栓)等因素也有助于分析患者是否有遗传风险。研究显示,东亚人群中,蛋白 C、蛋白 S 和抗凝血酶缺乏是主要易栓症类型,而 V 因子 *Leiden* 突变和凝血酶原 *G20210A* 突变罕有报道。

2. 获得性血栓形成倾向　导致获得性易栓症的风险因素繁多、形成机制不同、临床过程表现复杂且差异很大,因此应充分了解患者的血栓病史、血栓家族史以及个体特征(如高龄、肥胖、长时间制动等),结合实验室检查(抗心磷脂抗体和/或狼疮抗凝物、高同型半胱氨酸以及抗凝血蛋白等)进行疾病病因诊断和血栓发生(复发)风险监测以调整治疗方案。

导致获得性易栓症的风险因素有生理性、病理性和药物相关性三类。其中生理性风险主要指妊娠和产褥期;病理性风险涉及可能产生和加重血流淤滞、血管内皮损伤和血液促凝趋势的因素或疾病,包括(但不限于)手术及创伤、甲状腺功能亢进、癌症、抗磷脂综合征、肾病综合征、重度感染和炎性肠病、慢性心力衰竭、骨髓增殖性疾病等;药物性易栓因素包括口服避孕药和激素替代治疗、抗肿瘤治疗(如沙利度胺、来那度胺)、肝素诱导的血小板减少症等。

二、抗凝脂综合征

抗磷脂综合征(antiphos pholipid syndrome,APS)是一种非炎症性自身免疫性疾病。临床表现为不能解释的静脉和动脉血栓形成以及病态妊娠,血中持续存在抗磷脂抗体,抗磷脂抗体也可被感染或药物诱发。抗磷脂抗体促进血栓形成的可能机制:①干扰磷脂依赖的抗凝途径,包括蛋白 C 和组织因子途径抑制物的功能;②结合于细胞表面激活细胞。

【分类】

APS 可分为原发性 APS 和继发性 APS,继发性 APS 多见于系统性红斑狼疮(SLE)或类风湿关节炎(RA)等自身免疫病。此外,还有一种少见的恶性 APS(catastrophic APS),表现为短期内进行性广泛血栓形成,造成多器官功能衰竭甚至死亡。

【临床表现】

1. **动静脉血栓形成** 血栓形成的临床表现取决于受累血管的部位,可表现为单个或多个血管受累。静脉血栓比动脉血栓常见,如下肢深静脉血栓和肺栓塞。动脉血栓多见于脑部,也可累及冠状动脉。

2. **产科表现** 因胎盘血管形成血栓导致胎盘功能不全,引起习惯性流产,还可发生先兆子痫等。

3. 血小板减少。

4. **其他** APS 相关的肾病;晚期可有心脏瓣膜病变的表现。

诊断主要依赖临床表现和实验室检查,如血浆中出现抗磷脂抗体、心磷脂抗体或 β_2 糖蛋白,至少两次,每次间隔至少 12 周。

【治疗】

抗磷脂抗体阳性且伴有血栓的患者应给予抗凝治疗。根据不同部位血栓可以选择治疗剂量的低分子肝素及华法林(INR 2.0~3.0)。目前,非维生素拮抗药口服抗凝药物没有在静脉血栓合并抗磷脂抗体综合征患者的适应证,长期治疗仍然只能选择华法林。

三、血小板减少症

急性冠脉综合征(ACS)患者合并血小板减少大约占 5%,与血小板减少的定义相关。合并血小板减少症的 ACS 患者其死亡率较高,且大出血、再梗死或卒中更为多见。ACS 患者出现血小板计数低时,临床处理更为棘手。一方面,ACS 需强化抗血小板治疗;另一方面,血小板计数低的情况不建议继续抗血小板治疗,否则可能增加出血风险。ACS 合并血小板计数低患者分为两种情况,一是发生 ACS 之前已存在较低的血小板计数,二是 ACS 之后才发生血小板计数降低。就前者而言,大量研究发现,血小板计数低的患者血小板体积较大(较大的血小板更易黏附在血管壁表面,诱发血栓形成)以及血小板微粒升高(在一定临床环境中促进血栓形成),提示该类患者发生 ACS 的风险较高。而 ACS 之后出现的较低血小板计数,主要原因大多与治疗相关,如抗血栓药物(肝素或糖蛋白Ⅱb/Ⅲa 受体抑制药)。因此,对于 ACS 合并血小板计数低患者进行合理的抗血小板干预仍是必要的。

血小板减少的定义为血小板计数低于正常上限($150×10^9$/L)。2017 年 ESC 发表了对于 ACS 合并血小板减少患者的处理意见,建议将血小板减少分为轻度[血小板计数>($100~150$)$×10^9$/L]、中度[($50~100$)$×10^9$/L]和重度($<50×10^9$/L)。

【临床表现】

血小板减少导致患者出血风险增加,但是部分患者没有临床显性的出血症状或仅有轻微出血,如瘀斑、紫癜(受压或创伤部位)、大便潜血阳性等。严重血小板减少的患者可发生严重出血,尤其是内脏出血,如便血、血尿,甚至颅内出血。

【治疗】

评估血小板减少的病因,并积极纠正。首先找到并去除导致血小板减少的可逆因素。心血管疾病患者常见的血小板减少的原因包括:假性血小板减少,感染尤其是重症感染,大量输液,机械性破坏,如主动脉气囊反搏、ECMO,自身免疫性疾病、肿瘤或 DIC 等。还有药物相关的血小板减少,如肝素、糖蛋白Ⅱb/Ⅲα 受体拮抗药、抗生素等。

根据血小板减少的严重程度给予恰当的抗血小板治疗措施。轻度血小板减少不影响抗血小板治疗策略。中度血小板减少且无活动性出血的情况下,可行 PCI。PCI 后给予双联抗血小板治疗 1 个月,后改为氯吡格雷单药治疗;如未行 PCI,可予氯吡格雷单药治疗,无论何种治疗,均建议联合 PPI。重度血小板减少应停用所有抗血小板药物,并避免行 PCI。

我国指南建议非血运重建 ACS 患者若血小板计数范围为$(60\sim100)\times10^9$/L,可考虑氯吡格雷联合阿司匹林治疗;血小板计数$(30\sim60)\times10^9$/L 时,建议慎用抗血小板药物,可考虑单药(氯吡格雷或阿司匹林)维持治疗,避免使用替格瑞洛;血小板计数低于 30×10^9/L 时,建议停用所有抗血小板药物。

行 PCI 的 ACS 患者血小板计数低于 100×10^9/L 且$>60\times10^9$/L,需谨慎评估双联抗血小板治疗的安全性。低出血风险患者可首选氯吡格雷联合阿司匹林治疗,高出血风险患者可考虑使用单药(氯吡格雷或阿司匹林)治疗,避免使用替格瑞洛。如 ACS 患者血小板计数低于 60×10^9/L 且$>30\times10^9$/L,建议使用单药(氯吡格雷或阿司匹林)维持治疗,避免使用替格瑞洛。如 ACS 患者血小板计数低于 30×10^9/L 建议停用所有抗血小板药物,并避免行 PCI。如 ACS 患者血小板计数短期下降超过 30×10^9/L,不建议继续抗血小板治疗,应积极纠正原发疾病后再评估抗血小板治疗的安全性。

已经发生血小板减少的患者,要采取措施降低出血风险。避免联合使用增加出血风险的药物,如非甾体抗炎药物,避免使用强效抗栓药物,如糖蛋白 Ⅱb/Ⅲα 受体拮抗药,尽量不要联合口服抗凝药物。预防性使用 PPI 以降低胃肠道出血风险。

肝素诱导的血小板减少症(heparin induced thrombocytopenia,HIT) HIT 是在应用肝素类药物过程中出现的、由抗体介导的肝素不良反应,临床上以血小板计数降低为主要表现,可引发导致静、动脉血栓形成,严重者甚至导致死亡。HIT 分为Ⅰ型和Ⅱ型,两种类型在形成机制、发生时间、临床处理和结局等方面均显著不同。HIT 以血小板计数减低,伴血栓形成(HIT with thrombosis,HITT)或不伴血栓形成(isolated HIT,孤立 HIT)为主要临床表现,少数患者可出现急性全身反应,HIT 相关出血少见。

HIT 的主要临床表现为血小板计数显著降低和/或静、动脉血栓形成,严重者可致残或致死。诊断利用 4Ts 评分和血小板数量动态监测,联合 HIT 抗体检测和/或血小板功能实验进行排除诊断和确诊。血小板计数是最基本的实验室检测指标,还需要进行血小板功能分析实验和 HIT 抗体检测。

HIT 患者一经诊断或者高度怀疑应立即停用肝素,并接受非肝素类抗凝药物治疗,特别是 HITT 或存在继发血栓风险的患者。HIT 治疗分为初始治疗阶段和维持治疗阶段。多种抗凝药物可用于 HIT 的初始抗凝治疗,包括直接凝血酶抑制剂(如比伐芦定、阿加曲班)、磺达肝癸钠等。维持治疗多以华法林替代,尽管证据不多非维生素 K 口服抗凝药物也可作为 HIT 的初始替代抗凝治疗和/或维持用药。

四、原发性血小板增多症

血小板增多症患者的血栓危险风险明显增加。导致血小板增多的血液系统疾病包括慢性髓性白血病、真性红细胞增多症、原发性骨髓纤维化、骨髓增生异常综合征等;还有原发性血小板增多症。

【诊断】

原发性血小板增多症的主要诊断标准之一为血小板计数$\geqslant450\times10^9$/L,结合骨髓活检和基因突变的异常,后者主要是 *JAK2*、*CALR* 或 *MPL* 基因。血栓是影响患者原发性血小板增多症患者生活质量和降低寿命的主要原因。患者确诊后首先应按 IPSET thrombosis 系统对患者发生血栓的风险做出评估:年龄>60岁(1分),有心血管危险因素(1分),此前有血栓病史(2分),*JAK2V617F* 突变阳性(2分)。依累计积分血栓危度分组:低危(0~1分)、中危(2分)和高危($\geqslant3$分)。各危度组患者血栓的年发生率分别为 1.03%、2.35% 和 3.56%。

【治疗】

原发性血小板增多症的治疗目标是预防和治疗血栓合并症。基础疾病的治疗,主要是降细胞治疗。血栓高危患者需要抗血小板治疗,但是 PLT>$1\,000\times10^9$/L 的患者服用阿司匹林可增加出血风险,应慎用。PLT>500×10^9/L 的患者不推荐服用阿司匹林。对阿司匹林不耐受的患者可换用氯吡格雷。我国指南建议下列患者需要给予抗血小板药物。

1. 无血栓疾病病史 年龄<60岁、有心血管病危险因素或 *JAK2V617* 突变者,给予阿司匹林 100mg,每日 1 次;年龄<60岁、有心血管病危险因素和 *JAK2V617* 突变且 PLT<$1\,000\times10^9$/L 者,给予阿司匹林 100mg,每日 1 次;年龄$\geqslant60$岁、无心血管病危险因素或 *JAK2V617* 突变者给予降细胞治疗+阿司匹林 100mg,每日 1 次;年龄$\geqslant60$岁、有 *CVR* 或 *JAK2V617* 突变者给予降细胞治疗+阿司匹林 100mg,每日 2 次。

对阿司匹林不耐受的患者可换用氯吡格雷。

2. 有动脉血栓病史　①任何年龄、无心血管病危险因素和 *JAK2V617* 突变者,给予降细胞治疗+阿司匹林 100mg,每日 1 次;②年龄≥60 岁、有 CVR 或 *JAK2V617* 突变者,给予降细胞治疗+阿司匹林 100mg,每日 2 次。

3. 有静脉血栓病史　①任何年龄、无心血管病危险因素和 *JAK2V617* 突变者,给予降细胞治疗+抗凝治疗;②任何年龄、有心血管病危险因素或 *JAK2V617* 突变的患者,给予降细胞治疗+抗凝治疗+阿司匹林 100mg,每日 1 次。

（孙艺红）

参 考 文 献

[1] McCarthy CP,Steg G,Bhatt DL. The management of antiplatelet therapy in acute coronary syndrome patients with thrombocytopenia:a clinical conundrum[J]. Eur Heart J,2017,38(47):3488-3492. DOI:10. 1093/eurheartj/ehx531.

[2] 中华医学会血液学分会白血病淋巴瘤学组.原发性血小板增多症诊断与治疗中国专家共识(2016 年版).中华血液学杂志,2016,37(10):833-836.

[3] 中华医学会风湿病学分会.抗磷脂综合征诊断和治疗指南.中华风湿病学杂志,2011,15(6):407-411.

[4] 中国医师协会心血管内科医师分会血栓防治专业委员会.肝素诱导的血小板减少症中国专家共识(2017).中华医学杂志,2018,98(6):408-417.

[5] 中国医师协会心血管内科医师分会血栓防治专业委员会,中华医学会心血管病学分会介入心脏病学组,中华心血管病杂志编辑委员会.急性冠状动脉综合征特殊人群抗血小板治疗中国专家建议.中华心血管病杂志,2018,46(4):255-266.

[6] 中国医师协会心血管内科医师分会血栓防治专业委员会,中华医学会心血管病学分会,冠心病与动脉粥样硬化学组.中华心血管病杂志编辑委员会急性冠状动脉综合征非血运重建患者抗血小板治疗中国专家共识(2018).中华心血管病杂志,2019,47(6):430-442.

第四节　心血管疾病合并肾疾病

慢性肾病(chronic kidney disease,CKD)是冠心病(cardiovascular disease,CVD)患者死亡的独立危险因素,同时心血管病也是 CKD 患者的主要死因。该类患者高缺血风险与高出血风险并存,临床诊治较为棘手,目前针对该人群的循证医学证据仍相对不足,必将成为未来心血管病研究主要方向之一。

【流行病学】

流行病学调查提示,超过 1/3 的急性冠脉综合征(ACS)患者合并 CKD。在 GRACE 研究入选的 11 774 例 ACS 患者中,中度肾功能不全的患者为 3 397 例(占 28.9%),重度肾功能不全的患者为 786 例(占 6.7%)。该结果也被 NCDR-ACTION 研究数据证实:30.5% 的 STEMI 合并 CKD,42.9% 的 NSTEMI 合并 CKD。CKD 合并 CVD 的患者有其特殊性,eGFR 低的 ACS 患者胸痛症状的发作不典型;患者心电图变化也常不典型,NSTEMI 更多见;且 eGFR 严重减低的患者会出现非心肌缺血导致的肌钙蛋白升高;基于以上的特点,CKD 患者出现 CVD 时诊断困难,针对该类人群的随机对照研究较少,导致该人群的循证证据也相对不足。

【分型】

心肾综合征定义为心脏和肾脏其中一个器官的急性或慢性功能障碍可能导致另一器官的急性或慢性功能损害的临床综合征。分为 5 个亚型:Ⅰ 型指急性心功能不全,如急性失代偿性心力衰竭(acute decompensated heart failure,ADHF)导致的急性肾损伤(acute kidney injury,AKI);Ⅱ 型为慢性心功能不全导致的慢性肾功能不全;Ⅲ 型指急性肾功能恶化导致的急性心功能不全;Ⅳ 型为慢性肾脏病导致的心功能不全;Ⅴ 型指全身系统性疾病(如败血症、糖尿病、系统性红斑狼疮、淀粉样变、血管炎等)导致心肾功能同时异常。

【治疗】

1. CKD 合并 CVD 患者的药物治疗　当 CKD 患者合并 CVD 时,在选择药物的时候需考虑药物本身的药代动力学特点,避免药物因为肾消除减慢而在体内蓄积导致不良反应增加;同时也要敢于足量规范用药控制疾病发展,改善患者预后。CKD 合并 CVD 患者的药物治疗主要包括:①抗栓药物;②调脂药物;③其他冠心病二级预防药物。

(1)抗栓治疗

1)溶栓治疗:尽管直接经皮冠状动脉介入治疗(PCI)是 STEMI 患者优先选择的再灌注策略,但根据指南推荐预估 PCI 不能在 120 分钟内开始,而从诊断 STEMI 到推注溶栓药物最大延迟时间<10 分钟时,推荐溶栓治疗作为初始再灌注策略,可使用纤维蛋白特异性药物(阿替普酶、替奈普酶、瑞替普酶)。需要明确的是 CKD 不是 STEMI 溶栓的禁忌证,高危出血倾向才是溶栓禁忌。各种溶栓方案中,溶栓药物本身的剂量并不需要根据肾功能的情况调整剂量,而伴随使用的抗凝治疗却需要根据使用药物的不同以及肾功能的状况进行剂量调整。

2)抗凝治疗:普通肝素的主要清除途径为网状内皮系统,极少以原形从尿排出,从药代动力学上无须调整用量。而低分子肝素、磺达肝癸钠和比伐卢定大部分经肾排除,因此指南推荐 CKD 患者[CrCl<30ml/min 或 eGFR<30ml/(min·1.73m^2)]需减量(表 2-28-4),或应用普通肝素,并根据活化部分凝血活酶时间(APTT)调整肝素剂量。但长时间使用普通肝素,可发生肝素诱导的血小板减少,故普通肝素抗凝建议在 48 小时内。

表 2-28-4　ACS 合并 CKD 患者抗凝药物的推荐剂量

药物名称	CKD 1~3 期 eGFR≥30/ (ml·min^{-1}·1.73m^{-2})	CKD 4 期 15≤eGFR<30/ (ml·min^{-1}·1.73m^{-2})	CKD 5 期 eGFR<15/ (ml·min^{-1}·1.73m^{-2})
普通肝素	冠脉造影前静脉推注 60~70U/kg(最大剂量 5 000U),随后静脉滴注 12~15U/(kg·h)(最大剂量 1 000U/h PCI 时静脉推注 70~100U/kg(同时使用 GPⅡb/Ⅲa 时剂量为 50~70U/kg) APTT 保持在 50~70 秒	无须调整剂量	无须调整剂量
依诺肝素	1mg/kg,q. 12h. i. h; 年龄≥75 岁,0. 75mg/kg,q. 12h. i. h	1mg/kg,q. d. i. h	不推荐
磺达肝癸钠	2. 5mg,q. d. i. h	eGFR<20ml/(min. 1.73m^2)或者透析时不推荐	不推荐
比伐卢定	eGFR>60ml/(min·1.73m^2)的患者剂量为 0. 75mg/kg,i. v,然后 1. 75mg/(kg·h)i. v. gtt; 若 30≤eGFR<60ml/(min·1.73m^2)静脉滴注剂量减至 1. 4mg/(kg·h),i. v. gtt	不推荐	不推荐

3)抗血小板治疗(表 2-28-5)

表 2-28-5　ACS 合并 CKD 患者抗血小板药物的推荐剂量

药物名称	CKD 1~3 期 eGFR≥30/ (ml·min^{-1}·1.73m^{-2})	CKD 4 期 15≤eGFR<30/ (ml·min^{-1}·1.73m^{-2})	CKD 5 期 eGFR<15/ (ml·min^{-1}·1.73m^{-2})
阿司匹林	负荷剂量为 150~300mg,维持剂量为 75~150mg,q. d.	无须调整剂量	无须调整剂量
氯吡格雷	负荷剂量为 300~600mg,维持剂量为 75mg,q. d.	无须调整剂量	STEMI:无有效信息 NSTEMI:仅用于选择性指征(如预防支架血栓)
替格瑞洛	负荷剂量为 180mg,维持剂量为 90mg,b. i. d.	无须调整剂量	不推荐

药物名称	CKD 1~3 期 eGFR≥30/ $(ml \cdot min^{-1} \cdot 1.73m^{-2})$	CKD 4 期 15≤eGFR<30/ $(ml \cdot min^{-1} \cdot 1.73m^{-2})$	CKD 5 期 eGFR<15/ $(ml \cdot min^{-1} \cdot 1.73m^{-2})$
普拉格雷	负荷剂量为 60mg,维持剂量为 10mg,q.d.	无须调整剂量	不推荐
替罗非班	25μg/kg,i.v.,之后 0.15μg/(kg·min),i.v.gtt	STEMI:25μg/kg,i.v,之后 0.075μg/(kg·min),i.v.gtt NSTEMI:25μg/kg,i.v,之后 0.05μg/(kg·min),i.v.gtt	不推荐

①阿司匹林:通过抑制环氧化酶和血栓烷 A_2 的合成达到抗血小板聚集的作用,其代谢产物主要从肾脏排泄。在肾功能正常或轻度受损[eGFR≥30ml/(min·1.73m²)]的 STEMI 患者中 PCI 前阿司匹林负荷剂量为 150~300mg,PCI 术后长期维持剂量为 75~100mg,q.d,其中 CKD 4~5 期的 STEMI 患者无须调整剂量。

②P2Y12 受体抑制药:有关终末期肾脏病患者使用 P2Y12 受体抑制药的试验数据较少,循证证据主要集中在轻-中度 CKD 或非 CKD 的 CVD 患者。

氯吡格雷:在肾功能正常或轻度受损[eGFR≥30ml/(min·1.73m²)]的患者中 PCI 前尽早给予氯吡格雷负荷剂量为 300~600mg,PCI 术后维持剂量为 75mg,q.d,其中 CKD4 期的 STEMI 患者无须调整剂量,而 CKD5 期的患者由于缺乏循证证据无法做出推荐。

替格瑞洛:主要通过肝代谢消除,在肾功能正常或轻度受损[eGFR≥30ml/(min·1.73m²)]的 STEMI 患者中 PCI 前或术中尽早给予替格瑞洛负荷剂量为 180mg,PCI 术后维持剂量为 90mg,b.i.d.,其中 CKD 4 期的 STEMI 患者无须调整剂量,而 CKD 5 期的患者不推荐使用。

③血小板糖蛋白Ⅱb/Ⅲa 受体拮抗药:血小板糖蛋白Ⅱb/Ⅲa 受体拮抗药的应用需要谨慎考虑出血风险。根据指南推荐在肾功能正常或轻度受损[eGFR≥30ml/(min·1.73m²)]的 STEMI 患者替罗非班用法为 25μg/kg i.v,伴随 0.15μg/(kg·min)i.v.gtt,对于 CKD 4 期患者输注剂量减半,CKD 5 期患者不推荐使用替罗非班。

(2)调脂药物:CKD 加剧脂质代谢紊乱,而脂质损伤肾单位促进 CKD 病程发展。研究证实,炎症和炎症介质能改变系膜细胞的胆固醇稳态,打破胆固醇对 LDLR 负反馈抑制作用从而促进它们转变为泡沫细胞,提示炎症是脂质异常介导的动脉粥样硬化和肾损害的中心环节。对于 CKD 人群,即使 LDL 水平并非很高,仍有使用他汀类药物的指征。由于阿托伐他汀和氟伐他汀主要通过肝脏代谢,<5% 的药物经过肾排泄,所以当 eGFR 下降时不需要调整剂量。但普伐他汀、辛伐他汀以及瑞舒伐他汀经过肾排泄,会在 CKD 患者体内蓄积,因此 CKD 3~5 期患者剂量减半。

(3)其他冠心病二级预防药物

1)β受体拮抗药:所有的 ACS 患者均应接受 β 受体拮抗药治疗,除非存在禁忌证。阿替洛尔经肾脏清除,CrCl<35ml/min 的肾功能不全患者使用时须调整剂量,CrCl 15~35ml/min 患者调整剂量为 ≤50mg/d;CrCl<15ml/min 患者调整剂量为 ≤25mg/d。普萘洛尔、美托洛尔和卡维地洛主要经肝脏代谢,只有 5% 以下的口服剂量在尿液中以原型排出,肾功能不全的患者不需要调整剂量。

2)钙通道阻滞药:二氢吡啶类 CCB(DHB-CCB)直接阻断血管壁 L 型钙离子通道,从而扩张动脉减少血管阻力降低血压。DHB-CCB 可用于肾实质性高血压、肾血管性高血压、高血压肾损害、糖尿病肾病或其他继发性肾脏病合并高血压的患者;或正在接受血液透析或腹膜透析的患者。

3)血管紧张素转换酶抑制药(ACEI)和血管紧张素Ⅱ受体拮抗药(ARB):肾功能不全的情况下,使用血管紧张素转换酶抑制药(ACEI)和血管紧张素Ⅱ受体拮抗药(ARB)必须严密观察肾功能的变化,及时进行治疗方案的调整。从临床上看,只要血肌酐不超过 SCr>1.4mg/dl、血钾<5.5mmol/L CKD 患者可以考虑一直使用 ACEI 和 ARBs。特别需要注意对于双侧肾动脉狭窄的情况血管紧张素转换酶抑制药(ACEI)和血管紧张素Ⅱ受体拮抗药(ARB)是禁忌的,原因是会减少双侧肾动脉狭窄的肾脏血流,导致肾功能急剧减退。

4)醛固酮受体拮抗药:根据指南的推荐,射血分数 ≤40%、合并糖尿病或心衰的患者在接受

ACEI、β 受体拮抗药治疗后,若无肾功能不全(男性 SCr>2.5mg/dl 或女性>2.0mg/dl)或高钾血症(血钾>5.0mmol/L),可以联合使用螺内酯或依普利酮等醛固酮受体拮抗药。

2. 合并 CKD 患者介入治疗及 CIN 防治　冠脉介入治疗业已成为冠心病患者最主要的治疗方式之一。对比剂肾损伤是介入治疗过程中的重要并发症,而合并慢性肾疾病则是对比剂肾病最主要的危险因素。因此,如何有效地预防对比剂肾病(CIN)的发生,尽可能保护肾功能,已成为 CKD 合并 CVD 患者所面临的一个重要问题。

(1) CIN 定义:关于对比剂相关肾损伤的准确定义仍存争议。临床上常用的是"造影剂肾病(contrast induced nephropathy,CIN)"和"对比剂诱导的急性肾损伤(contrast induced acute renal injury,CI-AKI)"这两个概念,我国一直沿用"CIN"的概念,即在排除其他原因的情况下,血管内途径应用碘造影剂后 48~72 小时血清肌酐水平升高≥44.2μmol/L(0.5mg/dl)或超过基线 25%。随着诊断性和治疗性临床实践的不断增加,CIN 已经成为医院获得性肾衰竭的第三大原因。一般人群 CIN 的发生率约为 0.6%~2.3%,而合并慢性肾脏病(CKD)的高危人群 CIN 的发生率甚至可高达 40%~50%。发生 CIN 的患者发生院内死亡的风险升高,且增加晚期心血管事件、死亡以及透析的风险。

(2) 危险因素:CIN 的主要危险因素包括原有肾功能不全、糖尿病、水化不完全以及使用过多剂量造影剂,其他可能的危险因素包括心力衰竭、低血压、主动脉内球囊反搏、使用肾毒性药物、高龄及贫血等(表 2-28-6,表 2-28-7)。

表 2-28-6　CIN 危险因素评分量表

危险因子	评分	危险因子	评分
高血压	5	糖尿病	3
主动脉瓣球囊反搏	5	造影剂用量(每 100ml)	1
充血性心力衰竭	5	血清肌酐浓度>1.5mg/dl	4
年龄≥75 岁	4	肾小球滤过率[ml/(min·1.73m²)]	40~60,2 20~40,4 <20,6
贫血	3		

表 2-28-7　风险评分值与 CIN、透析风险

风险评分	CIN 风险	透析风险	风险评分	CIN 风险	透析风险
≤5	7.5%	0.04%	11~15	26.1%	1.09%
6~10	14.0%	0.12%	≥16	57.3	12.6%

(3) 发病机制:CIN 发生机制目前仍未被完全阐明。可以肯定的是 CIN 的发生是多因素共同参与的结果,其中合并的肾基础疾病、肾动脉低灌注以及造影剂导致的肾髓质的缺氧性损伤是 CIN 发生的关键机制。碘造影剂的渗透压和黏度以及造影剂分子对肾小管细胞的直接毒性共同参与了造影剂对肾髓质的损伤。

(4) 防治措施:预防和治疗措施主要包括基础肾功能评估、危险分层、停用肾毒性药物、水化、控制造影剂用量、选择低渗或等渗造影剂以及预防性用药等。

1) 基础肾功能评估:在应用碘造影剂之前,评估患者的基础肾功能非常重要,有助于指导临床医生制订恰当的防治策略,降低 CIN 的发生率。eGFR 降低是 CIN 发生最重要的预测因素,推荐使用 eGFR 评估患者的基础肾功能,即采用适合中国人的改良 MDRD 公式计算:eGFR[ml/(min·1.73m²)] = 175×Scr(mg/dl)−1.154×年龄−0.203×(0.79 女性)。

2) 危险分层:可应用 AGEF 评分系统初步评估 CIN 的风险。影响 AGEF 评分的因素包括:年龄、eGFR 和 LVEF。其计算公式为:AGEF 评分 = 年龄/LVEF(%)+1[如 eGRF<60ml(min·1.73m²)]。有研究显示,AGEF 评分≤0.92、0.92~1.16 和>1.16 的 CIN 发生率分别为 1.1%、2.3% 和 5.8%。AGEF 评分

增高是 CIN 发生的独立预测因素。

3）停用肾毒性药物：有 CIN 风险的患者应该在使用造影剂前至少 24 小时停用潜在肾毒性的药物，如非甾体抗炎药（NSAIDs）、氨基糖苷类抗生素、环孢霉素、他克莫司和两性霉素 B 等；长期服用血管紧张素转化酶抑制药（ACEI）或血管紧张素 II 受体拮抗药（ARB）的患者，如定期复查 Scr 无明显改变，可继续服用，有研究显示 ACEI/ARB 有潜在的肾保护作用，有助于预防 CIN。

4）充分水化：临床研究证实，水化是降低 CIN 发生风险的关键措施，对于中/重度 CKD 患者［eGFR <60ml/（min·1.73m^2）］更应注意充分水化。充分水化可以改善肾血流量，降低肾素-血管紧张素系统的活性，降低造影剂相关的血液黏滞度和渗透性，使用碳酸氢钠还可使肾小管内液体碱性化从而降低肾小管损害。

目前提倡静脉应用等渗盐水的水化疗法，尚无充分证据表明口服补液和静脉补液的效果相当。推荐在造影剂注射之前 12 小时和之后 12 小时以 1.0~1.5ml/（kg·h）的速度静脉输注等渗盐水，保持尿量 75~125ml/h，对心力衰竭患者应减半量。或在造影剂注射之前 1 小时以 3ml/（kg·h）的速度静脉输注 1.25% 碳酸氢钠溶液，在注射之后 6 小时以 1ml/（kg·h）的速度继续静脉输注 1.25% 碳酸氢钠溶液。对 CIN 高危患者或在术前无法完成预防性标准水化的情况下，可考虑呋塞米静脉注射联合水化；对合并严重 CKD 的患者，也可考虑在复杂 PCI 前 6 小时行预防性血液滤过。

5）选择等渗或低渗造影剂：在 CIN 高危患者中避免使用高渗造影剂已得到广泛认可，但没有明确的证据表明在一般 CIN 高危患者中等渗造影剂的安全性要优于低渗造影剂，所以等渗和低渗造影剂均可选用。

6）控制造影剂用量：在满足介入性诊断和治疗的前提下，应尽量使用最小剂量的碘造影剂，且尽量避免在 72 小时内重复多次注射造影剂。对合并 CKD 的患者，应更加严格地限制冠状动脉造影和 PCI 时的造影剂用量；剂量一般 <350ml 或 <4ml/kg 或造影剂总量/eGFR<3.4。

7）预防性用药：目前仅有少数几种药物被证明可能有助于预防 CIN 的发生，但也存在争议，对于 CIN 高危的患者可尝试使用。多中心随机对照临床研究的结果支持乙酰半胱氨酸（NAC）能够预防 CIN，且呈剂量依赖性，高剂量 NAC 要较低剂量能更好地预防 CIN。近年的研究表明他汀类药物对预防 CIN 可能有一定效果，《2014 年 ESC/EACTS 心肌血运重建指南》和《2016 年中国 PCI 指南》均推荐，在使用造影剂之前使用他汀类药物可能有助于降低 CIN 的发生率。

（周玉杰）

参 考 文 献

［1］Sarnak MJ，Amann K，Bangalore S，et al. Chronic Kidney Disease and Coronary Artery Disease：JACC State-of-the-Art Review. J Am Coll Cardiol，2019，74：1823-1838.

［2］Thomsen HS，Morcos SK. Contrast media and the kidney：European Society of Urogenital Radiology（ESUR）guidelines. Br J Radiol，2003，76：513-518.

［3］Afsar B，Turkmen K，Covic A，et al. An update on coronary artery disease and chronic kidney disease. Int J Nephrol，2014，2014：767424.

第五节　心血管疾病患者的非心脏手术

全球非心脏手术总并发症发生率为 7%~11%，死亡率为 0.8%~1.5%，其中心脏并发症占 42%。因此，在非心脏外科手术期间，围术期的心血管监测和管理对于患者安全度过围术期至关重要。目前高危患者的围术期管理策略主要来源于非外科领域，以提供并推广高危患者的最佳围术期管理策略为目的的"指南"已经建立，本章引入指南，重点概述心脏疾病患者非心脏手术围术期的管理策略。

一、危险评估

根据心脏性死亡和非致死性心肌梗死的发生率，对非心脏手术的心脏危险进行分层，即低风险（<1%）、中度风险（1%~5%）、高度风险（>5%）（表 2-28-8）。接受低、中度危险非心脏手术的心脏病患者，建议在麻醉师辅助下评估其心血管疾病（CVD）的风险，优化治疗。对于接受高危非心脏手术的已知心脏病患者或 CVD 高风险患者，建议心脏团队评估围术期 CVD 风险率。

表 2-28-8 各类外科手术治疗风险率的评估

低风险：<1%	中度风险：1%～5%	高度风险：>5%
表浅手术	腹膜内手术	主动脉及主要大血管手术
胸部	症状型颈动脉手术	开放式下肢血运重建术
牙科	外周动脉成形术	开放式下肢截肢术
甲状腺	血管瘤修复术	开放式下肢血栓栓塞清除术
眼部	头颈部手术	十二指肠-胰腺手术
置换型手术	大型神经手术	肝部分切除术
无症状颈动脉手术	大型妇科手术	胆管手术
微小整形术	大型整形术	食管切除术
微小妇科手术	大型泌尿外科手术	肠穿孔修复术
微小泌尿外科手术	肾移植	肾上腺切除术
	非大型胸腔内手术	胆囊全切术
		肺切除术
		肺或肝移植

1. **缺血性心脏病** 非心脏手术围术期血流动力学异常及心脏负荷异常造成心肌缺血的机制主要为：冠状动脉狭窄引起血流动力学波动，造成冠脉血流受限，进而出现因代谢需求异常引起血液供需比例失调；压力异常所引起的不稳定动脉粥样斑块破裂导致急性冠脉综合征（ACS），常伴有血管炎症、血管收缩功能改变及凝血异常。围术期的临床评估需要鉴别稳定性和不稳定性冠状动脉疾病。急性冠脉综合征导致的失代偿性心力衰竭是围术期死亡的高危因素，显然这样的患者需要进一步评估和药物治疗以达到稳定状态。如非心脏手术需紧急开展，除优化药物治疗之外，采用主动脉内球囊反搏来提供短期的心肌保护可能有效。

稳定性冠状动脉疾病，如仅在运动状态下发作心绞痛，常不合并左心室功能不全，一般能用合适的药物治疗来稳定病情，尤其是阿司匹林、β 受体拮抗药和他汀类的药物。相反，如轻微活动即出现呼吸困难，有可能发展成围术期心力衰竭、心肌梗死的高危人群，这些患者冠脉病变严重可能性大，需要考虑额外的监测手段或心血管检查。

既往有心肌梗死病史的非心脏手术患者的冠状动脉危险评估，主要依据手术和心肌梗死的时间间隔。心肌梗死后 6 个月内行非心脏手术会增加再梗死的发生率，对严重的冠状动脉狭窄进行再血管化治疗或接受最优化的药物治疗。围术期治疗的改进已经缩短了这个时间间隔，目前高危人群定义为心肌梗死后 30 天内正处于斑块和心肌修复过程中的患者。

2. **高血压** 慢性高血压与围术期心肌缺血并无直接关联，但此类人群多合并冠心病。尽管如此，当高血压合并外周动脉和冠状动脉疾病时，患者必须接受术前血压水平的监测和控制。

当患者收缩压<180mmHg，舒张压<110mmHg，临床医生可考虑不推迟该患者的非心脏手术时间，围术期应该继续使用抗高血压药物。若血压严重升高，如舒张压高于 110mmHg，为了优化抗高血压药物治疗而推迟手术的获益，必须权衡推迟手术造成的风险。

术后的高血压危象，定义为舒张压高于 120mmHg，并且临床上有即将发生急性靶器官损害的征象，造成心肌梗死和脑血管意外的风险。诊断标准包括视神经乳头水肿或颅内高压、心肌缺血或急性肾衰竭等临床表现。先兆子痫或子痫、嗜铬细胞瘤、术前突然停用可乐定、单用或联合应用伴或不伴拟交感神经作用的单胺氧化酶抑制药以及无意中停用抗高血压药物等均可导致高血压危象。

3. **心力衰竭** 与非心脏手术的围术期心脏并发症发病率有关。第三心音或者心力衰竭的体征，是围术期高危的预兆。对于有心力衰竭症状或体征、拟行非心脏手术的患者，需要进一步明确原因。术前评估旨在识别基础的冠状动脉、心肌和/或瓣膜疾病，并评估收缩性和舒张性功能不全的严重性。

患者确诊或疑似心力衰竭，且近期接受中、高危手术，术前行食管超声心动图评估左心室功能且/或检测利钠肽（BNP）水平,且在使用 β 受体拮抗药、血管紧张素转换酶抑制药（ACEI）/血管紧张素Ⅱ受体拮抗药（ARB）等药物治疗的基础上,继续优化药物调整。若患者最近确诊心力衰竭,推荐至少在心力衰竭治疗 3 个月后,再行中、高危非心脏手术。心力衰竭患者术前应继续服用 β 受体拮抗药,除非有充足的剂量滴定时间,否则不推荐术前服用大剂量 β 受体拮抗药。

4. 瓣膜性心脏病　主动脉瓣狭窄患者非心脏手术的风险明显增加,重度狭窄的患者行选择性非心脏大手术发生心脏功能失代偿的风险最高。症状性(如心绞痛、晕厥和心力衰竭)重度主动脉瓣狭窄患者必须进行进一步的评估,在择期非心脏手术前行拟行外科主动脉瓣膜置换术患者,如外科手术风险高,则建议行经导管主动脉瓣置换术(TAVR)。无症状重度主动脉瓣狭窄的患者如手术风险可接受,必要时可行非心脏手术。尽管行主动脉瓣球囊瓣膜成形术的长期效果不好,主要是由于再狭窄,但这个手术可暂时给拟行非心脏手术而短期内不可能行瓣膜置换手术的患者带来获益。在推荐应用瓣膜成形术来降低非心脏手术风险之前,必须慎重考虑该操作治疗相关的并发症甚至死亡的风险。

二尖瓣疾病比主动脉瓣狭窄导致围术期并发症的风险低。二尖瓣球囊瓣膜成形术通常可带来短期和长期的获益,尤其是年轻的患者,主要是二尖瓣狭窄但不合并二尖瓣叶增厚或显著的瓣下纤维化和钙化。

在功能正常的人工心脏瓣膜的围术期患者中,预防性抗生素应用和抗凝治疗是主要的问题。所有人工心脏瓣膜的患者,进行可能引起一过性菌血症的操作必须接受预防性抗生素治疗。具有人工心脏瓣膜的患者,抗凝治疗过程中接受手术增加出血的风险,需要权衡停用抗凝药物增加的血栓栓塞的风险。

临床实践上对于植入人工机械瓣膜的患者通常在行非心脏手术前 3 天停用口服抗凝药。允许国际标准化值(INR)下降至低于正常的 1.5 倍,口服抗凝药物可在术后第 1 天恢复。对于血栓栓塞的高危人群,另一治疗选择是在围术期转为肝素治疗,术前 4~6 小时停药,术后短时间内恢复。

与较早的笼球瓣瓣膜相比,现在的许多人工瓣膜血栓的发生率更低,因此使用肝素的风险可能超过围术期的获益。根据 AHA/ACC 指南,肝素通常用于高危患者,高危定义为机械性二尖瓣、三尖瓣或机械性主动脉瓣合并危险因素(如心房颤动、既往血栓栓塞病史、射血分数低于 30% 或超过一个机械瓣)的患者。皮下注射低分子肝素为门诊患者提供另一治疗选择,仅是试探性地推荐。心脏团队讨论是获得最佳围术期优化治疗方案的关键。

5. 成人先天性心脏病　基础解剖病变及任何解剖学的纠正,都可影响围术期的诊疗计划和并发症的发生率,包括感染、出血、低氧血症、低血压和矛盾性栓塞。先天性心脏病患者最关心的问题是肺动脉高压和艾森门格综合征,这类患者应避免采用局部麻醉,因为可能阻断交感神经和加重右向左分流。先天性心脏病患者发生感染性心内膜炎的风险大,必须预防性使用抗生素。推荐复杂的先天性心脏病在选择非心脏性外科手术前,应找专科医生进行进一步评估。

6. 心律失常　在围术期很常见,尤其是年龄较大和行胸部手术的患者。易患因素包括既往心律失常史、基础心脏病、高血压、围术期疼痛(如臀部骨折)、严重焦虑和其他提高交感神经张力的情况。围术期新发心房颤动与不良心血管事件有关,术后 30 天内心血管死亡、心肌梗死、不稳定性心绞痛和卒中风险增加超过 6 倍,术后 12 个月增加 4 倍。因此,有指征者应进行早期治疗恢复窦性心律或控制心室率以及开始抗凝治疗。

室性心律失常原本被认为是围术期发病率的危险因素,近来的研究并未证实这一观点。术前心律失常的出现会促使进一步查找有无基础心肺疾病、心肌缺血或梗死、药物毒性或代谢紊乱。一般室性心律失常患者术前继续服用抗心律失常药物,持续性室性心动过速患者围术期服用抗心律失常药物,不推荐给予室性期前收缩患者抗心律失常药物治疗。

传导异常会增加围术期风险,具备起搏器治疗指征的患者可植入临时或永久起搏器;另外,有室内传导障碍的患者,即使是左或右束支传导障碍,只要没有进展性的心脏传导障碍病史或症状,围术期很少发展成完全性心脏传导障碍,不推荐将临时起搏作为术前常规治疗。

二、术前评估流程

《2009 ACC/AHA 非心脏手术围术期心血管评估和治疗指南》关于心脏疾病患者行非心脏手术的围

术期评估,决定是否需要进一步检查有具体的流程。

第一步:医生必须先判断非心脏手术的紧迫性。在很多病例,患者或手术的因素不允许进一步行心脏评估和治疗(如急诊手术)。

第二步:患者是否有活动性心脏疾病。对于正在考虑择期非心脏手术的患者,有不稳定性冠心病、失代偿性心力衰竭或严重心律失常或瓣膜性心脏病的患者,通常需要延迟或取消手术,直到心脏疾病被明确诊断并得到合适的治疗。活动性心脏病包括急性冠脉综合征(不稳定型心绞痛和近期心肌梗死)、失代偿性心力衰竭(NYHA Ⅳ 级、恶化或新发的心力衰竭)、严重心律失常(高度房室传导阻滞、二度 Ⅱ 型房室传导阻滞、三度房室传导阻滞、症状性室性心律失常、心率控制不佳的室上性心律失常如心房颤动、症状性心动过缓、新发的室性心动过速等)和严重瓣膜病(严重的主动脉瓣狭窄,平均压差>40mmHg,主动脉瓣面积<1cm^2,或有症状;症状性二尖瓣狭窄,表现为进行性加重的劳力性呼吸困难、劳力性晕厥前兆或心力衰竭)。

第三步:患者是否将行低危险的手术。对于稳定的患者,心血管检查结果很少改变原来的治疗方案,继续计划的手术是合适的。

第四步:患者在中等活动量下是否无症状。在高活动量下无症状的患者,进一步的心血管检查很少改变治疗方案,因此继续计划的手术是合适的。对于功能状态很差、有症状的患者,或者功能状态未知,有临床危险因素的可决定行进一步检查的必要性。如果患者无临床危险因素,可继续计划的手术,无须改变治疗方案。

对于有 1~2 个危险因素的患者,继续计划的手术是合理的,除非进一步的检查可能改变治疗方案。对于有 3 个或以上危险因素的患者,如果患者将行血管手术,建议仅在可能改变治疗方案的情况下才考虑检查。非血管手术围术期的手术相关并发症发生率为 1%~5%,尚无足够的证据决定最好的策略——使用 β 受体拮抗药严格控制心率下,继续计划中的手术。如果检查结果可能会改变治疗方案,应进一步行心血管检查。

三、术后管理

1. 手术应激反应　所有的手术都会引起应激反应,但应激的程度取决于手术范围以及使用麻醉剂和镇痛剂来减少应激反应的情况。应激反应可增加心率和升高血压,可诱发冠状动脉狭窄远端的心肌缺血发作。持续心肌缺血(单次发作时间延长或短暂发作的累积时间延长)可导致心肌坏死、围术期心肌梗死和死亡。通过病史或心血管检查来识别冠状动脉狭窄的高危患者,有利于采取措施来减少氧耗和氧供不匹配所导致的发病率。值得注意的是,β 受体拮抗药可减少氧需要量,而冠状动脉再血管化治疗可改善严重冠状动脉狭窄患者的氧供。

心肌梗死的主要机制是狭窄并不严重的冠状动脉的斑块破裂,继而发生冠状动脉血栓形成。围术期明显的心动过速和高凝状态,导致斑块破裂和血栓形成更容易发生。由于血栓形成通常发生于不严重的狭窄,术前的心脏评估往往不能在术前识别这样的患者,然而控制心率可以减少斑块破裂的可能性。

2. 术后监测　在过去的几年里,ICU 因配备专业的重症监测和治疗医护人员,能够为患者安全提供保证。Pronovost 等进行了一项"ICU 医护人员配备对重症患者临床效果影响"的系统、回顾性调查研究。他们将重症监测病房医护人员配备分为低强度(无专家咨询或选择性专家咨询)和高强度组(强制性专家咨询),研究结果显示高强度的重症监护医护人员配备,降低了住院和重症监护病房死亡率以及缩短了重症监护病房和总住院时间。

3. 术后镇痛　可减少围术期心脏并发症发病率。因为术后心动过速和儿茶酚胺分泌,可诱发心肌缺血和冠状动脉斑块破裂,而术后疼痛可导致心动过速和儿茶酚胺分泌,有效的术后镇痛可减心脏并发症,也可减少高凝状态。与全身麻醉相比硬膜外麻醉可减少血小板的凝集性,这种减少究竟是否和术中及术后处理有关尚不清楚。

四、围术期心脏并发症的相关因素监测

高危患者非心脏手术后并发症发病率的最优化和最经济的监测策略尚不清楚。术后发生的心肌缺

血和梗死往往无症状,主要可能是由于术后疼痛和止痛药的共同影响。更困扰的问题是,大多数围术期的心肌梗死并不出现 ST 段抬高,而非特异性 ST-T 改变在术后有或没有心肌梗死都很常见。因此,采用传统的检查来诊断围术期心肌梗死特别困难。

手术后心肌梗死与死亡率的显著升高有关,其持续促进了检测方法的改进。与根据胸痛症状诊断心肌梗死相似,生物标志物用于识别心肌坏死。Lee 等测定了 1 175 例行非心脏手术心脏疾病患者的 CK-MB 和 cTn-T 水平,并创建了手术患者的特征性曲线,发现两者对诊断围术期心肌梗死有相似的特异性,但 cTn-T 和急性心肌梗死后的主要心脏并发症有显著的相关性。Metzler 等检测了不同切点值下 cTn-T 检测的敏感性,高于 0.6ng/ml 的阳性预测值为 87.5%,阴性预测值为 98%。Lopez-Jimenez 等发现异常的 cTn-T 升高与术后 6 个月内心血管并发症发生率增加有关。kim 等研究了 229 例行主动脉或腹股沟下血管手术或下肢截肢的患者的围术期 cTn-I 水平,28 例患者(12%)术后 cTn-I 水平高于 1.5ng/ml,术后 6 个月死亡风险升高 6 倍,心肌梗死风险升高 27 倍。Landesberg 等发现大血管手术后 CK-MB 和 cTn 即使在很低的切点值水平,也可独立或辅助预测长期死亡率。

BNP 已经被用于围术期的研究中。Mahla 等测定 218 例血管手术患者术前及术后的 N 末端利钠肽前体(NT-proBNP)水平。NT-proBNP 升高的患者住院期间心脏事件的风险升高 20 倍,而长期心脏事件的风险升高 5 倍。Goei 等评估了 356 例血管手术患者术前 NT-proBNP 水平的预测价值,发现 BNP 水平在肾功能正常的患者与 30 天不良心血管事件相关,但在严重肾功能损害的患者未见相关性。在 7 项前瞻性观察性研究的荟萃分析中,BNP 和 NT-proBNP 值在 ROC 曲线阈值上方的 30 天及中期心脏性死亡、非致死性心肌梗死和主要不良心脏事件显著升高。

五、降低非心脏手术心脏并发症的策略

1. 外科血运重建　冠脉血运重建治疗是降低非心脏手术围术期风险的一种有效手段。研究表明,择期血管手术时,术前成功的冠脉血运重建治疗可以降低术后 20%~40% 心脏不良事件的发生率。冠状动脉手术研究协会(CASS)远期疗效分析结果显示,外科血运重建术后、中等风险非心脏手术心脏并发症的发生率与死亡率合计 1%~5%,而术前冠脉血运重建治疗可使患者长期效果发生微小但切实的改善。长期效果更切实的改善见于大血管手术的患者。

研究同样证实经皮冠状动脉介入治疗(PCI)或冠状动脉旁路移植术(CABG)对于特定患者的重要性。VAHAS 研究将择期大血管手术前患者随机分为 CABG(51%)或 PCI(49%)组、常规药物治疗组,平均随访 2.7 年,血运重建组与非血运重建组比较,死亡率分别是 22% 和 23%,差异无统计学意义。择期大血管手术 30 天内,血运重建组与非血运重建组术后心肌梗死发生率分别是 12% 和 14%,差异仍无统计学意义。在 β 受体拮抗药治疗的基础上,通过对 101 例心血管危险因素 ≥3 个且伴有劳力性心肌缺血的血管手术患者的研究分析,结果表明血运重建未能改善患者 30 天及 1 年的治疗结果,仅仅在左主干病变的患者中观察到了血运重建的长期获益。目前《ESC/ESA 非心脏手术心血管评估和治疗指南》推荐,若患者为稳定型冠心病,可考虑在非心脏手术成功后行晚期血运重建术(Ⅰ类推荐,C 级证据)。根据手术应激造成的灌流缺损程度,可考虑高危术前行预防性血运重建术(Ⅱb 类推荐,B 级证据)。一般不建议缺血性心脏病患者行低、中危手术术前预防性血运重建(Ⅲ类推荐,B 级证据)。

冠脉血运重建和非心脏手术之间的间隔时间对冠脉再血管化治疗的保护效果有影响。Back 等将冠脉血运重建分为近期血运重建(CABG<1 年,PTCA<6 个月)、前期血运重建(1 年<CABG<5 年,6 个月<PTCA<2 年)、早期血运重建(CABG>5 年,PTCA>2 年),择期血管手术前 PTCA 的效果与 CABG 类似。但在 CABG<5 年和 PTCA<2 年内的患者之间,不良心脏事件的发生率和死亡率有显著统计学差异(分别是 6.3% 和 1.3%)。早期血运重建者,其发生率分别为 10.4% 和 6.3%。因此,针对大血管血运重建术后不良心脏事件的高发病率和高死亡率患者,术前冠脉血运重建(CABG<5 年,PTCA<2 年内)可能仅仅起到一个中等程度的保护作用。2014 年 ESC/ESA 指南明确指出,若患者既往 6 年间曾接受 CABG 手术治疗,除非风险率较高,否则推荐非急诊、非心脏手术无须行血管造影评估(Ⅰ类推荐,B 级证据)。

2. 内科血运重建　在 PCI 过程中使用冠脉支架也带来了一些特殊问题。Wilson 等报道了 207 例患

者在支架置入术后 2 个月内进行非心脏手术,168 例在支架置入术后 6 周内进行非心脏手术的患者中有 8 例发生死亡或心肌梗死。Vincenzi 等通过对 103 例患者的研究发现,近期置入支架(术前 35 天内)与 90 天前置入支架比较,前者围术期不良心脏事件的危险性是后者的 2.11 倍。Leibowitz 等观察了 216 例(112 例 PTCA,94 例置入支架)PCI 术后 3 个月内进行非心脏手术的患者,26 例死亡(12%),其中支架置入组 13 例(14%),PTCA 组 13 例(11%),差异无统计学意义。以上研究结果显示,多数不良事件发生于 PCI 后 2 周内进行非心脏手术的患者,无论是否已置入支架。目前指南对于已行 PCI 患者择期行非心脏手术的推荐均为Ⅱa 类推荐,包括:若患者接受过金属裸支架(BMS)治疗,则至少 4 周后、最佳 3 个月后可考虑非急诊、非心脏手术;若患者接受过药物洗脱支架(DES)治疗,则非急诊、非心脏手术宜在术后至少 12 个月后进行,对于二代 DES,则至少 6 个月后进行;若患者近期接受球囊扩张术,则非心脏手术至少推迟 2 周。

支架置入术后至少 1 年内均存在血栓形成的风险,如果中断抗血小板治疗,风险更大。Schouten 等回顾性分析了 192 例非心脏手术患者,这些患者曾在 2 年内因不稳定型心绞痛成功接受 PCI 治疗(52% 置入 DES),30 例患者在抗血小板治疗指南建议的停药时间之前停止双联抗血小板治疗并进行了非心脏手术,结果死亡和非致死心肌梗死发生率为 30.7%,而继续抗血小板治疗者其发生率为 0%,支架内血栓及心血管事件的发生危险性似乎随着时间的延长而减低。Godet 等观察了 96 例平均 14 个月前置入 DES 的非心脏手术患者,评估其心血管事件的风险,发现支架内血栓发生率为 2%。Anwaruddin 等评估了 481 例 1 年前置入 DES 的非心脏手术患者的术后并发症风险,发现术后 30 天内死亡、非致死心肌梗死及支架内血栓的发生率为 9%。DES 置入术后双联抗血小板治疗至少 12 个月,建议择期外科手术应延期至支架置入后 1 年,如果手术不能延期,药物支架的患者应持续服用阿司匹林。如果患者需要更及时的手术,应考虑术前抗血小板药物的替代治疗,包括静脉使用依替巴肽和替罗非班。

3. 药物干预　目前指南只推荐应用 β 受体拮抗药、他汀类药物和 ACEI/ARB 类药物,以降低围术期的风险,而对硝酸盐类、钙通道阻滞药、α_2 受体拮抗药和利尿药等未予明确推荐。

(1) β 受体拮抗药:是目前药物研究的热点,其在围术期应用的指南业已颁布。Mangano 等对 200 例明确的冠心病患者或冠心病高危患者进行研究,患者手术当天早晨分别接受阿替洛尔和安慰剂,并在术后连用 7 天,两组围术期心肌缺血的发生率有显著统计学差异,而心肌梗死发生率则无显著统计学差异。阿替洛尔组 6 个月生存率有明显改善,而且这种改善至少维持 2 年。研究者推测,心肌缺血发生率较低是因为不稳定斑块的减少,从而也减少了非心脏手术术后 6 个月内继发性心肌梗死和死亡的发生。Poldermans 等在应用负荷超声心动图分析评估心脏危险性的试验(DECREASE)中比较了比索洛尔和常规疗法在选择性大血管手术围术期中的应用效果。这种药物疗法于术前至少 7 天开始使用,以维持静息心率在 60 次/min 左右,术后继续使用 30 天。比索洛尔降低了 80% 的高危人群围术期心肌梗死的心源性死亡发生率。

支持 β 受体拮抗药应用的临床试验并非全是阳性结果。Brady 等随机入选 103 例进行肾动脉以下血管手术且既往无心肌梗死史的患者,结果显示美托洛尔减少了患者术后住院时间,却不能减少 30 天内心血管事件的发生。Lindenauer 等回顾性分析了 782 969 例术前 2 天接受 β 受体拮抗药治疗患者的资料,发现围术期 β 受体拮抗药治疗与死亡风险之间的关系变化与心血管危险因素直接相关。580 665 例改良的心脏危险指数(RCRI)评分为 0 或 1 的患者,β 受体拮抗药治疗无益,或可能有害;而对于 RCRI 评分 2 分、3 分或 4 分或更高的患者,校正的住院死亡危险比分别是 0.88(95% CI,0.80 比 0.98)、0.71(95% CI,0.63 比 0.80)和 0.58(95% CI,0.50 比 0.67)。

目前已经服用 β 受体拮抗药的患者在围术期不间断用药仍然是Ⅰ类推荐,无其他Ⅰ类推荐情况。Ⅱb 类推荐包括:若患者存在两个以上风险因素或美国麻醉师协会(ASA)评分≥3,可考虑术前 β 受体拮抗药治疗;若患者诊断有缺血性心肌病或心肌缺血,可考虑术前 β 受体拮抗药治疗;可考虑阿替洛尔或比索洛尔作为非心脏手术患者的术前口服用药。不推荐术前使用不加滴定的大剂量 β 受体拮抗药治疗以及接受低危手术的患者术前使用 β 受体拮抗药治疗。

(2) 他汀类药物:除了降胆固醇作用外,还有抗炎症和稳定斑块的作用。考虑到围术期心肌梗死的发生机制,他汀类药物理论上对其有一定的防治作用。Poldermans 等设计了一项对照研究,入选了 1991—2000 年 2 816 例大血管手术患者,发现他汀治疗组术后心肌梗死的发生率明显下降(8% 比 25%,$P<0.001$),围术期死亡危险比为 0.22(95% CI,0.10:0.47)。Lindenauer 等分析了 780 591 例患者资料,在 77 082 例(9.9%)围术期接受降脂治疗的患者中,23 100 例(2.96%)于住院期间死亡。多元回归分析后发现,预防一例术后死亡所需的治疗人数为:低危患者 186 人、RCRI 评分 4 分以上的高危患者 30 人,平均 85 人(95% CI,77:98)。Durazzo 等研究入选 100 例患者随机服用阿托伐他汀 20mg/d 或安慰剂 45 天,结果安慰剂组心脏不良事件的发生率是他汀组的 3 倍多(26%:8%,$P<0.031$),术后 6 个月内,他汀组心脏事件发生率比安慰剂组显著降低($P<0.018$)。越来越多的证据提示对于高危患者应该启动他汀类药物治疗,且他汀类药物应该在围术期持续使用。

(3) ACEI/ARB 类药物:《ESC/ESA 非心脏手术心血管评估和治疗指南》推荐非心脏手术前应用 ACEI/ARB 类药物均为Ⅱa 类推荐,包括:若患者存在左心室功能不全及心力衰竭,但临床状况稳定,可考虑在密切观察病情的基础上,继续使用 ACEI/ARB 治疗;若患者存在左心室功能不全及心力衰竭,但临床状况不稳定,至少应在术前 1 周开始 ACEI/ARB 治疗;若患者有高血压,可考虑在非心脏手术前短暂停用 ACEI/ARB 治疗。

4. 非药物干预

(1) 体温:Frank 等完成了一项局部麻醉和全身麻醉在下肢血管旁路手术中应用的随机对照试验,显示了低温和心肌缺血之间的关系。他们随后开展了一项涵盖 300 例患者的中、高危手术的随机试验,将患者随机分成正常体温保持组与常规治疗组。他们观察到保持正常体温的患者在手术 24 小时内心脏不良事件的发生率和死亡率显著低于常规治疗组。

(2) 心电、血流动力学和经食管心脏超声监测:所有患者外科手术期间都应行心电监测。围术期 ST 段异常和主要心血管事件之间有一定关系。ST 段改变的监测业已成为高危患者手术和 ICU 标准的监测手段。然而低危和中危患者也会出现 ST 段的改变,这种改变并不一定表示心肌缺血,最危险的时刻可能是患者住在病房但并未接受监测。目前尚未证明早期治疗持续 ST 段异常是否有利于转归。

对非心脏手术患者行肺动脉导管监测是否有价值争论已久。Polanczyk 等开展了大规模研究,他们把患者分成肺动脉导管放置组与未放置组,并使用了相应的评分标准,但仍未发现放置肺动脉导管有明显获益。事实上他们观察到,导管放置组充血性心力衰竭和心脏不良事件增加。

经食管超声心动图(TEE)是又一项围术期心脏功能的评估手段。它是一项监测围术期室壁运动和血液流动状态最敏感的无创性检查手段。在体外循环主动脉阻断期间,使用 TEE 来检测术中心肌缺血其敏感度超过心电图。对于非心脏手术患者,TEE 与两导联心电图相比无明显优势。在神经外科手术中 TEE 监测卵圆孔未闭(PFO)右向左分流情况,以预防矛盾栓塞。在预测非心脏手术患者围术期不良事件发生率方面,尽管 TEE 检测术中心肌缺血并不优于 ST 段监测,但对于血容量和/或心功能状态不明确而且血流动力学不稳定的患者,TEE 监测或具有临床价值。

(3) 输血阈值:关于高危非心脏手术患者的血红蛋白低至何种程度时应予以输血这一问题存在较大争议。目前已有大量非对照试验确定了输血的血红蛋白阈值,但缺乏随机临床试验来证实。小样本研究表明,血细胞比容在 27%~29% 为转折点,如低于此水平,心肌缺血的发生率增加,心肌梗死的发生率亦潜在性增加。一项以 ICU 内血红蛋白低于 7g/dl 的患者为研究对象的大规模临床研究表明:输血治疗并不增加发病率和死亡率,但对于有缺血性心脏病的患者则有发病率增高的趋势。目前,越来越多的研究表明:确诊缺血性心脏病而未进行血运重建的患者应在术前将其血红蛋白水平维持在 90g/L 以上。

六、指南与共识

目前,美国和欧洲专科协会已颁布两套有关非心脏手术的围术期心血管评估及治疗指南。一个是《ACC/AHA 非心脏手术围术期心血管评估和治疗指南》,于 1996 年颁布,2009 年、2014 年先后两次更新。另一个是《ESC/ESA 非心脏手术心血管评估和治疗指南》,2009 年颁布,2014 年更新。两个指南较为相似。

(苏　晞)

参 考 文 献

［1］ Kristensen SD, Knuuti J, Saraste A, et al. 2014 ESC/ESA Guidelines on non-cardiac surgery: cardiovascular assessment and management: The Joint Task Force on non-cardiac surgery: cardiovascular assessment and management of the European Society of Cardiology(ESC)and the European Society of Anaesthesiology(ESA). Eur Heart J, 2014, 35(35): 2383-2431.

［2］ De Hert S, Staender S, Fritsch G, et al. Pre-operative evaluation of adults undergoing elective noncardiac surgery: Updated guideline from the European Society of Anaesthesiology. Eur J Anaesthesiol, 2018, 35(6): 407-465.

［3］ Fleisher LA, Beckman JA, Brown KA, et al. 2009 ACCF/AHA focused update on perioperative beta blockade incorporated into the ACC/AHA 2007 guidelines on perioperative cardiovascular evaluation and care for noncardiac surgery. J Am Coll Cardiol, 2009, 54(22): e13-e118.

［4］ Fleisher LA, Fleischmann KE, Auerbach AD, et al. 2014 ACC/AHA guideline on perioperative cardiovascular evaluation and management of patientsundergoing noncardiac surgery: a report of the American College of Cardiology/American Heart Association Task Force on practice guidelines. J Am Coll Cardiol, 2014, 64(22): e77-e137.

第二十九章 肿瘤心脏病学

每年因心血管疾病(cardiovascular disease,CVD)和肿瘤所致的死亡人数占全世界死亡人口的2/3以上。2020年中国新发癌症人数457万例,死亡300万例,均位居全球第一。随着癌症诊疗水平的提高,恶性肿瘤患者生存时间明显延长,已经被视为慢性疾病。然而,我国癌症患者的生存状况,低于世界平均水平,心血管病是癌症幸存者死亡的主要原因之一。为提升肿瘤患者的心血管保护与全周期管理,改善生存质量,肿瘤心脏病学(cardio-oncology)应运而生。肿瘤心脏病学的学科定位主要包括抗肿瘤治疗引起的心血管毒性、肿瘤合并心血管疾病、肿瘤和心血管疾病的共同危险因素及其干预、心脏占位病变(良性与恶性)。

2000年美国安德森(Anderson)癌症中心成立了全球首个肿瘤心脏病单元;2009年国际心脏肿瘤学会(international cardioncology society,ICOS)在欧洲癌症中心成立。2022年欧洲心脏病学会(European society of cardiology,ESC)联合欧洲血液病协会(European hematology association,EHA)、欧洲放疗肿瘤协会(European society for therapeutic radiology and oncology,ESTRO)以及ICOS发布了肿瘤心脏病领域首部指南。

【危险因素】

心血管疾病和肿瘤具有许多共同的危险因素。吸烟、肥胖、糖尿病、高血压、血脂异常等诸多因素影响着心血管疾病和肿瘤的发生、发展。肿瘤及相关治疗导致的心血管毒性危险因素可分为六类,分别为患者自身特点、既往已存在CVD、既往致心血管毒性治疗的应用、肿瘤治疗相关心血管危险因素、生活方式相关危险因素以及化验及检查异常等(表2-29-1)。

表2-29-1 肿瘤患者CVD相关危险因素

危险因素种类	具体危险因素
患者自身特点	年龄、性别、基因学
既往已存在CVD	心力衰竭、心肌病、严重的心脏瓣膜病、冠心病、动脉血管疾病、肺动脉高压、静脉血栓、心律失常、QT间期异常、高血压、慢性肾脏病、糖尿病、高脂血症、家族性易栓症
既往致心血管毒性治疗的应用	既往曾接受过明确具有心血管毒性的治疗,如蒽环类药物、曲妥珠单抗、左侧胸部及纵隔放疗等
肿瘤治疗相关心血管危险因素	地塞米松应用量>160mg/月,应用HER2靶向治疗前应用蒽环类药物
生活方式相关危险因素	吸烟或较长的吸烟史、肥胖(BMI>30kg/m²)
化验及检查异常	LVEF<50%、左室肥厚、QTc≥480ms、BNP*及TnI升高

注:LVEF. 左室射血分数;BMI. 身体质量指数;*. 无其他原因的BNP>100pg/ml或NT-BNP>400pg/ml。

1. **患者自身特点**　患者自身特点可独立构成肿瘤患者 CVD 的危险因素,往往具有个体化、难以干预的特征。其中,年龄为较为明确的危险因素,随着年龄增长,各种 CVD 风险均有增加趋势。

2. **既往已存在 CVD**　即在抗肿瘤治疗前患者已经确诊 CVD,部分 CVD 起病较为隐匿或缺乏症状(如无症状的心功能下降、左室肥厚、QT 间期异常等),需要更详细的评估。已存在 CVD 的患者接受抗肿瘤治疗,易引起 CVD 病情波动;曾经抗肿瘤治疗产生心血管毒性的患者,再接受类似治疗时出现 CVD 的概率也随之增加。

3. **既往致心血管毒性治疗的应用**　目前已知,蒽环类药物、曲妥珠单抗、胸腔放疗等为明确的具有心血管毒性的治疗。其中有症状的、显著的化验及检查异常的心血管毒性较容易发现,如心肌标志物显著升高、症状性心脏病(如急性心梗、急性心功能不全、有症状的心律失常等)。部分较为隐匿,不同个体表现形式差异较大。

4. **肿瘤治疗相关心血管危险因素**　多种抗肿瘤治疗方法,包括药物治疗、放疗等为常见的 CVD 风险因素。如部分患者在应用免疫检查点抑制剂(immune checkpoint inhibitor,ICI)后出现心肌炎。肿瘤治疗导致的 CVD 风险,常表现为累积剂量效应:如贝伐珠单抗所致继发性高血压、蒽环类药物在蓄积至一定剂量后可导致心肌损伤等。

目前临床上常见的抗肿瘤治疗药物均可在不同程度上增加 CVD 的发生风险(表 2-29-2)。放疗等非药物治疗亦可导致心肌损伤,例如长期接受放疗的患者,较未接受放疗患者有更高的心肌缺血发生率。大部分 CVD 风险在停止治疗或更改治疗方案后,可逐渐降低甚至消失,如抗血管生成药相关高血压可在停药后恢复正常水平。部分肿瘤患者 CVD 风险在停药后仍长期存在,有报道接受放疗的肿瘤幸存者,在肿瘤治愈多年后死于肿瘤治疗所致的 CVD。由此可见,肿瘤治疗所致 CVD 风险在时空分布上的多样性,既可表现为应用抗肿瘤治疗后的即刻风险,也可表现为长期隐匿存在的慢性风险。

表 2-29-2　抗肿瘤药及其心血管毒性

药物种类	适应证	心血管毒性					
		心律失常	QT 间期延长	收缩功能不全	高血压	心肌梗死	血栓-栓塞
蒽环类							
多柔比星	血液系统恶性肿瘤	++/+++	√	+	–	–	–
阿霉素	乳腺癌、淋巴瘤、肉瘤、血液系统恶性肿瘤	+/++	√	++/+++	–	–	√
多柔比星脂质体	淋巴瘤、肉瘤	+	√	++/+++	–	+/++/+++	√
表柔比星	乳腺癌、胃癌	–	√	+/++	–	–	√
去甲氧柔红霉素	白血病	++/+++	√	++/+++	–	–	√
米托蒽醌	白血病	++/+++	√	++/+++	++	++	–
烷化剂							
顺铂	胆囊癌、头颈部肿瘤、卵巢癌	√	√	√	√	√	++
环磷酰胺	血液系统肿瘤、乳腺癌	–	√	√	–	–	+
异环磷酰胺	宫颈肉瘤	√	–	+++	–	–	+
抗微管合成类							
多西他赛	乳腺癌、肺癌	+/++	√	++	++	++	√
结合型紫杉醇	乳腺癌、胰腺癌	+/++	√	–	–	–	+
紫杉醇	乳腺癌、肺癌	++	√	+	–	+	–
抗代谢药							
卡培他滨	直结肠癌	√	√	–	–	++	+/++
5-氟尿嘧啶	胃肠肿瘤	√	√	+	–	++/+++	√

续表

药物种类	适应证	心血管毒性					
		心律失常	QT间期延长	收缩功能不全	高血压	心肌梗死	血栓-栓塞
激素类							
阿比特龙	前列腺癌	++	–	++	++/+++	++	–
阿那曲唑	乳腺癌	–	–	–	++/+++	++	++
依西美坦	乳腺癌	–	–	–	–	++	+
来曲唑	乳腺癌	–	–	–	++	++/+++	++
他莫昔芬	乳腺癌	–	√	–	++/+++	++	++
抗体靶向药物							
贝伐单抗	直结肠癌	++	√	+/++	++/+++	+/++	++/+++
本妥昔单抗	淋巴瘤	–	–	–	–	+	++
西妥昔单抗	直结肠癌、头颈部肿瘤	++	–	√	++	√	+/++
伊匹单抗	黑素细胞瘤	–	–	–	–	–	–
帕尼单抗	直结肠癌	√	–	–	++	++	+
帕妥珠单抗	乳腺癌	–	–	++	–	–	–
利妥昔单抗	血液系统肿瘤	√	–	–	++	++	++/+++
曲妥单抗	乳腺癌、胃癌	++	–	++/+++	++	–	+/++
纳武单抗	黑素细胞瘤等	+	+	–	–	+	–
小分子靶向药物							
硼替佐米	多发性骨髓瘤	+	–	+/++	+	+	+
达沙替尼	白血病	++/+++	+/++	++	++	++	+/++
埃罗替尼	肺癌	√	–	–	–	++	++
吉非替尼	肺癌	√	√	–	–	+/++	√
伊马替尼	慢性髓系白血病	–	–	+/++	–	+++	+
拉帕替尼	乳腺癌	√	+++	++	–	–	–
尼洛替尼	慢性髓系白血病	++	++	++	++	√	+
帕唑帕尼	肾癌	–	–	+	+++	+/++	++
索拉非尼	肾癌、肝癌	+	√	+	+++	++	++
舒尼替尼	胃肠道间质瘤、肾癌	+	+	++/+++	+++	++	+/++
威罗非尼	黑素细胞瘤	++	√	+	++	++	++
其他类							
依维莫司	肾癌	–	–	++	++	–	+
来那度胺	多发性骨髓瘤	+/++	+	++	++	++	++/+++
西罗莫司	肾癌	–	√	–	++	+++	++

注：+++.>10%；++.1%~10%；+.<1%或罕见；√.有病例报道但因罕见无法计算概率；–.尚无有关报道。

为准确评估CVD的风险,需熟悉抗肿瘤治疗导致的最常见心血管毒性,如曲妥珠单抗常导致心脏收缩功能不全,蒽环类药物常导致心肌标志物升高;对于呈剂量依赖的致CVD风险抗肿瘤治疗,需熟悉其致CVD风险增加的临界值,如当多柔比星累积>700mg/m² 时,可明显增加心功能不全发生风险;另外,需要掌握特定的抗肿瘤治疗方案致 CVD 的风险增加的情况,如直结肠癌晚期患者,常使用贝伐珠单抗联用卡培他滨的治疗方案,导致继发性高血压和心肌缺血的风险明显增加。

5. 生活方式相关危险因素 与一般人群相似,吸烟、不良饮食习惯等生活方式可导致抗肿瘤治疗中CVD 风险增加。通常生活方式相关危险因素在评估肿瘤治疗致 CVD 风险中容易被忽视。如超重或肥胖可能导致应用抗肿瘤药物的剂量的增加,而个体剂量的增加更容易导致 CVD 风险增加。

6. 化验及检查异常 在抗肿瘤治疗前常规筛查中存在化验及检查的异常,与潜在/未知的 CVD 或治疗致心血管毒性相关。其中部分结果异常为继发性改变,例如心肌缺血、既往应用心血管毒性抗肿瘤治疗所致 TnI 值升高;部分为原发性改变,如应用砷剂后心电图检查出现的 QT 间期延长。对化验及检查的动态观察有利于发现上述风险。

【发病机制】

2022 年 ESC《肿瘤心脏病指南》将抗肿瘤治疗的 CVD 定义为肿瘤治疗相关心血管毒性(cancer therapy-related cardiovascular toxicity,CTR-CVT),在此主要介绍常见的抗肿瘤治疗导致 CTR-CVT 的发病机制。

1. 蒽环类药物的心肌毒性 蒽环类药物主要包括多柔比星、表柔比星、柔红霉素、米托蒽醌以及其衍生物等。其抗肿瘤机制主要包括抑制 DNA 复制与 RNA 合成,抑制拓扑异构酶Ⅱ,DNA 复制与转录及连接酶对 DNA 的修复,螯合铁离子,产生自由基,破坏 DNA、蛋白质及细胞膜结构等。心血管毒性为蒽环类药物最严重的不良反应,可表现为急性心脏毒性和慢性心脏毒性。目前认为蒽环类药物所致心肌毒性为多种机制共同作用的结果,包括自由基损伤学说、铁代谢失调学说、凋亡抑制因子失衡学说等。

蒽环类药物特有的半醌自由基与氧反应后可形成羟基自由基(·OH),小剂量蒽环类药物即可产生较多的活性氧自由基,导致心肌细胞膜结构和细胞器(如线粒体、肌质网等)受损,导致氧化应激损伤。多柔比星等药物可使线粒体内铁含量显著升高,导致心肌细胞线粒体内铁过载,线粒体功能不全,导致心肌毒性。多柔比星还可下调带有 Caspase 富集功能域的表达水平,从而导致心肌细胞凋亡增加。此外,心肌细胞自噬、心肌锚定重复序列蛋白等学说也可解释蒽环类药物所致的心血管毒性。

2. 血管生成抑制剂的血管毒性 血管生成抑制剂类药物主要包括血管内皮生长因子(vascular endothelial growth factor,VEGR)抑制剂、表皮生长因子受体(epidermal growth factor receptor,EGFR)抑制剂、酪氨酸激酶抑制剂(tyrosine kinase inhibitor,TKI)以及具有抑制血管生成的小分子靶向药物,通过抑制肿瘤血管生成,起到抗肿瘤的作用。此类药物血管毒性以 VEGF 抑制剂/VEGF 受体拮抗药所致高血压最为常见。VEGF 为促血管内皮细胞生长因子,具有促进血管通透性增加,血管内皮细胞迁移、增殖和血管形成等作用。VEGF 抑制剂/VEGF 受体拮抗药可导致正常血管内皮功能障碍、正常血管床减少,增加血管阻力,从而导致继发性高血压。

3. 曲妥珠单抗的心肌毒性 人表皮生长因子受体-2(human epidermal growth factor receptor 2,HER2)属于 EGFR 家族之一,与配体结合后,通过受体二聚化及胞质内酪氨酸激酶区域的自身磷酸化介导细胞内信号转导途径,抑制凋亡,促进细胞增殖。*HER2* 基因在约 30% 乳腺癌中呈现出扩增/过度表达,靶向 *HER2* 的药物曲妥珠单抗已成为 *HER2*(+)乳腺癌患者的首选治疗方案。曲妥珠单抗致心肌毒性与心肌细胞表面 *HER-2* 活性受影响,抑制 Erk1/2 磷酸化过程,降低心肌细胞稳定性有关。部分心肌损伤是不可逆的,可能与 *HER2*(+)乳腺癌患者通常同时联用卡培他滨、蒽环类等致心血管毒性药物有关。

4. ICI 的心肌毒性 目前常用的 ICI 主要作用靶点有细胞程序死亡-1(programmed cell death 1,PD1)、程序性死亡配体 1(programmed death-ligand 1,PD-L1)和细胞毒性 T 淋巴细胞相关抗原-4(cytotoxic T lymphocyte-associated antigen 4)等。ICI 主要通过与肿瘤细胞表达的免疫相关标志物结合,从而提升免疫细胞对肿瘤细胞的识别,起到抗肿瘤治疗的效果。目前认为 ICI 致心肌炎的机制与 T 淋巴细胞对心肌的损伤密切相关,心肌活检结果证实浸润心肌的免疫细胞不仅有 T 细胞,还包括巨噬细胞、嗜酸性粒细胞等,因此推测 ICI 相关心肌炎的机制与炎症细胞的浸润相关,抑制 T 细胞活性的药物可减轻其心肌损伤作用。

【病理或病理生理】

肿瘤患者治疗重心往往偏重肿瘤,心血管系统病理生理改变容易被忽视。CTR-CVT 的病理和病理生理学改变机制较为复杂,不同个体间的差异亦较大,目前研究数量较少,心血管组织的病理标本更难以获得,多数研究停留在体外和动物实验阶段,因此 CTR-CVT 的病理和病理生理学机制尚未清晰。

【临床表现】

肿瘤患者症状受多因素影响,早期临床表现常不典型,易与副肿瘤综合征、肿瘤进展、恶病质状态等混淆,误诊和遗漏率较高。在后期临床表现可转为典型,但此时治疗较棘手,难以得到满意的治疗效果。因此,肿瘤临床表现的早期发现,对于识别隐匿的 CVD、降低 CVD 危害具有重要意义。另外,由于肿瘤治疗具有复杂性、病情变化难以预测性等因素,造成通过临床表现来识别 CVD 较困难。实际工作中,建议通过仔细询问病史、体格检查、规律监测生命体征及实验室检查等方式,进行 CTR-CVT 的早期识别。

【诊断与鉴别诊断】

在抗肿瘤治疗开始前已存在的 CVD,可参考一般人群 CVD 的诊断标准。治疗过程中出现的 CTR-CVT,可参考 ESC《肿瘤心脏病指南》定义和诊断标准,并根据临床症状和严重程度进行分级,具体见表 2-29-3。

表 2-29-3 CTR-CVT 的诊断定义

肿瘤治疗相关心功能异常 (cancer therapy-related cardiac dysfunction, CTRCD)		
有症状性 CTRCD	极重度	HF 需要正性肌力药物、机械通气或考虑心脏移植
	重度	HF 需住院治疗
	中度	需要门诊应用利尿药物和 HF 治疗
	轻度	存在 HF,但无须治疗
无症状性 CTRCD	重度	新发现的 LVEF<40%
	中度	LVEF 范围在 40%~49%,较基线降低 10% 以上; 或 LVEF 范围在 40%~49%,较基线降低小于 10%;或 GLS 较基线减少 15%; 或新出现的心脏生物标志物升高
	轻度	LVEF≥50%;GLS 较基线减少 15%;新出现的心脏生物标志物升高

ICI 相关心肌炎

病理诊断	镜下表现为多灶性炎症细胞浸润伴随心肌细胞丢失
临床诊断	除外感染性心肌炎和 ACS 的 cTn 升高,且合并 1 条主要标准和 2 条次要标准: 主要标准: • 心脏 MRI 检查支持急性心肌炎 (改良 Lake Louise 标准) 次要标准: • 心肌炎的临床症状 • 室性心律失常和/或传导系统受累 • 左室收缩功能受损,伴或不伴非 Takotsubo 现象的心肌节段性运动异常 • 其他免疫相关副作用,如肌炎、肌病和肌无力等 • 心脏 MRI 提示急性心肌炎
心肌炎严重程度分型	• 暴发型:血流动力学不稳定,HF 需要机械通气、完全性/高度传导阻滞,伴或不伴室性心律失常 • 缓解型:存在症状及 LVEF 降低,但无血流动力学不稳定和心律失常,与其他免疫相关副作用同时诊断的偶发病例 • 糖皮质激素抵抗型:未缓解或恶化的心肌炎,需要高剂量甲泼尼龙治疗

心肌炎的恢复情况	• 完全缓解:症状完全缓解,心脏生物标志物恢复正常,停用免疫抑制剂后 LVEF 恢复;心脏 MRI 提示心肌急性水肿消失 • 缓解中:症状逐渐缓解,心脏生物标志物逐渐回落,免疫抑制剂可逐渐减量		
血管毒性			
无症状血管毒性	CAD	症状性血管毒性	卒中
	PAD		TIA
	颈动脉疾病		MI
	静脉血栓		ACS
	动脉血栓		CCS
	外周血管反应		PAD
	冠状动脉血管反应		冠状动脉痉挛性心绞痛
	冠状动脉微血管反应		微血管心绞痛
			雷诺现象
动脉性高血压			
抗肿瘤治疗前、中、后的 高血压诊断界值	高 CV 风险患者:收缩压≥130mmHg 和/或舒张压≥80mmHg 非高 CV 风险患者:收缩压≥140mmHg 和/或舒张压≥90mmHg		
需暂停抗肿瘤用药的高 血压界值	收缩压≥180mmHg 和/或舒张压≥110mmHg		
高血压急症	极高的血压升高合并高血压相关靶器官损害,需要紧急降压治疗		
心律失常			
QT 间期延长	QTcF>500ms		
心动过缓			
室上性心动过速			
室性心律失常			
AF			

注:HF. 心力衰竭;LVEF. 左心室射血分数;GLS. 整体纵向应变;ICI. 免疫检查点抑制剂;ACS. 急性冠脉综合征;cTn. 肌钙蛋白 c;MRI. 核磁共振;CAD. 冠状动脉疾病;PAD. 外周动脉疾病;TIA. 短暂性脑缺血发作;MI. 心肌梗死;CCS. 慢性冠脉综合征;CV. 心血管;QTcF. Fredricia 公式校正 QT 间期;AF. 心房颤动。

【治疗】

最新的肿瘤心脏病学指南基于一般人群中 CVD 的治疗推荐,在细化风险评估、多学科团队参与评估治疗风险的策略下制订了 CTR-CVT 的治疗策略。因缺乏足够的循证医学证据,指南中 CTR-CVT 治疗推荐通常证据级别偏低。在此简要介绍常见的 CTR-CVT 治疗策略。

1. 血栓栓塞(thrombo-embolism,TE)疾病　TE 在恶性肿瘤中较常见且具有较高的发病率及死亡率。既往研究证实 TE 的发生与肿瘤进展程度等密切相关,在远隔脏器转移的恶性肿瘤患者中,仅静脉血栓(venous thrombo-embolism,VTE)的年发生率即可达 6%。心血管合并症、血液系统的高凝状态、静脉通路的建立、骨髓造血功能异常、特殊部位肿瘤(如胃肠道肿瘤)、肾脏功能、年龄、肿瘤手术、患者一般状态及药物相互作用等均可在一定程度上增加 TE 的发生风险。恶性肿瘤患者无论是否接受抗肿瘤治疗,TE 均高发。更为复杂的是,部分 TE 高风险人群同时也为出血高危人群。

肿瘤合并 VTE 患者在抗栓治疗前,需按照"TBIP"的流程评估抗凝治疗的获益与风险,即 TE 风险、出血风险、药物间相互作用及患者意愿。除出血风险极高危的患者以外,其余患者均需考虑抗凝治疗。目前可选择的抗凝药物包括维生素 K 拮抗药(vitamin K antagonist,VKA)、低分子肝素(low molecular weight heparin,LMWH),以及新型口服抗凝药物(new oral anticoagulation agents,NOACs)等。考虑到药物间相互作用,建议先使用 LMWH 及 VKA,抗凝治疗过程中需动态监测出血和栓塞风险。

由于抗肿瘤治疗所致的前炎状态及血栓前状态,冠心病(coronary artery disease,CAD)尤其是急性冠脉综合征(acute coronary syndrome,ACS)呈现高发。ST 段抬高型心肌梗死(ST-segment elevation cardiac infarction,STEMI)和高危的非 ST 段抬高型急性冠脉综合征(non ST-segment elevation acute coronary syndrome,NSTE-ACS)的患者,如生存期预计大于 6 个月,可考虑行急诊血运重建策略;预期生存小于 6 个月的 STEMI 及高危的 NSTE-ACS 患者,考虑非侵入性血运重建。植入冠状动脉支架的患者,建议应用双联抗血小板时长为 1~3 个月。应用此类药物需注意血小板减少的情况,如果血小板低于 $50×10^9$/L,则不建议应用替格瑞洛,低于 $30×10^9$/L 则不建议应用氯吡格雷,低于 $10×10^9$/L 则不建议应用阿司匹林。

2. CTRCD　蒽环类药物、曲妥珠单抗、抗代谢类药物、VEGF 抑制剂等均可导致不同程度的心肌损伤。对于已经出现的严重的 HF,应立即暂停可能导致心血管毒性的治疗,在多学科会诊后再决定是否需要 HF 治疗;对于可逆的、无明显症状的 CTRCD,建议密切监测患者心功能变化。应由多学科会诊决定 HF 的治疗是否应用血管紧张素转换酶抑制剂(angiotensin-converting enzyme inhibitors,ACEI)、血管紧张素受体抑制剂(angiotensin receptor blockers,ARB)及 β 受体拮抗药等药物。

蒽环类药物是常见导致 CTRCD 的药物,其心血管毒性与给药方式有关,因此合理的间隔时间、剂量控制以及应用保护性药物等均可降低发生 CTRCD 的风险,具体策略见表 2-29-4。如出现严重的症状性 CTRCD,建议停用蒽环类药物。

表 2-29-4　蒽环类药物心脏毒性风险的治疗策略

策略类型	优势
每周输注 1 次(取代每周 3 次)	降低血药浓度峰值,心功能不全发生概率为 0.8%(vs 2.9% 使用传统化疗计划)
延长输注时间(>6 小时)取代快速输注	降低血药浓度峰值从而降低心功能不全发生概率
使用表柔比星	与多柔比星相比具有更好心血管耐受性
使用脂质体蒽环霉素(聚乙二醇化或非聚乙二醇化)	降低分布容积,使药物聚集于肿瘤组织
使用铁螯合剂(右雷佐生)	心脏毒性较低 急性心肌损伤的保护因素 目前仅对前期使用高剂量蒽环霉素类药物的转移乳腺癌患者有使用指征

曲妥珠单抗导致的心肌损伤常表现为无症状的 CTRCD。因大多数患者 LVEF 降低具有可逆性,为避免停药,可适当延长曲妥珠单抗的给药间隔时间,并密切监测心功能,包括心脏超声检查及心脏生物标志物等。HF 治疗药物的选择同蒽环类药物导致的 CTRCD。

VEGF 抑制剂及其他抗血管生成类药物,可使外周血管床减少,循环阻力增加,导致血压升高,心脏前负荷增加;同时可导致肾血管损伤,肾小球基底膜通透性发生改变,尿蛋白升高、水钠潴留,增加心脏前负荷。治疗上,以积极控制血压、减少尿蛋白为主,可减少心肌损害及心力衰竭的发生风险。

3. 高血压　多数抑制血管生成活性的药物均可致高血压。既往研究提示,相当高比例的需要接受血管生成抑制剂类药物的患者,治疗前合并有原发性高血压。降压治疗应遵循个体化原则,不同预后的肿瘤患者应根据其血压水平考虑是否予降压治疗,具体见表 2-29-5。如血压高于 180/110mmHg,应考虑暂停抗肿瘤治疗,同时予降压治疗,降压目标小于 140/90mmHg。ACEI、ARB 类药物存在肾保护、降低尿蛋白等作用,可优先考虑应用,非二氢吡啶类钙通道阻滞药因其潜在的药物间相互作用,需避免应用,具体见图 2-29-1。

表 2-29-5　不同肿瘤预后的降压治疗推荐

血压水平/mmHg	肿瘤幸存者	接受治疗且可治愈	转移性肿瘤生存期>3 年	转移性肿瘤生存期 1~3 年	转移性肿瘤生存期 1~3 年
大于 160	推荐治疗	推荐治疗	推荐治疗	推荐治疗	推荐治疗
140~159	推荐治疗	推荐治疗	推荐治疗	需考虑治疗	可能需要治疗
135~139	推荐治疗	可能需要治疗	需考虑治疗	可能需要治疗	无须治疗
130~134	可能需要治疗	无须治疗	无须治疗	无须治疗	无须治疗
<130	无须治疗	无须治疗	无须治疗	无须治疗	无须治疗

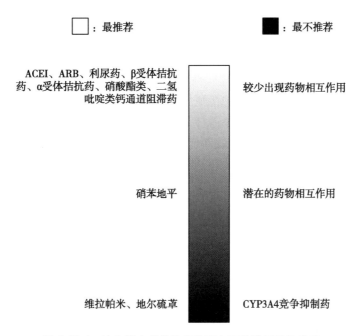

图 2-29-1　抗血管生成药物相关高血压的降压药物推荐

4. 心律失常　心房颤动(atrial fibrillation, AF)是抗肿瘤治疗中最常见的持续性心律失常,可增加 TE 及 HF 风险。目前 AF 的主要策略为评估卒中及出血风险。卒中风险评估建议采用 CHA_2DS_2-VASc 评分,出血风险评估建议采用 HAS-BLED 评分。由于 NOACs 具有更复杂的药物间相互作用,建议先考虑 VKA、LMWH。无法长期抗凝治疗且合并较高卒中风险的患者,可尝试左心耳封堵术。心室率/节律的管理建议结合患者自身意愿及多学科会诊考虑。

缓慢型心律失常多见于 ICI 相关心肌炎及使用间变淋巴瘤激酶(anaplastic lymphoma kinase, ALK)抑制剂的患者。如出现严重的缓慢型心律失常,需首先经多学科会诊决定是否更换抗肿瘤治疗,如无恢复可能,可考虑起搏治疗。

5. QT 间期延长　QT 间期延长在肿瘤患者中较为常见,导致抗肿瘤治疗期间的因素较多。包括可逆性因素如低钾血症、低镁血症、应用导致 QT 间期延长的药物等;不可逆因素如器质性心脏病、年龄、性别及遗传性长 QT 间期综合征等。现已经证实多种抗肿瘤药物具有延长 QT 间期的作用,具体见表 2-29-6。

抗肿瘤治疗前需除外 QT 间期延长,如基线状态下 QTcF≥480ms,建议首先评估导致 QT 间期延长的诱因并予以纠正,如电解质紊乱、除抗肿瘤药物以外其他影响 QT 间期的药物等。在抗肿瘤治疗期间,如 QTcF≥500ms,建议暂停抗肿瘤治疗,待 QT 间期<480ms 后重新启动;如 QTc 间期仍≥500ms,建议多学科会诊,考虑更换治疗方案。如果抗肿瘤治疗期间出现 TdP,建议永久停用导致 TdP 的抗肿瘤治疗。

表 2-29-6　常见的导致 QT 间期延长的抗肿瘤药物

分类	药物
高风险：QTcF 延长 ≥10ms 及 TdP 风险	阿柔比星、三氧化二砷、格拉吉布、尼罗替尼、奥沙利铂、帕唑帕尼、瑞博西尼、舒尼替尼、托瑞米芬、凡德他尼
中风险：QTcF 延长 ≥10ms，低或无 TdP 风险	阿巴瑞克、贝利斯他、布加替尼、卡博替尼、色瑞替尼、克唑替尼、多韦替尼、恩曲替尼、艾日布林、吉列替尼、艾伏尼布、拉帕替尼、伦伐替尼、奥西替尼、帕比司他、卢卡帕尼、塞尔帕替尼、索拉非尼、曲氟尿苷替匹嘧啶、威罗替尼
低风险：QTcF 延长 <10ms	雄激素阻断治疗、阿法替尼、阿昔替尼、比美替尼、硼替佐米、博舒替尼、卡非佐米、达拉非尼、达沙替尼、恩考菲尼、米哚妥林、帕妥珠单抗、帕纳替尼、罗米地辛、奎扎替尼、三苯氧胺、伏立诺他

注：QTcF. Fredricia 公式校正 QT 间期；TdP. 尖端扭转性室性心动过速。

6. ICI 相关心肌炎　ICI 相关心肌炎是具有致死风险的严重 CTR-CVT，通常发生于应用 ICI 治疗的前 12 周内。ICI 相关心肌炎的主要临床表现为症状性 HF、心律失常、猝死等。确诊 ICI 相关心肌炎的患者，须立即停用 ICI，并监测心电图，给予大剂量甲泼尼龙静脉注射治疗，剂量为 500～1 000mg/日。暴发型心肌炎建议收入重症监护室治疗，必要时予呼吸循环支持；恢复型心肌炎建议在心功能恢复后，停用甲泼尼龙，改为泼尼松口服；糖皮质激素抵抗型心肌炎可考虑其他免疫抑制剂治疗。恢复型心肌炎如重新开始 ICI 治疗需格外慎重；而糖皮质抵抗型和暴发型心肌炎，应永久停用导致心肌炎的 ICI。

【预后及预防】

CTR-CVT 的预后与肿瘤类型、肿瘤治疗效果、患者状态及 CTR-CVT 的严重程度密切相关。建立在多学科协作基础上的治疗决策、患者教育、患者自我管理及充分的医患沟通，对改善 CTR-CVT 的预后是非常必要的。针对 CTR-CVT 的预防，建议建立肿瘤患者全生命周期的心血管毒性监测体系，包括抗肿瘤治疗开始前、中、后以及肿瘤幸存者的随访等。心血管毒性的动态监测有助于早期发现 CTR-CVT，熟悉抗肿瘤药物治疗常见的心血管毒性、优化治疗方案等具有重要意义。

【指南与共识】

2016 年，欧洲心脏病学会（ESC）发布该领域首部纲领性文件《癌症治疗与心血管毒性立场声明》，美国临床肿瘤学会（ASCO）及美国心脏协会（AHA）紧随其后，发布了《肿瘤患者心功能不全的预防和监测指南》及《肿瘤心脏病学药物相互作用：AHA 科学声明》。2022 年 ESC 最新发布了首部《肿瘤心脏病指南》。国内学者与时俱进，相继发布该领域指南共识，包括《恶性肿瘤患者血脂管理中国专家共识》《抗肿瘤治疗心血管损害超声心动图检查专家共识》《免疫检查点抑制剂相关心肌炎监测与管理中国专家共识》《蒽环类药物心脏毒性防治指南》及《肿瘤治疗相关心血管毒性防治指南》等，指南的密集发布推动了我国肿瘤心脏病的规范化诊疗。

综上，我国的肿瘤心脏病学事业已从最初的萌芽阶段进入到全面实践的快速成长时期，学科发展取得了长足进步，但总体来说仍有很多未尽之处亟待深入探讨。未来不仅需要肿瘤学家与心血管病学家精诚合作，更需要来自社会各界的关注、支持与帮助。我们相信，随着研究的持续深入，肿瘤心脏病学的诸多未解之谜将被不断揭开。

（夏云龙）

参 考 文 献

[1] JL Zamorano, P Lancellotti, D Rodriguez Muñoz, et al. 2016 ESC Position Paper on cancer treatments and cardiovascular toxicity developed under the auspices of the ESC Committee for Practice Guidelines: The Task Force for cancer treatments and cardiovascular toxicity of the European Society of Cardiology(ESC). Eur Heart J,2016,37(36):2768-2801.

[2] T Luigi, GM Massimo, LA Di, et al. ANMCO/AIOM/AICO Consensus Document on clinical and management pathways of cardio-oncology:executive summary. Eur Heart J Suppl,2017,19(Suppl D):D370-D379.

［3］ T López-Fernández, A Martín-García, IR Rabadán, et al. Atrial Fibrillation in Active Cancer Patients: Expert Position Paper and Recommendations. Rev Esp Cardiol(Engl Ed), 2019, 72(9): 749-759.

［4］ Lyon, Alexander R, et al. "2022 ESC Guidelines on cardio-oncology developed in collaboration with the European Hematology Association (EHA), the European Society for Therapeutic Radiology and Oncology(ESTRO)and the International Cardio-Oncology Society(IC-OS). "Eur Heart J, vol. 2022, 43(41): 4229-4361.

第三十章　冠状动脉造影

冠状动脉造影是利用 X 线血管造影机,无菌操作下,通过临时建立的外周动脉通路,将特制的导管经动脉逆行推送到主动脉窦并进入冠状动脉开口,向冠状动脉内注入对比剂,同时采集记录动态影像资料,以诊断冠状动脉疾病的方法。虽然临床上诊断、评估冠状动脉疾病的方法有很多,但是从操作的安全性、便利性、诊断的准确性、对整个冠状动脉树总体情况判断的全面性和完整性等方面综合考量,迄今仍认为冠状动脉造影是诊断冠状动脉疾病的"金标准",是心血管内科专科医师必须掌握的基本操作之一。

【适应证】

冠心病是一组不同临床情况的集合,其临床表现、治疗策略、预后有很大差异,有些必须尽快进行介入评估,有些暂时只需要常规药物处理。总体而言,冠状动脉造影的适应证包括:

1. ST 段抬高型急性心肌梗死

(1) STEMI 发病≤12 小时。

(2) STEMI 溶栓治疗失败。

(3) STEMI 溶栓成功后 2~24 小时。

(4) STEMI 发病>12 小时但仍有缺血症状,或血流动力学不稳定,或合并致命性心律失常。

(5) STEMI 发病<24 小时,给予硝酸甘油后或自发性症状缓解、ST 段回落。

(6) 就诊延迟的 STEMI 患者,发病后未超过 48 小时的,可以考虑常规造影检查。

2. 非 ST 段抬高型急性冠脉综合征

(1) 入院后 2 小时内进行介入评估:①血流动力学不稳定或心源性休克;②经规范药物治疗后症状持续存在或复发;③合并致命性心律失常或心搏骤停;④合并机械并发症;⑤合并急性心力衰竭;⑥再次出现 ST-T 动态变化,尤其是一过性 ST 段抬高。

(2) 入院后 24 小时内进行介入评估:①心肌肌钙蛋白水平动态变化,符合心肌梗死诊断标准;②ST-T 动态变化;③GRACE 评分>140。

(3) 入院后 72 小时内进行介入评估:①合并糖尿病;②肾功能不全[eGFR<60ml/(min · 1.73m^2)];③LVEF<40%或心力衰竭;④心肌梗死后早期心绞痛;⑤既往 PCI;⑥既往 CABG;⑦GRACE 评分>109 且<140;⑧缺血症状复发;⑨无创评估提示有缺血证据。

(4) 择期介入评估:低危 NSTE-ACS 患者经无创负荷试验提示可诱发缺血者。

3. 猝死复苏成功且无 ST 段抬高

(1) 神志清醒者。

(2) 仍然昏迷但经评估无引起心搏骤停的其他原因者。

4. 稳定型冠状动脉综合征

(1) CCS 3 级以上心绞痛、临床证据提示不良事件风险高。

（2）症状严重且药物治疗效果不理想。

（3）低运动量时出现典型缺血症状。

（4）无创性检查评估为高危的患者。

（5）无法进行负荷影像学检查、LVEF<50%且有典型心肌缺血症状。

（6）验前概率（pre-test probability，PTP）提示冠心病概率高、有典型缺血性胸痛。

（7）从事特殊职业（如飞行员），临床症状和无创检查无法排除冠心病诊断。

（8）无创检查不能明确诊断或不同无创检查的结果出现矛盾。

5. 其他

（1）不明原因心功能不全患者的病因排查。

（2）50 岁以上拟行非冠状动脉心脏手术，术前须明确冠状动脉情况。

【禁忌证】

1. 严重全身感染性疾病尚未控制。

2. 既往有严重的对比剂过敏。

3. 拒绝有创性操作的患者。

4. 拒绝血运重建治疗的患者。

5. 因其他原因不适宜接受介入治疗或冠脉搭桥手术的患者。

6. 预计血运重建不能改善功能状态和生活质量的患者。

【术前准备】

1. **常规检查**　患者接受冠状动脉造影前应完成一些常规检查，以综合评估操作的安全性和潜在风险，包括但不限于血常规、尿常规、粪隐血、血电解质、肝肾功能、凝血功能、感染性疾病术前筛查、心电图、超声心动图等。必要时可做四肢动脉超声检查。

对于 ST 段抬高型急性心肌梗死、极高危组非 ST 段抬高型急性冠状动脉综合征患者而言，应以尽快施行介入评估为第一要务，所有术前检查以不延误冠状动脉造影为前提。

2. **术前用药**

（1）阿司匹林：负荷量 150~300mg，维持量 75~100mg/d。

（2）P2Y12 受体拮抗药：择期患者可选用氯吡格雷，负荷量 300~600mg，维持量 75mg/d。急性冠状动脉综合征患者首选替格瑞洛，负荷量 180mg，维持量 90mg b.i.d.，因各种原因不能使用替格瑞洛的，可选用氯吡格雷，负荷量应 600mg。

（3）明显紧张、焦虑的患者，无禁忌证的可适当使用镇静剂。

（4）口服二甲双胍的患者，最好术前暂时停用。

（5）对比剂肾病高危的患者，术前给予适当水化。

3. **其他准备**

（1）获取患者本人或其授权委托人的知情同意书。

（2）向患者解释操作过程，回答其问题，解除其顾虑和恐惧情绪。

（3）穿刺区备皮。

（4）术前一餐适量进食少渣、易消化、不易产气的食物。

（5）检查桡动脉、股动脉搏动情况，双侧对比，确定穿刺部位局部皮肤无破溃、伤口、感染、皮疹等不宜穿刺的情况。拟行桡动脉穿刺的，应行 Allen 试验检查尺动脉是否功能正常。拟行股动脉穿刺的，还应检查足背动脉搏动情况。

【操作方法】

1. 患者进入导管室，护士核对患者信息、操作名称，引导、协助患者平卧于导管检查台上，建立外周静脉通路以备随时可以经静脉注射药品。

2. 技师录入患者信息，确定血管造影机工作条件。

3. 医师再次核对患者信息和操作名称，复查拟穿刺动脉搏动情况。

4. 护士协助患者脱去裤子至膝盖以下,拟行桡动脉穿刺的还要撸起穿刺侧上衣的衣袖,暴露穿刺部位。

5. 医师按无菌操作规程洗手、消毒,对患者腹股沟区进行常规消毒、铺无菌巾,拟行桡动脉穿刺的还应对穿刺侧上肢进行消毒、铺无菌巾。完成后医师再次消毒双手,穿手术衣,戴无菌手术手套。

6. 以 Seldinger 法进行血管穿刺。

（1）应用物品:穿刺鞘套装(包括穿刺针、导引钢丝、动脉扩张管、鞘管、小尖刀)、2~5ml 注射器、利多卡因、肝素钠注射液、生理盐水。穿刺前先将动脉扩张管插入鞘管并锁上。

（2）桡动脉穿刺:穿刺侧上肢伸直,外展45°左右。以腕横纹上方2cm 左右桡动脉搏动最强处为穿刺点。1%利多卡因局部浸润麻醉。术者左手示、中、环三指触摸桡动脉走行方向为指引,右手拇、示二指持穿刺针,针尖指向桡动脉搏动最强点,针体与水平面成30°~45°夹角,如果使用的是非穿透型穿刺系统,在针尖刺入桡动脉见到动脉血液搏动性流出后,左手固定针体,右手持导引钢丝,以钢丝软头端从针尾插入足够深度,退出穿刺针,小尖刀紧贴导丝做一小切口,注意不能损伤导丝,将插入鞘管的动脉扩张管沿导引钢丝尾端插入,必须确认钢丝尾端从动脉扩张管尾部穿出1~2cm 后才能将动脉扩张管尖端从皮肤切口插入,鞘管插入后退出动脉扩张管和导引钢丝。如果使用的是穿透型穿刺系统,则在见到血液从针尾流出后应继续刺入少许直到血液停止流出,拔出针芯,轻轻缓慢退出针套直到动脉血搏动性流出,左手固定针套,右手持导引钢丝,以软头端插入针套尾部至足够深度,退出针套,小尖刀做皮肤小切口,按前述方法插入鞘管。

（3）股动脉穿刺:以腹股沟横纹股动脉搏动最强点下方 0.5~1cm 处为皮肤穿刺点。穿刺过程如上所述。

（4）置入鞘管后,经鞘管侧壁放出少量血液排出可能的气泡和血栓,注入肝素钠 2 500~5 000U。经桡动脉穿刺者,如果血压不低且无禁忌证,可经侧壁注入硝酸甘油 50~200μg 解除/预防桡动脉痉挛。

7. 造影过程。

（1）应用物品:导引钢丝(直径 0.035 英寸)、造影导管(桡动脉途径多选择多功能造影管,股动脉途径多选择 Judkins 左、右冠状动脉造影管)、三路三通、压力换能器及连接管、环柄注射器、输液器、注射器、对比剂、肝素钠、生理盐水、纱布等。

（2）物品准备:三路三通第一路通过连接管接入压力换能器,第二路经输液器连接加压输液袋,第三路经输液器连接对比剂,尾端连接环柄注射器。加压输液袋内的生理盐水加入肝素钠抗凝(500ml 盐水加肝素钠 2 000U)。用加压盐水冲洗压力换能器通路,排尽气泡,压力换能器校准零点。环柄注射器抽吸对比剂,排尽对比剂通路中的气泡。

（3）送入导管:右桡动脉径路:将造影用导引钢丝软头从多功能导管尾端插入直至钢丝头端与造影导管头端平齐。将造影导管头端插入动脉鞘尾端,轻柔送入造影钢丝,在导引钢丝引导下轻柔送入造影导管。任何时候确保导丝走行在导管前,若遇阻力须透视确认导丝、导管走行方向,切忌粗暴、用力推送。估计导引钢丝头端到达腋窝附近时开始透视。X 线监视下继续推送导管-导丝,确保导丝头端经右锁骨下动脉、无名动脉逆行进入升主动脉。导丝到达主动脉根部后,固定导丝,继续推送导管直至其到达升主动脉中部。退出钢丝,造影导管尾端连接至三路三通头端,回抽排气。

股动脉径路:送入导管、导丝过程中,要随时注意有无阻力,尤其是有腹主动脉瘤、主动脉夹层、严重动脉扭曲/狭窄/粥样硬化病史的患者,避免导丝、导管造成动脉损伤,适时透视确认导丝走向,避免进入对侧髂动脉、肾动脉等分支。估计导丝头端将到达主动脉弓时,应在透视下操作,避免导丝进入锁骨下动脉、颈动脉。导管到达升主动脉中部时,退出导丝,注射器回吸导管彻底排出导管内气泡和可能存在的血栓,连接至三路三通头端。

（4）左冠状动脉造影:确认导管系统已彻底排气、压力曲线正常。取后前位,持续压力监测下,透视确认导管头端指向监视屏幕右侧,若有必要,轻轻旋转导管调整导管头端方向,使其指向监视屏右侧。轻柔向下推送导管,使导管头端慢慢跨过胸正中线,若观察到导管头端轻轻弹跳一下后位置固定不再摆动,提示导管进入左冠状动脉主干。必要时轻轻注射少量对比剂显示左主干开口位置,根据导管头端与左主干开口位置的相对关系,适当顺时针或逆时针旋转,配合推送或后撤导管,使其进入左主干口。确认压力曲线无异常变化,注射少量对比剂确认导管在左主干中且同轴性良好。

左冠状动脉造影常用体位:左前斜50°+足30°、左前斜50°+头30°、右前斜30°+头30°、右前斜30°+足30°,必要时根据情况可加做后前位+头35°、后前位+足30°、左侧位等特殊体位。

每个体位造影时,注射对比剂6~8ml。注射力度适中,既要避免过度用力损伤血管或将导管反弹出冠脉口,也要避免用力不足造成显示不清。先在透视下摆放好导管床位置,尽量不要中途移动。

(5)右冠状动脉造影:经桡动脉途径造影时,左冠状动脉造影完成后,直接使用多功能造影导管行右冠状动脉造影。取左前斜位50°,后退造影导管使其离开左主干口,轻轻顺时针方向旋转并向下送入导管直至主动脉窦底。持续压力监测下,继续轻轻顺时针旋转导管使其头端指向监视屏左侧。确认压力曲线正常,少量注射对比剂显示右冠状动脉开口位置。根据右冠状动脉开口位置与导管头端的相对关系,适当旋转配合提拉导管使其进入右冠状动脉口内。

经股动脉途径造影时,完成左冠状动脉造影后,后撤导管离开左主干,送入造影用导引钢丝,在导引钢丝引导下退出左冠状动脉造影导管,依前述方法送入右冠状动脉造影导管至升主动脉中部,退出导引钢丝,连接三路三通,排气。以前述方法操作右冠状动脉造影导管使其进入右冠状动脉口。

右冠状动脉造影常用体位:左前斜50°、左前斜25°+头30°、右前斜30°。

每个体位造影时,注射对比剂4~6ml。

造影完成后,后撤造影导管离开冠状动脉口,送入造影用导引钢丝,在导引钢丝引导下退出造影导管。

【术后处理】

所有操作完成后,退出所有导管、导丝。

经桡动脉途径:拔出桡动脉鞘,压迫止血器加压止血,腕关节制动,每2小时适当放松,术后6小时彻底松开压迫器,观察确认无活动性出血,撤除压迫器。消毒伤口,无菌敷料覆盖。

经股动脉途径:按产品使用方法使用各种动脉穿刺口闭合装置处理伤口,确认止血后,常规消毒伤口,无菌敷料覆盖,下肢制动6小时。如果选择不使用闭合装置,术毕拔除股动脉鞘,压迫止血后,加压包扎。下肢制动24小时。

经股动脉穿刺者,术后1周之内避免用力屈曲下肢。

【并发症及处理】

冠状动脉造影的并发症包括血管入路并发症、冠状动脉并发症、器械相关并发症、对比剂相关并发症等。

1. **血管入路相关并发症**　股动脉途径的血管入路并发症发生率比桡动脉途径的高,较常见的并发症有血肿、假性动脉瘤、动静脉瘘、桡动脉痉挛等。老年人、女性、低体重、高血压、局部动脉明显硬化/钙化、多次穿刺、粗暴操作、使用较大的鞘管、压迫止血不充分、血管穿刺闭合装置使用失败等是发生穿刺部位并发症的危险因素。

(1)血肿:动脉穿刺孔出血,流出的血液在局部皮下组织中淤积形成肿块,但动脉穿刺孔已闭合。临床表现为局部肿胀、硬结、瘀青,可有疼痛和/或压痛。局部无震颤、无血管杂音。如果是术中或术后即刻发现血肿,瘀血尚未完全凝固,可以局部加压止血的同时适当挤压,将部分瘀血挤出,不能挤出的揉散直至局部触摸不到硬块。如果发现较晚,瘀血已经完全凝固,则可在3d后采用理疗方法促进瘀血消散、吸收。

(2)假性动脉瘤:多发生于股动脉穿刺后,桡动脉途径也有发生但很少。其发生基础是止血不充分,局部出现较大血肿,血肿周边瘀血凝固,中心部位未凝结,动脉穿刺孔未闭合,动脉腔与血肿之间通过穿刺孔形成交通血流。患者常感局部肿胀、疼痛。局部可触及较大肿块,可有震颤,可闻及杂音。超声多普勒检查可明确血肿大小、液性暗区(未凝固的血肿)直径、动脉穿刺孔位置/直径及血流交通情况。形成时间较短、直径(尤其是液性暗区直径)较小、动脉穿刺孔不大的假性动脉瘤通常可通过压迫使其闭合。在超声引导下找到最佳压迫位置,持续加压(必要时施行局部麻醉),通常压迫1~2小时可成功,复查超声血流交通停止。较大、压迫失败的假性动脉瘤,可试行超声引导下血肿内注射凝血酶使其封闭。部分假性动脉瘤可经对侧穿刺,行腔内覆膜支架植入封闭动脉穿刺孔。巨大假性动脉瘤或继发局部组织坏死、感染的,须外科清创处理。

(3) 动静脉瘘:动脉穿刺时同时穿通了股动脉和股静脉,动静脉之间形成分流,成为医源性动静脉瘘。由于分流的血流束持续存在,动静脉瘘难以自行闭合。较小的动静脉瘘可以试行长时间压迫封闭,但成功率不高。通常可考虑经对侧穿刺植入覆膜支架对瘘口行腔内封闭,必要时可外科修补。

(4) 桡动脉穿孔/裂伤:桡动脉纤细、扭曲、狭窄、严重痉挛、导管直径较大时,粗暴操作可造成桡动脉穿孔或裂伤。通常患者觉前臂胀痛,局部软组织肿胀、张力增高,造影可见对比剂外溢。对策是局部加压包扎,抬高上肢,密切观察软组织张力变化。

(5) 桡动脉痉挛:经桡动脉途径冠状动脉造影较常发生桡动脉痉挛,建议穿刺成功后常规行桡动脉造影,若有痉挛表现,可注射适量硝酸甘油解除痉挛。硝酸甘油禁忌时也可使用少量地尔硫䓬或维拉帕米。

(6) 上肢动脉分支损伤:可发生于腋动脉分支、锁骨下动脉分支,使用超滑造影用导引钢丝、推送导引钢丝/导管速度太快、未在透视监视下操作、遇有阻力时未及时停止推送,是发生动脉分支损伤的好发原因。表现为软组织血肿、纵隔血肿甚至血性胸腔积液,及时血管造影是确诊依据。治疗上可考虑介入封堵。

(7) 骨筋膜室综合征:是经桡动脉途径冠状动脉造影最严重的并发症之一。前臂发生率高于上臂。桡动脉严重损伤后大量出血,淤积的血液使容量有限的软组织间隙(骨筋膜室)压力明显升高,软组织严重受压,循环障碍,若不及时解除问题,将发生软组织缺血坏死,导致截肢,甚至因坏死组织溶解产生的细胞因子吸收发生严重脓毒血症危及生命。治疗的关键是早期发现早期处理。桡动脉穿刺后发现前臂软组织肿胀必须尽快妥善处理,一旦确诊骨筋膜室综合征,标准的处理方法是外科切开减压,二期缝合。

(8) 股动脉狭窄、闭塞:在股动脉狭窄的情况下对穿刺处使用闭合装置处理,有可能导致股动脉狭窄加重甚至完全闭塞。患者感下肢疼痛、麻木、发凉、无力。检查示患肢温度降低、皮肤发花或苍白、动脉搏动消失。超声多普勒检查示患肢动脉血流信号消失。一旦发生,应立即处理。可经对侧穿刺行介入治疗,若不可行,应尽快血管外科处理。

(9) 深静脉血栓形成、肺栓塞:股动脉穿刺患者,术后长时间卧床,有诱发深静脉血栓形成继发肺栓塞的风险。术后延长卧床时间、包扎加压过度、有其他血栓高发危险因素的是高危人群。避免不必要的长时间卧床、使用下肢气压驱动泵、必要时使用低分子量肝素可降低风险。确认已发生深静脉血栓形成、急性肺栓塞的患者,应按照相应临床指南处理。

2. **冠状动脉并发症**　冠状动脉造影的冠状动脉并发症包括冠状动脉损伤、冠状动脉栓塞、冠状动脉痉挛等。

(1) 冠状动脉损伤:由造影导管引起的损伤有冠状动脉(或主动脉窦)撕裂、冠状动脉斑块破裂、冠状动脉内膜下血肿等。其诱因包括操作导管动作太快、幅度太大等。导管快速弹入冠状动脉,强力接触冠状动脉近端疏松斑块,可造成斑块内膜损伤形成溃疡。导管偏大,在导管头端紧密接触主动脉窦内膜的情况下强力操作导管,致使导管头端在主动脉窦内膜面划过,有可能造成主动脉窦撕裂或冠状动脉口撕裂。在导管头端紧密接触冠状动脉内膜的情况下,强力注射对比剂有可能造成冠状动脉撕裂或内膜下血肿。操作过程中,时刻关注压力监测曲线,轻柔操作,缓慢移动,确认压力正常才注射对比剂,避免突然强力注射,可降低冠状动脉损伤的发生率。一旦发生冠状动脉损伤,应根据损伤程度、患者血流动力学是否稳定等具体情况,采取保守治疗、介入治疗、外科手术等措施。

(2) 冠状动脉栓塞:包括血栓栓塞和空气栓塞。抗凝不足或患者对肝素抵抗、导管在体内放置时间过长且没有间断冲洗管腔,导管腔内有可能形成血栓,注射对比剂时血栓被注射进冠状动脉造成栓塞。操作时严格执行操作规程,医护核对给药记录避免遗忘肝素抗凝,每次更换导管前用肝素盐水冲洗鞘管,导管在体内停留时间较长时应间断冲洗管腔,随时监测压力曲线,在导管头端没有嵌顿的前提下压力下降且曲线变得圆钝提示有管腔内血栓形成的可能,应即刻用注射器充分回吸并弃去导管内血液。一旦发现冠状动脉血栓栓塞应立即更换导引导管,补足肝素用量,以标准 PCI 操作处理。空气栓塞常因为导管系统排气不充分、三路三通密闭不良致抽吸对比剂时空气随同进入环柄注射器、注射对比剂时没有注意保持环柄注射器尾端向上等原因所致。多数表现为单个或数个圆形透光的气泡随对比剂进入冠状动脉。当气泡数量及总容量不大时,对冠脉血流无明显影响,患者情况稳定或仅有一过性轻度胸闷胸痛症状,不需要特殊处理。当注入的空气容量太大时,表现为一支或数支冠状动脉圆钝或平齐的断端齐头并进,甚至血流中断。患者症状严重,血流动力学不稳定甚至心搏骤停。须更换导引导管,补足肝素量,尝试用抽吸导管吸出滞留的气泡,抽吸后若血流仍不理想,可反复抽吸动脉血经导引导管注入冠状动脉推动血液流动。关键是预防,导管连接系统各连接处确保密闭,抽吸对比剂时注意拍、弹注射器使可能存在的气体进入环柄注射器而不要停留在三通处,发现注射器内有明显气泡时及时排气,注射对比剂时保持环柄注射器尾端向上,可避免出现空气栓塞。

(3) 冠状动脉痉挛:患者过度紧张、导管刺激都可能引起冠状动脉痉挛。冠状动脉痉挛有弥漫性痉挛和局部痉挛两种表现形式。弥漫性痉挛表现为冠状动脉全程纤细。经冠状动脉内注射硝酸甘油后(有时需反复多次注射),同一体位重复造影,冠状动脉直径较注射硝酸甘油前增加 30% 以上,可判断为弥漫性冠状动脉痉挛。局部痉挛多发生于冠状动脉近段导管尖端接触处附近,表现为边缘光滑的局限性狭窄。冠脉内注射硝酸甘油后,同一体位重复造影显示狭窄程度减轻 30% 以上,可判断为局限性冠状动脉痉挛。造影时注意轻柔操作,避免导管反复弹跳刺激冠状动脉、保持导管与血管的同轴性,可避免刺激引起痉挛。发现冠脉近端边缘光滑的局部狭窄,常规注射硝酸甘油后重复造影,可避免将痉挛误诊为固定性狭窄。

3. 器械相关并发症

(1) 导引钢丝脱落入体内:常见为动脉穿刺阶段,导引钢丝进入较深,没有从动脉扩张管尾端露出就盲目推送动脉扩张管和动脉鞘,导引钢丝被完全顶入动脉内。少见的情况下,也有造影导管将造影用导引钢丝带入动脉内的病例。所有操作都严格遵循操作规程,是避免导引钢丝完全进入动脉内的关键。一旦发生,必须将其取出。根据钢丝所在位置,有多种不同的取出方式,包括送入导引导管,将脱落的导丝尾端套入导引导管内,再用球囊加压将钢丝压紧固定在导管壁上,将导管与钢丝一起退出,或者使用各种抓捕器将脱落的钢丝抓取出体外。个别病例用介入方法无法取出的,须请外科手术取出。

(2) 造影导管打折:在外周动脉严重扭曲时,持续向一个方向旋转导管,将导致导管打折。打折处常位于肘动脉或髂动脉附近。造影过程中,当术者向一个方向旋转导管数次却未见导管头端随着转动时,应立即停止转动,透视导管全程除外导管打折。导管打折时压力监测曲线会发生明显变化,压力波形消失。发现导管打折后应在透视下反方向旋转导管解螺旋,必要时还需要送入导引钢丝辅助解螺旋。在外周血管严重扭曲时,将导引钢丝保留在造影导管内,缓慢旋转移动导管,到位后再退出钢丝,可以预防导管打折的发生。

4. 对比剂相关及其他并发症

(1) 对比剂肾损害:以前称为造影剂肾病。指使用对比剂后 72 小时内,血肌酐水平增高 44.2μmol/L,或比基础水平升高 25% 以上。大多数患者肾功能可缓慢恢复,少数患者可能导致肾功能恶化须长期维持肾替代治疗,仅少数患者有少尿表现。慢性肾脏病史、糖尿病、心功能不全、血流动力学不稳定、血容量不足、女性、高龄、贫血、围术期出血、对比剂种类及用量等因素与对比剂肾损害的发生有关,其中对比剂用量起着决定性作用。当对比剂用量(ml)与肾小球滤过率(ml/min)的比值超过 3.7 时,对比剂肾损害的风险明显升高。尽量减少对比剂用量、使用等渗低黏度对比剂、围术期水化等措施可降低对比剂肾损害发生率。

(2) 胆固醇结晶栓塞:指主动脉粥样硬化斑块破裂,斑块内胆固醇结晶溢出导致外周微小动脉栓塞。可自发发生,但更多发生于介入操作、主动脉外科手术、抗凝或溶栓治疗后。常表现为栓塞事件发生后数周内出现肾功能进行性损害,可伴有发热、肌痛、足趾呈蓝紫色、皮肤网状青斑、腹痛等腹部症状、神经系统症状、高血压等表现。实验室检查常有血嗜酸性粒细胞增高、血尿、蛋白尿。组织病理学检查可见微小动脉胆固醇结晶溶解后留下的狭长梭形空隙。治疗上可采用大剂量他汀、肾上腺糖皮质激素,停用抗凝药物,避免再次进行介入操作。肾功能严重损害达到透析指征时应进行肾替代治疗。

（3）对比剂过敏：根据临床表现及预后的不同,可分为轻度、中度及重度过敏反应。一旦发生过敏反应,应停止使用对比剂,并根据过敏反应的程度给予相应处理。

1）轻度过敏：有皮肤瘙痒、荨麻疹、眼结膜充血、喷嚏、恶心、呕吐、头痛等表现。症状轻微的可密切观察,不需药物治疗。症状较重的,可给予苯海拉明25mg或异丙嗪25mg肌内注射;也可静脉注射地塞米松5~10mg。

2）中度过敏：有大面积皮疹、胸闷、气短、呼吸困难、声音嘶哑、呕吐、喉头水肿、支气管痉挛等。须立即吸氧,给予抗过敏药及糖皮质激素。必要时肾上腺素0.2~0.5mg大腿中外侧肌内注射,补充血容量。有支气管痉挛者可予氨茶碱。

3）重度过敏：表现为过敏性休克、心搏骤停、肺水肿、严重喉头水肿致窒息等。须立即抢救。措施包括液体复苏、肾上腺素缓慢静脉输注或肌内注射、静脉输注氢化可的松或甲泼尼龙、气管插管或切开后呼吸机辅助呼吸等。

【造影结果判读】

冠状动脉造影报告应包括的内容：冠状动脉分布类型、冠状动脉病变程度及其特点、有无冠状动脉变异/畸形/肌桥等。

1. **冠状动脉分布类型** 按照后降支和后侧支的归属分为右优势型、左优势型、均衡型三种类型,其中右优势型比例最高。

2. **冠状动脉病变情况** 详细描述每一处病变的部位、狭窄程度及病变特点。通常以目测法判断病变最重处的直径狭窄百分数。病变特点方面需观察、描述病变是否为偏心型狭窄,是否伴有明显钙化,是否位于血管主要分叉部位以及分叉病变类型,是否位于冠状动脉开口处,病变节段的长度,病变处是否合并斑块溃疡、内膜撕裂、血栓形成等不稳定表现,是否属于小直径血管的病变等。有无冠状动脉瘤、冠状动脉异常扩张、冠状动脉慢血流等。

3. **冠状动脉变异/畸形/肌桥等** 包括冠状动脉起源异常（左冠状动脉起源于右冠窦、右冠状动脉起源于左冠窦、右冠状动脉起源于升主动脉前壁、单冠状动脉、一侧冠状动脉起源于肺动脉等）、冠状动脉瘘（冠状动脉-肺动脉瘘、冠状动脉-心房瘘、冠状动脉-心室瘘）、冠状动脉肌桥等。

（洪 涛）

参 考 文 献

[1] Agewall S,Antunes MJ,Bucciarelli-Ducci C,et al. ESC guidelines for the management of acute myocardial infarction in patients presenting with ST-segment elevation. European Heart Journal,2018,39:119-177.

[2] Barbato E,Barthelemy O,Bauersachs J,et al. ESC guidelines for the management of acute coronary syndromes in patients presenting without persistent ST-segment elevathion of the European Society of Cardiology. European Heart Journal,2020,42:1289-1367.

[3] Knuuti J,Wijns W,Saraste A,et al. 2019 ESC guidelines for the diagnosis and management of chronic coronary syndromes. European Heart Journal,2019,41:407-477.

第三十一章 经皮冠状动脉介入治疗

经皮冠状动脉介入治疗(percutaneous coronary intervention,PCI),是指经心导管技术疏通狭窄甚至闭塞的冠状动脉管腔,从而改善心肌的血流灌注的治疗方法。

【适应证】

1. 已知或怀疑冠心病的情况 患者因发作性胸闷痛、心绞痛等症状而在临床上疑诊冠心病或缺血性心肌病,或通过病史和既往的心电图、超声心动图证据疑诊心肌梗死后,需要得到客观证据确诊冠状动脉病变,可考虑进行冠状动脉造影。

鉴于一些特殊情况,如:①不明原因的胸痛,虽怀疑冠心病诊断但无创性检查无法满足确诊要求;②具有无症状冠心病或冠状动脉粥样硬化基础的高危职业人群(如飞行员、司机、警察、运动员或消防队员等);③缺血性心肌病患者发生心力衰竭的临床表现(包括超声心动图等客观结果)时计划完善冠状动脉造影以明确冠脉病变程度有利于对患者进行危险分层并对治疗决策加以指导,或对心力衰竭患者进行排他性的冠状动脉检查。

作为临床介入工作者,我们必须清楚地认识到冠状动脉造影作为一项有创性的冠脉介入手术,具有一定风险性。任何术前评估均需要对患者因此而接受的获益和可能潜在的风险做出非常谨慎的综合考虑,当获益大于风险时,在取得患者的知情同意后,可对其进行冠状动脉造影检查。

2. 慢性冠脉综合征 根据《2019 ESC 慢性冠脉综合征诊断和管理指南》,对于慢性冠脉综合征的患者,进行冠状动脉造影和必要时进一步介入治疗的目的在于明确冠状动脉病变、改善症状和改善预后,如能达到上述目标,则可考虑进行介入检查和治疗。

稳定性冠状动脉疾病冠状动脉造影的推荐:①业已接受基于指南的规范优化药物治疗的慢性冠脉综合征患者但仍反复出现心绞痛临床表现,进一步的介入检查和治疗可改善其症状和预后;②需要指出,对于慢性冠脉综合征,规范和优化的药物治疗是首要的,介入检查和治疗是基于前者后的二线策略,应结合患者的临床症状、体征、合并症、并发症等综合考虑而做出实施。

3. 不稳定型心绞痛/非 ST 段抬高型心肌梗死(非 ST 段抬高型 ACS) 冠状动脉介入领域中考虑非 ST 段抬高型急性冠脉综合征(NSTE-ACS)在发病的本质上是类似甚至是趋于一致的,包括不稳定型心绞痛(UAP)及急性非 ST 段抬高型心肌梗死(NSTEMI),均与血管狭窄基础上斑块的损伤、溃疡和随后的血栓形成有关。

结合《2014 ACC/AHA 非 ST 段抬高型急性冠脉综合征管理指南》,可对此类患者做出如下介入策略建议。

Ⅰ类推荐:①顽固性心绞痛、血流动力学或心电活动不稳定的 NSTE-ACS 患者(无严重合并症或手术禁忌证)建议紧急介入手术(证据等级 A);②最初病情稳定,合并临床事件风险增高的 NSTE-ACS 患者建议早期介入手术(证据等级 B)。

Ⅱa 类推荐:最初病情稳定的高危 NSTE-ACS 患者,可以进行早期介入手术(24 小时以内),优于延迟介入手术(72 小时以内)。对于非中/高危的患者,可以行延迟介入手术(证据等级 B)。

Ⅱb 类推荐:①最初病情稳定,合并临床事件风险增高的 NSTE-ACS 患者可以考虑行缺血指导下的治疗(证据等级 B);②根据患者优先和临床医师的因素,对于最初病情稳定的患者(没有严重的合并症或禁忌证)可以考虑进行缺血干预策略(证据等级 C)。

Ⅲ类推荐:①合并严重疾病(脏器功能不全、肿瘤、血液性疾病)的患者,经评估后发现手术风险高于收益,不推荐早期介入治疗(证据等级 C);②伴随急性胸痛、肌钙蛋白阴性、ACS 可能性低的患者,特别是女性(证据等级 B)。

必须强调的是,相对于急性 ST 段抬高型心肌梗死(STEMI),非 ST 段抬高型急性冠脉综合征(NSTE-ACS)"没有时间窗",需要根据患者的生命体征、血流动力学状态、症状特点个体化急诊介入时间,甚至血流动力学不稳定的高危患者建议的介入时间更早:①紧急手术(2 小时内),如反复发作的顽固性心绞痛,血流动力学不稳,强化药物治疗仍无法改善症状并存在静息发作、轻微活动即可诱发心绞痛;②早期手术(24 小时内),非①中临床表现,但 GRACE 评分>140 分,一过性心肌坏死标志物升高,(可能)新发的 ST 段压低;③延迟手术(72 小时内),非①、②中临床表现,但合并糖尿病/肾功能不全[eGFR<60ml/(min · 1.73m²)]/左心收缩功能减低(LVEF<40%)/早期梗死后心绞痛/PCI 术后 6 个月内/既往 CABG 手术史/GRACE 评分 109~140 分,TIMI 评分>2 分。

4. 急性 ST 段抬高型心肌梗死　根据我国《急性 ST 段抬高型心肌梗死诊断和治疗指南(2019)》,做出如下建议。

Ⅰ类推荐:①对症状发作 12 小时内的 STEMI 患者,所有适合的患者应进行再灌注治疗(证据等级 A)(中国 STEMI 指南,目前欧洲 ESC 指南已改为 48 小时,临床工作者可根据介入中心和患者具体情况施行对应的策略);②急诊经皮冠状动脉内介入治疗(PCI)可由有经验的术者快速进行,建议急诊 PCI 为再灌注疗法(证据等级 A);③对 STEMI 转运的筛选策略,当首次医学接触(FMC)至介入治疗的时间为 90 分钟或更短,建议直接转至可行 PCI 的医院,行急诊 PCI(证据等级 B);④STEMI 患者最初就诊于或被转运到不能行 PCI 的医院,当 FMC 至介入治疗的时间为 120 分钟或更短,建议立即转至可行 PCI 的医院行急诊 PCI(证据等级 B);⑤院外心搏骤停复苏的患者,起初心电图显示 STEMI,当需要冠状动脉造影和 PCI 时应该立即实施(证据等级 B);⑥STEMI 患者病情恶化进展为心源性休克或急性严重心力衰竭患者,无论心肌梗死发病后延误多长时间,病情合适,建议立即转运至可行 PCI 的医院行冠状动脉造影(证据等级 B)。

Ⅱa 类推荐:①发病 12~24 小时的 STEMI 患者,临床和/或心电图显示进行性缺血,再灌注治疗是合理的,这些患者急诊 PCI 是首选的治疗策略(证据等级 B);②溶栓治疗失败或再次闭塞的 STEMI 患者,紧急转运至可行 PCI 的医院行冠状动脉造影是合理的(证据等级 B);③STEMI 患者接受溶栓治疗后即使血流动力学稳定以及临床证据再灌注成功,转运至可行 PCI 的医院行冠状动脉造影是合理的。转运至 PCI 医院后应在 24 小时内行冠脉造影(避免溶栓治疗后的最初 2~3 小时)(证据等级 B)。

5. 血运重建后复发。

6. 心肌血运重建治疗后患者随访和管理策略。

7. 非心脏手术前的冠状动脉疾病诊断和治疗。

8. 心脏瓣膜病的冠状动脉疾病诊断和治疗。

【禁忌证】

冠状动脉介入治疗的禁忌证与冠状动脉造影一致,无绝对禁忌证,应该根据病人整体病情进行评估。根据 1999 年美国心脏病学会和美国心脏协会(ACC/AHA)指南,存在下列相对禁忌证。

1. 急性肾衰竭。

2. 继发于糖尿病的慢性肾衰竭。

3. 活动性胃肠道出血。

4. 有可能和感染相关的不明原因发热。

5. 尚未治愈的感染。

6. 活动期脑卒中。

7. 严重贫血。

8. 严重、尚未控制的高血压。

9. 伴随有相关临床症状的严重电解质紊乱。

10. 由于心理或者全身疾病使患者无法配合冠脉造影者。

11. 伴随有显著缩短患者生命或者增加介入治疗风险的严重疾病。

12. 拒绝进行 PTCA（经皮冠状动脉腔内成形术）、CABG 等治疗的患者。

13. 洋地黄中毒患者。

14. 失代偿充血性心力衰竭或急性肺水肿。

15. 严重凝血功能障碍。

16. 主动脉瓣感染性心内膜炎。

【术前准备】

1. 术前对冠状动脉介入治疗策略或方案的评价

（1）由临床及介入医师在术前结合患者的病史、临床特点、诊断和相对禁忌进行详细讨论，讨论范围需要包括患者行冠状动脉造影和介入治疗的指征和必要性、是否存在绝对或相对禁忌证、是否具有如冠状动脉旁路移植术（冠状动脉搭桥）等替代治疗方案、手术风险、患者及家属经济情况等内容。需将讨论后建议的最佳治疗策略或方案的优势和风险、可能出现的并发症、后续治疗情况、长期治疗和随访方案、经济耗费告知患者及家属。由于冠心病包含的急症和稳定型情况范围较广，需要个体化讨论、个体化治疗以及个体化沟通。

（2）详细记录患者的病例特点，包括年龄、性别、既往病史、用药情况和合并症，尤其合并症需要留意是否存在单个或多个脏器功能不全或衰竭、肿瘤或血液病、风湿免疫疾病和特殊用药史。

（3）冠状动脉粥样硬化性心脏病属于慢性持续性疾病，患者或伴随慢性病程，或伴随慢性病情急性发作或加重（急性冠脉综合征，ACS），应让患者理解和确立长期治疗和随访监测的意识及行动。

2. 术前常规准备（包括药物治疗与术前护理）

（1）目前在有条件的介入中心多以桡动脉入路为主，但因为可能存在的介入治疗方案需要，或血管解剖畸形所致，均应常规术前对双侧腹股沟区备皮。同时也可减少术中因反复操作和触碰所诱发的区域感染。

（2）在获取患者和家属的知情同意后，由患者、家属及术者签订手术知情同意书。

（3）建议术前必要时行碘过敏试验。

（4）术前用药，见表 3-31-1。

表 3-31-1　冠脉术前用药

抗血小板药物
1. 长期服用阿司匹林 100mg/d+氯吡格雷 75mg/d（或替格瑞洛 90mg，2 次/d）的患者继续按常规服用抗血小板药物治疗
2. 未长期用抗血小板药物的患者，需要急诊手术时，应在术前尽早服用负荷剂量的抗血小板药物：阿司匹林 300~600mg 和氯吡格雷 300~600mg（或替格瑞洛 180mg）
3. 可考虑服用他汀药物稳定斑块
糖尿病
手术当天给常规早餐胰岛素剂量的 1/2，静脉液体中应包含糖，如果可能，PCI 应在当日尽早做，更方便调整和观察术后的血糖控制和监测
肾功能不全
1. 术前 12 小时开始给予生理盐水水化治疗至术后 12 小时，每小时 1~1.5ml/kg，心功能不全患者减量
2. 当存在左心功能不全时，应适当根据需要使用利尿药
造影剂过敏
1. 术前用药变化不一且无一种是具有完全保护性的
2. 术前静脉应用地塞米松 10mg
氯吡格雷抵抗
换为替格瑞洛口服

【操作方法】

1. 术中用药

（1）麻醉与镇静：术中一般在桡动脉或股动脉穿刺（肱动脉穿刺）前使用利多卡因对穿刺部位进行局部浸润麻醉，减轻穿刺过程给患者带来的疼痛刺激和减少血管受激惹导致的血管痉挛。必要时适当给予镇静，减轻患者的紧张焦虑和烦躁，减少交感神经激活。注意局部麻醉过程需负压进针并确认未在血管中方可进行注射。

（2）抗栓处理：术中结合体重给予普通肝素（100U/kg）或比伐卢定（在 PTCA 之前可以 1.0mg/kg 作为首次剂量。以后合并 2.5mg/（kg·h）静脉滴注 4 小时，必要时可按 0.20mg/（kg·h）维持 20 小时，抗凝处理；建议 PTCA 器械进入冠状动脉前活化凝血时间（ACT）应>300 秒。若同时使用 GPⅡb/Ⅲa 受体拮抗药，则建议普通肝素调整至 70U/kg（ACT≥250 秒）。不建议同时使用低分子肝素和普通肝素。

（3）血管活性药物：使用硝酸甘油可减轻入路血管以及冠状动脉的痉挛并改善入路环境、改善心肌缺血，同时其扩管作用可有效降低术中血压，减小在术中抗凝环境下的出血风险和概率。对于一些长期服用较大剂量降压药物或心排量低下的患者，适当使用间羟胺（阿拉明）或多巴胺可适当维持较为合适的术中灌注压，减少发生循环并发症。

2. 血管穿刺　随着器械的发展进步和对减少并发症的更高要求，经桡动脉穿刺逐渐成为大多数情况下介入治疗的主流入路。

（1）经桡动脉穿刺

1）患者准备：主要是穿刺前与患者的充分交流、嘱其配合以及禁忌证的筛选（绝对禁忌证为无桡动脉搏动或 Allen 试验明显异常、已知的严重上肢动脉异常或疾病、肾动脉衰竭行肾动脉透析已行桡动脉-静脉短路者及严重的上肢外周动脉疾病）。

2）Allen 试验：同时压迫受检者一侧尺动脉和桡动脉，举手过心脏水平后（以防止手臂静脉瓣功能不全造成 Allen 试验假阳性结果），患者做伸握拳动作至大鱼际肌红色消退，放开尺动脉压迫，观察手掌部颜色由白变红时间。恢复时间 10 秒以内，表明尺动脉畅通和掌弓循环良好，Allen 试验阳性；反之尺动脉可能堵塞或掌弓循环欠佳，Allen 试验阴性。

3）术者准备：术者需熟悉桡动脉穿刺的基本方法和技巧，经验欠缺者必须在熟悉的手术医生指导和帮助下进行操作。对患者信息的掌握也是必要的（基本临床情况、穿刺部位情况、有无动脉畸形等）。

4）器械准备：术者需熟悉患者的原发病和主要介入策略，在此基础上进一步掌握穿刺器械的特点和参数、用法。

5）穿刺步骤。①单壁穿刺法：固定皮肤，穿刺针以 30°~45°进针至见回血，立即停止进针并固定，拔出针芯并可见高速的连续性或搏动性喷血时明确与管腔相通，送入导丝后撤出穿刺针。沿导丝送入动脉鞘（多在应用空心钢针套装时使用此方法）。②慢速对侧壁穿刺法：固定皮肤，穿刺针以 30°~45°进针至见回血后继续进针至回血停止，此时停止进针并抽出针芯，缓慢回撤至在此出现回血（高速度连续性或搏动性喷血），送入导丝后撤出穿刺针。沿导丝送入动脉鞘（多在应用套管钢针套装时使用此方法）。③快速对侧壁穿刺法：固定皮肤，穿刺针以 30°~45°进针至针体穿透血管，缓慢回撤至再次回血，固定穿刺针，送入导丝，撤出穿刺针并沿导丝插入动脉鞘（此方法较少使用）。

6）桡动脉穿刺的要点及注意事项。①腕部姿势：术者在穿刺前需将腕部伸屈状态调整至桡动脉搏动清晰度及紧张度适中的情况；②选择穿刺部位：建议选择穿刺部位位于桡骨茎突近心端，避免位于桡骨茎突与桡骨体之间斜面部位，此部位穿刺过程中可能致术者穿刺点定位不准确，降低穿刺成功率，术后止血相对困难且患者舒适度较低；③麻醉：常规使用 1% 利多卡因沿穿刺部位桡动脉周围充分浸润麻醉，减少桡动脉痉挛和患者自身痛苦和激惹；④穿刺点的判断：穿刺点内口（动脉穿刺点）通常以一定角度位于穿刺点外口（皮肤穿刺点）的近心端，需对内外口穿刺点进行较为准确的评估；⑤穿刺角度：一般建议穿刺角度为 30°~45°，角度过小易致夹层或贴壁，角度过大则头端难以完全位于管腔中；⑥进针后方向：建议穿刺过程中穿刺针直进直出，避免穿刺过程中变向，减少对血管和局部组织、神经的损伤。对于有经验的术者，可在一定困难穿刺的情况下予以一定程度的主动变向以增加成功率，缩短穿刺操作时间；⑦要求整个穿刺进针、退针、交换导丝与鞘管等动作均平稳过渡,避免大出大进或用力过猛、突然转向。

（2）经股动脉穿刺

1）患者与术者准备:大致与桡动脉类似。目前多优先采用桡动脉途径,但术中常发现需临时改道、加用股动脉途径,加之股动脉穿刺并发症的频率和严重程度更甚于桡动脉入路,因此与患者及家属的沟通显得更为重要。

2）禁忌证:①1周内同侧股动脉穿刺史;②3个月内曾使用股动脉封堵器对穿刺点进行封堵;③同侧的严重下肢动脉硬化闭塞症(如肢体远侧搏动显著减弱、间歇性跛行、皮温和肤色明显异常等);④同侧髂总动脉及主动脉严重病变(如夹层或动脉瘤等);⑤凝血功能明显异常。

3）获益与风险的权衡:尽管存在穿刺的风险与并发症,并且术后需长时间压迫止血、下肢制动,甚至需要使用较为昂贵的封堵器进行止血,但股动脉穿刺途径也有较多好处:①血管解剖变异少,成功率高;②心源性休克外周动脉搏动微弱的患者,股动脉穿刺的成功率更高、耗费时间更短,尤其对于急性心肌梗死合并心源性休克的患者,可能更有保障;③复杂病变如CTO、高危左主干病变、严重扭曲或钙化病变等需要更多器械同时操作或直径较大器械情况下,需要使用大管径指引导管等。

4）穿刺步骤

①穿刺点:股总动脉;体表标志:股骨头中下1/3(腹股沟韧带下2~3cm)或腹股沟皮肤皱褶下2cm左右。值得注意的是,以上的影像学标志和体表标志,都是以通过术者手指对股动脉搏动进行仔细扪及和定位为前提的。

②1%~2%利多卡因局部麻醉,以非透壁穿刺技术进行穿刺,见搏动性血流从穿刺针尾部喷出后,一手固定穿刺针,另一手送入相应导丝进入血管,退出穿刺针(必要时刀片少量切割穿刺口皮肤,尤其对于皮肤韧性较大、皮下脂肪较厚的患者)并沿导丝置入相应动脉鞘管,必须回抽确认回血良好,接上有创压力检测确认动脉波形和压力,并在DSA直视下注射造影剂明确管腔与动脉鞘之间的关系、有无血液渗入组织间隙。

（3）尺动脉、肱动脉入路:目前已较少使用。其中尺动脉的围手术期准备和处理、操作方法、注意事项基本同桡动脉途径,并以ⅠA类推荐被列入《中国经皮冠状动脉介入治疗指南（2016）》。肱动脉途径则由于并发症多、不容易止血等缺点,不作为首选。

3. 主要器械装备及注意事项（指引导管）

（1）主要指引导管的简介

1）JudkinsLeft（JL）:JL4的设计基于同样型号的造影导管,适用于左冠开口、升主动脉及主动脉弓在同一平面的情况。对于左冠脉开口起源正常、升主动脉正常的情况,大多数可顺利到位,其第二弯曲抵在左冠口的对侧主动脉壁上,可以提供"点状"被动支持力。

2）ExtraBackup（XB）/XBLAD:XB指引导管在JL的基础上进行改进,其头端改为直线形,能够更好地与左冠开口同轴,并且第二弯曲与左冠开口的对侧主动脉壁更为贴合,其被动支持力优于JL。对于同一左冠开口,选择的XB指引导管应比JL小0.5。

3）JudkinsRight（JR）:JR指引导管的设计基于同样型号的造影导管,对于右冠开口起源正常、升主动脉正常的情况,大多数可顺利到位。因其第二弯曲不与主动脉壁接触,所以其缺乏很好的被动支撑力。

4）XBRCA/XBB:XBRCA指引导管第二弯曲能与右冠开口对侧主动脉壁紧贴,因此具有比JR指引导管更好的支撑力。XBB指引导管没有明显的第一弯曲,可同时提供较强的主动支持力和被动支持力。

5）AmplatzLeft（AL）:AL适用于正常及异常的主动脉情况。其指引导管的第二弯曲整个都与冠脉口对侧主动脉壁贴合,所能提供的支撑力非常好。AL-1常用于正常RCA,AL-2常用于正常LCA。

6）AmplatzRight（AR）:AR的第二弯曲比AL小,这种小的第二弯曲会限制器械(如长支架、较长的球囊等)的顺利通过,也较难提供很好的被动支撑力。AR仅适用于RCA开口呈牧羊钩状的情况,而这种情况又大多数可经由AL-1/0.75得到比较好的处理。

7）Multipurpose(MP)：多用途指引导管没有固定的第一弯曲,其直形的头端近侧有两个侧孔,适用于向下的冠脉开口。目前该指引导管在许多中心用于两侧肾动脉的造影,效果较好。

8）Internal Mammary Artery(IMA)：IMA 专门设计用于内乳动脉介入操作,头端形态与内乳动脉可良好同轴,但容易深插入内乳动脉口,因此若存在开口病变则尽量避免使用该指引导管。临床中大部分情况中 JR 可替代 IMA。

9）Left Coronary Bypass(LCB)/Right Coronary Bypass(RCB)：LCB/RCB 是专门设计用于 SVG 桥血管病变的指引导管。临床上行 SVG 搭桥的冠心病患者,静脉桥和主动脉吻合口一般高于左冠或右冠脉开口,因此 LCB/RCB 指引导管的传导段一般较短。多数情况下小一号的 JR 指引导管可满足替代的需求。

（2）指引导管的选择,见表3-31-2。

表 3-31-2　指引导管的选择

靶血管	血管特点	推荐指引导管
RCA	主动脉根部	
	正常	JR4,AL1,AR1
	扩张	JR≥5,AL≥2,AR≥2
	较窄	JR3.5,AL<0.75
	开口部位	
	正常	JR,AL,AR
	前、上、下	AL,HS,MP
	成角	MP,AR,JR
	水平	AL,VR,ELG,IMA
	左窦	JR,HS
LCA	主动脉根部	
	正常	JL<4,AL2,VL4,XB3.5,EBU4
	扩张	JL≥5,AL≥2,VL≥4,XB≥4/5,EBU≥4
	较窄	JL3.5,VL3.5,EBU3.5,XB3.0
	开口部位	
	正常、前	JL,AL,VL,XB,EBU
	后上	AL,VL,XB,EBU
	右窦、无窦	JL,VL,XB,EBU
	超选	
	前降支	JL3.5,JL4.0,ST,XB,EBU
	回旋支	JL4.5,AL,XB,EBU
RSVG	开口	
	向下	MP,AL,AR,JR
	水平	JR,AL,MP
LSVG	开口	
	水平	JR,HS,MP,AL,AR,RCB
	向上	HS,ELG,LCB,MP

（3）特殊情况的选择原则

1）需要更大的指引导管支撑力：指引导管直径越大，支撑力一般越强。因此进行慢性完全闭塞病变、钙化病变、极端扭曲病变常需要使用 7F 的导管。但由于血管走行、直径及相应的病变而需要通过深插指引导管来获取更强的支撑力的时候，可能会选用直径偏小一号的指引导管，避免血管壁的损伤和其他并发症。

2）引入的介入器械外径较大：当需要使用直径较大的球囊或支架时，可能需要预先选用直径较大的指引导管（7F 或 8F）。如需要进行旋磨时，采用<1.5mm 直径的旋磨头对应 6F 的指引导管，采用<2.0mm 直径的旋磨头对应 7F 的指引导管，更大直径的旋磨头需要对应更大直径的指引导管。

3）多套介入器械在同一指引导管进行操作：如分叉病变处双导丝、双球囊操作，甚至更多的器械同时通过同一指引导管进行操作，可能需要使用 7F 甚至更大直径的指引导管来进行操作。

4）冠状动脉起始段直径情况：冠脉开口较细或有斑块、狭窄等情况，特别是存在不稳定斑块时，宜选用直径较细的指引导管，避免影响血流；同时也避免使用第二弯曲较大而容易导致深插的指引导管（减少损伤开口或近端斑块/血管壁）。选择有侧孔的指引导管可获取较好的影像学图形，但仍应在选择过程中以直径作为优先级。

4. 主要器械装备及注意事项（指引导丝）

（1）指引导丝的相关概念

1）调节力：指操作者旋转导丝近端，导丝远端随之扭动的能力。反映了导丝尖端的操纵性，主要取决于导丝尖端和中心的钢丝结构。

2）柔软性：主要取决于导丝的直径、尖端结构及连接段变细长短。

3）推送力：导丝通过病变的能力。取决于导丝中心钢丝硬度及中间变细段方式，中心钢丝越粗，变细段越平缓，呈锥形，其推送力越强。推送力强和稍弱的导丝各有优劣：前者尖端硬，易致冠脉夹层或穿孔等并发症；后者柔软，操作相对安全。应根据实际情况选择导丝类型。

4）支持力：导丝体部的硬度相关，与中心钢丝直径、材料有关，应根据血管的走行、长短、钙化情况与所需要的支撑力来选择。

（2）指引导丝的选择：见表 3-31-3。

表 3-31-3　指引导丝的选择考虑

病变类型	需要导丝的特性	选择
普通病变	支持力、操纵性、顺应性好，尖端柔软	BMWUNIVERSAL/BMWUNIVERSAL-Ⅱ/Stabilizer Supersoft/Soft/ATW/Runthrough NS/Rinato/Miracle3
扭曲、成角病变	尖端柔软，血管跟踪性和顺应性好，拉伸能力强，顺滑	ATW/Stabilizer Supersoft/Runthrough NS
分叉病变	操控性好，顺应性、支持力好，超滑	Whisper/PT2/BMW-Ⅱ/Runthrough NS/Rinato/ATW/Regatta SB
严重钙化、扭曲、成角病变	超强支持，头端柔软	Balance Heavyweight/Iron Man/Extra Support & All Star/Stabilizer Supersoft/Runthrough/CROSS NT
重度狭窄和急性闭塞病变	操纵性强，通过能力好，尖端硬度选择范围宽	Pilot 系列，Miracle 系列，CROSSIT 系列，Conquest 系列，REGATTA HS 系列

（3）在导引导丝的选择上，应根据实际的临床情况和血管条件、病变特点，根据不同导丝的性能及使用范围来进行；没有完美的可以应对所有一般情况或特殊情况的专属导丝。由于制作工艺和物理空间的客观性，导丝的各种性能高低是此消彼长的关系，需要达到某一种性能的突出表现就需要降低另一种甚至几种性能来作为牺牲互补。因此，导引导丝的选择过程应该是一个具体问题具体分析、实事求是的过程。

5. 主要器械装备及注意事项（球囊导管）

（1）球囊导管的构成和简介：见表3-31-4。

表3-31-4　球囊导管的构成

构成	设计特点	功能
尖端	由高分子聚合材料制造，从尾端到头端渐细设计以激光焊接方式与球囊导管链接	帮助通过狭窄病变
球囊	尼龙、聚对苯二甲酸乙二醇酯、聚乙烯等高分子聚合材料	球囊导管的实际工作段
标记带	镶嵌在球囊杆上的不透X线的金属环	术中球囊定位
连接杆	钢丝作为支撑轴，两端分别焊接在连接杆和推送杆上	抗折及推送
推送杆	外层为高分子材料，中心为钢丝加强的推送杆；或为不锈钢海波管	推送

（2）球囊导管的种类

1）半顺应性球囊：介入手术中最常用的球囊，常用于病变的扩张和承载支架。

2）非顺应性球囊：用于介入术中支架释放后的后扩张和坚硬病变的域扩张。

3）特殊的球囊导管：切割球囊，常用于扩张坚硬的易于弹性回缩的病变。双导丝球囊，在球囊扩张过程中，导丝导引与镍钛固有钢丝直接与病变接触，增加局部压强，在较低的压力下使斑块有控制地碎裂，同时降低球囊滑动的概率。

（3）球囊导管的选择：临床介入医师在术中应根据以下几个参数对球囊导管进行选择：外径、折叠方式、表面涂层、球囊肩部长度、顺应性、扩张压力、回卷能力。

1）外径：是球囊最重要的指标。球囊为球囊导管的实际工作段，由球囊壁的厚度、球囊命名直径大小以及球囊壁的折叠方式构成。球囊命名直径越大，充盈后表面积和体积越大，相对应负压折叠后的直径也越大，应对不同大小参考直径的血管、不同狭窄程度的血管病变。

2）折叠方式：球囊本身是高分子聚合材料薄膜，可通过规整的折叠减小自身外径，增加外表面的光滑度，从而易于通过狭窄病变。基本可认为球囊的直径越大、外表面积越大，其折叠次数也越多（如双折叠、三折叠甚至五折叠等），目的就是使其在非膨胀时拥有更小的外径。

3）表面涂层：在球囊首次膨胀前，其表面涂有一层很薄的高分子超滑涂层，使得表面更光滑和更容易通过病变，而首次膨胀后这层超薄涂层即撕裂，因此可认为在反复通过病变的过程中，第一次是最容易通过的。

4）球囊肩部长度：指球囊扩张时位于工作段两端以外的区域（标记以外段）。其作用在于可适当增加工作段长度，但同时也会增加气压损伤的机会。

5）顺应性：指球囊直径随扩张压力增加而变化的程度，由球囊的材质和球囊壁的厚度决定，分为高顺应性、半顺应性和非顺应性球囊三种。

6）扩张压力：球囊导管的扩张压力一般有两个参数，即命名压（达到命名直径所需要的压力）和爆破压（指体外测试中反复充盈球囊直至发生破裂所需要的最大充盈压力）。半顺应性球囊的命名压在 $6\sim8atm$（$1atm=101\,325Pa$），非顺应性球囊为 $10\sim14atm$。前者的爆破压通常在 $12\sim14atm$，后者的爆破压为 $18\sim20atm$。

7）回卷能力：指球囊扩张后抽回负压时球囊恢复原来外形的能力。对整个介入手术过程有一定价值。

（4）实际应用中，现有的球囊导管已能应付大部分临床需求。在选择球囊导管的过程中应结合球囊导管的性能和参数、临床需求来选择。

6. 主要器械装备及注意事项（支架）

（1）冠状动脉支架的分类：见表3-31-5。

表 3-31-5　冠状动脉支架分类

根据支架植入的方式分类	自膨胀支架	MagicWallstent，Radius
	球囊扩张支架	绝大多数冠脉支架是这一类型
根据支架的结构、设计分类	缠绕支架	单股金属丝特殊形状缠绕而成（Gianturco-Roubin，Cross Flex，Wiktor，Angio Stent 等）
	环状支架	金属环压成预定的几何结构，存在数个金属环香花焊接而成（AVEMicro Stent Ⅱ，AVE GFX，Endeavor，Endeavor Resolute 等）
	管状支架	无缝金属管经激光切割、抛光而得（Cypher，Cypher Select，Taxus，TaxusLiberte，Firebird 系列，Partner，Excel 等）
	网状支架	多条金属丝编织而成（Magic Wallstent 等）
	多重设计的支架	金属薄板经激光切割后卷成圆筒状再焊接而成（NIR，NIROYAL，Navius 等）
	特殊用途的支架	用于分叉病变的 Jostent B，Bard Carina Bifurcate Stent，用于分支病变的 NIR Side，Jostent S，用于开口病变的 Devon Ostial Stent，用于动脉瘤和冠脉穿孔部位的 Jostent Coronary Stent Graft 等
根据 X 线下的可视性分类	高可视性	GR Ⅱ，Cordis Coil stent，Wiktor，AngioStent，NIROYAL，AVE GFX 等
	中可视性	Wallstent，Crown，CrossFlex，NIR，Terumo，Seaquence，Diamond，Inflow，R stent，BX，beStent 等
	低可视性	Medtronic Self-Expanding，BiodivYsio，Coroflex，Navius 等
根据支架的材料分类	医用不锈钢支架	Helistent，GR Ⅰ，GR Ⅱ，CrossFlex，beStent，IRIS，Jostent，BX，R stent，Inflow，Seaquence，Terumo，oroflex，Bard XT，NIR，Palmaz-Schatz，MULTI-LINK，AVE GFX，Cypher，Taxus，TaxusLiberte，Firebird，Partner，Excel，Navius 等
	钽金属支架	已退出市场
	带有铂金属核心的钴合金支架	已退出市场
	镍钛合金支架	已退出市场
	铂铱合金支架	已退出市场
	新型钴合金支架	Cypher Select，Endeavor，Endeavor Resolute，Xience V，Firebird2 等
	铂铬合金支架	Element，Taxus Element，Promus Element 等
	金属覆膜支架	Jostent coronary stent graft 等
根据支架表面是否经过特殊涂层处理分类	金属裸支架	
	涂层支架和药物洗脱支架	

（2）选择支架所需要考虑的因素

1）生物相容性：指支架材料本身的抗血栓和抗腐蚀性能。

2）顺应性：指支架置入后沿血管轴向弯曲程度，与压力无关。应与球囊的顺应性相鉴别。

3）传送性：指支架沿导丝到达病变的能力，受到支架的柔软性、寻迹性、传送系统的整体性能等综合影响。

4）柔软性:指未膨胀支架沿纵轴方向弯曲的能力。主要受支架材料以及结构特点的影响。

5）辐射张力:指支架置入血管后防止血管壁弹性回缩的辐射状支撑能力,受结构和厚度影响,一般与柔软性和顺应性相反。

6）覆盖性:指支架扩张释放后呈辐射状和纵向覆盖病变的能力,受辐射张力和支架结构特点影响。

7）可视性:取决于支架的材料、结构、厚度和造影机影像清晰度。

8）支架球囊相关因素:支架球囊的顺应性、球囊悬突(支架扩张时球囊突出于支架两端的部分)、球囊支架贴服差(支架在通过弯曲血管或病变时球囊与支架之间的间隙)、球囊硬度、外径等。

（3）支架的选择建议:见表3-31-6。

表 3-31-6　支架选择建议

成角病变	同"血管扭曲"处理 尽量选择短、不易张开支架	BX-Velocity,BX-Sonic
开口病变	可用切割球囊预扩 钙化可考虑旋磨 避免指引导管深插	辐射张力好、可视性好、定位标记的管状、闭环支架,如 Niroyal,BeStent 2,BX-Velocity,BX-Sonic
分叉病变	依据边支大小决定术式	选择开环的或边支孔面积较大的闭环管状支架或环状支架如 BeStent 2,BX-Velocity,PC-AS
斑块环形局限病变	尽量预扩张,以便了解斑块性质 置入支架后膨胀不满意时,可选用高压力的短球囊后扩张	辐射张力好的闭环管状支架如 BeStent 2,BX-Velocity,PC-AS
前降支近段病变	因再狭窄率较高,选择闭环、管状、涂层支架	如 BeStent2,BX-Velocity,PC-AS
不能完全扩张的钙化病变	旋磨后高压球囊扩张 不宜盲目高压扩张或直接置入支架	辐射张力好的管状支架,如 Niroyal,BeStent 2
近端血管扭曲	选择超支持的指引导管,可深插的更好 超支持的指引导丝或辅助导丝技术	超柔软性、通过外径小的管状支架或环状支架,如 Crorflex,S7,PC-OC,Multilink,Tristar,Express
钙化加扭曲	难度最大的操作 同"扭曲""钙化"处理 选择柔软和支持力均好的支架	如 Crorflex,BX-Velocity
小血管	慎重处理 尽量不放支架,切割球囊扩张	涂层的小血管支架
弥漫、长病变	尽量覆盖病变 中等以下狭窄程度尽量不处理	柔软、长支架
静脉桥血管病变	尽量选择顺应性好、金属覆盖率高的涂层支架	Magic Wallstent
近端与远端直径相差大的渐细血管	首先低压力释放支架 然后回撤球囊于支架近段高压力扩张 支架直径的选择应综合考虑近、远段血管直径	选择顺应性较大的支架或者使用两个支架

必须指出,上述建议为给予心内科医师的合理建议,但应综合所在医院的手术经验、支架、球囊、指引导丝和指引导管的种类综合考虑并做出选择,对每一名患者进行最合适的个体化治疗。

7. PCI 操作过程和方法

（1）手术入路

1）股动脉：选择搏动最强侧的股动脉作为血管入路，若两侧相当，则选择外周血管搏动更好的一侧作为入路，避免选择新近穿刺的一侧。选择穿刺点在股横纹下方约 2cm 处，股动脉搏动正下方。采用 1%~2% 利多卡因在拟穿刺部位进行局部浸润麻醉后，左手 3 个手指保持一条直线垂直于穿刺点上方股动脉搏动最明显处，以小尖刀于穿刺点挑开皮肤 2~3cm，穿刺针与皮肤成 30°~45° 角，中空穿刺针斜面向上进针，当持针手感觉到明显的动脉搏动时，即可刺破血管，见搏动性线状血流从穿刺针流出，以左手固定穿刺针，右手缓慢送入导引钢丝一段长度后，退出穿刺针，肝素盐水纱布擦拭导引钢丝，沿导引钢丝送入扩张管及动脉鞘后，退出扩张管，经鞘管侧管注入肝素盐水冲洗鞘管。

2）桡动脉：手臂自然外展，手腕保持过伸位。摸清桡动脉走行，选择桡动脉搏动最强、走行最直的部位作为穿刺点。一般选择桡骨茎突近端 1cm 处。如果该部位桡动脉迂曲，应向近端移 1~2cm。予 1%~2% 利多卡因进行局部浸润麻醉，使用小尖刀稍微切开皮肤，采用 21 号穿刺针以 30°~60° 角在桡动脉壁上方直接穿刺前臂或桡动脉，再缓慢退针至针尾部有血液喷出。穿刺成功后送入 25cm×0.019 英寸直导丝，导丝置入成功后，送入桡动脉鞘管。如无禁忌证，经侧管注入硝酸甘油 200μg 预防血管痉挛。

3）肱动脉：仔细触摸肱动脉搏动，在肘横线上方肱动脉经过处皮下注射 2% 利多卡因浸润麻醉后做皮肤切口，采用改良 Seldinger 或微穿刺技术将穿刺针送入血管腔，见血液从穿刺针尾部流出后，送入导丝及鞘管。置入动脉鞘。

（2）置入指引导管：将指引导管套在 0.035 英寸导丝上，尾端经短连接管、Y 形连接管与高压三通板及环柄注射器连接并冲洗。在 0.035 英寸导丝导引下，推送指引导管至冠状窦底，撤出导丝，放出指引导管内气泡，拧紧尾端螺旋。经环柄注射器回吸，确认无气泡后推入少许对比剂。观察压力图形，确定指引导管顶端位置、导管有无打折、是否顶壁。调节指引导管进入冠脉开口，注意压力图形，如压力图形异常，应注意导管与冠脉的同轴性并注意除外冠脉开口处病变，推入少量对比剂明确指引导管到位。左冠指引导管多在后前位调整到位，而右冠指引导管则在左前斜体位调整。

（3）指引导丝的准备和置入

1）指引导丝的准备：以肝素盐水经保护圈尾部冲洗导丝后再抽出导丝。抽出导丝，穿入持针器，用针头对导丝头端进行塑形，塑形的角度及半径依血管发出的角度及血管的内径而定。

2）指引导丝的送入：将塑形好的导丝退入持针器内，拧松 Y 形连接管尾部螺旋，插入持针器，拧紧指引导管尾部螺旋。缓慢推送指引导丝至估计即将出指引导管处，X 线透视下继续推送导丝进入冠脉，在对比剂和导丝调节器的辅助下推送、调节导丝至病变远端至血管远端，导丝到位后，退下导丝调节器和持针器，用湿纱布擦拭。常用的投照位包括：LAO 45° 对应 RCA 近中段，LAO 20°~30°+CRA 25° 对应 RCA 远段 PD 或 PL，RAO 30°/AP/LAO45°+CAU 25°~30° 对应 LAD 中远段。

（4）PTCA：球囊既可以作为置入支架前的预扩张手段，也可以作为单独的血管成形术方法（单纯 PTCA）。通常选择比参考血管直径小 0.5mm 的球囊进行预扩张，这样会有利于接下来支架的通过，同时也可协助判断所需支架的长度和直径。

首先经球囊外保护圈尾部冲洗球囊，抽出球囊，经球囊头部冲洗球囊。球囊尾部与带有生理盐水和对比剂按照一定比例稀释液体（根据医疗中心经验与常规配比稀释）的压力泵连接并吸负压。将导丝传入球囊导管，待导丝由球囊导管近端穿出后，由助手帮助固定导丝，术者继续推送球囊至指引导管内，在 X 线透视下和对比剂帮助下谨慎将球囊推送至靶病变处，并在此过程中体会阻力和球囊导管形态变化并适时做出调整。球囊到位后在 X 线透视下使用压力泵逐渐加压令球囊扩张对靶病变进行加压扩张（10~30 秒），加压结束后压力泵重回负压。术者在全程应注意血压、心律、心率、心电图等生命体征的动态变化。根据病变特点选择顺应性球囊、非顺应性球囊、棘突球囊、切割球囊等，必要时进行旋磨或 IVUS 检查、OCT

检查等。

（5）支架置入与后扩张：经过球囊充分扩张病变后，以类似的过程置入支架。必须多体位下定位支架至准确部位，释放支架并根据支架球囊的命名压、病变情况等进行一定压力和时间的扩张。需多体位造影复查确认支架定位、贴壁情况和内膜有无撕裂、血管壁有无冲孔等情况。可使用非顺应性球囊对支架以高压进行后扩张。必要时使用 IVUS 或 OCT 等辅助手段协助确认。

（6）撤出器械，处理术口：确认结果后，撤出球囊导管，匀速较慢地将 0.014 英寸指引导丝撤入指引导管内，利用 0.035 英寸指引导丝将指引导管带离冠脉口。经桡动脉介入的患者，可在术后直接拔除动脉鞘，加压包扎术口，并嘱患者腕部保持略微背伸状态。2~3 小时后逐渐放松，6~12 小时后查出止血带或止血器。经股动脉介入的患者，在术后 4 小时测定 APTT 或 ACT，缩短至正常的 1.5~2 倍时可拔除动脉鞘并徒手压迫止血 15~20 分钟后以弹力绷带垫纱布卷加压包扎，沙袋压迫 6 小时，同时下肢制动 12~24 小时，也可术后使用血管缝合器并立即拔除动脉鞘，也以弹力绷带垫纱布卷加压包扎，沙袋压迫 6 小时，下肢制动至少 6 小时。

（7）PCI 效果评价

1）造影成功标准：在支架使用前，单纯 PTCA 后管腔狭窄<50%，TIMI 血流 3 级即被认为成功；使用支架后，管腔狭窄<20% 被认为成功。

2）手术成功标准：达到造影成功标准同时，住院期间不出现并发症（MACEs）。

3）临床成功标准：短期临床成功指在达到解剖学及手术成功标准的同时，患者在术后没有缺血的表现和症状。长期临床成功是指患者术后 6 个月以上持续没有心肌缺血的表现和症状。

【术后处理】

1. 术后用药

（1）抗血小板治疗：PCI 技术在改善冠状动脉狭窄的同时会导致局部血管内皮细胞受损，内皮下胶原暴露，同时植入的金属支架的刺激，共同导致血小板在局部的黏附、激活与聚集，继而形成血栓。因此，术后必须加强抗血小板治疗以避免血栓形成，尤其是植入药物涂层支架，由于该支架表面内皮化的延迟、多聚物和药物对血管局部炎症激活的作用，使术后抗血小板治疗显得更为重要。所有患者应接受剂量为 100mg/d 的长期阿司匹林抗血小板治疗，以及联合应用氯吡格雷 75mg/d，或替格瑞洛 90mg/次，2 次/d，其中金属裸支架植入后需维持上述用药至少 1 个月，药物洗脱支架置入后至少 12 个月。对于高危缺血而出血风险低的患者双联抗血小板治疗的应用时间还可以更长。对于因高血栓负荷、病变不稳定、术中应用 GPⅡb/Ⅲa 的患者，术后可根据手术复杂性、病变血管的前向血流速度（TIMI 分级）以及患者出血风险等因素决定是否继续应用 GPⅡb/Ⅲa。

（2）抗凝治疗：与抗血小板治疗不同，术后不需常规应用抗凝治疗，但对于高危缺血、血栓负荷重的患者，如手术过程复杂或病变不稳定者，可酌情术后联合抗凝（如低分子肝素）维持 1~3 天。

（3）术后水化：目前术后临床上主要是以生理盐水进行水化治疗，水化速度及维持时间应根据术中应用造影剂量、术前肾功能以及自身心功能情况。

（4）其他二级预防用药：PCI 术后的二级预防用药需要遵循冠心病二级预防用药的指南建议。

2. 术后监测　应围绕术后并发症及患者自身病情进展的可能性以进行密切的术后监测，其要点主要包括以下几个方面：

（1）症状：对于术中有冠脉内膜撕裂、内膜下血肿或分支血管受累的患者，需特别注意观察患者有无心悸、胸闷等症状。术后再发胸痛需要注意注意罪犯血管再闭塞或支架内血栓形成等。覆膜后血肿早期症状特异性差，通常表现为烦躁不安、心悸等不适，应结合体征和血常规、腹部查体等迅速判断。

（2）生命体征：对于介入术后的患者均需注意心率、呼吸频率等体征的变化，这两者通常早于血压、血氧饱和度等指标，故值得尤为重视。

（3）心肌损伤标志物：术后需要连续监测心肌酶、肌钙蛋白 I 或 T 的变化，其中肌钙蛋白 I 升高至正常上限的 5 倍以上，可诊断为 PCI 术后心肌梗死。

（4）血肌酐：通常以血清肌酐（SCr）水平较接触对比剂前升高 25% 以上或 SCr 绝对值增加 44.2μmol/L（0.5mg/dl）以上可作为对比剂肾病的诊断标准。术前无明显肾功能不全患者，发生对比剂肾病时通常不出现少尿，而仅表现为 SCr 的升高。

（5）心电图：术后心电图监测不仅可以评价 PCI 疗效（如 STEMI 后急诊 PCI 后 ST 段回落的情况以及相应导联 Q 波形成等），还有助于及时诊断介入相关并发症如心律失常、支架内血栓导致的 ST 段抬高以及心包积液填塞导致的低电压等。

3. 术后随访

（1）目的：确保冠心病患者二级预防措施的有效性；再发心脏事件的及时发现和处理。

（2）时间：术后半年内应尽可能每个月随访 1 次，之后可为每 2~3 个月随访 1 次，1 年后为每半年到 1 年进行针对性的评估。

（3）内容：随访时应问诊患者症状，判断有无再发心肌缺血的症状，对于有可疑症状时应根据病情应用负荷试验或复查冠状动脉造影。对于已有原发性高血压、糖尿病或高脂血症的患者需要了解血压、血糖及血脂的控制情况。对于尚无上述疾病的患者，也需要监测相应指标，以便及时检出、及时治疗。由于心绞痛症状并不是介入术后再狭窄的可靠指征，有 25% 无症状患者运动试验提示存在缺血。因此对于再狭窄风险高者的患者，如左心室功能不全、多支血管病变、前降支近段病变、既往猝死、糖尿病、左主干病变以及 PCI 效果不理想等，无论其是否有缺血症状，都应在术后半年至 1 年进行负荷试验评估。对于无保护左主干病变接受介入治疗者，无论患者有无症状均应在术后 6 个月接受冠脉造影随访。

【并发症】

经皮冠状动脉主要介入并发症包括冠脉介入并发症、血管通路并发症、造影剂肾病等。

1. 冠脉介入并发症 主要包括冠脉穿孔、冠脉夹层、无复流、支架内血栓。

（1）冠脉穿孔（coronary perforation）在 PCI 中的发生率在 0.84%，冠脉穿孔常常见于操作导丝、球囊扩张或置入支架时，对比剂或血液经由冠脉破口流至血管外，表现为对比剂向血管外渗漏或层蘑菇状向外突出（限制性），或对比剂持续性外渗至心包腔内（自由性穿孔），严重时可产生心脏压塞而危及生命。为了预防冠脉穿孔的发生，术前及术中需要对患者的总体情况进行评估，尤其是 CTO PCI 的患者，包括合理选择导丝、介入操作的轻柔、旋磨操作时选择磨头直径/血管直径<0.8 以及使用对侧造影来明确导丝的走行等都是降低冠脉穿孔发生的措施。一旦冠脉穿孔发生，首先应该选用与血管直径相似的球囊在穿孔位置进行较长时间（数分钟）的扩张压迫，并间断造影评估对比剂外渗的情况。如果对比剂外渗仍无法停止，小的血管可考虑在穿孔部位置入栓塞剂，如明胶海绵、脂肪微粒或弹簧圈等；大的血管需要覆膜支架覆盖穿孔部位。对于出血量大引起心脏压塞的，应当紧急行心包穿刺引流，必要时紧急外科手术。

（2）冠脉夹层（coronary dissection）是引起术中冠脉急性闭塞的最主要原因。常见于球囊扩张是斑块受挤压、器械操作的不规范所致的损伤（如导管深插或导管与冠脉同轴性不佳等），造影表现为冠状动脉管腔内有被线装造影剂隔离的充盈缺损。为了避免冠脉夹层的发生，手术操作应该尽量做到轻柔顺畅、选择合适的导管以及保持导管和冠脉的同轴性。当冠脉夹层发生后导致远端血流受损或夹层范围较大时，应当及时行支架植入术以恢复冠脉血流、避免冠脉闭塞。

（3）无复流现象（no-reflow phenomenon）是指在冠状动脉球囊扩张术后或支架植入术后出现冠脉远端血流减慢或消失，心肌微循环灌注障碍的一种现象。无复流常见于急性冠脉综合征行急诊 PCI 或病变血管斑块负荷较多时。在围术期给予充分的抗栓治疗、使用血栓抽吸降低血栓负荷、冠脉内应用 Ⅱ b Ⅲ a 受体拮抗药（如替罗非班）、心源性休克时应用 IABP 维持有效的冠脉灌注等措施有助于降低无复流发生。

一旦识别到无复流的发生,可在冠脉内注射硝酸甘油(200μg)、维拉帕米(100~500μg)、腺苷(12.1mg±0.75mg)或硝普钠等药物,并可在术后静脉给予替罗非班泵入维持冠脉血流及心肌微循环灌注。

(4)支架内血栓形成(stent thrombosis)是指支架术后再发急性冠脉综合征并经冠脉造影证实支架血流受阻并血栓形成。目前支架内血栓根据发生时间分为三类:PCI术后24小时为急性;PCI术后24小时到30天为亚急性;PCI术后30天以后至1年为晚期。发生于PCI术后1年后为极晚期。一旦怀疑支架内血栓应当立即行冠脉造影,对于血栓负荷大者行血栓抽吸。PCI治疗时常选择软头导丝通过血栓性阻塞病变段,在充分球囊扩张后仍有明显残余狭窄可考虑再次支架植入。预防支架内血栓,要求在围术期给予充分的抗栓治疗、选择合适的支架、覆盖全部病变阶段、充分的后扩张使支架贴壁良好等。

2. **血管通路并发症** 包括穿刺部位血肿、动静脉瘘、假性动脉瘤。

(1)穿刺部位血肿:可见于桡动脉穿刺和股动脉穿刺,其中桡动脉穿刺血肿常位于前臂,可通过桡动脉弹力绷带加压包扎止血、抬高上肢及冰袋外敷处理。而股动脉穿刺血肿的预防可采用股动脉血管内缝合(如Angioseal缝合器),一旦发生穿刺部位血肿应当立即压迫止血以免血肿扩大,同时注意腹膜后血肿的可能性,因为腹膜后血肿的发生可导致致命的风险,需要引起足够的重视,必要时介入或外科手术止血。

(2)动静脉瘘:表现为穿刺部位的连续性杂音,超声下见动静脉血流交通,部分动静脉瘘可自行闭合,多数需要局部压迫观察分流量有无减少,部分动静脉瘘则进行外科手术。预防动静脉瘘的发生需要注意避免反复穿刺和透壁穿刺。

(3)假性动脉瘤:多经超声诊断。通常需要进行局部压迫,减少下肢活动等措施,部分瘤体可缩小或消失,对于无法压迫的较大的假性动脉瘤可通过超声引导下于瘤体内注射小剂量凝血酶来达到治疗的目的。

3. **对比剂肾病** 对比剂肾病(contrast-induced nephropathy)是指在排除其他肾损伤因素下,使用对比剂后24~72小时,血肌酐较术前升高44.2μmol/L或25%作为诊断标准。对比剂肾病发生的危险因素,包括慢性肾功能不全、高龄、糖尿病、心力衰竭、对比剂用量大等,预防造影剂肾病的发生措施包括停用潜在肾毒性药物,尽可能减少对比剂用量及围术期给予水化处理等措施。

(陈纪言　余丹青)

参 考 文 献

[1] Juhani Knuuti, William Wijns, Antti Saraste, et al. 2019 ESC Guidelines for the diagnosis and management of chronic coronary syndromes. Eur Heart J, 2020, 41(3): 407-477.

[2] Jennifer S Lawton, Jacqueline E Tamis-Holland. 2021 ACC/AHA/SCAI Guideline for Coronary Artery Revascularization: A Report of the American College of Cardiology/American Heart Association Joint Committee on Clinical Practice Guidelines. Circulation, 2022, 145(3): e18-e114.

[3] 中华医学会心血管病学分会,中华心血管病杂志编辑委员会. 急性ST段抬高型心肌梗死诊断和治疗指南. 中华心血管病杂志, 2015, 43(5): 380-393.

[4] 中华医学会心血管病学分会介入心脏病学组. 中国经皮冠状动脉介入治疗指南(2016). 中华心血管病杂志, 2016, 44(5): 382-400.

[5] Voda J. Long-tip guiding catheter: successful and safe for left coronary artery angioplasty. Cathet Cardiovasc Diagn, 1992, 27: 234-242.

[6] 吕树铮,陈韵岱. 冠心病介入诊治技巧及器械选择. 2版. 北京:人民卫生出版社, 2006.

[7] 霍勇,方唯一. 冠心病介入治疗培训教材(2018版). 人民卫生出版社, 2018.

[9] Windecker S, Remondino A, Eberli FR, et al. Sirolimus-eluting and paclitaxel-eluting stents for coronary revascularization. N Engl J Med, 2005, 353: 653-663.

[10] Dash D. Complication encountered in coronary chronic total occlusion intervention: Prevention and bailout. Indian Heart J,

2016,68:737-746.

[11] Butler MJ,Chan W,Taylor AJ,et al. Management of the no-reflow phenomenon. Pharmacol Ther,2011,132:72-85.

[12] Patwardhan M,Mehra S,Movahed A,et al. Vascular complication of percutaneous transradial cardiac catheterization. Rev Cardiovasc Med,2016,17:76-79.

[13] 中华医学会临床药学分会,中国药学会医院药学专业委员会,中华医学会肾脏病学分会.碘对比剂诱导的急性肾损伤防治的专家共识.中华肾脏病杂志,2022,38(3):265-288.

第三十二章 主动脉内球囊反搏术

主动脉内球囊反搏泵在 1968 年首次应用于急性心肌梗死合并心源性休克的救治后,已逐步成为心肌梗死合并心源性休克患者循环支持应用最广泛的机械辅助装置。主动脉内球囊反搏(intra-aortic balloon pump,IABP)是机械辅助循环的一种方法,系将一根带球囊的导管放置于降主动脉内左锁骨下动脉开口远端,在心脏舒张期球囊充气,在心脏收缩前球囊放气,从而起到辅助循环的作用。IABP 对功能衰竭的心脏可起到有力的支持作用,是解决重症心力衰竭的有效手段。对心脏手术后低心排综合征 IABP 也能起到有效的辅助作用。然而,随着急性心肌梗死再灌注治疗策略的进展和更多新的循环机械辅助装置的应用,已对 IABP 的传统适应证提出了质疑。最新的欧美指南亦下调了对 IABP 在急性心肌梗死合并心源性休克中应用的推荐级别,2017 年 ESC《ST 段抬高型急性心肌梗死患者的管理指南》对出现血流动力学不稳定、由于机械并发症导致的心源性休克中 IABP 的推荐级别为 Ⅱ a C,甚至在 2018 年 ESC/EACTS《心肌血运重建》对 IABP 在心源性休克的推荐级别降为 Ⅲ B。我国 2019 年《急性 ST 段抬高型心肌梗死诊断和治疗指南》指出 IABP 不能改善 STEMI 患者的预后,不推荐常规使用(Ⅲ,B),但对于因机械并发症导致血流动力学不稳定的 STEMI 合并心源性休克患者,IABP 可作为辅助治疗手段(Ⅱ a,C)。但是,在临床工作中,IABP 在合并血流动力学不稳定的急危重症心血管疾病的抢救中发挥着重要的作用。本文将从几个方面阐述 IABP 在临床实际工作中应用。

【临床应用】

1. IABP 在急性心肌梗死合并心源性休克患者中的应用进展 心源性休克是心肌梗死的严重并发症,常继发于左心室大面积梗死或合并乳头肌断裂或者室间隔穿孔等机械并发症的患者。尽管目前急性心肌梗死合并心源性休克的治疗策略已有快速发展,包括尽早血运重建和最优化药物治疗,其中 PCI 和 CABG 也取得了长足的进步,但心肌梗死合并心源性休克患者的病死率仍高达 80% 以上。在溶栓治疗和 PCI 时代到来之前完成的多项大规模研究发现,使用 IABP 可以迅速稳定及改善大多数泵衰竭患者的病情。然而,近年来一系列研究对 IABP 在急性心肌梗死合并心源性休克患者的有效性、安全性及预后进行了重新评估。IABP-SHOCK Ⅱ 研究是一项多中心、随机研究,目的是评价 IABP 治疗急性心肌梗死合并心源性休克的有效性,其结果提示 IABP 未取得明显的临床获益。IABP-SHOCK Ⅱ 系列研究对 IABP 在急性心肌梗死合并心源性休克患者中的应用提出了质疑,但是该研究在研究设计、入组患者、分组及转组等多方面难以确认上述 IABP 的真实疗效。我国的多数研究及报道证明,在休克早期,血压尚能通过药物维持在一定水平时,及时启动 IABP 治疗,可以有效借助反搏压,同时降低射血阻力来改善心肌灌注及心功能,稳定血压,尤其在重症 STEMI 行急诊 PCI,在 IABP 的辅助支持下行介入治疗是挽救高危患者的有效保护措施,但国内报告缺乏长期随访结果。其并发症主要集中在穿刺部位的出血、血肿及血小板减少,故 IABP 应用期间,抗栓抗凝及操作管理仍很重要,但国内的研究及报告多为小样本、单中心,须多中心、大规模的临床试验进一步证实。

2. IABP 在 STEMI 不合并心源性休克患者中的应用进展　CRISP-AMI 研究是一项前瞻性国际多中心随机对照试验,目的是观察急性前壁心肌梗死不合并心源性休克患者在胸痛发病 6 小时内,直接 PCI 之前常规置入 IABP 能否减少心肌梗死面积。研究纳入 337 例患者,随机分为 IABP 组(161 例)和单纯 PCI 组(176 例),研究主要终点为心肌梗死面积大小。结果显示,两组梗死面积的减少差异无统计学意义。亚组分析显示,罪犯血管为左前降支近段病变患者和血流 TIMI 分级 0 或 1 级的患者应用 IABP 也没有减少心肌梗死面积。

【原理】

通常情况下,在循环衰竭时宜首先应用药物治疗。常用的儿茶酚胺类药物在发挥正性变力、变时效应时增加心肌收缩力,使血压升高,心肌供血增加,但同时带来心脏后负荷增加、心肌耗氧增加同时射血阻力增大的效应。而血管扩张药在降低心脏后负荷、减小射血阻力的同时会造成血压下降,心肌氧供减少。IABP 同时具有这些药物的优点,既能增加舒张压,改善心肌灌注,增加心肌氧供,同时又减小射血阻力,增加每搏量,还能减少心肌氧耗。IABP 辅助原理是 IABP 的球囊位于锁骨下动脉与肾动脉之间的降主动脉,在心电或压力信号的触发下,在心脏的舒张期气囊迅速充气,使主动脉内的舒张期压力升高,IABP 可以使主动脉舒张压较辅助之前提高 30% ~ 70%。球囊在心脏收缩期迅速放气,主动脉压及心室舒张期末主动脉压随之降低 5% ~ 30%,左心室后负荷降低,同时心排血量增加 0.5 ~ 1L/min,最高增加 30% 左右。心排血量的增加是 IABP 球囊的泵吸作用所致,左心室的舒张末压和容积也因此降低 10% ~ 15%。Frank-Starling 曲线左移提示左心室功能的改善。应用 IABP 时主动脉收缩压的峰值会降低 5% ~ 15%。IABP 能够明显改善心肌氧供需平衡,增加心肌的氧供同时降低氧耗。IABP 增加主动脉舒张压,改善冠状动脉的血流,增加氧供;降低左心室舒张末压,左心室室壁张力下降从而能降低氧耗,改善心内膜下的冠状动脉血流。外周血管的血流取决于压力、阻力、血流经过的长度和内摩擦力。IABP 在心脏舒张期充盈,血压升高,继之动静脉压力差增加,外周血流增加;同时充盈的球囊容积作为心搏量的一部分,使心输出量增加,从而激活主动脉的压力感受器,使延髓的血管收缩反射受到抑制,外周血管的阻力下降。IABP 在收缩-舒张周期中起到了辅助循环压力调节泵的作用,有益于改善重症心衰的血流动力学状态。

【适应证】

1. 心脏外科手术后脱机困难。

2. 心脏外科手术后低心排综合征。

3. 高危心脏患者手术中预防性应用,如搭桥手术前射血分数低于 30% 的患者。

4. 急性心肌梗死合并心源性休克。

5. 难治性不稳定型心绞痛。

6. 血流动力学不稳定的高危 PCI 患者(左主干病变、严重多支病变、重度左心功能不全)。

7. PCI 失败需过渡到外科手术。

8. 因急性心肌梗死出现急性机械并发症,如室间隔穿孔及腱索断裂等、病毒性心肌炎、特发性心肌炎、低心排血量综合征、心肌病晚期导致的心脏泵衰竭。

【应用指征】

1. 多巴胺用量>10μg/(kg·min)或同时使用两种以上升压药血压仍持续下降。

2. 平均动脉压低于 50mmHg。

3. 心脏指数<2L/(m^2·min)。

4. 左房压>20mmHg。

5. 中心静脉压>15cmH$_2$O。

6. 尿量低于 0.5ml/(kg·h)。

7. 末梢循环差,手足发凉。

8. 组织供氧不足,动脉血氧饱和度低。

建议 IABP 在指征出现后应尽早应用,以防止病情恶化引起多脏器功能衰竭。

【禁忌证】

1. 主动脉夹层、主动脉瘤、主动脉窦瘤破裂。

2. 主动脉瓣关闭不全,尤其中重度者。

3. 严重的主动脉-髂动脉狭窄病变。

4. 凝血功能障碍。

5. **其他**　如严重贫血、脑出血急性期、心内畸形矫正不良、不可逆的脑损伤、有可转移的肿瘤等。

【操作方法】

1. **所需材料**

（1）IABP 机器及机器用氦气。

（2）IABP 导管、穿刺包、压力传感器。

（3）肝素生理盐水（生理盐水 500ml+肝素钠 12 500U）、加压袋（保持压力 300mmHg）。

（4）消毒物品:碘酒、酒精、无菌手套。

（5）局部麻醉物品:1% 利多卡因。

（6）无菌洞巾及无菌单。

2. **反搏装置**　球囊反搏导管与漂浮导管结构相似,导管末端有一可充气的球囊,导管有单腔与双腔两种。单腔导管只有气体进出的通道,双腔导管除反搏气体进出的通道外还有一通道可以置入导丝、监测动脉血压、采取动脉血样、注入造影剂。球囊也有单囊与双囊两种。临床上多使用单囊导管。球囊充气容积固定,有 2.5ml、5ml、7ml、9ml、12ml、20ml、25ml、34ml、40ml、50ml 不同型号。反搏在气体压缩机与真空泵压缩与抽吸下对球囊进行充气与放气。机器的调控部分负责反搏的触发。触发一般根据监测的心电图信号进行心电触发,保证反搏与心脏搏动同步。

3. **导管的选择**　IABP 辅助循环的效果受导管球囊容积影响明显,因此选择球囊大小适宜的导管非常重要。球囊过小不能充分发挥循环辅助作用。球囊过大时扩张受限,不仅不能均匀扩张且易导致球囊破裂,还可造成血液有形成分的破坏与血管管壁的损伤。一般应选择充气后能阻塞主动脉管腔 90% ~ 95% 的球囊,球囊容积超过每搏量的 50%。目前临床上主要根据患者身高选择球囊反搏导管。身高 >180cm 的患者选用 50ml 的球囊反搏导管,身高 165 ~ 180cm 的患者选用 40ml 的球囊反搏导管,身高 <165cm 的患者选用 30ml 的球囊反搏导管。

4. **球囊反搏导管的置入**　反搏球囊反搏导管的置入途径一般为股动脉,心脏手术中也可选择经升主动脉置管。临床上常采用 seldinger 技术经皮穿刺股动脉置管,对小儿或股动脉较细的患者可切开股动脉置管。选择搏动明显的一侧股动脉穿刺。置管前先检查球囊充气情况,检查球囊有无漏气。确认球囊充气良好后用注射器将球囊内气体抽空,使球囊膜均匀贴附在导管表面,将球囊浸泡在生理盐水中待用。

（1）经皮穿刺股动脉置管与拔管:腹股沟区消毒铺巾,局部麻醉后以穿刺针刺入股动脉,回抽血液顺利后通过针芯将引导钢丝送入股动脉,透视下将导丝送至升主动脉,保留引导钢丝并退出穿刺针,用手术刀片在导丝旁皮肤切一小口,沿导丝送入扩张器,股动脉扩张后退出扩张器,经导丝置入动脉内鞘管,回抽血液顺利后将动脉鞘管内扩张器退出。测量股动脉切口至胸骨切迹的距离为导管置入长度。固定鞘管与导管。导管与反搏机器连接即可反搏。拔除球囊反搏导管时先将球囊内气体全部抽出,将球囊部分退至鞘管内,压迫穿刺点的同时将球囊反搏导管与鞘管一同拔出,局部压迫 30 分钟后加压包扎。

（2）股动脉切开置管:腹股沟区消毒铺巾,局部麻醉后从腹股沟韧带下缘沿股动脉走行方向做约 10cm 切口,游离股动脉与其分支,将分支血管阻断结扎,纵行切开股动脉 1 ~ 1.5cm,将内径 1cm 的人工血管端侧吻合在股动脉切口上,人工血管体外保留 4~5cm。检查无血管吻合口漏血后经人工血管置入球囊反搏导管,结扎人工血管无漏血。连接球囊反搏导管与反搏机器即可施行反搏。拔除球囊反搏导管时先拆开人工血管结扎线,球囊放气至残留少量气体后拔出,夹闭人工血管根部,将人工血管剪短后对端缝合,冲洗切口后缝合皮肤。

（3）升主动脉置管:心脏手术中根据患者病情需要可经升主动脉置管反搏。用主动脉侧壁钳钳夹升主动脉侧壁,将内径 1cm、长 20cm 的人工血管端侧吻合在升主动脉侧壁,经人工血管置入球囊反搏导管,人工血管远端结扎后固定于胸壁皮下。反搏导管接反搏机器即可反搏。不需要球囊反搏时拆开皮肤缝线,球囊放气至残留少量气体后从人工血管中拔出,结扎人工血管远端,埋于皮下。

（4）反搏球囊的置入过程

1）从 IAB 导管盒内水平直取出 IAB 导管,以免损坏 IAB 导管。

2）球囊导管腔连接单向阀,用 60ml 注射器回抽真空 30ml,保留单向阀直至球囊顺利送入体内到达预定位置,准备连接延长管并开始反搏。

3）肝素盐水冲洗中心腔,排出空气。

4）在无菌操作下,局麻后使用穿刺套件穿刺股动脉(穿刺角度<45°),送入 0.02 英寸 J 形导丝至主动脉弓部,血管扩张器扩张后送入鞘管。

5）将 IAB 导管中心腔穿过导丝,经鞘管缓慢送至左锁骨下动脉开口远端 1~2cm 处(气管隆突水平),撤出导丝。

6）采用无鞘球囊导管时,先用血管扩张器扩张血管,再用止血钳扩张皮下组织,经导丝直接送入球囊导管。

7）经中心腔回抽血液 3ml 并肝素盐水冲洗,连接已调零压力延长管,球囊导管腔连接氦气管。

8）选择自动模式、1∶1反搏比例,启动反搏。

9）缝合固定氦气管之 Y 形端。

5. 反搏机器的操作

（1）监测动脉压与波形:使用单腔球囊反搏导管时应行桡动脉置管测压,使用双腔球囊反搏导管时接测压管即可监测动脉血压与波形。根据动脉压力波形调整反搏时相。

（2）监测心电图:反搏的触发一般通过心电图,应选择 T 波低平,R 波明显的导联触发反搏。反搏中监测心电图还可观察心脏节律的变化。

（3）调整反搏时相:准确的反搏时相是辅助循环成功的关键。通过心电图触发反搏应使球囊在 T 波顶部时充气,于 QRS 波前即刻放气。通过动脉压力波触发反搏时应在主动脉瓣关闭出现重搏切迹时球囊充气,主动脉瓣开放前即刻放气。球囊充气过早,主动脉瓣尚未关闭,充气的球囊阻碍心脏的排空,使心脏后负荷增加,心肌氧耗增加。球囊充气延迟,舒张压升高不明显,冠脉血流增加不明显,反而使辅助循环的效果降低。球囊放气过早的情形与充气延迟相似,球囊放气延迟的情形与充气过早相似。调节反搏时相应控制球囊在心脏舒张期充气,在心脏收缩前放气。

6. 辅助有效的表现　与对照血压比较,舒张压的明显升高是反搏有效的直接表现。大部分情况下舒张压高于收缩压。辅助有效的其他表现为患者循环功能提高后的病情改善,包括心排血量增加、血压回升、心律失常缓解、心率恢复正常、尿量增加、血管活性药物用量减少、末梢循环改善的表现。

7. 促进反搏效果的措施　IABP 只有在一定循环功能的基础上才能发挥辅助作用,因此,应用 IABP 除机体本身具备一定条件外,应尽可能创造有利反搏的条件。反搏压的提高需要一定的血管张力,正性肌力药等血管活性药的使用必不可少。循环功能不全造成组织灌注不良,易导致代谢性酸中毒,而酸中毒降低心肌收缩力,因此实施反搏应纠正酸中毒。正常的循环血容量是维持循环功能稳定的前提,血容量不足易引起低血压、心率增快,液体过多会加重心脏负担,因此反搏中应维持血容量正常。纠正心脏节律紊乱对提高反搏效果也非常重要,应根据心律失常类型选择不同药物纠正心律失常。

8. 不良反应的观察与护理

（1）反搏泵停止工作。常见原因有①导管打折:当患者体位变动较大时可能发生,此时反搏仪上的球囊波形出现异常。嘱患者平卧,避免下肢过度弯曲,或者轻微回撤或前送球囊导管可解决;②心电/压力信号干扰:反搏仪完全不能感知心电或压力信号,因此不能触发球囊充放气。重新调整电极或冲洗压力管路即可,或者更改触发模式。

(2)管路漏气:反搏仪会显示报警,球囊压力曲线也会出现异常。需要仔细检查管路各连接部位是否过松。

(3)氦气不足:反搏仪面板会显示氦气不足报警,尽快更换气罐。

(4)反搏效能不足。反搏有效的征兆为:循环改善(皮肤、面色红润;肢体末端转暖);中心静脉压下降;尿量增多;收缩压及舒张压回升。如果观察到临床状况恶化,或者压力波形异常,说明反搏效能不足。常见于反搏时相的错位。有以下几种可能:①IABP多数采用心电图触发方式,以R波为识别信号触发,因此,要选择合适的导联,确保心电图清晰。R波波幅<0.5mV或出现干扰、基线不稳时会引起触发不良,要及时检查电极或者更换触发模式如压力触发,避免出现机器停止工作。严格观察心率及心律的改变,正常窦性心律,心率80~110次/min,球囊泵反搏最有效。一旦出现心率过快则应适当减慢心率;若出现心律不齐,则应及时更改触发模式以保证反搏治疗的效果;②充气过早:球囊于主动脉瓣关闭前充气,会导致每搏输出量减少,增加后负荷,增加心肌耗氧;③充气过晚:球囊于主动脉瓣关闭后很晚才充气,会造成反搏压降低,冠状动脉灌注不足;④放气过早:球囊于舒张期过早放气,在压力曲线上会看到反搏压出现后立刻急剧下降,会导致反搏压降低,并且造成冠状动脉和颈动脉的逆流,减少冠状动脉灌注,加重心肌缺血;⑤放气过晚:主动脉瓣开放后球囊仍未放气,会起到相反的效果,导致心脏射血受阻,减少心输出量,增加后负荷,增加心肌耗氧。

(5)导管位移和滑出:IABP治疗时,若球囊位置过高可影响左锁骨下动脉血流,导管尖端可能损伤主动脉内膜造成主动脉夹层;导管位置过低可导致肾灌注不足而出现肾功能不全。因此,需要每小时评估导管外露长度并密切监测尿量以及左手桡动脉搏动情况。一旦出现难以解释的尿量突然减少或者左侧桡动脉搏动减弱消失,立即行床边X线检查导管的位置,一旦滑出则需立即停止IABP治疗,送入导管室重新置入新管。

(6)导管堵塞:IABP治疗期间需保持管路的通畅,避免导管扭曲、折叠、局部受压或缠绕过紧。心力衰竭患者取斜坡位时床头不宜太高超过30°,下肢保持功能位,抬高不大于15°,避免术肢过度弯曲,每1小时应用肝素稀释液加压冲管,以防止管内阻塞。

(7)气囊破裂:患者血管内的钙化斑块易造成球囊破裂。需密切监测反搏波形。当球囊漏气达5ml时,反搏泵会发出报警停止工作,球囊导管内会有血液反流出来,应立即更换或拔出球囊导管。球囊破裂导致的潜在并发症包括氦气栓塞、血液渗入球囊形成血块,使球囊工作陷入困境,阻碍了撤除IABP时球囊的充分萎陷。

9. 停止反搏的指征　经IABP辅助患者循环功能改善后可逐渐降低反搏频率。根据经验,有下列指征可考虑停止反搏:①心脏指数>2.5L/(m²·min);②平均动脉压>80mmHg;③尿量>1ml/(kg·h);④多巴胺用量<5μg/(kg·min),药量减小后血流动力学指标波动不明显;⑤末梢循环好,意识清醒;⑥撤除呼吸支持后血气指标正常;⑦心电图无心律失常及心肌缺血表现;⑧如果在1:3比例辅助下患者的血流动力学稳定;⑨降低反搏频率后上述指征维持,患者病情无恶化。

患者病情稳定,满足停止反搏的指征后可撤除反搏,停止反搏后应尽早拔除反搏导管,以防止血栓形成。

10. 反搏失败的原因　IABP临床应用中尽管反搏有效,但患者病情改善不明显。出现这种情况的原因有以下几方面:

(1)患者病情重,心肌收缩力明显降低,IABP辅助仍不能满足机体脏器的血液供应,应使用其他循环辅助方式。IABP在心脏具有一定收缩功能,能维持一定血压水平的情况下才有效。

(2)手术后低心排综合征应用IABP效果不好应考虑手术因素,即搭桥术后有无主要桥梗阻、先天性心脏病畸形矫正是否满意。手术因素引起的应尽早再次手术解决。

(3)IABP应用无效的另一个原因是患者病情重、组织灌注差,造成组织器官发生不可逆损伤。

11. 注意事项

（1）从 IABP 导管盒取出导管时要水平取出，避免打折损坏导管；导管连接单向阀，通过单向阀，用 60ml 注射器回抽真空 30ml。

（2）股动脉穿刺时要小角度穿刺（穿刺角度<45°）。

（3）置入 IABP 导管时，小步推进 IABP 导管（<3cm），遇阻力回撤，避免导管打折。

（4）如使用无鞘置入 IABP 导管，股动脉穿刺部位渗血严重，可置入止血装置。

（5）球囊顶端应位于降主动脉左锁骨下动脉处（第 2、3 肋骨之间），球囊尾端应位于肾动脉上。

（6）注意患者心率、心律、有创动脉压、反搏压的变化，如出现心律失常而致反搏比例不当时，应及时调整反搏比或球囊充气放气时间。

（7）静脉肝素化，每隔 1 小时冲洗导管中心腔，预防导管堵塞。

（8）术后患者需要达到全身肝素化，患者的部分凝血激酶时间一般被控制在正常时间的 1.5~2 倍；ACT 180~250 秒；血小板计数同样也应当受到密切监测，一般不低于 $150×10^9/L$；防止血栓形成；注意伤口出血情况及皮肤黏膜、尿液等有无出血。

（9）严格卧床休息，适当限制术肢的活动，病情允许者床头摇高不超过 30°，侧卧位不超过 40°，术肢伸直，避免屈曲。

（10）如床旁置管，术后应立即拍床边胸片，确保球囊位置正确，妥善固定导管；每小时观察导管外露刻度并登记 1 次，做好交班。

（11）注意观察 IABP 并发症的临床表现，如每小时尿量、24h 出入量、双侧足背动脉搏动情况。

（12）动脉穿刺口每日换药 1 次，用透明敷料包覆，有渗血应及时更换无菌敷料。

（13）IABP 治疗期间应注意观察导管内是否出现血液，反搏波形是否正常，如导管内出现血液，反搏波形消失，应立即停机并拔除 IAB 导管。

（14）影响主动脉内球囊反搏使用的因素：反搏触发信号、患者自身因素（>120 次/min 的窦性心动过速、心房颤动、心房起搏信号干扰）、严重低血压、球囊大小、球囊位置、氦气压力、导管曲折、管道密闭性。

12. 主动脉内球囊反搏导管撤除步骤

（1）逐步减少反搏的辅助比例，从 1∶1 减少到 1∶2 最终到 1∶3。脱离的过程要小于 60 分钟。如果时间延长，可以在每个小时之内采用 1∶1 比例辅助 5 分钟。如果在 1∶3 比例辅助下患者的血流动力学稳定则拔出主动脉内球囊反搏导管。

（2）逐渐减少抗凝剂的应用，在拔出主动脉内球囊反搏导管前 4 小时停止用肝素，确认凝血活动时间（ACT）<180 秒或者部分凝血激酶活动时间（APTT）<40 秒，这样可以将出血的危险性减少到最小。

（3）可给予少量镇静药物。

（4）剪断固定缝线。

（5）关机。

（6）用注射器回抽球囊，使其完全排气。

（7）将球囊反搏导管与外包的血管鞘一起拔出，让血液从穿刺口冲出几秒或几个心动周期，以便使血块排出，徒手压迫>30 分钟。

（8）确认足背动脉搏动情况。

（9）嘱咐患者平卧 12 小时，以避免动脉血管并发症的发生。

【并发症】

国内外报道的并发症发生率不一，有人报道 IABP 总体并发症发生率高达 29%。系导管放置操作与导管留置所致，严重程度不一，严重者可导致患者死亡。常见的并发症有出血、血肿形成、下肢缺血、导管位置不正确、导管插入困难、球囊破裂、动脉穿孔与感染。在迄今为止规模最大的 IABP 注册研究中报道在 5 495 例 IABP 患者中并发症发生率为 8.1%（包括出血、下肢缺血、卒中和栓塞以及 IABP 失败），严重并发症发生率为 2.7%，主要包括下肢出血和缺血。

1. **出血、血肿形成**　经皮穿刺放置球囊反搏导管时血管壁撕裂,导管拔除后压迫不好可造成局部出血与血肿。股动脉切开放置导管时血管缝扎不严、股动脉分支损伤未处理均可形成局部出血与血肿。所以,经皮穿刺置管时操作应轻柔。动脉切开置管时应严格止血,严密缝合。导管拔除后腹股沟应加压包扎或沙袋压迫止血。

2. **下肢缺血**　动脉细或球囊反搏导管粗、导管周围血栓形成阻塞股动脉、动脉痉挛、血栓脱落形成下肢动脉栓塞均可导致下肢缺血。反搏应持续进行,若反搏间断,球囊表面易形成血栓,再次反搏后血栓脱落易造成下肢血栓栓塞。针对下肢缺血的原因,预防下肢缺血应使用较细的球囊反搏导管,选择搏动明显的一侧股动脉置管,球囊反搏应持续进行。下肢缺血的表现有肢体苍白、疼痛、肌肉痉挛、足背动脉搏动减弱或消失。血栓栓塞引起的下肢缺血应手术取栓。出现下肢缺血的表现后应拔除导管,但患者需要继续循环支持的情况下可以考虑人工血管架桥缓解肢体缺血,或选用其他途径置管。

3. **导管位置不正确**　导管位置不正确的原因包括血管条件欠佳与粗暴操作。股动脉内膜不平或粥样斑块造成狭窄等情况,容易造成导管送入动脉夹层。放置导管时粗暴用力也容易导致导管进入动脉夹层。球囊进入动脉夹层后若夹层不限制球囊扩张,反搏效果不受影响。若夹层限制球囊扩张则导致球囊扩张不良,反搏效果因此下降。血液进入夹层后形成夹层动脉瘤,严重威胁患者的生命安全。切开放置导管时应看到光滑的动脉内膜后方可置管。经皮穿刺置管时应保持回抽血液通畅,以保证导管进入血管腔。置管时动作宜轻柔,遇到阻力后可轻微旋转导管前进,若仍不顺利应放弃,重新置管或改用升主动脉置管。怀疑球囊反搏导管进入动脉夹层应及时通过血管造影明确导管位置,一经证实应立即拔除导管,形成夹层动脉瘤应手术修复。导管进入动脉夹层可直接导致动脉壁破裂,导管在夹层内充气也可导致动脉穿孔。置管后出现不可解释的低血容量、低血压,患者诉腰背部疼痛结合置管操作不顺利应考虑动脉穿孔。动脉穿孔应快速补充血容量,维持血压并急诊手术修补。

4. **导管置入困难**　导管置入困难的原因很多,除操作者技术因素外,股动脉细、动脉痉挛、动脉腔内狭窄或动脉扭曲也易造成置管困难。选较粗的动脉置管或换较细的导管后常可成功。使用钢丝引导置管也易成功。

5. **球囊破裂**　球囊壁薄、接触尖锐物或与粗糙表面摩擦极易导致球囊破裂。球囊通过动脉内膜粥样斑块或动脉腔狭窄部位易损伤球囊。反搏中反搏波消失,导管内有血液进入提示球囊破裂。球囊破裂后反搏作用消失,血液进入破裂的球囊凝固后会造成球囊拔除困难,所以球囊破裂后应及时拔除球囊反搏导管。置管前应仔细检查球囊充气情况,置管过程中防止球囊接触尖锐物,置管动作应轻柔。

6. **感染**　置管引起感染多系无菌操作不严格所致,因此不论经皮穿刺置管或动脉切开置管应严格无菌操作,预防性使用抗生素。

7. **血小板减少**　可由于球囊的机械损伤或肝素诱导导致血小板减少症,应动态检测血小板计数,必要时给予输血小板治疗。

8. **血栓形成**　反搏时可能会形成血栓。血栓形成的表现及治疗应根据损伤脏器来决定。整个 IABP 工作期间需要严格抗凝。

（傅向华）

参 考 文 献

［1］ Ibanez B,James S,Agewall S,et al. 2017 ESC Guidelines for the management of acute myocardial infarction in patients presenting with ST-segment elevation:The Task Force for the management of acute myocardial infarction in patients presenting with ST-segment elevation of the European Society of Cardiology(ESC). Eur Heart J,2018,39(2):119-177.

［2］ Neumann FJ,Sousa-Uva M,Ahlsson A,et al. 2018 ESC/EACTS Guidelines on myocardial revascularization. Eur Heart J,2019,40(2):87-165.

［3］ 中华医学会心血管病学分会,中华心血管病杂志编辑委员会. 急性 ST 段抬高型心肌梗死诊断和治疗指南(2019). 中华心血管病杂志,2019,47(10):766-783.

［4］ Thiele H,Zeymer U,Neumann FJ,et al. Intraaortic balloon support for myocardial infarction with cardiogenic shock. N Engl J Med,2012,367(14):1287-1296.

［5］ Thiele H, Zeymer U, Neumann FJ, et al. Intra-aortic balloon counterpulsation in acute myocardial infarction complicated by car-diogenic shock(IABP-SHOCK Ⅱ) : final 12 month results of a randomised, open-label trial. Lancet, 2013, 382 (9905) : 1638-1645.

［6］ Thiele H, Zeymer U, Thelemann N, et al. Intraaortic Balloon Pump in Cardiogenic Shock Complicating Acute Myocardial Infarc-tion : Long-Term 6-Year Outcome of the Randomized IABP-SHOCK Ⅱ Trial. Circulation. 2019, 139 : 395-403.

［7］ Patel MR, Smalling RW, Thiele H, et al. Intra-aortic balloon counterpulsation and infarct size in patients with acute anterior myocardial infarction without shock : the CRISP AMI randomized trial. JAMA, 2011, 306(12) : 1329-1337.

［8］ 中国心脏重症主动脉内球囊反搏治疗专家委员会. 主动脉内球囊反搏心脏外科围手术期应用共识. 中华医学杂志, 2017, 97(28) : 2168-2175.

第三十三章 体外膜式氧合

体外膜式氧合(extracorporeal membrane oxygenation,ECMO)是一种体外生命支持(extracorporeal life support,ECLS)技术。是通过体外循环,将静脉血从静脉引流到体外,通过膜式氧合器氧合后,再通过血泵回输入体内,临床上可为呼吸和循环衰竭患者提供生命支持的心肺辅助治疗技术。ECMO技术替代患者的心肺功能,使患者心脏、肺得到休息,为疾病的进一步诊治赢得时间。

ECMO根据其工作原理及治疗目的,主要分为静脉-静脉ECMO(V-V ECMO)及静脉-动脉ECMO(V-A ECMO)。V-V ECMO,指ECMO系统通过腔静脉置管引出静脉血(多为股静脉),经由血泵及膜肺氧合后,回输入患者静脉(多为颈内静脉),使患者静脉血氧含量提高,从而使患者动脉血氧得到改善,主要应用于呼吸衰竭的治疗。V-A ECMO,指ECMO系统通过腔静脉置管引出静脉血,经由血泵及膜肺氧合后,通过动脉插管回输到体内,可以替代大部分心脏功能和少部分肺脏功能,用于循环及呼吸支持,改善组织器官灌注,改善氧供。在某些特殊病理生理情况下,可采用VA-V ECMO或VV-A ECMO模式,以增加患者的心肺支持。

一、适应证

(一)呼吸支持

应用ECMO之前对病情进行评估,判断疾病可逆程度,是决定是否进行ECMO治疗的前提。

1. **ARDS** ECMO治疗ARDS参考标准:采用肺保护性通气(潮气量为6ml/kg,PEEP≥10cmH$_2$O)并且联合肺复张、俯卧位通气和高频振荡通气等处理。在吸纯氧条件下,PaO$_2$ FiO$_2$<100mmHg(1mmHg=0.133kPa),或肺泡-动脉氧分压差[P(A-a)O$_2$]>600mmHg;或通气频率>35次/min时pH<7.2,且平台压>30cmH$_2$O;年龄<65岁;机械通气时间<7天;无抗凝禁忌。最近发布的EOLIA研究采用如下标准:如果无禁忌证,且满足以下之一即可考虑应用ECMO:PaO$_2$/FiO$_2$<50mmHg,超过3小时;PaO$_2$/FiO$_2$<80mmHg,超过6小时;或动脉血pH<7.25,并伴有PaCO$_2$>60mmHg超过6小时。对于具有气压伤高风险或有明显CO$_2$潴留的患者,可采用体外CO$_2$清除(extracorporeal CO$_2$ remove,ECCO$_2$R)有效降低平台压和潮气量或CO$_2$水平,并改善右心功能。

2. **肺移植** 移植术前,ECMO不但可以维持受体在等待肺源过程中的通气与氧合,还可应用清醒ECMO以避免气管插所带来的肺部感染等相关并发症,保证术前康复锻炼,提高移植的成功率。移植术中,在行单肺通气不易维持通气和氧合,或阻断一侧肺动脉时肺动脉压力急剧升高致严重血流动力学障碍时,可采用ECMO保证手术顺利进行,从而避免体外循环(CPB)。肺移植术后,因严重再灌注肺水肿、急性排斥、感染或手术并发症致严重呼吸衰竭,也可采用ECMO进行支持,而对于有严重肺动脉高压的患者术后应用V-A ECMO,有利于左心功能的逐渐恢复。

3. **慢性阻塞性肺疾病** 病例对照研究结果表明,采用ECMO行二氧化碳清除治疗(ECCO$_2$R)可使大部分需要有创通气的重症慢阻肺患者避免插管,改善通气与氧合。但其应用仍较少,指征尚不明确,需要更深入地研究。

4. 支气管哮喘　哮喘患者的 ECMO 成功率较高。对于平台压>35cmH$_2$O 同时伴有严重呼吸性酸中毒(pH<7.1),或血流动力学难以维持者,若无 ECMO 禁忌,可积极行 ECMO 或 ECCO$_2$R。

5. 肺动脉栓塞　对于伴有严重血流动力学障碍而又不宜常规溶栓者,或者需要手术迅速解除梗阻者,行 V-A ECMO 可以迅速降低右心负荷,稳定血流动力学,并改善氧合。

6. 小儿 ECMO 呼吸支持　新生儿呼吸衰竭的 ECMO 治疗适应证,常见于胎粪吸入综合征、先天性膈疝、新生儿呼吸窘迫综合征、肺炎等。年龄较大的患儿,ECMO 呼吸支持最常用于病毒性肺炎、细菌性肺炎、吸入性肺炎、ARDS 等,但尚无统一的标准。

(二)循环支持

ECMO 的循环支持主要采用 V-A ECMO 的模式。V-A ECMO 辅助的主要目的为:①经过治疗,等待心脏功能恢复;②诊断尚不明确时,维持组织器官灌注,阻断一些病理生理恶性循环,等待下一步决策;③桥接至其他治疗,保证当下血流动力学稳定,维持组织灌注,为过渡至其他心室辅助或心脏移植做准备;④对脑死亡供体患者,采用 ECMO 维持组织器官灌注,保障移植供体质量。

V-A ECMO 的适应证:

1. 心源性休克　表现为严重血流动力学不稳定,并伴有器官和组织灌注不足的状态。心源性休克定义包括 CI<2.0L/(min·m^2),收缩压<90mmHg,肺毛细血管楔压≥24mmHg,至少依赖两种以上正性肌力药物或升压药,伴或不伴 IABP 支持。如果仅上述支持难以恢复,且休克原因可逆,则应考虑采用 V-A ECMO 治疗。

V-A ECMO 用于心源性休克。典型的适应证包括急性心肌梗死、急性重症心肌炎、严重心肌病进展、肺栓塞导致右心衰竭失代偿、先天性心脏病失代偿、心脏移植术后、原发性移植物衰竭,或急性同种异体排斥、心脏毒性药物应用过量、脓毒症心肌病。对于急性心肌梗死导致的心源性休克,各中心抢救成功率差异较大,范围从 19.2%~87.5%。爆发性心肌炎和肺栓塞导致急性右心衰竭患者,经 V-A ECMO 支持后存活率较高。对于脓毒症心肌病,应视 V-A ECMO 为一种支持性管理,维持组织器官灌注,而不是治疗原发病手段,恢复的重点仍在抗感染治疗。对以下情况可考虑应用 ECMO 支持:先天性心脏病,如手术矫形满意,术后尝试 3 次仍不能脱离体外循环;CI<2.0L/(min·m^2);应用大剂量正性肌力药物难以维持循环稳定;血乳酸水平进行性升高,混合静脉血氧饱和度<30%;心肺复苏无反应或反应不良时。

2. 心搏骤停　V-A ECMO 越来越多地应用于心搏骤停的早期复苏。体外心肺复苏(extracorporeal cardiopulmonary resuscitation,ECPR)是指对不能恢复自主循环的心搏骤停患者,在 CPR 基础上应用 ECMO 提供循环支持。ECPR 应在心搏骤停早期进行,而不是传统救治手段彻底无效时才应用。目前常用 ECPR 纳入标准:年龄<70 岁,初始节律为心室颤动或心动过速,目击猝倒,旁观者 5 分钟内实施 CPR,未能在开始 CPR 后 15 分钟内恢复有效循环。排除标准:起始节律为心搏停止,无人目击猝倒,总心搏骤停时间>60 分钟,存在的严重神经系统或全身疾病(包括卒中、严重痴呆症、晚期恶性肿瘤、慢性神经肌肉营养不良、精神疾病、缺氧性脑损伤),抗凝禁忌证,急性主动脉夹层,怀疑因出血或其他原因而休克,非心血管病因,已知的"不施行复苏"状态。

3. 顽固性室性心律失常　无论室性心律失常的病因是什么,V-A ECMO 可在患者发生室性心动过速、心室颤动时维持血流动力学,之后进行针对抗心律失常的病因治疗,为患者的治疗赢得时间。

4. 左心室辅助装置应用期间右心衰竭　左心室辅助装置的应用,使左心压力减低,使室间隔相对左移,右心室相对增大。与此同时,左心室功能改善,迫使右心室做功相应增加,最终可能导致右心衰竭。这种情况可应用 V-A ECMO 降低右心系统压力,改善右心功能。

5. 难以脱离体外循环　心脏开放性手术,术后由于种种原因,难以停机脱离体外循环,可转为 V-A ECMO 支持。

6. 供体器官保护　对于脑死亡患者,ECMO 辅助可以维护其他器官功能,保障供体质量,缓解供体缺乏的矛盾。

二、禁忌证

绝对禁忌证包括:①原发病无法逆转或没有后续治疗;②颅内出血;③严重不可逆的脑损伤;④终末期的肿瘤患者,预期寿命<1 年;⑤主动脉瓣中-重度关闭不全,未经腔内治疗的主动脉夹层;⑥长时间心肺复苏效果不佳,组织器官灌注差;⑦不可逆的多器官损伤。

相对禁忌证包括:①高龄(年龄>75 岁);②严重肝功能障碍;③合并存在抗凝禁忌证等。

1. **呼吸支持应用 ECMO 禁忌证**:出现下列情况不建议应用 ECMO 呼吸支持:①FiO_2>0.90,且 Pplat>30cmH_2O,持续应用呼吸机≥7 天;②应用免疫抑制剂导致粒细胞缺乏者,外周血粒细胞计数<0.5×10^9/L;③近期发生颅内出血,或颅内出血较前加重者;④重度颅脑损伤或晚期颅脑肿瘤患者呼吸治疗依从性较差;有外周血管疾病者;⑤对肝素过敏,如肝素诱导的血小板减少症(HIT)。尽管 ECMO 并无绝对的年龄限制,但是多项研究显示,患者年龄越大,应用 ECMO 导致严重并发症的风险越高,故老年患者应谨慎应用。

2. **循环支持应用 ECMO**　循环衰竭患者接受 ECMO 辅助的临床适应证和禁忌证也处于变化之中,其中临床适应证不断扩展,而禁忌证有缩小趋势。

另外,还有如下问题需要认真对待:①严重出血患者不宜行 ECMO 治疗;②ECMO 只能够提供部分循环支持,如果体外循环高流量还不能维持基本血流动力学稳定,不宜行 ECMO;③心脏无收缩功能时,行 ECMO 治疗时,建议加用心室辅助装置或左心减压。

三、ECMO 前准备

1. **ECMO 团队准备**　组织 ECMO 治疗团队会诊,决定 ECMO 辅助支持的必要性、可行性及具体的辅助方式,团队成员应做好具体职责分工。

(1) 协调员组织协调 ECMO 团队成员、设备、急救车的到位;组织协调团队会诊、围 ECMO 期质量控制;ECMO 建立后患者转运。

(2) 了解患者既往病史,全面熟悉掌握现病史情况,目的是针对目前病情预见运行 ECMO 治疗后可能发生的情况并制订相应处理措施。

(3) 利用经胸心脏彩超或术中食管超声确定心功能改变原因,判定心功能损害是否可逆。

(4) 利用胸部 X 线片或胸部 CT 判断胸廓内病变的严重程度,结合上述彩超结果综合判断患者目前的心肺功能及状态,患者病情的变化趋势,对目前药物治疗效果做出评估。

(5) 患者原发病诊断是否明确,手术情况,目前肝肾功能状态、血流动力学状况、代谢指标及血气结果如何,药物治疗是否得当、机械辅助呼吸效果如何。

(6) 明确 ECMO 的支持方式及途径,即 V-A 模式、V-V 模式还是其他特殊模式,具体插管型号及位置的选择和方法。

(7) ECMO 建立和撤除:由有资质医护团队完成,处理辅助期间的活动性出血、心脏压塞等;体外循环医生负责 ECMO 前期系统调试和运行期间的管理,并对支持期间的紧急情况进行处理;ICU 医生负责 ECMO 期间的常规治疗工作,ICU 护士负责日常 ICU 护理工作,协助监测围 ECMO 期中的异常情况。如果是发生在手术室里的 ECMO,通常还需要麻醉医生协助在建立 ECMO 时的麻醉管理。

(8) ECMO 管理:体外循环科团队负责 ECMO 管线管理,包括抗凝治疗、管线异常情况处理、更换膜肺、ECMO 护理;ICU 医生负责 ECMO 期间的常规治疗和原发病治疗,ICU 护士负责日常 ICU 护理工作,协助监测围 ECMO 期中的异常情况。

2. **ECMO 物品准备**

(1) ECMO 设备:包括离心泵主机及驱动马达(含电源)、变温水箱、支架车、膜肺支架、空氧混合器、便携式氧气瓶、ACT 监测仪、连续血气监测仪、离心泵紧急手摇驱动装置、气源转换接头。另外,还需要水箱配置的水管、离心泵头耦合剂、管道钳 6 把、多孔电源插座、剪刀等配件。

(2) ECMO 耗材包:包括含离心泵头和膜肺的 ECMO 管路套包、不同规格的动静脉插管、ACT 试剂片、输液器,有条件的中心建议使用连续动静脉血气监测系统,备测量玻管。

（3）外科手术插管/动静脉切开包:无菌插管/动静脉切开包 1 套,包括手术铺巾、敷料、止血纱布、小碗、弯盘、消毒钳、手术刀柄、手术刀片、小型术野牵开器、手术剪（直弯各一）、组织分离钳 1 把、直角钳 1 把、大血管钳 4 把、小血管钳 4 把、蚊钳 4 把、手术镊 2 把、持针器 2 个、甲状腺拉钩 2 个、注射器 10ml 1 个、20ml 1 个、小胶管 4 根、血管吊索 2 根、负压吸头、吸引管、缝线跟缝针若干,同时另外需备无菌手术衣、无菌手套、皮肤消毒液、肝素生理盐水。

（4）经皮动静脉穿刺包:1 套,内含手术铺巾、止血纱布、套胶管大止血钳 2 把、套胶管小血管钳 2 把、手术剪、穿刺针头、10ml 注射器 2 个、20ml 注射器 1 个。

（5）颈内静脉穿刺包:1 套,内含手术刀片、穿刺针、导丝、皮肤扩张器、导丝、缝针、缝线及固定胶布。

（6）有条件的中心可以准备超声定位仪。

（7）ECMO 管道预冲液及药品:目前常用的有生理盐水、乳酸林格液、勃脉力 A 或复方电解质注射液,配制预冲液成分时,应考虑液体可能导致的血液稀释以及药品过敏反应,必要时备红细胞、血浆、血小板及抗过敏药。

（8）氧气和空气气源:要求 ECMO 空氧混合器的空氧管与墙边供气接口必须匹配,压力均衡。

（9）电源:要求有 ECMO 设备专用电源插板,可供 3 个以上的电源插头使用,恒温水箱也需要备专用电源插座。

（10）患者需要转运时,需配备含足够氧气的便携式氧气瓶,以及确保电源电量充足。

（11）ECMO 运行记录单。

3. 患者准备

（1）主管医生向患方家属或其监护人详细解释病情,告知患方使用 ECMO 辅助的必要性及相关并发症,获得其知情同意后签署相关治疗文件——《ECMO 治疗知情同意书》（在某些中心可能会与 ICU 特殊治疗知情同意书一并签署）。

（2）如需抢救的患者清醒,需要向患者说明手术的意义,缓解患者的紧张情绪,需要机械辅助呼吸的患者应早插管并维持好呼吸道通畅。

（3）患者需要全身麻醉时,可使用镇静、镇痛及肌松药物进行基础麻醉后插管,建立好动静脉通路进行生命体征监测和给药。

（4）外科手术暴露血管或经皮穿刺的导丝置入后,动静脉插管前 3~5 分钟需使用肝素 50~100U/kg 静脉注射以全身抗凝,使 ACT 维持在 300 秒以上。

四、ECMO 操作方法

ECMO 的操作主要包括三个部分:一是体内的置管;二是体外管道的装配和预充;三是体内插管与体外管道的连接与运行。临床上需根据不同的治疗目的选择相应的 ECMO 辅助方式,从而选择不同的置管方式。

1. 外周 ECMO 的动静脉置管方法

（1）经皮穿刺动静脉置管术:插管前管床护士需要根据已经选择的插管部位行备皮管理,插管过程必须在完全消毒无菌的技术环境下完成,因此需要至少两名插管医生戴好手术帽和口罩,进行外科洗手消毒、穿好手术衣后进行配合操作。

插管部位的皮肤需要用碘伏消毒 3 遍,铺外科术野洞巾完全遮盖整个床位,以便插管和管道摆放。此时建议给予患者一次抗生素预防感染。

ECMO 插管运行模式主要是有 V-V 模式及 V-A 模式,选择的静脉有颈内静脉及股静脉,而动脉通常为股动脉。插管前先给予 50~100U/kg 普通肝素静脉注射,以防止血栓形成。

股静脉插管:插管医生定位腹股沟下方的股静脉,在超声引导下将 18G 穿刺套管针经皮刺入静脉血管,退出金属针芯,用弯头导丝穿过套管针,导丝必须足够长以能够到达下腔静脉。导丝到位后,退出套管针用逐级增加的皮肤扩张器不断扩开穿刺部位的皮下组织和血管壁,直至满足所选插管的大小为止。

为了防止导丝打结,需要保证导丝在扩张器内移动顺畅,一位操作医生推进扩张器,另一位固定导丝保证其与扩张器方向一致并维持一定张力。当获得适度的扩张效果后,将插管与管芯经引导导丝置入,此过程应该顺畅无明显阻力。插管前需要在体外比对一下可能的置入长度,确定刻度后更容易使插管到达合适的位置。插管及内芯在使用前需要用肝素盐水冲洗浸润一下,插管到位后拔除内芯和导丝。拔出后使静脉血液自然充满插管,退出内芯时使插管末端略微高于身体10cm,以免血液溢出,同时用管道钳夹闭,接头处充分排气后与ECMO相应管路连接。确认插管位置正常,不需要调整后用缝线固定于皮肤,防止插管移位或脱落。

颈内静脉插管和股动脉插管的插管步骤与股静脉大致相同。

(2) 切开插管术:在某些无法经皮插管的患者,可选择切开插管的方法。

颈动脉、静脉切开插管适用于新生儿及体重>20kg的儿童。将颈、肩垫高,头部后仰并略微偏向左侧。沿胸锁乳突肌前缘做切口,切开颈阔肌及浅筋膜,显露出胸锁乳突肌前缘,打开颈动脉鞘,将颈内静脉牵向外侧,显露出颈总动脉分叉部,分别在颈内动、静脉表面用6-0或7-0无损伤线缝荷包,插入相应口径的动脉供血管及静脉引流管,然后用套索勒紧、固定。动脉插管尖端应进入主动脉弓,静脉插管尖端应处于下腔静脉开口位置,以便充分引流。

股动静脉插管适用于成人或体重>20kg的儿童。患者取仰卧位,大腿略外展并外旋。在腹股沟韧带中点略向外下方触摸股动脉搏动,沿缝匠肌内缘略向外做弧形切口,于缝匠肌内侧切开深筋膜,显露股动脉鞘,切开其外膜游离出股动脉上段及其后方内侧的股深动脉。股静脉位于股动脉内侧,两者同位于股动脉鞘内。用血管带分别绕过股动、静脉,然后套入乳胶管,在股动脉表面用5-0无损伤线缝双重荷包,插入合适管径的动脉供血管,收紧荷包线和股动脉套管并结扎固定好。股动脉插管之前,可短时间阻断股深动脉以防止出血。用6-0无损伤线在股静脉表面缝双重荷包,先在圈内穿刺,插入导丝后直至心房水平,然后插入右心房-下腔静脉引流管,收紧套管并固定。临床上为了避免长时间的股动脉插管导致的远端缺血或下肢坏死,可在动脉供血管连接一个旁路,插入股动脉远端以供血给远端肢体。另外,还可以采取股动静脉分别在左、右两侧插管的方式,具体方法如前。

2. 中心ECMO的动静脉置管方法　某些情况下,V-A模式的经颈部或腹股沟置管不可能或不现实,常见于不能脱离体外循环的患者或胸骨切开后进行复苏的患者。此时,使用建立体外循环的标准技术直接进行主动脉、上(下)腔静脉或右心房插管(必要时加行左心房插管)。

3. ECMO体外管道的装配和预充

(1) 首先进行ECMO机电部分检查,包括电源、备用电源、离心泵头及手摇装置是否安装到位;检查流量计安装方向,打开主电源、旋转流量开关观察泵头运转情况、有无振动和异常声音;检查流量报警设定,流量和压力调零点,检查动静脉氧饱和度仪是否校正。

(2) 检查ECMO套包外包装是否有破损,套包是否完整,是否在有效期内。

(3) 打开ECMO套包外包装,取出循环管道包,挂输液架上;取出液体转移袋,挂输液架上。

(4) 膜肺固定在膜肺架上,然后将专用水管分别连接膜肺及恒温水箱,打开水箱电源,启动水循环,水温设置在36.5℃,观察膜肺有无漏水情况。

(5) 根据预冲液的流向通常把ECMO管道系统分为两部分,即动静脉管路和离心泵氧合器。不同品牌的套包略有差别,目前主流使用的套包打开后主要是完成管道与离心泵头及膜肺间的连接。预充排气前须确认管路连接正确,即装配连接形成静脉端-离心泵-膜肺-动脉端-静脉端回路,操作过程注意无菌。

(6) 取出预充排气管A,上接含有加入了10mg肝素的1 000ml预冲液的输液包,下连ECMO循环管道的三通开关(近离心泵入路端),夹上管道夹排气管保持关闭。

(7) 取出排气管B,上接液体转移袋,下接循环管的另外一个三通开关(近膜后端),排气管也保持关闭。

(8) 用管道钳夹闭A管和B管之间的循环管路。

(9) 打开膜肺排气孔上的盖子。

(10) 打开预充排气管A的管道夹和与ECMO管道相连的三通开关,预冲液进入循环管路,流经离心泵头和膜肺,仔细排气,使预冲液充满管道。

(11) 离心泵头出口端涂抹耦合剂,置于泵槽中并固定好。

(12) 将挂在输液架上的循环管道包取下平放在流量控制台上。

(13) 打开膜后端连接预充排气管 B 的三通开关及管道夹。

(14) 开机,转动流量旋钮,转速慢慢加大至 2 000r/min(流量>1L/min),液体回流到液体转移袋内。

(15) 袋装预冲液体内液体即将输完时,钳夹预充排气管 A(注意防止液体排空),同时停机。

(16) 拔出 A 管中的输液头,插入液体转移袋的另外一个输液口,确认管内无气体后重新打开 A 管,形成液体在输液管-ECMO 管道-液体转移袋之间的循环。

(17) 开机,继续循环排气。

(18) 检查全部管路排气干净后停机,打开两个三通开关之间的循环短路管道钳,重新开机,以 3~4L/min 的流量再排气。

(19) 再次确认管路无气泡,分别关闭两个三通开关,夹闭两条排气管道并撤走,用无菌肝素帽盖封闭三通开关口。

(20) 分别钳夹 ECMO 循环管道包两端的动静脉循环管路,停机,完成 ECMO 系统的预充排气。

(21) 膜肺连接空氧混合器管道,给予 0.5L/min 的空氧混合气体。

(22) 再次检查管道各个接头是否牢固、管道是否扭曲打折,固定管道防止脱落;检查气源管路、氧气管连接无误,有气体流出,变温水箱水管正确连接,无渗漏;动静脉管道钳夹到位。

4. ECMO 启动与运行

(1) 台上完成动静脉插管后,打开循环管道包的外包装,无菌下将管道递给插管医生。

(2) ECMO 循环管道套包中有蓝色标志的为静脉端/引流端,连接插管后血液从体内引出,流入离心泵;有红色标志的为动脉端/灌注端,血液经膜式氧合后从该端回输体内,连接前需要注意区分,不要接反。

(3) 插管医生无菌下剪去循环管道中间的连接头,分别将红色标志管道和蓝色标志管道与动静插管正确连接,注意连接插管时管道内不得有任何气泡。

(4) 转动离心泵转速按钮,调节至 1 000r/min 以上才松开钳夹动、静脉管道的管道钳,注意观察静脉引流内血液开始流出,流量显示窗出现流量时,ECMO 运行开始。

(5) 理顺整个循环管路,并固定于适当位置,防止管道扭曲、打折、受压。

(6) 根据血流量调整空氧比及气体流量。

(7) 根据需要开启恒温水箱进行体温控制。

(8) ECMO 开始运行后注意观察膜前、膜后的血液颜色是否正常,ECMO 的流量与转速大小是否满意,管路是否稳定无抖动,如有异常情况注意及时排查原因与解决。

五、ECMO 后处理

（一）患者管理

1. 镇痛镇静　为了减少患者疼痛,缓解焦虑、恐惧情绪和保证患者充分休息,并保证不影响 ECMO 运行,需适当地给予镇痛镇静。

2. 流量管理　ECMO 开始后应逐渐升高流量,注意观察系统运行情况。ECMO 开始阶段,尽可能维持高流量辅助,病情恢复并血流动力学稳定后,可根据其心肺功能逐渐减低流量。

3. 血流动力学监测　ECMO 尤其是 V-A ECMO 模式运行期间,患者的血流动力学发生了巨大的变化,需要严密监测。监测患者体温、心率、血压、氧饱和度、中心静脉压、尿量等指标。可根据指标调整水箱温度、泵转速和辅助流量、血管活性药物用量等。

4. 血气和电解质的监测　保持水、电解质平衡,维持内环境稳定是 ECMO 管理的关键。ECMO 早期通常存在严重的代谢性酸中毒和水、电解质失衡,应动态监测血气,及时调整并维持水、电解质平衡。

5. 抗凝管理　根据 ACT 和活化部分凝血活酶时间(APTT)结果合理使用肝素抗凝,不同 ACT 检测装置其正常上限不同(多为 120~140 秒),推荐维持 ACT 为正常上限的 1.5 倍。之后按 ACT 和 APTT 监测结果和患者有无出血而调整肝素用量。减少不必要的有创操作,避免出血。同时监测血小板计数、红细胞比容、ACT 和凝血指标,必要时选择输注合适的血液制品。

6. 肝、肾功能及血糖监测　ECMO 期间肝、肾一般也存在一定程度上的缺血和功能不全,应密切监测、肝肾功能,及时采取措施,避免多器官功能衰竭发生。

7. 呼吸管理　ECMO 提供部分心肺支持,必要时联合呼吸机进行呼吸辅助,根据患者病情动态调整呼吸机参数,定期膨肺,以防发生肺不张或肺炎。

8. 其他　ECMO 期间给予充分的营养支持。常规定期监测胸片、心脏超声及相关检查检验指标。

（二）ECMO 机器管理

1. 氧合器性能监测　观察氧合器有无渗血、血栓,并监测跨氧合器的压力。

2. 流量及转速监测　ECMO 运行过程中流量是维持循环或氧合的最关键因素,因此需要密切监测机器的转速及流量变化情况。

3. ECMO 管路管理　有效固定管路,防止管道打折和脱出。观察管路有无异常振动,有无移位、松脱、打折、牵拉以及管路中有无进气、血栓等情况。

六、ECMO 相关并发症

根据 ELSO 建议,通常将 ECMO 的并发症分为两大类:ECMO 机械系统并发症(与 ECMO 管路、器材相关的并发症,主要包括血栓、氧合器氧合不良、循环管道破裂、氧合器和驱动泵功能异常等);患者机体并发症(主要包括出血、栓塞、末端肢体缺血、溶血、神经系统功能异常、肾功能不全及感染等)。

（一）血栓

ECMO 系统内血栓是 ECMO 支持过程中最常见的机械性并发症之一。大量血栓形成一方面可导致 ECMO 系统失功能;另一方面可引起凝血因子的大量消耗,导致患者凝血功能严重障碍,或血栓进入患者体内,导致体循环或肺循环栓塞。

1. 原因

（1）抗凝监测不准确,抗凝不充分。

（2）血流缓慢。

（3）血液接触面无肝素化处理。

（4）血小板激活并黏附于管道和氧合器,形成血栓。

（5）补体激活形成终末补体复合物,促进血栓形成。

2. 预防及处理

（1）规范抗凝治疗,调整肝素用量。

（2）定期检查管路及膜肺。

（3）维持 ECMO 系统一定的血流量。

（4）及时更换 ECMO 装置。

（5）使用肝素涂层 ECMO 系统。

（二）插管及管道相关并发症

1. 原因

（1）血管损伤:①插管与血管口径不匹配,静脉易撕裂,动脉易夹层;②插管遇阻力时暴力插管捅穿血管,产生不易发现的大出血;③老年人血管粥样硬化/迂曲,易动脉夹层、穿孔、斑块脱落等。

（2）插管与血管夹角过大,在夹角的根部发生持续性渗血。

（3）插管远端缺血。

（4）插管前未抗凝插管时间长,又未抗凝,易在插管内形成血栓。

（5）插管脱出固定不牢,患者躁动、搬运时易脱管,引起插管局部出血、血肿。

（6）静脉插管方向/位置错误,进入锁骨下静脉/穿过卵圆孔,致静脉引流不畅。引流管扭折影响静脉回流。

（7）右房解剖变异影响静脉回流。

（8）动脉插管过深，误入升/降主动脉，或锁骨下动脉。插管入降主动脉，可致冠脉和脑部灌注不足，还可使经 ECMO 氧合血不能充分混合。

（9）V-V ECMO 插管不当，增加再循环。

（10）有齿阻断钳钳夹管道，接头松动，长时间 ECMO 管道老化等原因可致管道破裂。

2. 预防及处理

（1）插管时轻柔，避免损伤血管动脉损伤一旦确认，需重插；若原位重插有困难，需改变位置，并修复原位置血管。

（2）插管与血管适当的夹角，理论上夹角越小越好。

（3）成人股、动静脉插管常用方式

1）经皮穿刺置管：优点是穿刺部位皮肤、肌肉自然止血，渗血发生率低。

2）切开直视下穿刺置管：优点是确切，不会穿错，更不会把动静脉搞反，但无自然止血优势。

3）切开插管：外科医师切开直视下插管，临时结扎血管远端肢体动脉单独置入灌注管提供血供。

（4）插管前抗凝，撤机前加大肝素用量，ECMO 停止后尽快拔管。

（5）插管固定患者充分镇静。可靠固定插管，严密观察静脉引流、灌注阻力及插管局部状况。

（6）X 线、超声检查插管位置，及时调整。

（7）插管及患者体位固定，防止插管扭折。

（8）避免应用有齿钳钳夹管道，接头可靠固定，更换老化管道。

（三）氧合器功能异常

1. 表现

（1）气体交换能力（氧运输 CO_2 消除）下降。

（2）血浆渗漏。

（3）血栓形成。

（4）破损、漏血或水/血相交通。

2. 预防及处理预防

（1）评估氧合器状态。氧合器失功表现为：①气体交换功能下降；②血栓形成；③跨膜肺压差显著增大；④严重血浆渗漏；⑤血小板减低、血浆游离血红蛋白（FHb）及纤维蛋白单体明显上升。

（2）ECMO 期间尽量避免静脉使用丙泊酚、脂肪乳剂等。

（3）充分抗凝，选耐用的氧合器。

（4）安装前仔细检查是否破损，避免暴力操作处理。

（四）空气栓塞

1. 原因

（1）泵前静脉引流管部分开放或全部脱出血管。

（2）血氧分压过高或过饱和。

（3）泵高速运行时，泵前静脉管被钳夹扭折，离心泵吸力导致溶解在血中的气体析出，造成"气穴现象"。

（4）氧合器中空纤维膜破裂，如氧合器出气口被堵塞，氧合器内气相压力高于液相时，可致大量气体进入中空纤维外，最终进入血液循环。

2. 预防及处理

（1）尽量避免泵前操作。

（2）确保空氧混合器功能正常。

（3）钳夹时先膜后或泵后，松钳时先松泵前，避免泵高速转动时单独钳闭泵前。

（4）ECMO 前检查氧合器是否渗漏。

（5）静脉进气的处理步骤

1）判断是否紧急情况：少量静脉进气的 V-V ECMO，只需严密观察；如果大量进气（流量减低缺氧严重至影响血流动力学的程度）或 V-A ECMO，则须终止 ECMO，进行下一步骤。

2）排气：不同 ECMO 系统排气过程有差异，需要由熟悉系统预充的人员协助完成。

（6）动脉进气

1）立即钳夹动脉管路，防止气栓进入体内。

2）如气栓已进入体内，则应采取相应措施：①停 ECMO 头低脚高体位，防止气栓进入脑循环；②排气；③如气栓进入冠状动脉循环导致心功能不全，则应用大剂量血管活性药物，适当升高血压；④患者病情稳定后，立即纠正形成气栓的原因。

3）高压氧舱治疗。

（五）驱动泵失灵

1. 原因

（1）突然停电，保险丝熔断。

（2）滚压泵槽内异物，泵管挤压过紧致泵管在泵槽内扭折。

（3）离心泵头、氧合器或管道内血栓形成，致流量降低，异常声音和溶血。

（4）机器故障。

2. 预防和处理

（1）备好紧急摇把、保险丝，确保各个部位电源的紧密牢固。

（2）滚压泵泵管卡应压紧，泵头和泵管挤压适度。

（3）定时检查机器运转情况。

（4）应有备用电源、离心泵或滚压泵应用专门的电源插头。

（5）更换泵头及管道。

（六）变温器异常

1. 原因

（1）氧合器质量问题。

（2）在安装过程中剧烈碰撞。

（3）变温机器故障。

（4）设置失误。

（5）探头故障。

2. 预防和处理

（1）ECMO 前行漏水实验，应有一定的时间和压力。

（2）安装时动作轻柔。

（3）定时检查机器及探头。

（4）温度设置准确，随时监测温度变化。

（5）更换问题部件，如氧合器、变温水箱和探头。

（6）调节合适的温度。

（七）出血

出血是 ECMO 过程中最常见的并发症之一，也是对患者最具威胁和最难处理的并发症之一。

1. 原因

（1）外科性出血：插管并发症、血管撕裂、心脏术后止血不彻底。

（2）抗凝监测不准确，肝素过量。

（3）温度过低。

（4）血小板减少。

（5）肝素诱导性血小板减少症（HIT）。

（6）其他:严重应激反应(胃肠道出血)、颅内出血、肺部出血等。

2. 预防及处理

（1）手术及插管部位彻底止血。

（2）规范化抗凝治疗。

（3）维持适宜温度。

（4）凝血机制保护,适当补充血小板等血制品。

（5）HIT 患者,改用跟其他抗凝剂,如低分子肝素、阿加曲班、重组水蛭素等。

（6）尽量避免新的有创操作。

（7）尽快判断出血部位及出血量,补充血制品,药物治疗,行外科修补并调整肝素用量。

（八）神经系统并发症

中枢神经系统损伤是导致 ECMO 失败的重要原因之一,尤其是对婴幼儿患者。主要临床表现包括脑水肿、脑缺氧、脑梗死和颅内出血等。

1. 原因

（1）颈部血管插管:颈内静脉插管过粗,影响了血液的回流,致脑静脉压力升高。

（2）栓子栓塞。

（3）全身性缺血/缺氧,及缺血-再灌注或缺氧-再氧合损伤。

（4）凝血功能异常是脑出血及脑梗死的重要原因之一。此外,过度血液稀释可促进脑组织水肿的发生。

2. 预防及处理

（1）安全的血管插管:选择合适的插管及安全的插管技术。拔除颈部血管插管时尽可能修复血管。

（2）维持循环及气体交换稳定,保持正常的头位以利于良好的颅内血供,充分镇静降低脑氧耗,维持胶体渗透压在正常水平。

（3）维持凝血功能稳定。

（4）中枢神经系统损伤的对症治疗。

（5）终止 ECMO:如出现脑出血,应立即停止 ECMO 辅助,否则会加重脑出血;如出现脑梗死,应适当升高患者的血压,也可联合使用 IABP,改善脑部血流灌注。

（九）肾功能损伤

少尿是 ECMO 过程中的常见并发症,特别是在 ECMO 开始后 24~48 小时。肾功能不全是 ECMO 除出血外最常见的并发症,严重影响患者预后。

1. 原因

（1）肾脏供血不足或氧供不足。

（2）毒性代谢产物及药物。

2. 预防及处理

（1）维持肾脏的血供及氧供,尽量减少缩血供管药物。

（2）减轻 ECMO 过程中的肾损害。

（3）肾替代治疗。

（十）感染

脓毒血症既是 ECMO 的使用指征,也是 ECMO 术中并发症之一。尽管 ECMO 过程中常规使用抗生素,但感染仍是其常见并发症之一,特别是在心脏手术后及长时间 ECMO 支持的患者。

1. 原因

（1）血管插管,长期的置管及护理不当和局部血肿形成,是局部感染及诱发全身性感染的重要途径。

（2）大量非生物材料表面导致全身性炎症反应综合征。

（3）与血液循环的频繁接触、血标本采集、静脉输液、用药等。

（4）肺不张。

（5）肠源性感染。

（6）机体抗感染能力降低、免疫功能紊乱及抗感染能力降低。

2. 预防及处理

（1）局部无菌操作，对局部血肿和感染灶及时外科处理。

（2）减少不必要操作。

（3）加强肺部护理。

（4）全身性抗感染措施。

（5）改善患者全身状态。

（6）缩短 ECMO 时间。

（十一）溶血

溶血是 ECMO 治疗过程中的重要并发症之一，严重时可引起肾衰竭或 DIC，并导致死亡率升高。

1. 原因

（1）剪切力和气血直接接触是血液破坏最重要的因素。

（2）长期高流量。

（3）离心泵内血栓形成。

（4）静脉引流负压过大。

（5）血细胞比容过高。

（6）心脏术后畸形矫正不彻底。

（7）ECMO 系统非生物材料表面。

2. 预防及处理

（1）避免高剪切力，纠正管路打折等；避免气血直接接触。

（2）避免长期高流量。

（3）严密监测抗凝，避免血栓形成。

（4）控制静脉引流负压。

（5）维持适当的红细胞比容。

（6）外科彻底矫正。

（7）使用肝素化涂层材料。

（8）如出现血红蛋白尿，碱化尿液维持尿量；必要时更换 ECMO 装置；缩短 ECMO 时间。

（十二）循环系统并发症

由于患者术前存在的心肌缺氧或/和明显心功能不全。ECMO 辅助一方面为循环系统功能及血液携氧提供了不同程度的支持作用；另一方面人工循环的介入可能导致循环系统的并发症，主要表现为动脉血压不稳定、心排血量降低、心肌顿抑、心腔内血栓形成、心律失常和心搏骤停等。

1. 原因

（1）心肌功能受损：术前心力衰竭、缺氧、心肌顿抑；大量正性肌力药；过度容量补充。

（2）心脏压塞和血、气胸。

（3）心腔内血栓形成。

（4）低钙血症（无钙离子预充、库血）及血钾离子浓度异常（大量输液/输血，组织缺血/缺氧致代谢异常及肾衰竭）。

2. 预防及处理

（1）合理控制 ECMO 辅助流量，控制正性肌力药物的使用。

（2）及时处理心脏压塞和血、气胸，必要时可延时关胸。

（3）纠正电解质异常。

（4）维持相对正常的预充液钙离子浓度。

（5）严密监测，及时纠正低钙血症，补充库血同时补充一定量钙剂。

（6）密切监测及维持正常血钾。

（7）主动脉内球囊反搏（IABP）及心室辅助。

（8）左心衰竭者可配合 IABP，以减轻左心后负荷及改善舒张期灌注，帮助左心恢复。

（9）严重心力衰竭辅助时间超过 2 周者可过渡到心室辅助。

（10）必要时采用 VA-V ECMO。

（十三）肺部并发症

ECMO 过程中肺部相关并发症包括胸腔出血、气胸、肺水肿、肺出血、肺不张及肺部感染等。肺部并发症不仅可导致自身呼吸功能进一步障碍，同时还对心肺功能的恢复产生负面影响及延长 ECMO 辅助时间。

1. 原因

（1）左向右分流：ECMO 的启动可能导致新生儿动脉导管开放。

（2）体循环缺血或缺氧：可造成肺毛细血管通透性增加，导致肺组织水肿。

（3）呼吸道管理不当：可导致肺不张及肺部感染。

（4）凝血功能障碍。

（5）肺组织的炎性反应。

（6）大量输注库血：影响血液的凝血功能，同时也增加了肺血管栓塞的机会。

2. 预防及处理

（1）按需结扎动脉导管。

（2）限制容量补充。

（3）减少失血：①彻底止血；②如需输血，尽可能新鲜；③必要时血液回收机清洗库血后再输（特别是小儿）。

（4）积极处理张力性血、气胸，立即胸腔引流，并消除导致血、气胸的原因。

（5）呼吸机通气及呼吸道管理。

（6）减轻炎性反应，选生物相容性好的装置，适当使用糖皮质激素等。

（7）必要时开胸探查清除胸腔内血块及积血，彻底外科止血。

（十四）末端肢体缺血

在股动、静脉插管时，插管侧下肢血液供应及静脉血液回流将受到不同程度的影响，即引起末端肢体缺血，严重时可导致肢体缺血性坏死。此外，在缺血肢体恢复血供后，局部积聚的代谢产物进入血液循环，可产生全身性毒性作用。

1. 原因

（1）插管局部血栓形成：插管局部血管远端血流速度和血流状态无法避免将出现不同程度的异常。

（2）插管口径过大或插管方法不正确。

2. 预防及处理

（1）适当的抗凝：尽可能维持稳定的全身性血液抗凝，避免局部血栓形成和血管栓塞。

（2）选排合适的外周血管插管。

（3）正确的插管技术。

（4）密切观察插管肢体的末梢循环。

（5）必要时行切开减压及截肢手术，以保证患者生命安全。

（十五）水、电解质和酸碱平衡紊乱

1. 原因

（1）ECMO 前水、电解质和酸碱平衡紊乱。

（2）ECMO 的非生理性预充成分预充液低钙离子浓度，库血中较高的钾导致不同程度高钾血症。

（3）肾功能异常。

（4）静脉引流不畅致毛细血管内液体成分外渗增加，导致水潴留，并影响肾对水、电解质及酸碱平衡的调节功能。

2. 预防及处理

（1）预充液成分尽可能接近生理，尽量不用库血。

（2）密切监、测维持水、电解质和酸碱平衡。

（3）保持静脉引流通畅。

（4）必要时行肾替代治疗。

（荣　健　董吁钢）

参 考 文 献

［1］Zimmermann M, et al. Pumpless extracorporeal interventional lung assist in patients with acute respiratory distress syndrome: a prospective pilot study. Crit Care, 2009, 13(1): R10.

［2］Gattinoni LE, Carlesso and T. Langer, Clinical review: Extracorporeal membrane oxygenation. Crit Care, 2011, 15(6): 243.

［3］Fuehner T, et al. Extracorporeal membrane oxygenation in awake patients as bridge to lung transplantation. Am J Respir Crit Care Med, 2012, 185(7): 763-768.

［4］Nosotti M, et al. Extracorporeal membrane oxygenation with spontaneous breathing as a bridge to lung transplantation. Interact Cardiovasc Thorac Surg, 2013, 16(1): 55-59.

［5］Tonan M, et al. Successful treatment of severe asthma-associated plastic bronchitis with extracorporeal membrane oxygenation. J Anesth, 2012, 26(2): 265-268.

［6］Rihal CS, et al. 2015 SCAI/ACC/HFSA/STS Clinical Expert Consensus Statement on the Use of Percutaneous Mechanical Circulatory Support Devices in Cardiovascular Care: Endorsed by the American Heart Association, the Cardiological Society of India, and Sociedad Latino Americana de Cardiologia Intervencionista; Affirmation of Value by the Canadian Association of Interventional Cardiology-Association Canadienne de Cardiologie d'intervention. J Am Coll Cardiol, 2015, 65(19): 2140-2141.

［7］Brechot N, et al. Venoarterial extracorporeal membrane oxygenation support for refractory cardiovascular dysfunction during severe bacterial septic shock. Crit Care Med, 2013, 41(7): 1616-1626.

［8］Patel SM, et al. Simultaneous Venoarterial Extracorporeal Membrane Oxygenation and Percutaneous Left Ventricular Decompression Therapy with Impella Is Associated with Improved Outcomes in Refractory Cardiogenic Shock. ASAIO J, 2019, 65(1): 21-28.

［9］Akanni OJ, et al. EC-VAD: Combined Use of Extracorporeal Membrane Oxygenation and Percutaneous Microaxial Pump Left Ventricular Assist Device. ASAIO J, 2019, 65(3): 219-226.

［10］Petroni T, et al. Intra-aortic balloon pump effects on macrocirculation and microcirculation in cardiogenic shock patients supported by venoarterial extracorporeal membrane oxygenation. Crit Care Med, 2014, 42(9): 2075-2082.

［11］Pagani FD, et al. Extracorporeal life support to left ventricular assist device bridge to heart transplant: A strategy to optimize survival and resource utilization. Circulation, 1999, 100(19 Suppl): II 206-210.

［12］Pagani FD, et al. The use of extracorporeal life support in adult patients with primary cardiac failure as a bridge to implantable left ventricular assist device. Ann Thorac Surg, 2001, 71(3 Suppl): S77-81; discussion S82-85.

［13］Aiba T, et al. Appropriate indications for the use of a percutaneous cardiopulmonary support system in cases with cardiogenic shock complicating acute myocardial infarction. Jpn Circ J, 2001, 65(3): 145-149.

［14］Pages ON, et al. Paracorporeal pulsatile biventricular assist device versus extracorporal membrane oxygenation-extracorporal life support in adult fulminant myocarditis. J Thorac Cardiovasc Surg, 2009, 137(1): 194-197.

［15］黄伟明. ECMO 实用手册. 北京: 人民卫生出版社, 2014.

［16］赵举. ECMO 手册. 2 版. 北京: 人民卫生出版社, 2019.

［17］李欣, 王伟. ECMO: 危重病体外心肺支持. 3 版. 北京: 中国环境科学出版社, 2011.

［18］Zangrillo A, Landoni G, Biondi-Zoccai G, et al. A meta-analysis of complications and mortality of extracorporeal membrane oxygenation. Crit Care Resusc, 2013, 15(3): 172-178.

［19］Paden ML, Rycus PT, Thiagarajan RR, et al. Update and outcomes in extracorporeal life support. Semin Perinatol, 2014, 38(2): 65-70.

［20］Vaquer S,de Haro C,Peruga P,et al. Systematic review and meta-analysis of complications and mortality of veno-venous extracorporeal membrane oxygenation for refractory acute respiratory distress syndrome. Ann Intensive Care,2017,7(1):51.

［21］Murphy DA,Hockings LE,Andrews RK,et al. Extracorporeal membrane oxygenation-hemostatic complications. Transfus Med Rev,2015,29(2):90-101.

［22］Guglin M,Zucker MJ,Bazan VM,et al. Venoarterial ECMO for Adults:JACC Scientific Expert Panel. J Am Coll Cardiol,2019,73(6):698-716.

［23］中国医师协会体外生命支持专业委员会. 成人体外膜肺氧合循环辅助专家共识. 中华医学杂志,2018,98(12):886-894.

［24］高国栋,黑飞龙,吉冰洋,等. 128 例成人体外膜肺氧合支持治疗患者相关并发症回顾分析. 中国分子心脏病学杂志,2015,15(1):1197-1201.

［25］中国医师协会呼吸医师分会危重症医学专业委员会,中华医学会呼吸病学分会危重症医学学组. 体外膜式氧合治疗成人重症呼吸衰竭推荐意见. 中华结核和呼吸杂志,2019,42(9):660-684.

［26］何立芸,牛杰. 成人体外膜肺氧合的应用及并发症. 中国医学前沿杂志(电子版),2019,11(3):1-7.

第三十四章　左心室辅助装置Impella

心脏轴流泵(Impella)心室辅助系统是经皮植入的心室辅助系统。其特点是可快速植入,创伤小,在急性左心衰竭和高危 PCI 治疗时优势体现得更明显。2015 年心脏血流动力学辅助装置轴流泵 Impella 2.5 得到美国 FDA PMA(premarket approval,PMA)的认定;2016 年 Impella 2.5 CP 获得美国 FDA PMA 认定的高危保护 PCI 患者适应证。2018 年 FDA 批准 Impella 2.5 和 Impella 2.5 CP 可用于 EF 降低或不降低的高危 PCI 患者。Impella 主要型号有:Impella 2.5,Impella 2.5 CP,Impella 5.0™,Impella RP®。Impella 2.5 和 Impella 2.5 CP 是目前市场上体积最小、创伤最小的心脏辅助装置,2016 年 SFDA 批准国内上市。Impella 基本组成部分主要包括 Impella® 系列血泵(Impella 2.5™、Impella CP®、Impella 5.0™、Impella RP®)和控制台。

【适应证】

主要包括:①心内科:高危、复杂的 PCI 辅助(包括左主干、多支病变、心功能差、合并其他疾病等);急性心源性休克(心肌梗死等);爆发性心肌炎;②心外科:心脏外科术前、术后低心排;心脏移植前后低心排;不停跳搭桥手术中辅助。

【禁忌证】

1. 人工主动脉机械瓣。

2. 心房、左心室血栓。

3. 中、重度主动脉瓣反流(超声检查评估结果主动脉反流分级>+2)。

4. 主动脉瓣狭窄/钙化(分级>+2 相当于面积<1.5cm^2)。

5. 阻碍植入 Impella 导管的严重外周动脉阻塞性疾病,如股动脉畸形、扭曲、闭塞、血栓、严重下肢缺血的患者,不太适合置入 Impella。

【术前准备】

1. **患者准备**

(1) 患者的心功能状态评估。

(2) 肾功能状态:包括尿量、肌酐。

(3) 血常规情况:包括血红蛋白浓度、红细胞数量、血小板数量。

(4) 患者和家属的心理状态准备:包括后续的预后接受程度和经济支持能力;应充分了解患者的家庭背景、家庭成员的态度和依从性;甚至患者当地的风俗习惯都应该了解;高年资医生的反复沟通是非常必要的。

(5) 辅助前的患者评估手术前,应先进行患者评估,看是否有影响 Impella 导管植入的因素存在。使用影像技术检查患者的血管结构和股动脉穿刺部位;超声检查左心室以排除左心室血栓、机械主动脉瓣或严重主动脉瓣关闭不全或狭窄。

2. Impella 2.5 相关术前准备　Impella 团队准备：组织心血管病内科、导管室、心血管外科、心脏重症、麻醉、体外循环团队会诊，决定治疗方案和 Impella 辅助支持的必要性、可行性及具体的辅助方式，团队成员应做好具体职责分工，主治医生组织协调 Impella 团队成员、设备、急救车的到位；组织协调团队会诊、Impella 置入时机、导管室机号和 Impella 患者转运注意事项。

了解患者既往病史，全面熟悉掌握现病史情况，目的是针对目前病情预见运行 Impella 治疗后可能发生的情况并制订相应处理措施；利用经胸心脏彩超确定心功能动态改变并分析原因，分析判定心功能损害是否可逆；充分利用胸部 X 线片、胸部 CT、冠状动脉造影结果判断胸廓内病变和冠状动脉病变的严重程度；综合分析患者目前的心肺功能及状态；患者原发病诊断是否明确，手术情况，目前肝肾功能、血流动力学状况，代谢指标及血气分析结果如何，药物治疗是否得当，机械辅助呼吸效果如何；明确 Impella 的支持方式及途径，目前内科最常用的是 Impella 2.5，外科最常用的是 Impella 5.0。

（1）Impella 置入方法评估：如果患者髂动脉曲折，可以使用 1 根 30cm 长度的长鞘管，以方便 Impella 导管通过。Impella 导管还可以通过外科手术放置，特别是 Impella 5.0。

（2）开始手术前的设备确认

1）若系统任何部分损坏，严禁使用 Impella 系统。

2）灭菌标示显示产品已经灭菌、外包装完好无损、产品在有效期内，方可使用 Impella 系统的无菌产品。

3）严禁重复灭菌或重复使用 Impella 导管；仅供一次性使用。

4）启动系统前，锂离子电池应充电至少 5 小时以确保其电量足够系统运行 1 小时以上，否则，电量可能不足以系统运行 1 小时。在电池充满电的情况下，Impella 自动控制台断电后可以运行至少 60 分钟。

5）准备一台备用 Impella 自动控制台、净化盒、连接线和 Impella 导管，以备设备失灵时使用，每家医院至少应有 2 台 Impella 系统。

【操作方法】

常规消毒铺巾。净化盒排气，连接 Impella 导管和 Impella 自动控制台，净化系统排气备用。进行股动脉穿刺，预扩，放置 Impella 专用引导鞘（13F 撕裂鞘）。弹丸式给肝素，按照 PCI 介入指南，普通肝素 75～100U/kg，保持 ACT>250 秒。将多功能造影导管或者猪尾导管协同 0.035 英寸导丝送入左心室，用 0.018 英寸放置导丝交换 0.035 英寸导丝。取出多功能造影导管或者猪尾导管。沿放置导丝送 Impella 穿过 13F 专用引导鞘，透视下监测 Impella 导管前行，直至进入心腔，确认 Impella 导管保持正确的跨瓣位置。

【术后处理】

1. 抬高患者头部超过与床 30°角；如有需要，使用膝盖固定装置保持穿刺部位伸直；按照医院规定无菌操作更换创口包扎；检查穿刺部位是否出血或血肿；患者转移病床时，不要拉 Impella 导管；为了防止净化管路弯折，不要让红色 Impela 插头自由悬挂在导管上，不要弯曲靠近插头部分的导管；可以把 Impella 红色插头固定在一块短的夹板上以防止靠近插头的导管打折；移动或为患者翻身时应小心，Impella 导管可能移位而引发位置报警；监测下肢血流。

2. 术后抗凝　轴流泵（Impella）系统为短时心脏循环辅助系统。运行期间需要持续抗凝，肝素用量一般为每小时 800～1 200U 或 8～12U/（kg·h），ACT 维持在 250 秒以上；若在肝素应用的同时，使用 GP Ⅱb～Ⅲa 抑制剂，则 ACT 维持在 200 秒以上。

3. 超声定位 Impella 导管　Impella 导管有时会移动位置；Impella 导管位置是否正确，Impella 导管的性能将受到影响；尽管经食管超声、移动式 C 形臂 X 线、胸部影像都可以帮助确认 Impella 导管放置位置，但患者离开导管室后，经胸心脏超声是最常用的方法。

4. Impella 患者转移　Impella 患者可以因为各种原因需要在院内转移。Impella 辅助期间，转移是安全的和简单的；Impella 自动控制台和 Impella 导管可以依靠内部电池运行至少 1 小时；确认控制台显示的电池电量为 100%；如果转移时间将超过 1 小时，带一根接线板或者确认目的地有交流电插座可供 Impella 自动控制台使用；小心推动 Impella 自动控制台推车，特别是经过不平的路面和电梯门的时候；不要过度拉伸控制台和导管之间的连接线。

Impella患者可以因为各种原因需要在医院之间转移。Impella自动控制台可以依靠内部电池运行60分钟;转移团队制定计划时应考虑时间因素;如果预计转移时间将超过60分钟,那么应考虑使用可以提供交流电或直流电的交通工具。FDA批准Impella自动控制台和导管在患者通过救护车、直升机和固定翼飞机转移期间使用;医护人员在医院间转移患者的时候使用Impella自动控制台和导管是安全的;Impella系统提供生命支持功能;操作者必须理解和遵循说明书下面介绍的方法方能在转移患者过程中使用Impella系统;转移团队中必须有接受过Impella系统操作培训的人员;Impella系统为患者提供不超过6小时的循环辅助;在此期间,如果患者需要被送往其他医院接受进一步治疗(例如大型医院移植中心),患者可以在转移过程中同时继续接受Impella辅助。

转移过程中患者管理最重要的两个考虑因素是维持患者最佳血流动力学状态和导管正确的位置,应采取措施消除或减少可能影响这两方面的因素。

5. **Impella患者撤机**　医生根据临床病情自行判断何时撤机,以下撤机方法仅提供指导作用。

(1) 快速撤机

1) 每几分钟降低一次Impella导管流量,每次降低0.5L/min(或2个辅助级别)。直到从心室拔出导管前,严禁降低流量到低于0.5L/min。

2) 当流量降低到1.0L/min(P2),终止循环辅助前维持该流量至少10分钟。

3) 一旦患者血流动力学指标稳定,按照下面的方法取出Impella导管。

(2) 逐步撤机

1) 根据心脏功能承受能力降低Impella导管流量,每次降低0.5L/min(或2个辅助级别),直到从心室拔出导管前,严禁降低流量到低于0.5L/min。

2) 当流量降低到1.0L/min(P2),终止循环辅助前维持该流量直到患者血流动力学指标稳定。

3) 如果患者血流动力学指标稳定,按照下面的方法取出Impella导管。

6. **取出Impella导管**　撤机后,无论穿刺部位是撕开鞘还是普通鞘,都可以取出Impella导管;小心取出Impella导管以避免对导管造成损坏。

1) 撕开鞘在的情况下取出Impella导管

①通过快速撤机方法或者逐步撤机方法为患者撤机。

②等患者血流动力学指标稳定后,降低流量至0.5L/min,拔出导管至主动脉,降低流量至0L/min停止马达。

③从撕开鞘取出Impella导管。

④从Impella自动控制台上拔下连接线,按住控制台右侧电源开关3秒,关闭控制台电源。

⑤ACT降到150,去除撕开鞘,穿刺部位按压止血40分钟或直至出血停止,或者按照医院常规要求止血。

2) 普通鞘在的情况下取出Impella导管

①通过快速撤机方法或者逐步撤机方法为患者撤机。

②直到ACT降到150秒之前,Impella导管流量保持在1.0L/min,导管留在左心室内或者降低流量至0.5L/min,把导管拉入主动脉(30~40cm),等待ACT降低到150秒以下。

③当ACT降到150秒以下后,流量降低到0L/min。

④一起取出Impella导管和重新定位鞘(导管无法从普通鞘出来)。

⑤从Impella自动控制台上拔下连接线,按住控制台右侧电源开关3秒,关闭控制台电源。

⑥穿刺部位按压止血40分钟或直至出血停止,或者按照医院常规要求止血。

【常见问题】

1. **无法计算流量**　将控制台转换到辅助级别模式,这样操作者可以选择设定Impella导管的马达转速;共有10个辅助级别($P_0 \sim P_9$)可供选择(表3-34-1)。选择可以达到患者所需辅助水平的最低辅助级别。

2. **吸附**　当Impella导管可以使用的血液容积不足或受限时,就可能出现吸附现象;吸附现象限制Impella导管可以为患者提供的辅助,降低动脉压以及心输出量;同时吸附可能破坏血细胞引起溶血;吸附还可能意味着右心衰竭。一旦Impella自动控制台识别到吸附,控制台将自动降低马达转速,通过降低流

表 3-34-1 辅助级别流量对应表

辅助级别		流量/(L·min⁻¹)	转速/(转·min⁻¹)
P_0	Impella 马达静止状态	0.0~0.0	0
P_1	流量随着马达转速增加而加大	0.0~0.5	25 000
P_2		0.4~1.0	35 000
P_3		0.7~1.3	38 000
P_4		0.9~1.5	40 000
P_5		1.2~1.8	43 000
P_6		1.4~2.0	45 000
P_7		1.6~2.2	47 000
P_8	建议辅助级别用于持续辅助	1.9~2.5	50 000
P_9	导管放置好后用于确认导管位置；可提供最大流量每次不超过 5 分钟；5 分钟后，Impella 自动控制台将自动降低到默认值 P8	2.1~2.6	51 000

注:流量可能因为吸附现象或位置错误而不同。

量尝试解决吸附问题。同时控制台发出建议报警"ImpellaFlow Reduced"（Impella 流量降低）。如果吸附得以改善,控制台将返回之前的流量。如果马达转速已经降到最低而吸附依然存在,控制台将发出"Suction"（吸附）报警。如果发生"Suction(吸附)"或"Impella 流量降低"报警,建议进行以下步骤:

（1）使用影像技术检查 Impella 导管位置是否正确;旋转导管,将其推进或拉出心室一点点,重新定位导管;这样将使 Impella 导管流入室离开心室壁。

（2）评估患者液体摄入和排出,确认其血液容积是否充足。

（3）检查 CVP 或使用心脏超声检查右心功能,确认其右心室功能;如果无法测量 CVP,测量肺动脉舒张压,评估患者血液容积状态。

（4）恢复流量至吸附前水平。

3. 溶血 血泵泵血时,血液需要承受机械压力;根据血细胞自身强度和所承受的压力大小,细胞有可能受到破坏释放血红蛋白进入血浆;患者自身情况,包括导管位置、其他疾病、左心室容积小等,都可能使患者溶血风险增加。

溶血患者可能表现有血红蛋白水平降低、深色或血色尿,甚至急性肾衰竭;血浆游离血红蛋白水平是确诊溶血最佳指标;治疗方案应根据具体溶血原因制订,表 3-34-2 列举不同情况的管理指导,可以参考。

表 3-34-2 不同情况下溶血管理指导

情况	控制台指标	临床指标	管理方法
Impella 流入室过于接近心室壁	"ImpellaFlow Reduced"或者"Suction"报警低于预期流量	影像（见备注）	旋转导管,将其推进或拉出心室一点点,重新定位导管
血泵位置错误	位置报警以及高于预期流量"ImpellaFlow Reduced"或者"Suction"报警以及低于预期流量血泵流出室阻塞报警	影像（见备注）	旋转导管,将其推进或拉出心室一点点,重新定位导管,这样将使 Impella 导管流入室离开心室壁,如果不能立即重新定位、降低流量至患者血流动力学能够承受的水平,重新定位后再调回目标水平,流量回到目标水平再次评估导管位置

续表

情况	控制台指标	临床指标	管理方法
高于所需流量设置	控制台也许不会发出"ImpellaFlow Reduced"报警或者"Suction"报警	正常的血流动力学指标自身功能恢复	逐渐降低流量直到患者血压开始下降,慢慢地增加流量
充盈容积不足	位置报警"ImpellaFlow Reduced"或者"Suction"报警低于预期流量	CVP降低、CWP降低、AOP降低、PA上升、右心衰竭、尿量增加、出血或胸腔引流增加	在患者血流动力学能承受的条件下降低流量,更正摄入和排出平衡考虑补充溶液,额外的溶液将增加收缩末期心室容量,降低肺动脉压,改善右心功能
其他疾病	不适用	患者既往病史	

影像备注:所有影像技术只能以二维(2D)方式展现解剖结构,所以仅靠影像不能评估导管与心室内解剖结构在三维空间内的相互作用;Abiomed强烈建议尽管影像显示位置正常,仍然重新定位导管

（高传玉）

参 考 文 献

［1］Jeger RV,Radovanovic D,Hunziker PR,et al. Ten-year trends in the incidence and treatment of Caridiogenic shock. Ann Intern Med,2008,149(9):618-626.

［2］Shah RU,de Lemos JA,Negi SI,et al. Post-Hospital Outcomes of Patients With Acute Myocardial Infarction With Cardiogenic Shock. Findings From the NCDR. J Am Coll Cardiol,2016,67(7):737-747.

［3］Wayangankar SA,Bangalore S,McCoy LA,et al. Temporal Trends and Outcomes of Patients undergoing Percutaneous Coronary Interventions for Cardiogenic Shock in the setting of Acute Myocardial Infarction. A Report From the Cath PCI Registry. JACC Cardiovasc Interv,2016,9(4):341-351.

［4］Fincke R,Hochman JS,Lowe AM,et al. Cardiac power is the strongest hemodynamiccorrelate of mortality in cardiogenic shock: a report from the SHOCK trial registry. J Am Coll Cardiol,2004,44(2):340-348.

［5］Samules LE,Kaufman MS,Thomas MP,et al. Pharmcological criteria for ventricular assist device insertion following postcardiotomy shock:experience with the Abiomed BVS system. J Card Surg,1999,14(4):288-293.

［6］De Backer D,Biston P,Devrient J,et al. Comparison of dopamine and norepinephrine in the treatment of shock. N Nngl J Med,2010,362(9):779-789.

［7］Prondzinsky R,Unverzagt S,Russ M,et al. Hemodynamic Effects of Intro-aortic balloon Counterpulsation in Patients With Acute Myocardial Infarction Complicated by Cardiogenic Shock. The Prospective,Randomized IABP Shock Trial. Shock,2012,37(4):378-384.

［8］Thiele H,Zeymer U,Newmann F-J,et al. Intra-aortic balloon counterpulsation in acute myocardial infarction complicted by cardiogenic shock (IABP-SHOCK Ⅱ):final 12 month results of randomised,open-label trial. The lancet,2013,382(9905):1638-1645.

［9］Sjauw KD,Engstrom AE,Vis MM,et al. A systematic review and meta-analysis of intra-aortic balloon pump therapy in ST-elevation myocardial infarction:should we change the guidelines? Eur Heart J,2009,30(4):459-468.

［10］Kolh P,Windecker S,Alfonso F,et al. 2014 ESC/EACTS Guidelines on myocardial revascularization:the Task Force on Myocardial Revascularization of the European Society of Cardiology(ESC) and the European Association for Cardio-Thoracic Surgery(EACTS). Developed with special contribution of the European Association of Percutaneous Cardiovascular Interventions (EAPCI). Euro J Cardiothorac Surg,2014,46(4):517-592.

［11］Stretch R,Sauer CM,Yuh DD,et al. National trends in the utilization of short-term mechanical circulatory support incidence,outcomes,and cost analysis. J Am Coll Cardiol,2014,64(14):1407-1415.

［12］Aso S,Matsui H,Fushimi K,et al. In-hospital mortality and successful weaning from venoarterial extracorporeal membrane oxygenation:analysis of 5,263 patients using a national inpatient database in Japan. Crit Care,2016,5(20):80-86.

［13］Cheng R,Hachamovitch R,Kittleson M,et al. Complication of extracorporealmembrance oxgenation for treatment of cardiogenic shock and cardiac arrest:a meta-analysis of 1866 adult patients. Ann Thorac Surg,2014,97(2):610-616.

［14］Bakhtiary F,Keller H,Dogan S,et al. Venoarterial extracorporeal membrane oxygenation for treatment of cardiogenic shock：clinical experiences in 45 adult patients. J Thorac Cardiovasc Surg,2008,135(2):382-388.

［15］Truby L,Hart S,Takeda K,et al. Management and Outcome of Left Ventricular Distention During Venoarterial Extracorporeal Membrane Oxygenation Support. J Heart Lung Transplant,2015,34:S83-S84.

［16］Bavaria JE,Ratcliffe MB,Gupta KB. Changes in left ventricular systolic wall stress during biventricular circulatory assistance. Ann Thorac Surg,1988,45(5):526-532.

［17］Burkhoff D,Sayer G,Doshi D,et al. Hemodynamics of Mechanical Circulatory Support. J Am Coll Cardiol,2015,66(23):2663-2674.

［18］Kapur NK,Esposito M. Hemodynamic support with percutaneous devices in patients with heart failure. Heart Fail Clin,2015,11(2):215-230.

［19］Pappalardo F,Schulte C,Pieri M,et al. Concomitant implantation of Impella(R)on top of veno-arterial extracoporeal membrance oxgenation may inprove survival of patients with cardiogenic shock. Euro J Heart Fail,2017,19(3):304-412.

［20］Patel SM,Lipinski J,Al-Kindi SG,et al. Simultaneous Venoarterial Extracorporeal Membrane Oxygenation and Percutaneous Left Ventricular Decompression Therapy with Impeall Is Associated with Improved Outcomes in Refractory Cardiogenic Shock. ASAIO J,2019,65(1):21-28.

［21］Remmelink M,Henriques JP,deWinter RJ,et al. Effects of left ventricular unloading by Impella recover LP 2.5 on coronary hemodynamics. Catheter Cardiovasc interv,2007,70(4):532-537.

［22］高传玉,张健.左心辅助装置 Impella 保护 PCI 技术临床应用进展.中华实用诊断和治疗杂志,2019,33(6):521-523.

［23］Flaherty MP,Khan AR,O'Neill WW. Early Initiation of Impella in Acute Myocardial Infarction Complicated by Cardiogenic Shock Improves Survival：A Meta-Analysis. JACC Cardiovasc Interv,2017,10(17):1805-1806.

［24］Basir MB,Schreiber TL,Grines CL,et al. Effect of Early Initiation of Mechanical Circulatory Support on Survival in Cardiogenic Shock. AM J Cardiol,2017,119(6):845-851.

［25］Ouweneel DM,Eriksen E,Sjauw KD,et al. Percutaneous Mechanical Circulatory Support Versus Intra-Aortic Balloon Pump in Cardiogenic Shock After Acute Myocardial Infarction. J Am Coll cardiol,2017,69(3):278-287.

［26］高传玉,张静,张健,等.Impella 在心源性休克中的临床应用进展.中华实用诊断和治疗杂志,2019,33(9):833-837.

第三十五章　心脏电生理检查

自从 1969 年经静脉途径记录希氏束电图的导管技术应用于临床以来,有创心脏电生理检查(简称电生理检查)发展迅速。心脏电生理检查的定义是在心脏自身心律或心房与心室刺激时,记录心内电活动,分析其表现、特征,并加以推理,综合判断,为临床医生提供心律失常的诊断、发生机制、治疗方法选择和预后判断。它不仅是心律失常的可靠诊断方法和有用的研究工具,而且是某些心律失常十分有效的治疗手段。

【适应证】

电生理检查的主要目的是对常规心电图无法确诊的复杂心律失常进行进一步明确诊断,指导不同心律失常的药物或非药物治疗。

1. 确定心动过速或心动过缓的起源、类型及其发生机制。如为了确定某临床事件(如晕厥或心搏骤停原因疑似心律失常所致);明确体表心电图不能明确诊断的症状性心律失常诊断及其机制。

2. 指导心动过速频发患者抗心律失常药物的应用选择和效果评价,评估心律失常患者外科手术效果或植入型心律转复除颤仪(ICD)对快速心律失常的自动识别和终止功能。

3. 治疗干预。①经导管快速刺激终止室上性心动过速和心房扑动;②导管消融各种心律失常。

4. 评估患者将来发生心律失常事件的可能性,指导有些患者治疗策略的制订。例如对于心肌梗死伴中度心功能不全(LVEF 在 35%～45%)和非持续性室速患者,若心室程序刺激诱发出持续性室速或心室颤动,则发生致命性心律失常的风险就较大,应该建议患者植入 ICD 治疗。心脏电生理检查的具体临床适应证见表 3-35-1。

【禁忌证】

1. 感染。未控制的感染性心内膜炎或其他部位有感染性疾病者。

2. 出血。有出血倾向和血小板低的患者。

3. 严重水、电解质、酸碱失衡的患者。

4. 急性心肌梗死、急性心肌炎患者。

5. 严重肝肾功能不全的患者。

6. 血管(四肢、腔静脉)有静脉血栓栓塞症;超声心动图确诊心脏内部有血栓的患者。

7. 患者或家属拒绝心脏介入检查与治疗的患者。

表 3-35-1　心脏电生理检查的适应证

1. 窦房结功能测定
2. 房室结功能测定(包括希氏束电图的记录)
3. 原因不明的晕厥鉴别
4. 宽 QRS 波心动过速的鉴别诊断
5. 评估抗心律失常药物的疗效与可能出现的不良反应
6. 评估抗心律失常器械对心动过速的识别和终止功能
7. 心房和心室程控刺激终止室上速、心房扑动与室速
8. 各种心律失常导管消融前的诱发、消融后效果的评价
9. 导管消融房室结折返与房室折返性心动过速
10. 导管消融心房扑动与心房颤动
11. 导管消融室性期前收缩与室速

【术前准备】

术前检查者需充分了解病情,明确检查的目的和步骤,并向患者及家属在术前就心电生理检查和或导管消融治疗相关事宜详细解释,指导患者如何配合,并签署知情同意书。术前服用胺碘酮者需停用至少4~6个半衰期,服用其他抗心律失常药物者需停药3~7天。通常要求停用抗凝药物或用低分子肝素过渡。术前禁食。术区做好皮肤准备,电生理检查时建议经静脉通路,对于起源于左心室的室性心律失常施行导管消融时则经动脉通道。必要时在电生理检查和室上速消融前30分钟可给予患者适当镇静治疗,施行心房颤动或室速导管消融前可根据不同术者或导管室的要求做好全身麻醉或局部麻醉的准备。术前心导管室相关人员要对各种设备进行认真检查,确定其是否处于正常工作状态;各种抢救药品是否备齐。

1. **人员**　为安全有效地进行基本的电生理检查,需要由数个受过训练、有一定经验的人员共同配合。这个小组应包括有经验的电生理医师1~2名,电生理技师1名和护士1~2名。必要时还需要麻醉师和放射线技术人员。医生、护士和技术人员所组成的小组应当配合默契,协助手术的人员也必须掌握临床心脏电生理学理论,并具备一定的实践经验,能够正确识别心律失常,掌握心肺复苏术、心脏起搏技术和抗心律失常药物的临床应用。在每次心电生理检查之前,对检查的目的、步骤和可能产生的并发症,要有共识、充分了解,并做好应对任何意外事件或紧急情况的准备。

2. **仪器设备**　电生理检查所需的主要基本仪器设备见表3-35-2。

【操作方法】

1. **外周血管穿刺技术**　心脏导管必须在经皮血管穿刺植入鞘管成功后、经血管鞘管送入到心脏的各个检查部位。电生理导管可经由股静脉、锁骨下静脉、贵要静脉或颈内静脉进入右心腔,其中以股静脉最常用。进入左侧心腔时可以经股静脉→右心房和房间隔穿刺途径或经股动脉逆行法置入电生理导管。

（1）经股静脉、股动脉穿刺置管技术

1）解剖关系:股动、静脉在大腿根部,位于股三角内。股三角上为腹股沟韧带,外侧为缝匠肌,内侧为耻骨肌和内收肌。股三角内由外向内依次行走着股神经、股动脉、股静脉和淋巴管(图3-35-1)。一般股动脉位于腹股沟韧带内1/2到内1/3处,而股静脉在股动脉内侧0.5~1.0cm处与之平行走行。

2）穿刺股静脉操作步骤:一般为了操作方便,多选择右侧股静脉。

①以左手示指、中指和环指并拢在腹股沟韧带中部稍下方触诊股动脉搏动,穿刺点位于股动脉内侧0.5~1.0cm、腹股沟韧带下方或皮肤皱褶下1.5~2.0cm处。

②局部麻醉后用手术刀片在选定的穿刺点做一小切口(注意切口不要过深,以免损伤血管)。

③左手持续触诊股动脉搏动,右手持穿刺针,针头斜面向上,与皮肤成30°~45°角刺入切口部位内。进针方向:穿刺股静脉时为股动脉搏动内侧。

④连有注射器的穿刺针带负压缓慢向前推送,直到针头进入股静脉内,此时注射器内可见静脉回血。如果此过程中未见静脉回血,表明针头未进入股静脉,则继续向前推送穿刺针,直至针尖触及髂骨膜,在注射器维持一定负压下缓慢回撤穿刺针,直到静脉回血。

表3-35-2　电生理检查所需的基本仪器设备

急救
配有监护功能的除颤仪
临时起搏装置
供氧设备
心包穿刺、气管插管、简易人工呼吸器等器械
生命体征监测
体表心电图(电生理记录仪)
动脉内压力(电生理记录仪)
自动测定血压的袖件(无创性)
脉搏血氧计
凝血时间监测仪(使用肝素时)
其他
静脉输液泵
多导电生理记录仪
心脏程控刺激仪
三维标测系统
心电图机(记录12导联心电图)
X线影像设备
计算机
导管消融
能源(射频消融仪或其他可供导管消融的仪器)
用于电生理检查和导管消融的各种规格的导管、鞘管、穿刺针等

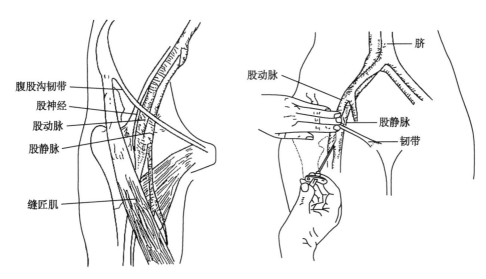

图 3-35-1　股三角解剖结构及股静脉、动脉穿刺示意图

⑤左手固定穿刺针,右手撤走注射器,可见静脉血液从穿刺针尾部流出,然后将导引钢丝柔软端插入穿刺针,沿股静脉向前推送一段距离(10~15cm)。

⑥左手压住穿刺点以上的部位以固定血管内的钢丝,撤走穿刺针,用湿纱布清洁导引钢丝。

⑦沿导引钢丝送入动脉鞘管(包括外鞘管和扩张管),注意在送入动脉鞘管过程中导引钢丝要始终露出套管尾端5~10cm。

⑧在鞘管全部送入血管后,从鞘管中将扩张管和导引钢丝一起拔出。

⑨抽吸并冲洗鞘管侧壁,关闭侧壁三通。

3) 穿刺股动脉时一般多选择右侧股动脉。

①以左手示指、中指和环指在腹股沟韧带水平触诊股动脉搏动,并定位股动脉行走方向。穿刺点位于股动脉搏动最强处,腹股沟韧带下方2~3cm或皮肤皱褶下1.5~2.0cm处。

②局部麻醉后用手术刀片在选定的穿刺点做一小切口,钝性分离皮下组织。

③左手持续触诊股动脉搏动,右手持穿刺针,针头斜面向上,与皮肤成30°~45°角刺入切口部位内。

④针头靠近股动脉时可感到轻微搏动感,针尖穿入股动脉可有落空感,此时可见鲜红色动脉血沿穿刺针尾部搏动性喷出。如果血液喷射不好,可将穿刺针向前或向后调整。

⑤确定穿刺针针尖完全位于股动脉血管腔内后,将导引钢丝柔软端插入穿刺针,沿股动脉向前推送一段距离(15~20cm)。

⑥左手压住穿刺点以上的部位以固定血管内的钢丝并防止出血,右手从血管内撤出穿刺针,左手继续压迫以防止出血。用湿纱布清洁导引钢丝。

⑦依次导入扩张鞘、鞘管,拔出内鞘及导引钢丝,肝素水冲洗鞘管。

⑧并给予普通肝素50U/kg。

(2) 经锁骨下静脉穿刺置管技术

1) 解剖关系:锁骨下静脉是腋静脉的延续,始于第1肋外缘,终于前斜角肌内侧缘,在胸锁关节后与颈内静脉共同汇合形成无名静脉(图3-35-2)。前斜角肌将锁骨下静脉与锁骨下动脉分开。锁骨下静脉从外下向内上行走,当与第一肋骨交叉后转行于锁骨下动脉的下方(锁骨中1/3后面)。

2) 为便于操作和电极导管的放置,一般多选择左侧行左锁骨下静脉穿刺。

①选择锁骨中线内1/3交点或肩峰与胸锁关节连线

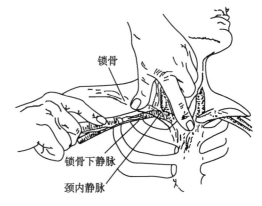

图 3-35-2　锁骨下静脉穿刺示意图

的 1/2 处的下方 1~2cm 凹陷处进针。

②局部麻醉后用手术刀片在选定的穿刺点做一小切口。

③以左手拇指按压在穿刺点内侧,中指放在胸骨上窝上方。

④右手持带注射器的血管穿刺针,穿刺针芯斜面向下,针尖指向胸骨上窝,与皮肤成 20°~30°角刺入穿刺点。

⑤穿刺针在带负压情况下缓慢向前推送,直至针头进入锁骨下静脉内(此时可能有突破感),注射器内可见静脉回血。

⑥左手固定穿刺针,右手撤走注射器,可见静脉血液从穿刺针尾部流出,将导引钢丝柔软端插入穿刺针尾端,沿锁骨下静脉将其向前推送一段距离(约 10~15cm)。

⑦依次导入扩张鞘与鞘管、导引钢丝,肝素水冲洗鞘管。

(3)经颈内静脉穿刺置管技术:值得说明的是,由于股静脉和锁骨下静脉穿刺技术的成熟、并发症低,目前多数心脏电生理室很少应用颈内静脉穿刺置管技术了。

1)解剖关系:颈内静脉起源于颅骨基底部,下行与颈动脉和迷走神经共同行走于颈鞘。颈内静脉在起始部位位于颈动脉后外侧,但到终末部分与锁骨下静脉交汇点上方时,颈内静脉便走至颈内动脉稍前。颈内静脉下段位于锁骨、胸锁乳突肌锁骨头(外侧)和胸骨头(内侧)形成的三角内。颈内静脉最好的穿刺部位是在此三角的顶部(图 3-35-3)。在接近锁骨的胸骨后面,颈内静脉与锁骨下静脉汇合形成无名静脉。

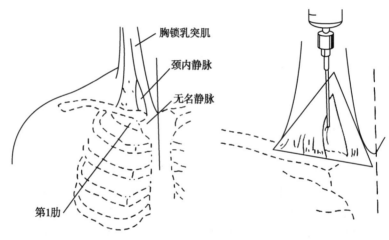

图 3-35-3　颈内静脉解剖结构和穿刺示意图

2)穿刺颈内静脉操作步骤:一般为多选择右侧颈静脉。嘱患者将头转向左侧,保持头向左侧的同时让患者头抬离床面,可显示由锁骨、胸锁乳突肌锁骨头和胸骨头形成的三角。三角的底部在下,顶部在上。

①左手在三角的顶部触诊颈动脉搏动。穿刺点选在三角的顶部稍外侧。

②用手术刀片尖端在选定穿刺点处做一小切口,用文氏钳钝性分离皮下组织。

③带注射器的穿刺针与胸锁乳突肌锁骨头内缘平行。右手持注射器,穿刺针芯斜面向上,针尖指向乳头,在颈内静脉正上方与皮肤成 30°夹角。

④带有负压的穿刺针缓慢向前推送,直到针头进入颈内静脉内,此时注射器内可见静脉回血。如果此过程中未进入颈内静脉,则可将穿刺针的角度再向内侧调整,但不要使穿刺针指向正中线,以免误穿颈动脉。

⑤固定穿刺针并迅速撤走注射器,可见静脉血液从穿刺针尾部流出,用手指堵住针头尾端,将导引钢丝柔软端插入穿刺针,沿静脉向前推送一段距离(10~15cm)。

⑥依次导入扩张鞘与鞘管、导引钢丝,拔出内鞘及导引钢丝后肝素水冲洗鞘管。

2. 心脏电生理导管置入技术　心电生理检查时通常把电生理导管分别放置在右心房侧壁上部和下部、右心室心尖部、冠状静脉窦和希氏束区域。在某些情况下，还需要根据检查目的在心腔内其他一些部位放置电生理导管。

（1）右心电极导管置入：心脏电极导管通常置于高位右心房后侧壁与上腔静脉入口交界处的窦房结区域，该部位便于记录右心房电位和刺激。右心导管在插入置于股静脉的鞘管前，再应用肝素盐水冲洗鞘管。电极导管进入股静脉后，在正位 X 线透视下，沿股静脉→髂静脉→下腔静脉缓缓向右心房推送。若导管偏离路径或推送有阻力，应立即回撤并适当旋转导管调整方向后再行前送，直至电极导管顶端到达右心房与上腔静脉入口交界处，紧贴靠心房壁。将导管尾端连线与多导电生理仪连接后在心内导联上可见大 A 波，该 A 波与体表心电图 P 波起点同步。

右心室电极导管的置入：导管进入右心房后，旋转导管指向左前下侧，约在横膈上 3cm 通过三尖瓣口后前送进入右心室心尖部。如前送过程中遇有阻力或导管头端打弯，导管稍回撤后可逆时针或顺时针旋转导管同时前送。如导管弯度较小，可回撤导管至高位右心房或撤出导管适当重新塑形，增大头端弯度后重新送入，或者利用心房解剖结构塑形，大幅度前送导管，使顶端抵住心房壁，形成一个弧度后旋转导管使远端指向三尖瓣口，轻轻回撤导管即可弹入右心室。右心室电极导管一般放置心尖部。正位下电极导管指向左下，膈上 2~3cm 处，近心尖影左缘内侧。导管张力适当，弯曲自然，导管张力过大时易促发室性期前收缩。置于右心室心尖部的电极导管连接记录仪可见大 V 波，图形稳定，与体表心电图 QRS 波起始部同步。

（2）左心电极导管置入：在置入左心室导管之前，根据患者体重先经股动脉鞘给予适量肝素。电极导管沿股动脉鞘进入股动脉，正位透视，无阻力情况下分别进入股动脉→髂动脉→腹主动脉→胸主动脉→主动脉弓→升主动脉根部。当试图将电极导管通过主动脉瓣口送入左心室时，带有一定弯曲度的导管头端进入较为安全。若电极导管跨瓣困难，可尝试将导管在主动脉根部顺时针或逆时针旋转，以使其顶端形成不同的弯曲度后进入左心室，切忌暴力操作导致主动脉瓣膜或主动脉壁的损伤。如导管头端误入冠状动脉及其分支内需立即识别并撤出，避免冠状动脉损伤或心肌急性缺血等严重并发症。

（3）冠状静脉窦电极导管置入：经左锁骨下静脉或左上肢静脉置入冠状静脉窦电极较经其他静脉血管容易得多，如果上述路径不能选择，可经颈内静脉或股静脉途径置入电极导管。可选用固定弯或可调控弯 10 极冠状窦电极导管。固定弯电极顶端约 10cm 呈自然弧形，在 1cm 处沿弧形方向进一步弯曲塑形。正位或右前斜位透视，经左锁骨下静脉或右颈内静脉送至右心房中部，旋转导管顶端使其指向右心房下部偏左后间隔方向。正位下冠状窦口在膈上 2~3cm 处，脊柱中线与左缘之间。右前斜位 30° 透视下可见冠状窦口在膈上 2~3cm，脊柱左缘外侧 2~3cm 处。电极头端进入窦口时可见头端随心动周期大幅摆动，此时向前缓缓推送导管同时微调导管方向，可见导管在冠状窦内呈一定的弯度向左后上走行。正位观向上与脊柱成角约 70°，右前斜位与脊柱成角约 45°，左前斜位见导管近水平走行进入脊柱影，并走行至左心缘，导管随心动周期呈大幅度上下摆动。将电极导管尾端与多导记录仪连接后，心内导联上可见大 A 与小 V 波，A 波时相与心电图 P 波同步，V 波与 QRS 波同步出现。如导管进入冠状窦内 1~3cm 处受阻或远端指向心室，提示进入分支，应适当回撤，顺时针或逆时针调整方向后再前送。放置冠状窦导管时推送力度和幅度应适当，不可粗暴，以免导致冠状静脉窦穿孔引起心包填塞。如导管前送时出现室性期前收缩或正位下指向左前下，或右前斜位下向上与脊柱成角>60°，提示导管可能进入右心室，应回撤至右心房，适当增加逆时针方向旋转重复前送。如导管顶端呈较大幅度跳动且前送受阻，提示导管可能顶在三尖瓣环，应轻轻回撤减小张力，适当逆时针旋转后重新前送；如前送时并无阻力，但导管指向左上且运动幅度很小，正位时向上与脊柱成角<30°，右前斜位与脊柱近于平行，提示导管在右房内打弯或进入右心室流出道，此时可能会出现室性期前收缩，应回撤导管重新调整方向。如多次均易进入右心室或下腔静脉，提示导管弧度不够或逆时针旋转不够，应调整后再插送。操作熟练者如 15 分钟左右仍不能到位，提示可能存在冠状静脉窦口异常，必要时进行冠脉造影，以观察冠状窦口有无畸形。

（4）希氏束电极导管置入：希氏束位于房间隔的右心房侧下部，冠状静脉窦的左上方，卵圆窝的左下方，靠近三尖瓣口的头侧。希氏束电极常采用顶端呈 J 形或 C 形的小弯 4 极导管，经右股静脉送入，操作同右心导管,在 X 线透视下,将电生理导管送入右心室流入道或心尖部,缓慢回撤导管至脊柱左缘,然后连接导管尾端与多导记录仪,观察希氏束电图导联(HBE)上双极记录的 A、H 和 V 波变化。一般希氏束电图上的远端导联(HBEd)上显示的为 1~2 极希氏束电位,近端导联(HBEp)上显示的为 2~3 极或 3~4 极希氏束电位。当电极导管自右心室向右心房后撤过程中,如若 A 波和 V 波都很明显,提示其电极顶端位于三尖瓣口附近,即所谓的希氏束区域,将电生理导管轻微转动,如 HBEp 显示大 V 波,表示导管偏向右心室侧,应回撤导管;如显示大 A 小 V,表示导管偏向右心房侧,应向前推送导管,直至 HBE 导联上记录到满意的希氏束电位。典型的 HBE 导联电图为 A、H、V 波均清晰与稳定可见,有时为了获得明确的 H 波,而 A 波振幅可能稍低,这并非不满意。但如果 A 波明显缩小,甚至缺如,则这不是理想的希氏束电图。

3. 心腔内电图

(1) 心房电图:双极心房电图提示 A 波高大且呈多相型。窦律下单极心房电图在高位 HRA 呈负向,在低位右心房为正相。左心房单极电图(冠状静脉窦电图)A 波多呈正负双向,少数呈正向。右侧旁道三尖瓣环心房侧标测时可见 A、V 振幅大致相当;左侧旁道二尖瓣环心室侧标测则呈小 A 大 V。窦性节律下正常右心房激动顺序为:高位右心房→中位右心房→希氏束、冠状窦口→冠状窦远端;左心房的激动比较复杂,房内传导可能存在三条途径:①前结间束的分支 Bachmann 束;②位于房间隔中部的卵圆窝;③Koch 三角顶部通过中央纤维体。正常的心房逆向激动最早为房室结相邻(房室交界区)的心房,呈放射状同步向右心房其他部位与左心房传导。

(2) 希氏束电图(HBE):由 A 波、希氏束波(H 波)和心室波(V 波)组成。A 波代表低位右心房电位,H 波是快速转折的双相或三相波,正常时限 10~20ms,位于 A 波和 V 波之间(图 3-35-4)。如 H 波时限>30ms,则提示希氏束内阻滞,可出现 H 波分裂(图 3-35-5)。标准的 H 波多显示在希氏束近端导联(HBEp)上(图 3-35-6)。有时远端导联(HBEd)上也可清晰显示。确认标准 H 波的主要依据为:①明确的 A 波和大 V 波;②HV 间期不小于 35ms,如 HV 间期短于 30ms,则提示该波不是 H 电位,可能为右束支电位。AH 间期为 HBE 上 A 波起点到 H 波起点的时距,正常值 50~120ms。HV 间期为 H 波起点到最早心室激动点的时距,正常值为 35~55ms,代表希浦系统传导时间。在不同的心率和自主神经张力情况下,HV 间期通常保持恒定。许多常用的药物,诸如洋地黄、β 受体拮抗药、苯妥英钠、利多卡因和阿托品等,一般对 HV 间期影响不明显。

(3) 心室电图:与心房电图 A 波比较,V 波频响高,振幅大,位相多,时限<110ms。心尖部心室电图呈大 V 波,房室瓣环下心室电图呈大 V 波小 A 波,正常顺向右心室激动顺序为 HBEp→HBEm→HBEd→右束支电位→右心室心尖部。在左心室,游离壁的基底部靠近间隔处、室间隔中下部、后间隔区域心尖与基底的 1/3 处激动较早,心尖激动较晚,下后壁基底部激动最晚。在左室内,尤其沿着室间隔左侧面,可

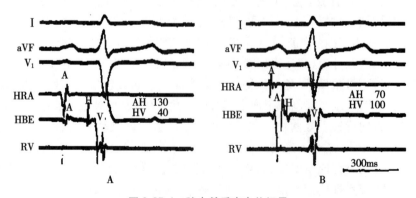

图 3-35-4   腔内希氏束电位记录

注:A. 体表心电图导联 I、aVF、V₁ 导联,高位右房,希氏束,右心室导联同步记录。His 导管(HBE)可以看见一个较小的 A 波(房波)和清晰、陡峭的 H 波,AH 及 HV 传导均在正常范围,HV 间期为 40ms;B. His 导管可记录到延长的 HV 传导,H 电位至体表 V 波间期 100ms(正常 35~55ms)。

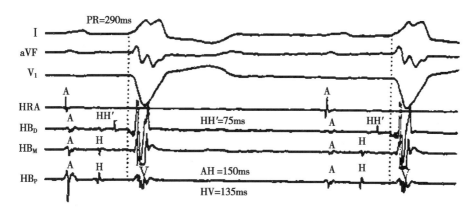

图 3-35-5　用四极导管记录近段、中段和远段希氏束电图

注:自股静脉插入四极导管到希氏束区,四个电极不同组合组成近段、中段和远段希氏束导联。这三个希氏束导联上均记录到希氏束电位(H),但仅在远段导联(HB$_D$)记录到分裂的 H 波,即 H 和 H′波;HH′=75ms,是显著的希氏束内传导延迟。如果仅用一根双极导管(仅能组成一个导联),则有可能遗漏这个主要的发现。

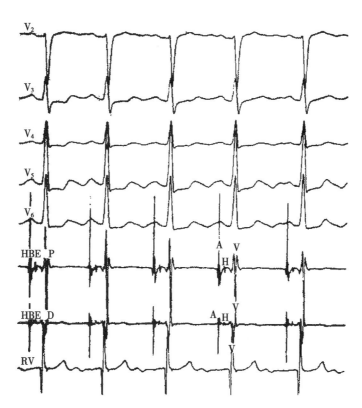

图 3-35-6　四极导管记录近段和远段希氏束电位

注:HBE P. 近端希氏束电位;HBE D. 远端希氏束电位;RV. 右心室心尖部导联;纸速为 50mm/s。

以记录到浦肯野纤维的电位。在室间隔的左侧底部主动脉瓣下区域,可记录到左束支电位。

（4）冠状静脉窦电图(CS):反映左心房下部及左心室基底部电位。因冠状静脉窦走行偏于心房侧,故呈大 A 小 V 波,如电极进入偏室侧的分支,则 A 波变小或消失,V 波增大。冠状窦电图及电极位置可帮助定位左侧房室旁道位置。

4. 电生理检查的心脏刺激方案　程序刺激是为心电生理检查设定的刺激方案,根据不同的检查目的其刺激方案也不同,如测定窦房结功能和房室结功能刺激,诱发和终止室上速和室速的心房和心室刺激等。通常采用双极刺激模式,刺激脉宽 1~2ms,刺激强度一般为测定阈值的 2 倍。刺激周期要比自身心动周期要短 50~200ms,刺激强度从 0.5V 逐渐上调,刺激产生 1:1 夺获的强度即为舒张阈值。

（1）规则的连续刺激（S₁S₁）刺激：是以周长相等的刺激（S₁）做连续刺激，持续 30~60 秒。以较自身 R-R 间期短 50~200ms 为初始刺激周长，每次递减 10~30ms，逐步递减到 200ms，或出现房室/室房阻滞时为止。心房刺激频率有时 300 次/min（S₁S₁ 为 200ms），但较少采用，因为快速的刺激易诱发心房颤动或其他房性心律失常，妨碍继续检查。心室刺激 S₁S₁ 一般为 350~550ms，且刺激持续时间应较短。S₁S₁ 刺激亦可用于终止室上速、心房扑动和室速。

（2）程序期前刺激：在自身心律或基础刺激心律中引入单个或多个期前刺激，有助于心动过速的诱发和终止。临床上有几种刺激方案：①S₁S₂ 刺激：即基础刺激（S₁S₁）加一个期前刺激，即先为 S₁S₁ 刺激 8~10 次，在最后一个 S₁ 之后发放一个期前 S₂ 刺激。基础周期为自身 R-R 间期减 100~200ms，初始 S₁S₂ 联律间期一般为期前收缩的不应期 100~150ms，并逐步递减 S₁S₂ 10ms，终点为诱发或终止心动过速或达到刺激部位的有效不应期。②RS₂ 刺激：可在窦律或心动过速时进行。程序刺激器不发放 S₁S₁ 脉冲，而感知心脏自身的 P 波或 R 波，每感知 8~10 次，发放一个期前刺激，形成在自身心律的基础上出现一次期前搏动。S₂ 配对间期每次递减 10ms，直至不应期出现。③S₁S₂S₃ 刺激：如 S₁S₂ 未能诱发或终止心动过速，可采用 S₁S₂S₃。程序为 S₁S₁ 起搏 8~10 次，在最后一个 S₁ 后发放 S₂ 和 S₃ 刺激各 1 次，其配对间期分别由 S₁S₂ 和 S₂S₃ 的数值规定，使心脏在规则的起搏基础上连续发生 2 个期前搏动。一般 S₁S₂ 不变，递减 S₂S₃，直至诱发心动过速或 S₃ 到达刺激部位有效不应期。④S₂S₃ 刺激：即不发放 S₁ 刺激脉冲，使刺激器感知自身搏动的 P 波或 R 波，每感知 8~10 个自身心搏后，依次释放出 S₂ 和 S₃ 两个期前收缩刺激，一般 RS₂ 的配对间期固定（其值为不应期加 30~50ms），S₂S₃ 可以逐步递减改变，终点为诱发或终止心动过速或达到刺激部位的有效不应期。⑤S₁S₂S₃S₄ 刺激和 S₂S₃S₄：即在连续 8~10 次 S₁S₁ 起搏刺激或感知 8~10 次自身心搏后连续发放 3 个期前刺激。在临床电生理检查方案中，采用连续 3 个期前刺激的应用较少。

5. 心动过速的标测技术　常规心脏电生理标测技术包括：激动标测、起搏标测、拖带标测和在三维标测系统指导下的基质标测。

（1）激动标测：可在窦性心律时进行，但更常见的是在心动过速时进行标测。应用电极导管标测心脏不同部位的局部电位活动情况，如标测心房、心室和希氏束电位及其出现的时间顺序；标测电位振幅的大小、单波峰还是多波峰；异常电位出现的时间以及与心房、心室和希氏束等电位的关系等。临床上常将激动标测技术应用于显性或隐匿性旁道的最早前传或逆传点电位标测，特发性室速的 P 电位标测，瘢痕电位与缓慢传导区的识别，窄与宽 QRS 波心动过速的诊断与鉴别诊断及射频消融阻滞线的验证等。

（2）起搏标测：在心房和心室等部位以不同频率进行起搏，比较该部位起搏图形与临床心动过速图形的相似程度、有无起搏部位兴奋传导迟缓等，以判断心动过速的起源部位以及缓慢传导情况，指导导管消融心动过速治疗。对于无结构性心脏病患者的特发性右心室流出道室性期前收缩或室性心动过速，如手术台上室性期前收缩发作较少或心动过速不能持续诱发，可结合起搏标测确定其起源部位。如若起搏心电图 QRS 波形态与室性期前收缩或心动过速时的体表 12 导联心电图相同，表明该起搏部位位于或靠近心动过速的起源点，在此处行导管消融易获得成功。

（3）拖带标测：心动过速发作时，应用高于心动过速的频率起搏刺激时，心动过速的频率可上升到起搏频率，当起搏停止后，心动过速的频率又恢复到原来的频率，这种现象称为拖带。拖带和拖带标测的目的是鉴别心动过速可能的发生机制，判定心动过速折返环路的可能部位。

拖带标测方法：确定心动过速的频率或周长后，应用比心动过速周长短 10~30ms 的起搏间期或比心动过速频率快 5~20 次/min 的频率起搏，起搏一定时间后（15~30 秒）停止起搏，观察和判断是否拖带了心动过速。如若心动过速被拖带，则可初步认定该心动过速可能与折返有关。

一般情况下，各种折返性心动过速都可以被起搏拖带，拖带的部位可能接近折返环，或在折返环内，多数与折返环位于同一心腔。如心房起搏可以拖带房速、房扑，心室起搏可以拖带室速。房室折返性心动过速的折返环路涉及心房和心室，因此心房和心室起搏都能拖带房室折返性心动过速。对于房室结折返性心动过速，虽然心房和心室都不是其折返环路的组成成分，但经心房或心室的刺激可通过传导进入房室结折返性心动过速的折返环路中，进而拖带该心动过速。

拖带的分型及意义:拖带时如若起搏心房或心室的起搏图形与心动过速的明显不同则称则称为显性拖带,完全相同或相似则为隐匿性拖带。显性拖带提示拖带的起搏部位距折返环路较远,而隐匿性拖带提示拖带起搏的部位靠近折返环或位于其折返环出口部位。拖带是导管消融折返性心动过速一项重要的标测技术,尤其是隐匿性拖带标测有助于确定心动过速的消融靶点,提高消融成功率。

(4) 基质标测:基质标测的基础是存在于心律失常患者的心肌解剖学或电学的病理性改变,如心肌瘢痕或心肌纤维化等。通过基质标测可以发现这些病变所导致的异常电位及其分布范围,最具代表性的异常电位为低振幅、高频率的碎裂电位,其特征是呈多相波,振幅≤0.5mV,时限≥110ms 或振幅/时限≤0.005,可以出现在 QRS 波前 50ms 之内。碎裂电位的出现表明其局部传导有明显的异质性,将三维标测与二维标测技术结合起来有助于判断显示异常电位的病变组织内的缓慢传导区和折返环的关键部位。基质标测是指导导管消融病理性房性和室性心律失常的一项不可缺少的重要的标测技术,应用基质标测可提高难治性心律失常的消融成功率。

6. 相关临床心脏电生理检查介绍

(1) 窦房结恢复时间(SNRT):测定 SNRT 时,按频率递增模式于高位右心房起搏,起始模式比基础心率快 20~50 次/min,刺激 30~60 秒。停止刺激后,测量最后一个刺激信号至第一个恢复的窦性心房波之间的时限,为窦房结恢复时间。重复刺激至出现文氏阻滞,找出最长的 SNRT,作为最后诊断的 SNRT。正常人 SNRT<1 500ms,如 SNRT>1 600ms,则为可疑病窦综合征,如 SNRT>2 000ms,则确诊病窦综合征。校正的 SNRT(cSNRT)有助于减少基础心率的影响,计算方法为 cSNRT=SNRT-窦性心律,正常值不超过 550ms。

(2) 房室传导功能

1) 房室结前传:正常房室传导经房室结和希氏束传导至心室,AH 间期代表心房到希氏束的传导时间,HV 代表希氏束到心室的传导间期。由于自主神经系统对房室结功能有明显影响,心房起搏时,随着起搏间期的缩短,AH 间期逐渐延长直至出现文氏房室传导阻滞。如果进一步缩短起搏间期,会发生高度的房室传导阻滞(2:1或3:1阻滞)。在房室结双径路患者,AH 传导从快径转换为慢径时,出现 AH 间期突然延长>50ms,称为房室前传跳跃。HV 间期通常保持不变,HV 间期延长提示希浦系统传导阻滞,如 HV>100ms,则为高危房室传导阻滞。

2) 房室结逆传:心室刺激时激动可经房室交界区逆传至心房,部分正常人无房室逆传功能,S_1S_1 刺激心室时可见室房分离。文献中报告存在 VA 传导的患者比率为 40%~90%。有前向(AV)传导者,VA 传导的发生率较高,但在完全性房室传导阻滞的患者,也可能存在 VA 传导。在房室结双径路患者,HA 传导从快径转换为慢径时,出现 HA 间期突然延长>50ms,称为逆向型双径路。

(3) 不应期:在临床心电生理检查中通常将不应期分为以下几种:相对不应期、有效和功能不应期。当 S_1S_2 刺激的配对间期逐渐缩短时,传导时间延长,引起传导延迟的最长的 S_1S_2 配对间期为相对不应期。S_1S_2 配对间期继续缩短,以至期前刺激不能下传,此时的 S_1S_2 配对间期为有效不应期。心肌组织的功能不应期表达为由该心肌组织传导的连续两个冲动间的最短配对间期。为表述方便,以 S_1 代表基础刺激信号,A_1 代表基础刺激的心房波,H_1 代表希氏束波,V_1 代表基础刺激的心室波;S_2 代表期前刺激信号,A_2 代表期前刺激的心房波,H_2 代表期前刺激的希氏束波,V_2 代表期前刺激的心室波。功能不应期=$H_1H_2=A_1A_2+A_2H_2-A_1H_1$。

1) 前向不应期:前向不应期的测定:在心房行 S_1S_2 刺激时,如若希氏束电图上的 H 波消失的最长 A_1A_2 间期为房室结有效不应期;不能引起心室反应的最长 H_1H_2 间期为希浦系统有效不应期。不能引起心室反应的最长 S_1S_2 间期为房室传导系统的有效不应期。由任何 S_1S_2 刺激间期引起的最短 A_1A_2 间期为心房功能不应期。由任何 A_1A_2 刺激间期引起的最短 H_1H_2 间期为房室结功能不应期。由任何 H_1H_2 刺激间期引起的最短 V_1V_2 间期为希浦系统功能不应期。由任何 S_1S_2 刺激间期引起的最短 V_1V_2 间期为房室传导系统功能不应期。S_2A_2 超过 A_1H_1 间期时的最长 A_1A_2 间期为房室结相对不应期。H_2V_2 超过

H_1V_1 间期为希浦系统相对不应期。

2）逆向不应期：在心室 S_1S_2 刺激时，不能引起心室反应的最长 S_1S_2 间期为心室有效不应期；H_2 不能逆传到心房的最长 S_1H_2 或 H_1H_2 间期为房室结逆传有效不应期；S_2 或 V_2 在希氏束以下阻滞时的最长 S_1S_2 或 V_1V_2 间期为希浦系统有效不应期；不能传导到心房的最长 S_1S_2 间期为室房传导系统的有效不应期。由任何 S_1S_2 间期引起的最短 V_1V_2 间期为心室功能不应期；由任何 V_1V_2 间期引起的最短 H_1H_2 或 S_1H_2 间期为希浦系统逆传功能不应期；由任何 H_1H_2 间期引起的最短 A_1A_2 间期为房室结逆传功能不应期；由任何 S_1S_2 间期引起的最短 A_1A_2 间期为房室传导系统逆传功能不应期。S_2V_2 超过 S_1V_1 间期时的最长 S_1S_2 间期为心室相对不应期。S_1A_2 超过 S_1A_1 间期时的最长 S_1S_2 间期为房室传导系统逆行相对不应期。

（4）期前刺激的心室重复反应：心室刺激时可发生三种类型的心室重复反应（心室回波）。它们是正常心室反应的变异型。

1）束支折返激动：心室重复反应中最常见的一种。也称为 V_3 现象，正常人群中发生率约为50%。它的本质是经希氏束-浦肯野系统和心室肌传导而形成的大折返激动。在连续右心室起搏刺激时，逆向希氏束电位最可能由右束支逆传的冲动所产生。当逐渐缩短配对间期刺激，右束支内发生进行性传导延缓和阻滞，逆向的希氏束激动便经由左束支逆传。如若配对间期刺激 S_1S_2 继续缩短时，逆向传导时间（S_2H_2）延长，当延长至某个临界点时，起先发生阻滞的右束支脱离不应期，冲动便可经右束支前传至心室，产生一个 QRS 波（V_3），其形状与右心室刺激所产生的相似。

2）房室结内折返引起的心室回波：大约有15%的患者可能发生这种现象，这类回波发生于逆向房室结传导延缓达到某个临界值时，即 $H_2A_2>H_1A_1$ 达一定程度时。在 H_2A_2 的某个临界值（如没有看见希氏束波，则在 V_2A_2 的某个临界值）时，便产生一个 QRS 形状正常的前向性传导的心室回波。A 波（A_2）在希氏束波（H_3）之前，而 H_3 在 V_3 之前，这个顺序以及正常的 QRS 表明这个心室回波确因房室结内折返所致。因此，这些患者有房室结双径路存在，心室回波的产生是经由慢径逆向向上传导，再通过快径下传至心室。

3）心室内折返激动引起的心室回波：这类心室重复反应最常见于有心脏病的患者，尤其是冠心病发生过心肌梗死者。据 Josephson 的资料在正常人 S_1S_2 刺激发生这类心室重复反应的不到15%，用两个期前刺激（S_2S_3）时，发生率增高约24%。而在有过室速和心室颤动的心脏病患者，对单个或两个心室期前刺激引起重复心室内折返激动的高达70%~75%。心室重复反应多在短配对间期时发生，可以呈现不同的 QRS 形状，但在心肌梗死患者中，QRS 呈右束支阻滞型的多于左束支阻滞型。如果这种重复反应持续几个心搏，它们通常是多形性的，且偶可蜕变为心室颤动。既往无室性快速性心律失常的患者，这种心室重复反应并无临床意义。但是，如果诱发出来的是持续性单形室性心动过速便有临床意义，它只见于曾有过持续性单形室速或存在可以产生此种心律失常的基质（例如新近发生的或陈旧的心肌梗死伴有室壁瘤）的患者。

在同一患者心室期前刺激引起的心室重复反应可以有多个发生机制，但这其中基本上都包括束支折返激动。在冠心病和有过心肌梗死伴自发性室性心律失常的患者，束支折返激动常伴以或诱发室内折返。但是束支折返激动和房室结内折返激动并存相对少见。

【术后处理】

心脏电生理检查术后患者须卧床静养，静脉穿刺处沙袋压迫6小时，6小时后可下床活动。注意观察是否有出血；术后观察有无憋气等症状；必要时心电图、心脏超声和胸片等检查。

【并发症的预防与处理】

心脏电生理检查虽然为有创性技术，但只要操作人员训练有素，配合默契，对检查方案、操作步骤以及可能发生的并发症充分熟悉和掌握，做好准备，应该说心电生理检查是比较安全的，其并发症发生率非常低。心脏电生理检查可能发生的并发症主要有以下几种。

1. **心脏穿孔、心脏压塞**　左、右心房与右心室室壁较薄,导管操作不慎有可能发生心房或右心室穿孔。在心房或冠状静脉窦导管消融时,可能发生心房壁或冠状静脉窦损伤。因此,在进行心电生理检查和导管消融时注意导管操作要轻柔,不暴力操作,导管顶端不要顶得太紧,张力不要过大。检查和消融过程中注意患者的呼吸、血压与心率的变化。如为少量心包积液可继续严密观察,不必需要紧急处理;若有大量心包积液且伴有血压下降时,应立即行心包穿刺。心包腔内的血液抽出后可经静脉通道再注入患者体内,这既能降低心包腔内压力又可能避免失血性休克。如心脏压塞情况严重,经心包穿刺、输液、输血及升血压治疗后患者休克情况仍未改善,需立即送至心脏外科行手术治疗。

2. **气胸与血气胸**　大多与颈静脉和锁骨下静脉穿刺有关。预防措施包括操作者要熟悉选择血管局部的解剖结构,穿刺针保持负压状态、进针缓慢,避免进针太深。穿刺不顺利时需在 X 线透视下进行,遇有气体时应迅速退出。如有少量气胸可不需要特别处理,并给予患者吸氧。中到大量气胸可穿刺抽气,必要时可行胸壁切开和水封瓶引流。值得提及的是,如果穿刺针进入锁骨下动脉。尤其是导引钢丝进入了锁骨下动脉,千万不要将扩张鞘插入,此时退出穿刺针或导丝,密切观察局部和患者情况,一般不需要特别处理。少量血气胸不需要特别处理,中到大量血气胸可穿刺抽液和抽气,必要时可行胸壁切开水和封瓶引流。如果出血量大伴有血压下降,尤其是扩张鞘进入了锁骨下动脉,则必须经外科手术干预治疗。

3. **神经损伤**　如臂丛神经损伤、枕神经损伤、霍纳综合征,大多数与颈部血管穿刺导致的直接或间接有关。预防措施包括操作者要熟悉局部的解剖结构,掌握血管穿刺技巧,不要进针太深。出现异常情况请相关科室协助处理。

4. **血栓与栓塞**　导管消融可在右心系统操作,也可能在左心系统操作,而心脏电生理检查大多在右心静脉系统进行,故血栓及栓塞大多发生在右心静脉系统,包括静脉血栓栓塞和肺梗死。高凝状态的患者、右侧心导管检查时间较长者,或导管操作过程中损伤了静脉血管静脉血栓形成与栓塞。在电极导管插入之前,血管鞘管要经负压抽吸后反复用肝素冲洗,检查术中也可适当应用肝素。电生理检查术后,患者卧床时间不宜过长,早期下床活动,卧床一般不超过 6 小时、穿刺股动脉者不超过 12 小时。必要时术后可以预防性给予患者 4 周的抗栓或抗凝药物,如有深静脉血栓高危因素者包括高龄、静脉曲张、栓塞史、肥胖、口服避孕药等可在穿刺血管处理好 2 小时后给予肝素预防。

发生深静脉血栓和肺梗死的处理策略主要是溶栓治疗和抗凝等治疗,详细了解可参考有关书籍中的相关内容。

5. **心律失常**　导管在心房或心室内操作,会引起心房或心室性期前收缩,特别在导管跨越三尖瓣时会诱发室性心律失常,甚至室速的发生,因此操作导管要轻柔。在进行心房或心室刺激时,要按照规定的程序刺激方案进行,避免过分强烈的刺激程序,以免诱发无临床意义的心律失常。多种折返性心动过速可因心房或心室刺激所诱发,也可被心房或心室刺激所终止。给予配对间期短的心房期前刺激,可诱发心房颤动。如果诱发的心房颤动患者未导致血流动力学改变,一般不需要特别处理,因为多数诱发的心房颤动可自行复律,但是如果患者出现血流动力学变化,应及时进行电除颤。偶尔心房颤动可持续较长时间,或反复发作,以至于不得不终止检查。在进行心室刺激时,也有可能发生非持续性多形性室速,但诱发出心室颤动少见,除非患者有严重结构性心脏病、中重度心功能不全或离子通道病。值得提醒的是强力的心室刺激可诱发心室颤动,立即除颤治疗是唯一有效的终止方法。

6. **穿刺部位出血、血肿形成与股动静脉瘘**　这类并发症大多发生于股动脉或股静脉穿刺部位。股动脉穿刺后出血较为常见,尤其在肥胖患者或有出血风险的患者。穿刺点要准确,穿刺静脉时尽量不要伤及动脉。万一穿刺到动脉,退出穿刺针后局部压迫止血。穿刺时注意缓慢进针,尽量不要穿透血管后壁。注意穿刺针进入动脉血管时的识别。可用以下方法减少出血的危险性:①撤出导管后用手指压迫穿刺处 15~20 分钟;②检查结束后患者卧床 12~18 小时;③手指压迫停止后,置沙袋于腹股沟穿刺口部位 4 小时;④检查结束后密切观察患者。

股动静脉瘘可在术中或术后出现,如瘘口直径<3mm 者,术后可采用局部压迫止血并或随访观察;若

瘘口直径>3mm者,且长期局部压迫不能愈合者,必要时可施行外科手术治疗。

7. 迷走反射   可发生在检查中或检查后,表现为意识淡漠、血压低、心率慢,甚至心影搏动明显减弱,严重者呼吸表浅,甚至心搏骤停。明确诊断后可立即静脉注射阿托品1~2mg,补充血容量、给予升压药物如多巴胺等。预防:①避免空腹时间过长;②补充足够的血容量,空腹时间较长者可在结束检查之前快速补充生理盐水;③避免疼痛刺激。

8. 死亡   因心电生理检查导致死亡者少见,有人报告总死亡率低于0.1%。发生心脏压塞或心脏穿孔等严重并发症时应判断及时、准确,处理措施迅速、恰当,以避免严重后果。偶见有电生理检查术后因肺栓塞死亡的个别报道,术后及时恢复活动及适当抗凝可有效预防。

(曹克将)

参 考 文 献

[1] Al-Khatib SM, Stevenson WG, Jackerman M, et al. 2017 AHA/ACC/HRS Guideline for Management of Patients With Ventricular Arrhythmias and the Prevention of Sudden Cardiac Death: Executive Summary: A Report of the American College of Cardiology/American Heart Association Task Force on Clinical Practice Guidelines and the Heart Rhythm Society. J Am Coll Cardiol, 2018, 72(14): 1677-1749.

[2] Schaeffer B, Stevenson WG. Entrainment mapping: Theoretical considerations and practical implementation. J Cardiovasc Electrophysiol, 2018, 29(1): 204-213.

[3] Rottner L, Reissmann B, Schleberger R, et al. Management of acute complications during electrophysiological procedures. Herzschrittmacherther Elektrophysiol, 2020, 31(4): 381-387.

第三十六章　心律失常导管消融术

导管消融术是利用电极导管在心腔内某一部位释放能源（射频、冷冻、脉冲等）而导致局部心内膜及心内膜下心肌的凝固性坏死，从而破坏某些快速心律失常起源点或折返路径的介入性技术。导管消融术是一种侵入有创伤的手术，对不同心律失常患者有其自身的相关适应证和禁忌证。

【适应证】

1. 房室折返性心动过速（AVRT）、房室结折返性心动过速（AVNRT）、房性心动过速（房速）、典型心房扑动（房扑）和特发性室性心动过速（室速）反复发作者。

2. 预激综合征合并阵发性心房颤动（房颤）并快速心室率引起血流动力学障碍者或已有充血性心力衰竭（CHF）者。

3. 阵发性房颤反复发作、症状严重、药物预防发作效果不好、愿意根治者。

4. 症状性持续性房颤患者，使用抗心律失常药物治疗后无效或不能耐受者，导管消融可作为合理选择。

5. 慢性房颤合并快速心室率且药物控制效果不好、合并心动过速心肌病者进行房室结改良消融。

6. 手术切口瘢痕相关折返性房速反复发作者。

7. 非典型房扑，发作频繁、心室率不易控制者。

8. 从事特殊职业（如司机、高空作业等）或有升学、就业等需求的显性预激者。

9. 心肌梗死后单形性室速、发作次数多、药物治疗效果不好或不能耐受者。

10. 频发室性期前收缩，症状严重，影响生活、工作或学习，药物治疗无效者。

【禁忌证】

1. 心腔内有血栓。

2. 有严重出血倾向者及出血性疾病等。

3. 外周血管走行异常、迂曲或有较严重的动脉粥样硬化斑块。

【术前准备】

1. **完善术前检查**　术前应详细了解病史并行仔细体格检查，以获取重要脏器的功能资料，并对患者的病情进行全面评价，尤其对肝、肾功能和出凝血异常者应慎重评估是否可耐受消融。合并肺部疾病，如肺气肿或肺大泡者，应考虑穿刺性气胸对患者肺功能的影响。并存器质性心脏病者应对其心脏结构和功能进行全面评价，应了解心脏结构以预测术中导管操作的难易度，便于选择合适的治疗方案以减少并发症发生；控制心绞痛、纠正或改善心功能不全有助于提高患者对手术的耐受性；高血压患者术前应尽可能使血压控制在理想水平；对于老年患者应考虑到年龄和动脉硬化造成的血管迂曲或走行异常带来的血管穿刺和导管操作的难度。

2. **分析心电生理资料**　全面复习患者的心电图及其他心电生理资料，如食管电生理检查或既往有创电生理检查资料。

3. **术前药物治疗**　绝大多数患者术前应停用所有抗心律失常药物至少 5 个半衰期;少数术前心动过速频繁发作的患者,尽可能使用半衰期短的抗心律失常药物或通过非药物手段(如食管心房调搏)终止心动过速发作。部分预激综合征并发房颤且伴快速心室率的患者,术前口服胺碘酮可明显减少或避免术中因导管机械性刺激所诱发的房颤,便于手术顺利进行。

4. **术前谈话**　术前 24 小时内向患者及其家属说明手术过程、成功率、并发症和复发率等,并获得签字同意。

5. **其他**　除常规术前准备外,应经胸超声心动图评价心脏及大血管结构,特别是排除心房内及左心耳内是否存在血栓。检查最好在射频消融手术前 48 小时内进行,以降低手术相关的血栓栓塞并发症的风险;应行左心房及肺静脉的计算机断层扫描或磁共振扫描,以利三维重建心脏及大血管结构,为手术提供基础的影像资料。消融术前无须停用抗心律失常药物,但为了最大限度降低围术期血栓栓塞事件的发生率,术前至少行 3 周以上的抗凝治疗,并经食管超声检查排除血栓;术中需应用肝素抗凝,监测并维持 ACT 250~350 秒;术后抗凝治疗至少 2 个月。术前需全面复习患者的心电图、24 小时动态心电图及其他心电生理资料,明确房颤的类型、既往是否合并房扑、有无房颤射频消融史,以便制订合适的消融策略,预测消融术中可能的风险,并向患者及家属说明手术过程、成功率及可能的并发症。

【操作方法】

1. **阵发性室上性心动过速**

(1) AVNRT 常规采用股静脉途径标测与消融,可采用多种类型消融导管,对导管不易稳定贴靠于有效靶点部位者可使用 SWARTZ 鞘或可调弯鞘管加强支撑。常用投照角度包括 RAO 30° 和 LAO 45°。前者有助于明确消融导管前、后、上、下位置,后者有助于判断消融导管与间隔的位置关系。将 His 束位置至冠状静脉窦口分为上、中、下 3 个区,通常在中 1/3 段与下 1/3 段交界处附近标测,如消融无效可向下或略向上进一步寻找靶点,理想的消融靶点为局部双极心内膜电位呈碎、宽、小的 A 波和大 V 波。一般在窦性心律下消融,放电过程中应严密监测阻抗和心律。放电 15~20 秒后无交界心律出现者应重新标测。放电过程中交界心律逐渐减少是消融成功的间接指标。AVNRT 消融终点:房室结前传跳跃现象消失且不能诱发 AVNRT;如房室结前传跳跃现象未消失,房室结前传跳跃后心房回波消失,或心房回波虽然存在,但在静脉输注异丙肾上腺素条件下不能诱发心动过速。

(2) AVRT 对于左侧旁路,经动脉逆行途径在二尖瓣环心室侧标测消融,操作简单易行,是常用途径。对于导管钩挂到二尖瓣环瓣下困难,或虽可钩挂在瓣下但不能成功消融等情况,可尝试经动脉逆行途径在二尖瓣环心房侧标测消融,如反复尝试仍不成功则应改用穿间隔途径。穿房间隔途径是经动脉逆行途径必不可少的补充,如有外周动脉病变和主动脉瓣病变导致经动脉逆行途径失败时则必须采用穿间隔途径。常用 RAO 30°,该投照角度左心室长轴展开好,易指引消融导管钩挂到二尖瓣环下。LAO 45° 是重要补充,有助于判断导管贴靠在间隔或游离壁。对于右侧旁路,股静脉途径操作简单方便,是最常采用的途径。上腔静脉途径(主要指颈内静脉途径),适用于下腔静脉闭塞等特殊情况。消融右侧游离壁旁道时导管不易稳定贴靠,增强导管贴靠的方法通常有两种:一种方法是消融导管的倒 U 字塑形,另一种是使用 SWARTZ 鞘管或可调弯鞘管。显性旁道以最早前向心室激动点和/或最早逆向心房激动点为消融靶点。隐匿性旁道以最早逆向心房激动点为消融靶点。放电过程中严密监测阻抗。放电 5~10 秒未阻断旁道传导者应停止放电重新标测。对于邻近 His 束的旁路,消融时应保持导管稳定性,必要时使用鞘管支撑或在瓣下消融,通常先尝试小功率放电,严密观察心律,避免房室传导阻滞。对于少数起源于心外膜的房室旁路,靶点常位于心中静脉开口,消融前应行冠状静脉造影明确冠状静脉解剖和导管位置,如阻抗过高,可使用盐水灌注消融导管。AVRT 消融终点为房室旁路阻断,心动过速不能诱发。

2. **房性心律失常**　对局灶性房性期前收缩(房早)、房速,可根据房早、房速发作时 ECG 上 P 波形态大致判断起源部位。采取激动标测起源点,通常心房内最早激动位点的 A 波比体表心电图最早 P 波提前 25ms 以上。在双极标测心房提前激动的基础上,结合单极电图上 A 波呈 QS 型亦是确定消融靶点的可靠方法。消融成功的终点为房早、房速终止,采用各种心房刺激方式均不能诱发房速。

3. **典型房扑**　为围绕三尖瓣环的折返性心动过速,消融通常采用解剖定位法,即消融三尖瓣环至下腔静脉之间的峡部。在 LAO 45°下以三尖瓣环 5~6 点,局部电图为小 A 波大 V 波处为起点,然后在 RAO 30°下逐点回撤导管,直至下腔静脉开口。消融成功的终点为房扑终止,三尖瓣环-下腔静脉峡部的完全双向传导阻滞,心房刺激不能诱发房扑。对心电图为典型房扑,但电生理刺激未诱发出房扑者电可消融,消融成功的终点为三尖瓣环-下腔静脉峡部的完全双向传导阻滞,心房刺激不能诱发房扑。

4. **非典型房扑和手术切口折返性房速**　因发生机制较为复杂,通常在心动过速下采用三维电解剖标测。消融的靶点为非典型房扑折返环的缓慢传导区或手术切口折返性房速术后瘢痕之间的峡部,必要时可通过拖带标测证实。对于手术切口折返性房速还可通过记录局部电位,确定手术切口和补片的边界,然后从手术切口或补片的边界开始线性消融至心房的固有解剖屏障。通常在心动过速时放电消融,消融成功的终点为采用各种心房刺激方式均不能诱发房速。

5. **房颤**　发生机制复杂,消融策略较多,但肺静脉电隔离是目前房颤导管消融的基石,常用消融方法有射频消融和冷冻球囊消融,消融终点为肺静脉电隔离成功且不能诱发(药物或电刺激)房颤。射频消融时,一般经锁骨下静脉或颈内静脉或股静脉放置冠状窦电极,并采用两次房间隔穿刺,完成肺静脉造影后,送入环状标测电极或高密度标测电极至肺静脉。利用三维标测系统,通过专用标测消融导管行左心房三维解剖重建,结合肺静脉造影和局部电位特征确定肺静脉开口的位置。然后在肺静脉开口的心房侧 0.5~1.0cm 处行左、右侧肺静脉环形线性消融。术中可利用消融指数、局部双极电极振幅变化、电极电图变化等指标指导消融。行冷冻球囊消融时,一般需放置冠状窦电极和右心室电极,采用一次房间隔穿刺,完成肺静脉造影后,将环状电极导管送达肺静脉中远段后,再送入冷冻球囊至肺静脉口部,球囊充气后轻轻贴靠前庭部位,再次造影显示肺静脉开口封堵情况,确保封堵满意后开始冷冻消融,通常每次消融时间为 180~240 秒。在行右侧肺静脉冷冻球囊消融时,需行膈神经刺激观察膈肌反应,避免发生膈神经麻痹。对于肺静脉之外的触发灶,可采用激动顺序标测确定其所在部位,然后进行消融。对于行附加心房线性消融者,需验证消融径线连续完整,达到双向传导阻滞。对于部分病例,也可附加心房基质改良、心房碎裂电位消融、Rotor 消融或神经节(GP)消融等。目前肺静脉电隔离以外的附加消融策略的长期有效性尚不明确。

6. **室性心律失常**

(1)局灶性室性期前收缩(室早)、室速:对于局灶起源的室早、室速,通常采用激动标测,必要时结合起搏标测,寻找单极电图特征最早起源位点,最早心室激动点较 QRS 波起点提前多在 20 秒以上,局部单极电图呈 QS 形。流出道是特发性局灶性室性心律失常最常见起源部位。右心室流出道起源室性心律失常,通常穿刺右侧股静脉,RAO 30°下送入消融导管至右心室,LAO 45°下判断消融电极位于右心室间隔部或是游离壁部,部分病例需采用导管倒 U 形弯的特殊操作在肺动脉窦内标测。左心室流出道起源的室性心律失常,通常穿刺右侧股动脉,LAO 45°下于主动脉窦内及瓣下标测。主动脉窦内起源室性心律失常通常可标测到特殊电位(收缩期前尖峰电位),少数主动脉瓣下起源者需穿刺房间隔,跨二尖瓣环至瓣下标测。对于特殊部位起源的室性心律失常,如瓣环、His 束附近、乳头肌、假腱索等,常需特殊导管操作或借助腔内超声,指导标测和消融。在主动脉窦内消融前需行冠脉造影,确定导管远离冠状动脉;邻近 His 束时选择较低的功率。对于左心室顶部起源的室性心律失常,需在冠状静脉远端标测、消融,消融前需行冠状动脉造影,明确靶点与冠脉的解剖关系;通常需使用盐水灌注导管以降低阻抗,适当降低消融功率,增大盐水灌注速率。消融终点为室早、室速消失,必要时可给予异丙肾上腺素静脉输注验证。

(2)左心室特发性室速:通常有典型的心电图形态。通常在室速发作时于左心室间隔面行激动顺序标测,以心动过速时最早蒲肯野电位处为消融靶点。消融终点为室速终止,心室程序刺激不能诱发原室速,必要时可给予异丙肾上腺素静脉输注验证。

(3)器质性心脏病室速:除束支折返性室速外,器质性心脏病室速的标测较困难,远期成功率相对较低。束支折返性室速多见于扩张性心肌病患者,通常在记录到右束支处进行消融,在窦性心律下放电,以造成右束支传导阻滞为消融有效。对于心肌梗死后、致心律失常性右心室心肌病等器质性心脏病室速，因机制复杂，需采用三维电解剖标测。对于血流动力学稳定者，可在室速下通过激动标测或拖带标测，确定最早的心室激动点或关键峡部。对于大多数的器质性心脏病室速，常常会因血流动力学不稳定，室速不易诱发或室速形态易变等特性，使其"不可标测"或"不稳定"，从而需要进行基质标测。目前器质性心脏病室速基质消融的消融策略主要包括：行室速基质改良，使瘢痕区均质化；完全消融局部异常心室电活动（LAVA 电位）；消融隔离整个瘢痕区或瘢痕中央区。器质性心脏病室速的消融终点主要包括两个：客观终点为瘢痕均质化，消除所有 LAVA 电位；主观终点为室速不能再诱发。

【术后处理】

射频消融术后患者须卧床静养，静脉穿刺处沙袋压迫 6 小时，动脉穿刺处沙袋压迫 8~12 小时，患肢制动（限制不动）。注意观察是否出血；卧床期间给予易消化饮食；术后早期密切观察心率和心律情况，必要时心电图、心脏超声和胸片等检查；术后需抗凝治疗 1~3 个月。

【并发症及处理】

1. 血管穿刺相关并发症

（1）局部出血：为最常见的血管并发症。可仅形成血肿，而不合并其他病症。血管撕裂可在腹股沟及大腿根部，形成大血肿。通常延长人工压迫时间，可控制急性出血。腹股沟血肿，如果出血停止，通常 1~2 周吸收，若出现大的或持续扩大血肿，需排除动静脉瘘、假性动脉瘤，及肠系膜后血肿。通常是因在腹股沟韧带上动脉穿刺引起，使出血向腹膜后间隙扩展。后腹膜出血通常采取保守处理（卧床休息、输血），有时会需导管或外科干预。

（2）假性动脉瘤：当穿刺处动脉全层撕裂未能愈合时，可形成假性动脉瘤。<2cm 不再增大者可自行吸收，行动态影像检查证实其自行愈合；正在扩大或>2cm 的动脉瘤，可在超声引导下，连接动脉瘤与血管处，给予"瘤颈"压迫，以及经皮注射凝血酶。当伴有宽基底、大的动脉瘤，一旦确诊假性动脉瘤，应积极处理，必要时可行外科手术治疗。

（3）动静脉瘘：通常并发于动脉穿刺处，流入邻近静脉，动静脉瘘更易发生于同一侧同时行动静脉穿刺，尤其在股总动脉以下行动脉穿刺时。体检发现搏动的带有往返杂音的血肿，可行超声确诊。大多数医源性动脉静脉瘘小，多于 1 年内自然愈合。但是有时需超声引导下行压迫或外科手术修补。鉴于持续动静脉瘘极少引起心脏容量负荷过重和肢体损伤，故保守处理至少 1 年后再视情况考虑后续处理。

（4）血/气胸：部分消融手术需穿刺锁骨下静脉，在穿刺过程中少有刺破胸膜而引发气胸，甚至可能误伤锁骨下动脉，出现血气胸。老年人、锁骨下静脉血管畸形、伴有肺气肿者是引发气胸的高危人群。对轻的气胸（压缩程度<30%），尤其是对肺功能好的年轻患者无须穿刺引流，较重的气胸经及时穿刺引流一般也不会造成严重后果；但对于肺功能本来就有严重障碍者，发生重气胸未及时识别也会导致死亡。对于一侧颈内动脉或锁骨下静脉穿刺失败并且明确穿刺入肺者（抽出空气）不宜同次在对侧穿刺，以免出现双侧气胸。

（5）动脉夹层、血栓形成及栓塞：对有髂动脉迂曲者，在动脉内操作导管旋转幅度要小，尚可使用长动脉鞘。对左侧旁道可采用穿刺房间隔途径消融，从而避免对大动脉的损伤及血栓形成。动脉夹层形成并导致血管闭塞者应放置血管内支架。有下肢动脉血栓形成和栓塞者可采用动脉内溶栓或手术处理。

（6）损伤左冠状动脉主干：损伤左冠状动脉主干可导致患者死亡，主要与以下操作有关。跨主动脉瓣操作时电极进入左冠状动脉主干：对正常左主干这种操作一般不会造成损伤，但当左主干有病变时会导致损伤，甚至闭塞。因此应避免进入左主干，尤其是对于老年患者；误在左冠状动脉左主干内消融：部分左心室流出道室速消融部位在主动脉窦内冠状动脉左主干开口旁，可误在左主干内记录到"理想"靶点图并误在此放电。预防措施是同时行冠状动脉造影确定左主干开口位置。

2. 心脏损伤的并发症

（1）心脏压塞：心脏压塞的原因与冠状静脉窦电极放置、右心房内用力推送导管、左心房内操作导管、主动脉根部操作导管、跨主动脉瓣操作电极导管、经动脉窦穿入心包、左心室操作导管、房间隔穿刺以及消融有关。急性心脏压塞的处理:对于怀疑心脏压塞血流动力学尚稳定者(动脉收缩压80~90mmHg),可在超声检查后再行处理,而对于血流动力学不稳定者应立即行心包穿刺术或直接外科处理,以免延误时机,使脑缺氧时间过长而发生不可逆损伤。

(2)瓣膜损伤:经主动脉逆行插管消融左侧旁道或左心室室速,为寻找理想消融靶点,需多次弯曲、旋转送入或退出,此时可能与心室内腱索相互缠绕,如果用暴力抽送可引起腱索损伤甚至断裂,导致二尖瓣不同程度的反流。消融导管进入冠状动脉窦后,仍用力推送可致主动脉损伤、瓣膜穿孔。为防止此类并发症发生,消融导管跨主动脉瓣进入心室时,应弯进直出,遇到阻力不要盲目用力推送。

(3)急性冠状动脉缺血及心肌梗死:主要由于消融导管误入冠状动脉或在靠近冠状动脉处放电所诱发的冠状动脉痉挛,甚至血栓形成,导致急性心肌缺血和心肌梗死,甚至猝死。为避免此类并发症,需要术者必须同时具备冠状动脉解剖及影像学的知识,熟悉冠状动脉走向,避免误入冠状动脉。消融过程中需密切观察患者临床症状和心电图改变,一旦出现心肌缺血或损伤时,应立即停止放电。

3. **房室阻滞**　每一种快速性心律失常的射频消融术中均可发生各种程度的房室传导损伤,严重的可致三度房室传导阻滞。出现房室阻滞多可见于以下心动过速的消融:①AVJRT;②间隔部位旁道;③游离壁部位旁道;④间隔部位房速;⑤房扑;⑥室速(消融部位邻近His束);⑦导管机械损伤房室结或His束;⑧原有束支阻滞,因消融或机械损伤导致另一束支阻滞,严重的可致三度房室传导阻滞。三度房室传导阻滞多发生于房室结慢径以及右前或中间隔旁道消融时,为避免慢径消融并发三度房室传导阻滞,需注意以下几点:①消融部位不宜太高;②控制消融能量和次数;③放电过程中应连续监测心电变化和X线影像。与其他部位旁道不同,消融间隔部旁道时应避免在心室起搏下放电。消融左、右侧壁旁道从理论上讲不应该发生三度房室传导阻滞,实际上临床仍有发生,主要因为影像上靶点判断失误。预防原则是辅以左前斜透视验证导管位置及靶点判断。射频消融导致完全房室阻滞后恢复传导的可能性和时间尚无定论。一般认为术后两周仍未恢复时,应考虑永久起搏。鉴于有报道6个月后有恢复传导者,故对无严重心动过缓者(无心脏停搏≥3秒或清醒时逸搏心率>40次/min)可延长观察时间。

4. **肺栓塞**　肺动脉栓塞主要发生在解除卧位开始活动时。栓塞范围小者症状轻、恢复快,大的栓塞很快导致呼吸、心搏骤停而丧失抢救机会,因此预防血栓形成很重要。预防的方法是缩短卧床时间,仅穿刺股静脉者下肢限制活动不超过6小时、穿刺股动脉者不超过12小时。有深静脉血栓高危因素者如高龄、静脉曲张、栓塞史、肥胖、口服避孕药物等可在血管包扎2小时后应用肝素预防血栓形成。

5. **迷走反射**　可发生于术中和术后,表现为意识模糊、血压低、心率慢,甚至会有心影搏动消失,严重者会呼吸、心搏骤停。处理为静脉注射阿托品1~2mg、补充血容量、升压药物如多巴胺应用等。预防:①避免空腹时间太长;②补充足够的血容量,空腹时间较长者可在结束操作之前快速补充生理盐水500ml;③避免引发剧痛。

6. **严重过敏反应**　导致喉痉挛者一般情况下经过吸氧、阿托品和镇静剂应用后数分钟可缓解,不缓解者应气管切开,病情紧急外科医师暂未到位时,介入医生可直接切开环甲膜,能迅速缓解症状。过敏性休克或以心搏骤停为表现者则按心搏骤停处理原则进行。

7. **死亡**　死亡率约为0.1%。导致死亡的可能原因有心脏压塞、肺栓塞、损伤左冠状动脉主干、完全性房室阻滞、气胸、过敏反应、心室颤动、导管室除颤器故障等;另外,严重并发症如脑血管意外、心肌梗死等也会导致死亡。

(黄　鹤　赵庆彦　刘　育)

参 考 文 献

[1] 中华医学会心电生理和起搏分会,中国医师协会心律学专业委员会,中国房颤中心联盟心房颤动防治专家工作委员会.心房颤动:目前的认识和治疗建议(2021).中华心律失常学杂志,2022,26(1):15-88.

[2] 中华医学会心电生理和起搏分会,中国医师协会心律学专业委员会.2020室性心律失常中国专家共识(2016共识升级

版). 中华心律失常学杂志,2020,24(03):188-258.

[3] Parameswaran R,Al-Kaisey AM,Kalman JM. Catheter ablation for atrial fibrillation:current indications and evolving technologies. Nat Rev Cardiol,2021,18(3):210-225.

[4] Cronin EM,Bogun FM,Maury P,et al. 2019 HRS/EHRA/APHRS/LAHRS expert consensus statement on catheter ablation of ventricular arrhythmias. Heart Rhythm,2020,17(1):e2-e154.

[5] Nakagawa H,Jackman WM. Catheter ablation of paroxysmal supraventricular tachycardia. Circulation, 2007, 116 (21): 2465-2478.

第三十七章　心脏起搏器植入术

心脏起搏器是一种植入于体内的电子治疗仪器,利用低能量电脉冲刺激心脏使之激动和收缩,以模拟心脏的冲动发生和传导的电生理功能,达到治疗严重的心动过缓的目的,即抗心动过缓起搏。自1958年第一台经静脉植入的心脏起搏器在临床应用以来,起搏器制造技术和工艺迅速发展,功能日益完善,经历了从第一代固律/率型、第二代按需型、第三代生理型、第四代自动化的发展过程,分别有单腔、双腔、三腔起搏器和心脏复律除颤器等满足不同的临床需要。

一、心脏起搏系统概述

人工心脏起搏系统包括脉冲发生器和电极导线系统两大部分组成(图3-37-1)。

脉冲发生器作为起搏器的主体,由电池、集成电路和具有标准接口(一个或多个)的联管结构组成(图3-37-2)。目前大多数起搏器使用的为锂碘(lithium-iodine)电池,高能电池和集成电路的微型化发展使起搏器越来越趋向多功能且小型化。1958年首台植入型起搏器体积达到40cm³,现代起搏器体积仅8~14cm³,而使用寿命却显著增加。

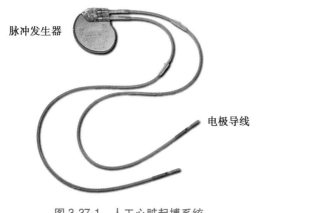

图 3-37-1　人工心脏起搏系统

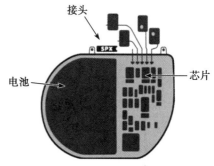

图 3-37-2　脉冲发生器

起搏电极导线是组成起搏系统的重要部分,由电极、连接体和连接端组成。近端通过连接端和脉冲发生器连接,远端电极植入到心脏组织,起搏系统通过导线完成起搏和感知功能。电极导线可以植入到心外膜或者心内膜,分别称为心外膜电极和心内膜电极。心外膜电极需由外科开胸手术或经剑突下切口途径植入,手术创伤大。心外膜电极通常起搏阈值高、感知功能差,容易发生电极损坏及慢性起搏传导阻滞,故其临床应用受限。目前,心外膜电极主要在新生儿、婴幼儿,以及少数成年患者,因三尖瓣置换等无法跨三尖瓣植入电极或其他原因不能经静脉植入导线的患者中采用。心内膜电极则具有易于操作、起搏阈值和感知可靠,成为临床首选。导线分类方法很多,根据植入的心腔部位分为心房导线和心室导线;根据导线刺激回路的极性分为单极和双极电极,植入冠状静脉窦的左室电极还有四极电极;根据导线固定方式分为被动固定电极和主动固定电极;根据导线功能有普通起搏电极和起搏除颤电极(ICD 电极)等(图 3-37-3,彩图见书末)。导线故障及相关并发症是起搏植入系统中的主要并发症之一。

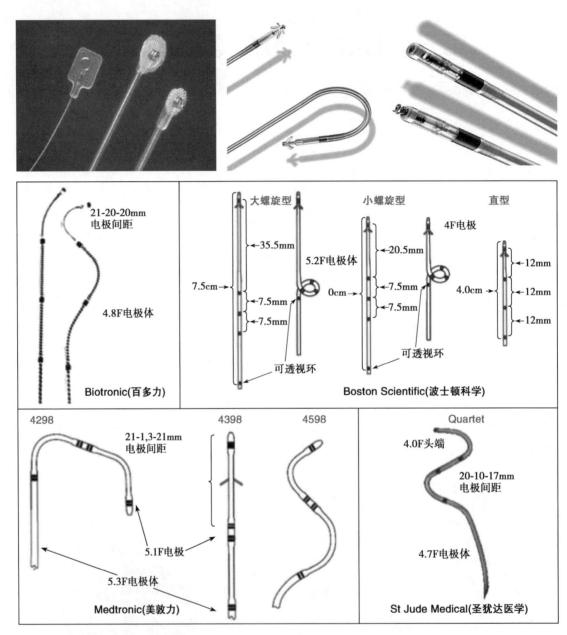

图 3-37-3　起搏器导线

注:第一行从左至右分别是心外膜导线、被动翼状固定导线和主动螺旋固定导线。第二~三行均为冠状静脉窦左心室四极导线。

起搏器有各种不同的工作方式和功能,为了统一对起搏器性能的识别,1974 年正式通过并开始使用起搏器编码。随着起搏器功能的不断改进和完善,1985 年,北美心脏起搏与电生理学会(NASPE)和英国心脏起搏与电生理工作组(BPEG)对编码进行了补充和修订,共同编制了 5 位字编码,称为 NBG 编码(表 3-37-1)。

1. Ⅰ　发生电刺激的心腔:A——心房起搏,V——心室起搏,D——心房心室起搏,O——具有抗心动过速起搏或复律除颤功能但没有抗心动过缓起搏功能。

2. Ⅱ　产生感知的心腔:A——心房感知,V——心室感知,D——心房心室感知,O——任何心腔均无感知,即固定频率起搏。起搏器厂家常在Ⅰ和Ⅱ位使用S,表示单腔,既可用于心房也可用于心室。

3. Ⅲ　感知后的模式:即起搏器对感知事件的反应。I——感知自身事件后抑制输出脉冲,并开始重新计时间期;T——感知事件后触发输出脉冲;D——感知后存在两种反应方式,只存在于双腔起搏系统。

4. Ⅳ　可程控功能和频率调节:O——起搏器设置不能程控改变;P——可简单程控(改变1或2个设置变量);M——可多项程控(修改3个以上变量);C——具有遥测功能,能与程控仪进行远程信息传递;R——频率反应功能,起搏器具有特殊的感知器,可以自动化调整起搏心率。

5. Ⅴ　只限于描述抗心动过速治疗功能:P——具有某些起搏程序,S——电击功能(复律或除颤),D——起搏和电击功能。

表 3-37-1　起搏器 NBG 编码

Ⅰ	Ⅱ	Ⅲ	Ⅳ	Ⅴ
起搏心腔	感知心腔	感知后反应方式	程控、遥测、频率应答	快速抗心律失常作用
O=无	O=无	O=无	O=无	O=无
A=心房起搏	A=心房感知	T=感知后触发	P=单一程控方式	P=抗心动过速起搏
V=心室起搏	V=心室感知	I=感知后抑制	M=多项可程控功能	S=电击
D=心房心室顺序起搏	D=心房心室感知	D=T+I	C=遥测信息传输	D=P+S
			R=频率应答功能	

二、心脏起搏器治疗适应证和禁忌证

1984 年,美国心脏病学会(ACC)及美国心脏协会(AHA)联合专家组制订颁布了第一套心脏起搏器的植入指南。随着对心律失常机制的认识不断深入以及起搏工程技术的不断进步,心脏起搏治疗适应证也在不断发展。除了对明确的病态窦房结综合征和房室阻滞有肯定的治疗作用,其他一些非心动过缓疾病,如慢性充血性心力衰竭、肥厚型梗阻性心肌病、血管迷走性晕厥、快速恶性室性心律失常等逐渐扩展了心脏植入式电子装置的临床适应证。本文主要介绍永久性心脏起搏器治疗心动过缓的适应证,即症状性心动过缓,是指直接由于心动过缓导致的心排出量下降,重要脏器和组织尤其是大脑组织供血不足产生的一系列症状,如头晕、黑矇、晕厥或近似晕厥等;长期心动过缓还可引起全身性的症状,如乏力、活动耐力下降、记忆力减退或反应迟钝,诱发或加重充血性心力衰竭。各大指南通常将植入心脏起搏器治疗的适应证分成三类。2018 年,ACC/AHA/HRS 关于心动过缓和心脏传导阻滞的评估和管理指南中作了进一步更新和细化。

Ⅰ类适应证:根据病情状况,有明确证据或专家们一致认为起搏治疗对患者有益或有效,即绝对适应证,必须治疗。

Ⅱ类适应证:根据病情状况,起搏治疗对患者的益处和效果证据不足或专家们的意见有分歧,即相对适应证。又进一步根据证据或观点的倾向性分为Ⅱa 类(倾向性支持),应当治疗;Ⅱb 类(意见有分歧),可以治疗。

Ⅲ类适应证:根据病情状况,专家们一致认为起搏治疗无效甚至有害,因此不需要/不应该植入,即绝对禁忌证,禁止治疗。

支持以上建议的证据又根据证据的来源分成 A、B、C 三个等级。级别 A 指从多次随机临床试验得出的数据;级别 B 指数量较小的有限次试验或非随机临床试验中得到的数据;级别 C 指专家的意见和建议。

（一）窦房结功能障碍相关性心动过缓

1. Ⅰ类适应证

（1）有直接证据记录的症状性窦房结功能障碍的患者。

（2）由于指南推荐的治疗导致的症状性心动过缓,治疗必须继续且无其他替代治疗方案。

2. Ⅱa 类适应证

（1）慢快综合征且伴有心动过缓症状的患者,可以通过起搏治疗提高心率减少低灌注的症状。

（2）症状性变时功能不良的患者,植入频率应答功能的起搏器,可以增加活动时心率减少症状。

3. **Ⅱb 类适应证**　对可能由于窦房结功能障碍引起症状的患者,试验性茶碱类药物治疗,以提高心率观察症状是否有改善,从而帮助判断起搏器治疗的疗效。

4. **Ⅲ类适应证**

（1）无症状性窦房结功能障碍或症状与心动过缓或心脏变时功能不全无关的患者,不应植入永久起搏器。

（2）睡眠相关性窦性心动过缓或睡眠中出现短暂性窦性停搏的患者,除非有其他适应证,否则不应植入永久起搏器。

5. **其他**　继发于病理性副交感神经兴奋的无症状性窦性心动过缓或窦性停搏患者,不应植入永久起搏器。

（二）房室传导阻滞（AVB）相关性心动过缓

1. **Ⅰ类适应证**

（1）获得性的二度Ⅱ型 AVB、高度 AVB、三度 AVB,非可逆或生理性因素,不论有无症状,均应植入永久心脏起搏器。

（2）神经肌肉病变导致的传导异常,包括二度、三度或 HV 间期 70ms 以上,如肌强直性肌营养不良Ⅰ型、Kearn-Sayre 综合征,不论是否有症状均应植入心脏起搏器治疗。如有 ICD 植入指征且预期寿命1年以上,推荐 ICD 植入。

（3）持续性心房颤动伴症状性心动过缓。

（4）由于指南推荐的治疗导致的症状性房室传导阻滞,治疗必须继续且无其他替代治疗方案。

2. **Ⅱa 类适应证**

（1）浸润性心肌病如心脏结节病和心肌淀粉样变,出现二度Ⅱ型 AVB、高度 AVB、三度 AVB,应植入心脏起搏器治疗。如有 ICD 植入指征且预期寿命1年以上,推荐 ICD 植入。

（2）核纤层蛋白 A/C（Lamin A/C）基因变异,包括 Limb Girdle 和 Emery Dreifuss 肌营养不良,出现 PR 间期延长 240ms 以上和左束支传导阻滞,应植入心脏起搏器治疗。如有 ICD 植入指征且预期寿命1年以上,推荐 ICD 植入。

（3）延长显著的一度 AVB 或二度Ⅰ型 AVB 伴有明显相关症状。

3. **Ⅱb 类适应证**　神经肌肉病变导致的传导异常,如肌强直性肌营养不良Ⅰ型,PR 间期超过 240ms,QRS 波时限超过 120ms 或分支阻滞,可植入心脏起搏器治疗。如有 ICD 植入指征且预期寿命1年以上,推荐 ICD 植入。

4. **Ⅲ类适应证**

（1）无症状的孤立的传导病变且可以保持1:1房室传导的患者不应植入永久起搏器。

（2）因明确可逆且不再复发因素导致的急性房室传导阻滞,治疗病因后房室传导阻滞完全恢复的患者,不推荐植入永久起搏器。

（3）一度房室传导阻滞和二度Ⅰ型房室传导阻滞或房室结水平2:1房室传导阻滞,无症状或症状与房室传导阻滞不相符的患者,不推荐植入永久起搏器。

（4）非症状性迷走神经介导的房室传导阻滞不应植入永久起搏器。

（5）无转律计划的永久性或持续性心房颤动患者,不应设置植入心房起搏。

（三）特殊人群心动过缓的管理和起搏治疗

Ⅰ类适应证

（1）冠脉搭桥术后出现症状性或血流动力学不稳定性且无法纠正的新发窦房结功能障碍或房室传导阻滞患者,推荐出院前植入永久起搏器。

（2）心房颤动外科术后出现症状性或血流动力学不稳定性且无法纠正的新发窦房结功能障碍或房室传导阻滞患者,推荐出院前植入永久起搏器。

（3）二尖瓣修复或置换术后出现症状性或血流动力学不稳定性且无法纠正的新发窦房结功能障碍

或房室传导阻滞患者,推荐出院前植入永久起搏器。

（4）三尖瓣手术术后出现症状性或血流动力学不稳定性且无法纠正的新发窦房结功能障碍或房室传导阻滞患者,推荐出院前植入永久起搏器。

（5）经导管主动脉瓣置换术后出现症状性或血流动力学不稳定性且无法纠正的新发窦房结功能障碍或房室传导阻滞患者,推荐出院前植入永久起搏器。

（6）肥厚型心肌病室间隔酒精消融或外科部分切除术后出现二度Ⅱ型房室传导阻滞、高度房室传导阻滞或持续性完全性房室传导阻滞的患者推荐出院前植入永久起搏器。

（7）急性心肌梗死后出现窦房结功能障碍或房室传导阻滞的患者,等待一定时间后再决定是否植入永久起搏器。

三、心脏起搏器植入技术

起搏器植入手术必须在严格无菌条件下进行,以专门的心导管室,并配备外科手术室层流装置最为理想。导管室需配备以下仪器:①C 型 BX 相机、带影像增强器、电视屏幕及摄像等功能;②起搏分析仪,用于起搏导线定位时,参数测试;③心电监护记录仪及血压和血氧饱和度监测;④除颤器、麻醉机及急救药品。植入手术应由专门从事该项专业工作的技术队伍完成,包括受过专门训练的专科医生、工程技术员和护士。

（一）手术准备和麻醉

患者仰卧于手术台上,嘱患者头部转向对侧,连接好心电监护及血压血氧检测,常规皮肤消毒,铺无菌单,准备手术器械。普通起搏器双侧均可植入,而自动复律除颤器或双室同步化治疗多需要在左侧植入,故临床多数患者植入优先选择左侧,对右利手活动影响较小,也便于日后起搏器升级操作的需要。先制备脉冲发生器囊袋还是先静脉穿刺没有严格规定,可以依据术者的习惯来定。经静脉植入心内膜电极导线安装起搏器一般采用局部麻醉,可选用 1% 利多卡因。对儿童和少数老年人或其他原因不能配合手术的患者,可加用静脉麻醉或配合使用镇静剂。

（二）静脉穿刺

临床用于导线植入的静脉主要有锁骨下静脉、头静脉和腋静脉。锁骨下静脉应用最为普遍,近年来,腋静脉穿刺逐渐被大家认可并开始普及,对部分穿刺困难的患者,可以选择经头静脉植入（图 3-37-4,彩图见书末）。

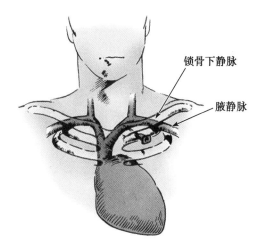

1. 锁骨下静脉　自 1979 年开始使用锁骨下静脉穿刺以来,很快成为临床盛行的插管技术。锁骨下静脉直径 1~

图 3-37-4　静脉入径-锁骨下静脉和腋静脉

2cm,呈弓形位于锁骨内侧约 1/3 的后上方,长度为 3.5~4.3cm。传统上提倡于锁骨中内 1/3 交接处或锁骨中点 1/2 处,穿刺锁骨下静脉,它被称为安全穿刺区。在锁骨中内 1/3 交接处与皮肤呈 30°夹角进针,针尖指向胸骨上窝,进针要缓慢,边进针边保持针筒内负压,针头在锁骨与第 1 肋骨的间隙中进行,当针头进入锁骨下静脉时,有静脉血涌入注射器内,回血通畅后固定针头,取下针筒,送入导引钢丝,在透视下顺序进入锁骨下静脉、上腔静脉、右心房和下腔静脉,必须确保钢丝进入了下腔静脉以保证穿刺操作在静脉系统内。

锁骨下静脉穿刺过程中,需要注意以下几点:①避免穿刺点过分靠内,电极导线在锁骨和第 1 肋骨间隙通过时受到挤压,使得导线植入操作困难,甚至可能形成锁骨下静脉挤压综合征,导致后期导线的磨损或断裂;②穿刺置管过程尽快完成,并嘱患者平静呼吸,防止空气进入发生空气栓塞;③如果不慎穿刺动脉,可撤出穿刺针后局部压迫。如果已经植入了扩张鞘于动脉内,切不可盲目撤鞘,需要由外科协助处理。

2. 腋静脉穿刺　腋静脉穿刺技术从 1987 年开始在临床应用。随着起搏技术的广泛开展,越来越受到关注。与传统的锁骨下静脉穿刺比较,腋静脉穿刺具有以下优点:①远离胸膜顶,穿刺时比较安全,不易造成气胸;②起搏电极通过锁骨与第 1 肋骨间隙时距离大,不形成挤压;③损伤腋动脉时,因无骨性组织遮挡,容易压迫止血。腋静脉是锁骨下静脉向外的延续,腋静脉全程均在锁骨下方的胸廓外经过,根据其走行以胸小肌上下缘为标志可将其分为 3 段,其中第 3 段即腋静脉和锁骨下静脉的交会处是最佳穿刺点。腋静脉穿刺定位的方法很多,可以选择腋静脉造影加 X 线透视辅助、采用超声引导定位,也有多种不同的体表定位方法可以选择参考。

3. 头静脉切开途径　头静脉沿着前臂桡侧向躯干部走行,穿入锁骨的胸骨部近端至胸大肌锁骨附着处,并延续至胸三角沟腋静脉的末端。于三角肌和胸大肌之间的三角沟内纵行切开皮肤 3~5cm,钝性分离皮下组织和肌肉筋膜,头静脉即位于两肌肉的夹缝内。钝性分离头静脉约 2cm,分别在静脉远端和近端绕一根固定线,结扎静脉远端,在远端和近端之间切开静脉。头静脉插管几乎无并发症,但操作需轻柔,以免血管发生痉挛。此外,头静脉一般较细,植入多根电极困难,故现今临床应用并不广泛。

（三）制备囊袋

尽可能经过穿刺点切开皮肤,切口位于锁骨下方 1~2cm,方向可以与锁骨平行或垂直成斜切口。局部充分浸润麻醉后,持圆刀垂直于皮肤切开,钝性分离皮下组织直至胸大肌前筋膜,然后沿近筋膜表面向下向内钝性分离至合适大小,纱布填塞止血备用。囊袋切口即囊袋体积大小比脉冲发生器体积略大,不宜过紧或过松。

（四）植入导线

电极导线植入到右心房和右心室的位置与患者的基础心脏结构、电极导线的固定方式有关。目前心房心室均有主动固定电极和被动固定电极可供选择。心房电极一般植入右心耳,有困难时,也可固定在房间隔或右房游离壁。右心室被动电极只能植入到右室心尖部,采用主动固定电极通常植入到右心室间隔部。具体操作步骤如下。

1. 将导线送入下腔静脉

（1）经透视确认导引钢丝进入到下腔静脉后,将静脉扩张鞘及可撕开外鞘管经导引钢丝送入锁骨下静脉。在插入扩张鞘时,患者应平静呼吸,避免咳嗽、深吸气,以免气体进入静脉,引起空气栓塞。

（2）将静脉扩张鞘由外鞘管中拔除,保留可撕开外鞘管。

（3）经外鞘管将电极导线送入锁骨下静脉、下腔静脉,撕开撤出外鞘管,导线就留置在下腔静脉处。

（4）同样方法送入第 2 根电极至下腔静脉处。

2. 心室电极植入方法　心室导线的植入首先需要操作导线跨过三尖瓣进入右心室。可采用两种方法(图 3-37-5,彩图见书末)。

（1）弯钢丝技术这是最常用的方法,将导引钢丝前端做一适当弯度,呈弧形弯曲。直导引钢丝引导

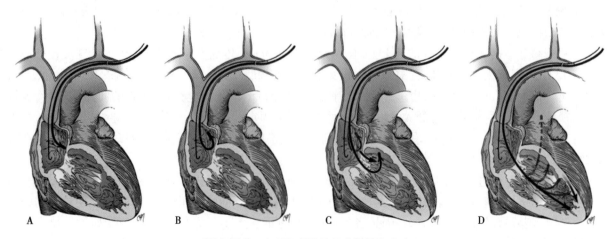

图 3-37-5　右心室电极跨三尖瓣植入心尖

注:A. 送入电极至心房;B. 换弯钢丝;C. 旋转通过三尖瓣;D. 后撤钢丝电极到达心尖部。

电极进入右心房,撤出直钢丝改换弯钢丝,通过旋转推送,使电极越过三尖瓣并向上进入肺动脉,再撤去弯钢丝更换成直钢丝,缓慢后撤电极到达右心室心尖部。

（2）直钢丝技术导线进入右心房后,抽出直钢丝少许,使导线头端变软,电极头端顶在右房侧壁,旋转电极,使之通过三尖瓣进入右心室。随即将钢丝送入电极头端,导线保持直硬状态向心尖部移动。

（3）右心室间隔部植入:心室被动电极通过上述两种方法,利用电极头端的翼状装置直接固定在右室心尖部,因右心室心尖部有丰富的肌小梁。如使用主动固定电极,当电极到位后,需将电极头端的螺旋旋出插入到心肌组织内,实现主动的固定,因此可以植入到右室任何部位。右心室流出道间隔部是最常植入的部位。具体方法:采用完钢丝技术,将导引钢丝预塑形,大弯加头端小弯的天鹅颈样,跨过三尖瓣进入流出道后,透视下缓慢回拉导线,电极头端回落到达拟固定的部位,再推送电极导线1~2cm,使头端与心肌贴靠稳定,LAO下电极头端指向脊柱。保持适当张力旋出螺旋固定(图3-37-6,彩图见书末)。

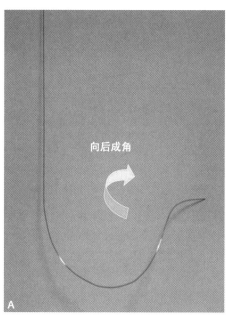
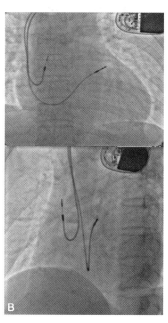

图 3-37-6　右室间隔部植入电极

注:A. 钢丝头端塑形呈天鹅颈样;B. 右心室流出道间隔部起搏电极影像正位（上）和左前斜位（下）。

（4）生理性希浦系统起搏(图3-37-7,彩图见书末):常规右心室起搏是临床多年来沿用的主要起搏方式,可满足纠正心动过缓的需要。但长期右心室起搏可导致室间和室内不同步,最终发生心功能不全,称为起搏诱导心肌病(PICM)。生理性起搏通过将起搏电极植入到正常心脏传导系统(希浦传导系统),在维持起搏治疗作用的同时,保证了正常的生理性传导,可以最大限度地降低对心功能的影响。近年来,随着不断的探索和实践,生理性起搏开始在临床尝试和逐渐普及。目前临床较为成熟的操作方法是使用美敦力公司生产的3830电极及配套的输送鞘,将电极植入在希氏束远端夺获希氏束,或经右心室间隔部深度旋入到达接近左室内膜面,起搏左束支区域,通过术中起搏图形的变化和希浦系统电位的标测,结合解剖影像进行起搏部位的判断和定位。

3. **心房电极植入方法**　心房起搏常用部位为右

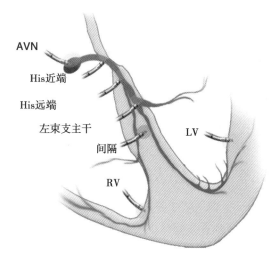

图 3-37-7　生理性起搏示意图

心耳,其次为心房壁或房间隔。被动固定导线和主动固定导线的植入方法分别如下(图 3-37-8,彩图见书末)。

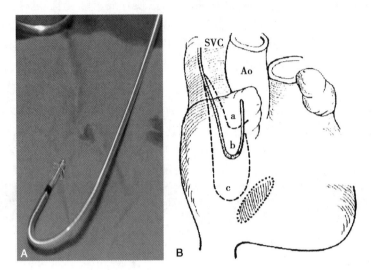

图 3-37-8　心房电极植入方法

注:A.心房被动固定导线;B.心房电极植入右心耳。图中所示电极固定于
心耳后的形状和长度:a.过短;b.合适;c.过长。

(1) J 形被动固定导线:首先将直钢丝完全插入导线内,使 J 形导线末端变直,将导线送入心房内,将直钢丝缓慢回撤,导线末端自然恢复 J 形,此时在 X 线透视下旋转导线,使其末端勾入右心耳内,撤出直钢丝,导线留置于右心耳内,随心房收缩,导线同步左右移动。

(2) 主动固定导线:结构同心室主动固定导线,通常选用长度较短的导线,多约 52cm。直钢丝插入导线送至右心房,换预弯钢丝,导线头端保持 J 形弯曲,缓慢上提,轻微旋转,使导线头端进入右心耳或和心房壁贴靠,旋出螺旋固定。

4. 导线测试与固定　导线植入到位后,进行各项参数的测试时起搏器植入术中的重要步骤。测试的内容包括起搏阈值、感知振幅、电极阻抗。固定脉宽 0.5ms 的条件下,各项参数要求达到的标准为:心房阈值<1.5V,心室阈值<1.0V;感知 P 波振幅≥2mV,R 波振幅≥5mV;阻抗一般在 300~1 200Ω。

各项参数测试良好,再次确认导线位置与张力合适,将导线血管外部分通过保护套结扎固定于囊袋底部,避免用缝线直接结扎导线,以免损伤导线绝缘层。固定后再次 X 线透视,确保电极导线位置没有移位。

(五) 起搏器埋植

导线固定完毕后,再次测试确保电极参数正常。确认心室与心房导线,分别将导线尾端完全插入脉冲发生器的接口,并用配套改锥拧紧固定螺丝,拧紧后可听到连续的略略声。取出囊袋中的无菌纱布,观察囊袋内有无出血,采用电刀彻底止血。将剩余导线盘旋放入脉冲发生器下面,随脉冲发生器一起放入囊袋中。植入脉冲发生器后,检查心电监护确保起搏器正常工作。最后逐层缝合关闭囊袋,加压包扎 3~4 小时,保持上身平卧 24 小时即可下床活动。

按照抗生素使用管理条例,目前起搏器植入术预防用抗生素的方法,术前至皮肤切开前半小时使用 1 次,术后 12 小时再使用 1 次。

四、起搏器植入的并发症和处理

(一) 植入术中并发症

1. 穿刺并发症　主要有气胸、血胸、误穿锁骨下动脉、静脉空气栓塞、胸导管损伤、臂丛神经损伤等。其中,气胸为锁骨下静脉穿刺最常见的并发症(图 3-37-9),发生率约 2%,多与穿刺过深或重复多次穿刺有关,老年体瘦或合并肺气肿的患者更易发生。一般少量气胸(肺被压缩<30%)不必特殊处理;张力性气

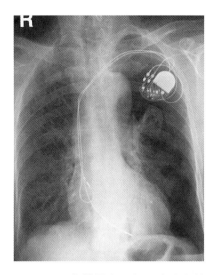

图 3-37-9 起搏器植入术后,发生穿刺侧气胸

胸应紧急处理,如胸穿抽气或胸腔闭式引流等;如合并血气胸,除抽气排液输血外,必要时应同胸外科医生开胸结扎血管。

2. 心律失常 术中导线刺激诱发的心律失常多为一过性,调整导线位置即可消失,很少持续或需要特殊处理。心房导线的操作可能会引起短阵的房性心动过速,少数会诱发心房颤动和房扑,对持续的心房颤动或房扑,必要时可予抗心律失常药物或直流电复律。心室电极操作时短暂的室性心律失常比较常见,一般电极导线到位后即可消失。对既往有持续性室性心动过速病史的患者,尤其是 ICD 植入术中,需要给患者加强心电监护,并预先贴上除颤电极片及除颤设备。需要注意的是,除了心动过速外,也可以发生缓慢性心律失常,尤其是对间歇性房室阻滞和左束支阻滞的患者,导管操作有可能损伤右束支而引起完全性房室传导阻滞。因此,对此类可能发生心脏停搏或完全性房室阻滞的高危患者,应预置入临时起搏电极保护。

3. 心肌穿孔（图 3-37-10,彩图见书末） 永久起搏电极导线柔软,术中发生电极穿孔极少见。近年来使用 3830 电极进行希浦系统左束支区域起搏,由于电极需要旋入间隔深处接近左室内膜下的位置,术中发生电极穿孔的概率大大增加。心肌穿孔后会出现起搏失夺获,间隔部以外的穿孔还可能出现胸痛、胸闷,甚至心脏压塞等症状。术中轻柔操作,监测起搏阈值及阻抗的变化,观察 X 线影像下心影的变化,或及时行超声心动图检查明确。必要时应行心包穿刺引流或外科修补。

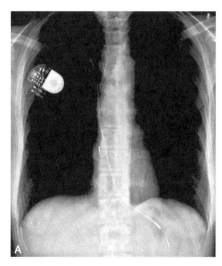
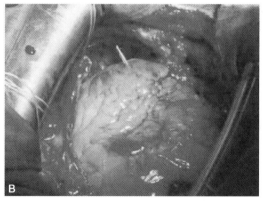

图 3-37-10 心肌穿孔
注:A. 为 X 线胸片示导线头端位于心脏轮廓以外;B. 为术中见导线导致心肌穿孔。

4. 导线连接问题或固定不良 导线和脉冲发生器连接错误或连接不紧密是必须要杜绝的严重错误。在连接起搏器时应确认心房和心室电极,确保电极头端插到插孔的最顶端,牵拉导线检查螺丝已经旋紧(听响声),起搏器置入囊袋后在此确认心房、心室起搏正常。

（二）植入后并发症

1. 出血和血肿 植入后伤口出血和囊袋血肿是最常见的并发症。发生原因多为锁骨下静脉穿刺处出血、小动脉破裂出血、头静脉结扎不牢出血,以及术中止血不彻底等。囊袋血肿可表现为局部肿胀疼痛,影响伤口的愈合,并增加植入后感染的风险。对早期轻度的血肿可采用局部压迫,血肿逐渐吸收。不主张局部针吸或穿刺引流,以免增加感染的机会。如局部囊袋张力过高,疼痛剧烈,伴有表面皮肤的缺血或坏死倾向,应及时切开囊袋清除血肿。

2. **导线脱位和移位**（图 3-37-11）　也是常见并发症之一。Most 研究中报道心房导线的脱位发生率为 2.3%，心室导线的脱位发生率为 0.9%。发生的原因有：心内膜较光滑固定不牢；术中导线张力过高或过低；导线缝合鞘固定不紧；螺旋电极未旋入心内膜或心肌内；少数患者发生术后电极穿孔。预防导线脱位的主要方法就是术中定位可靠、张力合适、固定牢靠，因此需要在术中反复验证导线的稳定。尽可能选用主动固定电极导线。发生脱位后，尽可能早发现、早复位。

3. **膈神经刺激**　表现为随起搏出现的腹部肌肉的搏动或抽搐。原因是起搏导线靠近膈神经，刺激膈神经所致。在术中除了测试起搏阈值，还会进行高电压起搏，如存在膈肌刺激通常会重新选择起搏位置，因此术后新出现的膈神经刺激需先除外电极导线的移位或脱位。双室同步化治疗的左心室电极较容易出现膈神经刺激，应用四极导线可以有更多向量选择的方案，减少因膈神经刺激而重新调整电极或再次手术的概率。

4. **起搏系统感染**　起搏系统感染是起搏器术后最重要和常见的并发症（图 3-37-12，彩图见书末）。感染后处理困难，影响患者的身心健康和生活质量，甚至导致患者死亡。单纯囊袋表浅感染者，局部清创及加强抗感染治疗有可能使感染得到控制。若发展到囊袋深部感染、菌血症或感染性心内膜炎，则需要尽可能地移除整个起搏系统，经全身抗感染治疗后再择期植入新的起搏系统，多选择对侧重新植入。

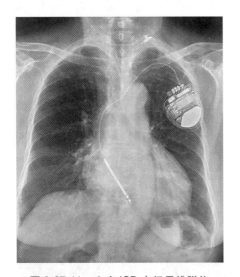

图 3-37-11　心室 ICD 电极导线脱位

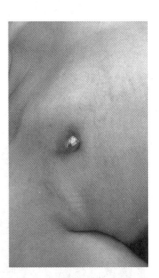

图 3-37-12　起搏系统感染-囊袋破溃

（三）起搏器相关的并发症

1. **起搏器综合征**　是心室起搏后引发的血流动力学异常改变的一组临床症状。主要见于 VVI 起搏方式。表现为不同程度的头晕、血压下降、晕厥和充血性心力衰竭。在心室起搏后新发上述症状或症状加重者，要考虑起搏器综合征的可能。对诊断困难的患者，必要时可进一步行心电生理和血流动力学检查。如心室起搏时动脉压下降>20mmHg、右心房压升高>20mmHg，同时伴有上述症状；或心室起搏时伴有室房逆传和症状，而心房起搏或房室顺序起搏时症状明显改善或消失者，可诊断为起搏器综合征。处理办法为将 VVI 起搏模式改为 AAI 或双腔起搏。

2. **起搏器介导的心动过速**　只见于植入双腔起搏器患者，当心室起搏发生室房逆传时，逆传 P 波被心房感知，经房室延迟后再次促发心室起搏，又产生室房逆传 P 波，如此循环往复形成环行折返性心动过速。起搏器介导的心动过速可因房室阻滞或心房未感知而自行终止，也可能持续不停。通过调整起搏器的程控设置可以终止和避免起搏器介导的心动过速：①延长心房不应期：使心室起搏后逆传激动落于心房不应期内；②缩短起搏器的房室间期：减少房室结逆传的发生；③降低心房感知灵敏度：使逆传 P 波不被心房感知；④降低起搏器的上限频率：减慢心动过速的心室率；⑤将 DDD 模式改为 DVI 或 VVI 起搏模式。

3. **起搏器诱导的心肌病**　起搏治疗是治疗症状性心动过缓或房室传导阻滞的有效手段，常规右心室起搏是临床多年来沿用的主要起搏方式。长期右心室起搏可导致室间和室内不同步,最终发生心功能不全,称为起搏诱导心肌病(PICM),临床表现同扩张型心肌病。随着起搏器产品功能的不断完善,使得在保证安全起搏的同时尽可能地减少心室起搏;此外,近年来发展的生理性起搏通过将起搏电极植入到正常心脏传导系统(希浦传导系统),在维持起搏治疗作用的同时,保证了正常的生理性传导,可以最大限度地降低对心功能的影响。对临床上已经发展到心肌病、出现心力衰竭的患者,尤其是心室起搏比例高的患者,通过升级为双室同步化起搏或生理性希浦系统起搏,可以一定程度上纠正心力衰竭的症状,逆转心肌病的进展。

五、起搏器植入后的随访和程控

起搏器植入后的随访时间一般为植入后 1 个月、3 个月、6 个月、12 个月,以后每年 1 次,至起搏器电池使用期限不足 1 年时,则根据提示时间增加随访次数。随访目的包括:评价植入后相应临床症状的改善情况;了解起搏器的工作状况,及时发现起搏系统的故障或功能异常以及相关并发症;程控优化起搏器参数,以最大化满足个体化的需要。

随访内容主要包括以下两点。

1. **患者评估**　一般资料和起搏器植入信息;患者植入前症状的变化、有无新发的症状;起搏器囊袋区域皮肤状态,切口愈合情况;必要时行胸片、心电图、超声心动图等辅助检查进一步评估。

2. **起搏器程控**　评估起搏模式是否最优化;测试电极导线起搏阈值、感知及阻抗是否正常;根据患者情况,合理设置起搏器特殊功能;利用起搏器的记录功能,分析判断心律失常;起搏器的电池状况,起搏比例及患者对起搏器的依赖程度等。

目前,多数起搏器带有远程监测功能,可对起搏器工作状态及患者心律失常情况甚至心功能状态进行及时的监测和诊断,监测系统可每天进行数据的传输,以进一步指导临床处理对策。

(盛琴慧)

参 考 文 献

[1] Kusumoto FK,Schoenfeld MH,Barrett C,et al. 2018 ACC/AHA/HRS Guideline on the Evaluation and Management of Patients With Bradycardia and Cardiac Conduction Delay:Executive Summary:A Report of the American College of Cardiology/American Heart Association Task Force on Clinical Practice Guidelines,and the Heart Rhythm Society. Heart Rhythm,2019,16(9):e227-e229.

[2] Vijayaraman P,Dandamudi G,Zanon F,et al. Permanent His bundle pacing:Recommendations from a Multicenter His Bundle Pacing Collaborative Working Group for standardization of definitions,implant measurements and follow-up. Heart Rhythm,2018,15:460-468.

[3] De Forge WF. Cardiac Pacemakers:A Basic Review of the History and Current Technology. J Vet Cardiol,2019,22:40-50.

第三十八章 经皮左心耳封堵术

卒中已经成为导致心房颤动(房颤)患者死亡的第三位原因及首要致残原因,因此,加强房颤患者预防卒中的管理尤为重要。房颤患者由于房颤血液在此淤滞容易形成血栓,而90%的血栓被证实形成在左心房的一个附属结构-左心耳内。经皮左心耳封堵术(left atrial appendage closure,LAAC)是近年来发展的通过微创经导管封堵左心耳来预防非瓣膜性房颤患者卒中的新技术,与传统华法林抗凝治疗相比,LAAC被证实具有更优的安全性和不劣的抗凝效果。

【适应证】

接受 LAAC 的患者,均需要同时满足如下入选标准:

1. 年龄≥18 岁,非瓣膜性房颤。

2. $CHA_2DS_2\text{-}VASc$ 评分要求男性≥2 分,女性≥3 分。

3. 满足以下至少一条

(1) 长期口服抗凝药禁忌。

(2) 抗凝治疗后仍有卒中风险。

(3) 服用华法林国际标准化比值(international normalized ratio,INR)达标(INR 2~3)仍有脑梗死或血栓栓塞事件。

(4) 拒绝或无法耐受长期抗凝治疗的患者。

【禁忌证】

接受 LAAC 的患者,需要不符合排除标准任意一条:

1. **心脏超声筛选** 经胸超声心动图(transthoracic echocardiography,TTE)和 TEE 检查,发现:

(1) 原则上左心耳开口或锚定区 ≥30mm(Watchman、ACP、Lacbes、Lefort)或 ≥35mm(LAmbre,Leftear)(图 3-38-1,彩图见书末)。

(2) 左心室射血分数(left ventricular ejection fractions,LVEF)<30%。

(3) 左心房或左心耳内有血栓。

(4) 原因不明的心包积液,最深≥5mm。

2. **临床诊断**

(1) 合并有风湿性心脏瓣膜病、退行性心脏瓣膜病,或先天性心脏瓣膜病及严重的二尖瓣狭窄、主动脉瓣狭窄等瓣膜疾病(瓣膜性房颤)。

(2) 非预防房颤卒中而须长期服用华法林或新型口服抗凝药的情况,如机械瓣换瓣术后。

(3) 急性心肌梗死或不稳定性心绞痛,或 3 个月内有心肌梗死病史,或 1 个月内行经皮冠状动脉介入治疗。

(4) 有明确的需要血运重建的冠状动脉狭窄。

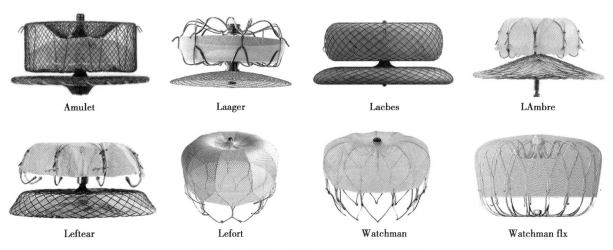

Amulet　　Laager　　Lacbes　　LAmbre

Leftear　　Lefort　　Watchman　　Watchman flx

图 3-38-1　部分上市的左心耳封堵器（实物图）

（5）1 个月内发生过卒中。

（6）肿瘤，预计寿命在 2 年以内。

（7）实验室检查异常：血液学异常或严重的肝肾功能不全。

3. 与器械相关

（1）曾行房间隔修补术或房间隔封堵器植入，预计房间隔穿刺困难。

（2）对金属镍钛合金、阿司匹林、氯吡格雷、肝素过敏或禁忌。

4. 其他需要排除的情况，由研究团队判定，如不能耐受术后短程抗凝治疗或随访依从性差等。

【术前准备】

评估患者性别、年龄、房颤类型、既往抗凝药物使用史、合并疾病（充血性心力衰竭、高血压、糖尿病、肝肾功能不全、出血史、卒中史、冠状动脉疾病）等，评估卒中风险（CHA$_2$DS$_2$-VASc 评分）和出血风险（HAS-BLED 评分），经过 TTE 和 TEE 筛查后行左心耳造影。术前需要行 TEE 排除血栓并探查最大左心耳开口、深度或锚定区。

对于单体式封堵器或称塞式封堵器（图 3-38-2，彩图见书末），以 Watchman 为代表，左心耳开口为解剖学开口，定义为回旋支至肺静脉边缘内高 1~2cm，需要测量左心耳深度（左心耳开口至心尖尖部）。

对于盘式封堵器（图 3-38-2，彩图见书末），以 ACP、LAmbre 为代表，左心耳开口指的是超声学开口，即左上肺静脉（LSPV）边缘至回旋支的连线，同时需要测量"锚定区"直径，定义为左心耳开口以内 5~10mm 与颈部长轴垂直的线。建议还需要测量左上肺静脉嵴部至二尖瓣后叶瓣环根部的距离，此为封堵盘可以允许的最大直径（若选择的封堵器外盘直径超过这个长度，则提示封堵器会对周边结构产生压迫）。

【操作方法】

1. **麻醉**　左心耳封堵术一般在全麻或静脉麻醉下开展，部分经验丰富的中心可在局麻下进行。一般在 TEE（部分国内外中心使用心腔内超声）指导房间隔穿刺及植入手术。

我中心既往 5 年行 600 余例左心耳封堵的经验，约 80% 的病例采用局部麻醉，仅穿刺点给予利多卡因局部浸润麻醉（此类患者在 X 线下完成封堵器植入，再行 TEE 评估）；另外 20% 病例采用静脉镇静镇痛的方法（此类患者可以在左心耳封堵的全程用 TEE 指导和评估）。方案如下：芬太尼 0.5mg（备咪达唑仑 30mg）及生理盐水配制成 60ml 体系，静脉持续微量泵入 5~20ml/h，无创监测心率、血压、指脉氧饱和度。

2. **房间隔穿刺**　TEE 指导、X 线或心腔内超声（intracardiac echocardiography，ICE）指导下均可完成房间隔穿刺。穿刺点靠下最重要，其次是靠后。TEE 同时在主动脉短轴切面和双房切面指导穿刺针向下及向后穿刺卵圆窝；X 线指导下也可向下、稍向后穿刺。部分中心采用 ICE 指导下房间隔穿刺术。完成房间隔穿刺后，静脉注射普通肝素 80~100U/kg，后每隔 1 小时追加 1 000U 或根据激活凝血时间（activated

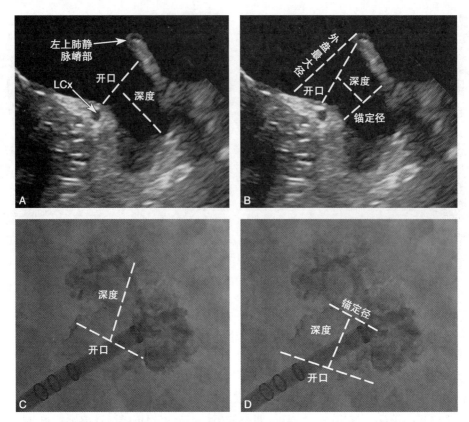

图 3-38-2　塞式封堵器和盘式封堵器在 TEE 和 X 线测量要点示意图

注：A. 植入塞式封堵器时，TEE 测量左心耳开口（黄色虚线）及深度（红色虚线）；B. 植入盘式封堵器时，TEE 需要测量左心耳开口（黄色虚线）、深度（红色虚线）、锚定径（绿色虚线）和外盘最大径（红色虚线）；C. 植入盘式封堵器时，X 线下完成左心耳造影后测量左心耳开口（黄色虚线）及深度（红色虚线）；D. 植入盘式封堵器时，X 线下完成左心耳造影后测量左心耳开口（黄色虚线）、深度（红色虚线）和锚定径（绿色虚线）。

coagulation time，ACT）测定随时调整肝素用量，维持术中 ACT>250 秒。

3. **鞘管进入**　穿刺成功后加硬钢丝通过房间隔穿刺鞘将头端置于左上肺静脉内，之后撤出房间隔穿刺鞘，将左心耳封堵专用输送鞘通过钢丝送入左心房，对于 Watchman 需要使用猪尾导管进入左心耳，完成造影后将鞘管置于左心耳底部，释放过程原则上允许后退不能前进。

4. **左心耳造影**

（1）右前斜 20°~30°+足位 20°~30°，可以充分展现左心耳底部（相当于 TEE 135°）。Watchman 多选择此体位进行鞘管前送及封堵器释放。

（2）右前斜 20°~30°+头位 20°（相当于 TEE 45°），能更好地显示左心耳的走形，ACP 可选择此体位进行鞘管前送及封堵器释放。

5. **左心耳封堵器选型**

（1）塞式封堵器：以 Watchman 为代表，选择的直径比最大开口大 2~4mm。

（2）盘式封堵器：LAmbre 选择固定盘比最大开口直径大 4~8mm 或比锚定径最大测量值大 25%~40%；ACP 及 Lacbes 选择固定盘比锚定径大 2~4mm。

6. **封堵器植入及评估**

（1）Watchman 封堵器植入（图 3-38-3，彩图见书末）

1）输送外鞘循猪尾导管到达左心耳最远端，Watchman 的植入采用"倒退式"。

2）包含预装封堵器的输送内鞘定位和排水（我中心不采用"预借深度"的方式）。

3）锁定内外鞘，严格排水排气：封堵器装载后均采用正压盐水持续冲洗，压力 150mmHg。封堵器连

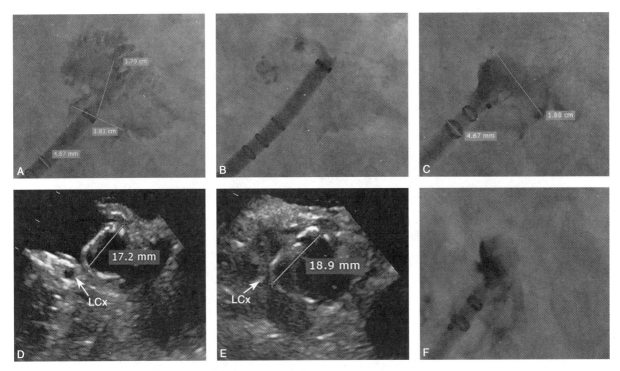

图 3-38-3　Watchman 左心耳封堵器植入

注：A. 本例左心耳造影提示开口18mm，可用深度约为18mm；B. 鞘管在猪尾导管辅助下进入左心耳底部；C. 选择21mm Watchman 封堵器展开，提示锚定较好，封堵较好；D. TEE 90°评价 PASS 原则，封堵器位置较好、封堵好；E. TEE 135°评价 PASS 原则，封堵器位置较好、封堵好，压缩至18.9mm（压缩率10%）；F. 满足 PASS 原则，释放封堵器。

接至输送鞘（内鞘）后开始正压冲水，至封堵器准备展开前，停止正压冲水，行造影确认内鞘在合适位置，准备展开封堵器。

4）至封堵器尾端展开后，轻打造影剂确认封堵器尾端与左心耳底部关系，可酌情二次利用深度；继续缓慢回撤外鞘，至封堵器完全展开。

5）评估"PASS"原则：位置（position），器械最大直径平面正好或者稍远于并横跨左心耳开口；锚定（anchor）：通过牵拉确认封堵器固定好；封堵器选型（size）：封堵器实际展开最宽径相对于所选型号，应有一定的压缩；封闭（seal）：保证所有的瓣叶都在器械远端并封闭，TEE 测定封堵器残余分流≤5mm。

6）满足"PASS"原则，释放封堵器。若不满足，需要回收调整。可采用半回收或微回收，若采用全回收，则需要更换封堵器，并借助猪尾导管重新定位鞘管。

（2）盘式封堵器植入：以 Lambre（图 3-38-4，彩图见书末）、ACP（图 3-38-5，彩图见书末）为代表。

1）推送外鞘定位在左心耳开口向内 5~10mm 的"锚定区"。

2）将封堵器手动压缩后连接输送钢缆，正压盐水下输送至锚定区，严格排水。

3）固定外鞘，前送内鞘缓慢打开固定盘至锚定区，确认固定稳妥。

4）保持内鞘不动，回撤外鞘，展开封堵盘。

5）评估释放原则：固定盘需要评估锚定位置和固定效果，封堵盘评估对左心耳开口的封堵效果，但各款盘式封堵器之间并不完全一致。总之，封堵器需要良好的固定性和封堵性。细分而言，各款封堵器采用了自己命名的释放原则：ACP 封堵器，评估"CLOSE"原则；LAmbre 封堵器，评估"COST"原则；Lacbes 封堵器，可参考 ACP 标准；Leftear 封堵器，需要评估"CODIS"原则（图 3-38-6，彩图见书末）。

6）满足原则，可释放封堵器。若不满足，则再回收以后重新定位释放，直至成功。

【术后管理】

1. 抗凝抗血小板方案（结合 TEE 复查）　使用华法林或新型口服抗凝药（NOACs，利伐沙班或达比加群酯），使用至术后 1.5~3 个月。Watchman 主张术后使用口服抗凝药（华法林）不加用阿司匹林或加用

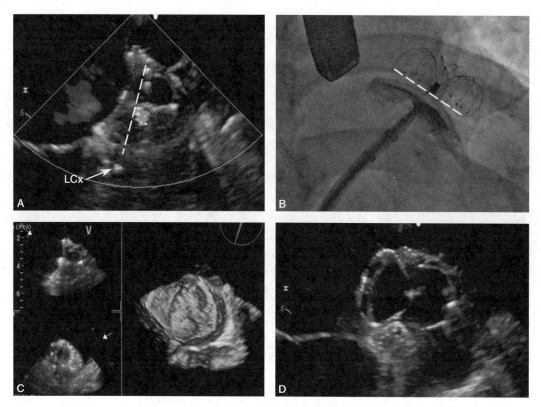

图 3-38-4 LAmbre 封堵器植入及"COST"原则评价

注:A. LCx,固定盘在 LCx 后面展开,黄线显示了固定盘脚末端;B. Open(展开),固定盘充分打开,使得固定盘末端与连接在密封盘和固定盘之间的显影标志在一条直线上,固定盘末端与连接在密封盘和固定盘之间的显影标志在一条直线上(黄色虚线);C. Seal(封闭),密封盘达到最佳密封,TEE 测定残余分流≤3mm,未见残余分流;D. Tug(牵拉),牵拉试验确认封堵器固定良好。

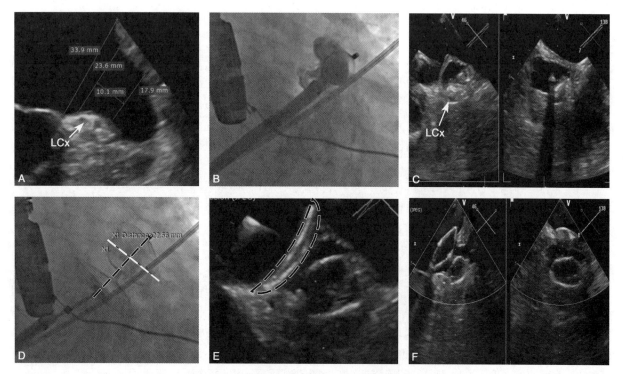

图 3-38-5 ACP 封堵器植入及"CLOSE"原则评价

注:A. 术前左心耳长轴切面 TEE 测量开口约 23.6mm,锚定区约 18mm,此病例最终选择 26mm 的 ACP 封堵器;B. 封堵盘首先展开成球形,继续调整至锚定区展开;C. TEE 确认封堵盘(Lobe)要有一定压缩且至少 2/3 要在 LCx 后展开;D. 封堵盘与封堵器径线呈垂直的"轴向"(Orientation),且可见固定盘和封堵盘分离(Separation);E. 封堵盘呈"新月形"(Elliptical),提示封堵盘有一定形变;F. 为牵拉试验提示封堵器固定好。

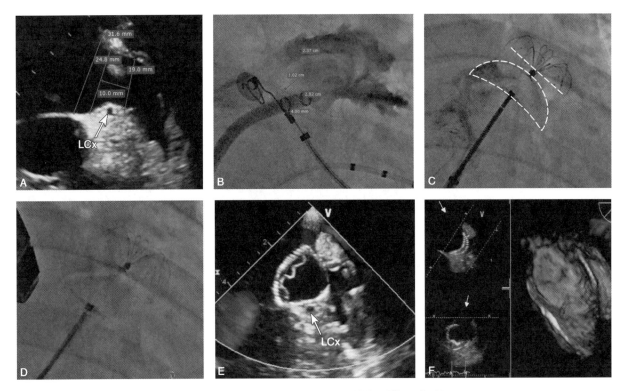

图 3-38-6　Leftear 封堵器植入及"CODIS"原则评价

注:A. 术前 TEE 测量,其中在长轴切面测定左心耳开口约 24.8mm,锚定区约 19mm,LSPV 嵴至二尖瓣环根部的距离 31.6mm。B. LAA 造影,确认心耳多叶,梳状肌丰富,术中在"右肝位"X 线测量左心耳开口约 28mm,锚定区约 23.7mm,综合考虑后拟选择 27mm×31mm 常规型号 Leftear 封堵器。C. 封堵器植入后,固定盘充分展开(Open),固定盘末端与连接在密封盘和固定盘之间的显影标志在一条直线上。封堵盘封堵好,且封堵盘(Dish)有一定形变,呈"月牙形",提示有一定压缩。D. 牵拉试验确认固定较好(Insurance)。E. 牵拉试验提示固定较好,固定盘整体在 LCx 以后展开。F. 释放封堵器后确认封堵效果较好(Seal),TEE 测定残余分流≤3mm。

阿司匹林至 45 天左右,随访 TEE 评价封堵器位置及残余分流,若仍为成功封堵状态,可换用双联抗血小板(阿司匹林、氯吡格雷)使用 6 个月,再次评价 TEE,之后使用单抗血小板药物(阿司匹林),需要终身使用;ACP 或者 LAmbre 可采用抗凝治疗或仅使用抗血小板药,前 1~6 个月使用双抗(阿司匹林、氯吡格雷),之后使用单抗(阿司匹林或氯吡格雷),术后 3~6 个月建议使用 TEE 评价。

我们中心的经验是:①若不存在抗凝禁忌,统一使用抗凝治疗(优选新型口服抗凝药)2~3 个月后复查 TEE,若没有 DRT,直接换用双抗使用至术后 6 个月,此后单抗维持;若发现 DRT,继续抗凝治疗,每 3 个月复查 1 次 TEE,直到没有 DRT 为止,此后按照没有 DRT 执行;②若存在抗凝禁忌,使用双抗治疗 3 个月后复查 TEE,若没有 DRT,换用单抗维持。

2. **预防食管损伤**　软食及质子泵抑制剂使用至术后 1 个月,尤其合并房颤消融。

3. **控制心律及房颤**　其他相关治疗及其他疾病治疗。

【并发症及处理】

经过多年来的实践,左心耳并发症发生率已经从早期的 8%~9% 逐渐降低到 2%~3%。欧洲和美国上市后临床注册研究并发症的发生率分别是 EWOLUTION 报道的 2.7%、POST-FDA 报道的 1.44%。主要围术期并发症,包括心包积液/心脏压塞(1.68%)、封堵相关脑卒中(0~2.2%)、封堵器脱落栓塞、器械相关血栓形成(DRT)、残余漏、出血、血管穿刺并发症等。其中,发生相对最多的是心包积液/心脏压塞比例(约 1.68%),其次是封堵器脱落栓塞,发生率约为 0.25%。手术相关死亡率相对较低,仅为 0.06%。我中心回顾性分析了既往 5 年 550 余例左心耳封堵的经验,记录到严重心包积液(定义为需要经皮穿刺引流或外科手术引流)7 例(1.3%),均行心包穿刺,只有 1 例需要急诊行心外科手术(0.18%)。死亡 1 例(0.18%),明显血管径路并发症 3 人(4 例,其中 1 人出现双侧血管径路并发症)(0.7%),封堵器脱落

1 例(0.18%)顺利经导管回收。

1. **心包积液/心脏压塞** 绝大多数有血流动力学变化的心包积液/心脏压塞均发生在术后 24 小时内,但也有极个别患者可出现延迟心脏压塞,甚至发生在术后 2 周至 1 个月。发生心包积液/心脏压塞的常见原因是导丝/鞘管操作不当、封堵器多次调整部位、封堵器在左心耳内放置过深和房间隔穿刺不当等。心肌穿孔的紧急治疗措施包括经皮心包穿刺引流和输血,以及心外科手术治疗。最重要的抢救措施是,立即在透视与造影剂指导下行心包穿刺引流术通过这一措施,绝大多数心脏压塞的患者(76.5%)可以避免开胸手术,即使开胸手术不可避免,也可以为过渡到开胸手术争取时间。术中应用 TEE 或 ICE 实时监测,应用猪尾导管引导封堵器鞘管可减少 LAA 穿孔,避免多次不恰当地调整封堵器位置等操作均能有效预防心包积液/心脏压塞的发生。总体而言,无论是心包穿刺还是外科修补,患者的临床预后均较好,并无长期致残或死亡的发生,但住院平均天数可能因此被延长 6 天。

2. **封堵相关脑卒中** 导致脑栓塞的原因可以是气体栓塞或血栓脱落等。PROTECTT-AF 研究共报道了 5 例脑卒中患者(0.9%),其中 3 例明确为气体栓塞,另 2 例高度怀疑是气体栓塞所致。随着手术经验的逐渐积累,空气栓塞发生概率已显著下降,可借心电监测时 ST 段抬高予以评估、救治(注意对比封堵器展开后即可心电图与术前心电图)。做左心耳造影前,左心房压测量应常规使用。若出现左心房压降低,可通过临床灌注生理盐水增加患者的左心房压在 15mmHg 以上。术中鞘管的输送过程中,除了严格的排水排气外,无论任何类型的封堵器均采用正压排水法可避免鞘管交换和推送过程中的气体进入。一旦术中气栓形成,如果局限在鞘管内则可通过血液排气排水。如果气栓形成并局限在左心耳底部,可通过左心耳近端封堵方法把气栓封闭在左心耳内部。

3. **封堵器脱落栓塞** Watchman 整体脱落率 0.2%~0.4%,ACP 整体脱落率 1%,LAmbre 也有脱落的案例报道。总体来讲,脱落的封堵器可能局限在左心房,也可能进入并滞留在左心室,或经左心室进入主动脉,少数封堵器可能会卡在二尖瓣、左心室肌小梁、主动脉瓣。PROTECTAF 研究报道了 3 例(0.6%)封堵器,1 例术中发现,另 2 例由于无明显临床症状而在术后 45 天经 TEE 随访时发现。ASAP 研究报道,术中共发生 2 例(1.3%)封堵器脱落,封堵器均栓塞于降主动脉。经导管行封堵器回收是常规操作,而心外科开胸手术也是备用。对于 Watchman 封堵器脱落,行经导管回收一般难度不大。因此,封堵术前应常备抓捕工具(圈套器、异物钳、预冷盐水等)以防封堵器脱落栓塞的发生。ACP 和 LAmbre 等经导管回收较为困难,双导管(其中之一建议使用 Fustar 可调弯鞘管)+双异物钳的方法。

4. **封堵器血栓形成(DRT)** 不同封堵器术后 DRT 的形成率不一。Watchman 的 DRT 发生率为 3.4%,ACP/Amulet DRT 发生率为 4.6% 且波动较大。术后须严格执行抗凝抗血小板方案和 TEE 复查。

5. **其他并发症** 其他围术期或封堵器相关的并发症还包括主要出血事件、血管径路并发症(穿刺部位血肿、动静脉瘘、假性动脉瘤)及其他事件。通过规范的操作流程大部分可避免。另外,我中心观察到冠状动脉压迫 3 例(0.5%),均为塞式封堵器。1 例封堵器未释放,予全回收后重新封堵;2 例在封堵器释放后出现或发现,1 例造影提示压迫到左主干末端分叉处,行补救性 PCI 治疗;1 例压迫到 LCx 近端,仅 LCx 行补救性 PCI 治疗。

【小结】

左心耳封堵术预防房颤卒中,是一种局部的一次性治疗,这是一种治疗理念的突破。经过 Watchman、ACP、LAmbre 等系列封堵器的大量临床试验证实,左心耳封堵术已经被广泛接受作为非瓣膜性房颤患者预防卒中的一种可选方案。毫不夸张地说,左心耳封堵术开启了全球预防房颤患者卒中治疗的新模式,即由"局部封堵、单次手术"替代传统的"全身抗凝、终身服药"的模式。

(陈 维 徐亚伟)

参 考 文 献

[1] Holmes DR, Reddy VY, Turi ZG, et al. Percutaneous closure of the left atrial appendage versus warfarin therapy for prevention of stroke in patients with atrial fibrillation: a randomised non-inferiority trial. Lancet, 2009, 374(9689): 534-542.

[2] 李双,刘建云,贾鹏,等. 左心耳封堵术围术期有效性和安全性的单中心回顾性研究. 中华心血管病杂志(网络版),

2019,2(e1000030):1-20.

[3] Bayard YL,Omran H,Neuzil P,et al. PLAATO(Percutaneous Left Atrial Appendage Transcatheter Occlusion)for prevention of cardioembolic stroke in non-anticoagulation eligible atrial fibrillation patients:results from the European PLAATO study. EuroIntervention,2010,6(2):220-226.

[4] Reddy VY,Holmes D,Doshi SK,et al. Safety of percutaneous left atrial appendage closure:results from the Watchman Left Atrial Appendage System for Embolic Protection in Patients with AF(PROTECT AF)clinical trial and the Continued Access Registry. Circulation,2011,123(4):417-424.

[5] Di Biase L,Santangeli P,Anselmino M,et al. Does the left atrial appendage morphology correlate with the risk of stroke in patients with atrial fibrillation? Results from a multicenter study. J Am Coll Cardiol,2012,60(6):531-538.

[6] Lam YY,Yip GW,Yu CM,et al. Left atrial appendage closure with AMPLATZER cardiac plug for stroke prevention in atrial fibrillation:initial Asia-Pacific experience. Catheter Cardiovasc Interv,2012,79(5):794-800.

[7] Urena M,Rodes-Cabau J,Freixa X,et al. Percutaneous left atrial appendage closure with the AMPLATZER cardiac plug device in patients with nonvalvular atrial fibrillation and contraindications to anticoagulation therapy. J Am Coll Cardiol,2013,62(2):96-102.

[8] Reddy VY,Doshi SK,Sievert H,et al. Percutaneous left atrial appendage closure for stroke prophylaxis in patients with atrial fibrillation:2.3-Year Follow-up of the PROTECT AF(Watchman Left Atrial Appendage System for Embolic Protection in Patients with Atrial Fibrillation)Trial. Circulation,2013,127(6):720-729.

[9] Reddy VY,Sievert H,Halperin J,et al. Percutaneous left atrial appendage closure vs warfarin for atrial fibrillation:a randomized clinical trial. JAMA,2014,312(19):1988-1998.

[10] Saw J,Lempereur M. Percutaneous Left Atrial Appendage Closure:Procedural Techniques and Outcomes. JACC Cardiovasc Interv,2014,7(11):1205-1220.

[11] Li S,Zhu M,Lu Y,et al. Overlay Technique for Transcatheter Left Atrial Appendage Closure. Heart Lung Circ,2015,24(8):e133-135.

[12] Li S ZD,Zhu M,Tang K,et al. Percutaneous left atrial appendage closure in the patient with spontaneous echocardiographic contrast:a new occluder and protocol. Cardiology Plus,2015,1(1):42-44.

[13] Boersma LV,Schmidt B,Betts TR,et al. Implant success and safety of left atrial appendage closure with the WATCHMAN device:peri-procedural outcomes from the EWOLUTION registry. Eur Heart J,2016,37(31):2465-2474.

[14] 张勇华,陈艳红,郭再雄,等. 非瓣膜性心房颤动患者行 Watchman TM 左心耳封堵术的可行性、有效性及安全性研究. 中华心律失常学杂志,2017,2:151-155.

[15] Reddy VY,Doshi SK,Kar S,et al. 5-Year Outcomes After Left Atrial Appendage Closure:From the PREVAIL and PROTECT AF Trials. J Am Coll Cardiol,2017.

[16] Huang H,Liu Y,Xu Y,et al. Percutaneous Left Atrial Appendage Closure With the LAmbre Device for Stroke Prevention in Atrial Fibrillation:A Prospective,Multicenter Clinical Study. JACC Cardiovasc Interv,2017,10(21):2188-2194.

[17] 黄从新,张澍,黄德嘉,等. 心房颤动:目前的认识和治疗建议 2018. 中国心脏起搏与心电生理杂志,2018,32(4):315-368.

[18] 黄从新,张澍,黄德嘉,等. 左心耳干预预防心房颤动患者血栓栓塞事件:目前的认识和建议 2019. 中国心脏起搏与心电生理杂志,2019,44(5):385-401.

第三十九章 血流动力学监测及左、右心导管术

血流动力学监测内容主要包括压力、容量、血流、阻力和血氧等诸多方面,目的是为更准确地了解、判断患者病理生理状态,指导临床治疗。血流动力学监测的方法包括有创监测(需要在血管内放置导管)和无创监测(超声、CT 和 MRI 等物理方法)。有创血流动力学监测相对于无创监测有更高的准确性,可实时连续监测,但相关操作也有发生并发症的潜在风险。本章主要介绍常规有创血流动力学监测方法和指标解读。

一、压力测定

血流动力学监测和心导管检查的主要目标之一,就是准确记录压力波形并正确解读。压力波形是由心脏肌肉收缩舒张产生的周期性压力变化,其振幅和时间会受到各种机械和生理状态的影响。

1. **液体充盈系统** 有创压力监测都是通过液体充盈系统将导管和压力传感器连接起来。压力衰减(damping)是有创压力监测中最常见的误差之一。使用相对短、大口径、非顺应性液体管路会减少压力衰减可能。此外还需考虑其他可能导致压力衰减的原因,如管路连接处未拧紧漏气、管路中存在气泡或造影剂或血栓、管路严重扭曲打结、导管尖端嵌顿、贴壁等。

2. **零点校准** 标准零点校准是准确测定压力的基础。理论上讲,左心房位置代表的是零点位置。根据 2013 年第 5 届世界肺高血压大会推荐,零点校准时压力传感器的位置应设定为平卧位胸中线位置(mid-thoracic),即取前胸壁和床之间的中间位置。

3. 正常心腔及血管压力(表 3-39-1)。

表 3-39-1 静息状态正常人压力和阻力的范围

压力	平均值	范围
右心房压(平均压)/mmHg	3	2~7
右心室压/mmHg		
收缩压	25	15~30
舒张末压	4	1~7
肺动脉压/mmHg		
收缩压	25	15~30
舒张压	9	4~12
平均压	15	9~19

压力	平均值	范围
肺小动脉楔压(平均压,mmHg)	9	4~12
左心房压(平均压,mmHg)	8	2~12
左心室压(mmHg)		
收缩压	130	90~140
舒张末压	8	5~12
中心动脉压(mmHg)		
收缩压	130	90~140
舒张压	70	60~90
平均压	85	70~105
体循环阻力(dyne·s·cm^{-5})	1 100	700~1 600
全肺阻力(dyne·s·cm^{-5})	200	100~300
肺血管阻力(dyne·s·cm^{-5})	70	20~130

（1）心房压：右心房压力波形包括 3 个正向波(a,c 和 v)以及 2 个负向波(x 和 y)。其中 a 波代表心房收缩。紧接着 a 波的是 x 降支，代表心房舒张。在 a 波和 x 降支中间的正向波称为 c 波，代表右心室收缩时三尖瓣环凸向右心房内造成反冲波。v 波代表在心房充盈终止后，心室开始收缩时的心房压力。正常情况下，v 波都低于 a 波。当三尖瓣开放，右心房血液进入右心室时，心房压力再次降低，形成 y 降支。呼吸造成的胸腔内压变化会影响心房压力，吸气导致胸腔内压下降，因此右心房压力会相应降低，呼气则相反。左心房压力波形意义和右心房类似，但左心房压力一般整体更高，而且 v 波也会高于 a 波。

（2）肺小动脉楔压(pulmonary artery wedge pressure,PAWP)：PAWP 波形实际代表左心房波形，但相比左心房存在衰减和延迟。临床常用 PAWP 代替左心房压力，但对于存在严重二尖瓣疾病患者，PAWP 估测左心房压力会有显著误差。由于胸腔内压对 PAWP 有很大影响，而胸腔内压在呼气末时最低，因此应在此时测定 PAWP。临床测定 PAWP 时，无须患者屏气，在正常呼吸状态下，选择呼气末时刻手工记录患者 PAWP 平均值。此外，测定 PAWP 还可因球囊嵌顿过度和嵌顿不足导致测量误差。嵌顿过度是由于球囊进入过肺动脉小分支且气囊压力过高所致，典型嵌顿过度波形是一条平直且压力逐渐增高的波形。而嵌顿不足则主要因肺动脉扩张迂曲，球囊导管嵌顿位置不佳或气囊压力不足所致。嵌顿不足的波形呈衰减样肺动脉波形。此外，如果楔压测定正确，在气囊充气时从导管抽取血样行血气分析，氧饱和度可接近饱和状态(95%~100%)。

（3）心室压力：正常生理状态下，尽管左心室压力显著高于右心室，但左、右心室压力波形是类似的。临床测定心室舒张末压应在心室等容收缩期开始之前，即心室波形开始快速升高之前的位置。如果该位置难以确定，可通过心电图 R 波起始时间对应的波形位置来记录心室舒张末压。

（4）主动脉和肺动脉压力：大血管压力波形有三个主要组成部分，即收缩波形(从心室通过开放的半月瓣射血)、切迹(半月瓣关闭)和舒张期缓慢下降波形。收缩压和舒张压的差值称为脉压，反映的是每搏量和动脉顺应性。平均压可比较准确反映外周阻力。越靠近外周血管，动脉收缩压一般越高。外周动脉顺应性越好(如年轻人)则收缩压相应越高，与主动脉收缩压的差值就越大。

4. 心输出量测定　心输出量(cardiac output,CO)是血流动力学监测中最为关键的指标之一。成人 CO 正常范围是 4~8L/min，CO 降低和升高均提示存在特定病理生理改变。

（1）Fick 氏法：可通过直接测定氧耗量以及进出肺循环氧含量的差值来计算肺循环血流量。直接 Fick 氏法是 CO 测定的金标准，但相对比较复杂，需要用测定患者氧耗量的设备，目前国内尚无中心常规在临床应用直接 Fick 氏法来测定 CO。

$$CO = \frac{氧耗量(ml/min)}{(动脉氧含量-混合静脉氧含量)} = \frac{氧耗量(ml/min)}{(动脉氧饱和度-混合静脉氧饱和度)\times 1.36\times Hb(g/dl)\times 10}$$

为简化操作流程,更多中心采用间接 Fick 氏法来测定 CO。间接 Fick 氏法主要是通过公式来估测氧耗量指标。目前临床最常用的估测氧耗量公式为 Dehmer 公式,如下:

$$氧耗量(ml/min) = 125\times 体表面积(BSA)$$

需要强调,人体氧耗量受年龄、性别、疾病状态等诸多因素影响,故间接氧耗量估测方法准确性有很大局限性,可能和真实值有较大误差,解读过程中需要考虑相关因素对氧耗量的影响。

(2) 热稀释法(thermodilution method):是指示剂稀释法测定 CO 方法的一种。指示剂稀释法指当注射特定的指示剂进入心腔后,指示剂浓度恢复正常水平的速度(洗脱时间)和 CO 相关。CO 越大,提示循环速度越快,指示剂浓度就越快恢复正常。20 世纪 70 年代,Swan 和 Ganz 博士证实通过放置带有热敏电阻的漂浮导管进行热稀释法测定 CO 的可靠性和可重复性。热稀释法测定 CO 可通过漂浮导管或 PiCCO 导管完成,通过导管向心腔内注射冰盐水(一般 4℃,但不能低于 0℃)或室温盐水(和血温有足够大温差即可),然后通过漂浮导管热敏电阻测定心腔内温度恢复时间,从而形成一个温度-时间热稀释曲线,而 CO 和该曲线下面积成反比。为尽量减少测定误差,一般需要使用双手操作,快速且稳定地通过导管注射盐水。此外,还需要至少测定 3~5 次取其平均值来作为最终 CO 数值。部分外科围术期或重症患者进行持续监测时,还可应用 6 腔或 7 腔 Swan-Ganz 漂浮导管进行连续 CO(CCO)测定。CCO 测定 CO 原理和热稀释法类似,是通过导管自带电热导丝重复发放能量脉冲,血温改变由热敏电阻测得,从而持续测定 CO。

对于存在心内分流患者,其肺循环血流量和体循环血流量有显著差异,此类患者一般推荐使用 Fick 氏法分别测定肺循环血流量和体循环血流量。

(3) 心室造影方法:左心室造影时,可通过描记造影剂充盈边缘的方法分别测定左心室舒张末期和收缩末期面积来估测每搏量(stroke volume,SV),而 CO 等于 SV×心率。这种 CO 测定方法准确性有限,临床应用相对较少,但对于存在严重主动脉瓣和二尖瓣反流患者,心室造影方法测定的 CO 准确性较高。

5. **分流测定**   理论上,肺循环血流量(Q_P)和体循环血流量(Q_S)相等。但当心脏或大血管间存在异常病理性分流时,可导致 Q_P 和 Q_S 出现显著差异。根据分流方向,可分为左向右分流(简单或部分复杂先天性心脏病,外周动脉-静脉分流),右向左分流和双向分流(艾森门格综合征、肺动静脉瘘等)。左向右分流会导致心腔或血管内血氧饱和度异常增高,而右向左分流则会导致动脉血氧饱和度降低。

(1) 氧饱和度测定:为避免漏诊心内分流,在心导管检查时需进行完整血氧饱和度测定。当心腔内血氧饱和度出现递增式变化时,提示存在左向右分流可能。比如,右心室血氧饱和度比右心房高7%以上时,提示存在心内左向右分流,分流位置在心室水平。当左心和主动脉存在血氧饱和度不饱和时(<95%),提示存在右向左分流。详细压力和氧饱和度测量位置见表 3-39-2。

表 3-39-2   右心导管检查需测定压力和血氧饱和度参数

压力		血氧饱和度	
上腔静脉,平均压	√	上腔静脉	
下腔静脉,平均压	√	上段	√
右心房,平均压	√	下段	√
右心室		下腔静脉	
收缩压	√	上段	√
舒张末压	√	下段	√

续表

压力		血氧饱和度	
肺动脉		右心房	
收缩压	√	上部	√
舒张压	√	中部	√
平均压	√	下部	√
肺小动脉楔压,平均压	√	右心室	
左心房,平均压	√房间隔缺损	流入道	√
肺静脉,平均压	√房间隔缺损	中部	√
主动脉	先天性心脏病	流出道	√
收缩压	√	肺动脉	
舒张压	√	主肺动脉	√
平均压	√	左肺或右肺动脉	√
		左心房	√房间隔缺损
		肺静脉	√房间隔缺损
		主动脉	
		升主动脉	√动脉导管未闭
		降主动脉	√动脉导管未闭

注:①对于房间隔缺损患者,需通过房间隔测定左心房和肺静脉压力及血氧饱和度;②对于动脉导管未闭患者,尤其是存在双向分流患者,应同时测定升主动脉和降主动脉血氧饱和度。

对于无心内分流患者,混合静脉氧饱和度(mixed venous saturation,MvO_2 或 SvO_2)采样位置为主肺动脉,代表静脉系统最终混合的血氧饱和度。但对于存在心内分流患者,因为肺动脉内混合由左向右分流来的动脉血,故需要使用上腔和下腔静脉混合的血氧饱和度作为 MvO_2。由于大脑氧耗量高于内脏器官和下肢,因此上腔静脉氧饱和度一般低于下腔静脉。目前临床使用 Flamm 公式来校正 MvO_2。

$$\text{Flamm 公式}: MvO_2(\%) = \frac{3 \times SVC\ 氧饱和度(\%) + IVC\ 氧饱和度(\%)}{4}$$

(2) 分流定量计算:分别测定 Q_P 和 Q_S 数值,并通过 Q_P/Q_S 比值来判断分流情况。

$$Q_P(L/min) = \frac{氧耗量(125 \times BSA)}{(肺静脉氧饱和度 - 肺动脉饱和度) \times 1.36 \times Hb(g/dl) \times 10}$$

$$Q_S(L/min) = \frac{氧耗量(125 \times BSA)}{(动脉氧饱和度 - 混合静脉氧饱和度) \times 1.36 \times Hb(g/dl) \times 10}$$

$$\frac{Q_P}{Q_S} = \frac{动脉氧饱和度 - 混合静脉氧饱和度}{肺静脉氧饱和度 - 肺动脉氧饱和度}$$

对于有心房水平分流患者,如房间隔缺损,可直接测定肺静脉氧饱和度。而对于无心房水平分流患者,可使用动脉血氧来代替肺静脉氧饱和度。其中,对动脉氧饱和度>95% 患者,可直接使用动脉氧饱和度数值代替肺静脉氧饱和度;但对于存在右向左分流患者,即动脉氧饱和度<95% 时,则使用 98% 来代替肺静脉氧饱和度。

无分流时,一般认为 $Q_P = Q_S$。存在左向右分流时,肺循环接受了额外来自体循环的血流,导致 $Q_P/Q_S > 1$;而右向左分流为主时,$Q_P/Q_S < 1$。Q_P/Q_S 在 1.0~1.5,提示少量左向右分流;Q_P/Q_S 在 1.5~2.0,提示中量左向右分流;$Q_P/Q_S > 2.0$ 提示大量左向右分流。

二、左、右心导管术

左、右心导管术即通过动脉、静脉穿刺入路于左心腔、右心腔及相关血管进行压力、阻力和血氧测定的技术。左、右心导管术是所有心脏介入诊断及治疗技术的基础,也是临床进行有创血流动力学评估最常使用的方法。

【适应证】

1. 左心导管术适应证

（1）主动脉狭窄和/或反流

1）超声心动图检查未获得理想诊断评估数据。

2）临床症状和无创检查间存在矛盾。

3）合并有主动脉瓣上或瓣下狭窄。

4）需要进行主动脉瓣介入（经皮或经胸主动脉瓣介入）治疗患者。

（2）二尖瓣狭窄和/或关闭不全:临床症状和通过无创检查手段测得的跨二尖瓣压差或者肺动脉压力存在矛盾。

（3）需进行左心功能评价或左心室造影患者

1）肥厚型心肌病诊断和消融治疗。

2）冠心病合并左心室射血分数降低。

3）室间隔缺损诊断和介入治疗。

（4）心力衰竭患者诊断评估:需要测定左心室舒张末压患者。

2. 右心导管适应证

（1）各种肺高血压的确诊和评估。

（2）休克鉴别诊断和治疗指导。

（3）心脏瓣膜病,尤其是合并有肺动脉压力增高或右心衰竭患者。

（4）先天性心脏病的诊断和评估。

（5）心脏手术术后评估。

（6）急性肺栓塞的诊断和治疗。

（7）心力衰竭的诊断和评估。

（8）缩窄性心包炎和限制型心肌病鉴别诊断。

（9）心脏移植和肺移植前的评估。

（10）心肌梗死并发症的诊断和治疗。

（11）严重肺部疾病、呼吸衰竭、ARDS 的诊断与评估。

（12）肾衰竭和肝功能衰竭患者的容量评估。

【禁忌证】

左、右心导管禁忌证相似,如下所列的为相对禁忌证,需根据患者情况进行个体化评估。

1. 严重凝血功能障碍或严重血小板减少。

2. 穿刺和导管路径存在困难。

3. 感染性心内膜炎。

4. 不稳定心律失常。

5. 严重低钾血症。

6. 急性消化道出血。

7. 急性卒中和 1 个月内的脑血管事件。

8. 不明原因发热或未控制感染。

9. 急性肾衰竭。

10. 严重贫血。

11. 需要造影患者,存在对比剂过敏。

12. 妊娠期患者。

13. 无法配合患者。

【术前准备】

1. 完善对临床症状、体征、病史、过敏史、既往用药情况的评估;育龄期女性患者需明确有无怀孕情况,是否处于月经期及经量情况。

2. 完善术前各项化验,排除潜在隐患。

3. 需明确患者初步诊断情况和导管检查的目的。

4. 因术式需要或因无法配合而需全麻患者,应术前常规进行禁食禁水。

5. 对拟穿刺入路部位的血管和皮肤情况进行评估,拟穿刺桡动脉患者术前行 Allen 试验。

6. 术前停用抗凝治疗的方案取决于抗凝治疗药物、患者基础疾病栓塞风险以及拟行手术的出血风险。对服用华法林抗凝患者,如拟穿刺股动脉入路,要求 INR<1.8;如拟桡动脉入路,要求 INR<2.2。对于常规左、右心导管检查患者,如术前使用低分子量肝素或直接口服抗凝药物,一般仅需暂停 12~24 小时即可。

7. 对有发生对比剂肾病风险患者,术前应水化治疗。目前对拟行 PCI 治疗推荐的标准水化治疗方案是术前 12 小时、术后 24 小时水化,速度为 1ml/(kg·h),对于心功能不全患者可减量为 0.5ml/(kg·h)。决定水化方案时需考量患者心功能情况。

8. 对既往有对比剂过敏史的患者,如必须行造影检查,术前可预防性治疗。推荐方案包括:泼尼松 60mg 术前晚上和晨起口服;氢化可的松 100mg 术前 12 小时和术前静推;此外,还可在术前给予非选择性组胺抑制剂西咪替丁(300mg 口服)和苯海拉明(25~50mg)肌内注射预防性治疗。

9. 应注意术前患者心理安抚和睡眠情况。术者应在术前和患者及家属充分沟通手术的必要性、目的和大致操作情况,这对建立医患间的信任,减轻患者焦虑情绪非常重要。此外,术前当晚可根据情况酌情给予助眠治疗。

【操作方法】

1. 左心导管操作方法

(1) 穿刺入路选择和鞘管置入:可选择桡动脉或股动脉入路,如单纯行心导管检查,使用 5F 或 6F 鞘管即可。鞘管置入成功后,可通过动脉给予 3 000~5 000U 肝素。

(2) 排气和零点校准:在连接好压力换能器后,需充分排气,管路有气泡会导致压力衰减,且容易进入左心发生冠脉等部位空气栓塞。

(3) 左心导管检查推荐使用猪尾导管,相对更加安全。一般选择直头猪尾导管即可,在 0.035 英寸 J 形头导丝引导下到达主动脉窦。应在全程 X 线透视下操控导丝和导管前进,避免导丝进入动脉血管分支造成损伤。

(4) 导管进入左心室技巧:当猪尾导管到达主动脉根部后,需回撤导丝至导管内,在右前斜投照体位下,猪尾导管尖端形成数字“6”的形态。然后,顶着主动脉瓣推送猪尾导管,使得导管形成 U 字形。随后,让患者深吸气或者顺时针旋转回撤导管,这时猪尾导管通常会弹入左室内。对于一些主动脉及主动脉瓣特殊解剖情况,可酌情选择不同的导管来进行操作。比如,对于主动脉窦明显增宽患者,可使用弯头带角度猪尾导管;对于主动脉根部较小的患者,则可以使用右冠 JR 系列导管进行操作。

(5) 压力测定:在左室内测压一般使用猪尾导管即可,需要测量的压力包括左心室收缩压、舒张压和舒张末压。此外,对怀疑肥厚梗阻性心肌病患者,应在左心室腔内逐渐回撤,确定心室内压差情况。而对于怀疑主动脉瓣下和主动脉瓣狭窄患者,还应常规测定主动脉根部压力,或进行左心室-主动脉回撤连续测压来明确有无明显跨瓣压差。

(6) 左心室造影:鉴于风险,行左心导管时并无须常规进行左心室造影。但对于需要评估左心室形态功能、明确室间隔缺损情况以及定量评估二尖瓣反流情况时,可考虑左心室造影。对于合并严重心力衰竭,尤其是血流动力学不稳定或左心室舒张末压超过 35mmHg 的患者,以及有高对比剂肾病风险患者,应避免行左心室造影。左心室造影体位推荐右前斜 30°(观察左心室高侧壁、前侧壁、心尖和下壁)和左前斜 45°~60°加头位 20°(观察左心室侧壁和室间隔)。左心室造影需使用高压注射器进行,一般设定参数为:注射速度 10~15ml/s,总量 20~35ml,压力上限为 900~1 200psi(1psi=6.895kPa),选择 15~30 帧/s 图像。

(7) 升主动脉造影:升主动脉造影主要用于评估升主动脉、主动脉弓和头臂动脉的形态,冠脉搭桥桥血管情况以及判断主动脉瓣反流。对于合并主动脉夹层的患者,升主动脉造影风险较大,有导致病变进展甚至破裂风险。因此,一定需要明确猪尾导管放置在升主动脉真腔内,且猪尾导管头端需放置在夹层开口远端。评估主动脉瓣反流时建议选择右前斜投照体位,而评估升主动脉、主动脉弓和头臂分支血管则选择左前斜位。升主动脉造影也需通过高压注射造影,常规设定参数为:注射速度 15~20ml/s,总量 30~50ml,压力上限 900~1 200psi,15 帧/s 图像即可。

2. 右心导管操作方法

(1) 穿刺入路选择和鞘管置入:临床常选择右颈内静脉、左锁骨下静脉、股静脉和左肘静脉作为右心导管穿刺入路。漂浮导管适合从右颈内静脉、左锁骨下静脉和左肘静脉入路操作,其中右颈内静脉在临床使用最多。经左肘静脉入路是潜在风险最小入路,建议使用套管针而非钢针穿刺肘静脉(贵要或正中静脉),穿刺成功后通过导丝交换置入鞘管。但左肘静脉入路也有一定局限性,比如腋静脉分支通常较扭曲,导管通过有时较困难,需要使用导丝(0.025 英寸)导引通过。另外,由于左肘静脉距离右心和肺动脉距离较远,对于右心显著扩大患者,导管长度有时相对不足,而且导管操控性相对较差。如使用漂浮导管,根据选择 4 腔或 6 腔/7 腔漂浮导管,一般需选择 7.0~8.5F 鞘管。在有经验中心,右心导管检查可在 10~30min 完成,而且发生严重血栓事件风险极低,一般无须进行全身肝素化治疗。

(2) 排气和零点校准:同左心导管部分。需强调,尽管少量空气进入右心和肺循环系统后会被快速吸收,一般不会导致严重后果,但大量空气进入肺循环仍有发生严重空气栓塞风险。此外,对于合并右向左分流的先天性心脏病患者或有卵圆孔开放的严重肺动脉高压患者,右心系统存在气泡可能通过右向左分流进入左心系统导致严重栓塞事件。

(3) 右心导管选择:因能同时测定 PAWP 和 CO,推荐使用漂浮导管作为右心导管测定的首选导管。其他包括球囊导管、猪尾导管、多功能导管等也可用于右心导管检查,但均存在一定局限性,如不能测定 PAWP 或不能通过热稀释法测定 CO 等。如需要进行连续心输出量监测,则需使用 6 腔或 7 腔 Swan-Ganz 漂浮导管。

(4) 右心导管操作方法:对于右心无显著扩张,三尖瓣和肺动脉瓣反流量较少的患者,漂浮导管可在床旁操作完成,无须 X 线透视引导。但对于右心扩张明显,三尖瓣和肺动脉瓣大量反流患者,部分患者漂浮导管进入三尖瓣和肺动脉非常困难,通常需要在 X 射线透视下进行,部分患者还需要通过导丝引导才能使得漂浮导管进入肺动脉或测得 PAWP。漂浮导管经上腔静脉入路进入右心房后,即可将气囊打起,这样既便于导管随血流经三尖瓣漂入右心室,也能减少导管头端刺激导致心律失常以及减少导管头端贴壁导致抽血困难等情况的发生。对于右心房、室显著扩张,三尖瓣大量反流患者,漂浮导管易在右心房缠绕,或进入扩张的下腔静脉,或被三尖瓣反流血流冲回右心房,难以形成有效支撑进入右心室。此时可选择偏硬的漂浮导管(6 腔漂浮导管)或在 4 腔漂浮导管中放入导丝来加强导管硬度和支撑力。对于部分难以测得 PAWP 的患者,可行左心导管检查测定左心室舒张末压来代替。

对于先天性心脏病患者或其他需同时进行左、右心导管术的患者,可使用多功能导管或猪尾导管等非漂浮导管进行右心导管检查。此时一般选择股静脉入路,导管到达右心房后可顺时针旋转通过三尖瓣并进入右心室、肺动脉。对于右心显著扩张患者,也可以选择在右房顶或肝静脉处让导管打折再旋转弹入右心室,也可使用泥鳅导丝引导非漂浮导管进入肺动脉。

(5) 右心导管测定指标:右心导管检查必须测定的指标包括腔静脉、右心房、右心室、肺动脉的压力以及 PAWP。部分患者还需同时行左心导管检查测定主动脉压和左心室压力。右心导管检查过程中还需要测定心腔各个部位和动脉血氧饱和度来筛查有无心内分流。对先天性心脏病患者,因需要通过血氧饱和度指标来计算分流量,故建议每个关键部位应至少抽取 2 个血样,尽量降低检测误差对最后结果判读造成的影响。此外,2022 年欧洲心脏病学会和欧洲呼吸病协会联合颁布的肺高血压诊疗指南也推荐在右心导管报告中计算肺循环阻力、心指数、每搏量和肺动脉顺应性(pulmonary arterial compliance,PAC)。

右心导管检查中推荐测定的详细参数见表 3-39-2。

测定上述指标后,可进一步计算获得每搏量和血管阻力等重要参数,计算公式如下:

$$每搏量\ SV(ml/beat) = \frac{心输出量\ CO(L/min) \times 1\,000}{心率\ HR(bpm)}$$

$$全肺阻力\ TPR(Wood\ Unit) = \frac{肺动脉平均压\ mPAP(mmHg)}{肺循环血流量\ Q_P(L/min)}$$

$$肺血管阻力\ PVR(Wood\ Unit) = \frac{肺动脉平均压\ mPAP - 肺小动脉楔压\ PAWP}{肺循环血流量\ Q_P(L/min)}$$

$$体循环阻力\ SVR(Wood\ Unit) = \frac{动脉平均压\ mSBP - 右心房平均压\ mRAP}{体循环血流量\ Q_S(L/min)}$$

$$肺动脉顺应性\ PAC(ml/mmHg) = \frac{每搏量\ SV}{肺动脉收缩压\ sPAP - 肺动脉舒张压\ dPAP}$$

对于肺高血压患者,右心导管检查测定的血流动力学指标不但是确诊和进行血流动力学分型的金标准,也可为鉴别诊断、评估患者病情严重程度提供重要参考。既往肺高血压(pulmonary hypertension,PH)血流动力学定义源于第一届世界肺高血压论坛(WSPH),即在海平面静息状态下,肺动脉平均压(mPAP)≥25mmHg。如需诊断左心疾病相关 PH,还需要满足 PAWP>15mmHg。2022 年欧洲心脏病学会和欧洲呼吸病协会发布的肺高血压诊疗指南正式开始应用 mPAP>20mmHg 作为肺高血压血流动力学诊断标准。对于左心疾病相关肺高血压,还需要根据肺血管阻力(PVR)是否大于 2 区分为孤立性毛细血管后性肺高血压及混合毛细血管后性和前性肺高血压。对于少部分血流动力学表现为肺动脉压力增高但肺小动脉压力和肺血管阻力均正常的患者,目前称为未分类肺高血压。肺高血压血流动力学定义详见表 3-39-3。

表 3-39-3　肺高血压血流动力学定义

分类定义	血流动力学标准
肺高血压(PH)	mPAP>20mmHg
毛细血管前性肺高血压(pre-capillary PH)	mPAP>20mmHg PAWP≤15mmHg PVR>2Wood U
孤立毛细血管后性肺高血压(isolated post-capillary pulmonary hypertension,IpcPH)	mPAP>20mmHg PAWP>15mmHg PVR≤2Wood U
混合毛细血管后性和前性肺高血压(combined post- and pre-capillary pulmonary hypertension,CpcPH)	mPAP>20mmHg PAWP>15mmHg PVR>2Wood U
未分类肺高血压(unclassified PH)	mPAP>20mmHg PAWP≤15mmHg PVR≤2Wood U

注:血流动力学数据均为右心导管测定数据。mPAP. 肺动脉平均压;PAWP. 肺小动脉楔压;PVR. 肺血管阻力。

(6) 急性肺血管扩张试验(acute pulmonary vasoreactivity testing,APVT):少部分特发性肺动脉高压(IPAH)患者发病主要由肺动脉痉挛导致。患者显著升高的肺动脉压力可使用选择性肺血管扩张剂迅速降低,而 APVT 则是筛选这类患者的手段。对所有 IPAH 患者,首次右心导管评估时均应进行 APVT 检查。APVT 阳性标准为:给予选择性肺血管扩张剂后,血流动力学变化需同时满足以下三项标准:mPAP 下降幅度超过 10mmHg,且绝对值降低至≤40mmHg,心输出量增加或不变。临床仅有 5%~10% IPAH 患者表现为 APVT 阳性,这些患者可考虑单独使用钙通道阻滞药(CCBs)来治疗。APVT 用药方法见表 3-39-4。

表 3-39-4   APVT 药物使用方法

药物	剂量范围	使用方法
吸入伊洛前列素	$10\sim20\mu g$(装入吸入装置剂量)	空气压缩式或超声雾化吸入设备,吸入 $5\sim10$ 分钟,观察 $10\sim15$ 分钟
吸入一氧化氮	$10\sim20\mu g$,p. p. m.	吸入 5 分钟
静脉泵入依前列醇	$2\sim12ng/(kg\cdot min)$	$2ng/(kg\cdot min)$起始泵入,每隔 10 分钟上调 $2ng/(kg\cdot min)$

(7) 肺动脉造影:肺动脉造影是评价肺血管形态及血流功能的金标准,用于肺血管畸形或肺动脉/静脉狭窄性疾病的诊断。为获得清晰影像,建议左、右肺动脉分别行选择性造影。而对于段或者亚段一级肺动脉病变为主患者,则需进行超选造影。造影模式首选数字减影造影,能更好显示肺动脉外周灌注情况,但对于无法充分配合 $5\sim6$ 秒屏气的患者则可按常规心脏模式造影。对于两侧肺动脉近端病变,首选同侧造影,即右肺近端病变选择右前斜位($30°\sim60°$),左肺近端病变选择左前斜位($30°\sim60°$);而对于两下肺动脉远端病变,则首选对侧造影,即右肺动脉选择左前斜位($30°\sim60°$),左肺动脉则选择右前斜位($30°\sim60°$)。如单一体位无法充分暴露目标血管,则需酌情多体位投照,包括使用 90°侧位造影。常规单侧肺动脉造影参数为:注射速度 $15\sim20ml/s$,总量 $20\sim30ml$,压力上限 800psi,15 帧/s 图像;做数字减影造影需要患者配合屏气;部分 DSA 设备还可实现肺动脉三维造影,可从不同角度完整清晰显示肺动脉各个分支情况。

需注意,肺动脉造影存在潜在风险。除常规造影剂相关并发症外,造影剂快速注射还会造成肺动脉压力上升,严重者可出现肺动脉高压危象。因此,对于右心衰竭严重的患者应谨慎进行肺动脉造影,如需造影时应适当降低注射流速及流量。

(8) 右心室造影:主要用于评估心内右向左分流、三尖瓣反流情况、右心室收缩功能、右心室流出道梗阻和肺动脉瓣狭窄。一般使用猪尾导管进行造影,体位可选择后前位加头位或后前位加侧位来展示室间隔和右心室流出道。需使用高压注射器造影,注射速度 $12\sim18ml/s$,总量 $25\sim40ml$。

【术后处理】

术后根据病情需要、穿刺部位、鞘管尺寸和术中肝素应用等情况决定是否需要即刻拔除鞘管。拔除鞘管后,对于桡动脉穿刺可给予止血腕带加压包扎,并根据常规定时减压。股动脉穿刺患者,可酌情使用人工压迫止血,或使用 Angio-Seal 或 Perclose 等血管闭合器械进行止血,血管闭合器械相比人工压迫止血可减少患者制动时间,尤其适合穿刺鞘管尺寸较大患者(如 TAVR 患者)或术后需强化抗凝患者以及难以配合长时间制动患者。

单纯检查性导管操作患者,返回普通病房观察即可。对于部分门诊心导管检查患者,术后观察 $2\sim6$ 小时即可离院。但对于合并治疗性介入手术患者,或术中出现并发症患者,应在术后转移至监护病房继续严密观察,包括生命体征、神经查体、心电图、胸片、血液学检查和穿刺部位情况等,避免一些易被忽略的严重并发症,如血气胸、心脏压塞和腹膜后血肿等。患者术后通常紧张情绪得以放松,加之术中失血和术后加压包扎,易出现迷走反射,故术后应酌情补液。此外,对术中使用造影剂患者,术后还需观察是否出现皮疹等相对迟发过敏反应情况。对存在对比剂肾病发生风险患者,术后给予水化治疗。

【并发症及处理】

血流动力学监测和左、右心导管检查是有创检查,有在术中和术后发生潜在并发症的风险,需提高警惕,只有通过术前详细评估,术中细致操作,术后严密观察才能尽可能减少并发症发生风险。

1. **心律失常**   常在术中发生,可由于导管操作刺激诱发,在心房内操作主要引起房性心律失常,如房性期前收缩、房速、房扑和房颤等;在心室内操作主要引起室性期前收缩和短阵室速。偶发期前收缩或短阵快速房性或室性心动过速一般无须处理,导管刺激终止后会自行停止。但对于持续性心动过速或患者血流动力学不稳定的患者,则需积极处理,包括电复律或药物复律治疗。对于快速房性心律失常,部分患者也可通过导管再行刺激心房的方法转复窦律。

2. **心脏穿孔及心脏压塞**   心脏穿孔和心脏压塞是各种心导管检查和介入治疗过程中的严重并发症,

临床并不少见。尽量减少应用直头导管和导丝、术中细致轻柔操作是减少心脏穿孔的关键。术中应密切观察患者心影和心脏搏动形态,观察患者血压、心率等指标,及时发现心脏压塞征象。对于少量心包积液,可先密切观察,行床旁超声心动图明确心包积液量是否逐渐增多;对于中量或大量心包积液患者,出现血流动力学变化或心脏压塞症状,需立即行心包穿刺,必要时行外科心包开窗手术治疗。怀疑术中新发心包积液患者,术后应酌情暂停或减量抗凝治疗。

3. 心力衰竭加重　有基础心力衰竭(心衰)或存在冠心病患者,术后易发生心力衰竭,导致病情急性加重,甚至发生急性肺水肿的风险。减少操作时间,减少术中造影剂用量和术中失血,减少术中输液,减少其他可能诱发心肌缺血加重的因素都对降低心力衰竭加重风险有帮助。一旦术中或术后发生心力衰竭加重,可酌情对症给予吸氧、强心、利尿等治疗,对急性左心衰发作患者,可使用无创通气治疗改善症状。常规治疗仍无法控制病情患者,可酌情使用有创通气、主动脉球囊反搏甚至 ECMO 支持抢救治疗。

4. 静脉血栓栓塞症(VTE)　易发生于手术操作时间长、既往有 VTE 病史、存在右心血栓的患者中。对于预期操作时间较长的患者,术中应酌情给予肝素 3 000~5 000U 推注。由于血管损伤和压迫制动,患者术后也易发生下肢深静脉血栓形成,如未及时发现,患者下地后有发生肺栓塞风险。因此,对既往有 VTE 病史或其他易栓风险患者,制动时间尽量缩短,并严密观察患者有无下肢肿胀疼痛等症状,必要时术后给予预防性抗凝治疗。

5. 肺动脉破裂　是右心导管操作过程中比较严重的并发症,可导致严重咯血甚至窒息。肺动脉破裂的原因包括:直头导管或导丝损伤肺动脉远端分支;漂浮导管球囊充气过度撕裂肺动脉;漂浮导管气囊在肺动脉远端分支充盈测量 PAWP 时,气囊未充分回撤就暴力拉拽漂浮导管;肺动脉介入治疗过程中球囊或支架对肺动脉的损伤。轻柔细致操作是减少肺动脉损伤破裂的关键。对于已发生肺动脉破裂患者,应立即对破裂血管使用球囊低压力压迫或使用栓塞剂、弹簧圈或覆膜支架进行治疗,对于咯血量大患者,需要进行体位引流,必要时行气管插管防止窒息。对于上述方法仍无法止血患者,应立即行外科开胸手术止血。

6. 空气栓塞　症状性空气栓塞在左心导管检查中发生相对较多,包括气栓进入脑血管造成一过性脑缺血或进入冠脉导致患者出现胸闷、胸痛、ST 段抬高甚至猝死等严重情况。规范操作,做好排气是避免空气栓塞的关键。对于发生空气栓塞的患者,可嘱患者用力咳嗽,有助于气栓尽快排出。

7. 消化道出血　心导管手术围术期易导致患者出现应激状态,部分高龄、既往有消化道疾病和围术期接受抗凝或抗血小板治疗的患者易发生消化道出血。上消化道出血通常表现为呕血,易被发现。多数患者出现下消化道出血,要注意观察患者大便性状、颜色,注意检查便潜血和血常规等指标。出现不明原因血红蛋白下降时需要有潜在出血可能,比如下消化道出血、腹膜后血肿、皮下血肿等情况。

8. 气胸和血胸　气胸、血胸和血气胸多数由于血管穿刺所致。颈内静脉穿刺点过低或者患者瘦高体型容易造成气胸。如果肺部压缩比例不高,患者气促症状不重,可保守观察治疗,气胸会逐步吸收。但对于气胸导致肺部明显受压,或由于基础疾病导致气促明显加重患者,则应行闭式引流治疗。右心导管检查经锁骨下静脉入路时,误穿锁骨下动脉是导致血胸最常见的原因。此外,行左心导管检查时,如使用泥鳅导丝误损伤乳内动脉也可导致血胸。血胸严重时可导致大量失血,加之血胸压迫肺部及纵隔移位,极易导致血流动力学不稳定,应积极予以穿刺引流、补液、输血,甚至外科手术治疗。

9. 过敏　严重者出现过敏性休克。使用含碘造影剂可能诱发过敏反应,一般表现为荨麻疹和血管神经性水肿,部分严重患者可出现心率加快、血压降低、胸闷气促,甚至休克、窒息等严重症状。对于轻症过敏患者,给予抗组胺、糖皮质激素和补液治疗即可。严重患者则需使用肾上腺素肌内注射并大量补液,如发生严重喉头水肿所致呼吸困难,应积极予以插管机械通气治疗。

10. 脑血管意外　导管术中如发生血栓、气栓或动脉粥样硬化斑块脱落,可通过左心进入脑血管,造成短暂性脑缺血发作或脑梗死。此外,对于术中、术后抗凝患者,或者高血压控制不佳患者,则可能诱发脑出血发生。因此,术前和术后应注意患者神经系统查体的变化,发现异常及时行头颅 CT 等检查进一步明确。

11. 感染性心内膜炎　主要由于血行感染所致,存在基础瓣膜病或先天性心脏病患者发生感染性心内膜炎风险更高。术中严格无菌操作,减少操作时间对减少血行感染风险都有帮助。

12. 穿刺部位损伤相关并发症　穿刺部位损伤是心导管检查和各类经皮介入治疗最常见的并发症,包括穿刺部位血肿、假性动脉瘤、动静脉瘘、血管闭塞、下肢深静脉血栓形成、腹膜后血肿和感染等。在心血管介入操作中,严重穿刺相关并发症发病率约为 0.2%。按规范穿刺、拔管,轻柔操作,避免暴力,术后严密观察是减少和及时发现并发症的关键。

（荆志成）

参 考 文 献

［1］ Zipes DP, et al. Braunwald's Heart Disease: A Textbook of Cardiovascular Medicine. Eleventh Edition. USA, ELSEVIER, 2019:930-972.

［2］ Mauro Moscucci. Grossman & Baim's Cardiac Catheterization, Angiography, and Intervention. Eighth Edition. USA, Lippincott Williams & Wilkins, 2014:223-261.

［3］ Simonneau G, Montani D, Celermajer DS, et al. Haemodynamic definitions and updated clinical classification of pulmonary hypertension. Eur Respir J, 2019, 53:1801913.

［4］ Kovacs G, Olschewski H. Debating the new haemodynamic definition of pulmonary hypertension: much ado about nothing? Eur Respir J, 2019, 54:1901278.

［5］ 中华医学会心血管病学分会肺血管病学组,中华心血管病杂志编辑委员会. 中国肺高血压诊断和治疗指南 2018. 中华心血管病杂志, 2018, 46:933-964.

［6］ Humbert M, Kovacs G, Hoeper MM, et al. 2022 ESC/ERS Guidelines for the diagnosis and treatment of pulmonary hypertension. Eur Heart J. 2022, 43:3618-3731.

第四十章 心脏瓣膜病的介入治疗

心脏瓣膜病(valvular heart disease,VHD)是常见的心脏疾病,是由于各种原因导致的主动脉瓣、二尖瓣、三尖瓣或肺动脉瓣出现结构和/或功能改变,导致心脏血流动力学异常,最终导致心力衰竭。药物治疗无法改善病变瓣膜本身引起的机械性功能障碍,外科手术是传统上治疗心脏瓣膜病的主要手段,近年来心脏瓣膜病的介入治疗取得了突破性的进展,为患者提供了一种创伤小、恢复快的治疗选择。根据目前我国的临床实践,经导管主动脉瓣、二尖瓣和肺动脉介入治疗应用广泛,而经导管三尖瓣介入治疗在全球尚处于起步和尝试阶段。因此本章对经导管主动脉瓣、二尖瓣和肺动脉瓣的介入治疗技术进行阐述。

一、经导管主动脉瓣介入治疗

(一)经导管主动脉瓣置换术

经导管主动脉瓣置换术(transcatheter aortic valve replacement,TAVR)是心脏瓣膜病介入诊疗领域里程碑式的进展。2002 年 Cribier 等首次在人体上成功完成 TAVR 手术,开创了瓣膜病介入治疗的新时代。TAVR 与传统的外科手术不同,通过股动脉(少数经心尖、颈动脉等其他途径)建立体外与体内的通路,导丝逆行通过髂动脉和主动脉进入到左心室建立体外到左心室的轨道,经此通路导入折叠的带有人工瓣膜的支架系统,到达主动脉根部逐步释放替代原有病变的主动脉瓣发挥功能,解除机械性梗阻。与外科换瓣手术相比,TAVR 具有无须开胸、不需体外循环和心搏骤停、创伤小、术后恢复快等优点。

【适应证】

1. 绝对适应证

(1)老年退行性钙化性重度主动脉瓣狭窄(aortic valve stenosis)。超声心动图示跨主动脉瓣血流速度≥4m/s,或跨主动脉瓣平均压差≥40mmHg,或主动脉瓣口面积<1.0cm²,或有效主动脉瓣口面积指数<0.6cm²/m²,对于低压差、低流速、左心室射血分数低的患者,进一步行多巴酚丁胺试验评估明确狭窄程度。

(2)患者有主动脉瓣狭窄导致的临床症状或心功能减低,包括左心室射血分数<50% 及纽约心脏协会(NYHA)心功能分级 Ⅱ 级以上。

(3)外科手术禁忌或中危以上,外科手术禁忌是指预期术后 30 天内发生死亡或不可逆并发症的风险>50%,或存在手术禁忌的合并症如胸部放射治疗后肝衰竭、主动脉弥漫性严重钙化、极度虚弱等;外科手术风险评估需结合 STS 评分、虚弱指数、不可恢复的主要脏器损伤、手术相关障碍进行危险分层(表3-40-1)。

(4)外科主动脉生物瓣膜毁损且再次外科手术高危或禁忌的患者。

(5)主动脉根部及入路解剖结构符合 TAVR 要求。

(6)三叶式主动脉瓣。

表 3-40-1　STS、虚弱、主要器官系统功能障碍以及妨碍手术的特异性疾病的联合风险评估

	低危(必须符合列内所有标准)	中危(符合列内任何一项)	高危(符合列内任何一项)	禁忌风险(符合列内任何一项)
STS-PROM	<4%	4%~8%	>8%	预测死亡或手术严重并发症的风险(全因)术后 1 年>50%
虚弱	无	一项指标(轻)	≥2 项指标(中-重)	
主要器官系统功能障碍术后不能改善	无	1 个器官系统	>2 个器官系统	≥3 个器官系统
妨碍手术的特异性疾病	无	可能妨碍手术的特异疾病	可能妨碍手术的特异疾病	严重妨碍手术的特异疾病

注:STS-PROM:美国胸外科学会围术期死亡风险预测模型。虚弱指标:卡茨日常生活评估(独立地进食、洗澡、穿衣、传递物品、如厕和排尿)和独立运动(独立行走,或 5m 行走试验<6 秒)。主要器官系统功能障碍:心脏功能障碍,如严重的左心室收缩或舒张功能障碍或右心功能障碍、阻力性肺动脉高压;慢性肾脏病 3 期或更严重;FEV1<50% 或预测肺二氧化碳弥散量<50% 的肺功能障碍;中枢神经系统功能障碍(老年痴呆症、阿尔茨海默病、帕金森病、持续性活动受限的卒中);胃肠功能障碍,如克罗恩病、溃疡性结肠炎、营养障碍,或血清白蛋白<3g/dl;癌症,如活动性恶性肿瘤;肝病,如任何肝硬化病史、食管静脉曲张破裂出血或无维生素 K 拮抗药(VKA)治疗 INR 增高。妨碍手术的特异性疾病:气管切开术,严重的升主动脉钙化,胸部畸形,冠状动脉移植物附着于后胸壁或辐射损伤。

(7) 术后预期寿命>1 年。

2. 相对适应证

(1) 二叶式主动脉瓣重度狭窄。

(2) 无钙化风湿性主动脉瓣狭窄。

(3) 单纯主动脉瓣反流患者。

(4) 外科手术风险低危患者,应综合患者年龄、预期寿命、并发症、患者和家属意愿等来综合评估其获益与风险。

【禁忌证】

主要包括下列情况:①主动脉或左心室血栓;②左心室流出道梗阻;③30 天内心肌梗死;④严重右心室功能不全;⑤主动脉根部解剖形态不适合 TAVR 治疗;⑥存在其他严重合并症,即使纠正了瓣膜狭窄仍预期寿命不足 1 年。

【术前准备】

1. 围术期影像学评估　准确的影像学评估是 TAVR 成功的基础。术前评估的目的是筛选符合 TAVR 适应证的患者及选择恰当的器械型号及手术入路;术中评估旨在瓣膜的准确定位释放及功能评估;术后旨在评估人工瓣膜的形态、功能及可能的并发症。

(1) 计算机断层评估扫描:CT 作为影像学手段对于 TAVR 术前评估、术中指导以及术后随访处于核心地位,且作为术前人工瓣膜及入路选择的"金标准"。术前测量评估需要有经验的影像核心实验室对 CT 图像通过专业软件进行分析,主要观察主动脉瓣瓣叶的大小、形态、数目、位置以及瓣叶及交界区瓣环处钙化的形态和程度。收缩期时相对主动脉瓣环进行测量,主要包括其内径、周长及面积。同时需了解冠状动脉狭窄程度、心腔内有无血栓、心室腔大小以及其他瓣膜合并情况。血管入路评估方面需要仔细观察全主动脉成角、钙化、夹层情况,并测量各平面内径,选择穿刺点位置。术后通过 CT 可判断瓣膜置入位置及深度、瓣架膨胀程度及椭圆率,通过舒张期及四维动态观察瓣叶可了解有无异常瓣叶增厚或血栓形成来评价器械远期效果或制订抗凝抗栓策略。

(2) 超声心动图评估:术前评估。通过经胸超声心动图可以对心脏的整体形态学及功能学状态进行准确判定,重要的参数如房室内径、室壁厚度、左心室舒张末期内径、左心室射血分数等,主动脉瓣形态学参数如瓣环内径、瓣叶数目、钙化病变程度及功能学参数如有效瓣口面积、峰值流速、平均/最大跨瓣压差等。对于低压差-低流速患者可进一步行多巴酚丁胺试验。术中超声心动图对于瓣膜置入后即刻评估瓣膜功能及心脏综合评价,尤其是主动脉瓣瓣周反流的定位、定量有优势。患者术后经胸超声心动图随访早期的观察重点在有无急性或亚急性并发症如心包积液、主动脉根部血肿、瓣膜位置功能等;远期随访重点在于心脏整体、人工瓣叶形态及功能状态的评估。

2. **导管室要求及人员配备**　建议 TAVR 在具备杂交手术功能的介入导管室或手术室进行,应同时具备血管造影设备和外科手术条件,空气层流达到心外科手术要求。设备要求:血管 C 形臂造影机、血流动力学监护设备、麻醉机及体外循环机需满足心外科手术要求。同时需配备除颤仪,高压注射器,经食管超声心动设备,经胸超声心动设备,临时起搏器等。各型号鞘管(4~22F)、导管、导丝、各型号球囊(冠状动脉、外周及主动脉扩张球囊)、冠状动脉及外周血管相关裸支架、药物涂层支架以及覆膜支架等完备。

TAVR 是一种复杂、高风险的技术,其开展需心内科、心外科、影像科、麻醉科等多学科的协同配合,因此有必要建立一支多学科心脏团队(multiple disciplinary heart team,MDHT)。MDHT 由心血管内科医师、心血管外科医师、超声心动图医师、放射科医师、麻醉医师、护士及相关专业技术人员构成,团队人员必须经过相关系统化培训。

3. **术前一般准备**　主要包括以下方面:①查看患者近期的常规检查,排除手术禁忌,仔细复习患者术前检查资料;②备皮、导尿;③备血;④核对手术器械,必须备好心包穿刺包、临时起搏器、抢救药品、除颤仪;⑤备好 2 个手术辅助的工作台,一个用于瓣膜装载(台上应备好一个大盆子以及冰盐水),另一个用于放置手术器械;⑥外科手术备台,备好体外循环机;⑦开通中心静脉通路;⑧预防性应用抗生素(第一、二代头孢);⑨准备术后恢复的床位;⑩术前与患者家属充分沟通,签署知情同意书。

【操作方法】

以股动脉入路为例。

1. **入路的选择和建立**　根据术前影像学评估选择合适的入路,如存在股动脉血管管径<6mm,血管严重迂曲以及重度钙化等困难因素,其他可以选择的入路包括心尖、升主动脉、锁骨下动脉、颈动脉、腋动脉以及下腔静脉入路。股动脉途径入路的患者,可以选择穿刺或者切开,可通过对侧造影或超声指导等方法完成主入路穿刺并预置血管缝合装置进行缝合。穿刺完成后在加硬导丝支撑引导下置入与植入器械匹配的鞘管(通常以 18F、19F 居多)。主入路置入大鞘后,使用普通肝素抗凝,监测活化凝血时间维持在 250~350 秒,在普通肝素使用禁忌的情况下可选择使用比伐芦定。

2. **跨瓣**　根据术前的影像学评估选择合适的跨瓣角度,在该角度下,可以更好地显示瓣膜的启闭以及钙化形态。跨瓣导丝可用直头导丝,有时需反复操作尝试,耗时可能较长,与术者经验以及策略有关,必要时应更换不同指引导管进行尝试。跨瓣成功之后需要交换为超硬导丝进入左心室以支撑球囊和瓣膜的输送,应特别注意超硬导丝前端的形态和位置,避免术中造成心室壁损伤甚至穿孔。

3. **预扩张**　经皮球囊主动脉瓣成形术(BAV)在 TAVR 发明前已运用于临床,主要通过撕裂瓣膜交界来增加瓣膜的活动性,增加瓣口面积,减轻主动脉瓣狭窄。

球囊预扩张与否需要综合考虑下列关键因素:①瓣膜部位钙化增生程度是否影响器械通过性;②瓣叶形态是否为二叶瓣,术前瓣口面积及流速提示是否狭窄极其严重;③是否需要球囊扩张观察球囊腰部及根部造影反流量辅助选择瓣膜型号。选择球囊型号时应参考术前 CT 瓣环内径,通常应避免选择超过瓣环短径型号的球囊,防止造成瓣环破裂。球囊扩张时需要进行快速起搏配合,可同时进行根部造影,观察球囊膨胀效果、反流情况以及冠状动脉灌注情况。

4. **送入人工瓣膜输送系统**　目前的人工瓣膜输送系统采用特殊涂层技术,摩擦力较低,在加硬钢丝的支撑下将人工瓣膜输送系统推进到主动脉根部并跨过主动脉瓣口一般无难度,但是,当主动脉弓部严重钙化、存在锐角、瓣环夹角过大等情况,人工瓣膜输送系统在跨弓或过瓣时存在一定困难,需要圈套器辅助。

5. **瓣膜的定位及释放**　在术前根据不同瓣膜设计规划好合理的置入深度,在术前 CT 测量的最佳术中投照角度以及术中根部造影下进行释放。球囊扩张瓣膜释放时需要快速起搏,频率常规 160~220 次/min。自膨胀瓣膜释放时根据情况可选择是否快速起搏,一般起搏频率 100~120 次/min 即可。瓣膜膨胀不全或移位有时可采用球囊后扩张来进行纠正。后扩球囊尺寸不应超过瓣环的平均直径。

6. **释放后评估**　术后应观察血流动力学情况,快速识别并发症,并通过超声心动图和升主动脉造影来评估瓣膜的位置和深度、反流情况,同时观察二尖瓣、左心室功能以及心包情况。瓣周反流可通过主动脉根部造影、超声心动图及血流动力学压力曲线计算主动脉瓣反流指数(AR index)综合评估。人工瓣膜中心性反流多源于瓣膜位置和膨胀不良,而瓣周反流多源于选择瓣膜偏小、释放位置过低以及瓣膜释放位置严重钙化等引起。根据不同原因应该予以球囊后扩张、瓣中瓣及瓣周漏封堵等措施予以治疗。手术结束前应对入路血管进行造影,以排除血管并发症。

【术后处理】

TAVR 患者术后管理包括围术期管理、术后随访、术后并发症管理及远期康复。在术后应根据麻醉方式及入路情况酌情于重症监护室或心内监护室进行过渡,条件允许后进入普通病房进行循环容量、抗感染、呼吸系统、消化系统的综合调整。根据患者术前基础情况及术中手术情况,完成患者综合评估,个体化制订院内早期运动康复计划及出院时间规划。术后 1 个月、1 年及以后每年完成常规门诊随访,完成临床症状评估、实验室检查及影像学检查。

TAVR 术后目前建议双联抗血小板治疗 6 个月后转为单种抗血小板药物终身服用,若患者出血风险较高,则术后直接单种抗血小板长期治疗。TAVR 术后合并有需长期抗凝的情况下(如心房颤动、血栓栓塞等),根据患者的实际情况选择抗凝方案,对于合并心房颤动且不适合长期抗凝患者可考虑与 TAVR 同期或择期行左心耳封堵术治疗。

【并发症及处理】

1. 术后常见的并发症

(1) 血管并发症:血管并发症是经股动脉入路行 TAVR 的常见并发症,随着输送装置径线的不断缩小,血管并发症的发生率有进一步降低趋势。避免血管并发症主要方法为加强术前评估,对于内径过小、管壁环形钙化、血管迂曲或穿刺点过深的患者可考虑无鞘植入技术或选择其他血管入路,如出现血管并发症可通过球囊扩张、覆膜支架置入及外科手术予以补救。

(2) 传导阻滞:TAVR 术后出现新发传导阻滞主要因为心脏传导束系统受到人工瓣膜机械压迫相关,需要永久起搏器植入比例在既往研究中自膨胀瓣膜较高,而在球囊扩张瓣膜中略低。选用过大的人工瓣膜及置入位置过深与起搏器的植入率密切相关,而新一代"外包裙边"瓣膜在改善瓣周反流同时有增加起搏器植入率趋势。

(3) 瓣周反流:TAVR 术后的瓣周反流是常见并发症之一,发生率明显高于外科主动脉瓣置换术。既往研究证实中量及以上的瓣周反流会影响临床结果及预后。其原因与瓣膜选择偏小、膨胀或贴合不良、植入位置过高或过低有关,预防措施包括术前细致的影像评估选择适合的瓣膜型号、精准定位并将瓣膜植入在合适的深度、选择新一代的可回收的人工瓣膜等,若出现严重反流,可采用后扩张、瓣中瓣等方法处理。

(4) 脑卒中:术后早期脑卒中主要与术中操作如瓣膜定位及球囊扩张导致的瓣叶组织栓塞相关,而晚期的脑卒中主要与术后心房颤动等心律失常未进行有效抗凝抗栓相关。目前研究报道结果 TAVR 术后 30 天内整体脑卒中发生率为 3%~4%,而采用术中脑保护装置可能降低脑卒中发生率,但目前仍缺乏大规模临床研究数据支持。

2. 术中急性冠状动脉闭塞 虽不常见但情况紧急、预后差,在自体瓣膜 TAVR 中发生率约为 0.6%,在生物瓣膜毁损进行"瓣中瓣"TAVR 中可达 3.5%。在术前评估时应特别注意冠状动脉开口高度、窦部容积、瓣叶增厚及钙化情况以及人工瓣膜与冠状动脉开口的关系,高危患者可通过球囊预扩张同时根部造影进一步评估冠状动脉灌注情况,可采用预埋球囊、支架等冠状动脉保护策略,若急性冠脉闭塞可尝试 PCI,必要时急诊外科开胸手术。

3. 其他并发症 包括心肌穿孔、心脏压塞、计划外的体外循环支持、感染性心内膜炎、瓣膜移位、瓣膜血栓、出血以及急性肾损伤等。

术前精确的影像学评估、制订合理的手术策略和紧急预案、术中精巧细致的操作是预防并发症最好的方法。一旦出现并发症,需要整个 TAVR 团队的紧密合作,及时处理。

（二）经皮球囊主动脉瓣成形术

早在 1986 年 Cribier 医生就完成了第一例经皮球囊主动脉瓣成形术（balloon aortic valvuloplasty，BAV）。经过临床观察，BAV 能有效改善 AS 患者的临床血流动力学症状参数。因此 BAV 很快在临床普及并在 20 世纪 90 年代达到高峰。但长期随访发现 BAV 术后再狭窄率高，预后欠佳，因此目前仅推荐用于不能接受外科开胸换瓣手术或 TAVR 手术的过度治疗。主动脉瓣狭窄合并中度以上主动脉瓣反流、主动脉瓣下狭窄、左心室血栓等情况禁忌行 BAV。

常规操作流程同 TAVR 手术的第 1~3 步。具体要点如下，①器械准备：BAV 最主要的器械是扩张球囊，通常使用 NuMed（Corbwall，ON，Canada）公司的 Z-Med 球囊导管，其余器械包括 14F 动脉鞘管、临时起搏器、高压注射器等。②球囊体外准备：球囊需在体外进行排气、充气测试，检验球囊有无漏气。注入球囊的造影剂需要盐水稀释。③球囊扩张：球囊定位后，快速起搏数秒，当收缩压<60mmHg，快速充分地扩张球囊，一旦球囊完全扩张，立即抽瘪球囊，随后停止起搏。球囊充气、排气一定要非常快速，总时间要在 5 秒左右，总起搏时间应<15 秒，一般反复 2~3 次，BAV 成功的标志是跨瓣压差下降 50% 以上。

单纯 BAV 的并发症发生率相对较高，包括死亡、循环崩溃、左心室穿孔、主动脉夹层、瓣环撕裂、脑卒中以及心律失常等，需要根据具体情况及时处理。

二、经导管二尖瓣介入治疗

（一）经皮二尖瓣球囊成形术

二尖瓣狭窄（mitral stenosis，MS）是一种临床常见的心脏瓣膜病。风湿性心脏病是目前引起二尖瓣狭窄的主要原因，好发于 20~40 岁的年轻人群。急性风湿热后形成二尖瓣狭窄估计至少需要 2 年，通常需 5 年以上的时间，多数患者的无症状期为 10 年以上。虽然药物治疗可以减轻症状，但是并不能解除狭窄瓣膜对血流的阻碍。因此，很长一段时间内二尖瓣分离术和人工瓣膜置换术是纠正二尖瓣狭窄的常用方法。1984 年日本学者 Inoue 等首次报道经皮球囊二尖瓣成形术（prcutaneous balloon mitral valvuloplasty，PBMV）。我国自 1986 年开始首次应用，技术和器械均非常成熟。

【适应证】

1. 有症状的中、重度二尖瓣狭窄患者，二尖瓣瓣口面积（mitral valve area，MVA）≤1.5cm^2，瓣膜形态良好且无禁忌。

2. 无症状的重度二尖瓣狭窄患者，MVA≤1.0cm^2，瓣膜形态良好且无禁忌。

3. 无症状的中、重度二尖瓣狭窄患者，MVA≤1.5cm^2，瓣膜形态良好伴有新发心房颤动但无禁忌。

4. 有症状的轻度二尖瓣狭窄患者（MVA>1.5cm^2），运动时有显著二尖瓣狭窄的血流动力学证据。

5. 中、重度二尖瓣狭窄，MVA≤1.5cm^2，心力衰竭症状严重，瓣膜解剖结构尚可，无外科手术计划或者外科手术风险高者。

6. 二尖瓣球囊扩张术后或外科闭式分离手术后再狭窄，瓣膜形态良好且无禁忌证。

【禁忌证】

1. 存在左心房血栓。

2. 存在中、重度二尖瓣反流。

3. 合并严重的主动脉瓣疾病、严重的器质性三尖瓣狭窄、严重的功能性三尖瓣反流合并瓣环扩大。

4. 合并严重的冠状动脉疾病需冠状动脉旁路移植术治疗。

5. 存在严重瓣膜钙化或交界处钙化。

【术前准备】

可通过 Wilkins 超声心动图评分来评估二尖瓣形态学特征，并以此评价 PBMV 即刻和随访效果（表 3-40-2）。超声积分不超过 8 分的患者行 PBMV 术效果较理想。（表 3-40-2 中为评分标准，最高可得 16 分）。

表 3-40-2　Wilkins 超声心动图评分

得分	活动度	瓣下增厚	瓣叶增厚	钙化
1	瓣叶活动程度大,仅瓣尖受限	瓣叶下结构轻度增厚	瓣叶厚度基本正常(4~5mm)	小范围超声亮度增厚
2	瓣叶基底部及瓣叶中部活动正常	腱索增厚达全长 1/3	瓣叶中部正常边缘显著增厚(5~8mm)	亮度增加范围扩大,限于瓣叶边缘
3	舒张期瓣叶主要从基底部连续前向运动	腱索增厚达远端 1/3	整个瓣叶显著增厚(5~8mm)	亮度增加范围扩大,至瓣叶中部
4	舒张期瓣叶几乎没有前向运动	所有腱索均增厚并短缩,累及乳头肌	所有瓣叶均显著增厚(>8mm)	大部分瓣叶组织亮度增加

术前常规询问病史及查体,并完善心电图、胸部 X 线片及超声心动图等检查,评估二尖瓣瓣膜形态、功能及瓣口大小。心房颤动患者心室率控制在 100 次/min 以下。对于心房颤动或怀疑有左心房血栓的患者,术前应行经食管超声检查。

【操作方法】

1. **心导管检查**　常规消毒腹股沟区,局麻下穿刺股动脉及股静脉。通过股静脉行右心导管检查测量心室内压力,心排量,肺动脉、肺毛细血管楔压及多部位血氧饱和度。必要时行右心房造影检查,以观察三尖瓣瓣环、左心房及主动脉根部解剖关系。通过股动脉行左心导管检查,测量左心室舒张末压,计算二尖瓣跨瓣压差并连续监测左心室压力。必要时行主动脉或左心室造影,以观察瓣膜反流程度及检测股动脉血氧饱和度。

2. **房间隔穿刺**　通过股静脉送入 150cm 长 J 形导丝,至上腔静脉后沿导丝送入 Mullin 鞘。撤出导丝,在 X 线透视下通过套管送入 Brockenbrough 穿刺针,针尾端保留 1cm 在套管外,使针尖始终在套管内。针尾指针指向时钟 4~5 点方向,在透视下回撤全套装置达合适的穿刺点。穿刺点确定方法通常有三种,包括 Ross 法、Ross 改良-右前斜位法及右心房造影指导下房间隔穿刺点定位法。确定穿刺点后,套管尖端抵住房间隔卵圆窝处,推入穿刺针,有轻微突破感,经穿刺针回抽有血液,注入造影剂可见左房顶部或测压证实针尖在左心房,固定穿刺针,轻轻将房间隔穿刺套管旋转进入左心房,撤出穿刺针,经套管送入左心房引导导丝,退出房间隔穿刺套管。在完成房间隔穿刺后,确认无心包积液后需常规肝素化。根据体重来计算肝素用量,通常为 100U/kg,并监测活化凝血时间(activated clotting time,ACT),ACT 需维持在 250 秒以上。

3. **二尖瓣球囊扩张**　可参考以下简单公式作为球囊直径选择的依据:球囊直径(mm)= 身高(cm)/10+10(mm)。

将盘状导丝送入左心房,沿导丝送入 14F 扩张器,需扩张股静脉入口及房间隔穿刺口以便于球囊导管进入。撤出扩张器,保留左心房钢丝,送入二尖瓣球囊导管。当球囊送入左心房后,把左心房导丝连同金属延长管一起撤出,保留二尖瓣球囊于左心房内。经球囊导管插入弹性左心房引导导丝(stylet),注入少量 1:4 或 1:3 稀释的造影剂充盈球囊前部,共同向前推送整个系统使球囊前端达到二尖瓣瓣口,逆时针旋转 stylet,并轻轻回撤,将球囊送入左心室。一旦球囊进入左心室,轻微前后移动球囊导管,确保未穿越腱索。再次以少量稀释的造影剂扩张球囊,并轻轻回撤球囊导管将球囊腰部卡在二尖瓣瓣口。随后快速推入造影剂让球囊膨胀,待球囊导管的腰部完全充盈后立即通过快速来回抽吸回抽造影剂同时轻轻回撤球囊导管使其滑退至左心房。上述手术过程均需要在食管超声或透视下完成。

球囊扩张有效性判断:①心尖区舒张期杂音减轻或消失;②左心房平均压 ≤11mmHg;③二尖瓣跨瓣压差 ≤8mmHg 为成功,≤6mmHg 为优;④心脏超声提示瓣口面积达到 1.5cm^2 以上为成功,2.0cm^2 为优。

停止扩张的标准:①交界处完全分离;②瓣口面积>1cm^2/m^2 体表面积,或瓣口面积 ≥1.5cm^2;③出现二尖瓣反流,或反流量增加 25%。

【术后处理】

对于心房颤动患者,即使是新发的或是阵发性心房颤动,PBMV 术后均应长期口服华法林抗凝治疗,INR 维持在 2~3。如患者无房颤,但有血栓栓塞病史或心脏超声证实左心房直径>50mm,同样应该规律口服华法林抗凝治疗。

如患者术后仍有胸闷不适等症状,处理原则与术前相同,可以尝试使用利尿药、β 受体拮抗药、地高辛等药物改善症状。

【并发症及处理】

目前经皮二尖瓣球囊成形术已经相当成熟,且在临床得到了广泛的应用,其安全性及有效性都值得肯定。PBMV 常见并发症及其预防处理如下。

1. **二尖瓣反流**　PBMV 术后最常见的并发症是二尖瓣反流,通常是由于过度扩张引起的。曾有研究显示 PBMV 术后即刻出现二尖瓣反流高达 12.4%。二尖瓣反流对患者 8 年生存率没有明显的影响,但显著二尖瓣反流明显降低患者的 8 年无事件生存率(48% 比 83%)。一旦发生重度二尖瓣反流,应积极予以利尿及强心治疗,在保守治疗无效的情况下,需行外科二尖瓣置换手术。

2. **心脏压塞**　较少见。其发生率 0.5%~1.5%。少量心包积液一般不影响血流动力学稳定,可监测生命体征保守治疗。中到大量心包积液可引起急性心脏压塞,需立即行心包穿刺引流,减轻心包内压力,并积极监测患者生命体征。若经积极处理心包积液未见明显减少者应及时行外科修补术或同时行瓣膜置换术治疗。

3. **房间隔缺损**　术中球囊导管由右心房进入左心房,术后房间隔会遗留下一个小缺损,直径约 3mm大小,一般不会对患者产生影响。约 60% 的患者缺损可闭合,持续左向右分流量也较少,患者临床耐受性良好,一般无不适。

4. **血栓栓塞**　体循环栓塞发生率 1%~3%,以心房颤动患者发生率较高,但也有窦性心律发生栓塞的报道,手术过程中及术后均需警惕。心房颤动患者,不管是阵发性还是持续性,若无高危出血风险等禁忌证,均应长期口服华法林抗凝。对于无房颤患者,若有栓塞病史,也应该长期口服华法林,INR维持在 2~3。

5. **心律失常**　通常由于术中刺激心脏或者迷走神经反射所致。因此,术中操作应轻柔,避免刺激心脏,出现心律失常时可给予相应药物处理。

6. **急性左心衰竭**　多见于小心腔患者,当球囊扩张后大量血液进入左心室可导致左心衰竭、急性肺水肿。为预防此类并发症,术前应早期识别,可提前预防性给予利尿药处理。一旦术中发生,可继续予以利尿、扩血管等处理。

（二）经导管二尖瓣修复术

随着人口的老龄化,二尖瓣关闭不全(mitral regurgitation,MR)的发病率逐渐升高并严重影响人类的健康。在年龄>75 岁的老年人群中,超过 1/10 的人患有此疾病。二尖瓣关闭不全分为原发性关闭不全及继发性关闭不全。前者主要由于二尖瓣瓣膜及其附件器质性病变引起,后者则主要由心肌梗死、心功能不全等继发因素引起。外科手术是治疗二尖瓣关闭不全尤其是原发性 MR 的首选方案,但部分患者因高龄、手术风险大等原因失去了外科手术的机会。近年来经导管二尖瓣修复术(transcatheter mitral valve repair,TMVR)的快速发展为二尖瓣关闭不全的治疗带来了变革。

TMVR 治疗可以通过经心尖途径及经静脉穿房间隔途径进行,手术方法及器械繁多。目前较成熟的方法为缘对缘修复术,其代表器械为 Mitra Clip,已通过美国 FDA 批准用于临床治疗。其他诸如人工腱索修复术(如 Neo Chord)、瓣环缩窄术(如 Carillon、Cardioband 等)等已取得 CE 的认证,将来有望在临床得到大规模的应用。

对于 MR 的经导管介入治疗,首先需明确其病因。

1. **针对原发性 MR**　TMVR 适用于有症状的二尖瓣关闭不全且外科手术高危或无法行外科手术的患者,且术前须经心脏团队充分评估。虽然目前证据表明 TMVR 对于上述患者较安全,且可改善患者症状并逆转心脏重构,但 5 年随访研究表明其术后二尖瓣残余反流量较外科手术高。

2. 针对继发性 MR TMVR 适应证主要包括以下几点：①经优化药物治疗或 CRT 优化治疗方案后仍有症状的 MR 患者；②心脏多普勒超声提示左心室射血分数>30%；③患者无严重冠心病，无须 CABG 治疗。目前临床随访研究表明 TMVR 可改善继发性 MR 患者症状，提高患者生活质量并改善心脏重构，随着技术的进一步成熟其临床应用前景值得期待。

（三）经导管二尖瓣夹闭术

经导管二尖瓣夹闭术（Mitra Clip）作为一种二尖瓣缘对缘修复术是目前众多二尖瓣修复术中较成熟的一种，已被批准开始临床应用。2017 年 ESC/EACTS《瓣膜性心脏病处理指南》提出：对于存在外科手术高危或禁忌的症状性重度原发性二尖瓣反流患者，若心脏超声评估适合 Mitra Clip 则推荐性 Mitra Clip 术。而重度继发性二尖瓣反流患者，在无须血运重建、外科修复或置换手术风险较高、药物和器械治疗对症状无效时，若心脏超声评估瓣膜形态合适，则推荐行 Mitra Clip 术。

尤其值得注意的是，经过 EVEREST 系列研究、COAPT 等研究证明 Mitra Clip 对于继发性二尖瓣反流同样可行。目前认为适合 Mitral Clip 治疗患者需包含以下几点条件：①中、重度及以上二尖瓣反流患者；②通过优化药物治疗或 CRT 等器械辅助治疗无法改善患者病情；③左室射血分数（left ventricle ejection fraction，LVEF）在 20%～50%；左心室收缩末内径（left ventricle end systolic dimension，LVESD）不超过 70mm；④需心脏团队充分评估。其主要排除标准如下：①严重心功能不全，血流动力学不稳定甚至心源性休克患者；②存在严重冠心病，需血运重建治疗；③严重肺动脉高压或中度及重度右心功能不全；④存在主动脉瓣或三尖瓣疾病需要手术或介入治疗；⑤食管超声证实二尖瓣瓣口面积<4.0cm^2；⑥存在其他严重合并症，预期寿命<12 个月。

Mitra Clip 系统最主要的手术器械包括夹合器、可调弯指引导管、输送系统及固定装置。术前需充分评估患者，排除手术禁忌，予以阿司匹林 300mg 及氯吡格雷 300mg 口服，并预防性使用抗生素（第一、第二代头孢菌素）。

Mitra Clip 手术器械在进入体内前需充分排气及调试，保证手术过程中无气体进入血管，并保证手术能顺利进行。Mitra Clip 手术操作较为复杂，首先需进行房间隔穿刺。需要注意的是本手术房间隔穿刺点要比常规心内科介入手术穿刺点高，一般要求穿刺点距离二尖瓣瓣环 3.5～4.0cm，是手术成功与否的关键。在完成房间隔穿刺后送入可调弯指引导管至左心房，随后将输送系统插入指引导管，并在 X 线及心超指导下适当旋转并推送输送系统，保证系统位于瓣口中央且垂直于二尖瓣平面。之后为捕获瓣叶阶段，是整个手术最关键的步骤，难度较大，需全程在食管超声指导下完成，保证两个瓣叶深入夹合器组织充分，在保证捕获效果满意的前提下释放夹合器并退出导管完成整个手术。

Mitra Clip 手术操作复杂且精细，整个过程常需数小时，虽然安全性较高，但仍可能发生并发症，其主要并发症包括心脏穿孔、心脏压塞、局部血管破裂出血、夹合器脱落造成栓塞、夹合器引起血栓形成、损伤乳头肌及腱索引起二尖瓣反流加重、二尖瓣狭窄等。术者需具备相当的经验及小心仔细的操作方可保证手术的顺利。

三、经皮肺动脉瓣介入治疗

（一）经皮肺动脉瓣成形术

肺动脉瓣狭窄（pulmonary stenosis，PS）作为常见的先天性心脏病其患病率占所有先心病的 7%～12%。自 1982 年 Kan 等首先通过球囊扩张即经皮球囊肺动脉瓣成形术（percutaneous balloon pulmonary valvuloplasty，PBPV）治疗肺动脉瓣狭窄以来，该方案得到了广泛的应用，目前已成为了治疗中-重度肺动脉瓣狭窄的有效治疗方法。

经皮球囊肺动脉瓣成形术远期预后良好。有研究表明，行 PS 治疗后两年，仅 8%～10% 患者出现了肺动脉瓣再狭窄，而且在术后 5～10 年，84%～88% 的患者可以避免再次手术。

【适应证】

1. 适应证

（1）典型 PS，跨肺动脉瓣压差≥40mmHg。

（2）跨肺动脉瓣压差≥30mmHg的青少年或成年患者，同时合并劳力性呼吸困难、心绞痛、晕厥或先兆晕厥等症状。

2. 相对适应证

（1）重症 PS 伴心房水平右向左分流。

（2）轻中度发育不良型 PS。

（3）复杂婴幼儿先天性心脏病伴 PS，暂不能行根治术，可行球囊扩张缓解发绀。

（4）部分婴儿重症法洛四联症伴 PS，可考虑行球囊扩张作为姑息疗法来缓解发绀及肺动脉分支狭窄。

（5）PS 经球囊扩张或外科手术治疗后仍有压力阶差。

（6）室间隔完整的肺动脉膜性闭锁，右心室发育正常或轻度发育不良，可先行射频打孔再行球囊扩张术。

（7）重症 PS 伴小心腔及心功能受损，可逐步分次行球囊扩张术。

【禁忌证】

1. 肺动脉瓣下漏斗部狭窄，PS 伴先天性瓣下狭窄；PS 伴瓣上狭窄。

2. 重度发育不良型 PS。

3. 婴儿极重型 PS 合并重度右心室发育不良或右心衰竭。

4. 极重度 PS 或室间隔完整的肺动脉瓣闭锁合并右心室依赖性冠状动脉循环。

5. PS 伴需要外科处理的右心房室瓣重度反流。

【术前准备】

术前需详细询问病史，行体格检查，并完善心电图、胸部 X 线片及超声心动图等检查，初步明确肺动脉瓣狭窄类型及严重程度。

手术通常在局部麻醉下通过穿刺股静脉进行。在建立血管通路后，需要常规通过静脉予以肝素化。需根据体重来计算肝素用量，通常为 100U/kg，并监测活化凝血时间（activated clotting time，ACT），ACT 控制在 200~250 秒。在手术开始前可考虑给予静脉抗生素预防潜在的感染性心内膜炎风险。

需要注意的是，术前需准备好心电监护及有创动脉测压系统以便术中连续监测心律、氧饱和度及外周动脉血压。

【操作方法】

1. 右心导管测压及右心室造影 可常规使用带 J 形头的导丝跨肺动脉瓣，并通过 Berman 造影导管或双腔球囊楔形导管行右心导管检查，测定跨肺动脉瓣压力阶差。然后可继续通过该造影导管，在左头位（头侧 35°及左前斜 15°）行右心室造影。通常在造影时将导管头端由造影位置逐渐退回至右心室顶端，以此来确定梗阻情况，评估右心室腔大小以及肺动脉瓣瓣环大小从而指导球囊大小的选择。

2. 肺动脉瓣球囊成形术方法

（1）单球囊成形术：球囊选择：需要根据肺动脉瓣瓣环大小选择球囊。一般球囊直径为瓣环大小的 1.2~1.4 倍，通常不超过 1.5 倍，因为可能损伤右心室流出道或引起严重肺动脉瓣反流。对于成人患者一般选择长球囊，即 40mm 长度球囊。而婴儿或儿童则选择短球囊，长度分别为 20mm 及 30mm。

操作方法：首先需要在股静脉中置入合适大小的血管鞘，通过股静脉途径将导管插入到肺动脉，随后进入左下肺动脉远端。然后将长 2.6m 的超硬导丝经导管插入左下肺动脉远端并固定。撤去导管，在透视下顺着超硬导丝小心将球囊导管插入并跨过肺动脉瓣。先以少量 1:4 稀释的造影剂扩张球囊观察球囊是否在肺动脉瓣瓣环中央，如果位置良好，则快速推入造影剂让球囊膨胀。随着球囊的膨胀，球囊位于肺动脉狭窄处的腰征逐渐消失，一旦腰征完全消失立即通过快速来回抽吸回抽造影。通常从开始扩张至吸瘪球囊总时间为 5~10 秒，共需扩张 2~3 次。这种短时间的操作可以减少由于右心室流出道血流中断时间过长而引起的并发症。球囊扩张后重复右心导管检查，记录肺动脉至右心室的连续压力曲线，测量跨瓣压差，并做左侧位右心室造影观察球囊扩张后的效果及右心室漏斗部是否存在反应性狭窄。

（2）双球囊成形术：球囊选择：在某些成人患者中，肺动脉瓣瓣环较大，难以通过单球囊扩张达到满意的效果,在这种情况下需要行双球囊扩张术进行治疗。双球囊的有效直径可以通过以下简单公式计算:一个球囊直径+另一个球囊直径×1/2。

操作方法:由左、右两侧股静脉分别引入球囊导管,方法同单球囊成形术。先推送一侧球囊导管至肺动脉瓣处,以少量稀释造影剂扩张球囊,在透视下将球囊中央至于瓣口处,然后吸瘪球囊。随后推送对侧球囊至肺动脉瓣处,使 2 枚球囊导管处于同一水平,然后以稀释造影剂进行同步扩张,通常需扩张 2 ~ 3 次。为了达到满意的扩张效果,选用的 2 枚球囊的直径及长度需大致相同,以避免由于大小相差悬殊在球囊扩张时产生上下滑动,同时尽量使球囊的中点固定于肺动脉瓣瓣口位置。

(3) Inoue 导管球囊成形术:对于成年患者,还可选用 Inoue 导管行球囊扩张术。该球囊的优点是可以通过增加额外的造影剂来进一步增大球囊的直径。其操作方法同单球囊扩张法,但导引导丝需要使用左心房盘状导丝。

【术后处理】

1. 术后局部穿刺处需要压迫止血,重症患者或小婴儿建议转重症监护,24 小时内复查超声心动图。

2. 术后 1 个月、3 个月、6 个月及 12 个月需进行随访,复查心电图及超声心动图。

【并发症及处理】

经皮球囊肺动脉瓣成形术安全性及有效性值得肯定。术后即刻及随访研究表明其并发症发生率低,严重并发症发生率仅 0.35%,死亡率仅 0.24%,且多见于新生儿、小婴儿以及重症患者。

1. **右心室漏斗部梗阻**　右心室漏斗部梗阻是成人 PBPV 术后最常见的并发症。约 30% 患者术后存在右室流出道压力阶差,年纪大、术前肺动脉瓣狭窄重的患者尤为严重。右心室漏斗部梗阻可导致“自杀性右心室”,即梗阻引起左心室充盈不足,从而导致严重低血压甚至循环崩溃。其处理要点为早期识别,术后发现流出道压差>50mmHg 可予以口服 β 受体拮抗药,并予以适当补液预防低血压。一般约 6 个月,随着右心室肥厚的消退,漏斗部梗阻将明显改善。

2. **下腔静脉与髂静脉连接处撕裂**　多见于新生儿,可导致腹腔积血、严重低血压及心搏骤停。多由于操作不当或技术不熟练所致,一旦发生将危及生命。

3. **肺动脉环撕裂及出血**　多由于球囊选择过大,或由于测量时高估瓣环直径所致。

4. **心脏压塞**　由于心房、右心室或肺动脉穿孔引起。一旦术中发现无法解释的血压下降、心动过缓或导管头途径异常时应高度警惕,即使行超声心动图检查并尽快处理。

5. **右房室瓣重度反流**　可能由于球囊导管穿过右房室瓣腱索或球囊导管过长而损伤右房室瓣,需外科手术治疗。

6. **血管并发症**　如静脉撕裂、穿刺部位出血、静脉血栓形成等。

7. **心律失常**　术中球囊扩张时,可出现心动过缓如高度房室传导阻滞或大量室性期前收缩,但通常为一过性。

为尽量避免上述并发症的发生,术者应严格掌握 PBPV 适应证,术前全面评估 PS 的解剖及生理特点,术中选择合适的球囊导管并规范操作。术中及术后需密切监测患者生命体征,如血压、心律、血氧饱和度,一旦发现问题,需早期诊断并及时处理。

(二)经导管肺动脉瓣置换术

肺动脉瓣关闭不全常继发于先天性心脏病,如法洛氏四联症、肺动脉闭锁和大动脉转位等外科手术后。研究显示,通过补片重建右心室流出道后,48% 的患者术后即刻出现严重的肺动脉瓣关闭不全,而 2 年后这一比率扩大至 85%。外科开胸行肺动脉瓣置换是治疗肺动脉瓣关闭不全的传统方法,但绝大多数患者曾有开胸病史,手术难度及风险较高。

2000 年 Bonhoeffer 等完成了首例经导管肺动脉瓣置换术,为该领域的治疗带来了革命性的影响。经导管肺动脉瓣置换术常用的瓣膜主要包括 Melody 瓣膜以及 Edwards Sapien 瓣膜。我国自主研发的 Venus-P 瓣膜经由股静脉途径植入,是全球首款自膨胀式瓣膜,目前已完成 CFDA 和 CE 要求的临床试验,结果良好,等待批准临床使用。目前尚未在临床上广泛使用。

(王建安)

参 考 文 献

［1］ Cribier A,Eltchaninoff H,Bash A,et al. Percutaneous transcatheter implantation of an aortic valve prosthesis for calcific aortic stenosis:first human case description. Circulation,2002,106(24):3006-3008.

［2］ Nishimura RA,Otto CM,Bonow RO,et al. 2014 AHA/ACC guideline for the management of patients with valvular heart disease:executive summary:a report of the American College of Cardiology/American Heart Association Task Force on Practice Guidelines. J Am Coll Cardiol,2014,63(22):2438-2488.

［3］ Cerillo AG,Mariani M,Berti S,et al. Sizing the aortic annulus. Ann Cardiothorac Surg,2012,1(2):245-256.

［4］ Nakatani S. Subclinical leaflet thrombosis after transcatheter aortic valve implantation. Heart,2017,103(24):1942-1946.

［5］ Doherty JU,Kort S,Mehran R,et al. ACC/AATS/AHA/ASE/ASNC/HRS/SCAI/SCCT/SCMR/STS 2017 Appropriate Use Criteria for Multimodality Imaging in Valvular Heart Disease:A Report of the American College of Cardiology Appropriate Use Criteria Task Force,American Association for Thoracic Surgery,American Heart Association,American Society of Echocardiography,American Society of Nuclear Cardiology,Heart Rhythm Society,Society for Cardiovascular Angiography and Interventions,Society of Cardiovascular Computed Tomography,Society for Cardiovascular Magnetic Resonance,and Society of Thoracic Surgeons. J Am Coll Cardiol,2017,70(13):1647-1672.

［6］ Bavaria JE,Tommaso CL,Brindis RG et al. 2018 AATS/ACC/SCAI/STS Expert Consensus Systems of Care Document:Operator and Institutional Recommendations and Requirements for Transcatheter Aortic Valve Replacement:A Joint Report of the American Association for Thoracic Surgery,American College of Cardiology,Society for Cardiovascular Angiography and Interventions,and Society of Thoracic Surgeons. J Am Coll Cardiol,2019,73(3):340-374.

［7］ Grube E,Naber C,Abizaid A,et al. Feasibility of transcatheter aortic valve implantation without balloon pre-dilation:a pilot study. JACC Cardiovasc,Interv,2011,4(7):751-757.

［8］ Genereux P,Head SJ,Hahn R,et al. Paravalvular leak after transcatheter aortic valve replacement:the new Achilles' heel? A comprehensive review of the literature. J Am Coll Cardiol,2013,61(11):1125-1136.

［9］ Takagi K,Latib A,Al-Lamee R,et al. Predictors of moderate-to-severe paravalvular aortic regurgitation immediately after CoreValve implantation and the impact of postdilatation. Catheter Cardiovasc Interv,2011,78(3):432-443.

［10］ Nishimura RA,Otto CM,Bonow RO,et al. 2017 AHA/ACC Focused Update of the 2014 AHA/ACC Guideline for the Management of Patients With Valvular Heart Disease:A Report of the American College of Cardiology/American Heart Association Task Force on Clinical Practice Guidelines. J Am Coll Cardiol,2017,70(2):252-289.

［11］ Hamm CW,Arsalan M,Mack MJ. The future of transcatheter aortic valve implantation. Eur Heart J,2016,37(10):803-810.

［12］ Cribier A,Savin T,Saoudi N,et al. Percutaneous transluminal valvuloplasty of acquired aortic stenosis in elderly patients:an alternative to valve replacement? Lancet,1986,1(8472):63-67.

［13］ 中华医学会心血管病分会结构性心脏病学组. 中国经皮球囊二尖瓣成形术指南 2016. 中华医学杂志,2016,96(36):2854-2859.

［14］ Baumgartner H,Falk V,Bax JJ,et al. 2017 ESC/EACTS Guidelines for the management of valvular heart disease. Eur Heart J,2017,38(36):2739-2791.

［15］ Wilkins GT,Weyman AE,Abascal VM,et al. Percutaneous balloon dilatation of the mitral valve:An analysis of echocardiographic variables related to outcome and the mechanism of dilatation. Heart,Br Heart J. 1988,60:299-308.

［16］ Brockenbrough EC,Braunwald E,Ross J. Transseptal left heart catheterization. A review of 450 studies and description of an improved technic. Circulation,1962,25:15-21.

［17］ Ross J. Considerations regarding the technique for transseptal left heart catheterization. Circulation,1966,34:391.

［18］ Croft CH,Lipscomb K. Modified technique of transseptal left heart catheterization. J Am Coll Cardiol,1985,5(4):904-910.

［19］ Noue K. Percutaneous transvenous mitral commissurotomy using the Inoue balloon. Eur Heart J. 1991,12 Suppl B:99-108.

［20］ Hung JS,Chern MS,Wu JJ,et al. Short-and long-term results of catheter balloon percutaneous transvenous mitral commissurotomy. Am J Cardiol,1991,67(9):854-862.

［21］ Kim MJ,Song JK,Song JM,et al. Long-term outcomes of significant mitral regurgitation after percutaneous mitral valvuloplasty. Circulation,2006,114(25):2815-2822.

［22］ 李新明,李斌,陈关良,等. 经皮二尖瓣球囊扩张术中远期临床随访. 中国介入心脏病学杂志,2003,11(6):303-305.

［23］ Nishimura RA,Vahanian A,Eleid MF,et al. Mitral valve disease-Current management and future challenges. Lancet,2016,

387(10025):1324-1334.

[24] Feldman T,Foster E,Glower DG,et al. Percutaneous repair or surgery for mitral regurgitation. N Engl J Med,2011,364:1395-1406.

[25] Feldman T,Kar S,Elmariah S,et al. Randomized Comparison of Percutaneous Repair and Surgery for Mitral Regurgitation 5-Year Results of EVEREST Ⅱ. J Am Coll Cardiol,2015,66(25):2844-2854.

[26] Maisano F,Franzen O,Baldus S,et al. Percutaneous mitral valve interventions in the real world:Early and 1-year results from the ACCESS-EU,A prospective,multicenter,nonrandomized post-approval study of the Mitraclip therapy in Europe. J Am Coll Cardiol,2013,62(12):1052-1061.

[27] Kan JS,White RI,Mitchell SE,et al. Percutaneous Balloon Valvuloplasty:A New Method for Treating Congenital Pulmonary-Valve Stenosis. N Engl J Med,1982,307:540-542.

[28] Cuypers JAAE,Witsenburg M,Van Der Linde D,et al. Pulmonary stenosis:Update on diagnosis and therapeutic options. Heart,2013,99:339-347.

[29] Zhu X. Interventional treatment of common congenital heart disease:the common view of Chinese medical experts. J Interv Radiol,2011,20(4):3-10.

[30] Margey R,Inglessis-Azuaje I. Percutaneous Therapies in the Treatment of Valvular Pulmonary Stenosis. Interv Cardiol Clin,2012,1(1):101-119.

[31] Kern MJ,Bach RG. Hemodynamic rounds series Ⅱ:Pulmonic balloon valvuloplasty. Cathet Cardiovasc Diagn,1998,44(2):227-234.

[32] Syamasundar Rao P. Percutaneous balloon pulmonary valvuloplasty:State of the art. Catheter Cardiovasc Interv,2007,69:747-763.

[33] Stanger P,Cassidy SC,Girod DA,et al. Balloon pulmonary valvuloplasty:Results of the Valvuloplasty and Angioplasty of Congenital Anomalies Registry. Am J Cardiol,1990,65(11):775-783.

[34] Thapar MK,Rao PS. Significance of infundibular obstruction following balloon valvuloplasty for valvar pulmonic stenosis. Am Heart J,1989,118(1):99-103.

[35] Fawzy ME,Hassan W,Fadel BM,et al. Long-term results(up to 17 years)of pulmonary balloon valvuloplasty in adults and its effects on concomitant severe infundibular stenosis and tricuspid regurgitation. Am Heart J,2007,153(3):433-438.

[36] Lindberg HL,Saatvedt K,Seem E,et al. Single-center 50 years' experience with surgical management of tetralogy of Fallot. Eur J Cardio-thoracic Surg,2011,40(3):538-542.

[37] Bonhoeffer P,Boudjemline Y,Saliba Z,et al. Percutaneous replacement of pulmonary valve in a right-ventricle to pulmonary-artery prosthetic conduit with valve dysfunction. Lancet,2000,356(9239):1403-1405.

[38] Tommaso CL,Fullerton DA,Feldman T,et al. SCAI/AATS/ACC/STS operator and institutional requirements for transcatheter valve repair and replacement. Part Ⅱ. mitral valve. J Am Coll Cardiol,2014,92(2):765-777.

[39] McElhinney DB,Hellenbrand WE,Zahn EM,et al. Short-and medium-term outcomes after transcatheter pulmonary valve placement in the expanded multicenter US melody valve trial. Circulation,2010,122(5):507-516.

[40] Kenny D,Hijazi ZM,Kar S,et al. Percutaneous implantation of the Edwards SAPIEN transcatheter heart valve for conduit failure in the pulmonary position:Early phase 1 results from an international multicenter clinical trial. J Am Coll Cardiol,2011,58(21):2248-2256.

第四十一章　先天性心脏病的导管介入治疗

一、经导管动脉导管未闭封堵术

【适应证】

Amplatzer 法适应证:左向右分流不合并需外科手术的心脏畸形的 PDA;PDA 最窄直径≥2.0mm,年龄通常≥6 个月,体重≥4kg,外科术后残余分流。

弹簧栓子法适应证:左向右分流不合并需外科手术的心脏畸形的 PDA;PDA 最窄直径≤2.0mm,年龄通常≥6 个月,体重≥4kg,外科术后残余分流。

【禁忌证】

存在依赖 PDA 生存的心脏畸形;严重肺动脉高压并已导致右向左分流;败血症;封堵术 1 个月内患有严重感染。

【术前准备】

完善各项术前检查,如心电图、X 线胸片、超声心动图及相关实验室检查,必要时配血备用。准备必要的抢救药物、监护及急救设备。签署知情同意书。

【操作方法】

1. **Amplatzer 及国产蘑菇形封堵器**　经股静脉送入端孔导管至肺动脉,通过 PDA 将直径 0.9mm,长 260cm 的加硬导丝送至降主动脉,保留导丝,撤出端孔导管。如遇经静脉侧送入加硬导丝通过 PDA 困难的患者,可从股动脉侧应用右冠状动脉导管,送入 1 根超滑长导丝通过 PDA 至肺动脉或上腔静脉,再经股静脉侧送入抓捕器,抓取长导丝头端并拉出体外,建立股动脉-降主动脉-PDA-肺动脉-右心室-右心房-下腔静脉-股静脉轨道。X 线透视下沿导丝将相应直径的输送鞘管送入降主动脉,撤出导丝;将所选的 Amplatzer 封堵器安装于输送钢缆顶端,沿输送鞘管将封堵器送至降主动脉,并释放封堵器的主动脉侧伞盘;再将整个系统一起回撤至 PDA 的肺动脉侧,固定钢缆,并后退输送鞘管直至封堵器全部展开,可见封堵器腰部嵌于 PDA 内。观察 5~10 分钟后,可从传送导管内注入对比剂观察或者需从对侧股动脉穿刺,送入猪尾导管,行主动脉造影。若证实封堵器位置合适,无残余分流或仅存在微量分流时,可逆时针旋转钢缆,将封堵器完全释放,撤出导管,压迫止血。

2. **弹簧圈**　包括可控和非可控型弹簧圈。目前主要应用可控弹簧圈,较少应用非可控型弹簧圈。封堵方法包括经股静脉顺行法和经股动脉逆行法。

(1) 经股静脉顺行法:经股静脉送入端孔导管至肺动脉,经 PDA 将直径 0.9mm,长 260cm 的加硬导丝送至降主动脉,保留导丝,撤出端孔导管,在 X 线透视下沿导丝将相应直径的输送鞘管送入降主动脉,选择适当直径的可控型弹簧圈经输送鞘管送入降主动脉,将 2~3 圈置于 PDA 的主动脉侧,1~2 圈置于

PDA 的肺动脉侧。观察 5~10 分钟后重复主动脉弓降部造影,如弹簧圈位置合适、成形满意、无或微量残余分流,可操纵旋转柄释放弹簧圈,撤出导管,压迫止血。

(2) 经股动脉逆行法:穿刺股动脉,插入端孔导管至降主动脉,经 PDA 送入肺动脉,交换输送鞘管,选择适当直径的可控型弹簧圈经输送鞘管送入肺动脉,将 1~2 圈置于 PDA 的肺动脉侧,2~3 圈置于 PDA 的主动脉侧。观察 5~10 分钟后重复主动脉弓降部造影,若弹簧圈位置、成形满意、无或微量残余分流,可操纵旋转柄释放弹簧圈,撤出导管,压迫止血。

【术后处理及随访】

(1) 血管穿刺部位加压包扎 6 小时,患者平卧 20 小时。需观察以下几方面内容:心脏杂音、心率、血压。如果出现连续性心脏杂音,提示封堵器移位、脱落或存在残余分流,应及时行超声心动图检查观察穿刺局部组织是否出血或血肿;足背动脉搏动情况;患者尿液颜色,如果发现洗肉水或酱油色尿液,提示有溶血发生,应该密切观察及相应处理。

(2) 无肺动脉高压的患者术后运动不受限制,合并肺动脉高压患者术后可进行低强度运动。

(3) 术后定期随访,复查超声心动图、心电图等。超声心动图检查应包括左心房、左心室大小、左心室功能、肺动脉压、是否存在残余分流或相关病变。

【并发症及处理】

1. 封堵器脱落　主要是未能准确测量动脉导管内径,封堵器选择不当,个别是操作不规范造成,术中推送封堵器切忌旋转动作以免发生脱落。一旦发生弹簧圈或封堵器脱落可尝试通过网篮导丝或异物钳将其取出,难以取出时要急诊外科手术。

2. 溶血　发生率<0.8%。主要与术后残余分流过大或封堵器过多突入主动脉腔内有关。处理措施是使用激素、止血药、碳酸氢钠等药物治疗,保护肾功能,多数患者可自愈。残余量较大,内科药物控制无效者,可再植入一个或多个封堵器(常用弹簧圈)封堵残余缺口。若经治疗后患者病情不能缓解,出现持续发热、溶血性贫血及黄疸加重等,应及时请外科处理。

3. 残余分流　一般可以采用一个或多个弹簧圈将残余分流封堵,必要时接受外科手术。

4. 降主动脉或左肺动脉狭窄　主要发生在婴幼儿。前者系封堵器过多突入降主动脉造成,后者主要由于封堵器突入肺动脉过多造成。术中应对其形态有充分的了解,根据 PDA 解剖形态选择合适的封堵器有助于避免此种并发症。

二、经导管房间隔缺损封堵术

【适应证】

①年龄通常≥3 岁;②直径≥5mm,伴右心容量负荷增加,≤36mm 的继发孔型左向右分流 ASD;③缺损边缘至冠状静脉窦,上、下腔静脉及肺静脉的距离≥5mm,至房室瓣≥7mm;④房间隔的直径大于所选用封堵伞左心房侧的直径;⑤不合并必须外科手术的其他心脏畸形。

【禁忌证】

①原发孔型 ASD、冠状静脉窦型 ASD、下腔静脉型 ASD;②心内膜炎及出血性疾病;③封堵器安置处有血栓存在,导管插入处有静脉血栓形成;④严重肺动脉高压导致右向左分流;⑤伴有与 ASD 无关的严重心肌疾病或瓣膜疾病。

【术前准备】

除了常规的介入术前准备,重要的是超声心动图检查,包括经胸(TTE)和/或经食管(TEE)途径以判断患者是否适合介入封堵。TTE 切面通常在三个切面观察,并测量 ASD 的大小:①大动脉短轴切面:观察主动脉前后壁及其对侧有无房间隔残端组织、心房顶部房间隔残端的长度及厚度;②四腔心切面:观察 ASD 与二尖瓣、三尖瓣的距离,测量房室环部位残端组织的长度和厚度;③剑下两房心切面:观察上腔静脉和下腔静脉部位 ASD 边缘的长度和厚度。若经胸超声不能清晰显示的房间隔及周围组织边缘的图像,则需行 TEE 检查,主要是在心房两腔切面可以充分观察上腔静脉、下腔静脉端 ASD 残端的长度及厚度。

【操作方法】

1. **房间隔缺损堵塞伞的植入** 经导引钢丝将 8~11F 封堵伞输送管鞘送达左上肺静脉开口,撤出长鞘的内套管,注意防止空气进入。在 X 线监测下沿鞘管送入封堵器至左心房,打开左心房侧伞。回撤至房间隔的左心房侧,然后固定输送杆,继续回撤销管,打开封堵器的右心房侧伞。在左前斜位 45°加头位 20°见封堵器呈 H 形展开,少许用力反复推拉输送杆,封堵器位置同定不变。超声四腔心切面上,封堵器夹在房间隔两侧;主动脉缘无残端者,大动脉短轴切面上见封堵器与主动脉形成 V 字形;剑下两房心切面上,封堵器夹在 ASD 的残缘上,无残余分流;对周边结构包括二尖瓣、三尖瓣和冠状静脉窦等无不良影响。如达到上述条件,可旋转推送杆释放封堵器,撤出鞘管,局部加压包扎。

2. **经导管房间隔缺损封堵术后残余分流的处理** 封堵即刻可出现星点状分流,但不应出现束状的穿隔血流;分流直径<1mm 为微量分流;1~2mm 为少量。即刻残余分流发生率为 6%~40%,而 3 个月之后残余分流发生率仅为 0.1%。残余分流多见于缺损不规则,封堵器偏小,或者缺损为多发或者筛孔状。措施:①微量分流,不需处理,可自行闭合;②缺损不规则导致所选封堵器偏小,可考虑换更大封堵器;③束状的分流>5mm,再植入 1 枚封堵器;缺损<5mm,不处理。

【术后处理】

术后局部压沙袋 4~6 小时,建议卧床 1 天;静脉给予抗生素 3 天防治感染。术后应用低分子肝素 2 天;口服阿司匹林小儿 3~5mg/(kg·d),成人 100~150mg/d,共 6 个月;成人封堵器直径≥30mm 者可酌情加服氯比格雷 75mg/d;有心房颤动者应服用华法林。

三、经导管室间隔缺损封堵术

【适应证】

①膜周部室间隔缺损,VSD 上缘距主动脉右冠瓣≥2mm,无主动脉右冠瓣脱入 VSD 及主动脉瓣反流,大血管短轴切面超声示 VSD 于 9~12 点位置;②室间隔缺损修补术后残余分流;③外伤性或急性心肌梗死后室间隔穿孔;④肌部 VSD>3mm。

【禁忌证】

①感染性心内膜炎、心内有赘生物或存在其他感染性疾病;②严重肺动脉高压、右向左分流者;③巨大 VSD、缺损解剖位置不良,封堵器放置后可能影响主动脉瓣或房室瓣功能;④合并明显的心、肝、肾功能不全。

【术前准备】

1. **实验室检查** 常规病史、体检及必要的化验(出凝血时间、肝肾功能)、超声心动图(心尖或胸骨旁五腔心切面,心底短轴切面和左心室长轴切面)、X 线胸片及心电图检查。

2. **心导管检查** 10 岁以下儿童多选择全麻,≥10 岁儿童和成人在局麻下穿刺股静/动脉,常规给予肝素 100U/kg。先行右心导管检查,抽取各腔室血氧标本并测量压力,如合并肺动脉高压,应计算肺血管阻力和 Q_p/Q_s。左心室造影取左前斜 45°~60°+头位 20°~25°,必要时增加右前斜位造影,以清晰显示室缺的形态、大小。行升主动脉造影,观察有无主动脉瓣脱垂及反流。

【操作方法】

经导管室间隔缺损的 VSD 封堵术:确定可尝试封堵后,采用右冠状动脉导管或其他导管配合超滑导丝(泥鳅导丝)经股动脉至左心室寻找 VSD 开口,导丝及导管过 VSD 进入右心室、肺动脉(或右房、腔静脉),股静脉途径送入圈套器,将导丝由股静脉拉出,建立股静脉—右心室—VSD—左心室—股动脉导丝轨道,然后由静脉途径送入输送销管至左室心尖部,沿输送鞘管送入 VSD 封堵器,在超声及透视引导下回撤长鞘使左盘释放并与室间隔相贴,确定位置良好后,封堵器腰部嵌入 VSD,后撤长鞘,释放右盘。复查超声心动图确认封堵器位置、有无残余分流和瓣膜反流,随后做左心室造影确认封堵器位置是否恰当及分流情况,并做升主动脉造影观察有无主动脉瓣反流,在 X 线及超声检查效果满意后即可释放封堵器,撤去长鞘及导管后压迫止血。

【术后处理】

术后心电监测,24 小时内复查超声心动图。手术后低分子肝素和抗生素应用 3 天,口服阿司匹林小儿 3~5mg/(kg·d),成人 100~150mg/d,共 6 个月。术后观察 5~7 天情况良好后,出院随访。

【并发症及处理】

心律失常:术中导管和导丝刺激所致心律失常一般不需做特别处理,主要风险是三度房室传导阻滞。多发生于术后早期,近年来也有在晚期发生三度房室传导阻滞的报道。

(杨毅宁)

参 考 文 献

[1] 中国医师协会儿科医师分会先天性心脏病专家委员会,中华医学会儿科学分会心血管学组,《中华儿科杂志》编辑委员会. 儿童常见先天性心脏病介入治疗专家共识. 中华儿科杂志,2015,53(1):17-24.

[2] FeltesTF,Bacha E,Beekman RH,et al. Indications for cardiac catheterization and intervention in pediatric cardiac disease:a scientific statement from the American Heart Association. Circulation,2011,123(22):2607-2652.

第四十二章　心包穿刺术

心包穿刺引流术是采用穿刺针经皮穿刺,将心包内异常积液或出血抽吸或通过引流管引流出来,以缓解心脏压塞或获取心包积液,达到治疗或协助临床诊断的操作方法。

【目的】

1. 解除心脏压塞,挽救生命。

2. 减少心包积液量,缓解症状。

3. 获取心包积液,用于诊断。

【适应证】

1. 心脏压塞,应施行紧急心包穿刺术。

2. 需要心包内注入药物进行治疗。

3. 虽经特殊治疗,心包积液仍进行性增长或持续不缓解。

4. 化脓性心包炎。

5. 原因不明的心包积液,需要获取积液进行诊断。

【禁忌证】

1. **绝对禁忌证**　主动脉夹层破入心包腔。由于穿刺引流可能导致心包内出血增加和夹层扩展,危及生命,一般在不考虑穿刺;但在急性心脏压塞危及生命时也可考虑减压。

2. **相对禁忌证**

(1) 患者不能配合,不能保证安全操作。

(2) 未纠正的凝血障碍、正在接受抗凝治疗且 PT-INR>1.5、血小板计数<50 000/m^3。

(3) 心包积液量少,位于心脏后部,已被分隔。

(4) 无心胸外科后备支持。

【术前准备】

1. **患者准备**

(1) 与患者沟通病情,告知穿刺目的及简要流程,缓解患者紧张焦虑。

(2) 医患沟通,签署心包穿刺引流知情同意书。

(3) 协助患者取得适宜的穿刺体位,一般取坐位或半卧位。

2. **医护人员准备**

(1) 操作人员:心血管专科医师 1~2 名,进行操作和协助;护士 1 名,负责协助操作或抢救治疗。

(2) 操作场所:在 X 线导引的心导管室或有超声心动图导引的 CCU、ICU 或床旁和手术室。

(3) 设备和器械:超声心动图或 X 线摄影仪、心电监测除颤仪、血压监测设备、心电图机、复苏设备和抢救药品。

（4）耗材及药物：无菌手套、帽子、口罩、消毒液；麻醉药品常用1%~2%利多卡因；5ml、10ml、20ml、50ml注射器；心包穿刺引流包：包括无菌纱布、消毒碗、治疗巾、洞巾、穿刺针（18号斜面薄壁）、手术刀、标本送检的试管、培养瓶、管钳、弯钳等。

（5）引流物品：J形导丝、扩张管、引流管（多选用中心静脉导管或猪尾引流导管）、缝合针线、持针器、三通连接管、延长管、引流袋、回形针。

（6）贴膜、胶布。

【操作方法】

1. 紧急心包穿引流　如患者出现心脏压塞，情况危急，血流动力学不稳定，应尽快实施心包穿刺引流，挽救生命，不能等待床旁超声进一步确定。如在导管室可选择胸骨剑突与左肋缘夹角处，肋缘下1~1.5cm，穿刺针与皮肤呈30°~45°角，进针方向指向左肩。局部麻醉后选择18号薄壁穿刺针进行穿刺，穿刺成功时注射造影确定在心包腔内，立即抽取积液，缓解心脏压塞。经穿刺针引入J形导丝，置入中心静脉导管或猪尾引流管进行心包积液引流。因中心静脉导管管壁软、管腔小，不利于抽取积液和判断病情，尽量不选用该导管。穿刺引流成功后，必要时应置入肺动脉导管（Swan-Gans导管），给予血流动力学监测，可快速准确判断病情变化。

心导管介入操作导致的急性心脏压塞，病情急重，应紧急抢救。常在X线指引下进行心包穿刺引流。故应熟悉心包积液的X线特征：透视下心脏外轮廓影正常或增大；心脏外轮廓影内可见一半环形透亮带，距心脏外轮廓影边缘1~2cm，常分布在心尖部、前壁和下壁心尖段。透亮影内侧即为搏动的心脏影，后者与不动的心脏外轮廓对比明显，很容易识别。常使用剑突下途径，X线透视下负压进针，如进针时有落空感并抽出液体，表示针头已进入心包腔，应停止进针，固定针体，经穿刺针注入少量对比剂，如观察到心影下部缓慢的对比剂流动，提示穿刺针进入心包腔内。穿刺成功后置入导丝，确认在心包内后，置入猪尾导管用于引流。

2. 择期心包穿刺引流　穿刺部位选择一般在超声引导下，确定进针方向有较大量心包积液、无胸膜及肺组织覆盖。常用穿刺路径：①心尖路径：胸骨左缘第5肋间，心浊音界内，避开肋骨下缘，以免损伤肋间动脉，针尖指向后内侧柱方向。②剑突下途径：胸骨剑突下与左肋缘夹角处，肋缘下1~1.5cm，穿刺针与皮肤呈30°~45°角，进针方向指向左肩。其他穿刺途径有：右第4肋间处、心脏浊音界内侧约1cm处；背部左第7或第8肋、肩胛骨中线处，患者左臂高举；剑突与右肋缘形成角度处；剑突的正下方处；左第4肋间处，仅在疑为左侧包裹性心包积液时应用；右第5肋间、心脏浊音界内1~2cm处。特殊途径均需超声引导，心包积液量大，或常规途径不能到时根据临床情况选择。

【操作步骤】

1. 操作者戴口罩、帽子，洗手并使用消毒液消毒。

2. 超声/X线定位穿刺点，选择穿刺路径，在皮肤上进行标记。

3. 严密监测心电、血压。

4. 5~10ml注射器抽取1%~2%利多卡因，于穿刺点皮下注射成皮丘，然后沿预定穿刺途径负压进针，逐层浸润麻醉至心包壁层。

5. 于穿刺点做一2mm小切口，钝性分离皮下组织。使用5ml注射器接18号薄壁短斜面穿刺针，沿预定途径和方向缓慢负压进针。如进针时有落空感并抽出液体，表示针头已进入心包腔，应停止进针，固定穿刺针。缓慢抽取心包积液时流出不畅，可能因针头斜面未完全进入心包腔，在严密观察心律下缓慢进针1~2mm，如完全进入可顺利抽出积液，停止进针并固定穿刺针，经穿刺针送入J形导丝15~20cm，超声探头无菌化处理后确认导丝进入心包腔，扩张管充分扩张皮下后经导丝引入猪尾引流导管，抽取心包积液送检，接引流袋。管钳控制流速不宜过快，回形针固定引流袋。如负压进针过程中穿刺深度达到操作前超声预测的深度而无落空感或未抽到液体时，应将针头退出，冲洗穿刺针后重复操作。

6. 操作过程中应严密观察患者状况和心电图变化，严防患者肢体活动、大幅度呼吸动作，注意平稳进针，避免横向摆动，穿刺成功后及时固定针头。

【术后处理】

1. 穿刺引流后继续心电血压监测，观察患者心脏压塞症状是否缓解，观察生命体征、意识状态、颈静脉和心肺体征、末梢循环。

2. 注意穿刺处渗液，渗出较多时应更换无菌纱布。记录心包积液引流量。术后常规行胸部 X 线胸片，常规复查心脏超声是非常重要的。

3. 留置导管时应予抗生素预防感染。注意并发症的发生，及时发现早期处理。

4. 穿刺引流成功后还需要查找及治疗引起心包积液/压塞的病因，如冠状动脉穿孔或破裂，需要在导管室进行冠状动脉造影，明确有无出血，必要时实施带膜支架/明胶颗粒封堵破裂口或穿孔。心导管操作导致的急性心脏压塞，如心包引流积血超过 350ml，仍不能维持血流动力学稳定或积血引流不畅且患者症状无改善或加重，须紧急联系心外科手术引流并修补破损部位。

【并发症及防治】

近来心包穿刺引流术在心电监测和超声引导下进行，并发症已明显减少。但仍应尽量避免以下并发症。

1. **刺破心脏或导致冠状动脉撕裂** 引起心包积血或压塞加重。穿刺时穿刺针进入心包腔后应立即停止进针，置入 J 形导丝，防止针尖损伤冠状动脉。

2. **血管迷走反射** 穿刺前充分与患者沟通，消除其紧张情绪；穿刺时应充分麻醉，避免疼痛引起血管迷走反射；同时应建立静脉通道，严密监测血压、心率，穿刺时备好阿托品、多巴胺等药物，及早发现早期处理。

3. **心律失常** 主要为穿刺针损伤心肌或导丝接触心肌引起，穿刺时应轻柔，影像学导引、确认。

4. **损伤邻近脏器或组织** 导致气胸或血气胸、腹腔脏器损伤。穿刺时应超声引导，注意避开肺组织、肝，避免发生损伤。一旦发生，积极评估，胸膜腔穿刺抽液、闭式引流水封瓶排气，必要时外科手术治疗。

5. **急性肺水肿** 与心包减压过快，静脉回流和右心室充盈迅速增加有关，积液过多、过快排出后引起复张性肺水肿，因此应注意心包积液的排除速度及量，一般首次抽液不大于 100ml，随后每次不大于 500ml。

6. **气体栓塞** 主要为器械冲洗不充分引起，因此在穿刺前应将整个穿刺针、引流管内充分冲洗，避免气体栓塞。如出现少量气体栓塞，可充分吸氧。大量的气体栓塞需立即在 X 线引导下进行穿刺抽气。

（张 钲）

参 考 文 献

[1] Maisch B,Seferovic PM,Ristic AD,et al. Guidelines on the diagnosis and management of pericardial diseases executive summary. The Task Force on the Diagnosis and Management of Pericardial Diseases of the European Society of Cardiology. Eur Heart J,2004,25:587-610.

[2] Peter Libby,Robert O. Bonow,Eugene Braunwald. Braunwlad's Heart Disease:A Textbook of Cardiovascular Medicine. 8th ed. Philadelphia:Elsevier,2008,1829-1853.

[3] 杨跃进,华伟. 阜外心血管内科手册. 北京:人民卫生出版社,2006,626-634.

第四十三章 心肌活检术

心肌活检术是将心内膜活检钳插入心室,采集心肌、心内膜进行组织病理学及免疫组织化学检查的有创性检查。

【适应证】

1. 各类心肌疾病的病因诊断。

2. 急慢性心肌炎的诊断、严重程度判断和监测疗效。

3. 心脏同种异体移植术后观察患者排斥反应的早期征象。

4. 心脏肿瘤的诊断。

5. 其他可能引起心肌病变的全身性疾病。

【禁忌证】

1. 出血性疾病、严重血小板减少及正在接受抗凝治疗者。

2. 急性心肌梗死、心室附壁血栓或室壁瘤形成者,禁忌左心室活检。

3. 心脏显著扩大伴发严重左心功能不全。

4. 近期急性感染状态。

5. 无法配合操作的患者。

6. 心房间、心室间分流为相对禁忌证,应尽量避免做右心室活检,以免引起矛盾性栓塞。

【术前准备】

1. 患者准备

(1) 与患者沟通病情,告知心肌活检目的及简要流程,缓解患者紧张焦虑。

(2) 医患沟通,签署心肌活检术知情同意书。

2. 医护人员准备

(1) 操作人员:心血管专科医师 1~2 名,进行操作和协助;护士 1 名,负责协助操作或抢救治疗。

(2) 操作场所:心导管室或有超声心动图引导的检查室。

(3) 设备和器械:X 线透视设备或心血管造影机、超声心动图;心电监测除颤仪、血压监测设备、心电图机、复苏设备和抢救药品。

(4) 耗材及药物:无菌手套、帽子、口罩、消毒液;麻醉药品常用 1%~2% 利多卡因;5ml、10ml 注射器;穿刺包:包括无菌纱布、消毒碗、治疗巾、洞巾、穿刺针、与活检钳相适配的导引鞘管、手术刀、标本送检的标本瓶及固定液、弯钳等。

(5) 活检钳:Konno-Sakakibara 钳、Scholten 活检钳、King 活检钳、Caves 钳。

(6) 贴膜、胶布。

【操作方法】

导管进入途径:右心内膜心肌活检可选颈内静脉或股静脉,左心内膜心肌活检可选肱动脉或股动脉,主要取决于基础疾病和所使用的活检钳。

1. 右心内膜心肌活检的操作程序

（1）颈内静脉路径：一般选用 Scholten 和 Caves 活检钳。①患者平卧于导管床上，连接心电监测。②术者消毒、铺巾，局麻满意后穿刺右颈内静脉，置入与活检钳相适配的鞘管，并使用肝素生理盐水冲洗鞘管。③检查活检钳的完整性，并用肝素盐水冲洗活检钳。闭合钳口，在超声/X 线监视下将活检钳经鞘管送入上腔静脉、右心房达右心室。按逆时针方向旋转活检钳手柄，使其指向后方，此时钳尖指向室间隔。保持钳尖指向室间隔的位置，向前送活检钳至右心室心尖部。钳尖与室间隔接触时术者可感觉到心脏搏动，出现室性期前收缩提示活检钳位于右心室内，而不在冠状窦。超声监测/X 线透视可见钳头端位于脊柱左缘 4~7cm 左横膈处，左前斜位可见钳头端指向胸骨柄。④当活检钳头端位置适当后，可开始钳取标本。回撤活检钳 1~2cm，张开钳口；再前送活检钳，不做任何旋转，抵住室间隔；将活检钳轻轻压在室间隔上，合上钳柄，使钳尖咬切口闭合，钳取心肌组织。⑤轻拽活检钳使其脱离心室内壁，如轻拽 2~3 次仍不能使之脱离，则可能是钳咬的组织块过大，应开放钳柄，松开钳口，然后重新操作。一旦活检钳脱离心室内壁，应使标本保存在闭合的钳口内，顺时针方向旋转活检钳将其撤回至右心房，然后撤出鞘管。⑥张开钳口，取出标本，不要挤压，立即放入适当的固定液中。用无菌肝素盐水冲洗活检钳，以清除钳口内的组织和血凝块，重复上述操作 2~4 次，通常至少取 3 块标本。

（2）股静脉路径：选用 King 活检钳。①用 Seldinger 法穿刺股静脉，将套有长鞘管的右心导管经股静脉送至右心室心尖部并指向室间隔。②将长鞘管沿导管送入右心室，撤出导管，抽吸并冲洗长鞘管，透视下观察鞘管的位置，可注入少量造影剂以更加清晰显示鞘管的位置。③经鞘管送入活检钳，在透视下送至距离管尖 1cm 处，使鞘管和活检钳保持顺钟向旋转且不使鞘管前后移动，轻轻将活检钳送出鞘管，接触室间隔右心室面。④回撤活检钳 0.5~1cm，张开钳口，前送活检钳，直到重新接触到室间隔，然后闭合钳口。轻拽活检钳使之脱离室间隔，先从右心室回撤到鞘管中，再经鞘管撤出体外。⑤抽吸并冲洗鞘管，并保持鞘管位置不动，同时由助手自活检钳中取出标本，可将鞘管移至室间隔不同部位钳取多个标本。

2. 左心内膜心肌活检，操作常选用附有长鞘管的 King 活检钳。①Seldinger 法穿刺股动脉，注入肝素 5 000U，送入带有长鞘管的左室造影导管至左心室腔，撤出造影导管，抽吸并冲洗鞘管。可注入少量造影剂以确定鞘管顶端在心室腔而未抵住心室壁。②送入活检钳，通过鞘管将其送至左室心尖或左室外侧壁；透视检查活检钳位置，也可用超声心动图定位活检钳。③回撤活检钳 1cm，张开钳口，重新将活检钳送至左室心尖，快速闭合钳口，平稳回拽活检钳使其脱离左心室壁。④经鞘管回撤活检钳，取出活检标本放入适当的固定液中。在完全撤离鞘管前，即使没有取到标本，也不宜张开钳口。⑤两次活检操作间期必须用肝素盐水冲洗鞘管。操作结束后，撤出鞘管，局部止血并观察病情变化。

【注意事项及术后处理】

1. 整个活检过程应在 X 线透视及持续心电监护下进行。

2. 活检钳定位除 X 线透视外，还可借助腔内心电图或超声心动图，以免误损伤乳头肌和腱索等组织。

3. 右心室活检应在室间隔或右室心尖部，避免在右室前壁钳夹，以免发生心肌穿孔或心脏压塞；左心室活检多在左心室心尖部。钳咬过程在 1~2 个心动周期内完成，只需紧紧咬合，切勿用力牵拉，钳夹组织块不宜过大，一般为 1~3mm。

4. 活检术后在导管室观察患者 5~10 分钟，注意有无胸痛、低血压、呼吸困难等心脏压塞征象，术后常规的心脏超声检查，并透视检查除外气胸或胸腔积液，然后可将患者送回病房，继续严密观察。

【并发症及处理】

1. **心脏穿孔、心包积血和压塞** 是心内膜心肌活检术的主要并发症。但发生率不高，有经验的术者其发生率低于 1%。如患者出现胸痛、呼吸困难、低血压、心动过缓或过速、颈静脉怒张等表现，应怀疑心脏穿孔的可能，超声心动图可判断有无心包积液。一旦发生，需严密观察和监测病情，补充血容量，应用升压药物；如有心脏压塞征象，血流动力学不稳定，应立即行心包穿刺抽液；持续出血者偶尔需要开胸手术。

2. **血栓栓塞** 左心室心内膜活检或右心室心内膜活检伴有心内分流时可出现体循环血栓栓塞。注意每次操作前用肝素生理盐水仔细冲洗导管和活检钳,可减少血栓栓塞的危险。其主要处理措施是支持疗法。栓塞所致症状常呈自限性。

3. 心律失常 在心室内操作导管或钳夹过程中常出现室早或非持续性室性心动过速,不须特殊处理;持续性室性心动过速很少发生,一旦出现,可静注利多卡因或电复律;右心室心内膜活检过程中,在右房内操作导管会诱发心房颤动,通常呈自限性,如不能自行复律,可选择电复律;术前已存在左束支传导阻滞者做右心室心内膜活检时,可引起完全性心脏传导阻滞,须置入临时起搏器治疗。

(张 钲)

参 考 文 献

［1］ From AM,Maleszewski JJ,Rihal CS. Current status of endomyocardial biopsy. Mayo Clin Proc,2011,86(11):1095-102.

［2］ Cooper LT,Baughman KL,Feldman AM,et al. The role of endomyocardial biopsy in the management of cardiovascular disease:a scientific statement from the American Heart Association,the American College of Cardiology,and the European Society of Cardiology Endorsed by the Heart Failure Society of America and the Heart Failure Association of the European Society of Cardiology. Eur Heart J,2007,28:3076-3093.

［3］ Francis R,Lewis C. Myocardial biopsy:techniques and indications. Heart,2018,104(11):950-958.

［4］ Holzmann M,Nicko A,Kühl U,et al. Complication rate of right ventricular endomyocardial biopsy via the femoral approach:a retrospective and prospective study analyzing 3048 diagnostic procedures over an 11-year period. Circulation,2008,118(17):1722-1728.

第四十四章 高血压的介入治疗

第一节 继发性高血压的介入治疗

一、肾动脉狭窄

（一）肾动脉狭窄球囊扩张血管成形术

【适应证】

狭窄≥70%的单侧或双侧非粥样硬化性肾动脉狭窄患者，伴有控制不佳的高血压和/或肾功能受损，且狭窄解剖位置合适。

【禁忌证】

1. 肾功能严重受损，预计血管重建难以改善。

2. 大动脉炎所致 RAS，炎症活动期。

3. 狭窄解剖部位不合适或合并肾动脉瘤等情况拟行外科治疗。

4. 严重造影剂过敏。

【术前准备】

术前应有完整的病因学诊断、解剖学诊断及病理生理学诊断。术前准备同其他介入手术。

【操作方法】

平卧位。常选择狭窄的对侧股动脉进行穿刺并置入鞘管，成功后予静脉肝素化，从股动脉送造影导管至患侧肾动脉并造影。通过造影可显示狭窄的部位、直径、范围。通过导丝送入球囊导管，使用稀释的造影剂快速充盈球囊，每次球囊充盈时间 5~10 秒。可多次充盈球囊直至复查造影显示狭窄消失。

【术后处理】

穿刺部位加压包扎并嘱病床平卧下肢制动 24 小时，或采用动脉闭合器处理血管。

【并发症及处理】

1. **股动脉损伤** 主要表现为穿刺处动静脉瘘、股动脉闭塞、远端动脉血栓形成等。轻度股动脉并发症一般不需特殊处理，保守治疗即可治愈。

2. **肾动脉破裂** 肾动脉破裂穿孔是较少见的并发症，避免使用直径过大的球囊或过高的充盈压力可一定程度预防此并发症出现。一旦发生应使用球囊低压充盈封堵破裂口，如出现持续增大的腹膜后血肿或循环衰竭，应立即行急诊外科手术修补。

（二）肾动脉狭窄支架成形术

1. **适应证**

（1）狭窄≥70%的单侧或双侧粥样硬化性肾动脉狭窄患者，伴有控制不佳的高血压和/或肾功能受损,且解剖位置合适。

(2) 狭窄≥70%的单侧或双侧粥样硬化性肾动脉狭窄患者,伴快速进展性肾功能不全和/或一过性肺水肿,且解剖位置合适。

(3) RAS 球囊扩张血管成形术后再狭窄,且解剖位置合适。

2. 禁忌证

(1) 肾功能严重受损,预计血管重建难以改善或预计寿命<2 年。

(2) RAS 患者的高血压经药物治疗能缓解或预计与狭窄(常<50%)无关。

(3) 狭窄解剖部位不合适或合并肾动脉瘤等情况拟行外科治疗。

(4) 严重造影剂过敏。

3. 术前准备 术前应有完整的病因学诊断、解剖学诊断及病理生理学诊断。术前准备同其他介入手术。

4. 操作方法 肾动脉造影同球囊扩张血管成形术,当股动脉途径存在闭塞、严重迂曲或肾动脉与腹主动脉成角过大等不适合经股动脉入路的情况,经桡动脉是可行的替代入路。通过造影可显示缩窄的部位、直径、范围等。支架选择标准:长度需完全覆盖缩窄段,直径一般不超过近心端动脉直径的 1.1 倍。此外,对于采用裸支架或药物洗脱支架目前仍无定论,一般认为裸支架的再狭窄率已经较低。采用同轴导管技术,在造影导管的帮助下,送入肾双弯指引导管至狭窄处进行预扩张,再将支架释放到位,对于高度狭窄的患者,也可以进行球囊预扩张。如狭窄发生于肾动脉开口处或附近,支架释放位置要保证覆盖肾动脉开口从而获得较好的长期效果。

5. 术后处理 穿刺部位加压包扎并嘱病床平卧下肢制动 24 小时,或采用动脉闭合器处理血管。术后服用阿司匹林 3 个月(每日 3mg/kg)。

6. 并发症及处理

(1) 股动脉损伤:同 RAS 球囊扩张血管成形术。

(2) 肾动脉破裂:肾动脉破裂穿孔是较少见的并发症。避免使用直径过大的支架可一定程度预防此并发症出现。此外,覆膜支架可一定程度上避免破裂后的严重后果,如出现持续增大的腹膜后血肿或循环衰竭,应立即行急诊外科手术修补。

(3) 粥样碎片栓塞:由于支架成形术多用于粥样硬化性 RAS,因此术中粥样碎片栓塞至动脉远端为常见并发症,有研究指出栓塞发生比例相当高,只是微小栓塞并不引起临床表现,仅少部分会影响肾功能。此并发症主要是由于粥样斑块负荷过重导致,因此术前常规使用他汀类药物、轻柔操作可能减少粥样碎片栓塞发生,此外,有报道称远端血管保护装置可能有一定预防作用,但其器械需要进一步改进并通过临床验证。

二、主动脉缩窄

(一) 主动脉缩窄球囊扩张血管成形术

1. 适应证

(1) 无论患者年龄大小,主动脉缩窄手术后出现再缩窄,且缩窄解剖部位合适。

(2) 无论患者年龄大小,主动脉缩窄导致严重的心力衰竭,且缩窄解剖部位合适,球囊扩张血管成形术可作为姑息手段代替急诊外科手术。

(3) 4~6 个月龄以上的初发患者,且缩窄解剖部位合适,可考虑行球囊扩张血管成形术。

2. 禁忌证

(1) 年龄过小的初发患者,无严重心力衰竭表现,考虑球囊扩张血管成形术易造成血管损伤。

(2) 扩张段有重要动脉分支、缩窄解剖部位不合适或合并其他先天性心血管畸形拟行择期外科手术。

(3) 合并严重败血症或感染性心内膜炎等。

(4) 严重造影剂过敏。

3. **术前准备**　术前准备同其他介入手术。

4. **操作方法**

（1）主动脉造影：平卧位。婴幼儿行全身麻醉。行股动脉穿刺并置入鞘管，成功后予静脉肝素化，从股动脉送造影导管至缩窄处近心端，行主动脉造影。通过造影可显示缩窄的部位、直径、范围及重要动脉分支的情况，并可测量主动脉内径。球囊选择标准：一般采用球囊最大直径不超过近心端主动脉直径，为缩窄最严重处直径的 2~4 倍。

（2）球囊扩张血管成形术：通过导丝送入选定的球囊导管，扩张的最佳位置为其腰凹位于球囊中央，使用稀释的造影剂快速充盈球囊，如扩张时腰凹特别明显，可先采用小号球囊扩张，每次球囊充盈时间 5~10 秒。间隔 3 分钟后更换更大号球囊，重复上述过程直至腰凹消失。

5. **术后处理**　穿刺部位加压包扎并嘱病床平卧下肢制动 24 小时，或采用动脉闭合器处理血管。

6. **并发症及处理**

（1）股动脉损伤：常见于年龄较小患者，主要表现为穿刺处动静脉瘘、股动脉闭塞、远端动脉血栓形成等。根据患者年龄把握适应证可有效减少该并发症出现。

（2）主动脉瘤形成：由于球囊扩张血管成形术可能导致动脉内膜和中膜的撕裂，因此其主动脉瘤形成（尤其是术后远期）风险高于外科手术。选择合适的球囊内径可能可以减少其发生，此外相对于初发主动脉缩窄患者，外科手术后再缩窄患者接受球囊扩张血管成形术后主动脉瘤形成率较低，可能与再缩窄部位的瘢痕组织可减少动脉瘤形成有关。

（3）主动脉破裂：发生率较低，术中发现导丝或球囊导管偏离手术路径时，应抽取回血，如明确破裂已经，应立即在维持循环及呼吸的同时行急性开胸手术。

（二）主动脉缩窄血管内支架成形术

1. **适应证**

（1）成人或儿童年龄>10 岁，初发的主动脉缩窄，且缩窄解剖部位合适。

（2）成人或儿童年龄>10 岁，主动脉缩窄手术或球囊扩张后出现再缩窄，且缩窄解剖部位合适。

2. **禁忌证**

（1）患者仍处于生长期，支架不能扩展至成人尺寸。

（2）支架植入段有重要动脉分支、缩窄解剖部位不合适或合并其他先天性心血管畸形拟行择期外科手术。

（3）合并严重败血症或感染性心内膜炎等。

（4）严重造影剂过敏。

3. **术前准备**　术前准备同其他介入手术。

4. **操作方法**　主动脉造影同球囊扩张血管成形术。通过造影可显示缩窄的部位、直径、范围及重要动脉分支的情况，并可测量缩窄两侧主动脉内径及压力差。支架选择标准：长度需完全覆盖缩窄段，直径一般与近心端主动脉直径相符。通过导丝送入动脉长鞘管，并导入 BIB（balloon-in-balloon）球囊至缩窄处，充盈内球囊并调整支架至最佳位置，随后充盈外球囊使支架位置固定成形，并再次造影及测压。

5. **术后处理**　穿刺部位加压包扎并嘱病床平卧下肢制动 24 小时，或采用动脉闭合器处理血管。术后服用阿司匹林 3 个月（每日 3mg/kg）。

6. **并发症及处理**

（1）股动脉损伤：常见于年龄较小患者，这一点同球囊扩张血管成形术类似。

（2）主动脉瘤形成：COAST 试验等研究中的数据提示，血管内覆膜支架成形术的主动脉瘤形成风险较低，远低于球囊扩张血管成形术。

（3）支架破裂或移位：支架破裂是术后远期并发症之一，一般不会影响支架的完整性，但是有报道称支架破裂的进展可能与术后再次接受介入治疗相关。此外，一项荟萃分析提示，支架移位见于 2.4% 的病例中，但一般不影响支架功能。

三、原发性醛固酮增多症

经皮超选择性肾上腺动脉栓塞术

1. 适应证　单侧肾上腺病变且经双侧肾上腺静脉取血明确有分泌活性的原发性醛固酮增多症患者，需要行腹腔镜下单侧肾上腺切除但合并以下情况之一的：患者本人坚决抗拒外科手术、既往有腹腔手术考虑严重粘连不适合腹腔镜手术、其他高危因素无法耐受麻醉或外科手术等。

2. 禁忌证　严重造影剂或无水乙醇过敏。

3. 术前准备　术前应有明确的分型和定位诊断。术前准备同其他介入手术。

4. 操作方法　平卧位。行股动脉穿刺并置入鞘管，从股动脉送造影导管入主动脉，于第 12 胸椎水平行非选择性动脉造影及数字减影血管造影。通过造影可显示病变侧肾上腺动脉供应的分布、走行等。为避免忽略变异，应明确同侧膈下动脉和肾动脉分布。送入导引导管，通过选择性肾上腺动脉造影，明确导管已进入病变肾上腺组织（腺瘤或增生）的供应动脉，采用同轴导管技术，将微导丝、微导管送至导引导管远端，通过超选择性肾上腺动脉造影，明确微导管已进入病变肾上腺组织供应动脉内并已阻塞进入靶部位的动脉血流，防止无水乙醇反流或进入侧支。栓塞前予吗啡预防性镇痛。经微导管分次缓慢推注无水乙醇进行栓塞，其用量应根据病变大小、供应血管直径决定，栓塞后复查造影，如动脉腔内造影剂滞留、无前向造影剂通过，表明栓塞成功。

5. 术后处理　穿刺部位加压包扎并嘱病床平卧下肢制动 24 小时，或采用动脉闭合器处理血管。

6. 并发症及处理

（1）腹痛：栓塞过程中推注无水乙醇常导致腹痛，可术中予吗啡预防性镇痛，有报道示吗啡预防腹痛效果好，腹痛均可耐受并在术后 24 小时内缓解。

（2）发热：栓塞后部分患者可出现轻度发热，一般不需特殊处理，如有感染征象则应考虑抗感染治疗。

（3）股动脉损伤：主要表现为穿刺处动静脉瘘、股动脉闭塞、远端动脉血栓形成等。轻度股动脉并发症一般不需特殊处理，保守治疗即可治愈。

第二节　原发性高血压的介入治疗

一、去肾交感神经术

1. 适应证　由高血压专科医生确诊的高血压患者，本人同意入选已通过伦理委员会审查的 RDN 临床研究，且肾动脉解剖合适。

2. 禁忌证

（1）未排除继发性高血压的患者。

（2）有肾动脉狭窄或既往曾行肾动脉介入治疗的患者。

（3）严重肾功能不全。

（4）肾动脉解剖不合适：如多条肾动脉、肾动脉主干直径<4mm 或长度<20mm 等。

3. 术前准备　术前应完善检查排除继发性高血压，如肾上腺 CT、肾动脉多普勒超声、睡眠监测等。术前准备同其他介入手术。

4. 操作方法　因为上文提到的原因，目前进行中的临床试验主要目的是探究新器械、新消融策略，如多级导管射频消融、超声消融、冷冻消融、化学消融等在原发性高血压中的有效性。因其操作方法在实际研究中大相径庭，故建议研究者应充分掌握目标术式的具体操作方法，甚至开展动物实验以减少学习曲线对研究结果的影响，以避免重蹈 Simplicity HTN-3 试验的覆辙。

（1）单极消融导管：平卧位。行股动脉穿刺并置入鞘管，行双侧肾动脉造影。通过造影可显示肾动脉解剖情况及明确有无狭窄，随后送入消融导管。对于 Symplicity Flex 导管来说，稳定的阻抗（220~

320)±5Ω 表明其与动脉壁贴合适当,消融应从肾动脉分叉开始,回撤并旋转导管进行四象限消融,每次消融点间距应≥5mm。Iberis 导管的消融过程与上述相似。

（2）多级消融导管:肾动脉造影操作过程同上述。Symplicity Spyral 导管操作时增加了一个塑形的步骤,当导管就位并将 0.014 英寸导丝撤回时,其头端将成螺旋状。消融前同样要通过稳定的阻抗确认其与动脉壁贴合适当,同时的四象限消融也应包括肾动脉分叉和肾动脉主干,如肾动脉主干过长,可以进行 2 次消融。EnligHTN 导管在移动时需要收起,定位准确后再次释放,其消融过程与上述相似。

（3）血管内超声导管:肾动脉造影操作过程同上述。将 Paradise 导管推进并置于肾动脉分叉的近端,如果球囊没有嵌顿,则将其更改为下一个更大的导管尺寸。治疗前,换能器应位于球囊中心并与肾动脉干平行。在冲入冷却液的同时,导管自动充气至 2 个大气压,并向四周释放 7 秒的能量。在每侧肾动脉干中至少治疗 2 次,每次治疗点间距应≥5mm。

5. 并发症及处理

（1）股动脉损伤:主要表现为穿刺处动静脉瘘、股动脉闭塞、远端动脉血栓形成等。轻度股动脉并发症一般不需特殊处理,保守治疗即可治愈。

（2）肾动脉损伤:无论何种方式的 RDN 研究都必须回答是否对肾动脉有损伤的安全性问题,令人欣慰的是,目前研究中并未观察到严重的此种并发症,这可能和已经批准用于试验的单极导管能量低有关,这也提醒我们,无论何种情况下都不允许使用心脏射频导管用于 RDN。对于多级导管来说(如 Symplicity Spyral 及 EnligHTN 导管),其形状可利用穿过其中的肾血流进行冷却。此外,某些导管(如 OneShot、Paradise 导管)还具有额外的冷却系统,目的也是尽可能减少肾动脉的损伤。

二、其他

对于原发性高血压来说,研究者和患者的目标是一致的,即在减少甚至避免长期口服药物的情况下控制血压,减少高血压带来的靶器官损害。令人遗憾的是,虽然目前针对原发性高血压的介入治疗研究众多,如压力感受器激活疗法(baroreceptor activation therapy,BAT)、髂动静脉造瘘装置(ROX arteriovenous coupler)、大脑深部刺激器(deep brain stimulator)、颈动脉体消融术(endovascular carotid body ablation)等,但是距离临床实际应用仍有不小的距离。

（史　倞　孔祥清）

参 考 文 献

［1］蒋雄京,邹玉宝. 肾动脉狭窄的诊断和处理中国专家共识. 中国循环杂志,2017,32(09):835-844.

［2］Halliday A,Bax JJ. The 2017 ESC Guidelines on the Diagnosis and Treatment of Peripheral Arterial Diseases,in Collaboration With the European Society for Vascular Surgery(ESVS). Eur J Vasc Endovasc Surg,2018,55(3):301-302.

［3］Herrmann SM,Saad A,Textor SC. Management of atherosclerotic renovascular disease after Cardiovascular Outcomes in Renal Atherosclerotic Lesions(CORAL). Nephrol Dial Transplant,2015,30(3):366-375.

［4］Cooper CJ,Murphy TP,Cutlip DE,et al. Stenting and medical therapy for atherosclerotic renal-artery stenosis. N Engl J Med,2014,370(1):13-22.

［5］ASTRAL Investigators,Wheatley K,Ives N,et al. Revascularization versus medical therapy for renal-artery stenosis. N Engl J Med,2009,361(20):1953-1962.

［6］Erbel R,Aboyans V,Boileau C,et al. 2014 ESC Guidelines on the diagnosis and treatment of aortic diseases:Document covering acute and chronic aortic diseases of the thoracic and abdominal aorta of the adult. The Task Force for the Diagnosis and Treatment of Aortic Diseases of the European Society of Cardiology (ESC). Eur Heart J,2014,35(41):2873-926.

［7］Forbes TJ,Kim DW,Du W,et al. Comparison of surgical,stent,and balloon angioplasty treatment of native coarctation of the aorta:an observational study by the CCISC(Congenital Cardiovascular Interventional Study Consortium). J Am Coll Cardiol,2011,58(25):2664-2674.

［8］Meadows J,Minahan M,McElhinney DB,et al. Intermediate Outcomes in the Prospective,Multicenter Coarctation of the Aorta Stent Trial(COAST). Circulation,2015,131(19):1656-1664.

［9］中国医师协会儿科医师分会先天性心脏病专家委员会,中华医学会儿科学分会心血管学组,《中华儿科杂志》编辑委

员会. 儿童常见先天性心脏病介入治疗专家共识. 中华儿科杂志,2015,53(1):17-24.

[10] Feltes TF,Bacha E,Beekman RH 3rd,et al. American Heart Association Congenital Cardiac Defects Committee of the Council on Cardiovascular Disease in the Young;Council on Clinical Cardiology;Council on Cardiovascular Radiology and Intervention;American Heart Association. Indications for cardiac catheterization and intervention in pediatric cardiac disease:a scientific statement from the American Heart Association. Circulation,2011,123(22):2607-2652.

[11] Hartman EM,Groenendijk IM,Heuvelman HM,et al. The effectiveness of stenting of coarctation of the aorta:a systematic review. EuroIntervention,2015,11(6):660-668.

[12] 中华医学会内分泌学分会肾上腺学组. 原发性醛固酮增多症诊断治疗的专家共识. 中华内分泌代谢杂志,2016,32(3):188-195.

[13] Hokotate H,Inoue H,Baba Y,et al. Nakajo M. Aldosteronomas:experience with superselective adrenal arterial embolization in 33 cases. Radiology,2003,227(2):401-406.

[14] Symplicity HTN-2 Investigators,Esler MD,Krum H,et al. Renal sympathetic denervation in patients with treatment-resistant hypertension(The Symplicity HTN-2 Trial):a randomized controlled trial. Lancet,2010,376(9756):1903-1909.

[15] Bhatt DL,Kandzari DE,O'Neill WW,et al. A controlled trial of renal denervation for resistant hypertension. N Engl J Med,2014,370(15):1393-1401.

[16] 蒋雄京. 中国高血压联盟关于经皮经导管射频消融去肾交感神经术治疗难治性高血压的立场与建议. 中国医学前沿杂志(电子版),2013,(9):51-56.

第四十五章　抗栓药物

动脉粥样硬化血栓形成是影响心、脑血管和外周动脉的全身系统性疾病，常导致严重的功能障碍甚至死亡。人体的凝血和出血是一个异常精确而又复杂的动态系统。病理条件下，一个局部的刺激可通过级联作用放大为非常显著的病理生理改变；同样，抗栓治疗由于缺乏靶向性，在发挥局部治疗作用的同时，亦可能破坏整个系统的平衡而导致严重的并发症。因此，要形成最优的抗栓治疗决策，就必须深入、系统地了解各种抗栓药物的药理作用、药代动力学和不良反应作用。唯有如此，才能正确权衡获益与风险，实现真正的个体优化的抗栓治疗。

抗栓治疗主要是针对这两个环节，分别称为抗血小板治疗和抗凝治疗，所对应的治疗药物即抗血小板药物、抗凝药物两大类。目前，临床上常用的抗血小板药物主要包括阿司匹林、P2Y12 受体拮抗药（包括噻吩吡啶氯吡格雷和非噻吩吡啶类替格瑞洛）、糖蛋白（glycoprotein，GP）Ⅱb/Ⅲa 受体抑制剂（GPI）以及磷酸二酯酶 3 抑制剂（西洛他唑）；抗凝药物包括非口服抗凝药物（包括普通肝素、低分子肝素、磺达肝癸钠和比伐芦定）和口服抗凝药（包括维生素 K 抑制剂、华法林和新型口服抗凝药）。

第一节　抗血小板药物

一、阿司匹林

1. **药物成分**　2-(乙酰氧基)苯甲酸。
2. **药理作用**　阿司匹林不可逆性抑制血小板环氧化酶-1，从而阻止血栓烷 A2 的形成，达到抑制血小板活化和聚集的作用。但阿司匹林对其他激动药（如胶原、腺苷二磷酸）所致血小板聚集无影响。
3. **药代动力学**　阿司匹林口服后吸收迅速、完全，服用后 1 小时达峰值血药浓度，在胃内开始吸收，大部分在小肠上段吸收，并以结合代谢物和游离阿司匹林从肾排泄。嚼服阿司匹林起效快。
4. **适应证**　降低急性心肌梗死疑似患者的发病风险，预防心肌梗死复发，卒中的二级预防，降低短暂性脑缺血发作及继发脑卒中的风险，降低稳定性和不稳定性心绞痛患者的发病风险，动脉外科手术或介入手术后，预防大手术后深静脉血栓和肺栓塞，降低心血管危险因素者心肌梗死发作风险。
5. **禁忌证**　出血性疾病；活动性出血，如重要脏器的出血（颅内出血、胃肠道出血、泌尿生殖系统出血等）；活动性消化性溃疡；严重控制不良的高血压；严重过敏反应或不能耐受（表现为哮喘及鼻息肉）等。
6. **用法用量**　如需负荷剂量为 300mg，长期治疗的推荐剂量为 100mg/d。
7. **注意事项**　阿司匹林常见的不良反应是胃肠道不适和消化道出血，出血危险与剂量相关。少数还可发生过敏反应，主要表现为哮喘、荨麻疹。尽量避免同时使用非甾体类抗炎药物，尤其是布洛芬可影响阿司匹林的抗血小板作用。联合其他抗血小板和抗凝药物时，出血危险增加。

二、吲哚布芬

1. 药物成分　2-[4-(1-氧代-2-异吲哚啉基)苯基]丁酸。

2. 药理作用　吲哚布芬可逆选择性抑制血小板环氧合酶-1,亦可抑制 ADP、肾上腺素、血小板因子 3 和 4 等诱导的血小板聚集,且对内皮前列腺素抑制率低,胃肠反应小,出血风险低。

3. 药代动力学　吲哚布芬口服吸收快,2 小时后血浆浓度达峰值,半衰期为 6~8 小时,血浆蛋白结合率>99%,75% 的药物以葡萄糖醛酸结合物形式随尿排泄,部分以原形排出。

4. 适应证　动脉硬化引起的缺血性心血管病变,缺血性脑血管病变,静脉血栓形成,血液透析时预防血栓形成。建议作为阿司匹林不能耐受患者的替代药物。

5. 禁忌证　对该药过敏者;先天或后天性出血疾病患者;孕妇及哺乳期妇女。

6. 用法用量　每日两次,每次 100~200mg,饭后口服。65 岁以上老年患者及肾功能不全患者剂量减半。

7. 注意事项　常见不良反应为轻度胃肠道反应如腹痛、便秘、恶心、呕吐,发生率低,仅为 3.8%;少数病例可出现胃溃疡、胃肠道出血、血尿、荨麻疹,出血风险仅为 0.38%。

三、P2Y12 受体拮抗药

1. 氯吡格雷

(1)药物成分:A-(2-氯苯基)-2-(4,5,6,7-四氢噻吩 3,2-C 并吡啶-5(4H))乙酸甲酯硫酸氢盐。

(2)药理作用:氯吡格雷属噻吩吡啶类,不可逆地抑制血小板腺苷二磷酸(adenosine diphosphatase, ADP)受体,从而抑制活化血小板释放 ADP 所诱导的血小板聚集。氯吡格雷是前体药物,需肝细胞色素 P450(cytochrome P450,CYP)酶代谢形成活性代谢物,与 P2Y12 受体不可逆结合。

(3)药代动力学:口服经胃肠道吸收后在肝内迅速代谢,血浆中原形药物浓度极低,血药浓度达峰时间约为 1 小时,血浆清除半衰期为 7~8 小时,代谢产物分别通过尿液和粪便排出。

(4)适应证:近期心肌梗死患者、近期缺血性脑卒中患者或确诊外周性动脉疾病患者,急性冠脉综合征患者。

(5)禁忌证:出血性疾病;活动性出血,如重要脏器的出血(颅内出血、胃肠道出血、泌尿生殖系统出血等);严重肝损害等。

(6)用法用量:如需负荷剂量为 300~600mg,维持剂量为 75mg,每天 1 次。对于年龄 ≥75 岁、重度肾功能不全[eGFR<30ml/(min·1.73m^2)]、合用口服抗凝药或血小板计数<100×10^9/L 且>30×10^9/L 的患者,建议首选氯吡格雷。

(7)注意事项:主要不良反应为出血、胃肠道不适、皮疹、头痛、眩晕、头昏和感觉异常,少数患者有过敏反应,表现为荨麻疹、瘙痒。氯吡格雷导致中性粒细胞减少和血栓性血小板减少性紫癜的发生率明显低于噻氯匹定,无须常规监测血小板计数。

2. 替格瑞洛

(1)药物成分:(1S,2S,3R,5S)-3-[7-[[(1R,2S)-2-(3,4-二氟苯基)环丙基]氨基]-5-丙硫基三唑并[4,5-d]嘧啶-3-基]-5-(2-羟乙氧基)-1,2-环戊二醇。

(2)药理作用:替格瑞洛为新型 P2Y12 受体拮抗药,直接、可逆性地抑制血小板 P2Y12 受体。其本身即为活性药物,不受肝 CYP2C19 基因型的影响,平均绝对生物利用度 36%。与氯吡格雷相比,替格瑞洛具有更快、更强及更一致的抑制血小板效果(表 4-45-1)。替格瑞洛通过抑制红细胞膜上平衡型核苷转运体-1 对腺苷的摄取,增加血浆腺苷浓度,导致额外的血小板抑制,并增加冠状动脉血流速度、改善外周动脉功能、减少心肌梗死面积、抑制动脉内膜增生。这些作用机制可能与其临床获益相关,但尚未完全明确。同时替格瑞洛的腺苷途径也可能导致呼吸困难、心动过缓或血清肌酐水平升高等不良反应。

(3)药代动力学:替格瑞洛血浆半衰期为 8~12 小时,需每日给药 2 次。服用负荷剂量替格瑞洛后 30 分钟内即可显著抑制血小板活性,达到最大药效需 2 小时,半衰期为 10.9~14.9 小时。停药后血小板功能恢复快。替格瑞洛除抑制 P2Y12 受体以外,还具有生物多效性,其机制可能与影响腺苷代谢有关。

表 4-45-1　氯吡格雷与替格瑞洛的药理特性

药理特性	氯吡格雷	替格瑞洛
作用机制	前体药物、非可逆性结合	活性药物、可逆性结合
使用频率	1 次/d	1 次/d
起效时间	2~8 小时	30 分钟~4 小时
作用消失时间	7~10 天	3~5 天

（4）适应证：用于急性冠脉综合征患者或有心肌梗死病史且伴有至少一种动脉粥样硬化血栓形成事件高危因素的患者。

（5）禁忌证：出血性疾病；活动性出血，如重要脏器的出血（颅内出血、胃肠道出血、泌尿生殖系统出血等）；有颅内出血病史者；中-重度肝损害患者；正在服用强效 CYP3A4 拮抗药（如酮康唑、克拉霉素、奈法唑酮、利托那韦和阿扎那韦等）。

（6）用法用量：如需负荷剂量为 180mg，维持剂量为 90mg，每天 2 次。

（7）注意事项：出血可表现为轻微或严重出血。此外，还有呼吸困难、胃肠道症状如呕吐、腹泻、腹痛、恶心等。呼吸困难通常为轻、中度，与剂量相关。部分患者无须停药可缓解，合并哮喘/慢性阻塞性肺疾病患者在替格瑞洛治疗中发生呼吸困难的绝对风险可能加大，应慎用。临床研究显示替格瑞洛可致缓慢心律失常，心动过缓患者慎用。此外，替格瑞洛与已知可引起心动过缓的药物联合时应谨慎。应避免与 CYP3A4 强效抑制剂联合使用；与替格瑞洛合用时辛伐他汀、洛伐他汀剂量不得>40mg。

四、糖蛋白Ⅱb/Ⅲa受体抑制剂

1. **药物成分**　替罗非班为 N-（丁基磺酰基）-O-[4-（4-哌啶基）丁基]-L-酪氨酸；依替巴肽为 6-胍基-N2-（3-巯基-1-氧-丙酰）-L-赖氨酰-甘氨酰-L-α-天冬氨酰-L-色氨酰-L-脯氨酰-L-半胱酰胺，环状（1→6）-二硫化物。

2. **药理作用**　血小板 GPⅡb/Ⅲa 是一种膜结合蛋白，在激活剂的作用下，血小板活化并导致 GPⅡb/Ⅲa 受体的空间构象发生变化，以便与纤维蛋白原等结合，从而诱发血小板聚集。GPⅠ结合到 GPⅡb/Ⅲa 受体上，使其不能与黏附蛋白相结合，从而达到抑制血小板聚集的目的。这是血小板聚集的最后共同通路。GPI 通过占据 GPⅡb/Ⅲa 受体的结合位点，阻碍了纤维蛋白原与其结合，进而抑制血小板的聚集。

3. **药代动力学**　因半衰期较短，这类药物需要持续静脉注射，静脉给药后达峰时间<30 分钟，由于受体结合的可逆性，药效依赖于血药浓度，停药后 4~8 小时血小板功能即可恢复，相对安全性较高，适于反复使用。替罗非班是小分子非肽类酪氨酸衍生物，在冠心病患者中替罗非班血浆清除率为 152~267ml/min，肾清除率占血浆清除率的 39%，半衰期范围则稍延长为 1.9~2.2 小时；肾功能不全的患者需要调整剂量，eGFR<30ml/（min·1.73m^2）的患者，替罗非班的半衰期延长 3 倍，此类患者出血风险明显增加，剂量应减 50%。依替巴肽血浆清除半衰期约 2.5 小时，血浆蛋白结合率约 25%。依替巴肽在冠状动脉疾病患者中清除速度为 55~58ml/（kg·min）。

两种 GPI 主要特性比较见表 4-45-2。

4. **适应证**　用于急性冠脉综合征患者，预防心脏缺血事件；也用于 PCI 术中抗栓治疗。

5. **禁忌证**　由于抑制血小板聚集同时可增加出血风险，故 GPI 禁用于有活动性内出血、颅内出血史（30 天内）、确诊的颅内肿瘤、颅内动静脉畸形及动脉瘤患者，以及既往曾有 GPI 相关的血小板减少症的患者。此外，对该类药过敏者禁用。存在以下情况应慎用：①有出血体质，或近期（1 年内）有异常活动性出血，包括胃肠道出血或有临床意义的泌尿生殖道出血；②已知的凝血障碍、血小板异常或血小板减少病史；③血小板计数<100×10^9/mm^3；④1 年内的出血性卒中病史；⑤1 个月内的大型外科手术或严重躯体创伤史；⑥1 个月内的硬膜外手术史；⑦病史、症状或检查结果为壁间动脉瘤；⑧主动脉夹层；⑨严重而未控

表 4-45-2　两种 GPI 主要特性比较

特性	替罗非班	依替巴肽
类型	非肽类	肽类
分子质量(D)	500	800
受体选择性	$\alpha \text{II} b\beta_3$	$\alpha \text{II} b\beta_3$
受体亲和力/KdnM	15	120
结合血小板半衰期	短(数秒)	短(数秒)
血浆半衰期	1.5~2 小时	2.5 小时
药物、GP IIb/IIIa 受体比	>250	250~2 500
24 小时后血小板聚集抑制率/%	0	0
50% 血小板功能恢复时间	4 小时	4 小时
清除路径	肾	肾/肝
是否需要根据肾功能调整剂量	需要	需要

制的高血压(收缩压≥180mmHg 和/或舒张压≥110mmHg);⑩急性心包炎(不包括心肌梗死的反应性心包炎);⑪出血性视网膜病;⑫长期血液透析;⑬计划或已使用其他 GPI 等。

6. 用法用量

(1) 替罗非班

1) 静脉内给药:应根据患者的出血风险和血栓负荷选择剂量。PCI 患者:建议起始推注剂量为 10~25μg/kg(3 分钟内),维持输注速率为 0.075~0.15μg/(kg·min),通常维持 36 小时,可适当延长。非 PCI 患者:起始 30 分钟滴注速度为 0.4μg/(kg·min),维持输注速率为 0.1μg/(kg·min),维持 48~108 小时。

2) 冠状动脉内给药:给药通常在冠状动脉造影后支架植入前,在导丝通过病变后或球囊扩张前,可通过指引导管给药。PCI 术中冠状动脉内推注替罗非班的推荐剂量:10~25μg/kg 推注,可分次推注,此后静脉输注 0.075~0.15μg/(kg·min),维持 36 小时或适当延长。

上述两种给药途径对于肾功能不全的患者,eGFR<30ml/(min·1.73m²)时给药剂量宜减半。

(2) 依替巴肽:对于肾功能正常的患者,诊断后尽早快速静脉注射 180μg/kg,继之持续静脉输注 2.0μg/(kg·min),直至出院或开始行冠状动脉旁路移植术,治疗总时程可达 72 小时。如患者在使用依替巴肽时拟行 PCI,术前应立即快速静脉注射 180μg/kg,继之持续静脉输注 2.0μg/(kg·min),并在首剂 180μg/kg 后 10 分钟再次快速静脉注射 180μg/kg。静脉输注应持续至出院,最长 18~24 小时,建议至少输注 12 小时。eGFR<50ml/(min·1.73m²)的患者,推荐的依替巴肽首次剂量是诊断后尽早输注 180μg/kg,继之持续静脉输注 1.0μg/(kg·min)。

7. 注意事项　主要为出血和血小板减少,还可能出现非出血性不良反应包括恶心、发热、头痛、过敏反应等。临床中需严密监测血小板计数。血小板减少症一般发生在治疗后 24 小时,但血小板治疗减少最早可见于治疗后 2 小时。GPI 诱发血小板减少症的原因主要与免疫反应有关。GPI 与配体(纤维蛋白原)结合后,其膜外部分构想改变,表达新的抗原(新的抗原决定簇),又称为配体诱导的结合位点。循环中的抗体结合到那些表达位点可能是血小板减少症发生的原因。

五、西洛他唑

1. 药物成分　6-[4-(1-环己基-5-四唑)丁氧基]-1,2,3,4-四氢-2-氧代喹啉。

2. 药理作用　西洛他唑是口服的喹啉酮类衍生物,通过选择性抑制细胞内环苷酸磷酸二酯酶 3 发挥广泛的药理作用,其抗血小板功能主要通过抑制磷酸二酯酶 3A,减少血小板 cAMP 降解实现。与阿司匹林抑制血小板的继发性聚集不同,西洛他唑既可抑制血小板的原发性聚集,也可抑制由 ADP、肾上腺素等诱导的继发性聚集。剪切力诱导的血小板聚集是动脉血栓形成的重要机制,西洛他唑对此有明确的抑制作用,但阿司匹林却无此作用。西洛他唑的其他药理作用,如心脏正性变时作用、血管舒张、调脂等分别与其他组织和细胞中的磷酸二酯酶 3 受抑制相关。

3. **药代动力学** 西洛他唑的口服生物利用度为 90%,进食的同时服用西洛他唑可增加其吸收速度和剂量。西洛他唑的血浆蛋白结合率达 95%~98%,主要经肝 CYP 酶代谢,大多数代谢产物由肾排出(清除 75% 的产物)。单次口服西洛他唑 100mg 的达峰时间约 3 小时,血浆清除半衰期大约 11 小时,严重肾功能不全者其半衰期明显延长。

4. **适应证** 慢性动脉闭塞症引起的溃疡、肢痛、冷感及间歇性跛行等缺血性症状,预防脑梗死复发。

5. **禁忌证** 在充血性心力衰竭患者,西洛他唑的血管扩张作用可能触发室性心动过速而增加患者的死亡率,故此类患者为西洛他唑的禁忌证。存在活动性出血、对西洛他唑及其成分过敏、妊娠或有可能妊娠的女性应禁忌。以下患者慎重给药:①月经期、有出血倾向、正在使用抗凝药或其他抗血小板药、溶栓药的患者;②合并冠状动脉狭窄的患者,给予本药所致的心律增加有可能诱发心绞痛;③有糖尿病或糖耐量异常的患者;④重症肝肾功能障碍者;⑤血压持续上升的高血压患者。

6. **用法用量** 100mg,每天 2 次。合并痛风患者,应考虑阿司匹林对血尿酸的影响,小剂量阿司匹林(75~325mg/d)可轻度升高血尿酸,一旦证实阿司匹林增加了痛风风险,立即停用阿司匹林或换用西洛他唑。对阿司匹林抵抗或不耐受患者,可选择西洛他唑联合 P2Y12 受体拮抗药的双联抗血小板治疗。对于缺血风险较高的非血运重建 ACS 患者(如合并糖尿病、外周血管疾病)以及氯吡格雷治疗后血小板高反应性的特殊 ACS 患者,如替格瑞洛禁忌或不可获得,可考虑在氯吡格雷和阿司匹林基础上加用西洛他唑的三联抗血小板治疗。肾功能不全患者因西洛他唑的半衰期延长,可能导致出血和其他不良反应发生率增高,应引起重视,但目前对于应如何调整剂量并不清楚。

7. **注意事项** 西洛他唑口服后最常见的不良反应是头痛,其他相对常见的不良反应为心悸、腹泻和头晕,多与西洛他唑抑制心血管系统磷酸二酯酶 3 的药理作用相关。在西洛他唑服药后的最初 2 周内,上述不良反应的发生率可高达 25%,但多数均可耐受或经对症处理后缓解。较高的不良反应发生率使长期西洛他唑治疗的依从性下降,有临床研究报道因不良反应引起西洛他唑停药的发生率最高可达 20%。

第二节 抗凝药物

一、非口服抗凝药物

1. 普通肝素

(1) 药物成分:由葡萄糖胺,L-艾杜糖醛苷、N-乙酰葡萄糖胺和 D-葡萄糖醛酸交替组成的黏多糖硫酸脂。

(2) 药理作用:普通肝素分子量范围 3~30kD,平均 15kD。普通肝素的抗凝作用通过其与抗凝血酶Ⅲ(AT-Ⅲ)结合,形成肝素 AT-Ⅲ复合物,增强了 AT-Ⅲ活性数百倍。AT-Ⅲ是一种丝氨酸蛋白酶抑制剂,对具有丝氨酸蛋白酶活性的凝血因子。普通肝素是与 AT-Ⅲ的 δ 氨基赖氨酸残基结合成复合物,加速其对凝血因子的灭活作用,如因子Ⅱa、Ⅹa、Ⅸa、Ⅺa 和Ⅻa 灭活,其中Ⅱa 和Ⅹa 因子最易受抑制,灭活Ⅱa 因子不仅可以阻止纤维蛋白生成,而且能够抑制Ⅱa 引起的Ⅴ和Ⅷ因子的活化,最终抑制凝血酶原激酶的形成,并对抗已形成的凝血酶原激酶的作用。普通肝素和血小板的相互作用机制非常复杂,在不同的条件下分别可促使或抑制血小板的聚集。普通肝素的抗凝作用与其分子中具有强阴电荷的硫酸根有关。当硫酸基团被水解或被带有强阳电荷的鱼精蛋白中和后,迅即失去抗凝活力。

(3) 药代动力学:普通肝素药物半衰期与其静脉内弹丸注射的剂量呈正相关:静脉内弹丸注射 25U/kg 其半衰期为 30 分钟,弹丸注射 100U/kg 其半衰期增加至 60 分钟,弹丸注射 400U/kg 其半衰期可达 150 分钟。但普通肝素存在一定的局限性,如对凝血酶的抑制作用不够完全且不够稳定、抗凝效果不可预测、不同个体差异大、需要频繁的实验室监测、存在发生肝素诱导的血小板减少(heparin-induced thrombo-cytopenia,HIT)及其血栓栓塞症(heparin-induced thrombocytopenia and thrombosis syndrome,HITTS)的风险、对血栓内已和纤维蛋白结合的凝血酶无效等。

（4）适应证:用于预防血栓形成或栓塞性疾病（如心肌梗死、血栓性静脉炎、肺栓塞等）、各种原因引起的弥散性血管内凝血,也用于血液透析、体外循环、导管术微血管手术等操作中及某些血液标本或器械的抗凝处理。

（5）禁忌证:活动性出血患者或具有威胁生命的出血体质高危患者不应给予治疗剂量的普通肝素。具有 HIT 史的患者不应使用普通肝素。同时使用口服抗凝药、抗血小板药、溶栓药和 GPI,增加出血风险。

（6）用法用量:普通肝素由肠外给药,静脉或皮下注射。急性 ST 段抬高型心肌梗死(ST-segment elevation myocardial infarction,STEMI)接受静脉溶栓患者,静脉注射普通肝素 4 000U(50~70U/kg),继以 12U/(kg·h)静脉输注,溶栓过程中及溶栓后应监测 APTT(50~70 秒)或 ACT 至对照值的 1.5~2.0 倍,通常需维持 48 小时左右。冠脉造影或介入治疗开始时,对未用其他抗凝剂患者,一次性给予普通肝素 70~100U/kg 静脉注射,合用 GPI 时,一次性给予普通肝素 50~70U/kg 静脉注射;如已应用普通肝素抗凝患者,可考虑在 ACT 监测下追加普通肝素(使 ACT≥225 秒)。

（7）注意事项:普通肝素的主要并发症是出血。绝对风险取决于应用的总剂量、患者年龄、出血倾向、合用溶栓药、抗血小板药和口服抗凝药。另一个并发症 HIT,是在应用肝素类药物过程中出现的,由抗体介导的肝素不良反应,临床上以血小板计数降低为主要表现,可引发静、动脉血栓形成,严重者甚至导致死亡。HIT 分为 I 型和 II 型,两种类型在形成机制、发生时间、临床处理和结局等方面均显著不同。HIT I 型为良性过程,发生率为 10%~20%,通常发生在使用肝素后的 1~2 天,血小板计数可轻度降低,一般不低于 $100×10^9$/L,不会导致血栓或出血事件,在不停用肝素类药物的情况下可自行恢复,不需要停药和特殊处理,但应注意与其他类型血小板减少症相鉴别。HIT II 型为免疫相关性,其主要特征为血小板计数显著降低、伴/不伴有严重血栓栓塞风险,其中血栓形成及栓塞并发症是导致患者死亡和病残的主要原因,尽管现有治疗已经明显改善了临床结局,但因 HIT 导致患者截肢及死亡的比例仍高达 20%~30%。

2. 低分子肝素

（1）药物成分:依诺肝素。

（2）药理作用:低分子肝素是普通肝素经过酶解或化学降解纯化后得到的产物,其长度约为普通肝素的 1/3,平均分子质量为 4.5~5kD,分布范围在 1 000~10 000Da。不同的解聚方法得到的低分子肝素具有不同的分子量和糖单位化学结构,因此具有不同的临床疗效和安全性,在临床上不能互相替代。同普通肝素一样,低分子肝素通过与 AT-III 结合,催化灭活凝血因子 IIa、Xa、IXa、XIa 和 XIIa,其中主要通过抑制 Xa 发挥抗凝作用。低分子肝素的抗 Xa、IIa 作用主要与分子链长度相关,通常普通肝素的分子链达到 18 个糖单位以上,同时具有灭活 IIa 和 Xa 的作用,而大多数低分子肝素的分子链多数少于 18 个糖单位,灭活 Xa 作用更强而对凝血因子 IIa 的作用较小。因此,低分子肝素抗 Xa/IIa 比值为(2~4):1,显著高于普通肝素(1:1)。

（3）药代动力学:与普通肝素相比,分子量更小、生物利用度更高、半衰期更长、抗凝效果更稳定。依诺肝素是大型随机对照临床研究中唯一用于 PCI 围术期抗凝治疗的低分子肝素。静脉内弹丸注射 0.5mg/kg 依诺肝素,数分钟即可达到有效治疗浓度,并可维持至 2 小时;皮下注射 1mg/kg 依诺肝素,3~4 小时后可达有效治疗浓度并维持 6~8 小时。

（4）适应证:治疗不稳定性心绞痛及心肌梗死,与阿司匹林同用;与溶栓药物联用或同时与 PCI 联用,治疗急性 ST 段抬高型心肌梗死;预防深部静脉血栓形成和肺栓塞;治疗已形成的急性深部静脉血栓;在血液透析或血液滤过时,防止体外循环系统中发生血栓或血液凝固。

（5）禁忌证:对 UFH 及低分子肝素过敏,有低分子肝素诱导的血小板减少症史(以往有血小板计数明显下降),凝血功能障碍,1 个月内的出血性脑卒中病史,有出血倾向的重要脏器损伤,活动性出血期间。

（6）用法用量:建议皮下注射给药,禁止肌内注射;血液透析、体外循环时应通过静脉内给药途径。

用药剂量按照年龄、体重、eGFR 调整。根据年龄、肾功能推荐给药剂量如下:年龄<75 岁:起始给予 30mg 静脉负荷量,随后 1mg/kg 皮下注射,每 12 小时 1 次。年龄≥75 岁:停用起始负荷量,直接给予 0.75mg/kg 皮下注射,每 12 小时 1 次。无论年龄,eGFR<30ml/(min·1.73m^2):不用起始负荷量,直接给予 1mg/kg 皮下注射,每天 1 次。

除非 24 小时内行 CABG,NSTE-ACS 患者无论接受保守治疗或介入治疗,依诺肝素代替 UFH 作为辅助抗凝治疗药物,建议抗凝持续时间 8 天。依诺肝素替代 UFH 用于 STEMI 溶栓、急诊 PCI 和未溶栓患者的辅助抗凝治疗,疗程至少 48 小时,建议抗凝持续时间 8 天。

接受介入治疗的冠心病患者,一般患者给予依诺肝素 0.5mg/kg 静脉注射,病变复杂预计手术时间长的患者给予 0.75mg/kg 静脉注射。对于已经接受依诺肝素抗凝治疗的患者,建议在 PCI 术中继续应用依诺肝素:PCI 术前 8~12 小时接受过标准剂量依诺肝素皮下注射,于 PCI 前静脉追加 0.3mg/kg 的依诺肝素;PCI 前 8 小时内接受过标准剂量依诺肝素皮下注射,无须追加依诺肝素。如果在 PCI 术前最后一次使用依诺肝素的时间>12 小时,建议在 PCI 过程中使用常规普通抗凝治疗剂量。

不推荐 UFH 与依诺肝素混用及不同低分子肝素间交叉使用。eGFR<30ml/(min·1.73m^2)患者 PCI 术中如需依诺肝素抗凝,其用量应减少 50%。

(7) 注意事项:最常见的不良反应是注射部位瘀点、瘀斑及坚硬炎性结节,与注射技巧有关,不需要停止治疗。但出现紫癜或红斑、渗出及疼痛,提示皮肤坏疽可能,应停止治疗。约 6% 的患者可见血中转氨酶增加 3 倍以上,停药后可完全恢复正常。极少数患者发生免疫性血小板减少症伴血栓形成,所以对既往有肝素诱导血小板减少症病史者应密切监测血小板计数。出血是低分子肝素不常见但需要高度重视的不良反应。有研究显示抗 Xa/Ⅱa 比值大小与出血风险呈负相关关系,理论上低分子肝素的出血风险小于 UFH,但目前尚无相关临床研究。

3. 磺达肝癸钠

(1) 药物成分:甲基 O-(2-脱氧-6-O-磺酸基-2-磺酰胺基-α-D-吡喃葡萄糖)-(1→4)-O-(β-D-吡喃葡萄糖醛酸)-(1→4)-O-(2-脱氧-3,6-O-二磺酸基-2-磺酰胺基-α-D-吡喃葡萄糖)-(1→4)-O-(2-O-磺酸基-α-L-吡喃艾杜糖醛酸)-(1→4)-2-脱氧-6-O-磺酸基-2-磺酰胺基-α-D-吡喃葡萄糖苷十钠盐。

(2) 药理作用:磺达肝癸钠是第一个人工合成的 Xa 因子选择性抑制剂,化学合成,不含来源于动物的成分。磺达肝癸钠以 1:1 的比例与 AT-Ⅲ上的戊糖结构结合而抑制因子 Xa,但这种结合是可逆的,磺达肝癸钠活化一个分子的 AT-Ⅲ后,以原型释放并结合其他的 AT-Ⅲ分子。磺达肝癸钠与 AT-Ⅲ结合后,使 AT-Ⅲ抑制因子 Xa 的速率增加约 300 倍。但是,磺达肝癸钠并不影响 AT-Ⅲ对凝血酶(Ⅱa 因子)的抑制。此外,磺达肝癸钠与血小板没有相互作用,也不影响出血时间。磺达肝癸钠/AT 对于已经形成的前凝血活酶中的因子 Xa 没有抑制作用。磺达肝癸钠还能剂量依赖性地抑制组织因子/因子Ⅶa,以及因子Ⅶa 的产生和活性。与 UFH 和低分子肝素不同,磺达肝癸钠对于组织因子途径抑制物没有影响,也不与血小板结合不能抑制血小板的聚集,也不与血小板因子 4 相互作用,不会导致 HIT。

(3) 药代动力学:磺达肝癸钠可静脉或者皮下给药。皮下给药后吸收迅速完全,生物利用度极高(达 100%)。达血浆峰浓度的时间为 1.7 小时,静脉给药血浆浓度达峰更快。血浆蛋白的结合率高,特异性地结合抗凝血酶(>94%)。主要以原型由肾缓慢清除(65%~77%),可每天给药 1 次,血浆半衰期大约 17 小时,老年人延长到 21 小时。3~4 天后达到稳态血浆浓度。磺达肝癸钠不通过肝的 P450 酶代谢,因此较少存在药物的相互作用。研究表明,与华法林、阿司匹林、地高辛和吡罗昔康无药物间相互作用。磺达肝癸钠的抗凝作用不能被鱼精蛋白中和,但重组Ⅶa 因子可以逆转其抗凝作用。

(4) 适应证:用于无指征行紧急侵入性治疗的治疗不稳定性心绞痛及非 ST 段抬高型心肌梗死患者的治疗;用于使用溶栓或初始不接受其他形式再灌注治疗的 ST 段抬高型心肌梗死患者的治疗;预防外科手术后深部静脉血栓形成。

(5) 禁忌证:已知对磺达肝癸钠过敏的患者、明显临床活动性出血患者、急性细菌性心内膜炎患者、严重肾衰竭患者[eGFR<20ml/(min·1.73m^2)]。STEMI 患者如拟进行直接 PCI,不建议选用磺达肝癸钠进行术中抗凝。

（6）用法用量：磺达肝癸钠，2.5mg，皮下注射，每日1次。最长治疗8天。

（7）注意事项：出血为常见不良反应（血肿、血尿、咯血、齿龈出血）；不常见症状有贫血、呼吸困难、皮疹及瘙痒症、胸痛。在其他研究或上市后临床经验中，罕有颅内出血和腹膜后出血的病例报道。

4. 比伐芦定

（1）药物成分：是一种人工合成的抗凝血药物，是水蛭素的20肽类似物。

（2）药理作用：2012年由中国国家食品药品监督管理总局批准上市。与UFH或低分子肝素相比，比伐芦定与凝血酶可逆结合、可抑制游离型及结合型凝血酶、不激活血小板、不与血浆蛋白结合、不引起HIT、药代动力学特点呈线性。此外，比伐芦定还可通过减轻心肌梗死后炎症和凋亡，改善缺血后心肌功能和梗死面积；阻断蛋白酶活化受体-1减少心梗后心肌重塑和心力衰竭；减少心肌内出血及改善PCI后冠脉血流而保护心脏功能。

（3）药代动力学：经静脉弹丸注射5分钟内即可达到峰浓度，肾功能正常者半衰期为25分钟，治疗结束后1~2小时凝血参数恢复正常。比伐芦定的清除与eGFR密切相关，轻微肾功能损伤不影响其清除，肾功能中重度损伤[eGFR<60ml/（min·1.73m²）]的患者其清除率下降约20%，透析患者下降低约80%。

（4）适应证：冠心病患者PCI术中抗凝。

（5）禁忌证：对比伐芦定及其辅料或水蛭素过敏、有活动性出血患者禁用。颅内出血病史1年内、颅内肿瘤、动静脉畸形及动脉瘤、已知的凝血障碍（血小板异常或血小板减少病史）、1个月内的大的外科手术或严重躯体创伤史、诊断或疑诊为主动脉夹层的患者慎用。严重的未控制的高血压（收缩压>180mmHg和/或舒张压110mmHg）慎用，建议血压降至160mmHg和/或舒张压100mmHg以下时应用。已经给予静脉溶栓的患者，应在监测凝血功能及ACT的情况下，酌情慎用比伐芦定。孕妇及儿童慎用。

（6）用法用量：首先给予负荷剂量[0.75mg/（kg·h），静脉注射]至少5分钟后，方可静脉采血测定ACT，ACT在225~350秒为达标范围。如ACT<225秒，可给予追加静脉注射剂量（追加剂量0.3mg/kg），追加剂量后5分钟应再次测定ACT了解是否达标。随后1.75mg/（kg·h）的速度持续静脉输注至PCI术后3~4小时。对于肾功能损伤的患者需要减少剂量，同时监测患者抗凝状况，eGFR 30~59ml/（min·1.73m²），给药剂量为1.75mg/（kg·h）；eGFR<30ml/（min·1.73m²），要考虑将剂量减为1.0mg/（kg·h）；如果是接受透析的患者，静脉输注剂量要减为0.25mg/（kg·h）。上述患者的静脉负荷剂量不变，仍按照0.75mg/kg给予。

（7）注意事项：血小板减少症、贫血、过敏反应、头痛、心室性心搏过速、心绞痛、心搏过缓、血栓形成、低血压、出血、血管疾病、血管异常、呼吸困难、皮疹、背痛、注射部位出血、疼痛和胸痛等其他不良反应很少见。

非口服抗凝药主要特性比较见表4-45-3。

表4-45-3 非口服抗凝药主要特性比较

项目	普通肝素	依诺肝素	磺达肝癸钠	比伐芦定
作用机制	抗凝血酶介导的Ⅹa因子和凝血酶抑制剂	抗凝血酶介导的Ⅹa因子和凝血酶抑制剂	间接Ⅹa因子抑制剂	直接凝血酶抑制剂（可逆）
Ⅹa/Ⅱa因子抑制比例	1:1	3.6:1	仅抑制Ⅹa因子	仅抑制Ⅱa因子
注射途径	静脉/皮下注射	静脉/皮下注射	静脉/皮下注射	静脉注射
半衰期	1~2小时	5~7小时	17~21小时	25分钟
相对分子质量/D	3 000~30 000	3 500~5 500	1 700	2 200
代谢途径	肝	肝	肾，绝大多数以原药形式排出体外	血浆蛋白酶

续表

项目	普通肝素	依诺肝素	磺达肝癸钠	比伐芦定
排出途径	肾外	肾	肾	经酶途径 80%，经肾 20%
抑制凝血酶情况	游离型凝血酶	游离型凝血酶	游离型凝血酶	游离型凝血酶 + 结合型凝血酶
血小板减少症	<0.1%~5%	<0.1%	罕有	无
拮抗药	鱼精蛋白	鱼精蛋白	重组Ⅶa因子	无

二、口服抗凝药

1. 华法林

（1）药物成分：苄丙酮香豆素。

（2）药理作用：凝血因子Ⅱ、Ⅶ、Ⅸ、Ⅹ需经过 γ-羧化后才能具有生物活性，而这一过程需要维生素 K 参与。华法林是一种双香豆素衍生物，通过抑制维生素 K 及其 2,3-环氧化物（维生素 K 环氧化物）的相互转化而发挥抗凝作用。羧基化能够促进凝血因子结合到磷脂表面，进而加速血液凝固。此外，华法林还因可抑制抗凝蛋白调节素 C 和 S 的羧化作用而具促凝血作用。华法林的抗凝作用能被维生素 K₁ 拮抗。香豆素类药物还可以干扰在骨组织中合成的谷氨酸残基的羧化作用，可能导致孕期服用华法林的胎儿骨质异常。

（3）药代动力学：口服胃肠道吸收迅速而完全，生物利用度高达 100%。吸收后与血浆蛋白结合率达 98%~99%，能透过胎盘，母乳中极少。主要由肺、肝、脾和肾中储积。由肝代谢，代谢产物由肾排泄。服药后 12~18 小时起效，36~48 小时达抗凝高峰，维持 3~6 天，清除半衰期约 37 小时。

（4）适应证：适用于长期持续抗凝的患者，能防止血栓的形成及发展，用于治疗血栓栓塞性疾病，治疗手术后或创伤后的静脉血栓形成，并可作为心肌梗死的辅助用药，对曾有血栓栓塞病患者及有术后血栓并发症风险者，可予预防性用药。

（5）禁忌证：华法林可以导致胎儿神经发育畸形和出血，一般情况下，妊娠期妇女禁用。近期或打算进行下列手术慎用：①中枢神经系统；②眼部手术；③大的创伤性手术。出血或者出血倾向：①胃肠道、泌尿生殖道和呼吸道；②血液系统疾病；③视网膜疾病；④脑出血；⑤颅内动脉瘤；⑥主动脉瘤或者主动脉夹层；⑦心包积液；⑧细菌性心内膜炎。先兆流产、先兆子痫和子痫、重度高血压或血压不能控制、对华法林或其他双香豆素类过敏者、缺乏 INR 监测设备的患者慎用。

（6）用法用量：随华法林剂量不同口服 2~7 天后出现抗凝作用。与西方人比较，亚洲人华法林肝代谢酶存在较大差异，中国人的平均华法林剂量低于西方人。中国人心房颤动的抗栓研究中华法林的维持剂量大约在 3mg。为了减少过度抗凝的情况，通常不建议给予负荷剂量。建议中国人的初始剂量为 1~3mg，可在 2~4 周达到目标范围。某些患者如老年、肝功能受损、充血性心力衰竭和出血高风险患者，初始剂量可适当降低。如果需要快速抗凝，例如深静脉血栓急性期治疗，给予 UFH 或低分子肝素与华法林重叠应用 5 天以上，即在给予肝素的第 1 天或第 2 天即给予华法林，并调整剂量，当 INR 达到目标范围并持续 2 天以上时，停用普通肝素或低分子肝素。华法林的强度均为 INR 目标范围 2.0~3.0。住院患者口服华法林 2~3 天后开始每日或隔日监测 INR，直到 INR 达到治疗目标并维持至少两天。此后，根据 INR 结果的稳定性数天至 1 周监测 1 次，根据情况可延长，出院后可每 4 周监测 1 次。服用华法林 INR 稳定的患者最长可以 3 个月监测 1 次 INR。

对于华法林治疗且行冠脉造影和/或 PCI 的患者，中断华法林并不能减少出血，中断华法林同时用肝素桥接可能增加出血，因此术前通常无须停用华法林，但须查 INR；术中应在 ACT 指导下使用低剂量 UFH（30~50U/kg），可考虑采用比伐芦定替代普通肝素。

PCI 围术期需合用 P2Y12 受体拮抗药的患者，首选氯吡格雷，氯吡格雷负荷剂量一般选择 300mg，之后维持剂量为 75mg/d。对于高缺血/血栓和低出血风险的患者,替格瑞洛可能是合理的选择,替格瑞洛负荷剂量为 180mg,维持剂量为 90mg 每日 2 次;若 P2Y12 受体拮抗药选择替格瑞洛,则不应建议使用阿司匹林(避免三联治疗)。如应用三联治疗,阿司匹林服用至出院前;对于高缺血/血栓栓塞和低出血风险的患者,出院后阿司匹林可继续使用可至术后 1 个月,1 年时停用抗血小板治疗。低缺血/血栓栓塞和高出血风险的患者可在 PCI 术后 6 个月停用抗血小板治疗;高缺血/血栓栓塞和低出血风险的患者,1 年后继续双联抗栓治疗可能是合理的,并建议继续服用之前的抗血小板药物。

(7) 注意事项:华法林导致出血事件的发生率因不同治疗人群而不同。服用华法林患者的出血风险与抗凝强度有关,还与患者是否为初始用药还是长期抗凝和是否监测凝血有关。此外,与患者相关的最重要的出血危险因素为出血病史、年龄、肿瘤、肝和肾功能不全、卒中、酗酒、合并用药尤其是抗血小板药物。发生轻微出血,建议推迟华法林给药时间或暂停给药,直至 INR 降至 <2.0;发生中度出血,可给予维生素 K_1(1~10mg)静脉注射拮抗华法林;发生严重出血,首选输注凝血酶原复合物逆转华法林的抗凝作用;其次可输注新鲜冰冻血浆,如病情需要可考虑输注血小板治疗,并可给予维生素 K_1(1~10mg)静脉注射。除了出血外,华法林还有罕见的不良反应:急性血栓形成,包括皮肤坏死和肢体坏疽。通常在用药的第 3~8 天出现,可能与蛋白 C 和蛋白 S 缺乏有关。此外,华法林还能干扰骨蛋白的合成,导致骨质疏松和血管钙化。

2. 新型口服抗凝药

(1) 药物成分

1) 达比加群,β-丙氨酸,N-[[2-[[[4-[[[(己氧基)羰基]氨基]亚氨基甲基]苯基]氨基]甲基]-1-甲基-1H-苯并咪唑-5-基]羰基]-N-2-嘧啶-,乙酯,甲磺酸盐;

2) 利伐沙班,5-氯-氮-({(5S)-2-氧-3-[4-(3-氧-4-吗啉基)苯基]-1,3-唑烷-5-基}甲基)-2-噻吩-羧酰胺;

3) 阿哌沙班,1-(4-甲氧基苯基)-7-氧代-6[4-(2-氧代哌啶-1-基)苯基]-4,5,6,7-四氢-1H-吡唑[3,4-c]吡啶-3-甲酰胺;

4) 依度沙班,N-(5-氯吡啶-2-基)-N'-[(1S,2R,4S)-4-(N,N-二甲基氨基甲酰基)-2-(5-甲基-4,5,6,7-四氢[1,3]噻唑[5,4-c]吡啶-2-甲酰胺)环己基]酰胺。

(2) 药理作用:目前市售的非维生素 K 拮抗药口服抗凝药物(non-vitamin K antagonist oral anticoagulant,NOAC)有两类:直接凝血酶抑制剂(达比加群)和抑制Ⅹa 因子抑制剂(利伐沙班、阿哌沙班和依度沙班)。达比加群是一种无活性的前体药,口服吸收后在血浆和肝脏经酯酶水解完全迅速地转化为具有活性的达比加群。沙班类 NOAC 本身均具有活性,而非前体药物。达比加群与凝血酶结合,阻断凝血酶转化纤维蛋白原为纤维蛋白的功能而发挥抗凝作用。此外,达比加群能阻断凝血酶介导的Ⅴ、Ⅷ、Ⅸ因子激活过程而增强其抗凝作用;阻断凝血酶介导的血小板活化,抗纤溶作用和炎症过程。与肝素不同,达比加群不仅能与游离的凝血酶结合,还能与已经结合在纤维蛋白上的凝血酶结合。沙班类 NOAC 直接作用于抑制Ⅹa 因子,抑制其在凝血过程中的作用。

(3) 药代动力学:如表 4-45-4 所示。

表 4-45-4　NOAC 的药理学特点

药物	作用机制	生物利用度(%)	食物对药物吸收的影响	经肾脏清除(%)	经肝脏CYP3A4 代谢	口服后作用达峰时间(h)	半衰期(h)
达比加群	抑制凝血酶	3~7	无	80	否	0.5~2.0	12~17
利伐沙班	抑制Ⅹa 因子	66~100	增加	35	否	1~4	5~13
阿哌沙班	抑制Ⅹa 因子	50	无	27	是(少量)	1~4	8~15
依度沙班	抑制Ⅹa 因子	62	增加	50	是(少量<4%)	1~2	6~11

注:NOAC:非维生素 K 拮抗剂口服抗凝药物。

（4）适应证：用于成人非瓣性心房颤动患者的卒中和全身性栓塞的预防，用于治疗和预防手术后或创伤后的静脉血栓形成。

（5）禁忌证：对 NOAC 及其中任何辅料过敏、安装人工机械瓣、中重度风湿性二尖瓣狭窄、活动性出血、具有大出血显著风险的病灶或病情的患者禁用；达比加群禁用于 eGFR<30ml/（min·1.73m^2）的患者，利伐沙班、阿哌沙班及依度沙班禁用于 eGFR<15ml/（min·1.73m^2）的患者；孕妇及哺乳期妇女禁用。

（6）用法用量：如表 4-45-5 和表 4-45-6 所示。

表 4-45-5 NOAC 的常用剂量

药物	使用剂量
达比加群	150mg，每天 2 次；110mg，每天 2 次
利伐沙班	20mg，每天 1 次；15mg，每天 1 次
阿哌沙班	2.5mg，每天 2 次；5.0mg，每天 2 次
依度沙班	60mg，每天 1 次；30mg，每天 1 次

注：NOAC：非维生素 K 拮抗剂口服抗凝药物。

表 4-45-6 慢性肾功能不全患者 NOAC 推荐剂量

eGFR/（ml·min^{-1}·1.73m^{-2}）	达比加群	利伐沙班	阿哌沙班	依度沙班
>50	150mg，每天 2 次	20mg，每天 1 次	5.0mg，每天 2 次或 2.5mg，每天 2 次#	60mg，每天 1 次
30~50	150mg，每天 2 次或 110mg，每天 2 次*	15mg，每天 1 次	5.0mg，每天 2 次或 2.5mg，每天 2 次#	30mg，每天 1 次
15~30	禁用	15mg，每天 1 次	2.5mg，每天 2 次	30mg，每天 1 次
<15	禁用	禁用	禁用	禁用

注：*. 用于出血高危患者；#. 只有在满足下列中≥2 项时才使用：年龄≥80 岁，体重≤60kg，肌酐≥1.5mg/dl（133mmol/L）；NOAC. 非维生素 K 拮抗药口服抗凝药物。

对于 NOAC 治疗且行冠脉造影和/或 PCI 的患者，急诊 PCI 无须中断 NOAC。而择期 PCI 则可考虑在术前停药，停药时间取决于所使用的药物和肾功能，达比加群合并肾功能不全者需考虑延长术前停药时间，但均无须桥接治疗。无论 NOAC 是否中断治疗，术中均需在 ACT 指导下使用低剂量 UFH（30~50U/kg）治疗，可考虑采用比伐芦定替代普通肝素；PCI 术后早期，例如当天晚上或次日早晨，均建议开始 NOAC（术前剂量）治疗。

PCI 围术期需合用 P2Y12 受体拮抗药的患者，首选氯吡格雷，负荷量及维持量同前。对于高缺血/血栓和低出血风险的患者，替格瑞洛可能是合理的选择，负荷量及维持量同前。如应用三联治疗，一般患者阿司匹林服用至出院前；对于高缺血/血栓栓塞和低出血风险的患者，出院后阿司匹林可继续使用可至术后 1 个月；低缺血/血栓栓塞和高出血风险的患者可在 PCI 术后 6 个月停用所有抗血小板治疗；高缺血/血栓栓塞和低出血风险的患者，1 年后继续双联抗栓治疗可能是合理的，并建议在 NOAC 基础上继续服用之前的一种抗血小板药物。

由华法林转为 NOAC：如患者从华法林转换为 NOAC，应先停华法林，密切监测 INR。INR≤2.0 时可立即给予 NOAC。INR 在 2.0~2.5 时可立即或最好第 2 天给予 NOAC。INR>2.5 时，应每 1~3 天监测 INR，到上述范围再开始给药。由 NOAC 转为华法林：从 NOAC 转换为华法林的患者，应继续服用 NOAC（艾多沙班剂量减半，其他 NOAC 剂量不变），并重叠使用华法林。华法林从标准剂量起始，并根据 INR 调整剂量。如 INR<2.0，应在 1~3 天后重复检测 INR（NOAC 给药之前检测 INR）。直至 INR>2.0 时停用 NOAC，并在 1 天后重复检测 INR。停用 NOAC 后第 1 个月内，严密监测 INR，直至 INR 稳定（即至少连续 3 次 INR 均为 2.0~3.0）。

（7）注意事项：达比加群致颅内出血发生风险低于华法林，但该药可能增加 ACS 患者严重出血和具有临床意义轻度出血的发生率，以及心肌梗死或 ACS 的发生风险。利伐沙班在预防非瓣膜性心房颤动所致脑卒中和栓塞方面优于华法林，预防骨科术后血栓效果优于依诺肝素，大出血事件发生风险与两药相似，而颅内出血发生风险低于华法林。阿哌沙班在降低心房颤动患者脑卒中或全身性栓塞发生率及病死率方面优于华法林，颅内出血发生率低于华法林，大出血发生率与华法林相似或降低；阿哌沙班的安全性与用药剂量相关。发生轻微出血，NOAC 的半衰期较短，停药 12~24 小时后凝血功能即可改善；发生中度出血，NOAC 最近一次服药时间在<2~4 小时，口服活性炭和/或洗胃可减少药物吸收，达比加群可通过血液透析清除，但其他 NOAC 不适合透析清除；发生严重出血，应给予特异性拮抗药逆转 NOAC 抗凝作用。依达赛珠单抗是逆转达比加群抗凝活性的单克隆抗体片段，输注后可快速逆转达比加群的抗凝作用，无促凝作用。Andexanet α 是一种改良重组人 Xa（在中国尚未上市），但不具有 Xa 活性，给药数分钟后就能逆转直接 Xa 因子抑制剂的抗凝作用，短暂增加凝血活性。

（韩雅玲）

参 考 文 献

［1］ 韩雅玲,史旭波,郭静萱.抗栓与溶栓治疗——基础与实践.北京:人民军医出版社,2014.

［2］ 中华医学会心血管病学分会介入心脏病学组,中国医师协会心血管内科医师分会血栓防治专业委员会,中华心血管病杂志编辑委员会.中国经皮冠状动脉介入治疗指南(2016).中华心血管病杂志,2016,44(5):382-400.

［3］ 中华医学会心血管病学分会,中华心血管病杂志编辑委员会.急性 ST 段抬高型心肌梗死诊断和治疗指南(2019).中华心血管病杂志,2019,47(10):766-783.

［4］ 中国医师协会心血管内科医师分会血栓防治专业委员会,中华医学会心血管病学分会冠心病与动脉粥样硬化学组,中华心血管病杂志编辑委员会.急性冠状动脉综合征非血运重建患者抗血小板治疗中国专家共识(2018).中华心血管病杂志,2019,47(6):430-442.

［5］ 中国医师协会心血管内科医师分会血栓防治专业委员会,中华医学会心血管病学分会介入心脏病学组,中华心血管病杂志编辑委员会.急性冠状动脉综合征特殊人群抗血小板治疗中国专家建议.中华心血管病杂志,2018,46(4):255-266.

［6］ 中国医师协会心血管内科医师分会血栓防治专业委员会,中华医学杂志编辑委员会.肝素诱导的血小板减少症中国专家共识(2017).中华医学杂志,2018,98(6):408-417.

［7］ 中华医学会心血管病学分会介入心脏病学组,中国医师协会心血管内科医师分会血栓防治专业委员会.经皮冠状动脉介入治疗围术期非口服抗凝药物临床应用中国专家共识.中华心血管病杂志,2018,46(6):428-437.

［8］ Neumann FJ,Sousa-Uva M,Ahlsson A,et al. 2018 ESC/EACTS Guidelines on myocardial revascularization. Eur Heart J,2019,40(2):87-165.

［9］ 中华医学会心血管病学分会,中华心血管病杂志编辑委员会.抗血小板治疗中国专家共识.中华心血管病杂志,2013,41(3):183-194.

［10］ Steffel J,Verhamme P,Potpara TS,et al. The 2018 European Heart Rhythm Association Practical Guide on the use of non-vitamin K antagonist oral anticoagulants in patients with atrial fibrillation. Eur Heart J,2018,39(16):1330-1393.

［11］ 中华医学会心血管病学分会,中华医学会心电生理和起搏分会,中国医师协会心律学专业委员会代表非瓣膜病心房颤动患者新型口服抗凝药的应用专家工作组.非瓣膜病心房颤动患者新型口服抗凝药的应用中国专家共识.中华心律失常学杂志,2014,18(5):321-329.

［12］ 中华医学会心血管病学分会,中华心血管病杂志编辑委员会.冠心病合并心房颤动患者抗栓管理中国专家共识.中华心血管病杂志,2020,48(7):552-557.

第四十六章 抗动脉粥样硬化药物

动脉粥样硬化(atherosclerosis,AS)是环境因素与遗传因素相互作用的多因素、多基因表达异常所致的常见心血管系统疾病。动脉粥样硬化是心脑血管病的主要病理学基础,主要表现为受累动脉的内膜脂质沉积、单核细胞和淋巴细胞浸润以及血管平滑肌细胞的迁移和增生等,形成泡沫细胞、脂纹和纤维斑块,进而引起血管壁硬化、管腔狭窄和血栓形成。

一般早期动脉粥样硬化或轻症患者可通过改善生活方式等措施进行防治,如低热量、低脂肪、低胆固醇饮食、加强体育锻炼及戒烟等,无效或较重者则应给予药物治疗。凡能使 LDL、VLDL、TC、TG、ApoB 降低,或使 HDL、ApoA 升高的药物,都具有抗动脉粥样硬化作用。目前临床常用的抗动脉粥样硬化药(anti-atherosclerotic drug),根据其作用机制的不同主要包括调血脂药物、抗氧化药物、多烯脂肪酸类药物、保护动脉内皮药物等。

另外,有效地治疗高血压和糖尿病可以降低动脉粥样硬化性疾病的发生率。抗血栓药物可以减少动脉血栓的形成。血管紧张素转化酶抑制药和血管紧张素受体拮抗药可以改善血管内皮细胞功能、延长动脉粥样硬化患者的寿命。近年来还发现,血浆同型半胱氨酸(homocysteine)水平升高,不仅能引起动、静脉血栓,还能促进动脉粥样硬化的形成和发展。因此,治疗还应该考虑降低患者过高的同型半胱氨酸水平,如采用叶酸(folic acid)、维生素 B_2(vitamin B_2)、维生素 B_6(vitamin B_6)等药物治疗。此外,治疗动脉粥样硬化也可采用介入疗法、外科手术和基因治疗等。

第一节 调 血 脂 药

血脂是血浆中所含脂类的总称,包括游离胆固醇(free cholesterol,FC)、胆固醇酯(cholesterol ester,CE)、甘油三酯(triglyceride,TG)及磷脂(phospholipid,PL)等,它们在血浆中与载脂蛋白(apolipoprotein,apoprotein,apo)结合形成脂蛋白,即血浆脂蛋白在血液中转运。血浆脂蛋白经密度梯度超速离心技术可以分为乳糜微粒(chylomicron,CM)、极低密度脂蛋白(very low density lipoprotein,VLDL)中间密度脂蛋白(intermediate density lipoprotein,IDL)、低密度脂蛋白(low density lipoprotein,LDL)和高密度脂蛋白(high density lipoprotein,HDL)以及脂蛋白(a)[lipoprotein(a),LP(a)]等。

脂蛋白的代谢与血浆脂蛋白的水平以及动脉粥样硬化的形成密切相关,血浆脂蛋白的代谢分为内源性和外源性代谢途径(图 4-46-1)。

他汀类药物作用机制:竞争性抑制胆固醇合成途径中的 HMG-CoA 还原酶。PCSK9 抑制药作用机制:能结合 PCSK9 并抑制循环型 PCSK9 与低密度脂蛋白受体(LDLR)的结合,从而阻止 PCSK9 介导的低密度脂蛋白受体的降解。考来烯胺为阴离子交换树脂,吸附肠内胆酸,阻断胆酸肝肠循环;依折麦布通过阻断小肠上皮刷状缘上的 NPC_1L_1 受体而特异地抑制胆固醇的吸收。贝特类作用于过氧化物酶增殖激活受

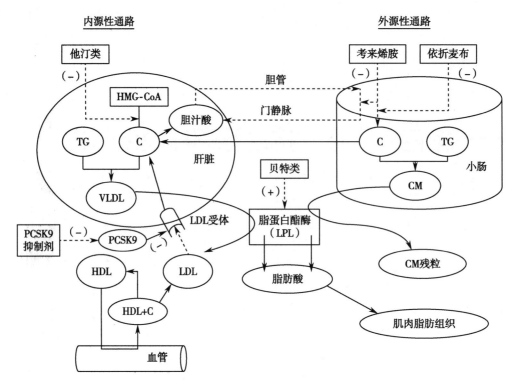

图 4-46-1   血浆脂蛋白代谢和药物的作用部位
注:HMG-CoA. 羟甲基戊二酸甲酰辅酶 A;TG. 甘油三酯;C. 胆固醇。

体,增加脂蛋白脂肪酶活性,促进 TG 的降解。

在外源性代谢途径中,饮食中摄入的胆固醇和 TG 在血浆中以 CM 的形式转运到肌肉和脂肪组织,TG 被组织表面结合的脂蛋白脂肪酶(lipoprotein lipase,LPL)水解,产生的游离脂肪酸被组织摄取,而 CM 残粒(remnant)运载胆固醇酯至肝,与肝细胞上的脂蛋白受体结合,内吞进入肝细胞。胆固醇在肝细胞中释放贮存或被氧化成为胆汁酸,或仍以原形分泌进入胆汁,或以在肝合成的 VLDL 形式进入内源性代谢途径。

在内源性代谢途径中,胆固醇和新合成的 TG 以 VLDL 的形式转运到肌肉和脂肪组织。在这些组织,TG 被脂蛋白脂肪酶水解成脂肪酸然后被组织摄取。经过此过程,脂蛋白颗粒变得更小,并转变为 LDL,为构成细胞膜、合成类固醇和胆汁酸提供原料。细胞通过 LDL 受体识别载脂蛋白,然后内吞摄取 LDL。他汀类药物(statins)通过促进肝细胞合成 LDL 受体,降低血 LDL 水平。胆固醇也可以在 HDL 中从组织回到血浆中。在 HDL 中胆固醇被长链脂肪酸酯化成胆固醇酯,随后通过血浆中的转运蛋白转运进入 VLDL 和 LDL。

血浆脂蛋白水平与动脉粥样硬化的形成有着密切的关系。血浆总胆固醇(total cholesterol,TC)、低密度脂蛋白胆固醇(LDL-C)和极低密度脂蛋白胆固醇(VLDL-C)水平的升高,氧化型低密度脂蛋白(Ox-LDL)的形成,LDL 受体活性的降低或数量的减少,血浆 HDL 或高密度脂蛋白胆固醇(HDL-C)水平的降低均可能导致动脉粥样硬化发生。另外,血浆 TG 浓度的升高可通过升高 LDL 和降低 HDL 的水平,以及抑制纤溶系统的功能等间接促进动脉粥样硬化的形成和发展,故 TG 可能也是致动脉粥样硬化的危险因素之一。

载脂蛋白(apolipoprotein,Apo)有如下三种作用:①与血浆脂质结合,构成脂蛋白;②作为脂蛋白受体相互作用的配体;③作为调节脂蛋白代谢酶的辅因子。动脉粥样硬化的发生、发展和一些药物的作用机制与载脂蛋白的功能密切相关。如血 ApoB 的浓度上升会明显增加冠状动脉粥样硬化性心脏病的危险,临床上常以 ApoB/ApoA-I 的比值来评估动脉粥样硬化性心脏病。ApoB-100 和 ApoE 是肝细胞表面和外周细胞表面 LDL 受体的配体,通过和受体结合,细胞将循环系统中的脂蛋白摄入组织。ApoC 是脂蛋白脂酶的辅因子,缺乏 ApoC 将影响 TG 代谢,产生高甘油三酯血症。ApoC-I 升高可作为动脉粥样硬化进展、严重性及需强化治疗的指标。ApoA-I 活化卵磷脂胆固醇酰基转移酶(lecithin cholesterol acyl transferase，LCAT)，催化 HDL 颗粒中游离胆固醇的酯化，与动脉粥样硬化的发展成反比关系，只含 apoA-I 的 HDL 较含 ApoA-I 和 ApoC-I 的 HDL 有更强的抗动脉粥样硬化作用。

血浆脂质尤其是 TC 和/或 TG 水平升高达一定程度时即为高脂血症(hyperlipemia)或高脂蛋白血症(hyperlipoproteinemia)。按血浆脂蛋白异常，可将高脂血症分为以 TC 升高为主、TG 升高为主和混合型。高脂血症按病因分为原发性和继发性。原发性者为遗传性脂代谢紊乱疾病，在排除了继发性高脂血症后，可初步诊断为原发性高脂血症(诱发因素包括遗传、饮食、生活方式不良等)。WHO 按脂蛋白升高的类型不同将其分为 6 种类型(表 4-46-1)。继发性者常见于糖尿病、酒精中毒、肾病综合征、慢性肾衰竭、甲状腺功能低下、肝疾病和药物因素如应用 β 肾上腺素受体拮抗药、噻嗪类利尿药等。

表 4-46-1　原发性高脂蛋白血症和治疗药物

类型	升高的脂蛋白	Ch	TG	动脉粥样硬化的危险	治疗药物
I	CM	+	+++	–	无
IIa	LDL	++	–	高度	他汀类±树脂，PCSK9 抑制药
IIb	LDL+VLDL	++	++	高度	他汀类，PCSK9 抑制药，贝特类，烟酸
III	βVLDL	++	++	中度	贝特类
IV	VLDL	+	++	中度	贝特类(±鱼油)
V	CM+VLDL	+	++	–	无(±鱼油)

注：Ch. cholesterol，胆固醇；TG. triglyceride，甘油三酸酯；+. 浓度增加；-. 浓度减少

如前所述，对血浆脂质的代谢紊乱，首先要采用饮食控制以及避免和纠正其他的心血管危险因子。如血脂水平仍不正常，或有动脉粥样硬化的症状，或患者有其他心血管疾病危险因素存在，则可采用调血脂药(lipid-regulators)。它们可通过调整血浆脂质或脂蛋白的紊乱治疗高脂蛋白血症，或通过抗炎、改善内皮功能、抗血栓、稳定斑块及抗氧化作用等对动脉粥样硬化的治疗带来益处。

调血脂药包括：他汀类(羟甲基戊二酸单酰辅酶 A 还原酶抑制药)、PCSK9 抑制药类、抑制胆固醇吸收类、烟酸类、贝特类等。此外，鱼油可用于严重的高甘油三酯血症，但可能增加血浆胆固醇。

一、他汀类

【药物成分】

他汀类药物(statins)即羟甲基戊二酸单酰辅酶 A 还原酶抑制药(HMG-CoA reductase inhibitor)。他汀类药物最早在 1976 年从真菌中提取，1978 年认识到它们是该酶的强效抑制药。洛伐他汀(lovastatin)是从红曲霉中提取的霉菌代谢产物，也是第一个应用于临床的 HMG-CoA 还原酶抑制药。继而又分离、合成了一系列的他汀类药物。现在临床常用的药物包括：洛伐他汀(lovastatin)、辛伐他汀(simvastatin)、普伐他汀(pravastatin)、氟伐他汀(fluvastatin)、阿伐他汀(atorvastatin)和瑞舒伐他汀(rosuvastatin)等。辛伐他汀和普伐他汀是洛伐他汀的化学修饰衍生物，氟伐他汀、阿伐他汀、瑞舒伐他汀则是完全的化学合成品。洛伐他汀、辛伐他汀、氟伐他汀、匹伐他汀属于脂溶性他汀，普伐他汀、瑞舒伐他汀为水溶性他汀，其中水脂兼溶的阿伐他汀具有最好的肌肉安全性。现在有更多的他汀类药物在临床研究阶段。

【药理作用】

肝是合成内源性胆固醇的主要场所(约占总量的 70%)。在肝细胞质中，胆固醇合成的限速酶是 HMG-CoA 还原酶，它催化具有开环羟酸结构的 HMG-CoA 转化成为甲羟戊酸(mevalonic acid，MVA)，进一步生成鲨烯合成胆固醇。

1. 调血脂作用　他汀类因其本身或其代谢物的结构与 HMG-CoA 相似，可在胆固醇合成的早期阶段竞争性地抑制 HMC-CoA 还原酶活性(本类药物对此酶的亲和力较 HMC-CoA 强 10 000 倍)，使甲羟戊酸形成障碍，阻碍肝内源性胆固醇的合成，而代偿性地增加了肝细胞膜上 LDL 受体的合成，使血浆中大量的

LDL 被摄取,经 LDL 受体途径代谢为胆汁酸而排出体外,降低血浆 LDL 水平。该药大剂量也能轻度降低血浆 TG 水平,并且由于肝细胞合成胆固醇减少而阻碍了 VLDL 的合成和释放;另外,由于增加了肝细胞膜上 LDL 受体的合成,它可以识别 ApoB-100 和 ApoE,也加强了 LDL 前体 VLDL 的清除。该药也能轻度增加 HDL-C 的水平。其他作用机制还涉及升高 ApoA-I 等。

2. 非调血脂作用　他汀类药物在保护心血管、抑制动脉粥样硬化过程中还发挥其他作用,包括:①改善内皮功能,增加血管内皮对扩血管物质的反应;②抑制血管平滑肌细胞的增殖和迁移,促进其凋亡;③减少巨噬细胞吞噬胆固醇,抑制泡沫细胞形成;④降低血浆 C 反应蛋白,减轻血管慢性炎症;⑤抑制单核巨噬细胞的黏附和分泌功能;⑥抑制血小板聚集和提高纤溶蛋白活性。

【药代动力学】

洛伐他汀和辛伐他汀是无活性的内酯环前药,口服后代谢成为有活性的开环羟基衍生物。而普伐他汀具有开环内酯结构。氟伐他汀、阿伐他汀为含氟的活性物质,口服后氟伐他汀几乎全部被吸收,其余他汀类的口服吸收率为 40%~75%。所有的他汀类均有较高的肝首过效应。多数药物从胆汁中排泄,5%~20% 在尿中排泄。阿伐他汀和瑞舒伐他汀的血浆 $t_{1/2}$ 较长,分别为 24 小时和 19 小时,其余的他汀类 $t_{1/2}$ 为 1~3 小时。

【适应证】

适用于有症状的动脉粥样硬化疾病患者的心肌梗死和脑卒中的二级预防。胆固醇升高等高风险患者,特别是有其他的动脉粥样硬化危险因素患者的一级预防,以及糖尿病性和肾性高脂血症,也用于原发性高胆固醇血症、杂合子家族性高胆固醇血症、Ⅱ型高脂蛋白血症。阿伐他汀和瑞舒伐他汀也可降低纯合子家族性高胆固醇血症患者的血浆胆固醇。严重药物抵抗的血脂障碍患者(例如纯合子家族性高胆固醇血症患者),可采用依折麦布与他汀类药物联合应用。

【禁忌证】

1. 活动性肝疾病　可包括原因不明的肝天冬氨酸氨基转移酶(AST)和/或丙氨酸氨基转移酶(ALT)持续升高。

2. 妊娠　该药禁止孕妇或可能受孕的育龄女性用药。孕妇服用本品时可能对胎儿造成损害。正常怀孕状态下体内血清胆固醇(TC)和甘油三酯(TG)水平升高,而胆固醇或胆固醇衍生物是胎儿发育的必需物质。动脉粥样硬化为慢性病变过程,因此原发性高胆固醇血症患者在怀孕期间停用降脂药物治疗,对动脉粥样硬化疾病长期转归影响甚微。

3. 哺乳期妇女　他汀类药物可能对接受哺乳的新生儿具有潜在的严重不良反应,因此服用本品的女性禁止哺乳。

【用法用量】

辛伐他汀(舒降之、辛可),10~40mg,每日 1 次,睡前口服;普伐他汀(普拉固、美百乐镇)10~40mg,每日 1 次,睡前口服;氟伐他汀(来适可),10~40mg,每日 1 次,睡前口服;阿托伐他汀(立普妥、阿乐)10~40mg,每晚顿服;瑞舒伐他汀(可定)5~20mg,每晚 1 次口服。洛伐他汀,10~80mg 每晚 1 次或每日分 2 次口服。

【注意事项】

他汀类与贝特类联用发生横纹肌溶解的风险会明显增加,故对两药联用应慎重。用药过程中应注意监测肝功和肌酶,若肝转氨酶升高大于正常上限 3 倍,或者患者出现肌肉酸痛无力、血清肌酸激酶(CK)升高大于正常上限 5 倍,应及时停药,就医处理。部分患者可有胃肠道反应、失眠和皮疹。严重的不良反应少见,包括横纹肌溶解征(表现为肌痛、无力、肌酸磷酸激酶升高等症状)、肝炎以及血管神经性水肿等。

二、PCSK9 抑制药

前蛋白转化酶枯草杆菌蛋白酶/kexin9 型(proprotein convertase subtilisin/kexin type 9,PCSK9)抑制药是一种新型调节血脂用药,用于治疗 LDL-C 下降不充分的患者。PCSK9 主要在肝细胞的内质网合成,是一种分泌蛋白,可以与 LDLR 的胞外区结合,通过降低肝细胞上 LDLR 的数量,影响 LDL 内化,进而使肝细胞对 LDL-C 颗粒清除能力下降,使血液中 LDL 不能清除,从而导致高胆固醇血症。

PCSK9 最早在 2003 年由加拿大科学家发现,随后由法国报道了 PCSK9 基因获得性突变致蛋白的表达量增高,促使 LDL 胆固醇升高,导致遗传性高胆固醇血症发生。2004 年美国研究者发现一名 40 岁的健康的非洲裔美国女性的 LDL-C 只有 0.36mmol/L,经检测她体内的一对 *PCSK9* 等位基因全都突变,在她的血液中也完全检测不到 PCSK9 蛋白。同时,*PCSK9* 基因突变并没给她带来任何负面影响。自此,*PCSK9* 基因突变与动脉粥样硬化风险联系起来。2000—2010 年科学家们便揭开了 PCSK9 作用机制的面纱。PCSK9 是一种分泌型丝氨酸蛋白酶,可导致肝细胞表面 LDL 受体减少,进而使肝细胞对 LDL-C 颗粒清除能力下降,导致胆固醇升高。PCSK9 缺失之所以会带来胆固醇的下降,正是由于 PCSK9 缺失之后,LDL 受体不会被降解,从而保持了对血液中胆固醇分子的极端敏感性。这种敏感性的结果就是肝细胞认为已不需要去合成胆固醇了,因而胆固醇的合成被强有力地抑制,结果就是血液中胆固醇的下降。显然,抑制 PCSK9 是降低 LDL 胆固醇治疗的合理靶点。2012 年《新英格兰医学杂志》报道了 3 个临床一期试验,证实了 PCSK9 单克隆抗体显著减少健康志愿者和无家族性高胆固醇血症的受试者 LDL 胆固醇。自此开始,以 PCSK9 单克隆抗体为代表的 PCSK9 抑制药开始进入高脂血症患者及 ASCVD 高危患者的治疗和预防临床使用。

【药物成分】

PCSK9 抑制药包括 Evolocumab(依洛尤单抗,瑞百安)和 Alirocumab。Evolocumab 是一种全人源 IgG2 型单克隆抗体,Alirocumab 则为全人源 IgG1 型单克隆抗体。

【药理作用】

PCSK9 是由 PCSK9 基因编码的丝氨酸蛋白酶,主要由肝脏产生。PCSK9 与肝细胞表面的 LDLR 结合,使 LDLR 降解,血浆 LDL-C 水平升高。PCSK9 的抗体能干扰其与 LDLR 的结合,使肝表达更多的 LDLR,降低血浆 LDL-C 水平(图 4-46-2)。

降低血浆游离 PCSK9 的方法有几种,包括用反义 RNA 诱导基因沉默和使用单克隆抗体,其中 PCSK9

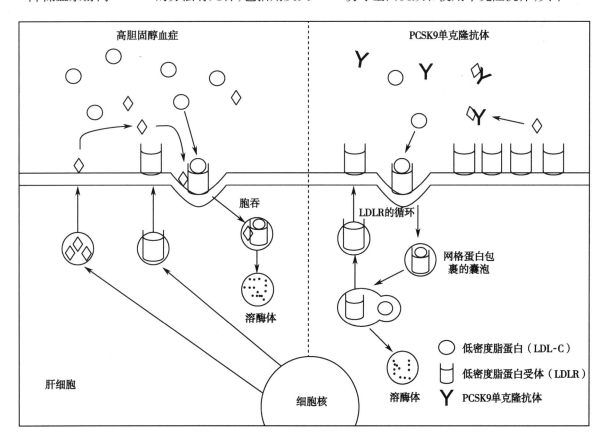

图 4-46-2　PCSK9 抑制药的作用机制

抗体率先获批用于临床。它能够特异性结合 PCSK9,而不结合 PCSK 酶家族的其他成员。Alirocumab 和 Evolocumab 是完全人源化的单克隆抗体,能够结合血浆中的游离 PCSK9,促进其降解,于是血浆中能与 LDLR 结合的游离 PCSK9 减少,使再循环到肝细胞表面的 LDLR 更多,其直接结果是,肝能够从循环中清除更多的 LDL-C,降低血浆 LDL-C 水平。另一种干扰 PCSK9 的可能方法是阻断其依赖 mRNA 的合成过程,但仍处于临床前研究阶段。

除了降 LDL-C 外,PCSK9 抗体还可能通过其他机制来改善心血管结局。这些机制包括减轻动脉粥样硬化斑块内的炎症和氧化应激,以及抑制促血栓形成途径。这些作用对于急性冠脉综合征患者可能格外重要。此外,使用他汀类药物时,循环中的 PCSK9 水平上调,这提示抑制 PCSK9 通路有可能补充他汀类的降 LDL-C 作用。

【药代动力学】

初次皮下注射 Alirocumab 或 Evolocumab 后,全身性生物利用度分别为 85% 和 72%。两种 PCSK9 抗体的表观分布容积均约为 3.3L,表明组织分布有限。首次皮下注射 PCSK9 单克隆抗体后,PCSK9 酶在 4~8h 开始失活。PCSK9 单克隆抗体由蛋白质和碳水化合物组成,预计其清除方式应该有两种,即通过与 PCSK9 的可饱和性结合消除和通过非饱和性蛋白水解为小肽和氨基酸而消除,因此过去没有对 PCSK9 抑制药进行常规的代谢研究。现有 PCSK9 抑制药的有效消除半衰期为 11~20 天。当与他汀类药物联用时,半衰期会轻微缩短。肝或肾功能受损的患者不必调整 Alirocumab 或 Evolocumab 的剂量,但目前没有重度肝或肾功能受损患者的用药数据。

他汀类药物会增加循环中 PCSK9 的水平。他汀类药物通过促进固醇调节元件结合蛋白 2 的释放,刺激 PCSK9 的产生。这些数据表明,与使用小剂量他汀类的患者相比,PCSK9 抑制药在使用高强度他汀类药物的患者中更有效。PCSK9 抗体降 LDL-C 的百分比与他汀类的剂量无关,提示 PCSK9 抗体可以压制他汀类药物升高 PCSK9 的作用。

【适应证】

2019 年,欧洲心脏病学会血脂指南将 PCSK9 抑制药的临床使用推上了更高的台阶,新指南推荐了较以往更低的 LDL-C 目标值,以极高危患者的二级预防为例,推荐 LDL-C 相对基线降低≥50% 且 LDL-C 目标值<1.4mmol/L(<55mg/dl);且对 2 年内罹患第 2 次血管事件(不需要与第 1 次事件同一类型)的 ASCVD 患者,在采用基于最大耐受剂量他汀治疗时,可以考虑 LDL-C 目标<1.0mmol/L(<40mg/dl)。在该指南推荐的降脂治疗方案中,以 PCSK9 抑制药为基础的治疗方案具有卓越的降 LDL-C 效果。在他汀治疗基础上,PCSK9 抑制药可使 LDL-C 降低 59%~75%。且即使 LDL-C 已经<1.8mmol/L,LDL-C 每降低 1mmol/L,仍可使心血管事件风险降低 20%~23%。LDL-C 每降低 1mmol/L/年,他汀与 PCSK9 抑制药带来的事件风险降低程度相似。

瑞百安已在中国获批,可用于纯合子型家族性高胆固醇血症:用于成人或 12 岁以上青少年的纯合子型家族性高胆固醇血症,可与饮食疗法和其他降低 LDL-C 的治疗(例如他汀类药物、依折麦布、LDL 分离术)合用,用于患有纯合子型家族性高胆固醇血症(HoFH)且需要进一步降低 LDL-C 的患者;还适用于成人动脉粥样硬化性心血管疾病(ASCVD)的治疗,以降低心肌梗死、卒中和冠状动脉血运重建的风险。

【禁忌证】

对此药物有严重过敏史的患者禁用。

【用法用量】

PCSK9 抗体 Alirocumab 和 Evolocumab 的制剂为无菌、一次性使用、无防腐剂的溶液,装在皮下注射用的预装注射器或注射笔中。注射部位为上臂、大腿或腹部。Evolocumab 也有用于贴附式输注泵(infusion patch pump)给药的制剂,每月给药 1 次,约 10 分钟输完。Evolocumab 用于原发性或混合性血脂异常的推荐剂量为每次 140mg,每 2 周 1 次;或 1 次 420mg,每月 1 次,均为皮下给药;两种剂量在临床上等效。

对于纯合型家族性高胆固醇血症(HoFH),美国和大多数其他国家推荐的 Evolocumab 起始剂量为一次 420mg,皮下给药,每月 1 次。在加拿大、欧盟和英国,HoFH 患者在接受一次 420mg,每 2 周 1 次皮下给药的方案达 12 周后,可增加剂量。接受血脂净化治疗的 HoFH 患者,可根据净化治疗的时间安排开始每 2 周 1 次的 Evolucumab 治疗(即在净化治疗后直接给予)。

Alirocumab 的起始剂量是 1 次 75mg,皮下注射,每 2 周 1 次。维持剂量是一次 75~150mg,皮下注射,每 2 周 1 次。开始用药或调整剂量后应在 4~8 周测定血浆 LDL-C 水平,如果 LDL-C 降低不充分,则上调剂量至 150mg。若患者倾向于减少给药频次,Alirocumab 的另一种起始剂量为 1 次 300mg,每 4 周 1 次。接受该剂量方案的患者,应在预定的下 1 剂给药之前检测 LDL-C。如果 LDL-C 降低不充分,可给予 1 次 150mg,每 2 周 1 次,在预定的下 1 剂给药日开始采用这种新剂量。调整剂量后应在 4~8 周复测 LDL-C。

【注意事项】

现有的 PCSK9 抑制药似乎耐受性良好。分析临床试验的汇总数据发现,两种 PCSK9 抑制药的总体不良事件发生率均与安慰剂相近。最常报告的不良反应之一是局部注射部位反应,通常轻微(如红斑、疼痛或瘀斑),使用 Evolocumab 和 Alirocumab 患者中的发生率分别是 6% 和 7%~10%。PCSK9 抑制药似乎不会引起肌肉毒性和肝酶升高。PCSK9 抑制药的临床试验评估了最长使用近 4 年的安全性。严重的不良反应少见。PCSK9 抑制药可引起超敏反应,如皮疹、瘙痒和荨麻疹。严重过敏反应已有报道,病例很少,包括钱币状湿疹、重度荨麻疹和超敏性血管炎。少量试验显示,与安慰剂组相比,使用 Alirocumab 或 Evolocumab 的患者神经认知症状稍增多(<1%)。但 FOURIER 试验的一项评估神经认知功能的子研究显示,1 974 例患者均无神经认知功能受损的显著证据。

三、抑制胆固醇吸收类药物

(一)胆汁酸结合树脂

【药物成分】

常用的胆汁酸结合树脂(bile acid binding resin)成分是聚苯乙烯季胺型强碱性阴离子交换树脂的氯化物,主要包括考来烯胺(cholestyramine,消胆胺)和考来替泊(colestipol,降胆宁),它们均为碱性阴离子交换树脂,不溶于水,不易被消化酶所破坏。

【药理作用】

该类药可减少胆固醇的吸收。胆汁酸作为胆固醇在体内代谢的主要产物,正常情况下,95% 可在空肠和回肠被重吸收。药物口服胆汁酸结合树脂后,它们在肠道中螯合胆汁酸,阻止其重吸收而中断肝肠循环,减少外源性胆固醇的吸收,促进内源性胆固醇在肝代谢成为胆汁酸,用药后可使胆固醇的排泄量增加 10 倍之多。胆固醇生成胆汁酸的过程由 7α 羟化酶催化,胆汁酸能反馈性抑制此酶活性。本类药物阻碍了胆汁酸的重吸收,促其排出,于是解除了胆汁酸对 7α 羟化酶的抑制作用,加速胆固醇向胆汁酸的转化,降低血浆和肝中胆固醇的含量。外源性胆固醇吸收减少和内源性胆固醇代谢产物胆汁酸增加导致了肝内 LDL 受体代偿性表达增加,从而降低血浆中 LDL-C 的浓度。本类药不影响血浆 HDL-C,但可能增加 TC 水平。

另外,该类药可以反馈性地增强 HMC-CoA 还原酶的活性使胆固醇的合成增多,因此,本类药与他汀类合用,可增强其降脂作用。

【药代动力学】

该类药不从胃肠道吸收。用药后 1~2 周,血浆胆固醇浓度开始降低,可持续降低 1 年以上。部分患者在治疗过程中,血清胆固醇浓度开始降低,后又恢复至或超过基础水平。用药后 1~3 周,因胆汁淤滞所致的瘙痒得到缓解。停药后 2~4 周血浆胆固醇浓度恢复至基础水平。停药 1~2 周后,再次出现因胆汁淤滞所致的瘙痒。

【适应证】

主要用于治疗以 TC 和 LDL-C 升高为主,而 TG 水平正常不能使用他汀类的高胆固醇血症患者,如杂合子家族性 II a 型高脂血症,但对纯合子家族性高脂血症无效。

临床上主要与其他调血脂药联合应用,如与他汀类,可起到协同作用;考来烯胺与普罗布考(probucol)合用,既有协同降脂作用,又可减少不良反应。

【禁忌证】

1. 对此类药物过敏的患者禁用。

2. 胆管完全闭塞的患者禁用。

【用法用量】

维持量,每日 2~24g(无水考来烯胺)。用于止痒为 16g(无水考来烯胺)。分 3 次于饭前服用。

【注意事项】

本类药物不良反应较多,常见胃肠道不适便秘等。血浆 TG 水平增加。长期应用,可能干扰脂溶性维生素以及一些药物的吸收,如干扰氯噻嗪、地高辛和华法林等吸收,应在给予本类药物 1 小时前或 4~6 小时后用上述药物,高剂量会发生脂肪痢等。考来烯胺因以氯化物形式应用,长期用药可引起高氯性酸血症。

（二）依折麦布

【药物成分】

依折麦布(依泽替米贝,ezetimibe)—化学名称:1-(4-氟苯基)-3(R)-[3-(4-氟苯基)-3(S)-羟丙基]-4(S)-(4-羟苯基)-2-吖丁啶(氮杂环丁烷)酮。

【药理作用】

依折麦布通过抑制小肠对胆固醇吸收来减少血液中胆固醇水平。目前已表明依折麦布的分子靶点为甾醇载体 Niemann-Pick C1-like 1(NPC$_1$L$_1$),这种载体与胆固醇和植物甾醇的肠内吸收有关。依折麦布附着在小肠绒毛上皮的刷状缘,抑制胆固醇的吸收,从而减少小肠中胆固醇向肝转运,使得肝胆固醇贮量降低从而增加血液中胆固醇的清除。它不影响胆汁酸的吸收。

【药代动力学】

口服给药后吸收进入小肠表皮细胞,并集中到刷状缘发挥其作用。代谢后约 80% 成为有药理活性的依折麦布-葡萄糖醛酸苷结合产物。总依折麦布(原形加上与葡萄糖醛酸结合型)浓度在用药后 1~2 小时达到高峰,$t_{1/2}$ 接近 22 小时。

【适应证】

1. **原发性高胆固醇血症** 本品作为饮食控制以外的辅助治疗,可单独或与 HMG-CoA 还原酶抑制药(他汀类)联合应用于治疗原发性(杂合子家族性或非家族性)高胆固醇血症,可降低总胆固醇(TC)、低密度脂蛋白胆固醇(LDL-C)、载脂蛋白 B(Apo B)。

2. **纯合子家族性高胆固醇血症（HoFH）** 本品与他汀类联合应用,可作为其他降脂治疗的辅助疗法(如 LDL-C 血浆分离置换法),或在其他降脂治疗无效时用于降低 HoFH 患者的 TC 和 LDL-C 水平。

3. **纯合子谷甾醇血症（或植物甾醇血症）** 本品作为饮食控制以外的辅助治疗,用于降低纯合子家族性谷甾醇血症患者的谷甾醇和植物甾醇水平。

【禁忌证】

1. 对本品任何成分过敏者。

2. 本品与 HMG-CoA 还原酶抑制药联合应用,禁用于活动性肝病,或不明原因的血清转氨酶持续升高的患者以及怀孕及哺乳期妇女。

【用法用量】

患者在接受本品治疗的过程中,应坚持适当的低脂饮食。此药物推荐剂量为每天 1 次,每次 10mg,可单独服用或与他汀类联合应用,或与非诺贝特联合应用。此药品可在 1 天之内任何时间服用,可空腹或与食物同时服用。

【注意事项】

依折麦布通常耐受性比较好,但也有报道引起腹泻、腹痛或头痛;皮疹和血管性水肿。该药所用剂量远远低于胆汁酸结合树脂,作为胆汁酸结合树脂的替代品使用,用于对他汀类药物反应性下降及禁用他汀类药物的高胆固醇血症患者。也可与他汀类药物联用,若与他汀类药物联用时需密切监测谷氨酸转氨酶(ALT)变化,当 ALT 升至正常上限 3 倍时停用依折麦布。

四、烟酸类

【药物成分】

烟酸(nicotinic acid)是维生素 B_3,又称尼克酸、抗癞皮病因子。在大剂量如克级浓度应用时,则为一种广谱调血脂药,对多种高脂血症有效。

【药理作用】

大剂量应用烟酸可以通过抑制肝合成 TG 以及抑制 VLDL 的分泌,而间接降低 LDL 水平,同时增高 HDL 水平。长期用药可以降低死亡率,但由于不良反应较多,故临床应用受限,特别是近年来出现了许多更有效、更易于耐受的调血脂药。最近的研究显示,烟酸与他汀类合用,可能使粥样斑块消退。单用他汀类药物降低升高的 LDL 浓度似乎不足以降低心血管事件发生的风险。对于那些用他汀类药物治疗后仍需进一步降低 TG 和/或升高 HDL 的患者,加用烟酸可加强对血脂的控制。

烟酸的作用机制还不清楚,认为其主要是通过 HM74A 的 G 蛋白偶联的孤儿受体发挥脂解作用。可以通过多种途径影响脂蛋白代谢:

1. 抑制脂肪组织水解 TG,减少游离脂肪酸转运到肝,从而减少了肝合成 TG 的原料。

2. 在肝,通过影响脂肪酸的脂化以及增加 ApoB 的降解减少 TG 的合成。TG 合成减少也降低了 VLDL 的水平,并因而减少了 LDL 的浓度。

3. 增加 LPL 的活性,促进 CM 和 VLDL 中 TG 的清除。

4. 升高 HDL-C 和 ApoA- I 的水平,ApoA- I 是 HDL 的主要载脂蛋白,烟酸通过降低 ApoA- I 的代谢而使其浓度增加。

【药代动力学】

烟酸为水溶性维生素之一,口服吸收迅速而完全。口服常用剂量 1g 后,30~60 分钟达血药浓度高峰,血浆 $t_{1/2}$ 为 60 分钟。低剂量多被肝摄取而代谢;而高剂量应用时,则以原形经肾排泄的量增多。缓释型烟酸片常用量为 1~2g,1 次/d。

【适应证】

作为他汀类的辅助治疗药物,特别用于低 HDL-C 和高 TG 及他汀类药物禁用的患者。广谱调血脂,除 I 型以外的各型原发性高脂血症均可应用。与胆汁酸结合树脂或贝特类药物合用,可提高疗效。

【禁忌证】

1. 对烟酸过敏者。

2. 严重的或原因未明的肝功能障碍患者。

3. 活动性消化性溃疡患者或动脉出血患者。

【用法用量】

烟酸应在少量低脂肪饮食后睡前服用。口服,推荐 1~4 周剂量为一次 0.5g,每日 1 次;5~8 周剂量为每次 1g,每日 1 次。8 周后,根据患者的疗效和耐受性渐增剂量,如有必要,最大剂量可加至每天剂量为 2g。推荐的维持剂量为每日 1~2g,睡前服用。不推荐每日剂量超过 2g,女性患者的剂量低于男性患者。如果采用烟酸单一治疗疗效不佳或者对更高剂量的烟酸耐受性差,这些患者可以采用烟酸与胆汁酸结合树脂或者 HMG-CoA 还原酶抑制药联合治疗。

【注意事项】

烟酸最常见的不良反应为面部皮肤潮红、心悸和胃肠道反应如恶心、呕吐、腹泻等。面红可能是前列腺素引起的皮肤血管扩张所致,用药前 30 分钟给予前列腺素合成酶抑制药阿司匹林可减轻。大剂量尚可引起血糖和血尿酸浓度增高、肝功能异常和过敏反应等。阿西莫司(acipimox)是 1980 年发现的烟酸的异构体,其 $t_{1/2}$ 较长约为 2 小时,不易导致血糖和血尿酸的升高,可用于治疗伴有 2 型糖尿病或伴有痛风的高脂血症患者。

五、贝特类

【药物成分】

贝特类(fibrates)又称苯氧酸类(fibric acid)。氯贝丁酯(clofibrate)是最早应用于临床的贝特类衍生物,降脂作用明显但不良反应较多。新开发的贝特类如吉非贝齐(gemfibrozil)、苯扎贝特(bezafibrate)、非诺贝特(fenofibrate)和环丙贝特(ciprofibrate)等,作用强,毒性低。

【药理作用】

贝特类的作用机制尚未完全阐明。可能与它们激活 LPL 有关,从而使 CM 和 VLDL 中的 TG 水解增加,进而释放脂肪酸在脂肪中储存,或在横纹肌中代谢。它们也减少肝中的 VLDL 的产生并增加肝 LDL 的摄取。近年来证实贝特类通过作用于过氧化物酶体增殖物激活的受体(peroxisome proliferator activated receptor,PPARs)而发挥降脂作用,该受体家族已鉴定出 α、β/δ、γ 三种亚型。PPARα 增高 HDL,降低 TG;PPARγ 降低 TG,改善胰岛素抵抗;PPARδ 可能增高 HDL,降低 TG,改善胰岛素抵抗。其中 PPARα 是第一个经鉴定的 PPARs 家族成员,主要在肝脏和脂肪组织中表达,在肾、心脏和骨骼肌也有少量表达。贝特类是 PPARα 的配体,通过 PPARα 的介导激活脂肪酸氧化、增加 LPL 的合成,减少 apoC-Ⅲ 的表达而降低 TG,增加 VLDL 的清除。贝特类亦可通过 PPARα 刺激 apoA-Ⅰ 和 apoA-Ⅱ 的表达,进而提高 HDL-C 的水平。而格列酮类(glitazones)是 PPARγ 的高亲和性配体,已广泛地应用于 2 型糖尿病的治疗。PPARs 已经成为调节与代谢综合征有关的心血管危险因素的靶点,针对该靶点的药物开发非常活跃,除了对脂蛋白的作用以外,贝特类药物还可以减少血浆 C 反应蛋白和纤维蛋白原,提高葡萄糖耐量,通过抑制转录因子 NF-κB 的表达抑制血管平滑肌的炎症。此外,本药也具有抗凝血和降低血浆黏度、加强纤维蛋白溶解过程等作用。这些与降脂无关的作用也有益于心血管疾病的防治。

【药代动力学】

本类药物口服吸收迅速而完全,2~4 小时即达血药浓度高峰。血浆蛋白结合率为 92%~96%,$t_{1/2}$ 不完全相同,吉非贝齐和苯扎贝特为 1~2 小时。非诺贝特为 20 小时,环丙贝特为 17~42 小时。大部分以葡萄糖醛酸结合形式经尿排出。

【适应证】

用于治疗混合型血脂障碍(如血浆 TG 和胆固醇升高)及低 HDL 和高动脉粥样硬化性疾病风险的患者(常见于 2 型糖尿病患者);或以 TG 或 VLDL 升高为主的原发性高脂血症,如Ⅱb/Ⅲ/Ⅳ型高脂血症,但对家族性高乳糜微粒血症、LDL 升高的患者无效。一般血清 TG 水平在 2.26~5.65mmol/L 时,可应用贝特类药物。若血清 TG 水平升高在 1.70~2.25mmol/L 可采用非药物治疗(如饮食控制、减轻体重、减少饮酒等)。尚无如他汀类那样明显改善心脏病的发病率和死亡率的报道。

【禁忌证】

1. 对贝特类药物过敏者禁用。
2. 肝功能不全者。
3. 肾功能不全者。
4. 已知在治疗过程中使用贝特类或与之结构相似的药物,尤其是酮洛芬时,会出现光毒性或光敏反应。
5. 该药通常不建议与 HMG-CoA 还原酶抑制药联合使用,在哺乳期也不应使用。

【用法用量】

配合饮食控制,该药可长期服用,并应定期监测疗效。200mg 规格的非诺贝特(力平之胶囊)每日服用 1 粒,与餐同服。当胆固醇的水平正常时,建议减少剂量。

【注意事项】

不良反应中肌炎不常见,但若发生则可能非常严重,可致横纹肌溶解症,引起肌红蛋白尿症和肾衰竭,尤见于已有肾损伤的患者及易患高甘油三酯血症的酒精中毒患者。由于他汀类偶尔也能造成横纹肌溶解,故一般不建议将本类药物与他汀类合用。此外,贝特类可致腹痛腹泻、恶心等胃肠道反应,多数耐受性良好。少数患者出现过敏反应。可见轻度一过性肝转氨酶升高,用药早期应监测肝功能。由于氯贝丁酯有导致胆结石的作用,故它的使用应限定在已实施了胆囊切除术的患者。本药与口服抗凝血药合用,应适当减少抗凝血药的剂量。

第二节　抗 氧 化 药

过度氧化和氧自由基可以使内皮细胞损伤,对 LDL 修饰,可促进动脉粥样硬化的形成和发展,维生素 C、维生素 E、β 胡萝卜素及黄酮类化合物等有抗氧化作用。一些研究证实,应用抗氧化药物(antioxidants)有抗动脉粥样硬化的作用。近年来发现,普罗布考降脂作用较弱,而抗氧化作用较强。

普 罗 布 考

【药物成分】

普罗布考(probucol)能降低 TC 水平,并同时降低人的血浆 LDL-C 浓度和 HDL-C 浓度。该药虽使 HDL-C 降低,但可使黄色瘤减轻或消退,动脉粥样硬化病变减轻。此外,其具有抗氧化特性,也产生一定的抗动脉粥样硬化的作用。但有一项临床研究证实,该药不能明显改善血管狭窄。

【药理作用】

普罗布考降血脂和抗动脉粥样硬化作用的机制有以下几个方面:

1. 作为强效的脂溶性抗氧化剂,本药可分布于 LDL,阻止 LDL 的氧化修饰,防止 Ox-LDL 的形成及其致动脉粥样硬化作用,已知 Ox-LDL 能损伤血管内皮细胞,造成平滑肌细胞的移行和增殖。

2. 发现普罗布考可在治疗数月至数年后降低血浆 C 反应蛋白水平,具有一定的抗炎作用,有利于稳定动脉粥样硬化斑块。贝特类降脂药及其他 PPARa 激动药也有类似的降低 C 反应蛋白的作用。

3. 有研究认为,普罗布考虽可能使 HDL-C 降低,但可以改变 HDL 的结构和代谢功能,提高了 HDL 把胆固醇运载到肝进行代谢的能力,因此更有利于 HDL 发挥抗动脉粥样硬化的作用。

【药代动力学】

口服吸收不完全(<10%),餐后服用吸收增加。有显著的亲脂性,吸收后主要分布于脂肪组织,脂肪组织中的药物浓度为血药浓度的 100 倍。循环中的药物多与 LDL 结合。$t_{1/2}$ 为 47 天,长期用药后停药,药物仍可在脂肪组织中保留数月,主要经肠道排出。

【适应证】

主要与其他调血脂药合用治疗高胆固醇血症,可使家族性高胆固醇血症者的肌腱等部位的黄色瘤消退。

【禁忌证】

1. 对普罗布考过敏者禁用。

2. 普罗布考可引起心电图 QT 间期延长和严重室性心律失常,故在下列情况禁用:①近期心肌损害,如新近心肌梗死者;②严重室性心律失常,如心动过缓者;③有心源性晕厥或有不明原因晕厥者;④有 QT 间期延长者;⑤正在反应延长 QT 间期的药物;⑥血钾或血镁过低者。

【用法用量】

成人常用量:每次 0.5g,每日 2 次,早、晚餐时服用。

【注意事项】

1. 普罗布考对诊断有干扰。可使血氨基转移酶、胆红素、肌酸磷酸激酶、尿酸、尿素氮短暂升高。

2. 服用普罗布考期间应定期检查心电图 QT 间期。

3. 服用三环类抗抑郁药及抗心律失常药和吩噻嗪类药物的患者服用普罗布考发生心律失常的危险性大。

第三节　多不饱和脂肪酸

【药物成分】

多不饱和脂肪酸(polyunsaturated fatty acids,PUFAs)又称为多烯脂肪酸。根据其不饱和键位置的不同,可分为 ω-6 和 ω-3 两类。ω-6 型 PUFAs 包括亚油酸、γ-亚麻油酸,主要存在于玉米油、葵花籽油、红花油、亚麻籽油及大豆油等植物油中。其降脂作用弱,临床疗效不确切。实验发现 ω-6 型 PUFAs 可刺激内皮细胞产生 ICAM-1 和 IL-8,可促进动脉粥样硬化的形成。ω-3 型 PUFAs 包括 α-亚麻油酸、二十碳五烯酸(eicosapentaenoic acid,EPA)和二十二碳六烯酸(docosahexenoic acid,DHA)等,主要存在于藻、鱼及贝壳类海洋生物中。长期服用能预防动脉粥样硬化的形成,并使斑块消退。

【药理作用】

ω-3 型 PUFAs 的主要药理作用是:①降低 TG 实验表明:口服 EPA、DHA 和富含这两种物质的鱼油后,可明显降低血浆 TG 和轻度升高 HDL-C,对 TC 和 LDL 水平无影响或可能升高;②改善血液流变学本类药能抑制血小板聚集,增加红细胞的变形性,降低血液黏滞度;③抑制血管平滑肌细胞的增殖,预防再狭窄本类药抑制血小板衍生生长因子和血小板活化因子的产生,因而抑制血管重构;④稳定斑块增加斑块中的 EPA 和 DHA 含量,可减轻斑块的炎症反应,使斑块不易发生自发性破裂,从而减少患者非致死性和致死性心血管事件的发生;⑤其他:能延长出血时间、降低血浆纤维蛋白原水平及抗心律失常等。

【药代动力学】

临床常用的复方制剂由 PUFAs 和甘油、卵磷脂等混合制成。其乳粒大小、分布情况以及体内清除动力学与生理性乳糜微粒相似。

【适应证】

ω-3 型 PUFAs 主要用于高甘油三酯血症;可与贝特类合用治疗严重高甘油三酯血症,也可与他汀类药物合用治疗混合型高脂血症。禁用于Ⅱa 型高脂蛋白血症,因其可能增加 LDL-C。ω-6 型 PUFAs 常用月见草油(evening primrose oil)主要来源于植物油,有亚酸(linoleic acid,LA)和 γ-亚麻酸(γ-linoleic prim-rose oil)和亚油酸(linoleic acid)。月见草油含亚油酸约 70%,γ-亚麻酸 6%~9%。制剂中的亚油酸和 γ-亚麻酸本身有调血脂作用,后者在体内有可能转化为二高-γ-亚麻酸(dihomo-γ-linolenic acid,DGLA),经第 1 系列前列腺素代谢产生 PGE$_1$,呈现调血脂及抗血小板聚集等效应,用于防治冠病及心肌梗死等,但作用较弱。亚油酸来源于植物油,进入体内后能转化为系列 ω-6-PUAs,发挥调血脂和抗动脉粥样硬化作用,常做成胶丸或与其他调血脂药和抗氧化药制成多种制剂应用。

【禁忌证】

1. 对此类药物过敏者禁用。

2. 有出血性疾患者禁用。其他包括脂质代谢受损、严重出血性疾病、未控制的糖尿病。某些急症及危及生命的状况,如虚脱与休克、近期心肌梗死等。

【用法用量】

以含有 ω-3-PUFAs 的脂肪乳注射液为例:每日剂量按体重每日输注本品 1~2ml/kg,相当于鱼油 0.1~0.2g/kg。最大滴注速度:按体重每小时的滴注速度不可超过 0.5ml/kg,相当于不超过鱼油 0.05g/kg。应严格控制最大滴注速度,否则血清甘油三酯会出现大幅升高。

【注意事项】

一般无不良反应,但长期或大剂量使用,会造成出血时间延长,免疫反应降低,应每日检查。应定期检查血糖、酸碱平衡、体液平衡、血清电解质、血细胞计数,接受抗凝治疗的患者还应定期检查出血时间,使用有可能延长出血时间,抑制血小板凝集,因此接受抗凝治疗的患者应慎用本品。

第四节 动脉内皮保护药

在动脉粥样硬化的发病过程中,血管内皮损伤是重要的因素之一。机械、化学、细菌毒素等因素都可损伤血管内皮,改变其通透性,引起白细胞和血小板黏附,并释放各种活性因子,导致内皮进一步损伤,最终促使动脉粥样硬化斑块形成。所以保护血管内皮免受各种因子损伤,是抗动脉粥样硬化的重要措施之一。

【药物成分】

目前应用的保护动脉内皮药(agents used to protect arterial endothelium)主要为硫酸多糖,包括从动物脏器内和藻类中提取或半合成的肝素(heparin)、硫酸软骨素 A(chondroitin)和硫酸葡聚糖(dextran sulfate)等。

【药理作用】

硫酸多糖类带有大量负电荷,结合在血管内皮表面,防止白细胞、血小板以及有害因子的黏附,使血管内皮免受损伤,并抑制血管平滑肌细胞增殖,防止再狭窄。肝素是最常用的动脉内皮保护药物,具有以下作用:

1. **抗凝血**

(1) 增强抗凝血酶 3 与凝血酶的亲和力,加速凝血酶的失活。

(2) 抑制血小板的黏附聚集。

(3) 增强蛋白 C 的活性,刺激血管内皮细胞释放抗凝物质和纤溶物质。

2. 抑制血小板,增加血管壁的通透性,并可调控血管新生。

3. 具有调血脂的作用。

4. 可作用于补体系统的多个环节,以抑制系统过度激活。与此相关,肝素还具有抗炎、抗过敏的作用。

【药代动力学】

肝素口服不吸收,皮下、肌内或静脉注射均吸收良好,吸收后分布于血细胞和血浆中,部分可弥散到血管外组织间隙。其静脉注射后能与血浆低密度脂蛋白高度结合成复合物,也可与球蛋白及纤维蛋白原结合,由单核-吞噬细胞系统摄取到肝内代谢,经肝内肝素酶作用,部分分解为尿肝素。肝素静脉注射后半衰期为 1~6 小时,平均 1.5 小时。并与用量有相关性;按体重静脉注射 100U/kg、200U/kg 或 400U/kg,其半衰期分别为 56 分钟、96 分钟、152 分钟。慢性肝、肾功能不全及过度肥胖者,肝素的代谢、排泄延迟,并有体内蓄积的可能。由于分子较大,肝素不能通过胸膜和腹膜,也不能通过胎盘。血浆内肝素浓度不受透析的影响。肝素起效时间与给药方式有关。直接静脉注射可立即发挥最大抗凝效应,以后作用逐渐下降,3~4 小时后凝血时间恢复正常。一次静脉滴注给予负荷量可立即发挥抗凝效应,否则起效时间则取决于输注速度。皮下注射一般在 20~60 分钟起效,且有个体差异。肝素的代谢产物一般为尿肝素,经肾排泄,大量静脉注射后其 50% 可以原形排出。

【适应证】

1. 羊水栓塞、死胎综合征、异型输血反应、暴发性紫癜、脓毒血症、中暑及转移性癌肿;但对蛇咬伤所致 DIC 无效。

2. 作为体外(如输血、体外循环,血液透析,腹膜透析及血样标本体外实验等)抗凝剂。

3. 肝素能促进脂蛋白脂酶(清除因子)从组织释放,后者再催化甘油三酯水解,从而清除血脂;还能增强抗凝血酶Ⅲ对血管舒缓素的抑制作用,因而可抑制遗传性血管神经性水肿的急性发作。

【禁忌证】

1. 不能控制的活动性出血。

2. 有出血性疾病及凝血机制障碍(包括血友病、血小板减少性或血管性紫癜)的患者。

3. 外伤或术后渗血。

4. 先兆流产。

5. 亚急性感染性心内膜炎。

6. 胃、十二指肠溃疡。

7. 严重肝、肾功能不全。

8. 黄疸。

9. 重症高血压。

10. 活动性结核。

11. 内脏肿瘤。

【用法用量】

1. 成人

（1）深部皮下注射：①一般用量：首次给药 5 000 ~ 10 000U，以后每 8 小时注射 8 000 ~ 10 000U 或每 12 小时注射 15 000 ~ 20 000U，每天总量 30 000 ~ 40 000U。也有如下用法：首次给药 5 000 ~ 10 000U，以后每 8 ~ 12 小时注射。每天总量 12 500 ~ 40 000U。每天总量如控制在 12 500U，一般不需测 APTT，量大时需用 APTT 监测；②预防高危患者血栓形成（多为防止腹部手术后的深部静脉血栓）：手术前 2 小时先给药 5 000U，以后每隔 8 ~ 12 小时给药 5 000U，共 7 天。

（2）静脉注射：每次给药 5 000 ~ 10 000U，每 4 ~ 6 小时 1 次，或按体重每 4 小时给药 100U/kg，用氯化钠注射剂稀释。

（3）静脉输注：每天给药 20 000 ~ 40 000U，加入 1000ml 氯化钠注射剂中持续滴注，但滴注前应先静脉注射 5 000U 作为首次剂量。

2. 儿童

（1）静脉注射：按体重首次给药 50U/kg，以后每 4 小时给药 50 ~ 100U。

（2）静脉输注：按体重首次给药 50U/kg，以后每天按体表面积 20 000U/m 给药，加入氯化钠注射剂中缓慢输注。

【注意事项】

1. 以下情况慎用

（1）有过敏性疾病及哮喘病史。

（2）口腔手术等易致出血的操作。

（3）已口服足量的抗凝药者。

（4）月经量过多者。

（5）妊娠及产后妇女（因妊娠最后 3 个月或产后，肝素有增加母体出血的危险）。

2. 肝素代谢迅速，轻微过量，停用即可；严重过量应用鱼精蛋白缓慢静脉注射予以中和，通常 1mg 鱼精蛋白能中和 100U 的肝素；如果肝素注射后已超过 30 分钟，鱼精蛋白用量需减半。

3. 自发性出血倾向是肝素过量使用的最主要危险。早期过量的表现有黏膜和伤口出血，刷牙时齿龈渗血，皮肤瘀斑或紫癜、鼻出血。月经量过多等；严重时有内出血征象，表现为腹痛、腹胀、背痛、麻痹性肠梗性肠梗阻、咯血、呕血、血尿、血便及持续性头痛。

（袁祖贻）

参 考 文 献

［1］Mehta A. Apolipoproteins in vascular biology and atherosclerotic disease. Nat Rev Cardiol,2022,19（3）:168-179.

［2］Stroes ES. Statin-associated muscle symptoms:impact on statin therapy-European Atherosclerosis Society Consensus Panel Statement on Assessment,Aetiology and Management. Eur Heart J,2015,36（17）:1012-1022.

［3］Stein EA. Effect of a monoclonal antibody to PCSK9 on LDL cholesterol. N Engl J Med,2012,366（12）:1108-1118.

［4］F Mach,C Baigent,AL Catapano,et al. 2019 ESC/EAS guidelines for the management of dyslipidaemias:Lipid modification to reduce cardiovascular risk. Atherosclerosis,2019,290:140-205.

［5］Tortosa-Caparros E. Anti-inflammatory effects of omega 3 and omega 6 polyunsaturated fatty acids in cardiovascular disease and metabolic syndrome. Crit Rev Food Sci Nutr,2017,57（16）:3421-3429.

第四十七章　口服降压药物

第一节　降压药物概述及用药原则

药物治疗是控制血压最有效的措施,治疗高血压的药物品种繁多。抗高血压药作用于血压调节系统中的一个或多个部位和/或环节而发挥作用,故可根据药物主要作用部位和/或环节的不同进行药理学分类。常用降压药物包括:钙通道阻滞药(CCB)、血管紧张素转化酶抑制剂(ACEI)、血管紧张素受体拮抗药(ARB)、利尿药和 β 受体拮抗药五类,以及由上述药物组成的固定配比单片复方制剂(single-pill combination,SPC)。2018 年中国高血压指南推荐五大类降压药物均可作为初始和维持用药的选择,应根据患者的危险因素、亚临床靶器官损害以及合并临床疾病情况,合理使用药物,优先选择某类降压药物,这些临床情况可称为强适应证(表 4-47-1)。此外,α 受体拮抗药或其他种类降压药有时亦可应用于某些高血压人群,中枢性降压药物常用于传统单片复方制剂组分,新型 SPC 能够大幅度地提高降压治疗的达标率。

表 4-47-1　常用降压药的强适应证

适应证	CCB	ACEI	ARB	利尿药	β 受体拮抗药
左心室肥厚	+	+	+	±	±
稳定性冠心病	+	+[a]	+[a]	−	+
心肌梗死后	−[b]	+	+	+[c]	+
心力衰竭	−[e]	+	+	+	+
心房颤动预防					
脑血管病	+	+	+	+	±
颈动脉内中膜增厚	+	±	±	−	−
蛋白尿/微量白蛋白尿	−	+	+		
肾功能不全	±	+	+	+[d]	
老年	+	+	+	+	±
糖尿病	±	+	+	±	−
血脂异常	±	+	+		

注:CCB. 二氢吡啶类钙通道阻滞药;ACEI. 血管紧张素转换酶抑制剂;ARB. 血管紧张素Ⅱ受体拮抗药;+. 适用;−. 证据不足或不适用;±. 可能适用;a. 冠心病二级预防;b. 对伴心肌梗死病史者可用长效 CCB 控制高血压;c. 螺内酯;d. eGFR<30ml/min 时应选用袢利尿药;e. 氨氯地平和非洛地平可用。

降压药应用基本原则:①起始剂量:一般患者采用常规剂量;老年人及高龄老年人初始治疗时通常应采用较小的有效治疗剂量。根据需要,可考虑逐渐增加至足剂量;②长效降压药物:优先使用长效降压药物,以有效控制 24 小时血压,更有效预防心脑血管并发症发生。如使用中、短效制剂,则需每天 2~3 次给药,以达到平稳控制血压;③联合治疗:对血压≥160/100mmHg、高于目标血压 20/10mmHg 的高危患者,或单药治疗未达标的高血压患者应进行联合降压治疗,包括自由联合或单片复方制剂。对血压≥140/90mmHg 的患者,也可起始小剂量联合治疗;④个体化治疗:根据患者合并症的不同和药物疗效及耐受性,以及患者个人意愿或长期承受能力,选择适合患者个体的降压药物;⑤药物经济学:高血压是终身治疗,需要考虑成本/效益。

以下将分别简述钙通道阻滞药(CCB)、血管紧张素转化酶抑制剂(ACEI)、血管紧张素受体拮抗药(ARB)、利尿药、β 受体拮抗药、α 受体拮抗药、中枢性降压药物、肾素抑制剂及单片复方制剂,以及各类药物的药理、分类、临床常用药物用法用量、不良反应和禁忌证。

第二节　钙通道阻滞药

钙通道阻滞药(CCB)主要通过阻断血管平滑肌细胞上的钙离子通道发挥扩张血管降低血压的作用。

【分类】

根据钙通道阻滞药化学结构分为:二氢吡啶类钙通道阻滞药和非二氢吡啶类钙通道阻滞药。二氢吡啶类钙通道阻滞药主要作用于动脉,而非二氢吡啶类钙通道阻滞药苯烷胺类(如维拉帕米)和苯噻嗪类(如地尔硫䓬)的血管选择性差,对心脏具有负性变时、负性传导及负性变力作用。用于降压的药物主要是二氢吡啶类 CCB。

【药理作用及药代动力学】

不同钙通道阻滞药主要通过阻断不同的钙离子通道发挥降压作用,根据钙通道阻滞药与钙通道亚型的亲和力不同将其分为 L 型、L/N 型或 L/T 型(双通道)及 L/N/T 型(三通道)钙通道阻滞药。

1. **L 型钙通道**　大量存在于体内心肌细胞、窦房结、房室结、骨骼肌、血管平滑肌细胞及神经元等组织中,介导长时间的钙离子内流并且失活缓慢,其在心脏兴奋-收缩耦联及冲动传导等方面发挥重要作用,同时影响血管平滑肌的紧张度。二氢吡啶类、苯烷胺类及苯噻嗪类钙通道阻滞药均能抑制 L 型钙通道的开放,从而达到外周血管扩张、动脉血压降低的作用。

2. **T 型钙通道**　控制自主活性细胞(如心脏起搏细胞或丘脑神经元)的激活、激素分泌的调节及组织生长和发育,其在肾小球出/入球小动脉上均有分布,故具有阻滞 T 型钙通道的钙通道阻滞药可以同时扩张出/入球小动脉,降低肾小球内压力,作用类似于 RAAS 抑制剂。

3. **N 钙通道**　主要分布于交感神经系统,可以阻断去甲肾上腺素的释放。研究发现,能够选择性阻滞 N 型钙通道的二氢吡啶类钙通道阻滞药可以在控制血压的同时不引起交感神经兴奋,且不增加心率,甚至对伴有左心室肥厚的高血压患者在治疗后对左心室舒张功能亦有明显的改善作用。另外,N 型钙通道也同时分布于出/入球小动脉,通过阻断 N 型钙通道同时扩张出/入球小动脉,降低肾小球内压力。

根据钙通道阻滞药在体内的药代动力学和药效动力学特点将每一亚型的药物分为第一、二、三代。第一代钙通道阻滞药多为短效,生物利用度低,药物血浆浓度波动大,用药后快速导致血管扩张和交感神经系统激活,易引起反射性心动过速、心悸和头痛(如硝苯地平片);第二代钙通道阻滞药通过缓释或控释剂型而使药代动力学特性有了明显改善;第三代钙通道阻滞药包括长血浆半衰期的氨氯地平、左旋氨氯地平以及组织内长半衰期的乐卡地平和拉西地平,组织内长半衰期钙通道阻滞药与血管平滑肌细胞膜的磷脂双分子层紧密结合,具有"膜控"特点,血压下降速度平缓,波动小,降低血压呈平稳趋势;第三代钙通道阻滞药均具有起效平缓、作用平稳、持续时间久、抗高血压谷峰比值高的特点,因此患者血压波动小。

【常用钙通道阻滞药用量用法、主要不良反应】

见表 4-47-2。

表 4-47-2　常用钙通道阻滞药用量用法主要不良反应

类别	药物名称	用量/mg（起始剂量-足量）	用法（次/d）	主要不良反应
二氢吡啶类	硝苯地平	10~30	3~4	踝部水肿、头痛，潮红、心悸、牙龈增生
	硝苯地平缓释片	10~80	2	
	硝苯地平控释片	30~60	1	
	氨氯地平	2.5~5	1	
	左旋氨氯地平	2.5~5	1	
	非洛地平	2.5~10	2	
	非洛地平缓释片	2.5~10	1	
	拉西地平	4~8	1	
	尼卡地平	40~80	2	
	尼群地平	20~60	2~3	
	贝尼地平	4~8	1	
	乐卡地平	10~20	1	
	马尼地平	5~20	1	
	西尼地平	5~10	1	
	巴尼地平	10~15	1	
非二氢吡啶类	维拉帕米	80~480	2~3	房室传导阻滞，心功能抑制
	维拉帕米缓释片	120~480	1~2	
	地尔硫草胶囊	90~360	1~2	

第三节　血管紧张素转化酶抑制剂

血管紧张素转化酶（ACE）是一种非特异的酶,可使血管紧张素 Ⅰ 转化为强效缩血管物质血管紧张素 Ⅱ,并催化缓激肽等肽类扩血管物质的降解,导致血压升高、交感活性增强等一系列病理生理过程。血管紧张素转化酶抑制剂（ACEI）是通过竞争性地抑制 ACE 而发挥降压作用的一类药物。ACEI 降压作用明确,对糖脂代谢无不良影响。

【分类】

根据与 ACE 分子表面锌原子相结合的活性基团分类:根据 ACEI 与 ACE 分子表面锌原子相结合的活性基团的不同将其分为巯基(—SH)类（如卡托普利等）、羧基(—COOH)类（如依那普利等）以及磷酸基(—POO—)类（如福辛普利）。其中,羧基类 ACEI 的组织亲和力较高,而巯基类和磷酸基类 ACEI 的组织亲和力相对较低。

根据 ACEI 代谢途径的不同分为经肝与肾双途径排泄（如福辛普利、贝那普利等）和经肾单途径排泄（其余 ACEI）。

根据药物活性分类:根据 ACEI 的活性分为前体药物（如福辛普利等）和非前体药物（如卡托普利等）,前体药物亲脂性相对更高,更易进入目标组织并转化为活性成分。

【药理作用及药代动力学】

各类 ACEI 的作用机制大致相同,是抑制血管紧张素转换酶,阻断肾素血管紧张素 Ⅱ 的生成,抑制激肽酶的降解而发挥降压作用,故在总体上具有类效应。但不同制剂与组织中 ACE 结合的亲和力不同,药代动力学特性也存在差别,可能导致药物组织浓度的明显差异和不同的临床效果。

【常用 ACEI 用量、用法、主要不良反应、禁忌证及注意事项】

见表 4-47-3。

表 4-47-3 常用 ACEI 用量、用法、主要不良反应、禁忌证及注意事项

药物名称	用量/mg（起始剂量-足量）	用法（次/d）	主要不良反应	禁忌证及注意事项
卡托普利	25～300	2～3	咳嗽，血钾升高，血管神经性水肿	双侧肾动脉狭窄、妊娠妇女、高钾血症者禁用；对慢性肾脏病患者，ACEI 初始剂量减半并严密监测血钾、血肌酐水平及 GFR 的变化
依那普利	2.5～40	2		
贝那普利	5～40	1～2		
赖诺普利	2.5～40	1		
雷米普利	1.25～20	1		
福辛普利	10～40	1		
西拉普利	1.25～5	1		
培哚普利	4～8	1		
咪达普利	2.5～10	1		

第四节　血管紧张素受体拮抗药

血管紧张素受体拮抗药（ARB），是继 ACEI 后对高血压及心血管病等具有良好疗效的抑制 RAAS 的一类降压药物。虽然 ARB 与 ACEI 降压和心血管保护作用有许多相似之处，但 ARB 作用于 Ang Ⅱ 受体水平，更充分、更直接地阻断 RAAS，避免了 Ang Ⅱ 逃逸现象，具有较好的降压效果；干咳、血管神经性水肿等不良反应明显减少，患者治疗依从性更高好。

【分类】

ARB 类均有苯丙咪唑环，但每种药物因对咪唑环的修饰各不相同，导致理化特性不同，如脂溶性、组织穿透性、对血管紧张素Ⅱ 1 型（AT$_1$）受体/Ang Ⅱ 2 型（AT$_2$）受体亲和力等存在差异。根据化学结构可分为：①二苯四咪唑类：如氯沙坦、厄贝沙坦、替米沙坦、坎地沙坦、阿利沙坦等；②非二苯四咪唑类：如 Arbesartan；③非杂环类：如缬沙坦等。

【药理作用及药代动力学】

血管紧张素受体拮抗药药理作用机制是阻断血管紧张素Ⅱ 1 型受体而发挥降压作用，不同 ARB 因化学结构差异，半衰期和降压效果也有所不同。

【常用 ARB 用量、用法、主要不良反应、禁忌证及注意事项】

见表 4-47-4。

表 4-47-4 常用 ARB 用量、用法、主要不良反应、禁忌证及注意事项

药物名称	用量/mg（起始剂量-足量）	用法（次/d）	主要不良反应	禁忌证及注意事项
氯沙坦	25～100	1	咳嗽、血管神经性水肿少见	双侧肾动脉狭窄、妊娠妇女、高钾血症者禁用；对慢性肾脏病患者，ARB 初始剂量减半并严密监测血钾、血肌酐水平及 GFR 的变化
缬沙坦	80～100	1		
厄贝沙坦	150～300	1		
替米沙坦	20～80	1		
坎地沙坦	4～32	1		
奥美沙坦	20～40	1		
阿利沙坦酯	240	1		

第五节 利 尿 药

利尿药主要通过利钠排尿、降低容量负荷而发挥降压作用,常分为:噻嗪类利尿药、袢利尿药、保钾利尿药,用于降压治疗的利尿药主要是噻嗪类利尿药。噻嗪类利尿药因其独特药理作用、性价比及联合降压中的协同作用,是高血压治疗中推荐的一线用药。此类药物尤其适用于老年高血压、单纯收缩期高血压或伴心力衰竭患者,也是难治性高血压的基础药物之一。

【分类及药理作用】

利尿药常分为三大类:①噻嗪类利尿药:该类药物作用于远曲小管始端,减少 NaCl 和水的重吸收,属于中效利尿药。根据化学结构不同又分为噻嗪型利尿药和噻嗪样利尿药,后者持续作用时间更长。噻嗪型利尿药的基本化学结构由苯并噻二嗪环和磺酰胺基组成,包括氢氯噻嗪和苄氟噻嗪。噻嗪类利尿药短期降压机制通过利尿使血浆和细胞外液容量减少,通过降低容量负荷达到降压效果;长期降压机制主要与降低外周血管阻力有关。这可能因其排钠而降低血管平滑肌内 Na^+ 的浓度,并通过 Na^+-Ca^{2+} 交换机制,使胞内 Ca^{2+} 减少,从而降低血管平滑肌对血管收缩物质的反应性,以及增强对舒张血管物质的敏感性。噻嗪样利尿药化学结构不同于噻嗪型利尿药,但含有磺酰胺基,包括氯噻酮、吲达帕胺及美托拉宗。噻嗪样利尿药具有扩张血管作用,且为降压的主要作用;②袢利尿药:主要作用于髓袢升支粗段髓质部,抑制 NaCl 的主动重吸收,导致外髓部渗透梯度难以形成,影响尿液浓缩过程。其利尿作用强大,属于强效利尿药。临床常用药物包括呋塞米、布美他尼、托拉塞米;③保钾利尿药:分为两类:一类抑制远曲小管和集合管的 Na^+-H^+ 共同转运体,抑制 Na^+ 重吸收并减少 K^+ 分泌,其作用不依赖醛固酮,代表药物包括氨苯蝶啶和阿米洛利;另一类为醛固酮受体拮抗药,可与醛固酮受体结合,竞争性拮抗醛固酮的排钾保钠作用,代表药物包括螺内酯和依普利酮。上述两类药物利尿作用较弱,属于弱效利尿药,但对于醛固酮增多导致的高血压有较好疗效。

【常用利尿药用量、用法、主要不良反应、禁忌证及注意事项】

见表 4-47-5。

表 4-47-5 常用利尿药用量、用法、主要不良反应、禁忌证及注意事项

类别	药物名称	用量/mg (起始剂量-足量)	用法 (次/d)	主要不良反应	禁忌证及注意事项
噻嗪类利尿药	氢氯噻嗪	6.25~25	1	电解质紊乱、糖代谢异常、高尿酸血症、直立性低血压等	痛风
	氯噻酮	12.5~25	1		
	吲达帕胺	0.625~2.5	1		
	吲达帕胺缓释片	1.5	1		
袢利尿药	呋塞米	20~80	1~2		低钾血症
	托拉塞米	5~10	1		
保钾利尿药	阿米洛利	5~10	1~2		高钾血症
	氨苯蝶啶	25~100	1~2		
醛固酮受体拮抗药	螺内酯	20~60	1~3		
	依普利酮	50~100	1~2		

第六节 β 受体拮抗药

β 受体拮抗药主要通过抑制过度激活的交感神经活性、抑制心肌收缩力、减慢心率发挥降压作用。β 受体拮抗药尤其适用于伴快速性心律失常、冠心病、慢性心力衰竭、交感神经活性增高以及高动力状态的

高血压患者。

【分类】

β 受体拮抗药根据受体选择性不同常分为三类：①非选择性 β 受体拮抗药：非选择性阻断 β_1 和 β_2 肾上腺素受体，对糖脂代谢和肺支气管功能的不良影响较大，代表药物为普萘洛尔，该类药物已较少用于临床降压治疗；②选择性 β_1 受体拮抗药：选择性阻断 β_1 受体，故因阻断 β_2 受体而产生的不良反应较少，但选择性为剂量依赖，大剂量使用将使选择性减弱，代表药物为比索洛尔、美托洛尔和阿替洛尔，是临床最常用的 β 受体拮抗药；③α、β 受体拮抗药：此类药物具有 β 和 α 受体双重阻滞作用，因能通过阻断 α_1 受体，产生周围血管舒张作用，具有外周扩血管活性，故能部分抵消彼此的不良反应。常用的 α、β 受体拮抗药包括：阿罗洛尔、卡维地洛。

【药理作用及药代动力学】

β 受体拮抗药通过拮抗交感神经系统的过度激活、减慢心率、抑制过度激活分泌的神经激素和 RAAS 的激活而发挥降压作用。根据药代动力学特征分类：①脂溶性 β 受体拮抗药：如美托洛尔，组织穿透力强，半衰期短。进入中枢神经系统，可能是导致该药中枢不良反应的原因之一；②水溶性 β 受体拮抗药：如阿替洛尔，组织穿透力较弱，很少通过血-脑脊液屏障；③水脂双溶性 β 受体拮抗药：如比索洛尔、阿罗洛尔，既有水溶性 β 受体拮抗药的首过效应低的特点，又有脂溶性 β 受体拮抗药口服吸收率高的优势，中度透过血-脑脊液屏障。

【常用 β 受体拮抗药用量、用法、主要不良反应、禁忌证及注意事项】

见表 4-47-6。

表 4-47-6　常用 β 受体拮抗药用量、用法、主要不良反应、禁忌证及注意事项

药物名称	用量/mg（起始剂量-足量）	用法（次/d）	主要不良反应	禁忌证及注意事项
比索洛尔	2.5~10	1	疲乏、胃肠不适等，影响糖、脂代谢	二度至三度心脏传导阻滞、哮喘
美托洛尔平片	50~100	2		
美托洛尔缓释片	47.5~190	1		
阿替洛尔	12.5~50	1~2		
普萘洛尔	20~90	2~3		
卡维地洛	12.5~50	2	直立性低血压	
阿罗洛尔	10~20	1~2		

第七节　α 受体拮抗药

α 受体拮抗药可以选择性地与 α 肾上腺素受体结合，其本身不激动或较弱激动肾上腺素受体，从而阻滞相应的神经递质及药物与 α 受体结合，产生抗肾上腺素作用。目前临床常用的主要是作用于外周的 α 受体拮抗药，包括特拉唑嗪、哌唑嗪、多沙唑嗪、乌拉地尔等。α 受体拮抗药虽不作为高血压治疗的首选药，但其没有明显的代谢不良反应，具有改善前列腺增生的优点，适用于高血压伴前列腺增生患者，也可用于难治性高血压患者的治疗。

【分类及药理作用】

根据 α 受体拮抗药对受体亚型的选择性不同，可将其分为三类：非选择性 α 受体拮抗药、选择性 α_1 受体拮抗药、选择性 α_2 受体拮抗药。非选择性 α 受体拮抗药包括酚苄明、酚妥拉明、妥拉唑林、吲哚拉明等，这类药物在降压的同时阻滞了突触前膜的 α_2 受体，可以促进去甲肾上腺素释放，导致心率加快，部分对抗了阻断突触后 α_1 受体所引起的降压效应。这一不足之处限制了此类药物的临床应用，除用于嗜铬

细胞瘤引起的高血压以外,一般不用于其他高血压患者。选择性 α_1 受体拮抗药以哌唑嗪为代表,还包括特拉唑嗪、多沙唑嗪、布那唑嗪、曲马唑嗪及乌拉地尔,这类药物对 α_1 受体有较高选择性阻断作用,对突触前膜的 α_2 受体无明显作用,故在降压的同时无明显加快心率作用。α_2 受体拮抗药为育亨宾,主要作为实验研究中的工具药,不作为抗高血压药物用于临床。

【常用 α 受体拮抗药用量、用法、主要不良反应、禁忌证及注意事项】

见表 4-47-7。

表 4-47-7　常用 α 受体拮抗药用量、用法、主要不良反应、禁忌证及注意事项

药物名称	用量/mg (起始剂量-足量)	用法 (次/d)	主要不良反应
多沙唑嗪	1~16	1	直立性低血压、心动过速
哌唑嗪	1~10	2~3	
特拉唑嗪	1~20	1~2	

第八节　中枢性降压药物

传统中枢性降压药通过刺激 α_2 受体导致交感神经传出活动下降而降压。最新研究发现,α_2 受体主要存在于孤束核与蓝斑核,刺激该受体不仅引起交感神经传出活动下降,也有排水排钠利尿作用,并协同降压。通常将作用于这两类受体的中枢交感神经系统降压药物称为中枢性降压药。中枢性降压药不良反应较多,影响临床应用,临床常作为传统复方制剂组分。

【分类及药理作用】

根据中枢性降压药在体内的药理作用和药效动力学特点分类如下:①第一代中枢性降压药:作用于中枢 α_2 肾上腺素能受体,如可乐定、甲基多巴;②第二代中枢性降压药:作用于 I_1-咪唑啉受体,如利美尼定,其对 I_1-受体的选择性较 α_2 受体高 2.5 倍,在我国未用于降压治疗。

【常用中枢性降压药用量、用法、主要不良反应】

见表 4-47-8。

表 4-47-8　常用中枢性降压药用量、用法、主要不良反应

药物名称	用量/mg (起始剂量-足量)	用法 (次/d)	主要不良反应
利血平	0.05~0.25	1	鼻充血,抑郁,心动过缓,消化性溃疡
可乐定	0.1~0.8	2~3	低血压,口干,嗜睡
可乐定贴片	0.25	1	皮肤过敏
甲基多巴	250~1 000	2~3	肝功能损害,免疫失调

第九节　肾素抑制剂

肾素抑制剂作用机制是直接抑制肾素,继而减少血管紧张素Ⅱ的产生,可显著降低高血压患者的血压水平,这类药物耐受性良好。最常见的不良反应为皮疹、腹泻。目前用于临床药物阿利吉仑 150~300mg,每日 1 次。其对心、肾等靶器官的保护作用以及耐受性和不良反应需要更多的研究来证实。

第十节　单片复方制剂

单片复方制剂(SPC):是常用的一组高血压联合治疗药物。通常由不同作用机制的两种或两种以上的降压药组成。绝大多数高血压患者需要服用2种或2种以上药物才能使血压达标。固定复方制剂采用不同机制的降压药组合,具有协同降压和减少不良反应的作用;而且固定剂量、固定配伍的单片复方制剂还能提高患者对治疗的依从性,减少治疗费用。与随机组方的联合降压治疗相比,其优点是使用方便,可改善治疗的依从性及疗效,是联合治疗的新趋势。应用时注意其相应组成成分的禁忌证或可能的不良反应。由于难治性高血压患者需3种或更多的药物来严格控制血压,美国FDA已批准3种药物组分的SPC,例如氨氯地平/缬沙坦/氢氯噻嗪已经上市。三药SPC其降压疗效及心脑血管保护作用强于两药联合。目前国内尚未批准三药SPC上市,未来三药SPC在中国的发展值得期待。

【分类】

固定复方制剂一般分为传统固定复方制剂和新型固定复方制剂。传统固定复方制剂的主要成分为氢氯噻嗪(噻嗪类利尿药)、可乐定(中枢性降压药)、利血平(外周交感神经阻滞药)及肼屈嗪(单纯血管扩张剂);其他包括镇静药、中药、钙镁钾制剂及维生素等辅药成分。传统固定复方制剂中,除噻嗪类利尿药外,其他主要降压成分均非目前高血压指南推荐的常用降压药。但基于心血管获益主要来自于降压本身这一理念,传统固定复方制剂具有明确的降压疗效,且价格低廉。新型固定复方制剂,是相对于我国传统的以血管扩张剂和噻嗪类利尿药等为主要组成成分的传统固定复方制剂而言。新型固定复方制剂主要包括以抑制RAAS的药物(ACEI或ARB)与噻嗪类利尿药和/或二氢吡啶类CCB为主组成的2种或3种药物的单片复方制剂。

【常用单片复方制剂用量、用法、主要不良反应】

见表4-47-9。

表4-47-9　常用单片复方制剂用量、用法、主要不良反应

主要组分	成分组成	用量	用法	主要不良反应
氯沙坦钾/氢氯噻嗪	氯沙坦钾 50mg/氢氯噻嗪 12.5mg	1 片	1 次	偶见血管神经性水肿,血钾异常
	氯沙坦钾 100mg/氢氯噻嗪 12.5mg	1 片	1 次	
	氯沙坦钾 100mg/氢氯噻嗪 25mg	1 片	1 次	
缬沙坦/氢氯噻嗪	缬沙坦 80mg/氢氯噻嗪 12.5mg	1~2 片	1 次	偶见血管神经性水肿,血钾异常
厄贝沙坦/氢氯噻嗪	厄贝沙坦 150mg/氢氯噻嗪 12.5mg	1 片	1 次	偶见血管神经性水肿,血钾异常
替米沙坦/氢氯噻嗪	替米沙坦 40mg/氢氯噻嗪 12.5mg	1 片	1 次	偶见血管神经性水肿,血钾异常
	替米沙坦 80mg/氢氯噻嗪 12.5mg	1 片	1 次	
奥美沙坦/氢氯噻嗪	奥美沙坦 20mg/氢氯噻嗪 12.5mg	1 片	1 次	咳嗽,偶见血管神经性水肿,血钾异常
卡托普利/氢氯噻嗪	卡托普利 10mg/氢氯噻嗪 6mg	1~2 片	1~2 次	咳嗽,偶见血管神经性水肿,血钾异常
赖诺普利/氢氯噻嗪片	赖诺普利 10mg/氢氯噻嗪片 12.5mg	1 片	1 次	咳嗽,偶见血管神经性水肿,血钾异常
复方依那普利片	依那普利 5mg/氢氯噻嗪 12.5mg	1 片	1 次	咳嗽,偶见血管神经性水肿,血钾异常
贝那普利/氢氯噻嗪	贝那普利 10mg/氢氯噻嗪 12.5mg	1 片	1 次	咳嗽,偶见血管神经性水肿,血钾异常
培哚普利/吲达帕胺	培哚普利 4mg/吲达帕胺 1.25mg	1 片	1 次	咳嗽,偶见血管神经性水肿,血钾异常

续表

主要组分	成分组成	用量	用法	主要不良反应
培哚普利/氨氯地平	精氨酸培哚普利 10mg/苯磺酸氨氯地平片 5mg	1 片	1 次	头晕,头痛,咳嗽
氨氯地平/缬沙坦	氨氯地平 5mg/缬沙坦 80mg	1 片	1 次	头痛,踝部水肿,偶见血管神经性水肿
氨氯地平/替米沙坦	氨氯地平 5mg/替米沙坦 80mg	1 片	1 次	头痛,踝部水肿,偶见血管神经性水肿
氨氯地平/贝那普利	氨氯地平 5mg/贝那普利 10mg	1 片	1 次	头痛,踝部水肿,偶见血管神经性水肿
	氨氯地平 2.5mg/贝那普利 10mg	1 片	1 次	
复方阿米洛利	阿米洛利 2.5mg/氢氯噻嗪 25mg	1 片	1 次	血钾异常,尿酸升高
尼群地平/阿替洛尔	尼群地平 10mg/阿替洛尔 20mg	1 片	1~2 次	头痛,踝部水肿,支气管痉挛,心动过缓
	尼群地平 5mg/阿替洛尔 10mg	1~2 片	1~2 次	
复方利血平片	利血平 0.032mg/氢氯噻嗪 3.1mg/双肼屈嗪 4.2mg/异丙嗪 2.1mg	1~3 片	2~3 次	消化性溃疡,困倦
复方利血平氨苯蝶啶片	利血平 0.1mg/氨苯蝶啶 12.5mg/氢氯噻嗪 12.5mg/双肼屈嗪 12.5mg	1~2 片	1 次	消化性溃疡,头痛
珍菊降压片	可定片 0.03mg/氢氯噻嗪 5mg	1~3 片	2~3 次	低血压,血钾异常
依那普利/叶酸片	依那普利 10mg/叶酸 0.8mg	1~2 片	1~2 次	咳嗽,恶心,偶见血管神经性水肿,头痛,踝部水肿,肌肉疼痛
氨氯地平/阿托伐他汀	氨氯地平 5mg/阿托伐他汀 10mg	1 片	1 次	转氨酶升高
坎地沙坦酯/氢氯噻嗪	坎地沙坦酯 16mg/氢氯噻嗪 12.5mg	1 片	1 次	上呼吸道感染,背痛,血钾异常

（党爱民）

参 考 文 献

[1] 国家卫生计生委合理用药专家委员会,中国医师协会高血压专业委员会.高血压合理用药指南.中国医学前沿杂志（电子版）,2017,9(7):28-126.

[2] 中国高血压防治指南修订委员会,高血压联盟中国中华医学会心血管病学分会中国医师协会高血压专业委员会,等.中国高血压防治指南（2018 年修订版）.中国心血管杂志,2019,24(1):24-56.

[3] 《单片复方制剂降压治疗中国专家共识》专家组,中华医学会心血管病学分会高血压学组.单片复方制剂降压治疗中国专家共识.中华高血压杂志,2019,27(4):310-317.

第四十八章　抗缺血药物

第一节　硝酸酯类

一、硝酸甘油

【药理作用】

硝酸甘油释放一氧化氮(NO)作用于血管平滑肌细胞,激活鸟苷酸环化酶,增加环磷酸鸟苷(cyclic guanosine monophosphate,cGMP),降低胞质内游离钙而舒张血管平滑肌,是非内皮依赖性血管扩张作用,静脉平滑肌扩张作用强于动脉。小剂量即可明显减少静脉回流,增加静脉血容量,降低心室前负荷。小动脉扩张降低周围血管阻力和左心室舒张末压,降低后负荷,减少心肌耗氧。硝酸甘油还可扩张冠状动脉,促进血液进入缺血区,改善缺血区供氧。硝酸甘油释放的一氧化氮(NO)也可活化血小板中的鸟苷酸环化酶,促进 cGMP 生成,后者抑制血小板的聚集,达到抗血栓作用。

【药代动力学】

本药可通过口腔黏膜迅速吸收,也可经胃肠和皮肤较好的吸收。舌下含服用药生物利用度80%,而口服用药经肝首关代谢,生物利用度仅8%。舌下含服及口腔喷雾,1~3分钟起效,持续30~60分钟。长效口服制剂1小时起效,持续6~8小时,静脉给药即时起效,持续3~5分钟。定量释放的透皮贴膏30分钟内起作用,持续24小时。药物主要在肝内代谢,经肾排出。

【适应证】

心绞痛、急性心肌梗死、充血性心力衰竭。

【禁忌证】

硝酸甘油过敏者、血容量不足、严重贫血、低血压、青光眼、颅内压增高、肥厚梗阻型心肌病禁用。禁联合应用枸橼酸西地那非(万艾可),后者增强降压效果。

【用法用量】

1. **片剂**　舌下含服每次 0.3~0.6mg,每5分钟可重复使用1次,最大剂量每日 1.5mg,重复含服最多不超过3次。

2. **喷雾剂**　舌下喷用,每次 1~2 喷,0.4mg/次。如果效果不佳,每隔5分钟可重复使用。

3. **口服缓释剂**　2.5~9mg/次,每天 3~4 次。

4. **透皮贴膏**　每天 2.5~15mg。

5. **硝酸甘油静脉制剂**　5%葡萄糖或0.9%生理盐水稀释,起始滴速 5~10μg/min,每 3~5 分钟可按照 5~10μg/min 增加剂量1次,最大剂量一般不超过 200μg/min。经冠脉内注射常用剂量为 100~200μg/次。

【注意事项】

1. 片剂舌下含服,保持黏膜湿润,不可吞服。服药采用坐卧位,避免头晕摔倒。

2. 长期使用硝酸酯类药物,为减少耐药性的产生,应保证 10~14 小时的无硝酸酯或低硝酸酯浓度用药间隔。停药 1~2 周耐药性可消失。

3. 直立位可发生严重低血压,慎用于血容量不足和收缩压低的患者。

4. 头痛是最常见不良反应,呈剂量和时间依赖性,大剂量可致剧烈头痛,减少剂量可减少头痛发生,大部分患者服药 1~2 周头痛自行消失。

5. 出现头晕,口干,视物模糊等症状及时停药。

6. 长期使用需逐步停药,避免出现心绞痛反跳现象。

7. 孕妇及哺乳期妇女慎用,不推荐儿童使用,老年患者从最低剂量开始。

二、硝酸异山梨酯

【药理作用】

硝酸异山梨酯可在体内代谢为单硝酸异山梨酯,后者可释放 NO 进一步扩张血管平滑肌,作用类似硝酸甘油,特点是起效迅速,作用持久。

【药代动力学】

类似硝酸甘油,本品也可经口腔黏膜迅速吸收,也可经口服吸收。舌下含服生物利用度 60%,3~5 分钟起效,15 分钟达最大效应,持续 1~2 小时,半衰期 1 小时。喷雾进入口腔经黏膜吸收,1~3 分钟起效,3~6 分钟血药浓度达到峰值,半衰期 30~60 分钟。普通片剂口服吸收完全,生物利用度 20%~25%,15~40 分钟起效,持续 4~6 小时,半衰期 4 小时。缓释片服用后 60~90 分钟起效,作用持续 10~14 小时。经肝生物转换,经酶脱硝产生 2-单硝基异山梨酯和 5-单硝基异山梨酯,5-单硝基异山梨酯半衰期 4~5 小时,2-单硝基异山梨酯几乎无临床作用,经肾排出。静脉注射半衰期约 20 分钟,生物利用度 100%。

【适应证】

心绞痛、心肌梗死。

【禁忌证】

严重低血压、肥厚梗阻型心肌病、青光眼及对硝酸异山梨酯过敏者禁用。禁与西地那非(万艾可)合用。

【用法用量】

1. **普通平片**　口服每次 5~80mg,每日 2~3 次。

2. **舌下含片**　舌下含服 2.5~15mg。

3. **缓释制剂**　40mg,每日 1~2 次。

4. **静脉滴注**　剂量 1.25~5mg/h,每日 2 次。根据个体需要 5~10 分钟以 1mg/h 调整剂量,剂量上限一般不超过 8~10mg/h,文献报道最大剂量可用到 50mg/h。

5. **喷雾剂**　1~3 喷,必要时 30 秒后可重复。

6. **注意事项**　参见硝酸甘油。

三、单硝酸异山梨酯

【药理作用】

本品是硝酸异山梨酯的活性代谢产物,新一代长效硝酸盐制剂。作用参见硝酸异山梨酯。

【药代动力学】

口服后在胃肠吸收完全,与硝酸异山梨酯不同,本品无肝首过效应,生物利用度可达 100%。普通平片服药后 30~60 分钟起效,作用持续 3~6 小时,半衰期 5~6 小时。缓释制剂服药后 30~60 分钟起效,作用可持续 10~14 小时,半衰期 8 小时。蛋白结合率<5%,在肝脱硝后形成无活性异山梨醇和右旋山梨醇,仅 2% 以单硝酸异山梨酯药物原形经尿排出。本品主要经肾排泄,其次经胆汁排泄,肝病患者无药物蓄积

现象。

【适应证】

冠心病和充血性心力衰竭的长期治疗,预防和治疗心绞痛。

【禁忌证】

参见硝酸甘油。

【用法用量】

普通平片:每次 10~20mg/次,每日 2 次;缓释制剂:口服,30~60mg/次,每日 1 次。

【注意事项】

参见硝酸甘油。

四、亚硝酸异戊酯

【药理作用】

参见硝酸甘油。

【药代动力学】

在肺中吸收最快,吸入 30 秒即显效,可持续 2~8 分钟。因易于肠道水解,故口服无效。

【适应证】

心绞痛、氰化物中毒。

【禁忌证】

参见硝酸甘油。

【用法用量】

可将安瓿用手巾包裹,压碎后经鼻腔吸入,每次 0.1~0.2ml。

【注意事项】

参见硝酸甘油。

第二节　β 受体拮抗药

一、美托洛尔

【药理作用】

美托洛尔是选择性 β_1 受体拮抗药,在成人口服剂量小于 100mg 时,它竞争性地阻断 β_1 受体,对 β_2 受体的影响很小或没有。美托洛尔膜稳定作用弱,无内在拟交感神经活性。服用美托洛尔会降低心肌收缩力和心率进一步降低心输出量,从而减少心肌耗氧量,缓解心绞痛和心肌缺血,增加运动耐量。

【药代动力学】

美托洛尔中度脂溶性,呈典型的亲脂性药物的分布。有明显的肝首关清除,约 50% 的口服剂量达到全身循环。口服时几乎可以完全从胃肠道吸收,1.5~2 小时达到血药峰值。可以通过血脑屏障和胎盘,服药后乳汁中也可分泌,血浆蛋白结合率约为 12%。本品大部分在肝内代谢,主要由细胞色素 P450 同工酶 CYP2D6 催化反应。代谢产物与少量原形药物(<5%)经尿液排出。CYP2D6 的代谢率由基因多态性决定。半衰期快速羟基化时间为 3~4 小时,慢速羟基化时间约为 7 小时。美托洛尔主要通过肾排泄。与酒石酸美托洛尔相比,琥珀酸美托洛尔产生更高水平的药物浓度,而酒石酸美托洛尔的峰谷变化更大。年龄对美托洛尔的药代动力学几乎无影响。

【适应证】

心绞痛、心肌梗死、高血压、慢性心力衰竭、心律失常、心房颤动、心房扑动和高血压。

【禁忌证】

对本品过敏者,心率<60 次/min,动脉收缩压<100mmHg,中、重度急性左心衰竭(≥Killip Ⅲ级),二度

或三度房室传导阻滞(未安装起搏器)或 PR 间期>0.24 秒,病态窦房结综合征,严重慢性阻塞性肺疾病或哮喘,末梢循环灌注不良者。妊娠期及哺乳期妇女慎用。

【用法用量】

1. **慢性稳定型心绞痛**　宜从小剂量开始,根据患者耐受情况,逐渐增加至目标剂量。酒石酸美托洛尔片,起始剂量:12.5~25mg/次,每日 2 次,目标剂量:50~100mg/次,每日 2 次;琥珀酸美托洛尔缓释片,起始剂量:47.5mg/次,每日 1 次,目标剂量:47.5~190mg/次,每日 1 次。

2. **急性心肌梗死**　先静脉注射美托洛尔 2.5~5mg/次(2 分钟内),每 5 分钟 1 次,共 3 次,总剂量为 10~15mg。之后 15 分钟开始口服 25~50mg,每 6~12 小时 1 次,共 24~48 小时,然后口服 50~100mg/次,每日 2 次。

3. **冠心病合并糖尿病**　短效制剂为酒石酸美托洛尔片,常用剂量为 6.25~50mg/次,每日 2 次;长效制剂为琥珀酸美托洛尔缓释片,常用剂量为 23.75~95mg/次,每日 1 次。

4. **冠心病合并甲状腺功能亢进**　美托洛尔 25~50mg,每日 4 次。

5. **冠状动脉心肌桥、自发性冠状动脉夹层**　酒石酸美托洛尔 25mg/次,每日 2 次;琥珀酸美托洛尔 47.5mg/次,每日 1 次。

【注意事项】

1. 对于依从性差的患者必须谨慎,突然停药可能导致戒断综合征,包括心绞痛、心肌梗死和心律失常。长期用药的患者应在 1~2 周逐渐减少用药,最后停药。

2. 使用本品可能会掩盖甲状腺功能亢进,疑有甲状腺功能亢进者需谨慎停药。

3. 使用本品增加过敏反应程度以及对过敏原敏感性。

4. 美托洛尔可以口服或静脉内给药,速释口服制剂应与食物一起服用或在进食后立即服用。

二、比索洛尔

【药理作用】

本品是选择性 β_1 受体拮抗药,β_1 受体亲和力比 β_2 受体亲和力大 11~34 倍,无内在拟交感活性和膜稳定作用。服用比索洛尔可以减少机体对肾上腺素能活性的反应,降低心率、心肌收缩力,进一步降低心输出量,减少心肌耗氧量,有利于治疗冠心病和心肌缺血。

【药代动力学】

本品肠道吸收完全,首关消除极少,口服生物利用度>90%。服药 2~4 小时达血药浓度峰值。血浆蛋白结合率 30%,半衰期 10~12 小时。50% 经肝代谢为无活性的代谢产物后经肾排出,剩余 50% 以原形药物的形式从肾排出。轻中度肝、肾功能异常患者不需要进行剂量调整。

【适应证】

高血压、心绞痛、心律失常、慢性心力衰竭。

【禁忌证】

参见美托洛尔。未经治疗的嗜铬细胞瘤,代谢性酸中毒,妊娠期及哺乳期妇女慎用及禁用。

【用法用量】

富马酸比索洛尔应于早晨或早餐时服用,用水整片送服,不应咀嚼。心绞痛的治疗:通常每日 1 次,每次 2.5~5mg,可根据个体情况调整剂量最高不超过每天 20mg。晚期肾衰竭(肌酐清除率<20ml/min)和严重肝功能异常患者,每日剂量不超过 10mg。

【注意事项】

1. 可能掩盖甲状腺功能亢进和低血糖表现。

2. 使用比索洛尔的患者需 1~2 周逐步减量,直至停药,否则易引起心绞痛恶化,甚至心律失常、心肌梗死。

3. 比索洛尔可加强对过敏原敏感性以及加重过敏反应。

4. 嗜铬细胞瘤患者应在使用 α 受体拮抗药后使用本品,以避免单独使用本品导致的血压急剧升高。

5. 正在使用胰岛素的糖尿病患者,使用比索洛尔不影响胰岛素的降血糖作用,但会延缓胰岛素降糖后血糖恢复速度,产生低血糖反应,需谨慎使用。

6. 运动员慎用。

7. 若患者服用本品后需全身麻醉,应逐步减量直至完全停药48h后才能进行麻醉。

三、阿替洛尔

【药理作用】

本品通过选择性结合血管平滑肌和心脏 β_1 肾上腺素受体,阻断内源性儿茶酚胺(去甲肾上腺素、肾上腺素)正性变时和变力作用,抑制交感神经激活而起作用。能通过降低心率、血压和心肌收缩力而降低心肌耗氧量,治疗心绞痛和心肌梗死。治疗剂量的阿替洛尔对心肌收缩力抑制不明显。在较高剂量下,阿替洛尔 β_1 受体选择性低,会竞争性抑制位于支气管和血管平滑肌中 β_2 受体。本品缺乏膜稳定性和内源拟交感神经活性。

【药代动力学】

口服本品约50%被吸收,1小时内作用明显,2~4小时达到血药峰值浓度,持续至少24小时。阿替洛尔脂溶性低,不易通过血脑屏障,但能穿过胎盘,也分布于乳汁中,且乳汁中浓度远高于母体血液浓度。血浆蛋白结合率6%~16%,半衰期6~10小时,在肝几乎无代谢,主要以药物原形经尿液排出体外,血液透析可以清除。

【适应证】

高血压、心律失常、心绞痛、心肌梗死、甲状腺功能亢进、嗜铬细胞瘤。

【禁忌证】

参见美托洛尔,妊娠期及哺乳期妇女慎用。

【用法用量】

1. **心绞痛**　开始6.25~12.5mg/次,每日2次,根据需要及患者耐受情况逐渐增至50~200mg/d。

2. **冠心病合并甲状腺功能亢进**　阿替洛尔25~100mg,每日2次。

3. **急性心肌梗死**　胸痛开始12小时内尽快开始静脉注射。成人在5分钟内静注5mg阿替洛尔,然后在10分钟后再静脉注射5mg,12小时后口服50mg。再过12小时,可以每天2次50mg口服或每天1次100mg口服,维持6~9天,直到出院。

4. **肾损伤患者,适当减少剂量**　肌酐清除率<15ml/(min·1.73m^2)者,每日25mg或每2天50mg口服,或者每4天10mg静脉注射;肌酐清除率为15~35ml/(min·1.73m^2),每日50mg口服或者每2天10mg静脉注射。

【注意事项】

1. 应从小剂量开始应用,需逐步停药避免停药综合征。

2. 大剂量可竞争性结合支气管平滑肌 β_2 受体,引起支气管痉挛。有哮喘、支气管痉挛或其他阻塞性呼吸道疾病病史的患者应避免使用,如果没有其他选择,可以同时使用支气管扩张剂。

3. 糖尿病或甲状腺患者应用本药需小心,阿替洛尔可能掩盖低血糖和甲状腺功能亢进症状,快速停药也可能引发甲状腺风暴。

4. 由于有新生儿低血糖和心动过缓的风险,禁止在母乳喂养期间使用。

第三节　CCB类

一、硝苯地平

【药理作用】

硝苯地平是二氢吡啶类钙离子通道阻滞药。能阻断电压依赖性L型钙通道,去极化过程中通过抑制钙跨膜流入心脏和平滑肌细胞而起作用。钙流入减少引起动脉血管舒张并减少心脏做功和耗氧量。硝苯地平舒张全身血管,包括冠状动脉、肾小动脉、肺动脉。外周动脉血管舒张和冠状动脉扩张,降低了外周阻力,增加心肌氧供。硝苯地平因此具有降压和抗心绞痛的特性。

【药代动力学】

口服本品经胃肠吸收达 90% 以上,在肝内经过 CYP3A4 途径代谢,蛋白结合率约 90%,无活性代谢产物 80% 作用经尿液排出,20% 经粪便排出。普通平片在 20 分钟内起效,0.5~1 小时达到血药浓度峰值,生物利用度 45%~70%,血浆半衰期约为 4~7 小时。缓释片 1.6~4 小时达血药浓度峰,每服用 1 次能维持最低有效血药浓度(10ng/ml)达 12 小时。控释片服用后血浆药物浓度按控制速率升高,6~12 小时达到稳定峰值水平,药效维持时间约为 24 小时。肝衰竭患者的生物利用度显著增加,需要调整剂量。

【适应证】

高血压、心绞痛、雷诺氏现象。

【禁忌证】

对本品过敏、低血压、严重主动脉瓣狭窄、心源性休克、中重度肝功能不全。

【用法用量】

1. **普通平片**　起始剂量 10mg/次,每天 3 次;目标剂量 10~30mg/次,每天 3 次。

2. **缓释片**　起始剂量 10mg/次,每天 2 次;目标剂量 10~20mg/次,每天 2 次。

3. **控释片**　起始剂量 30mg/次,每天 1 次;目标剂量 30~60mg/次,每天 1 次。

4. **冠状动脉痉挛**　因过度降血压和增快心率已很少使用。对心动过缓和合并高血压的冠状动脉痉挛综合征患者使用方法为:缓释制剂 20mg/次,每日 2 次;控释制剂 30mg/次,每日 1~2 次。

【注意事项】

1. 对非 STEMI 患者,不建议使用短效硝苯地平,除非同时使用 β 受体拮抗药。

2. 肝功能不全的患者可能难以代谢硝苯地平,导致半衰期较长,产生更大的毒性和不良反应。

3. 逐步减量停药,突然停药可能会加重心绞痛。

4. 严禁舌下含服硝苯地平。舌下含服可导致血压急剧下降、血液重分布、重要脏器缺血、诱发心肌梗死等严重心脑血管事件。

5. 短暂而常见的不良反应为胫前、踝部水肿。少见不良反应有呼吸困难、咳嗽、胸痛、眩晕、男性乳房发育等。

二、苯磺酸氨氯地平

【药理作用】

氨氯地平的作用是阻断电压依赖性 L 型钙通道,从而抑制钙离子跨膜内流进入心肌细胞和平滑肌细胞。细胞内钙减少导致血管平滑肌收缩力降低,血管舒张,血压下降,继发后负荷降低。氨氯地平通过扩张外周小动脉,降低后负荷,减少心肌耗氧量,缓解稳定型心绞痛。氨氯地平还可以阻止冠状动脉痉挛、恢复冠状动脉的血流以缓解冠脉痉挛所致心绞痛。

【药代动力学】

口服吸收良好,不受摄入食物影响,6~12 小时血药浓度达峰值,生物利用度 60%~65%,蛋白结合率 95%~98%。终末半衰期会延长至 35~50 小时,连续用药 7~8 天血药浓度达到稳态。氨氯地平主要经肝代谢,10% 以药物原形经肾排出。不可经血液透析清除。

【适应证】

高血压、心绞痛。

【禁忌证】

对本品过敏者,严重主动脉瓣狭窄,不稳定型心绞痛,严重的低血压,肝功能不全的患者。

【用法用量】

普通平片。起始剂量:2.5mg/次,每日 1 次;目标剂量:2.5~10mg/次,每日 1 次。

【注意事项】

1. 氨氯地平的不良反应包括周围性水肿、肺水肿、面部潮红、头晕、头痛、嗜睡、皮疹、恶心和腹痛。

2. 氨氯地平与克拉霉素或红霉素的共同给药会增加因 CYP3A4 代谢降低而引起的低血压和急性肾损伤。

3. 当氨氯地平与高剂量他汀类药物同时使用时,横纹肌溶解风险增加。

4. 老年患者和身体虚弱患者应从小剂量开始应用。

5. 钙通道阻滞药一般避免在心力衰竭患者中使用,但氨氯地平对严重心力衰竭患者的发病率和死亡率没有不良影响,对于心力衰竭合并心绞痛患者,可以使用氨氯地平。

三、盐酸地尔硫䓬

【药理作用】

地尔硫䓬是一种非二氢吡啶类钙通道阻滞药,在去极化过程中抑制钙离子流入心肌和血管平滑肌,降低细胞内钙浓度,对心脏具有负性变时、较弱的负性变力作用。能扩张外周和冠状动脉血管,降低外周阻力,增加心肌供氧,加上降低心率和心肌收缩力,降低心肌耗氧量,用于治疗慢性稳定型心绞痛和冠状动脉痉挛所致的心肌缺血。地尔硫䓬扩血管效应不如二氢吡啶类钙通道阻滞药硝苯地平明显,但是抑制心脏传导,尤其是窦房结和房室结。

【药代动力学】

口服几乎完全吸收,血浆药物浓度峰值约在服药后 1~2 小时,生物利用度约 40%,血浆蛋白结合率 80%。在肝内广泛代谢,主要经 P450 同工酶 CYP3A4 代谢,代谢产物去乙酰地尔硫䓬具有母药活性的 25%~50%。半衰期 3.5 小时,2%~4% 以原形经尿液排出,其余代谢产物经胆汁和尿液排出。地尔硫䓬及其代谢产物难以通过血液透析清除,可以分布到乳汁中。

【适应证】

心律失常、高血压、慢性稳定型心绞痛。

【禁忌证】

本品过敏者、严重心动过缓、收缩压<90mmHg、病态窦房结综合征、二度和三度房室传导阻滞(未安装起搏器)、急性心肌梗死合并左心室功能不全者。

【用法用量】

1. **普通平片**　起始剂量 30mg/次,每日 2~3 次,目标剂量:30~90mg/次,每日 2~3 次。可根据需要增加剂量,每日最大剂量不超过 360mg。

2. **缓释片**　90~180mg,每日 1 次。

3. **急性心肌梗死并发心房颤动伴快速心室率,且无严重左心功能障碍的患者**　5 分钟缓慢注射 10mg,5~15μg/(kg·min)维持,监控血压和心率,心率低于 55 次/min,减量或停药,静脉滴注时间不宜超过 48 小时。

4. **冠状动脉痉挛综合征稳定期,心率偏快且心功能良好的患者**　普通平片:30~60mg/次,每日 3~4 次。缓释或控释制片:90mg/次,每日 1~2 次。

【注意事项】

1. 左心室功能不全患者使用地尔硫䓬增加心肌梗死后左心衰竭的发生率。

2. 长期用药突然撤药,可能导致心绞痛加重。

3. 老年患者开始使用此药需减量。

4. 肝肾功能受损患者慎用。

5. 地尔硫䓬一般易耐受。可出现头痛、踝关节水肿、低血压、眩晕、恶心及其他胃肠道症状。

第四节 其他抗心肌缺血药物

一、盐酸曲美他嗪

【药理作用】

盐酸曲美他嗪特异性地抑制 3-酮酰辅酶 A 硫解酶(3-ketoacyl CoA thiolase,3-KAT)。3-KAT 可促进脂酰 CoA 转化为乙酰 CoA,促进脂肪酸 β 氧化。抑制 3-KAT 即可部分抑制心肌脂肪酸 β 氧化,促进能量代谢向葡萄糖氧化转化。葡萄糖氧化相比脂肪酸 β 氧化利用相同量的氧产生更多 ATP,增强心肌收缩能力。缺血时心肌细胞 ATP 水平降低,酸中毒,钙调控失衡,中性粒细胞浸润。盐酸曲美他嗪促进心肌高效利用有限氧产生更多 ATP,防止 ATP 过多降低,减少缺血再灌注时酸中毒和钙超载,同时还可减弱中性粒细胞的活化,从而保护缺血后心肌免受中性粒细胞介导的损伤。在缺血性心脏病中使用曲美他嗪可减少每周心绞痛发作次数以及无症状心肌缺血发作,减少患者短效硝酸酯类药物的用量,改善生活质量,增强运动耐力。有研究表明,盐酸曲美他嗪对微血管性心绞痛患者也有效。

【药代动力学】

口服迅速吸收,2~3 小时达血药浓度峰值。单次口服 20mg,血浆峰值浓度约为 55ng/ml,重复给药 24~36 小时血药浓度达稳态。有良好的组织弥散性,蛋白结合率低。大部分以原形形式从尿液排出。健康年轻成人半衰期 7 小时,65 岁以上老年人半衰期 12 小时。

【适应证】

一线抗心肌缺血药物禁忌或不耐受,眩晕和耳鸣的辅助性对症治疗。

【禁忌证】

对本品过敏、帕金森综合征、重度肾功能不全、妊娠期及哺乳期妇女禁用。

【用法用量】

每次 20~60mg,每日 3 次,餐后服用,每日不超过 180mg。长期维持使用每次 10mg,每日 3 次。

【注意事项】

1. 本品不适用于心绞痛发作时对症治疗以及不稳定型心绞痛和心肌梗死的初步治疗。

2. 运用本药可诱导帕金森症状出现,停药可消失,尤其是在老年患者中。

3. 缺乏肝肾功能不全患者药代动力学研究,肝肾功能不全者慎用。

二、尼可地尔

【药理作用】

本品是烟酸胺的硝酸酯衍生物,具有一氧化氮(NO)供体和 ATP 敏感性钾通道激动药的双重作用。可以激活血管平滑肌细胞内鸟苷酸环化酶,增加环磷酸鸟苷,激活 ATP 敏感性钾通道起到双重扩张冠状动脉,单剂量尼可地尔 20mg 会使心外膜冠状动脉的平均管腔直径增加 10%~15%,可显著扩张冠状微小血管和周围阻力动脉,缓解冠状动脉痉挛,增加冠状动脉血流量。与其他抗心绞痛药物不同,尼可地尔不影响心率、心脏传导系统、心肌收缩力。心肌缺血/再灌注时,尼可地尔可开放心肌细胞线粒体上的 ATP 敏感性钾通道,减少心肌水肿及梗死面积。

【药代动力学】

经胃肠道迅速吸收,不经过首关消除,口服生物利用度 75%。剂量-血药浓度呈线性,在 30~60 分钟达到最大血浆浓度,4~5 天后达到稳态。食物延迟胃吸收,其药代动力学特性不会因年龄、慢性肝病或慢性肾病受到明显影响。尼可地尔所需的临床药效持续约 12 小时,因此需每天 2 次给药。大约 20% 以代谢物形式从尿中排泄,半衰期 1 小时,只结合少量血浆蛋白。

【适应证】

微血管性心绞痛,对硝酸酯类药物不能耐受的慢性冠脉综合征的患者。

【禁忌证】

对本品、烟酸过敏者禁用。心源性休克、伴左心衰竭、低血压、青光眼、严重的肾功能障碍患者禁用。不宜与西地那非联合应用。

【用法用量】

1. **普通片剂**　5mg/次，每日 3 次，根据症状可适当增减，最大 30mg/d。

2. **静脉输注**　以 2mg/h 为起始剂量，推荐使用剂量为 4~6mg/h，最大剂量不超过 6mg/h，48 小时内持续应用，根据患者症状及血流动力学决定停药时间。

【注意事项】

1. 失代偿性心力衰竭或心源性休克导致低血压以及使用磷酸二酯酶-5 抑制剂（例如西地那非、他达那非）治疗勃起功能障碍合用本品可导致血压的过度下降。

2. 可引起胃肠道、皮肤、黏膜或眼溃疡，发生溃疡应立即停药。由于存在胃肠道溃疡的风险，皮质类固醇和尼可地尔同时服用需谨慎。

3. 与硝酸酯类药物类似，用药初期可能会引发搏动性头痛，需减量或停药处理。

4. 尚未有研究报道尼可地尔孕妇及哺乳的影响。孕期应避免使用尼可地尔，不建议在母乳喂养期间使用。

5. 本药可能导致肝功能异常，故肝功能异常患者慎用。

6. 高龄患者易出现不良反应需慎用。

三、雷诺嗪

【药理作用】

本品为哌嗪类衍生物。可抑制心肌脂肪酸氧化，促进葡萄糖氧化，在缺血有限氧减少时产生更多能量，还可抑制晚钠电流增加导致的胞内钙超载，减少 ROS 产生，有延长心室动作电位的持续时间的作用。

【药代动力学】

服药后 2~6 小时达到峰值血浆浓度，3 天内达到稳态。在稳态下的半衰期约为 7 小时。通过细胞色素 P450 进行广泛的肝代谢，蛋白结合率大约 62%，75% 代谢产物经肾排泄，剩余通过粪便排出，低于 5% 以药物原形排出。年龄、性别和充血性心力衰竭不影响药代动力学。

【适应证】

本品用于治疗慢性稳定型心绞痛。

【禁忌证】

对本品过敏者，QT 间期延长患者，肝功能不全患者，肾肌酐清除率低于 30ml/min。

【用法用量】

口服：30~60mg/次，每日 3 次。

【注意事项】

1. 雷诺嗪可将心脏动作电位持续时间和 QT 间期延长 2~6ms，建议在开始后的 1~2 周进行心电图检查。

2. 雷诺嗪主要通过 P450 同工酶 CYP3A4 代谢，与该酶作用或作用于该酶的药物之间可能产生相互作用，禁用于 CYP3A4 抑制剂，如抗真菌药、酮康唑和其他唑类；抗生素：大环内酯类以及克拉霉素；HIV-蛋白酶抑制药。

3. 雷诺嗪本身也是一些酶类的抑制剂，有报道合用地高辛的血药浓度升高 1.5 倍，应调整用药浓度。

（黄　岚）

参 考 文 献

[1]　Webb DJ，Muirhead GJ，Wulff M，et al. Sildenafil citrate potentiates the hypotensive effects of nitric oxide donor drugs in male patients with stable angina. J Am Coll Cardiol，2000，36（1）：25-31.

［2］ Knuuti J,Wijns W,Saraste A,et al. 2019 ESC Guidelines for the diagnosis and management of chronic coronary syndromes. Eur Heart J,2019.

［3］ 国家卫生计生委合理用药专家委员会,中国药师协会.冠心病合理用药指南.2版.中国医学前沿杂志(电子版),2018, 10(6):1-130.

［4］ Packer M,O'Connor CM,Ghali JK,et al. Effect of amlodipine on morbidity and mortality in severe chronic heart failure. Prospective Randomized Amlodipine Survival Evaluation Study Group. N Engl J Med,1996,335(15):1107-1114.

［5］ Marti Masso JF,Marti I,Carrera N,et al. Trimetazidine induces parkinsonism, gait disorders and tremor. Therapie,2005,60 (4):419-422.

第四十九章　抗心律失常药物

第一节　概　论

心律失常是临床上最常见的疾病之一。随着人口老龄化和医疗技术的进步,人均寿命在不断延长,各种心律失常的发病率也在随之增长,尤其是心房颤动和室性心律失常。流行病学资料显示,我国心房颤动患者约 1 000 万,心脏性猝死发生率约 41.8/10 万人。

虽然近年来心律失常介入治疗如导管消融、起搏器、植入型心律转复除颤器和心脏再同步治疗发展迅速、效果显著,但是药物仍是心律失常治疗的重要组成部分。对心律失常的急诊处理和伴发危重基础疾病时心律失常的紧急控制,药物仍然是不可替代的;对心律失常介入治疗围术期的辅助治疗,药物仍发挥着重要的作用;对大多数症状轻微、病程进展缓慢的不适宜介入治疗的患者,抗心律失常药物则是不可或缺的治疗手段。

与非药物治疗相比,抗心律失常药物存在治疗窗口窄、个体差异大、不同程度的不良反应和致心律失常可能等问题。因此,临床上使用抗心律失常药物时应根据患者的心律失常的类型、发作频率、严重程度以及主观症状等综合考虑、权衡利弊、制订合理的用药方案。

抗心律失常药物治疗的基本原则包括:

1. **明确药物应用的必要性**　在用药之前尤其要筛选出无须治疗的心律失常。对常见的室性或房性期前收缩,多数情况下无须治疗。恶性和潜在恶性心律失常应在优先选择适宜的非药物治疗基础上进一步决定如何应用抗心律失常药物。

2. **心律失常紧急状态下优先选择电复律并配合药物治疗**　心律失常引起血流动力学障碍时,如进行性低血压、休克等,需立即纠正心律失常。可根据心律失常的性质选择药物,但仍应遵循首选电复律原则。

3. **评估临床风险和获益**　选择抗心律失常药物治疗的过程亦是临床风险和获益评估的过程。当心律失常危及生命时,考虑药物的有效性是决定选择的主要依据。当心律失常治疗立足于改善症状时,安全用药的重要性更加突出,过度治疗反而会引起新的风险。

4. **个体化治疗**　对每一例患者均应遵循个体化治疗原则。因病因不同、个体差异等,药物种类、剂量、用药方式应个体化,必要时可监测血药浓度。

5. **治疗与预防兼顾**　在处理心律失常紧急状态后,应在病因治疗基础上,根据心功能状态、心律失常性质决定治疗方案和选择抗心律失常药物治疗,预防恶性心律失常的发作。另外,尽量去除导致心律失常的诱因。

6. **联合用药需谨慎**　心律失常药物治疗的首选方案是单一用药。每种药物的用量应为单一药物的最小有效剂量,以减少不良反应。联合用药时应尽量选择药理作用不同的抗心律失常药物。

抗心律失常药物的分类目前广泛使用的是改良 Vaughan Williams 分类,根据药物不同的电生理作用分为四类。药物作用的通道、受体、主要电生理作用及常用代表药物,见表 4-49-1。需注意一种抗心律失常药物的作用可能不是单一的,不同分类的药物也可能有重叠的抗心律失常作用。

表 4-49-1　抗心律失常药物分类

类别	作用通道和受体	APD 或 QT 间期	常用代表药物
I$_a$	阻滞 I$_{Na}$(++)	延长(+)	奎尼丁、丙吡胺、普鲁卡因胺
I$_b$	阻滞 I$_{Na}$(+)	缩短(+)	利多卡因、苯妥英、美西律
I$_c$	阻滞 I$_{Na}$(+++)	不变	氟卡尼、普罗帕酮、莫雷西嗪
II	阻滞 β$_1$	不变	阿替洛尔、美托洛尔、艾司洛尔、比索洛尔
	阻滞 β$_1$、β$_2$	不变	普萘洛尔、纳多洛尔
III	阻滞 I$_{Kr}$	延长(+++)	索他洛尔、多非利特
	阻滞 I$_{Kr}$、I$_{to}$	延长(+++)	替地沙米
	阻滞 I$_{Kr}$、激活 I$_{Na-S}$	延长(+++)	伊布利特
	阻滞 I$_{Kr}$、I$_{Ks}$	延长(+++)	胺碘酮、阿奇利特、决奈达隆
	阻滞 I$_K$,交感末梢排空去甲肾上腺素	延长(+++)	溴苄胺
IV	阻滞 I$_{Ca-L}$	不变	维拉帕米、地尔硫䓬

注:离子流简称(正文同此);APD. 动作电位时程;I$_{Na}$. 快钠内流;I$_{Na-S}$. 慢钠内流;I$_K$. 延迟整流钾电流;I$_{Kr}$. 快速激活的延迟整流钾电流;I$_{Ks}$. 缓慢激活的延迟整流钾电流;I$_{to}$. 瞬间外向钾电流;I$_{Ca-L}$. L 型钙电流;β. 代表肾上腺素能 β 受体;+. 表示作用强度。

以下依次介绍改良 Vaughan Williams 经典四分类及特殊类型、新型抗心律失常药物。

第二节　I 类抗心律失常药物

I 类抗心律失常药物为钠通道阻滞药。主要作用是阻滞快钠通道内流,降低动作电位"0"相最大除极速率,减慢心肌传导,有效终止钠通道依赖的折返。根据药物与通道作用动力学和阻滞强度的不同,可分为 I$_a$、I$_b$ 和 I$_c$ 类。

一、I a 类药物

【代表药物】
奎尼丁。
【药理作用】
抑制"0"相钠电流,减慢传导,延长复极时间,增加心室不应期,并延长 QT 间期。
【药代动力学】
口服后吸收快而完全,30 分钟作用开始,1~3 小时达最大作用。半衰期为 6~8 小时。主要经肝代谢,通过肾小球滤过。血液透析可促使药物清除。
【适应证】
用于心房颤动与心房扑动的复律、复律后窦性心律的维持和危及生命的室性心律失常。因该药不良反应严重,近年已很少用于临床。

【禁忌证】

①缓慢性心律失常：二～三度房室传导阻滞、病态窦房结综合征；②过敏者或曾因应用该药引起血小板减少性紫癜者。

【用法用量】

常用药物为硫酸奎尼丁（0.2g/片）。应用奎尼丁转复心房颤动或心房扑动，首先给予0.1g试服剂量，观察2小时，如无不良反应，可采取以下两种方式进行复律：①0.2g/次，8小时1次，连服3天左右，其中约30%的患者可恢复窦性心律；②首日0.2g/次，2小时1次，共5次；次日0.3g/次，2小时1次，共5次；第3日0.4g/次，2小时1次，共5次。每次给药前测血压和QT间期，一旦复律成功，以有效单剂量作为维持剂量，每6~8小时给药1次。

【注意事项】

①慎用于可能发生完全性房室传导阻滞而无起搏器保护的患者；②长期用药需监测肝肾功能。若出现严重电解质紊乱、肝肾功能异常、QRS间期超过用药前20%需立即停药。

二、Ⅰb类药物

【代表药物】

利多卡因。

【药理作用】

缩短正常浦肯野纤维和心室肌的动作电位和不应期，对心房肌无影响，因此仅用于室性心律失常。

【药代动力学】

利多卡因注射液大部分先经肝微粒酶降解为仍有局麻作用的脱乙基中间代谢物单乙基甘氨酰胺二甲苯，毒性增高，再经酰胺酶水解。主要经肾排出。

【适应证】

急性心肌梗死后室性期前收缩和室性心动过速，亦可用于洋地黄类药物中毒、心脏外科手术及心导管引起的室性心律失常。对室上性心律失常通常无效。

【禁忌证】

①阿-斯氏综合征；②严重心脏传导阻滞（包括窦房、房室及心室内传导阻滞）；③预激综合征。

【用法用量】

①静脉注射：1~1.5mg/kg（一般用50~100mg）作为首次负荷量，静脉注射2~3分钟，必要时每5分钟后重复静脉注射1~2次，但1小时之内的总量不得超过300mg；②静脉输注：一般以5%葡萄糖注射液配成1~4mg/ml药液滴注或用输液泵给药。在用负荷量后可继续以每分钟1~4mg速度静脉输注维持，或以每分钟0.015~0.03mg/kg速度静脉输注；③老年人、心力衰竭、心源性休克、肝血流量减少、肝或肾功能障碍时应减少用量，以每分钟0.5~1mg静脉输注。

【注意事项】

①严格掌握用药总量及浓度，超量可引起惊厥及心搏骤停；②用药期间需备有抢救设备，时刻关注血压、心电图变化。心电图QRS波增宽或P-R间期延长、出现其他心律失常或原有心律失常加重者应立即停药。

三、Ⅰb类药物

【代表药物】

美西律。

【药理作用】

抑制心肌细胞钠内流，降低动作电位"0"相除极速度，缩短浦氏纤维的有效不应期。美西律不延长心室除极和复极时程，因此可用于QT间期延长的室性心律失常。

【药代动力学】

口服后在胃肠道吸收良好。30 分钟作用开始,2~3 小时达到血药峰浓度,约持续 8 小时,半衰期为 10~12 小时。主要在肝脏代谢。

【适应证】

主要用于慢性室性心律失常,如室性期前收缩、室性心动过速。

【禁忌证】

①心源性休克;②二~三度房室传导阻滞;③病态窦房结综合征者。

【用法用量】

口服:首次 200~300mg,必要时 2 小时后再服 100~200mg。一般维持量每日 400~800mg,分 2~3 次服。成人极量为每日 1 200mg,分次口服。

【注意事项】

①神经系统不良反应常见;②有效血浓度与毒性血浓度接近;③用药期间需监测血压、心电图、血药浓度。

四、Ⅰc类药物

【代表药物】

莫雷西嗪。

【药理作用】

主要阻滞 Na$^+$内流,降低 0 相最大上升速率和振幅,大剂量可减慢传导速度;对缺血的浦肯野纤维能降低 4 相坡度,相对延长心房及心室的有效不应期。

【药代动力学】

口服生物利用度 38%。约 60% 经肝生物转化,口服后 0.5~2 小时血药浓度达峰值。半衰期为 1.5~3.5 小时。主要从粪便排出。

【适应证】

主要适用于室性心律失常,包括室性期前收缩及室性心动过速。

【禁忌证】

①二~三度房室传导阻滞及双束支传导阻滞;②心源性休克;③过敏者。

【用法用量】

剂量应个体化,在应用本品前,应停用其他抗心律失常药物 1~2 个半衰期。口服,成人常用量 150~300mg,每 8 小时 1 次,极量为每日 900mg。

【注意事项】

①注意用药禁忌证;②用药期间监测血压、心电图、肝肾功能等。

五、Ⅰc类药物

【药物成分】

普罗帕酮。

【药理作用】

主要阻滞 Na$^+$内流,可降低收缩期的去极化作用,因而延长传导,动作电位的持续时间及有效不应期也稍有延长,并可提高心肌细胞阈电位,明显减少心肌的自发兴奋性。

【药代动力学】

药代动力学曲线为非线性。半衰期为 3.5~4 小时。经肾排泄。不能经过透析排出。

【适应证】

阵发性室上性心动过速(含预激综合征)、心房扑动、心房颤动、阵发性室性心动过速、各种期前收缩的治疗。

【禁忌证】

①无起搏器保护的窦房结功能障碍、严重房室传导阻滞、双束支传导阻滞患者;②严重充血性心力衰竭、心源性休克、严重低血压;③过敏者。

【用法用量】

①口服:1 次 100~200mg,每日 3~4 次。治疗量:每日 300~900mg,分 4~6 次服用。维持量每日 300~600mg,分 2~4 次服用;②静脉注射:成人常用量 1~1.5mg/kg 或以 70mg 加 5% 葡萄糖液稀释,于 10 分钟内缓慢注射,必要时 10~20 分钟重复 1 次,总量不超过 210mg。静脉注射起效后改为静脉输注,滴速 0.5~1.0mg/min 或口服维持。

【注意事项】

①心肌严重损害、严重的心动过缓、肝肾功能不全、明显低血压患者慎用;②如出现窦房性或房室性传导高度传导阻滞时,可静脉注射乳酸钠、阿托品、异丙肾上腺素或间羟肾上腺素等解救;③由于其局部麻醉作用,宜在饭后与饮料或食物同时吞服,不得嚼碎。

第三节　Ⅱ类抗心律失常药物

β 受体拮抗药是与 β 肾上腺素受体结合,从而拮抗神经递质和儿茶酚胺对 β 受体的激动作用的一类药物。按照不同 β 受体拮抗药出现的先后顺序大致可分:①第一代 β 受体拮抗药,为非选择性 β₁ 和 β₂ 肾上腺素受体拮抗药,代表药物为普萘洛尔;②第二代 β 受体拮抗药,为选择性 β₁ 肾上腺素受体拮抗药,代表药物为美托洛尔和艾司洛尔;③第三代 β 受体拮抗药,同时作用于 β 肾上腺素受体和 α₁ 肾上腺素受体的拮抗药,代表药物为卡维地洛。

一、第一代:非选择性 β 受体拮抗药

【代表药物】

普萘洛尔。

【药理作用】

非选择性地阻滞 β 受体,拮抗交感神经兴奋和儿茶酚胺作用,抑制心脏起搏点电位的肾上腺素能兴奋。可致支气管痉挛。

【药代动力学】

口服后胃肠道吸收较完全。药后 1~1.5 小时血药浓度达峰值,消除半衰期为 2~3 小时。经肾脏排泄,不能经透析排出。

【适应证】

①控制室上性快速心律失常、室性心律失常,特别是与儿茶酚胺有关或洋地黄引起心律失常。可用于洋地黄疗效不佳的房扑、房颤心室率的控制,也可用于顽固性期前收缩,改善患者的症状。②配合 α 受体拮抗药用于嗜铬细胞瘤患者控制心动过速。③减低肥厚型心肌病流出道压差,减轻心绞痛、心悸与昏厥等症状。

【禁忌证】

①重度或急性心力衰竭、心源性休克;②窦性心动过缓、二~三度房室传导阻滞;③支气管哮喘;④过敏者。

【用法用量】

每日 10~30mg,日服 3~4 次。

【注意事项】

①耐受量个体差异大,用量必须个体化。首次用本品时需从小剂量开始,逐渐增加剂量并密切观察

反应以免发生意外。②血药浓度不能完全预示药理效应,故还应根据心率及血压等临床征象指导临床用药。③注意撤药综合征。④糖尿病患者应定期检查血糖。⑤对其他诊断结果有一定的干扰。

二、第二代:选择性 β_1 受体拮抗药

（一）美托洛尔

【药理作用】

阻滞 β_1 受体后可降低交感神经张力,降低外周血管阻力并抑制肾素-血管紧张素系统,引起心脏的负性频率、负性肌力和负性传导作用。

【药代动力学】

口服吸收迅速而完全,口服后 1.5~2 小时血药浓度达峰,半衰期 3~4 小时,主要经肝代谢。经肾排泄。

【适应证】

快速性心律失常,尤其是室上性心律失常的治疗。

【禁忌证】

①心率低于每分钟 45 次;②二~三度房室传导阻滞;③PR 间期大于或等于 0.24 秒;④收缩压低于100mmHg;⑤中到重度心力衰竭。

【用法用量】

25~100mg/次,每日 2~4 次。

【注意事项】

①严重不良反应,如出现心动过缓、传导阻滞、低血压时需要减量或停药;②心力衰竭患者使用时应特别注意;③警惕中枢神经系统反应;④避免出现撤药综合征。

（二）艾司洛尔

【药理作用】

典型的 β_1 肾上腺素受体拮抗药作用,降低心率,降低窦房结自律性,延长窦房结恢复时间。

【药代动力学】

在体内代谢迅速,分布半衰期约 2 分钟,消除半衰期约 9 分钟。经适当的负荷量,继以 0.05~0.3mg/（kg·min）的剂量静点,本品于 5 分钟内即可达到稳态血药浓度（如不用负荷量,则需 30 分钟达稳态血药浓度）。

【适应证】

主要用于紧急控制心房颤动或心房扑动的快速心室率。窦性心动过速。

【禁忌证】

①支气管哮喘;②严重慢性阻塞性肺病;③窦性心动过缓;④二~三度房室传导阻滞;⑤难治性心功能不全;⑥心源性休克;⑦过敏者。

【用法用量】

控制心房颤动、心房扑动心室率时,成人先静脉注射负荷量:0.5mg/（kg·min）,约 1 分钟。随后静脉输注维持量:自 0.05mg/（kg·min）开始,4 分钟后若疗效理想则继续维持,若疗效不佳可重复给予负荷量并将维持量以 0.05mg/（kg·min）的幅度递增。维持量最大可加至 0.3mg/（kg·min）,但 0.2mg/（kg·min）以上的剂量未显示能带来明显的好处。

【注意事项】

①高浓度给药会造成严重的静脉反应,故应尽量经大静脉给药;②本品酸性代谢产物经肾消除,故肾衰竭患者使用本品需注意监测;③糖尿病,因本品可掩盖低血糖反应;④用药期间需监测血压、心率、心功能变化。

第四节　Ⅲ类抗心律失常药物

Ⅲ类抗心律失常药物基本为钾通道阻滞药,延长心肌细胞的动作电位时程,延长复极时间,延长有效不应期。常用的Ⅲ类药物包括:胺碘酮、索他洛尔。

一、胺碘酮

【药理作用】

为广谱抗心律失常药。可延长心房肌、心室肌及传导系统的动作电位时程和有效不应期,降低窦房结自律性,有利于消除折返激动。抑制心房及心室传导纤维的快速钠离子内流,减慢传导速度,并可抑制房室旁路传导。提高心室致颤阈值,减少心室颤动发作。

【药代动力学】

本品口服吸收迟缓且不规则,主要分布于脂肪组织及含脂肪丰富的器官,主要在肝内代谢消除。单剂量口服 3~7 小时血药浓度达峰值。负荷量给药通常在 1 周后发挥作用。胺碘酮半衰期长且有明显的个体差异(20~100 天),一至数月后可达稳态血药浓度。经尿液和粪便排出。

【适应证】

胺碘酮为广谱抗心律失常药物,可用于以下心律失常,尤其合并器质性心脏病的患者(冠状动脉供血不足及心力衰竭)。①房性心律失常(心房扑动、心房颤动转律和转律后窦性心律的维持);②结性心律失常;③室性心律失常(治疗危及生命的室性期前收缩和室性心动过速以及室性心动过速或心室颤动的预防);④伴 W-P-W 综合征的心律失常。

【禁忌证】

①心动过缓性疾病:窦性心动过缓和窦房传导阻滞、病态窦房结综合征、严重房室传导异常;②甲状腺功能亢进,由于胺碘酮可能导致甲状腺功能亢进的恶化;③已知对碘、胺碘酮或者其中的赋形剂过敏;④哺乳期及妊娠期;⑤联合应用奎尼丁等药物者,因有可能诱发尖端扭转性室性心动过速。

【用法用量】

①静脉负荷剂量 150mg(3~5mg/kg),10 分钟静脉注射,10~15 分钟后可重复,随后 1mg/min 静脉输注 6 小时,以后根据病情逐渐减量至 0.5mg/min。24 小时总量一般不超过 1.2g,最大剂量可达 2.2g;②口服胺碘酮负荷剂量为 200mg/次,每日 3 次,可连续用 8~10 天。维持剂量宜应用最小有效剂量,但应根据个体反应调整。

【注意事项】

①不能用于 QT 间期延长的尖端扭转型室性心动过速;②低血钾、严重心动过缓时易出现促心律失常作用。

二、索他洛尔

【药理作用】

延长心肌动作电位、有效不应期及 QT 间期,抑制窦房结、房室结传导时间,并延长房室旁路的传导。兼有 β_1 和 β_2 受体阻滞作用、轻度正性肌力作用。

【药代动力学】

口服吸收近 100%,2~3 小时血药浓度达峰值水平,主要由肾排泄,半衰期为 15~20 小时。

【适应证】

①转复、预防室上性心动过速,特别是房室结折返性心动过速,也可用于预激综合征伴室上性心动过速;②心房扑动,心房颤动;③各种室性心律失常,包括室性期前收缩,持续性及非持续性室性心动过速;④急性心肌梗死并发严重心律失常。

【禁忌证】

①心动过缓性疾病,病态窦房结综合征、二~三度房室传导阻滞、室内传导阻滞;②低血压、休克;③Q-T 间期延长;④未控制的心力衰竭;⑤过敏者。

【用法用量】

常用剂量为 80~160mg/次,每日 2 次。从小剂量开始,逐渐加量。

【注意事项】

①用药前及用药过程要复查电解质,注意有无低钾、低镁,出现后需及时纠正;②用药过程需注意心率及血压变化;③应监测心电图 QTc 间期变化,QTc 间期>500ms 应停药;④肾功能不全者,需慎用或减量。

第五节　Ⅳ类抗心律失常药物

钙通道阻滞药是一类通过干扰细胞膜钙离子通道活性,阻滞或减少膜外钙离子内流,降低胞质钙离子水平而发挥其治疗作用的药物。维拉帕米以及地尔硫䓬均通过阻滞心肌细胞 I_{Ca-L} 介导的兴奋收缩偶联,减慢窦房结和房室结的传导,对早后除极和晚后除极电位及 I_{Ca-L} 参与的心律失常有一定治疗作用。

一、维拉帕米

【药理作用】

减慢房室结传导,延长房室结不应期,扩张血管,负性肌力作用。

【药代动力学】

口服后 90% 以上被吸收,口服后 1~2 小时作用开始,3~4 小时达最大作用,持续 6 小时。静脉给药抗心律失常作用于 2 分钟(1~5 分钟)开始,2~5 分钟达最大作用,作用持续约 2 小时。主要经肾清除,血液透析不能清除该品。

【适应证】

①与地高辛合用控制心房颤动和/或心房扑动时的心室率;②预防阵发性室上性心动过速的反复发作。

【禁忌证】

①病态窦房结综合征;②二~三度房室传导阻滞;③心房扑动或心房颤动患者合并房室旁路;④严重左心室功能不全;⑤低血压或心源性休克;⑥过敏者。

【用法用量】

①心房颤动服用洋地黄治疗的患者,每日总量为 240~320mg,分 3 或 4 次;②预防阵发性室上性心动过速(未服用洋地黄)成人的每日总量为 240~480mg,分 3 或 4 次。

【注意事项】

①警惕禁忌证;②注意监测血压、心率、心功能。

二、地尔硫䓬

【药理作用】

减慢房室结传导,延长房室结不应期,扩张血管,负性肌力作用。

【药代动力学】

口服吸收迅速且完全,长期给药后吸收率可>90%,但由于肝的首过效应,生物利用度仅约 45%。口服后 10~15 分钟开始起效,半衰期为 4~6 小时,96%~99% 在肝代谢。

【适应证】

①室上性快速心律失常;②注射剂可用于转复阵发性室上性心动过速、控制心房颤动或心房扑动的心室率。

【禁忌证】

①病态窦房结综合征;②二～三度房室传导阻滞;③心房颤动或心房扑动存在房室旁道或短 PR 综合征时禁止静脉给药;④严重低血压或心源性休克;⑤急性心肌梗死伴肺充血;⑥室性心动过速禁止静脉给药;⑦过敏者。

【用法用量】

用于室上性心动过速时单次静脉注射,通常成人剂量为盐酸地尔硫草 10mg 约 3 分钟缓慢静脉注射,并可根据年龄和症状适当增减。

【注意事项】

①剂量应个体化;②长期给药应定期监测肝、肾功能;③使用注射剂时应持续心电监护、频繁测量血压,并应配置心脏复律除颤器等急救复苏设备。

第六节 特殊类型及新型抗心律失常药物

Vaughan Williams 经典四分类法一直是心律失常临床用药的基本依据。但是临床中很多用于抗心律失常的药物已经不能被归类,比如洋地黄类药物、M 胆碱能受体拮抗药、β 受体兴奋剂等。此外,近年来已有越来越多具有良好临床应用前景的药物涌现,如伊伐布雷定、参松养心胶囊等。以下对代表性特殊类型及新型药物做简单介绍。

一、洋地黄类药物

【药理作用】

减慢房室结传导速度,延长其有效不应期,导致房室结隐匿性传导增加;具有兴奋迷走神经作用,降低窦房结自律性;提高浦肯野纤维自律性。

【药代动力学】

去乙酰毛花苷(西地兰)经肝代谢、肾排泄。地高辛主要以原形经肾排泄。

【适应证】

常用于控制快速心室率的心房颤动、心房扑动的心室率。终止室上性心动过速(起效慢,已少用)。

【禁忌证】

①禁用于预激综合征伴房颤或房扑、高度房室传导阻滞、病态窦房结综合征、梗阻性肥厚型心肌病和室性心动过速、心室颤动;②慎用于低钾血症、高钙血症、不完全性房室传导阻滞、甲状腺功能低下、急性心肌梗死早期、心肌炎活动期和肾功能受损患者。

【用法用量】

地高辛,口服每次 0.125～0.25mg,每日 1 次。去乙酰毛花苷(西地兰),未口服洋地黄者,首次剂量 0.4～0.6mg 稀释后静脉注射,无效者可于 20～30 分钟后再次给予 0.2～0.4mg,每日最大剂量为 1.2mg;若已口服洋地黄,首次剂量一般为 0.2mg,以后酌情增加。

【注意事项】

避免过量引起中毒。常见的不良反应包括消化道反应、中枢神经系统反应、视觉症状及心律失常。

二、腺苷

【药理作用】

腺苷注入人体后,通过激活嘌呤受体产生药理作用,即能够松弛血管平滑肌,导致血管扩张,并产生房室传导阻滞,延缓传导通过房室结的时间,阻滞房室结的再参与路径,恢复正常窦性心律。

【药代动力学】

静脉注射后很快进入血液循环,并被清除细胞摄取。起效快,半衰期极短,不经肝肾代谢。

【适应证】

用于治疗阵发性室上性心动过速,宽波形和窄波形室上性心动过速的辅助诊断。

【禁忌证】

①二度或三度房室传导阻滞及窦房功能不良;②支气管狭窄或支气管痉挛等肺部疾病患者;③过敏者。

【用法用量】

腺苷 3~6mg 稀释后快速静脉注射,如无效,间隔 2 分钟可再给予 6~12mg 快速静脉注射。

【注意事项】

静脉注射宜缓慢。注意不良反应,严重不良反应包括窦性停搏、房室传导阻滞等。

三、阿托品

【药理作用】

为 M 胆碱能受体拮抗药,解除迷走神经对心脏的抑制,使心搏加快。

【药代动力学】

主要通过肝细胞酶的水解代谢,药物半衰期 3.7~4.3 小时,有 13%~50% 在 12 小时内以原形随尿排出。

【适应证】

迷走神经过度兴奋所致的窦房阻滞、房室传导阻滞等缓慢型心律失常。也可用于继发于窦房结功能低下而出现的室性异位节律。

【禁忌证】

青光眼、前列腺肥大、高热者。

【用法用量】

起始剂量为 0.5mg 静脉注射,必要时重复。极量一次 2mg,每日总量不超过 3mg。

【注意事项】

注意药物剂量。静脉注射给药宜缓慢。

四、异丙肾上腺素

【药理作用】

为 β 受体激动药,对 β_1 和 β_2 受体均有强大的激动作用,对 α 受体几乎无作用。作用于心脏的 β_1 受体,使心肌收缩力增强,心率加快,传导加速,心输出量和心肌耗氧量增加。

【药代动力学】

静脉注射后,作用维持不到 1 小时,40%~50% 以原形排出。

【适应证】

救治心搏骤停、三度房室传导阻滞、心率每分钟不及 40 次。

【禁忌证】

心绞痛、心肌梗死、嗜铬细胞瘤和甲状腺功能亢进患者禁用。

【用法用量】

抢救心搏骤停时,心腔内注射 0.5~1mg;三度房室传导阻滞时 0.5~1mg 加在 5% 的葡萄糖注射液 200~300ml 缓慢输注。

【注意事项】

使用时应监测血钾浓度。心动过速、心肌缺血、高血压、洋地黄中毒导致心动过速患者慎用。注意不良反应。

五、硫酸镁

【药理作用】

具有稳定细胞膜电位的作用,在体试验提示镁离子能阻滞钙离子内流,细胞钠钾转运的辅助因子。

【药代动力学】

静脉注射立即起效,经肾排泄。

【适应证】

用于伴 QT 间期延长的多形性室性心动过速、尖端扭转型室性心动过速的治疗。

【禁忌证】

慎用于肾功能不全,接受洋地黄药物或者中枢神经系统抑制剂治疗的患者。禁用于心肌损害、心脏传导阻滞者和哺乳期妇女。

【用法用量】

1~2g 稀释后 15~20 分钟静脉注射,0.5~1.0g/h 持续静脉输注,24 小时用药总量不应超过 30g。

【注意事项】

不良反应包括低血压、中枢神经系统毒性、呼吸抑制。反复或延长应用时,需注意血镁水平,尤其是肾功能不全患者。药物过量应通过缓慢注射钙剂解救。

六、伊伐布雷定

【药理作用】

是第一个窦房结 I_f 电流选择性特异性抑制剂,可通过激活环核苷酸门控(HCN)通道阻滞窦房结 I_f 电流。

【药代动力学】

原型药物在肝肠经 CYP3A4 途径氧化并广泛代谢。代谢物经粪便和尿液呈等比例排泄,血浆清除半衰期为 11 小时。

【适应证】

适用于窦性心律且心率≥75 次/min,伴有心脏收缩功能障碍的 NYHA 心功能分级Ⅱ~Ⅳ级慢性心力衰竭患者,与标准治疗包括 β 受体拮抗药联合用药,或者用于禁忌或不能耐受 β 受体拮抗药治疗时。

【禁忌证】

①缓慢性心律失常:治疗前静息心率低于每分钟 70 次、病态窦房结综合征、窦房传导阻滞、三度房室传导阻滞、依赖起搏器起搏者;②心源性休克、重度低血压(<90/50mmHg);③急性心肌梗死、不稳定性心绞痛;④不稳定或急性心力衰竭;⑤重度肝功能不全。

【用法用量】

通常推荐的起始剂剂量为 5mg/次,每日 2 次,根据心率做调整,2.5~7.5mg/次。

【注意事项】

注意常见的不良反应有幻视、心动过缓、头痛等。如果患者的心率持续低于 50 次/min 或者心动过缓症状持续存在,必须停药。

七、参松养心胶囊

【药理作用】

复方中药制剂,益气养阴,活血通络,清心安神。

【适应证】

用于治疗期前收缩、心房颤动、缓慢性心律失常以及由自主神经功能紊乱引起的心脏神经症,属气阴两虚,心络瘀阻证,症见心悸不安、气短乏力、动则加剧、胸部闷痛、失眠多梦、盗汗、神倦懒言、口干或见舌淡、暗者。

【禁忌证】

尚不明确。

【用法用量】

2~4 粒/次,每日 3 次,4 周为 1 个疗程。

【注意事项】

应注意配合原发性疾病的治疗。打开防潮袋后,请注意防潮。不良反应较为少见,可有腹胀症状,一般停药数天后症状即消失。

第七节　抗心律失常药物新分类及研究进展

2018 年10 月23 日,国际顶级心血管学术期刊 *Circulation* 发表了牛津大学、北京大学医学部和剑桥大学的几位学者的最新研究成果。该研究总结了抗心律失常药物的临床和研究领域的新进展,对药物产生的电生理和药理基础进行了系统阐述和归纳总结,提出了抗心律失常药物的现代分类系统(8 类32 种)。

根据临床应用和在研药物数据,新系统对于经典的四类药物尽可能地进行了更新、细化和拓展,而且增加了新型分类。新增 0 类药物,为超极化激活及环化核苷酸调控的阳离子(HCN)通道阻滞药。代表药物为伊伐布雷定,适用于不恰当窦性心动过速、窦性心动过速伴心力衰竭。Ⅰ类电压门控钠离子通道阻滞药物中新增Ⅰd 晚钠电流抑制剂,代表药物有雷诺嗪,用于预防房颤以及房颤患者药物或手术复律的辅助。新增Ⅴ类机械敏感性通道阻滞药(如研究中的瞬时受体电位通道阻滞药),Ⅵ类缝隙连接通道阻滞药(如研究中的 carbenoxolone),以及Ⅶ类上游靶点调节器(如 ACEI 类、ARB 类、Omega-3 脂肪酸类、他汀类等)。

抗心律失常药物新分类既保持了原有架构和简便易行的特征,又充实并扩展了抗心律失常的范围,可能有重大临床实践指导意义。同时,在新分类中总结的几类新的药物靶点为新型药物的研发指出了方向。未来,药物仍将在心律失常诊治中扮演重要角色,新药的不断出现将同经典药物一起造福广大的心律失常患者。

（张　澍）

参 考 文 献

[1] 张澍,杨新春.心律失常合理用药指南.2 版.北京:人民卫生出版社,2019.

[2] 张澍.实用心律失常学.2 版.北京:人民卫生出版社,2020.

[3] 张澍.心律失常介入诊疗培训教程.北京:人民卫生出版社,2018.

第五十章　抗心力衰竭药物

心力衰竭(心衰)是各种心脏疾病的严重表现或晚期阶段,病死率和再住院率居高不下。根据左心室射血分数(left ventricular ejection fraction,LVEF),心衰分为射血分数降低的心衰(heart failure with reduced ejection fraction,HFrEF)、射血分数保留的心衰(heart failure with preserved ejection fraction,HFpEF)和射血分数轻度降低的心衰(heart failure with mildly-reduced ejection fraction,HFmrEF)。根据心衰发生的时间、速度,分为慢性心衰和急性心衰。多数急性心衰患者经住院治疗后症状部分缓解,而转入慢性心衰。慢性心衰患者常因各种诱因急性加重而需住院治疗。

第一节　慢性 HFrEF 的药物治疗

慢性 HFrEF 的治疗目标是改善临床症状和生活质量,预防或逆转心脏重构,减少再住院,降低死亡率。

一、利尿药

利尿药消除水钠潴留,有效缓解心衰患者的呼吸困难及水肿,改善运动耐量。恰当使用利尿药是心衰药物取得成功的关键和基础。若利尿药用量不足,会降低对 ACEI 的反应,增加使用 β 受体拮抗药的风险;另外,不恰当地大剂量使用利尿药则会导致血容量不足,增加发生低血压、肾功能恶化和电解质紊乱的风险。

1. **适应证**　有液体潴留证据的心衰患者均应使用利尿药。

2. **禁忌证**　①从无液体潴留的症状及体征;②痛风是噻嗪类利尿药的禁忌证;③已知对某种利尿药过敏或者存在不良反应;④严重电解质紊乱;⑤无尿。

3. **应用方法**　根据患者淤血症状和体征、血压及肾功能选择起始剂量(表 4-50-1),根据患者对利尿药的反应调整剂量,体重每天减轻 0.5~1.0kg 为宜。一旦症状缓解、病情控制,即以最小有效剂量长期维持,并根据液体潴留的情况随时调整剂量。每天体重的变化是最可靠的监测指标,可教会患者根据病情需要(症状、水肿、体重变化)调整剂量。利尿药开始应用或增加剂量 1~2 周后,应复查血钾和肾功能。

有明显液体潴留的患者,首选袢利尿药,最常用呋塞米。噻嗪类利尿药仅适用于有轻度液体潴留、伴有高血压且肾功能正常的心衰患者。托伐普坦对顽固性水肿或低钠血症者疗效更显著,推荐用于常规利尿药治疗效果不佳、有低钠血症或有肾功能损害倾向患者。

4. **不良反应**

(1) 电解质丢失:利尿药导致的低钾、低镁血症是心衰患者发生严重心律失常的常见原因。低钠血

表 4-50-1　慢性 HFrEF 常用利尿药及其剂量

药物	起始剂量	每天最大剂量	每天常用剂量
祥利尿药			
呋塞米	20~40mg,1 次/d	120~160mg	20~80mg
布美他尼	0.5~1mg,1 次/d	6~8mg	1~4mg
托拉塞米	10mg,1 次/d	100mg	10~40mg
噻嗪类利尿药			
氢氯噻嗪	12.5~25mg,1~2 次/d	100mg	25~50mg
美托拉宗	2.5mg,1 次/d	20mg	2.5~10mg
吲达帕胺	2.5mg,1 次/d	5mg	2.5~5mg
保钾利尿药			
阿米洛利	2.5mg[a]/5mg[b],1 次/d	20mg	5~10mg[a]/10~20mg[b]
氨苯蝶啶	25mg[a]/50mg[b],1 次/d	200mg	100mg[a]/200mg[b]
血管加压素 V$_2$ 受体拮抗			
托伐普坦	7.5~15mg,1 次/d	30mg	15mg

注:HFrEF 为射血分数降低的心力衰竭;a. 与血管紧张素转换酶抑制药(ACEI)或血管紧张素 II 受体拮抗药(ARB)合用时的剂量;b. 不与 ACEI 或 ARB 合用时的剂量。

症(血钠<135mmol/L)时应注意区别缺钠性低钠血症和稀释性低钠血症,后者按利尿药抵抗处理。若低钠血症合并容量不足时,可考虑停用利尿药。低钠血症合并容量过多时应限制入量,考虑托伐普坦及超滤治疗。

（2）低血压:首先应区分容量不足和心衰恶化,纠正低钠及低血容量水平,若无淤血的症状及体征,应先利尿药减量;若仍伴有低血压症状,还应调整其他扩血管药物的剂量。

（3）肾功能恶化:利尿药治疗中可出现肾功能损伤,应分析可能的原因并进行处理:①利尿药不良反应,如果联合使用祥利尿药和噻嗪类利尿药者应停用噻嗪类利尿药;②心衰恶化,肾低灌注和肾静脉淤血都会导致肾功能损害;③容量不足;④某些肾毒性的药物会影响利尿药的药效并且导致肾功能损害和肾灌注下降,增加 ARNI/ACEI/ARB 或醛固酮受体拮抗药引起肾功能恶化的风险。

（4）高尿酸血症:对高尿酸血症患者可考虑生活方式干预和加用降尿酸药。痛风发作时可用秋水仙碱,避免用非甾体抗炎药。

（5）托伐普坦的不良反应:主要是口渴和高钠血症。慢性低钠血症的纠正不宜过快,避免血浆渗透压迅速升高造成脑组织脱水而继发渗透性脱髓鞘综合征。偶有肝损伤,应监测肝功能。

二、肾素-血管紧张素系统抑制药

推荐在 HFrEF 患者中应用 ACEI 或 ARB 或血管紧张素受体脑啡肽酶抑制药(angiotensin receptor neprilysin inhibitor,ARNI)抑制肾素-血管紧张素系统、联合应用 β 受体拮抗药及在特定患者中应用醛固酮受体拮抗药的治疗策略,以降低心衰的发病率和死亡率。

1. ACEI　ACEI 能降低 HFrEF 患者的住院风险和病死率,改善症状和运动能力。随机对照试验证实在 HFrEF 患者中,无论轻、中、重度心衰,无论有无冠心病,都能获益。

（1）适应证:所有 HFrEF 患者均应使用 ACEI,除非有禁忌证或不能耐受。

（2）禁忌证

1）使用 ACEI 曾发生血管神经性水肿(导致喉头水肿)。

2）妊娠妇女。

3）双侧肾动脉狭窄。

以下情况须慎用:①血肌酐>221μmol/L(2.5mg/dl)或 eGFR<30ml/(min·1.73m);②血钾>5.0mmol/L;③症状性低血压(收缩压<90mmHg);④左心室流出道梗阻(如主动脉瓣狭窄、梗阻性肥厚型心肌病)。

(3)应用方法:尽早使用,从小剂量开始,逐渐递增,每隔2周剂量倍增1次,直至达到最大耐受剂量或目标剂量(表4-50-2)。滴定剂量及过程需个体化,开始服药和调整剂量后应监测血压、血钾及肾功能。调整到最佳剂量后长期维持,避免突然停药。

表 4-50-2 慢性 HFrEF 常用的肾素-血管紧张素系统抑制药及其剂量

药物	起始剂量	目标剂量
ACEI		
卡托普利	6.25mg,3 次/d	50mg,3 次/d
依那普利	2.5mg,2 次/d	10mg,2 次/d
福辛普利	5mg,1 次/d	20~30mg,1 次/d
赖诺普利	5mg,1 次/d	20~30mg,1 次/d
培哚普利	2mg,1 次/d	4~8mg,1 次/d
雷米普利	1.25mg,1 次/d	10mg,1 次/d
贝那普利	2.5mg,1 次/d	10~20mg,1 次/d
ARB		
坎地沙坦	4mg,1 次/d	32mg,1 次/d
缬沙坦	40mg,1 次/d	160mg,2 次/d
氯沙坦	25~50mg,1 次/d	150mg,1 次/d
ARNI		
沙库巴曲缬沙坦	25~100mg[a],2 次/d	200mg,2 次/d

注:HFrEF 为射血分数降低的心力衰竭,ACEI 为血管紧张素转换酶抑制药,ARB 为血管紧张素Ⅱ受体拮抗药,ARNI 为血管紧张素受体脑啡肽酶抑制药;a. 能耐受中/高剂量 ACEI/ARB(相当于依那普利≥10mg,2 次/d,或缬沙坦≥80mg,2 次/d)的患者,沙库巴曲缬沙坦钠片规格:50mg(沙库巴曲 24mg/缬沙坦 26mg),100mg(沙库巴曲 49mg/缬沙坦 51mg)。

(4)不良反应

1)肾功能恶化:如果肌酐升高>30%,应减量;若升高>50%,应停用。

2)高钾血症:血钾>5.5mmol/L,应停用 ACEI;血钾>6.0mmol/L 时,应采取降低血钾的措施,如口服钾结合剂。

3)低血压:无症状性低血压通常不需要改变治疗。对于症状性低血压,可调整或停用其他有降压作用的药物;若无液体潴留,利尿药可减量;必要时暂时减少 ACEI 剂量;若血钠<130mmol/L,可增加食盐摄入。

4)干咳。

5)血管神经性水肿:发生血管神经性水肿患者终身禁用 ACEI。

2. ARB ARB 耐受性好,长期使用可改善血流动力学,降低心衰的病死率和因心衰再住院率,特别是对不能耐受 ACEI 的患者。

(1)适应证:推荐用于不能耐受 ACEI 的 HFrEF 患者;对因其他适应证已服用 ARB 的患者,如随后发生 HFrEF,可继续服用 ARB。

(2)禁忌证:除血管神经性水肿外,其余同 ACEI。

(3)应用方法与不良反应监测:从小剂量开始,逐渐增至推荐的目标剂量或可耐受的最大剂量(表4-50-2)。开始应用及调整剂量后1~2周,应监测血压、肾功能和血钾。不良反应包括低血压、肾功能恶化和高钾血症等,极少数患者也会发生血管神经性水肿。

3. ARNI　ARNI 有 ARB 和脑啡肽酶抑制药的作用,后者可升高利钠肽、缓激肽和肾上腺髓质素及其他内源性血管活性肽的水平。ARNI 的代表药物是沙库巴曲缬沙坦钠。PARADIGM-HF 试验显示,与依那普利相比,沙库巴曲缬沙坦钠使主要复合终点(心血管死亡和心衰住院)风险降低 20%,包括心血管死亡风险降低 20%,心力衰竭首次住院风险降低 21%,以及全国死亡风险降低 16%。

(1) 适应证:对于 NYHA 心功能 Ⅱ~Ⅲ级、有症状的 HFrEF 患者,若能够耐受 ACEI/ARB,推荐以 ARNI 替代 ACEI/ARB,以进一步减少心衰的发病率及病死率。此外,ARNI 可作为急性心力衰竭住院患者出院前或慢性心力衰竭患者的首选起始治疗药物,简化早期管理方案。

(2) 禁忌证

1) 有血管神经性水肿病史。

2) 双侧肾动脉严重狭窄。

3) 妊娠妇女、哺乳期妇女。

4) 重度肝损害(Child-Pugh 分级 C 级),胆汁性肝硬化和胆汁淤积。

5) 已知对 ARB 或 ARNI 过敏。

以下情况者须慎用:①血肌酐>221μmol/L(2.5mg/dl)或 eGFR<30ml/(min·1.73m);②血钾>5.4mmol/L;③症状性低血压(收缩压<95mmHg)。

(3) 应用方法:患者由服用 ACEI/ARB 转为 ARNI 前血压需稳定,并停用 ACEI 36 小时,因为脑啡肽酶抑制药和 ACEI 联用会增加血管神经性水肿的风险。从小剂量开始,每 2~4 周剂量加倍,逐渐滴定至目标剂量(表 4-50-3)。中度肝损伤(Child-Pugh 分级 B 级)、≥75 岁患者起始剂量要小。起始治疗和剂量调整后应监测血压、肾功能和血钾。

(4) 不良反应:主要是低血压、肾功能恶化、高钾血症和血管神经性水肿,相关处理同 ACEI。

表 4-50-3　慢性 HFrEF 常用 β 受体拮抗药及其剂量

药物	起始剂量	目标剂量
琥珀酸美托洛尔	11.875~23.75mg,1 次/d	190mg,1 次/d
比索洛尔	1.25mg,1 次/d	10mg,1 次/d
卡维地洛	3.125mg,2 次/d	25mg,2 次/d
酒石酸美托洛尔	6.25mg,2~3 次/d	50mg,2~3 次/d

注:HFrEF 为射血分数降低的心力衰竭。

三、β 受体拮抗药

临床试验已证实 HFrEF 患者长期应用 β 受体拮抗药(琥珀酸美托洛尔、比索洛尔及卡维地洛),能改善症状和生活质量,降低死亡、住院、猝死风险。

1. **适应证**　病情相对稳定的 HFrEF 患者均应使用 β 受体拮抗药,除非有禁忌证或不能耐受。

2. **禁忌证**　心源性休克、病态窦房结综合征、二度及以上房室传导阻滞(无心脏起搏器)、心率<50 次/min、低血压(收缩压<90mmHg)、支气管哮喘急性发作期。

3. **应用方法**　尽早使用,NYHA 心功能Ⅳ级患者应在血流动力学稳定后使用。因 β 受体拮抗药的负性肌力作用可能诱发和加重心衰,治疗心衰的生物学效应需持续用药 2~3 个月才逐渐产生,故起始剂量须小,每隔 2~4 周可剂量加倍,逐渐达到指南推荐的目标剂量(表 4-50-4)或最大可耐受剂量,并长期使用。静息心率降至约 60 次/min 的剂量为 β 受体拮抗药应用的目标剂量或最大耐受剂量。滴定的剂量及过程需个体化,要密切观察心率、血压、体重、呼吸困难、淤血的症状及体征。有液体潴留或最近曾有液体潴留的患者,必须同时使用利尿药。突然停药会导致病情恶化。在慢性心衰急性失代偿期,可继续维持使用;心动过缓(50~60 次/min)和血压偏低(收缩压 85~90mmHg)的患者可减少剂量;严重心动过缓(<50 次/min)、严重低血压(收缩压<85mmHg)和休克患者应停用,但在出院前应再次启动 β 受体拮抗药治疗。

表 4-50-4　慢性 HFrEF 患者药物治疗推荐

药物	推荐	推荐类别	证据水平
利尿药	有液体潴留证据的心力衰竭患者均应使用利尿药	I	C
ACEI	所有 HFrEF 患者均应使用,除非有禁忌证或不能耐受	I	A
β 受体拮抗药	病情相对稳定的 HFrEF 患者均应使用,除非有禁忌证或不能耐受	I	A
醛固酮受体拮抗药	LVEF≤35%、使用 ACEI/ARB/ARNI 和 β 受体拮抗药后仍有症状的慢性 HFrEF 患者	I	A
	急性心肌梗死后 LVEF≤40%,有心力衰竭症状或合并糖尿病的患者	I	B
ARB	不能耐受 ACEI 的 HFrEF 患者推荐用 ARB	I	A
ARNI	对于 NYHA 心功能 II～III 级、有症状的 HFrEF 患者,若能够耐受 ACEI/ARB,推荐以 ARNI 替代 ACEI/ARB,以进一步降低心力衰竭的发病率及病死率;也可作为急性或慢性心力衰竭患者的首选起始药物	I	A
SGLT2i	所有 HFrEF 患者均应使用,除非有禁忌证或不能耐受	I	A
伊伐布雷定	LVEF≤35% 的窦性心律患者,已使用 ACEI/ARB/ARNI、β 受体拮抗药、醛固酮受体拮抗药,β 受体拮抗药已达到目标剂量或最大耐受剂量,心率仍≥70 次/min	II a	B
	窦性心律,心率≥70 次/min,对 β 受体拮抗药禁忌或不能耐受的 HFrEF 患者	II a	C
地高辛	应用利尿药、ACEI/ARB/ARNI、β 受体拮抗药、醛固酮受体拮抗药后,仍持续有症状的 HFrEF 患者	II a	B

4. 不良反应

（1）心衰恶化:液体潴留加重,先增加利尿药剂量,如无效或病情严重,β 受体拮抗药应减量。出现明显乏力时,需排除睡眠呼吸暂停、过度利尿或抑郁等,若考虑与 β 受体拮抗药应用或加量相关,则应减量。

（2）心动过缓和房室传导阻滞:心率<50 次/min,或出现二度及以上房室传导阻滞时,应减量甚至停药。

（3）低血压:一般出现于首剂或加量的 24~48 小时,处理同 ACEI,若伴有低灌注的症状,β 受体拮抗药应减量或停用,并重新评估患者的临床情况。

四、醛固酮受体拮抗药

研究证实在使用 ACEI/ARB、β 受体拮抗药的基础上加用醛固酮受体拮抗药,可使 NYHA 心功能 II～IV级的 HFrEF 患者获益,降低全因死亡、心血管死亡、猝死和心衰住院风险。

1. 适应证　LVEF≤35%、使用 ACEI/ARB/ARNI 和 β 受体拮抗药治疗后仍有症状的 HFrEF 患者;急性心肌梗死后且 LVEF≤40%,有心衰症状或合并糖尿病者。

2. 禁忌证　①肌酐>221μmoL/L 或 eGFR<30ml/(min·1.73m);②血钾>5.0mmol/L;③妊娠妇女。

3. 应用方法　螺内酯,初始剂量 10~20mg,1 次/d,至少观察 2 周后再加量,目标剂量 20~40mg,1 次/d。通常醛固酮受体拮抗药应与袢利尿药合用,避免同时补钾及食用高钾食物,除非有低钾血症。使用醛固酮受体拮抗药治疗后 3d 和 1 周应监测血钾和肾功能,前 3 个月每月监测 1 次,以后每 3 个月 1 次。

4. 不良反应　主要是肾功能恶化和高钾血症,如血钾>5.5mmol/L 或 eGFR<30ml/(min·1.73m)应减量并密切观察,血钾>6.0mmol/L 或 eGFR<20ml/(min·1.73m)应停用。螺内酯可引起男性乳房疼痛

或乳房增生症(10%),为可逆性。

五、钠-葡萄糖耦联转运体 2 抑制剂

钠-葡萄糖耦联转运体 2(sodium-dependent glucose transporters 2,SGLT2)主要分布在肾近曲小管 S1 和 S2 段,生理情况下介导肾近曲小管完成肾小球滤过液中 90% 葡萄糖的重吸收。SGLT2i 作为一类新型降糖药物,可作用于相应受体,降低病理性升高的肾糖阈,抑制葡萄糖的重吸收,达降低血糖的作用。SGLT2i 的代表药物有达格列净、恩格列净、卡格列净,这些药物在以糖尿病患者为主要研究人群的系列循证医学及各真实世界研究中显示具有心血管及肾保护的类作用,在控制血糖的同时能带来心血管获益,降低心血管死亡及心衰住院风险,在各国指南中均已推荐 SGLT2i 作为血糖管理的一部分。在几项针对 SGLT2i 在慢性 HFrEF 患者中的研究显示,无论是否存在 2 型糖尿病,DAPA-HF 和 EMPEROR-Reduced 研究显示 SGLT2i 与安慰剂相比,在基础药物治疗的背景下可使主要复合终点(心血管死亡或心衰住院)进一步降低 25%。

1. **适应证** 所有慢性症状性 HFrEF 患者均可选用 SGLT2i,以降低心血管事件的发生,尤其是合并 2 型糖尿病的患者,除非有禁忌症或不能耐受。

2. **禁忌证** ①已知对药物过敏或有其他不良反应;②妊娠或哺乳期妇女;③eGFR<20ml/(min·1.73m^2);④症状性低血压或收缩压<95mmHg。

3. **应用方法** 常用的药物半衰期较长,每日一次给药即可,详见表 4-50-5。

表 4-50-5 慢性 HFrEF 的 SGLT2i 及其剂量

药物	半衰期	推荐日用量
达格列净	12.9 小时	5mg,1 次/d
恩格列净	5.6~13.1 小时	10mg,1 次/d
卡格列净	10.6~13.1 小时	100mg,1 次/d

注:HFrEF 为射血分数降低的心力衰竭。

4. **不良反应** ①常见泌尿系统和生殖系统感染,注意个人卫生,适量饮水,保持小便通畅,减少感染发生。②与胰岛素或磺脲类联用时低血糖发生风险增加,应注意调整药物剂量;另外 SGLT2i 会稍促进酮体生成,明确诊断为 DKA 的患者,需立即停用 SGLT2i,并按照传统的 DKA 治疗程序进行治疗。③SGLT2i 起始治疗前需检测肾功能,并根据肾功能确认是否可以使用;在用药早期可能会出现肾小球滤过率一过性下降,但远期效益对肾脏具有一定的保护作用,治疗过程中,每年至少监测一次肾功能。

六、伊伐布雷定

伊伐布雷定通过特异性抑制心脏窦房结起搏电流(I_f),减慢心率。SHIFT 研究显示伊伐布雷定使心血管死亡和心衰恶化住院的相对风险降低 18%,患者左心室功能和生活质量均显著改善。SHIFT 中国亚组分析显示联合伊伐布雷定平均治疗 15 个月,心血管死亡或心衰住院复合终点的风险降低 44%。

1. **适应证** NYHA 心功能 II~IV 级、LVEF≤35% 的窦性心律患者,合并以下情况之一可加用伊伐布雷定:①已使用 ACEI/ARB/ARNI、β 受体拮抗药、醛固酮受体拮抗药,β 受体拮抗药已达到目标剂量或最大耐受剂量,心率仍≥70 次/min;②心率≥70 次/min,对 β 受体拮抗药禁忌或不能耐受者。

2. **禁忌证** ①病态窦房结综合征、窦房传导阻滞、二度及以上房室传导阻滞、治疗前静息心率<60 次/min;②血压<90/50mmHg;③急性失代偿性心衰;④重度肝功能不全;⑤心房颤动/心房扑动;⑥依赖心房起搏。

3. **应用方法** 起始剂量 2.5mg,2 次/d,治疗 2 周后,根据静息心率调整剂量,每次剂量增加 2.5mg,使患者的静息心率控制在 60 次/min 左右,最大剂量 7.5mg,2 次/d。老年、伴有室内传导障碍的患者起始剂量要小。对合用 β 受体拮抗药、地高辛、胺碘酮的患者应监测心率和 QT 间期。避免与强效细胞色素

P450 3A4 抑制药(如唑类抗真菌药、大环内酯类抗生素)合用。

4. 不良反应　最常见为光幻症和心动过缓。如发生视觉功能恶化,应考虑停药。心率<50 次/min 或出现相关症状时应减量或停用。

七、洋地黄类药物

洋地黄类药物通过抑制 Na^+,K^+-ATP 酶,产生正性肌力作用,增强副交感神经活性,减慢房室传导。研究显示使用地高辛可改善心衰患者的症状和运动耐量。荟萃分析显示,心衰患者长期使用地高辛对死亡率的影响是中性的,但降低住院风险。

1. 适应证　应用利尿药、ACEI/ARB/ARNI、β 受体拮抗药和醛固酮受体拮抗药,仍持续有症状的 HFrEF 患者。

2. 禁忌证　①病态窦房结综合征、二度及以上房室传导阻滞患者;②心肌梗死急性期(<24h),尤其是有进行性心肌缺血者;③预激综合征伴心房颤动或心房扑动;④梗阻性肥厚型心肌病。

3. 应用方法　地高辛 0.125~0.25mg/d,老年、肾功能受损者、低体重患者可 0.125mg,1 次/d 或隔天 1 次,应监测地高辛血药浓度,建议维持在 0.5~0.9μg/L。

4. 不良反应　①心律失常:最常见为室性期前收缩,快速性房性心律失常伴有传导阻滞是洋地黄中毒的特征性表现;②胃肠道症状;③神经精神症状(视觉异常、定向力障碍)。不良反应常出现于地高辛血药浓度>2.0μg/L 时,也见于地高辛血药浓度较低时,如合并低钾血症、低镁血症、心肌缺血、甲状腺功能减退。

八、中医中药治疗

一项多中心、随机、安慰剂对照试验,由 23 个中心参加,随机选取 512 例患者,研究共 12 周,以 NT-proBNP 水平下降为主要评价指标,结果表明,在标准治疗基础上联合应用中药芪苈强心胶囊,比较对照组可显著降低慢性心衰患者的 NT-proBNP 水平,改善次要评价指标,即 NYHA 心功能分级、心血管复合终点事件(死亡、心搏骤停行心肺复苏、因心衰入院、心衰恶化需要静脉用药、心衰恶化患者放弃治疗)、6min 步行距离以及明尼苏达生活质量。期待开展以病死率为主要终点的研究,以提供令人信服的临床证据。中西医结合治疗需注意潜在的中西药间相互作用导致的不良反应。

九、其他药物

1. 血管扩张药　对于无法使用 ACEI/ARB/ARNI 的有症状 HFrEF 患者,合用硝酸酯与肼屈嗪治疗可能有助于改善症状。

2. 能量代谢　心肌细胞能量代谢障碍在心衰的发生和发展中发挥一定作用,有研究显示使用改善心肌能量代谢的药物,如曲美他嗪、辅酶 Q_{10}、辅酶 I、左卡尼汀、磷酸肌酸等可以改善患者症状和心脏功能,改善生活质量,但对远期预后的影响尚需进一步研究。

3. 鸟苷酸环化酶(sGC)激动剂　sGC 激动剂可以调节内皮功能障碍,通过与 NO 结合直接对 sGC 产生刺激,改善血管舒缩功能和提高肾脏灌注。VICTORIA 研究结果显示维利西呱可使心力衰竭住院率和病死率降低 10%。在已经接受指南指导的药物治疗的高危 HFrEF 或近期恶化的 HFrEF 患者,口服维利西呱可能会降低再住院和心血管死亡。

4. 静脉铁剂　铁缺乏在 HF 患者中并不少见,在 HFrEF 合并铁缺乏(血清铁蛋白<100ng/ml 或同时满足血清铁蛋白 100~300ng/ml 及转铁蛋白饱和度<20%)患者,静脉补充铁剂有助于改善活动耐力和生活质量患者中,无论是否贫血,静脉补铁均可改善心功能分级、生活质量评分,提高活动耐力。

十、慢性 HFrEF 的治疗流程

1. 对所有新诊断的 HFrEF 患者应尽早使用 ARNI/ACEI/ARB、SGLT2i 和 β 受体拮抗药(除非有禁忌证或不能耐受),有淤血症状和/或体征的心衰患者应先使用利尿药以减轻液体潴留。目前暂无对先用哪类药物有具体推荐。当患者处于淤血状态时,ARNI/ACEI/ARB 耐受性更好;若患者无明显水肿而静息心率比较快时,β 受体拮抗药耐受性会更好。SGLT2i 有一定的利尿作用,可辅助减轻液体潴留,在合并 2 型糖尿病的患者中耐受性好。建议可初始使用 2 种低剂量药物联合治疗,尽快给予上述 3 种药物(ARNI/ACEI/ARB、SGLT2i 和 β 受体拮抗药),在合用后可交替和逐步滴定增加剂量,分别达到各自的目标剂量或最大耐受剂量。

2. 患者接受上述治疗后应进行临床评估,根据相应的临床情况选择以下治疗:①若仍有症状,eGFR≥30ml/(min·1.73m^2)、血钾<5.0mmol/L,推荐加用醛固酮受体拮抗药;②若 β 受体拮抗药已达到目标剂量或最大耐受剂量,心率≥70 次/min,LVEF≤35%,可考虑加用伊伐布雷定;③结合患者的其他病理生理改变考虑加用其他可选药物;④若符合心脏再同步化治疗/植入式心脏复律除颤器的适应证,应予推荐。以上治疗方法可联合使用,不分先后。

3. 若患者仍持续有症状。可考虑加用地高辛。

4. 经以上治疗后病情进展至终末期心衰的患者,根据病情选择心脏移植、姑息治疗、左心室辅助装置的治疗。优化药物过程中应根据用药指征合理选择药物及起始剂量,逐渐滴定至各自的目标剂量或最大耐受剂量,以使患者最大获益,治疗中应注意监测患者症状、体征、肾功能和电解质等。

第二节 慢性 HFpEF 和 HFmrEF 的治疗

HFpEF 患者的治疗主要针对症状、心血管基础疾病和合并症、心血管疾病危险因素,采取综合性治疗手段。临床研究未能证实 ACEI/ARB、β 受体拮抗药能改善 HFpEF 患者的预后和降低病死率;而 SGLT2i、ARNI 及 ARB 可能改善患者的症状及预后。

一、利尿药

有液体潴留的 HFpEF 和 HFmrEF 患者应使用利尿药,利尿药使用方法见 HFrEF 的药物治疗中利尿药部分。

二、基础疾病及合并症的治疗

1. **高血压** 是最重要和最常见的 HFpEF 的病因,有效控制血压可降低因心衰住院、心血管事件及死亡率。按照目前高血压指南,将血压控制在 130/80mmHg 以下。降压药物推荐优选 ACEI/ARB、β 受体拮抗药。存在容量负荷过重的患者首选利尿药。

2. **冠心病** 合并冠心病的 HFpEF 患者应按冠心病相关指南进行治疗,经规范的药物治疗后仍有心绞痛症状或存在心肌缺血,应考虑行冠状动脉血运重建术。

3. **房颤** 合并房颤的 HFpEF 患者根据相关指南进行治疗可改善心衰症状。

4. **2 型糖尿病** 是 HFpEF 常见的共患因素,合并 2 型糖尿病的应按照糖尿病相关管理指南进行治疗,初始治疗一般为膳食调整、减重、运动和二甲双胍(若无禁忌证),并可考虑加用 SGLT2i,注意监测血糖,预防低血糖事件。

5. **其他** 辨别和治疗 HFpEF 的潜在危险因素,积极治疗 CAD、CKD 和心肌淀粉样变性等合并症及病因。肥胖是一种与胰岛素抵抗有关的独特而常见的 HFpEF 表型,肥胖者要减轻体重。

三、SGLT2i

PRESERVED-HF 和 EMPEROR-Preserved 研究结果都提示 SGLT2i 可使 HFpEF 患者获益,降低主要复合终点事件(心血管死亡和心力衰竭住院),支持将 SGLT2i 作为 HFpEF 的一种治疗选择。

四、ARNI

PARAGON-HF 研究亚组分析提示沙库巴曲缬沙坦可以降低 LVEF<57% 的心衰患者住院率;在 PAR-

ADIGM-HF 和 PARAGON-HF 的综合分析研究则表明沙库巴曲缬沙坦可降低 LVEF 低于正常范围的心衰患者的心血管死亡和 HF 住院率。

五、醛固酮受体拮抗药

TOPCAT 研究亚组分析提示螺内酯可降低 HFpEF 患者因心衰住院风险。对 LVEF≥45%，BNP 升高或 1 年内因心衰住院的 HFpEF 患者，可考虑使用醛固酮受体拮抗药以降低住院风险。

六、HFmrEF 的治疗

HFmrEF 占心衰患者的 10%~20%，HFmrEF 与 HFpEF 的临床表型不尽相同，目前关于其临床特点、病理生理、治疗与预后的临床证据有限，HFpEF 相比，HFmEF 患者的特征更类似 HFrEF。对一些随机对照试验的回顾性分析以及荟萃分析表明，ARNI/ACEI/ARB、β 受体拮抗药、SGLT2i、醛固酮受体拮抗药可能改善 HFmrEF 患者的预后。

第三节 急性心衰药物治疗

一、利尿药

有液体潴留证据的急性心衰患者均应使用利尿药。首选静脉袢利尿药，如呋塞米、托拉塞米、布美他尼，应及早应用。既往没有接受过利尿药治疗的患者，宜先静脉注射呋塞米 20~40mg（或等剂量其他袢利尿药）。如果平时使用袢利尿药治疗，最初静脉剂量应等于或超过长期每日所用剂量。需监测患者症状、尿量、肾功能和电解质。可选择推注或持续静脉输注的方式，根据患者症状和临床状态调整剂量和疗程。有低灌注表现的患者应在纠正后再使用利尿药。

利尿药反应不佳或抵抗的处理：①增加袢利尿药剂量；②静脉注射联合持续静脉输注：静脉持续和多次应用可避免因为袢利尿药浓度下降引起的钠水重吸收；③2 种及以上利尿药联合使用，如在袢利尿药基础上加噻嗪类利尿药，也可加用血管加压素 V_2 受体拮抗药（详见慢性 HFrEF 的药物治疗中的利尿药部分）；④应用增加肾血流的药物，如小剂量多巴胺或重组人利钠肽，改善利尿效果和肾功能、提高肾灌注，但益处不明确；⑤纠正低血压、低氧血症、代谢性酸中毒、低钠血症、低蛋白血症、感染等，尤其注意纠正低血容量；⑥超滤治疗。

二、血管扩张药

收缩压是评估患者是否适宜应用此类药物的重要指标。收缩压>90mmHg 的患者可使用，尤其适用于伴有高血压的急性心衰患者；收缩压<90mmHg 或症状性低血压患者，禁忌使用。有明显二尖瓣或主动脉瓣狭窄的患者应慎用。HFpEF 患者因对容量更加敏感，使用血管扩张药应谨慎。应用过程中需密切监测血压，根据血压情况调整合适的维持剂量（表 4-50-6）。

表 4-50-6 急性心力衰竭常用血管扩张药及其剂量

药物	剂量	剂量调整与疗程
硝酸甘油	初始剂量 5~10μg/min，最大剂量 200μg/min	每 5~10 分钟增加 5~10μg/min
硝酸异山梨酯	初始剂量 1mg/h，最大剂量 5~10mg/h	逐渐增加剂量
硝普钠	初始剂量 0.2~0.3μg/(kg·min)，最大剂量 5μg/(kg·min)	每 5~10 分钟增加 5μg/min，疗程≤72 小时
重组人利钠肽	负荷量 1.5~2μg/kg 静脉缓推或不用负荷量，继 0.007 5~0.01μg/(kg·min)维持	根据血压调整剂量
乌拉地尔	100~400μg/min，严重高血压者可缓慢静脉注射 12.5~25mg	根据血压调整剂量

硝酸酯类药物:适用于急性心衰合并高血压、冠心病心肌缺血、二尖瓣反流的患者。紧急时亦可选择舌下含服硝酸甘油。硝酸酯类药物持续应用可能发生耐药。

硝普钠:适用于严重心衰、后负荷增加以及伴肺淤血或肺水肿的患者,特别是高血压危象、急性主动脉瓣反流、急性二尖瓣反流和急性室间隔穿孔合并急性心衰等需快速减轻后负荷的疾病。硝普钠(使用不应超过72小时)停药应逐渐减量,并加用口服血管扩张药,以避免反跳现象。

重组人利钠肽:重组人利钠肽通过扩张静脉和动脉(包括冠状动脉),降低前、后负荷;同时具有一定的促进钠排泄、利尿及抑制肾素-血管紧张素-醛固酮系统和交感神经系统的作用。该药对于急性心衰患者安全,可明显改善患者血流动力学和呼吸困难的相关症状。

乌拉地尔:为 α 受体拮抗药,可有效降低血管阻力,增加心输出量,可用于高血压合并急性心衰、主动脉夹层合并急性心衰的患者。

三、正性肌力药物

适用于低血压(收缩压<90mmHg)和/或组织器官低灌注的患者。短期静脉应用正性肌力药物可增加心输出量,升高血压,缓解组织低灌注,维持重要脏器的功能,常用药物种类和用法见表4-50-7。

表 4-50-7　急性心力衰竭常用正性肌力药物、血管收缩药及其剂量

药物	剂量	剂量调整与疗程
β 肾上腺素能激动药		
多巴胺	<3μg/(kg·min):激动多巴胺受体,扩张肾动脉 3~5μg/(kg·min):激动心脏 $β_1$ 受体,正性肌力作用 >5μg/(kg·min):激动心脏 $β_1$ 受体、外周血管 α 受体	小剂量起始,根据病情逐渐调节,最大剂量为20μg/(kg·min),>10μg/(kg·min)外周血管收缩明显,增加脏器出血风险
多巴酚丁胺	2.5~10μg/(kg·min)维持	一般持续用药时间不超过3~7天
磷酸二酯酶抑制药		
米力农	负荷量 25~75μg/kg 静脉注射(>10 分钟),继以0.375~0.75μg/(kg·min)静脉输注维持	
奥普力农	负荷量 10μg/kg 静脉缓推或不用负荷量,继以 0.1~0.3μg/(kg·min)静脉输注维持	一日总给药剂量不能超过 0.6mg/kg
钙离子增敏剂		
左西孟旦	负荷量 6~12μg/kg 静脉注射(>10 分钟),继以 0.05~0.2μg/(kg·min)静脉输注维持 24 小时	低血压时不推荐予以负荷剂量
血管收缩药		
去甲肾上腺素	0.2~1.0μg/(kg·min)静脉输注维持	
肾上腺素	复苏时首先 1mg 静脉注射,效果不佳时则每 3~5 分钟重复静脉 注射用药,每次 1~2mg,总剂量通常不超过 10mg	

多巴酚丁胺和多巴胺通过兴奋心脏 $β_1$ 受体产生正性肌力作用,正在应用 β 受体拮抗药的患者不推荐应用多巴酚丁胺和多巴胺。磷酸二酯酶抑制药通过抑制环磷酸腺苷(cyclic adenosine monophosphate,cAMP)降解,升高细胞内 cAMP 浓度,增强心肌收缩力,同时有直接扩张血管的作用,主要药物为米力农及奥普力农。左西孟旦是钙增敏剂,与心肌肌钙蛋白 C 结合产生正性肌力作用,不影响心室舒张,还具有扩张血管的作用。

急性心衰患者应用正性肌力药物注意事项:①血压降低伴低心输出量或低灌注时应尽早使用,而当器官灌注恢复和/或淤血减轻时则应尽快停用;②药物的剂量和静脉滴注速度应根据患者的临床反应做

调整,强调个体化治疗;③常见不良反应有低血压、心动过速、心律失常等,用药期间应持续心电、血压监测;④血压正常、无器官和组织灌注不足的急性心衰患者不宜使用;⑤因低血容量或其他可纠正因素导致的低血压患者,需先去除这些因素再权衡使用。

四、血管收缩药

对外周动脉有显著缩血管作用的药物,如去甲肾上腺素、肾上腺素等,适用于应用正性肌力药物后仍出现心源性休克或合并明显低血压状态的患者,升高血压,维持重要脏器的灌注。心源性休克时首选去甲肾上腺素维持收缩压。血管收缩药可能导致心律失常、心肌缺血和其他器官损害,用药过程中应密切监测血压、心律、心率、血流动力学和临床状态变化,当器官灌注恢复和/或循环淤血减轻时应尽快停用。

五、洋地黄类药物

可轻度增加心输出量、降低左心室充盈压和改善症状。主要适应证是房颤伴快速心室率(>110 次/min)的急性心衰患者。使用剂量为西地兰 0.2~0.4mg 缓慢静脉注射,2~4 小时后可再用 0.2mg。急性心肌梗死后 24 小时内应尽量避免使用。

六、抗凝治疗

如低分子肝素,建议用于深静脉血栓和肺栓塞发生风险较高且无抗凝治疗禁忌证的患者。

七、改善预后的药物

慢性 HFrEF 患者出现失代偿和心衰恶化,如无血流动力学不稳定或禁忌证,可继续原有的优化药物治疗方案,包括 β 受体拮抗药、ACEI/ARB/ARNI、醛固酮受体拮抗药,可根据病情适当调整用量。但血流动力学不稳定(收缩压<85mmHg,心率<50 次/min),钾>5.5mmol/L 或严重肾功能不全时应停用。β 受体拮抗药在急性心衰患者中可继续使用,但并发心源性休克时应停用。对于新发心衰患者,在血流动力学稳定后,应给予改善心衰预后的药物。

(李新立)

参 考 文 献

[1] 中华医学会心血管病学分会心力衰竭学组,中国医师协会心力衰竭专业委员会,中华心血管病杂志编辑委员会. 中国心力衰竭诊断和治疗指南 2018. 中华心血管病杂志,2018,46(10):760-789.

[2] Arnett DK,Blumenthal RS,Albert MA,et al. 2019 ACC/AHA Guideline on the Primary Prevention of Cardiovascular Disease: Executive Summary:A Report of the American College of Cardiology/American Heart Association Task Force on Clinical Practice Guidelines. J Am Coll Cardiol,2019,74(10):1376-1414.

[3] Seferovic PM,Ponikowski P,Anker SD,et al. Clinical practice update on heart failure 2019:pharmacotherapy,procedures,devices and patient management. An expert consensus meeting report of the Heart Failure Association of the European Society of Cardiology. Eur J Heart Fail,2019,21(10):1169-1186.

[4] Cosentino F,Grant PJ,Aboyans V,et al. 2019 ESC Guidelines on diabetes,pre-diabetes,and cardiovascular diseases developed in collaboration with the EASD. Eur Heart J,2019,41(2):255-323.

[5] American Diabetes Association. Cardiovascular disease and risk management:standards of medical care in diabetes-2020. Diabetes Care,2020,43(Suppl 1):S111-S134.

第五十一章　抗肺动脉高压药物

PAH 的靶向药物包括内皮素受体拮抗药、5 型磷酸二酯酶抑制剂/鸟苷酸环化酶激动剂/一氧化氮、前列环素类似物/IP 受体激动药共三大类,分别介绍如下。

第一节　内皮素受体拮抗药

一、波生坦

【药物成分】

4-叔丁基-N-[6-(2-羟基-乙氧基)-5-(2-甲基-苯氧基)-2,2-二嘧啶-4-基]-苯磺酰胺-水化合物。

【药理作用】

一种双重内皮素受体拮抗药。具有对 ETA 和 ETB 受体的亲和作用。波生坦可降低肺血管和全身血管阻力,从而在不增加心率的情况下增加心输出量。在动物肺动脉高压模型中,长期口服波生坦能减少肺血管阻力、逆转肺血管重构和右心室肥大。

【药代动力学】

波生坦的绝对生物利用度约为 50%,且不受食物影响。口服给药后 3~5 小时达到最高血浆浓度。波生坦在成人肺动脉高压患者中的暴露量约为健康成人受试者的 2 倍。其分布容积约为 18L,清除率约为 8L/h 波生坦与血浆蛋白(>98%)主要是白蛋白高度结合。波生坦在肝脏通过细胞色素 P450 同工酶 CYP3A4 和 CYP2C9 代谢。人血浆中可分离出三种波生坦代谢物。其中只有一种代谢物 R048-5033 具有药理活性。波生坦主要通过胆汁清除。终末消除半衰期($t_{1/2}$)为 5.4 小时。

【适应证】

肺动脉高压(PAH)患者;波生坦分散片(规格:32mg)在我国也获批治疗儿童肺动脉高压(PAH)的适应证。

【禁忌证】

妊娠、中重度肝功能异常、环孢素 A 使用者、格列本脲使用者。

【用法用量】

口服。本品初始剂量为 62.5mg,每日 2 次,持续 4 周复查肝功能,如转氨酶没有明显升高则增加至维持剂量 125mg,每日 2 次。可在进食前或后,早、晚服用本品。儿童<12 岁:体重 4~8kg,初始及维持剂量均为 16mg,每日 2 次;体重 8~16kg,初始及维持剂量均为 32mg,每日 2 次;体重 16~24kg,初始及维持剂量均为 48mg,每日 2 次;体重 24~40kg,初始及维持剂量均为 64mg,每日 2 次。儿童>12 岁:体重<40kg,初始及维持剂量均为 62.5mg,每日 2 次;体重>40kg,初始剂量为 62.5mg,每日 2 次,维持剂量 125mg,每日 2 次。

【注意事项】

如果患者收缩压低于 85mmHg,须慎用本品,有外周水肿的风险,治疗期间应监测肝功能和血常规,尤其是治疗开始时的前 3~6 个月。因为药动学相互作用,波生坦有可能降低华法林、西地那非和他达拉非的血药浓度。服药期间注意避孕。

二、安立生坦

【药物成分】

(+)-(2S)-2-[(4,6-二甲基嘧啶-2-基)氧基]-3-甲氧基-3,3-二苯基丙酸。

【药理作用】

是一种高选择性 ETA 受体拮抗药。与 ETA 的亲和力是 ETB 的 4 000 倍,多项随机对照试验证实安立生坦单药治疗可显著改善 PAH 患者的症状、运动耐量、血流动力学指标并延缓到达临床恶化时间。

【药代动力学】

安立生坦的药代动力学与剂量呈线性相关。目前对安立生坦的绝对生物利用度尚不清楚。安立生坦吸收迅速,药物峰浓度出现在口服后 2 小时左右,进食不影响药物的生物利用度。安立生坦由 CYP3A、CYP2C19、5′-二磷酸葡萄糖基转移酶、1A9S、2B7S 以及 1A3S 进行代谢。安立生坦有效半衰期约为 9 小时。安立生坦的清除主要通过非肾脏途径,但代谢和胆道清除的相对贡献目前还不是十分明确。

【适应证】

肺动脉高压(PAH)患者。

【禁忌证】

妊娠、特发性肺纤维化、中重度肝功能异常。

【用法用量】

口服。成人 5~10mg,每日 1 次;儿童 1.25~2.5mg,每日 1 次。可在空腹或进餐后服用。

【注意事项】

可能出现头痛、水肿/体液潴留、贫血。用药期间需严格避孕。

三、马昔腾坦

【药物成分】

N-[5-(4-溴苯基)-6-[2-[(5-溴代嘧啶-2-基)氧基]乙氧基]-嘧啶-4-基]-N'-丙基磺酰二胺。

【药理作用】

是一种新型组织靶向性并具有高度亲脂性的双重内皮素受体拮抗药。

【药代动力学】

马昔腾坦及其代谢产物的药代动力学与剂量呈线性相关。口服给药后约 8 小时达到峰浓度。目前对马昔腾坦的绝对生物利用度尚不清楚。马昔腾坦及其活性代谢产物可以与血浆蛋白高度结合(>99%),主要与白蛋白结合。马昔腾坦及其活性代谢产物的表观消除半衰期分别为 16 小时和 48 小时。马昔腾坦通过磺酰胺的氧化脱丙基作用产生具药理活性的代谢物。此反应依赖细胞色素 P450 系统,主要是 CYP3A4。主要排泄途径是通过尿液,约占剂量的 50%。

【适应证】

肺动脉高压(PAH)患者。

【禁忌证】

妊娠。

【用法用量】

口服。推荐剂量是 10mg,每日 1 次,可随餐或空腹服用。育龄期女性只有妊娠试验结果为阴性时才可使用本品治疗。治疗期间应每月进行一次妊娠试验。

【注意事项】

可能出现水肿/体液潴留、贫血、精子计数下降。用药期间需严格避孕。

第二节　5型磷酸二酯酶抑制剂、鸟苷酸环化酶激动剂及一氧化氮

一、西地那非

【药物成分】

1-{4-乙氧基-3-(6,7-二氢-1-甲基-7-氧代-3-丙基-1氢-吡唑并[4,3-b]嘧啶-5-基)苯磺酰}-4-甲基哌嗪枸橼酸盐。

【药理作用】

神经和内皮细胞释放一氧化氮(NO),NO激活鸟苷酸环化酶(guanylate cyclase,GC)生成环鸟苷酸(cGMP),导致动脉、小动脉平滑肌细胞舒张。西地那非能特异性地抑制 PDE_5 的活性,使cGMP水平增高。

【药代动力学】

西地那非口服后吸收迅速,10~40分钟起效,绝对生物利用度约为40%。西地那非及其主要循环代谢产物(N-去甲基化物)均约有96%与血浆蛋白结合,蛋白结合率与药物总浓度无关。组织分布良好,分布容积(V_d)为105L。西地那非主要通过肝脏的微粒体酶细胞色素P450 3A4(CYP3A4,主要途径)和细胞色素P450 2C9(CYP2C9,次要途径)清除。西地那非及其代谢产物的消除半衰期约为4小时,给药量的80%主要以代谢产物的形式经粪便排泄,13%经肾排泄。

【适应证】

西地那非是首个批准用于PAH治疗的5型磷酸二酯酶抑制剂,多项随机对照试验证实了其治疗PAH的有效性和安全性。我国也已批准西地那非治疗PAH适应证。

【禁忌证】

硝酸酯类药物、鸟苷酸环化酶激动剂(如利奥西呱)服用者。

【用法用量】

口服。成人20~80mg,每日3次;儿童:年龄<1岁,0.5~1mg/(kg·d),分3次口服;体重<20kg,10mg,每日3次;体重>20kg,20mg,每日3次。

【注意事项】

最常见的不良反应为潮热、视觉障碍;与α受体拮抗药或抗高血压药物合并用药时注意低血压的情况;如果突然发生听力减退或丧失,应立即停止服用并尽快就医。

二、他达拉非

【药物成分】

6-(1,3-苯并间二氧戊环-5-基)-2,3,6,7,12,12a-六氢化-2-甲基,(6R,12aR)-吡嗪并[1'2':1,6]吡啶并[3,4-b]吲哚-1,4-二酮。

【药理作用】

一氧化氮(NO)能激活鸟苷酸环化酶(guanylate cyclase,GC)生成环鸟苷酸(cGMP),可使动脉、小动脉平滑肌细胞舒张。他达拉非是特异性磷酸二酯酶5(PDE_5)的选择性、可逆性抑制剂,可延缓cGMP的降解,使得肺动脉血管平滑肌细胞舒张。他达拉非对 PDE_5 的抑制作用比其他亚型 PDE_1、PDE_2、PDE_4 等作用强10 000倍以上。

【药代动力学】

口服后快速吸收,服药后中位时间2小时达最大血浆浓度(C_{max})。口服本品后的绝对生物利用度尚未明确,他达拉非的吸收率和程度不受食物的影响,服药时间对吸收率和程度没有明显影响。血浆内

94%的他达拉非与蛋白结合,不受肾功能损害的影响。健康受试者口服他达拉非平均清除率为 2.5L/h,平均半衰期为 17.5 小时。他达拉非主要以无活性的代谢产物形式从粪便排出(约 61% 剂量),少部分从尿中排出(约 36% 剂量)。

【适应证】

他达拉非是目前上市的 5 型磷酸二酯酶抑制剂中唯一的长效制剂。多项随机对照临床试验证实其可显著改善 PAH 患者的运动耐量、症状、血流动力学参数和到达临床恶化时间。目前中国市场尚无 PAH 适应证。

【禁忌证】

同西地那非。

【用法用量】

口服。成人推荐 10~20mg,每日 1 次起始,可逐渐加量到 40mg,每日 1 次;儿童 2.5~10mg,每日 1 次;老年人无须调整剂量。对于轻至中度肾功能不全的患者无须调整剂量。对于重度肾功能不全的患者,最大推荐剂量为 10mg,每天 1 次。尚无肝功能不全的患者服用高于 10mg 剂量的数据。

【注意事项】

同西地那非。

三、伐地那非

【药物成分】

2-[2-乙氧基-5-(4-乙基-哌嗪-1-磺胺基)-苯基]-5-甲基-7-丙基-3H-咪唑[5,1-f]-[1,2,4]三联氮-4-酮单盐酸盐。

【药理作用】

一种高选择性 5 型磷酸二酯酶抑制剂,药理作用与西地那非类似。

【药代动力学】

口服给药后吸收迅速,口服片剂的绝对生物利用度为 15%,达峰时间平均为 1 小时(0.5~2 小时)。本药蛋白结合率约为 95%,主要通过肝脏细胞色素 P450(CYP)3A4 代谢,少量药物通过 CYP 3A5 和 CYP 2C9 同工酶代谢。药物以代谢产物形式随粪便和尿液的排出率分别为 91%~95% 和 2%~6%。总体清除率为每小时 56L,母体化合物的半衰期为 4~5 小时。

【适应证】

暂未批准治疗 PAH 的适应证。

【禁忌证】

同西地那非。

【用法用量】

口服:成人 5~10mg,每日 2 次;儿童 1.25~2.5mg,每日 2 次。

【注意事项】

同西地那非。

四、利奥西呱

【药物成分】

4,6-二氨基-2-[1-(2-氟苄基)-^{1}H-吡唑[3,4-b]吡啶-3-基]-5-嘧啶(甲基)氨基甲酸甲酯。

【药理作用】

利奥西呱是一种可溶性鸟苷酸环化酶(sGC)激动剂。肺动脉高压伴随内皮功能障碍,一氧化氮的合成受损和对 NO-sGC-cGMP 通路的刺激不足。利奥西呱有双重作用模式:一是稳定 NO-sGC 结合,还可独立于

NO 直接刺激 sGC 增加 cGMP 的合成;二是利奥西呱刺激 NO-sGC-cGMP 通路,引起 cGMP 生成增加,血管扩张。

【药代动力学】

利奥西呱的绝对生物利用度较高(94%)。利奥西呱吸收迅速,给药后 1~1.5 小时达到峰浓度(C_{max})。人类血浆中的血浆蛋白结合率较高,达到 95% 左右,其中血清白蛋白和 $α_1$-酸性糖蛋白是主要的结合成分。利奥西呱的分布容积中等,其在稳态下分布容积约为 30L。利奥西呱的主要生物转化途径是 N-脱甲基反应,由 CYP1A1、CYP3A4、CYP3A5 和 CYP2J2 催化,形成其主要循环活性代谢产物 M-1,它进一步代谢形成无药理学活性的 N-葡糖苷酸。利奥西呱及其代谢产物通过肾脏(33%~45%)和胆汁/粪便途径(48%~59%)排泄。利奥西呱的总清除率约为 3~6L/h,消除半衰期约为 7~12 小时。

【适应证】

是目前唯一有肺动脉高压(PAH)和慢性血栓栓塞性肺高血压(CTEPH)两个适应证的靶向药物。

【禁忌证】

妊娠;与任何形式的硝酸盐或一氧化氮供体联合使用;与磷酸二酯酶(PDE)抑制剂联合使用。

【用法用量】

口服。推荐起始剂量为 1mg,每天 3 次。对不能耐受利奥西呱降压作用的患者,考虑开始剂量 0.5mg,每天 3 次。如收缩压仍>95mmHg 和无低血压症状和体征,上调剂量 0.5mg,每天 3 次。剂量增加间隔不应短于 2 周。剂量可增加至最高耐受剂量,直至最大 2.5mg,每天 3 次。如果患者有低血压的症状,减低剂量 0.5mg,每天 3 次。

【注意事项】

可能出现消化道症状、低血压、咯血。肺静脉闭塞病(PVOD)、反复咯血患者慎用。

五、吸入一氧化氮

【药物成分】

一氧化氮(NO)。

【药理作用】

吸入的 NO 经过肺泡迅速弥散入血,直接作用于肺血管平滑肌细胞,激活细胞内鸟苷酸环化酶,增加细胞内 cGMP 浓度从而松弛肺血管平滑肌。吸入 NO 进入血液后与血红蛋白结合而失活,因此仅舒张肺血管而对体循环无明显影响,是一种选择性肺血管扩张剂。

【药代动力学】

NO 半衰期约 5 秒,迅速转化为稳定的终产物亚硝酸盐、硝酸盐而排出体外。

【适应证】

肺动脉高压(PAH)患者。美国 FDA 已批准吸入 NO 治疗新生儿持续性肺高血压(PPHN)。

【禁忌证】

不明确。

【用法用量】

吸入浓度 10~20ppm,疗程根据患者情况调整。

【注意事项】

①应使用专售的 NO 气罐,气源中 NO 浓度不超过 1 000ppm;②供混合、传送 NO 的呼吸装置应严密设计、调试,NO 的浓度应随 NO 和氧气使用浓度的调整而改变,NO_2 控制在最低范围;③持续监护 NO 和氧气的吸入浓度,尽可能使用最低有效的 NO 浓度,并持续或间断监测 NO_2 浓度,碱石灰能有效消除呼吸环路中 NO_2;④经常检测患者高铁血红蛋白水平,尤其对先心病合并肺动脉高压有低氧血症或心力衰竭患者更重要;⑤少数患者突然停止吸入 NO 可能导致血氧饱和度快速下降甚至肺动脉压反跳性升高,应缓慢减少吸入 NO 浓度直到停止。

第三节　前列环素类似物及 IP 受体激动药

一、依前列醇

【药物成分】

(5Z,9A,11A,13E,15S)-6,9-环氧-11,15-二羟基前列-5,13-二烯-1-酸。

【药理作用】

依前列醇(PGI$_2$)是花生四烯酸的代谢产物,主要有两方面药理作用:①直接扩张肺血管和体循环血管;②抑制血小板聚集活性。

【药代动力学】

首个人工合成的前列环素类似物,半衰期短(3~5分钟),本品性质不稳定,在体内迅速分解为6-酮-PGF1α。

【适应证】

肺动脉高压(PAH)患者,另外依前列醇是目前危险分层高危 PAH 患者的首选治疗药物,该药即将在我国上市。

【禁忌证】

对依前列醇或任何赋形剂过敏、有出血倾向者、肺水肿、充血性心衰禁用。儿童、孕妇、哺乳妇女慎用。

【用法用量】

持续静脉泵入,起始剂量为2~4ng/(kg·min),根据患者耐受程度逐渐加量,推荐剂量达20~40ng/(kg·min),最大可至100ng/(kg·min)以上。

【注意事项】

注意不能突然停药,因为可导致部分患者肺动脉高压反弹,使症状恶化甚至死亡。常见的不良反应有下颌痛、头痛、腹泻、脸红、腿痛、呕吐、高血糖、血压下降、心率减慢,甚至昏厥,一般较轻且与剂量有关。严重的并发症常与导管有关,如脓血症、泵衰竭、中心静脉导管脱位,常使治疗中断,严重的可危及生命。

二、伊洛前列素

【药物成分】

5-[(E)-(1S,5S,6R,7R)-7-羟基-6-[(E)-(3S,4RS)-3-羟基-4-甲基-1-辛烯-6-炔基]-双环(3.3.0)辛-3-亚基]-戊酸。

【药理作用】

吸入用伊洛前列素溶液的活性成分伊洛前列素是一种人工合成的前列环素类似物,起效迅速,肺血管选择性好,对体循环影响较小,可直接扩张肺动脉血管床,持续降低肺动脉压力与肺血管阻力,增加心输出量,使混合静脉血氧饱和度明显改善。

【药代动力学】

肺动脉高压患者吸入伊洛前列素(伊洛前列素在口含器内剂量为5μg),吸入末期观察到血清最高药物浓度为100~200μg/ml。伊洛前列素吸入剂型未进行吸入药物分布方面的研究。吸入伊洛前列素的血浆浓度半衰期为5~25分钟,主要通过羧基氧化酶进行代谢,原形药物不能排泄。其主要代谢产物为四去甲-伊洛前列素。吸入剂型未进行药物排泄方面的研究。

【适应证】

目前国内批准的是伊洛前列素吸入剂型。肺动脉高压(PAH)患者;吸入伊洛前列素起效快速(2~5分钟),不仅可作为急性肺血管扩张试验用药,也可用于肺动脉高压危象的抢救。

【禁忌证】

对伊洛前列素或任何赋形剂过敏;合并出血情况的疾病;静脉闭塞性疾病;近3个月发生过脑血管事件。

【用法用量】

雾化吸入或静脉泵入给药。雾化吸入：成人 10~20μg，每 6 小时 1 次；儿童暂无推荐。静脉泵入：0.5~4.0ng/(kg·min)。对哺乳的影响尚不明确。

【注意事项】

常见的不良反应包括面部潮热、下颌疼痛、低血压和咳嗽(气道高反应状态)。

三、曲前列尼尔

【药物成分】

[[(1R,2R,3aS,9aS)-2,3,3a,4,9,9a-六氢-2-羟基-1-[(3S)-3-羟基辛烷基]-^{1}H-苯并(f)茚-5-基]氧基]乙酸。

【药理作用】

是一种在室温下相对稳定、半衰期较长的人工合成前列环素。该药能产生类似前列环素(PGI$_2$)的作用，包括肺血管和循环血管扩张，抑制血小板聚集和抑制平滑肌细胞增生。

【药代动力学】

在皮下注射后，曲前列尼尔被迅速和完全吸收，绝对生物利用度接近 100%，约 10 小时达到稳态浓度。中央室中药物的分布体积约为 14L/70kg。体外研究显示，在 330~10 000μg/L 的浓度范围内，曲前列尼尔与人血浆蛋白的结合率约为 91%。曲前列尼尔主要在肝脏由 CYP2C8 代谢。其原型和代谢产物主要通过尿液和粪便排泄。半衰期约为 4 小时。

【适应证】

肺动脉高压(PAH)患者。目前，皮下曲前列尼尔是我国危险分层高危 PAH 患者的首选治疗药物。

【禁忌证】

对曲前列尼尔过敏者禁用。

【用法用量】

可通过皮下或静脉持续注射，也可通过吸入或口服给药。目前国内只批准了皮下和静脉剂型。皮下及静脉注射起始剂量一般为 1.25ng/(kg·min)，连续皮下输注(未稀释)是首选给药方式；根据患者耐受程度逐渐加量，目标剂量一般为 20~80ng/(kg·min)。

【注意事项】

皮下注射曲前列尼尔最常见的不良反应为注射部位疼痛和消化系统症状，其次为面部潮热和头痛等。其中注射部位疼痛和消化道症状是我国患者停药的最主要原因。对出现明显不良反应的患者可考虑减缓加量速度，并适当对症治疗。

四、贝前列素

【药物成分】

(1RS,2RS,3aSR,8bSR)-2,3,3a,8b-四氢-2-羟基-1-[(1E,3SR,4RS)-3-羟基-4-甲基-1-辛烯-6-炔基]-1 氢-环戊[b]苯并呋喃-5-丁酸钠。

【药理作用】

与前列环素一样，本药通过作用于血小板和血管平滑肌的前列环素受体，激活腺苷酸环化酶，使细胞内 cAMP 浓度升高，抑制 Ca^{2+}内流及血栓素 A$_2$ 生成等，从而发挥扩张血管和抗血小板的作用。

【药代动力学】

研究显示，12 名健康成人 1 次口服贝前列素钠 50μg 后，24 小时内尿中原形药物的排泄量是 2.8μg，β 氧化物的排泄量是 5.4μg。原形药物和 β 氧化物也可以葡萄糖醛酸结合物的形式排泄，总排泄量中游离形式的原形药物和 β-氧化物的比率分别是 14% 和 70%。

【适应证】

目前仅在日本和韩国获得治疗肺动脉高压(PAH)的适应证。在欧美进行的随机对照试验显示贝前列素治疗 3~6 个月可以改善 IPAH 患者的 6 分钟步行距离,但其长期疗效未获确认。

【禁忌证】

出血、妊娠或准备妊娠的妇女。

【用法用量】

饭后口服。通常成人一次 40μg,每天 3 次,随访期间根据病情逐渐增加剂量。

【注意事项】

下列患者请慎重服药:①正在使用抗凝血药、抗血小板药、血栓溶解剂的患者;②月经期妇女和有出血倾向者。

五、司来帕格

【药物成分】

2-{4-[(5,6-二苯基吡嗪-2-基)(2-丙基)氨基]丁氧基}-N-(甲磺酰基)乙酰胺。

【药理作用】

是一种口服选择性前列环素 IP 受体激动药。它通过激动前列环素 IP 受体,使前列环素与更多受体结合,进而产生更多环磷酸腺苷(cAMP),环磷酸腺苷具有舒张血管和抗增殖的作用,可使损伤的肺动脉内皮舒张,并抑制肺平滑肌细胞的增殖、肺血管壁增厚。

【药代动力学】

司来帕格及其活性代谢产物的药代动力学与剂量呈线性相关。绝对生物利用度约为 49%。司来帕格及活性代谢产物的最高血浆浓度分别为给药后的 1~3 小时和 3~4 小时。司来帕格主要在肝脏和肠道经羧酸酯酶水解为活性代谢产物(游离羧酸)。活性代谢产物的半衰期为 6.2~13.5 小时。司来帕格的机体总清除率为 17.9L/h。健康受试者给药 5 天后药物完全排泄,主要经粪便排泄(93%)。

【适应证】

肺动脉高压(PAH)患者。

【禁忌证】

对任何成分过敏者;近期严重的心脏疾病及脑血管事件发生;合用 CYP2C8 强效抑制剂(例如吉非罗齐)。

【用法用量】

口服,成人 200μg,每日 2 次,每周上调 200μg 至耐受剂量,最大剂量 1 600μg,每日 2 次;儿童暂无推荐。

【注意事项】

可能出现头痛、消化道症状、下颌疼痛、肌痛、关节痛、面部潮红。育龄期妇女应采取有效避孕措施,哺乳妇女用药期间应停止哺乳。

(王　岚　荆志成)

参 考 文 献

[1] Barst RJ,Rubin LJ,Long WA,et al. A comparison of continuous intravenous epoprostenol (prostacyclin) with conventional therapy for primary pulmonary hypertension. N Engl J Med,1996,334(5):296-301.

[2] Galiè N,Brundage BH,Ghofrani HA,et al. Tadalafil therapy for pulmonary arterial hypertension. Circulation,2009,119(22):2894-2903.

[3] Galiè N,Ghofrani HA,Torbicki A,et al. Sildenafil citrate therapy for pulmonary arterial hypertension. N Engl J Med,2005,353(20):2148-2157.

[4] Galiè N,Olschewski H,Oudiz RJ,et al. Ambrisentan for the treatment of pulmonary arterial hypertension:results of the ambrisentan in pulmonary arterial hypertension,randomized,double-blind,placebo-controlled,multicenter,efficacy (ARIES) study 1 and 2. Circulation,2008,117(23):3010-3019.

[5] Ghofrani H-A,Galiè N,Jing Z-C,et al. Riociguat for the treatment of pulmonary arterial hypertension. N Engl J Med,2013,369

（4）:330-340.

［6］Humbert M,Kovacs G,Hoeper MM,et al. 2022 ESC/ERS Guidelines for the diagnosis and treatment of pulmonary hypertension. Eur Heart J,2022,43(38):3618-3731.

［7］Olschewski H,Simonneau G,Galiè N,et al. Inhaled iloprost for severe pulmonary hypertension. N Engl J Med,2002,347(5):322-329.

［8］Pulido T,Adzerikho I,Channick RN,et al. Macitentan and morbidity and mortality in pulmonary arterial hypertension. N Engl J Med,2013,369(9):809-818.

［9］Rubin LJ,Badesch DB,Barst RJ,et al. Bosentan therapy for pulmonary arterial hypertension. N Engl J Med,2002,346(12):896-903.

［10］Simonneau G,Barst RJ,Galie N,et al. Continuous subcutaneous infusion of treprostinil,a prostacyclin analogue,in patients with pulmonary arterial hypertension:a double-blind,randomized,placebo-controlled trial. Am J Respir Crit Care Med,2002,165(6):800-804.

［11］Sitbon O,Channick R,Chin KM,et al. Selexipag for the Treatment of Pulmonary Arterial Hypertension. N Engl J Med,2015,373(26):2522-2533.

附录一　高级卫生专业技术资格考试大纲

（心血管内科专业　副高级）

一、专业知识

（一）本专业知识

1. 熟练掌握心内科专业的基础理论，并掌握心血管系统解剖学、心脏生理及病理学、病理生理学、临床生化、临床免疫学、医学统计学等基本理论。

2. 掌握心血管内科的基础理论知识与技术，包括心脏影像诊断学（X线、CT、MRI）、心脏核医学、超声心动图、电生理、心电图学（含负荷试验、动态心电图等）、动态血压、床旁血流动力学监测、心导管检查、介入性心脏检查与治疗、人工心脏起搏器、心血管药物知识等。

（二）相关专业知识

1. 掌握内科（包括呼吸、消化、肾内、内分泌、风湿免疫、血液、感染性疾病等）、临床药理学的相关知识。

2. 了解心胸外科与心内科有关部分的临床知识。

3. 了解儿科心脏病与心内科有关的内容。

4. 了解与本专业密切相关学科的理论，如细胞生物学、分子生物学、遗传学等。

5. 掌握与心血管专业有关的边缘学科知识，包括：休克的机制与诊治，脑神经解剖，脑水肿、脑血管意外、昏迷的有关理论知识、呼吸衰竭、成人呼吸窘迫综合征、呼吸机应用的理论知识、有关出血与凝血的理论知识，疾病心理卫生知识等。

二、专业实践能力

1. 熟练掌握心内科专业的常见病、多发病，如心力衰竭、心律失常（包括发生机制和分类，常用抗心律失常药物的分类、作用特点和临床应用）、高血压病（包括高血压急症的处理）、冠心病（包括心绞痛的分型，不稳定心绞痛的处理、急性心肌梗死及其合并症的诊断与处理、急性冠脉综合征的新概念等）、瓣膜病、感染性心内膜炎、心肌炎，心肌病、心包疾病等。

2. 熟练掌握本专业危重病人，如急性左心衰竭、急性心肌梗死伴发严重心律失常的发生机制和处理；急性心肌梗死溶栓治疗的理论知识和实施方法；各种严重心律失常的识别和处理；高血压危象、恶性高血压、心脏性猝死、心源性休克、顽固性心衰、主动脉夹层及肺栓塞等的抢救治疗等。

3. 对本专业的一些少见病和涉及其他学科的一些疾病如多发性动脉炎、妊娠合并心脏病、心脏病与外科手术的处理、马方综合征、糖尿病心肌病等有一定了解，能对其进行诊断、鉴别诊断和治疗。

4. 掌握冠状动脉造影、冠状动脉介入诊治（PCI）、瓣膜狭窄的球囊扩张术的理论依据和适应证，了解其基本操作；掌握腔内电生理检查术、电复律、临床起搏器应用、射频消融术治疗心律失常的适应证、并发症及其处理，了解其基本操作。

5. 掌握主动脉内球囊反搏（IABP）的适应证，了解漂浮导管检查和血流动力学监测的临床意义及基本操作。熟练进行深静脉插管等技术操作。掌握临时心脏起搏器植入的适应证及基本操作。

6. 熟悉和掌握心血管内科常用药物，如各类降压药物、抗心肌缺血药物、抗心律失常药物、治疗心力衰竭药物、抗凝及抗血小板药物、溶栓药物、降血脂药物的作用机制、副作用、药理及药代动力学,在临床实践中做到合理用药。

7. 熟悉心血管疾病常用临床检查技术,要求熟悉食管电生理检查、心脏核素检查、动态心电图、动态血压测定、心电图运动试验、常见超声心动图等临床检查的适应证、基本操作原理及结果分析判断。掌握心包穿刺术,了解左、右心导管检查和心血管造影、冠脉造影、心肌活检术的适应证、方法及结果分析的临床价值。

8. 一般了解心内科有关疾病在发生、发展中细胞、细胞因子、神经体液、分子生物学的变化和相互作用。

三、学科新进展

1. 熟悉本专业国内外现状及发展趋势,不断吸取新理论、新知识、新技术,如心力衰竭、心律失常、高血压病、冠心病、瓣膜病、感染性心内膜炎、心肌炎,心肌病、心包疾病,成人先天性心血管病、心脏猝死、主动脉夹层及肺栓塞等。

2. 了解心脏病学介入治疗等研究进展,并用于医疗实践和科学研究。

四、本专业病种

（一）常见病种（熟练掌握）

1. **心力衰竭**　急性心力衰竭、慢性心力衰竭。

2. **心律失常**　快速性心律失常（窦性心动过速、期前收缩、阵发性室上性心动过速、室性心动过速、心房扑动、心房颤动、心室扑动及颤动）;缓慢性心律失常（窦性心动过缓、窦性停搏、窦房传导阻滞、病态窦房结综合征、房室传导阻滞）;预激综合征。

3. **心搏骤停和心脏性猝死**

4. **高血压病**　原发性高血压、继发性高血压。

5. **冠状动脉粥样硬化性心脏病**　稳定型心绞痛、不稳定型心绞痛（急性冠脉综合征）、心肌梗死、无症状性心肌缺血、缺血性心肌病。

6. **心脏瓣膜病**　二尖瓣狭窄、二尖瓣关闭不全;主动脉瓣狭窄、主动脉瓣关闭不全;三尖瓣狭窄、三尖瓣关闭不全。

7. **感染性心内膜炎**　急性感染性心内膜炎,亚急性感染性心内膜炎（包括自体瓣膜心内膜炎、人工瓣膜心内膜炎）。

8. **心肌病**　扩张型心肌病,肥厚型心肌病。

9. **心肌炎**　病毒性心肌炎。

10. **心包炎**　急性心包炎、缩窄性心包炎。

11. **成人先天性心血管病**　房间隔缺损、室间隔缺损、动脉导管未闭。

12. **外周血管病**　主动脉夹层、闭塞性周围动脉粥样硬化、血栓性静脉炎。

13. 肺栓塞。

（二）少见病种（了解）

1. Brugada 综合征。

2. 马方综合征（Marfan syndrome）。

3. **心脏瓣膜病**　肺动脉瓣狭窄、肺动脉瓣关闭不全。

4. **感染性心内膜炎**　静脉药瘾者心内膜炎。

5. **心肌病**　限制型心肌病、不定型心肌病、围生期心肌病、酒精性心肌病、右室心肌病、药物性心肌病。

6. **成人先天性心血管病**　主动脉瓣二叶畸形、肺动脉瓣狭窄、主动脉缩窄。

7. 梅毒性心血管病。

8. 原发性肺动脉高压。

附录二 高级卫生专业技术资格考试大纲

（心血管内科专业 正高级）

一、专业知识

（一）本专业知识

1. 熟练掌握心内科专业的基础理论，并掌握心血管系统解剖学、心脏生理及病理学、病理生理学、临床生化、临床免疫学、医学统计学等基本理论。

2. 掌握医学影像学，了解细胞超微结构学、心脏病实验技术等专业技术知识。

熟练掌握心血管内科的基础理论知识与技术，包括心脏影像诊断学（X线、CT、MRI）、心脏核医学、超声心动图、电生理、心电图学（含负荷试验、动态心电图等）、动态血压、床旁血流动力学监测、心导管检查、介入性心脏检查与治疗、人工心脏起搏器、心血管药物知识等。

（二）相关专业知识

1. 掌握内科（包括呼吸、消化、肾内、内分泌、风湿免疫、血液、感染性疾病等）、临床药理学的相关知识。

2. 掌握心胸外科与心内科有关部分的临床知识。

3. 掌握儿科心脏病与心内科有关的内容。

4. 熟悉与本专业密切相关学科的理论，如细胞生物学、分子生物学、遗传学等。

5. 熟悉与心血管专业有关的边缘学科知识，包括：休克的机制与诊治，脑神经解剖，脑水肿、脑血管意外、昏迷的有关理论知识、呼吸衰竭、成人呼吸窘迫综合征、呼吸机应用的理论知识、有关出血与凝血的理论知识，疾病心理卫生知识等。

二、专业实践能力

1. 熟练掌握心内科专业的常见病、多发病，如心力衰竭、心律失常（包括发生机制和分类，常用抗心律失常药物的分类、作用特点和临床应用）、高血压病（包括高血压急症的处理）、冠心病（包括心绞痛的分型，不稳定心绞痛的处理、急性心肌梗死及其合并症的诊断与处理、急性冠脉综合征的新概念等）、瓣膜病、感染性心内膜炎、心肌炎，心肌病、心包疾病等。

2. 熟练掌握本专业危重病人，如急性左心衰竭、急性心肌梗死伴发严重心律失常的发生机制和处理；急性心肌梗死溶栓治疗的理论知识和实施方法；各种严重心律失常的识别和处理；高血压危象、恶性高血压、心脏性猝死、心源性休克、顽固性心衰、主动脉夹层及肺栓塞等的抢救治疗等。

3. 对本专业的一些少见病和涉及其他学科的一些疾病如多发性动脉炎、妊娠合并心脏病、心脏病与外科手术的处理、马方综合征、糖尿病心肌病等有一定了解，能对其进行诊断、鉴别诊断和治疗。

4. 熟练掌握冠状动脉造影、冠状动脉介入诊治（PCI）、瓣膜狭窄的球囊扩张术的理论依据和适应证，了解其基本操作；熟悉掌握腔内电生理检查术、电复律、临床起搏器应用、射频消融术治疗心律失常的适应证、并发症及其处理，了解其基本操作。

5. 掌握主动脉内球囊反搏（IABP）的适应证、漂浮导管检查和血流动力学监测的临床意义及基本操作。熟练进行深静脉插管等技术操作。掌握临时心脏起搏器植入的适应证及基本操作。

6. 熟悉和掌握心血管内科常用药物，如各类降压药物、抗心肌缺血药物、抗心律失常药物、治疗心力衰竭药物、抗凝及抗血小板药物、溶栓药物、调血脂药物的作用机制、副作用、药理及药代动力学,在临床实践中做到合理用药。

7. 掌握心血管疾病常用临床检查技术,要求掌握食管电生理检查、心脏核素检查、动态心电图、动态血压测定、心电图运动试验、常见心脏病的超声心动图等检查的适应证、基本操作原理及结果分析判断。熟练掌握心包穿刺术,了解左、右心导管检查和心血管造影、冠脉造影、心肌活检术的适应证、方法及结果分析的临床价值。

8. 熟悉心内科有关疾病在发生、发展中细胞、细胞因子、神经体液、分子生物学的变化和相互作用。

三、学科新进展

1. 熟悉本专业国内外现状及发展趋势,不断吸取新理论、新知识、新技术,如心力衰竭、心律失常、高血压病、冠心病、瓣膜病、感染性心内膜炎、心肌炎,心肌病、心包疾病,成人先天性心血管病、心脏猝死、主动脉夹层及肺栓塞、心脏病学介入治疗等研究进展,并用于医疗实践和科学研究。

2. 对相关学科近年来的进展有一定的了解。

四、本专业病种

（一）常见病种（熟练掌握）

1. **心力衰竭**　急性心力衰竭、慢性心力衰竭。

2. **心律失常**　快速性心律失常（窦性心动过速、期前收缩、阵发性室上性心动过速、室性心动过速、心房扑动、心房颤动、心室扑动及颤动）；缓慢性心律失常（窦性心动过缓、窦性停搏、窦房传导阻滞、病态窦房结综合征、房室传导阻滞）；预激综合征。

3. **心搏骤停和心脏性猝死**

4. **高血压病**　原发性高血压、继发性高血压。

5. **冠状动脉粥样硬化性心脏病**　稳定型心绞痛、急性冠脉综合征（不稳定型心绞痛）、心肌梗死、无症状性心肌缺血、缺血性心肌病。

6. **心脏瓣膜病**　二尖瓣狭窄、二尖瓣关闭不全；主动脉瓣狭窄、主动脉瓣关闭不全；三尖瓣狭窄、三尖瓣关闭不全。

7. **感染性心内膜炎**　急性感染性心内膜炎,亚急性感染性心内膜炎（包括自体瓣膜心内膜炎、人工瓣膜心内膜炎）。

8. **心肌病**　扩张型心肌病、肥厚型心肌病。

9. **心肌炎**　病毒性心肌炎。

10. **心包炎**　急性心包炎、缩窄性心包炎。

11. **成人先天性心血管病**　房间隔缺损、室间隔缺损、动脉导管未闭。

12. **外周血管病**　主动脉夹层、闭塞性周围动脉粥样硬化、血栓性静脉炎。

13. 肺栓塞。

（二）少见病种（了解）

1. Brugada 综合征。

2. 马方综合征（Marfan syndrome）。

3. **心脏瓣膜病**　肺动脉瓣狭窄、肺动脉瓣关闭不全。

4. **感染性心内膜炎**　静脉药瘾者心内膜炎。

5. **心肌病**　限制型心肌病、不定型心肌病、围生期心肌病、酒精性心肌病、右室心肌病、药物性心肌病。

6. **成人先天性心血管病**　主动脉瓣二叶畸形、肺动脉瓣狭窄、主动脉缩窄。

7. 梅毒性心血管病。

8. 原发性肺动脉高压。

中英文名词对照索引

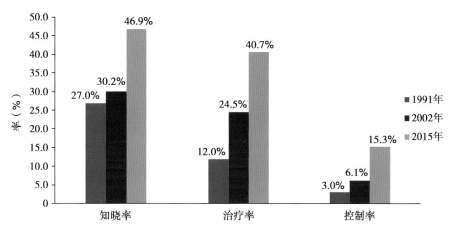

图 1-1-2　1991—2015 年全国高血压知晓率、治疗率和控制率
注：1991 年，调查人群年龄≥15 岁；2002—2015 年，调查人群年龄≥18 岁。

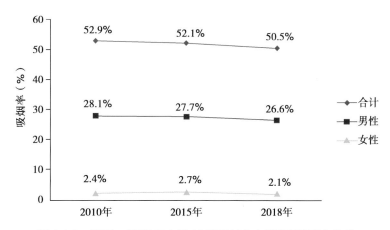

图 1-1-5　2010—2018 年中国 15 岁及以上人群吸烟率变化趋势

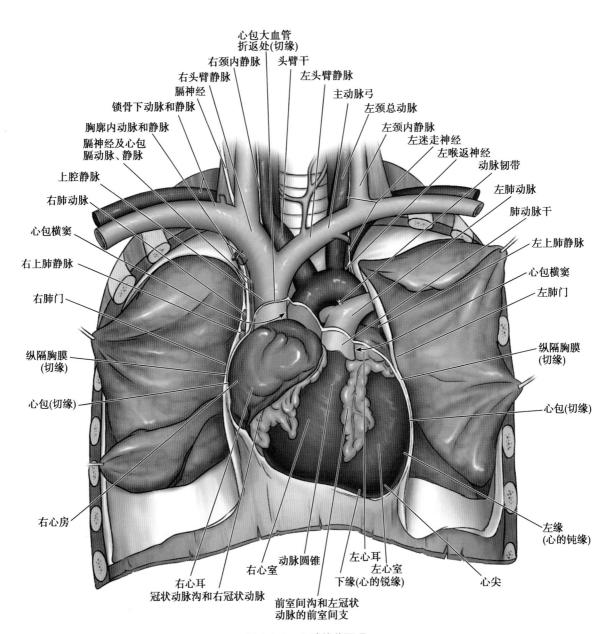

图 1-2-1　心脏的前面观

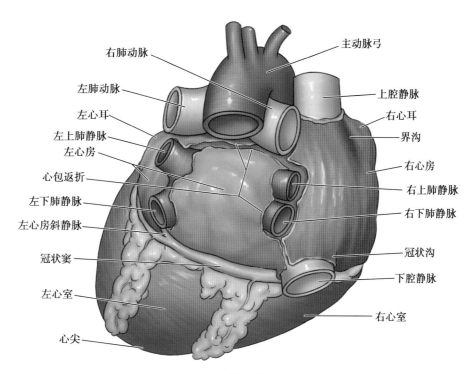

图 1-2-2　心脏的底部 (后面观)

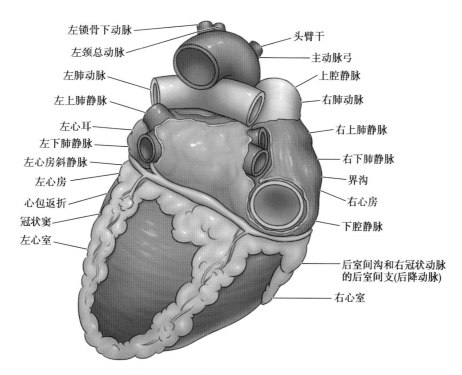

图 1-2-3　心脏的底部和膈面 (后下面观)

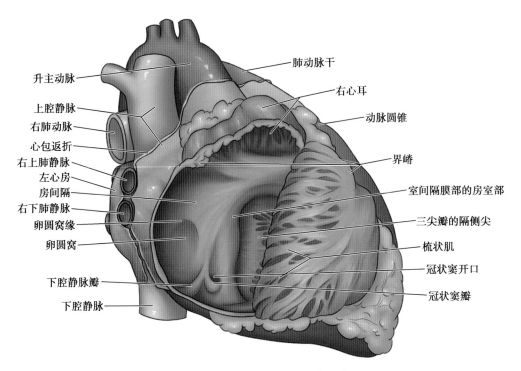

图 1-2-4　房间隔及其毗邻结构（右心房观）

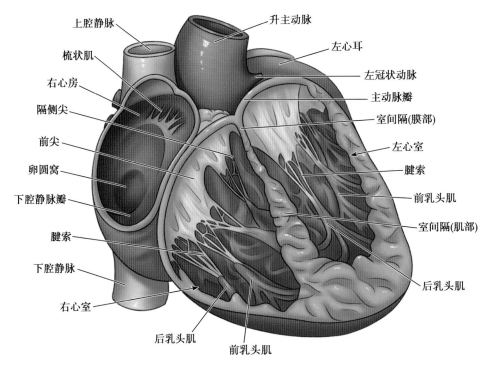

图 1-2-5　室间隔及其分部（肺动脉干移除后）

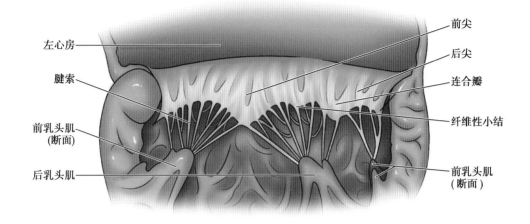

图 1-2-6　二尖瓣示意图

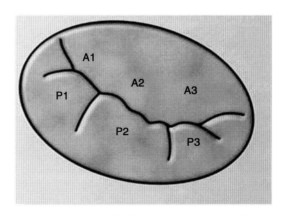

图 1-2-7　二尖瓣叶 Carpentier 分区示意图

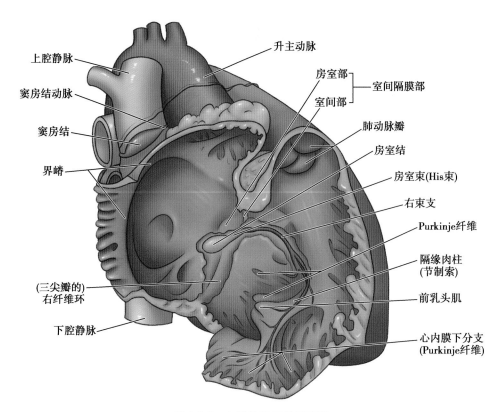

图 1-2-8 心脏传导系统示意图

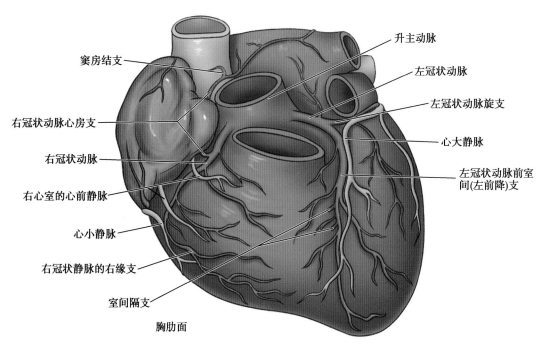

图 1-2-9 心脏的血管分布示意图

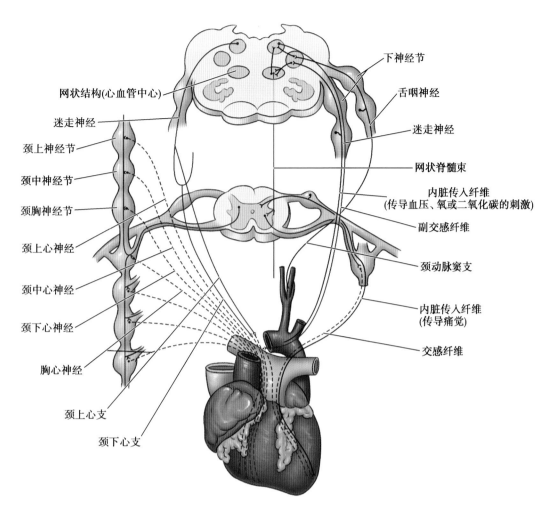

网状结构(心血管中心)

迷走神经

颈上神经节

颈中神经节

颈胸神经节

颈上心神经

颈中心神经

颈下心神经

胸心神经

颈上心支

颈下心支

下神经节

舌咽神经

迷走神经

网状脊髓束

内脏传入纤维
(传导血压、氧或二氧化碳的刺激)

副交感纤维

颈动脉窦支

内脏传入纤维
(传导痛觉)

交感纤维

图 1-2-10　心脏的神经分布示意图

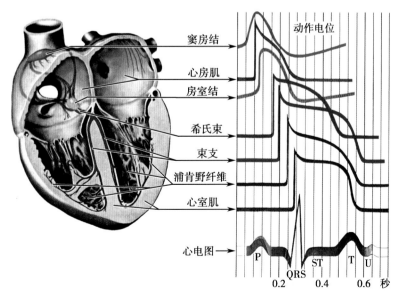

窦房结

心房肌

房室结

希氏束

束支

浦肯野纤维

心室肌

动作电位

心电图

P　QRS　ST　T　U

0.2　0.4　0.6　秒

图 1-7-1　心脏各部位动作电位与心电图各波段的关系
引自:诊断学.9版.北京:人民卫生出版社,480页,图 5-1-6

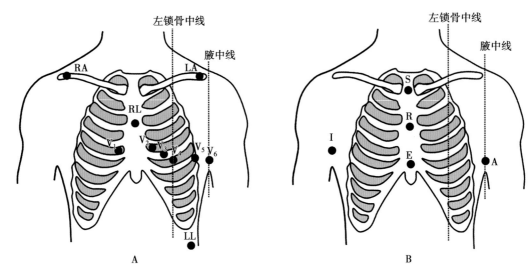

图 1-7-9　导联动态心电图的导联架构

注：A. Mason-Likar 12 导联体系；B. EASI 导联体系。

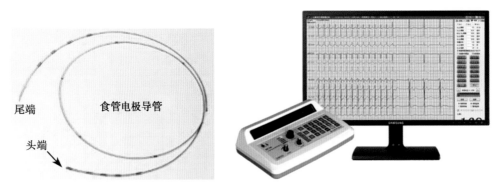

图 1-7-10　食管电极、刺激仪和记录仪

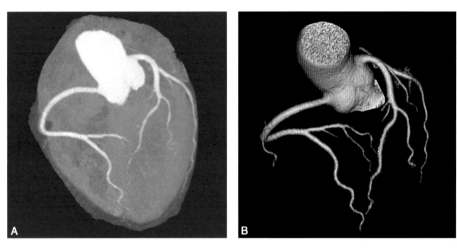

图 1-8-9　CTA 最大密度投影重建（A）和容积再现重建（B）完整显示冠状动脉树

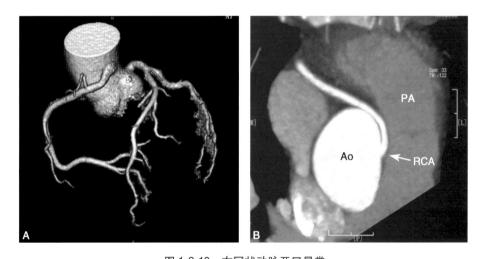

图 1-8-10　右冠状动脉开口异常

注：A. 容积再现三维重建可见右冠状动脉开口于主动脉根部、左冠状窦上方；B. 最大密度投影图像可见右冠状动脉开口于左冠状窦上方，走行在主动脉与主肺动脉之间。

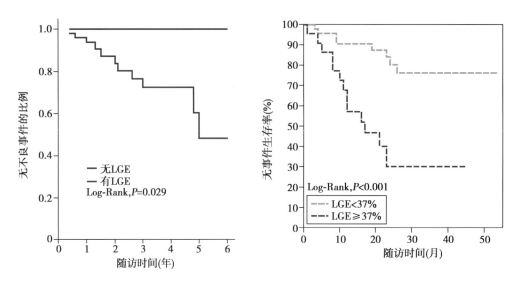

图 1-8-19　心肌纤维化与心血管不良事件
注:左、右图分别显示对比剂延迟强化存在与否及容积大小与生存率呈负相关。

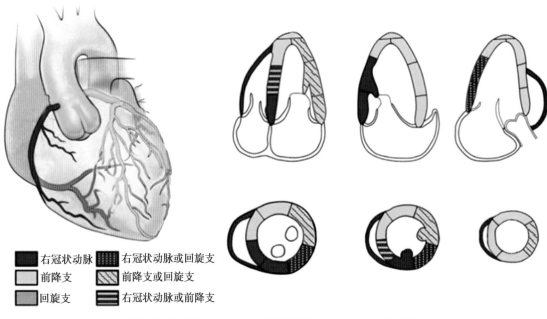

图 1-8-26　冠状动脉分布与超声心动图(左心室)对应关系

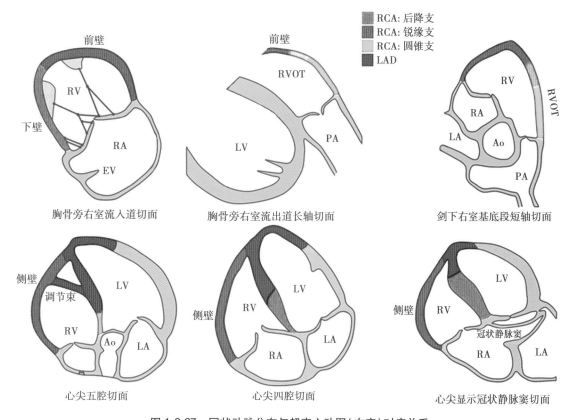

图 1-8-27　冠状动脉分布与超声心动图（右室）对应关系

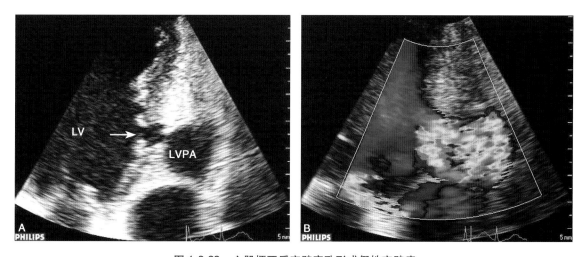

图 1-8-28　心肌梗死后室壁穿孔形成假性室壁瘤

注：A. 心尖切面二维超声，可见左心室室壁回声中断，形成假性室壁瘤（LVPA），瘤口通过颈部与瘤体相通（箭头）；B. 彩色多普勒血流显像，可见血流信号从左心室腔通过心肌破裂口流入假瘤腔内。

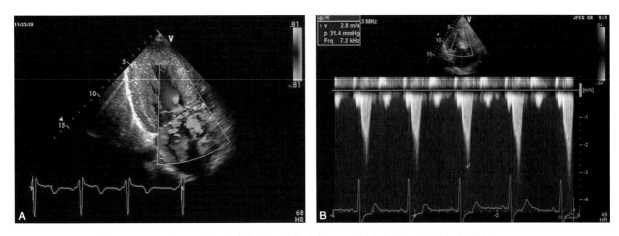

图1-8-31 梗阻性HCM患者LVOT高速血流、二尖瓣偏心反流(A)及匕首征(B)

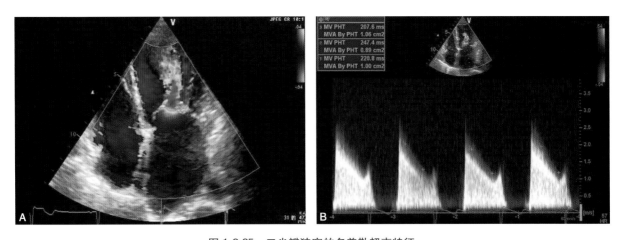

图1-8-35 二尖瓣狭窄的多普勒超声特征

注:A. 二尖瓣狭窄时CDFI显示二尖瓣口血流速度加快,显示为色泽明亮的红色血流束;B. 中、重度狭窄时,E、A峰流速增快且融合。

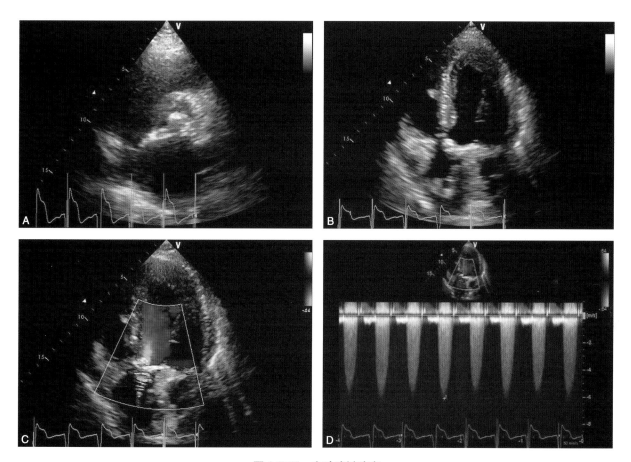

图 1-8-36　主动脉瓣狭窄

注:A.大动脉短轴切面示主动脉瓣呈团块样增厚、钙化,开放受限;B.显示左心室壁弥漫性增厚,钙化的主动脉瓣后伴有声影;C.显示收缩期跨主动脉瓣血流减少,呈彩色镶嵌射流;D.为 CW 测得主动脉瓣跨瓣峰值流速高达6.1m/s。

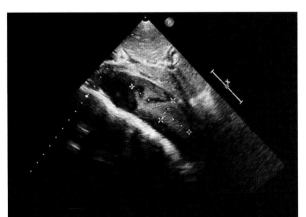
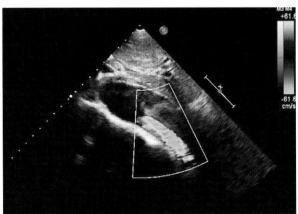
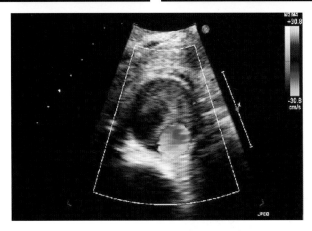

图 1-8-39　主动脉夹层显示假腔内血栓形成

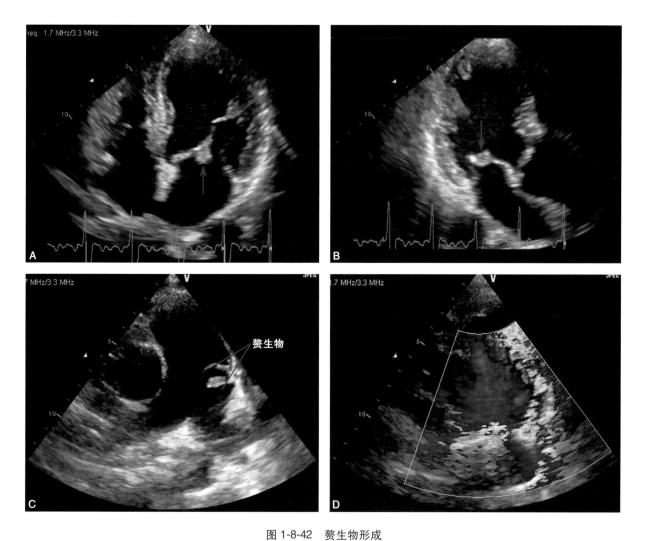

图 1-8-42　赘生物形成

注：A、B. 二尖瓣赘生物形成（箭头）；C. 肺动脉主干侧壁可见赘生物形成；D. 此为未闭动脉导管的高速射流冲击所致。

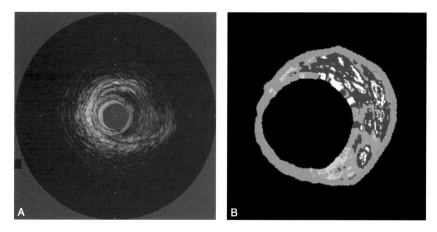

图 1-8-46　薄纤维帽斑块的 IVUS 及 VH-IVUS 图像

注：A. 灰阶 IVUS；B. VH-IVUS。

符合下列任意条件者,可直接列为高危或极高危人群

极高危: ASCVD患者

高危: ①LDL-C≥4.9mmol/L或TC≥7.2mmol/L
②糖尿病患者[1.8mmol/L≤LDL-C<4.9mmol/L(或)3.1mmol/L≤TC]<7.2mmol/L
且年龄≥40岁

不符合者,评估10年ASCVD发病危险

危险因素* 个数		血清胆固醇水平分层(mmol/L)		
		TC 3.1~4.0 或LDL-C 1.8~2.5	TC 4.1~5.1 或LDL-C 2.6~3.3	TC 5.2~7.2 或LDL-C 3.4~4.9
无高血压	0~1个	低危(<5%)	低危(<5%)	低危(<5%)
	2个	低危(<5%)	低危(<5%)	中危(5%~9.9%)
	3个	低危(<5%)	中危(5%~9.9%)	中危(5%~9.9%)
有高血压	0个	低危(<5%)	低危(<5%)	低危(<5%)
	1个	低危(<5%)	中危(5%~9.9%)	中危(5%~9.9%)
	2个	中危(5%~9.9%)	高危(≥10%)	高危(≥10%)
	3个	高危(≥10%)	高危(≥10%)	高危(≥10%)

ASCVD10年发病危险为中危且年龄小于55岁者,评估余生危险

具有以下任意2个危险因素者,定义为高危:

• 收缩压≥160mmHg或舒张压≥100mmHg

• 非HDL-C≥5.2mmol/L(200mg/dl)

• HDL-C<1.0mmol/L(40mg/dl)

• BMI≥28kg/m^2

• 吸烟

图 1-10-1　心血管病危险分层流程

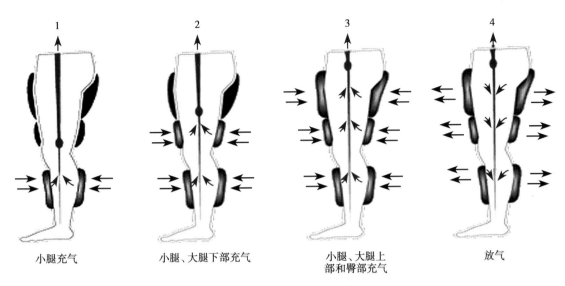

1	2	3	4
小腿充气	小腿、大腿下部充气	小腿、大腿上部和臀部充气	放气

图 1-12-2 体外反搏原理示意图

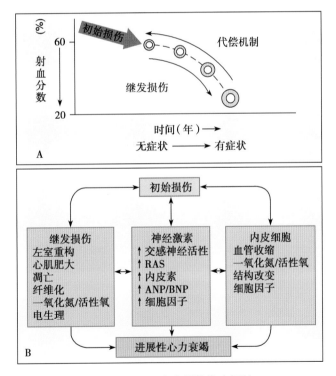

图 2-15-1 心力衰竭的发病机制
注:RAS.肾素-血管紧张素-醛固酮系统;ANP.心房利钠肽;
BNP.B 型利钠肽。

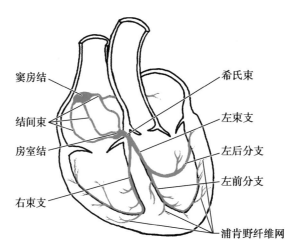

图 2-16-1　心脏传导系统示意图

注:心脏的传导系统由负责正常冲动形成与传导的特殊心肌细胞构成,包括窦房结、结间束、房室结、希氏束、左(右)束支以及浦肯野纤维网,分布在心脏的不同部位,负责将窦房结的自律性电活动高效、有序地传导至整个心脏,是维持生命的心脏收缩活动的基础。

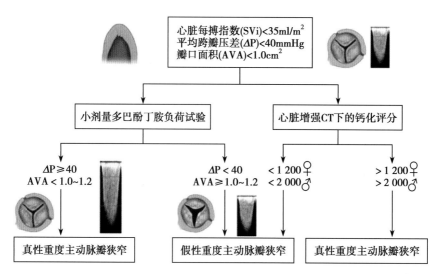

图 2-19-3　低血流低跨瓣压差的重度主动脉瓣狭窄和假性重度主动脉瓣狭窄的鉴别

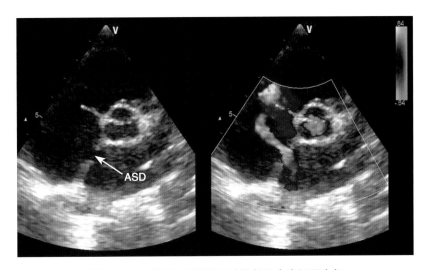

图 2-23-2　超声心动图显示缺损部位在房间隔中部

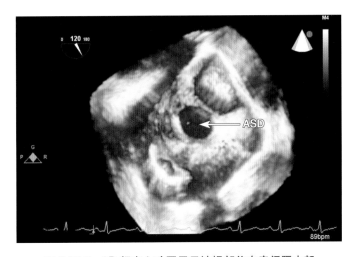

图 2-23-3　3D 超声心动图显示缺损部位在房间隔中部

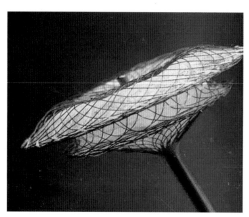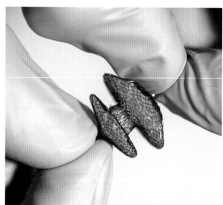

图 2-23-5　房间隔缺损介入封堵器

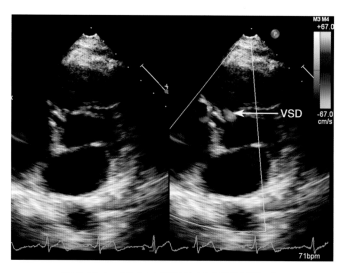

图 2-23-9　超声心动图显示室间隔缺损部位

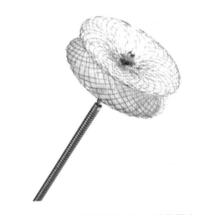

图 2-23-11　室间隔缺损介入封堵器金色

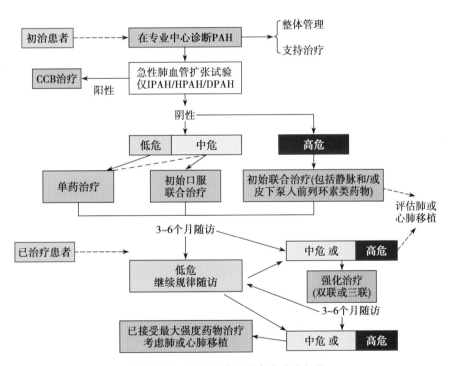

图 2-24-2　肺动脉高压患者治疗流程图

注：PAH.肺动脉高压；CCB.钙通道阻滞药；IPAH.特发性肺动脉高压；HPAH.遗传性肺动脉高压；DPAH.药物相关肺动脉高压。

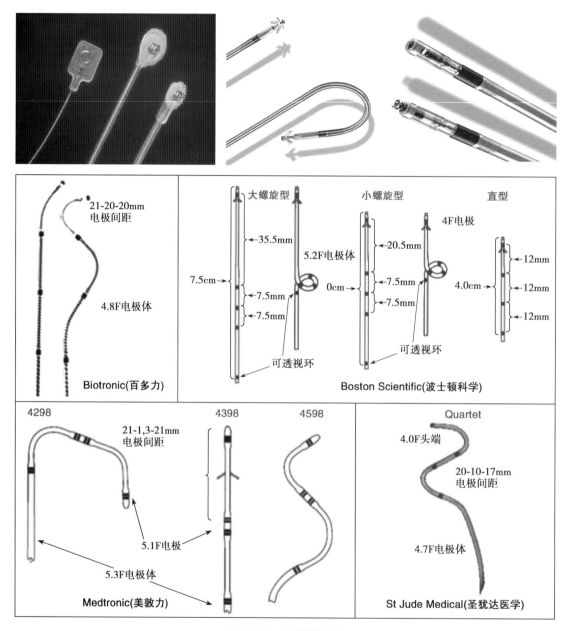

图 3-37-3　起搏器导线

注:第一行从左至右分别是心外膜导线、被动翼状固定导线和主动螺旋固定导线。第二~三行均为冠状静脉窦左心室四极导线。

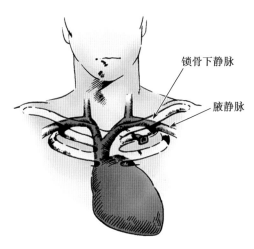

图 3-37-4　静脉入径-锁骨下静脉和腋静脉

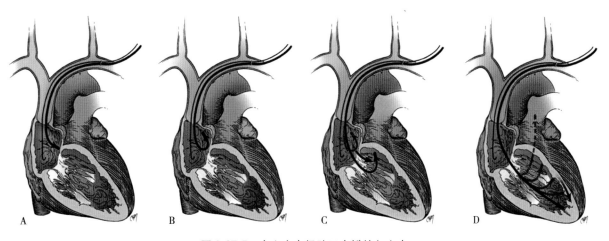

图 3-37-5　右心室电极跨三尖瓣植入心尖
注：A. 送入电极至心房；B. 换弯钢丝；C. 旋转通过三尖瓣；D. 后撤钢丝电极到达心尖部。

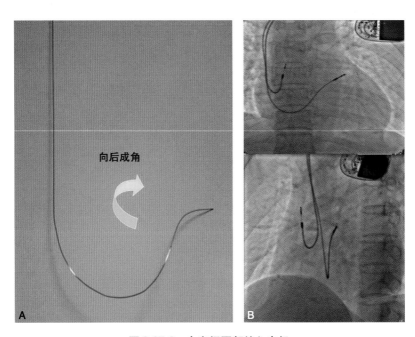

图 3-37-6　右室间隔部植入电极

注:A. 钢丝头端塑形呈天鹅颈样;B. 右心室流出道间隔部起搏电极影像正位
(上)和左前斜位(下)。

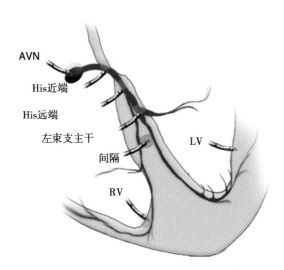

图 3-37-7　生理性起搏示意图

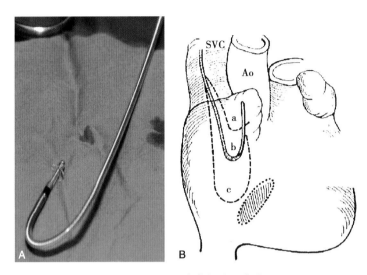

图 3-37-8　心房电极植入方法

注：A. 心房被动固定导线；B. 心房电极植入右心耳。图中所示电极固定于心耳后的形状和长度：a. 过短；b. 合适；c. 过长。

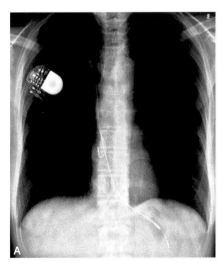
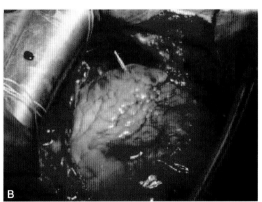

图 3-37-10　心肌穿孔

注：A. 为 X 线胸片示导线头端位于心脏轮廓以外；B. 为术中见导线导致心肌穿孔。

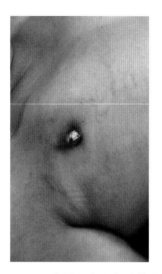

图 3-37-12　起搏系统感染-囊袋破溃

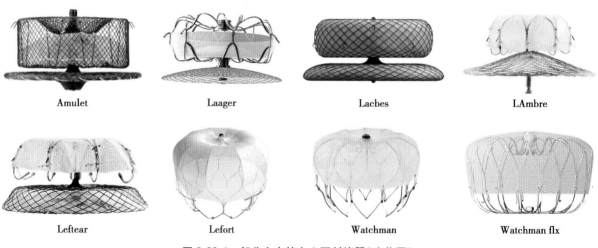

图 3-38-1　部分上市的左心耳封堵器（实物图）

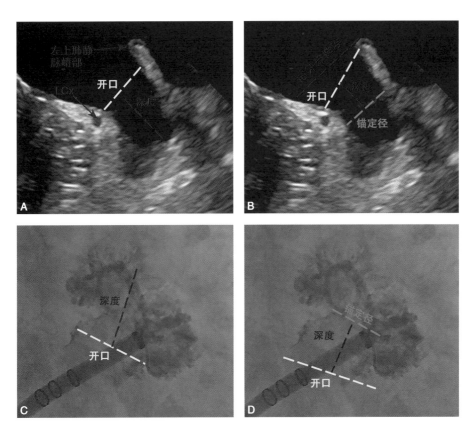

图 3-38-2　塞式封堵器和盘式封堵器在 TEE 和 X 线测量要点示意图

注:A. 植入塞式封堵器时,TEE 测量左心耳开口(黄色虚线)及深度(红色虚线);B. 植入盘式封堵器时,TEE 需要测量左心耳开口(黄色虚线)、深度(红色虚线)、锚定径(绿色虚线)和外盘最大径(红色虚线);C. 植入盘式封堵器时,X 线下完成左心耳造影后测量左心耳开口(黄色虚线)及深度(红色虚线);D. 植入盘式封堵器时,X 线下完成左心耳造影后测量左心耳开口(黄色虚线)、深度(红色虚线)和锚定径(绿色虚线)。

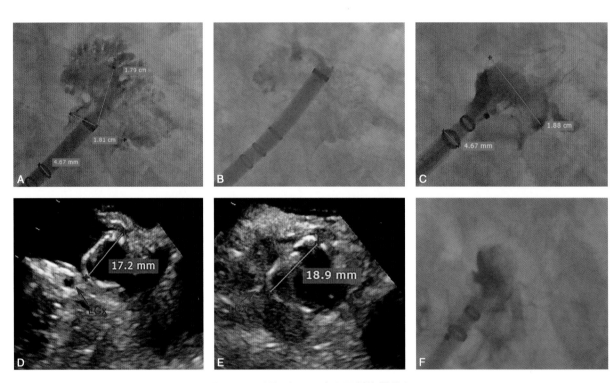

图 3-38-3　Watchman 左心耳封堵器植入

注：A. 本例左心耳造影提示开口 18mm，可用深度约为 18mm；B. 鞘管在猪尾导管辅助下进入左心耳底部；C. 选择 21mm Watchman 封堵器展开，提示锚定较好，封堵较好；D. TEE 90°评价 PASS 原则，封堵器位置较好、封堵好；E. TEE 135°评价 PASS 原则，封堵器位置较好、封堵好，压缩至 18.9mm（压缩率 10%）；F. 满足 PASS 原则，释放封堵器。

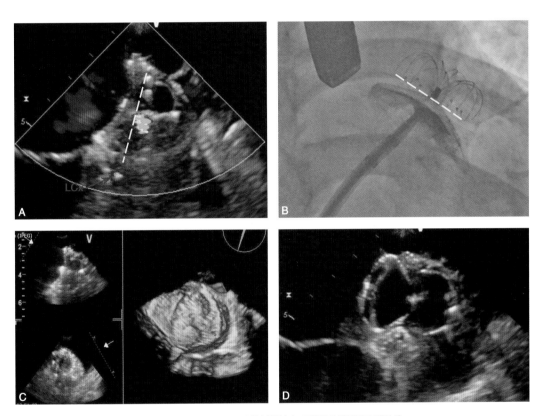

图 3-38-4　LAmbre 封堵器植入及"COST"原则评价

注：A. LCx，固定盘在 LCx 后面展开，黄线显示了固定盘脚末端；B. Open（展开），固定盘充分打开，使得固定盘末端与连接在密封盘和固定盘之间的显影标志在一条直线上，固定盘末端与连接在密封盘和固定盘之间的显影标志在一条直线上（黄色虚线）；C. Seal（封闭），密封盘达到最佳密封，TEE 测定残余分流≤3mm，未见残余分流；D. Tug（牵拉），牵拉试验确认封堵器固定良好。

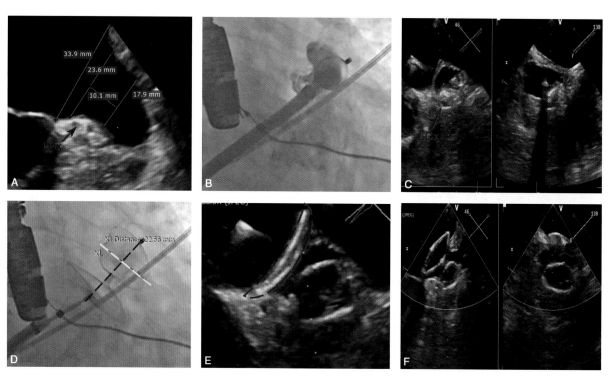

图 3-38-5　ACP 封堵器植入及"CLOSE"原则评价

注:A. 术前左心耳长轴切面 TEE 测量开口约 23.6mm,锚定区约 18mm,此病例最终选择 26mm 的 ACP 封堵器;B. 封堵盘首先展开成球形,继续调整至锚定区展开;C. TEE 确认封堵盘(Lobe)要有一定压缩且至少 2/3 要在 LCx 后展开;D. 封堵盘与封堵器径线呈垂直的"轴向"(Orientation),且可见固定盘和封堵盘分离(Separation);E. 封堵盘呈"新月形"(Elliptical),提示封堵盘有一定形变;F. 为牵拉试验提示封堵器固定好。

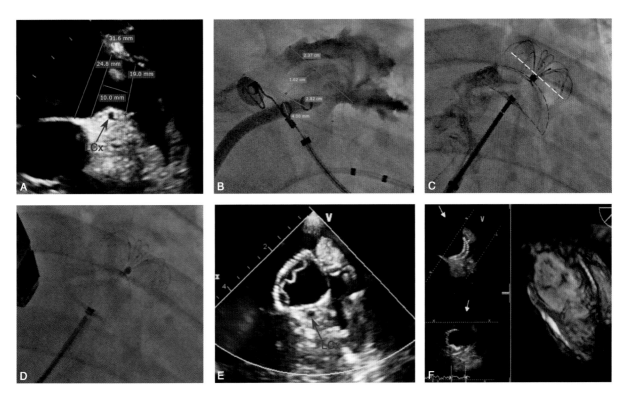

图 3-38-6　Leftear 封堵器植入及"CODIS"原则评价

注:A. 术前 TEE 测量,其中在长轴切面测定左心耳开口约 24.8mm,锚定区约 19mm,LSPV 嵴至二尖瓣环根部的距离 31.6mm。B. LAA 造影,确认心耳多叶,梳状肌丰富,术中在"右肝位"X 线测量左心耳开口约 28mm,锚定区约 23.7mm,综合考虑后拟选择 27mm×31mm 常规型号 Leftear 封堵器。C. 封堵器植入后,固定盘充分展开(Open),固定盘末端与连接在密封盘和固定盘之间的显影标志在一条直线上。封堵盘封堵好,且封堵盘(Dish)有一定形变,呈"月牙形",提示有一定压缩。D. 牵拉试验确认固定较好(Insurance)。E. 牵拉试验提示固定较好,固定盘整体在 LCx 以后展开。F. 释放封堵器后确认封堵效果较好(Seal),TEE 测定残余分流≤3mm。